乞法全书

郑缉甫◎著

郑中坚
郑逢民◎整理
郑乐乐

中国中医药出版社

·北京·

图书在版编目（CIP）数据

乞法全书 / 郑缉甫著；郑中坚，郑逢民，郑乐乐整理 . —北京：中国中医药出版社，2016.9

ISBN 978 – 7 – 5132 – 3529 – 7

Ⅰ . ①乞⋯　Ⅱ . ①郑⋯　②郑⋯　③郑⋯　④郑⋯　Ⅲ . ①中医学

Ⅳ . ① R2

中国版本图书馆 CIP 数据核字（2016）第 158828 号

中国中医药出版社出版

北京市朝阳区北三环东路 28 号易亨大厦 16 层

邮政编码　100013

传真　01064405750

北京时代华都印刷有限公司印刷

各地新华书店经销

＊

开本 787×1092　1/16　印张 41.5　字数 829 千字

2016 年 9 月第 1 版　2016 年 9 月第 1 次印刷

书号　ISBN 978 – 7 – 5132 – 3529 – 7

＊

定价　98.00 元

网址　www.cptcm.com

社长热线　010 64405720

购书热线　010 64065415　010 64065413

微信服务号　zgzyycbs

书店网址　csln.net/qksd/

官方微博　http://e.weibo.com/cptcm

淘宝天猫网址　http://zgzyycbs.tmall.com

前　言

《乞法全书》系利济名医郑绩甫所著。郑绩甫又名郑骏,晚号"乞法老人",生于清同治六年(1867),浙江瑞安人,为我国第一所新式中医学堂——利济医学堂创始人陈虬的门人,曾任利济医院医师兼《利济学报》校对。

《乞法全书》为作者精究经典,结合临床,呕心沥血,历时30载,于1944年完成的著作。全书分为《经释》《脏腑求真》《脏腑解剖图说》《释药分类》《医学循循集》《伤寒论读法》《伤寒方论》《金匮读法》《金匮方论》《三焦释迷》《生殖释疑》《释精》《医案仅见》《道德经释》14种,该书以《内经》为基础,突出仲景心法,推仲师之意,抒仲师未言而言之,故当代儒而精医者王啸牧大令序中赞之曰:"谁谓绩甫非仲景之功臣也哉。"

现整理收编其中前10种,计70余万言。其中《经释》主要叙述《内经》而释气血之所由生,以及所经过之处与所出没之径。《脏腑求真》《脏腑解剖图说》参以西医学,中西互补,提出见解。《释药分类》集前人议论最精切、作者有临床体会之药物,其分类则以治六淫、治气、治血或其他杂病等区分,故一药功效多种者每有重复。《医学循循集》是为后世习医者"能循循善诱,以便一气读过,不至茫然无头绪"之作。以阴阳五行、脏腑经脉开始,继以望闻问切、治法及卫生、气味、虚实、传变等,再以六经病、脏腑病、六淫病等,采《内经》精义和前人经验述之。《伤寒论读法》《金匮读法》是以吾人读书之验、结合古人著书之法而编之。如叙曰:"伤寒论如神龙变化,首尾不可窥测,读之非易,因而编读法";"金匮二十二篇自有先后次序,故编读法以明之。"《伤寒方论》《金匮方论》实系作者己见,将每方做出详释，且与类似方鉴别。《三焦释迷》针对当代医家对三焦概念众说不一，未能定论，从原始、正名、解剖、经证、作用、定断、提要、解惑、病证、治法等 10 个方面提出自己对三焦为有形之胰脏的论证，时任中央国医馆馆长的焦易堂，还亲笔为《三焦释迷》作题笺。

本书综中医学之要略，精究古训，参西医学以创新，集临床经验之精华，晚清大儒孙诒让曾为之作序，倍加推崇，时浙南名医池志澂也作序赞曰："其识当不在柯韵伯之下。"本书实为现存地方医学之珍籍，也是"利济"时代医学科研之成果，对后世中医临床及科研工作者具有一定的参考价值。

整理说明

1.原书无标点，为方便阅读，今采用国家颁布的《标点符号用法》进行标点。

2.原书为竖排，现采用简体横排，文中表示文字位置的"右""左"，一律改为"上""下"。

3.原文中的繁体字、异体字、古今字、俗写字，一律改为通行的简化字，并依据文意及现代行文习惯，对某些字或词组做必要改动。

4.原书中虫蚀或辨别不清部分，均根据文意予以增删或改正。序言部分无法辨认的文字，则以"□"替代。

乞法老人志

　　余医书七种，成于民国十六年。十六年后，因《解剖图》说于三焦未甚详释，爰增《三焦释迷》；因《伤寒方论》，爰增《伤寒读法》并《金匮读法》及《方论》；因《解剖图说》有男人精殖部及女人子宫部，爰增《生殖问答》并《精释》；因卫生篇尚未自然，爰编《道德经释》。增广七种为一十四种，名之曰《乞法全书》，时已民国三十三年，余年七十有九。

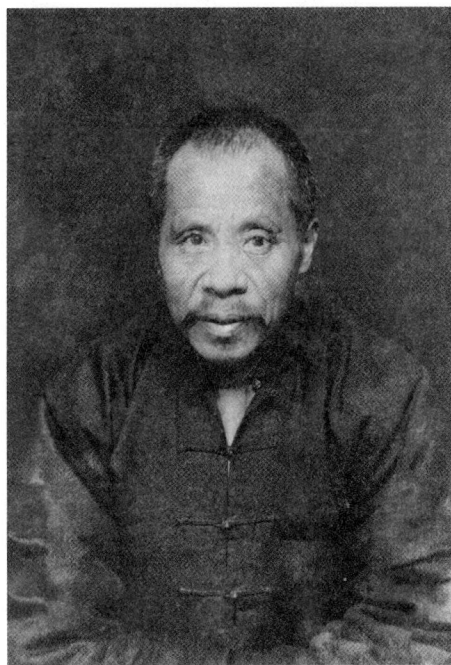

郑缉甫先生遗像

张　序

　　中国医药学是中华民族的宝贵遗产。这个伟大的宝库是在特定的历史条件下产生的东方的传统医学，它源远流长，内容浩瀚，博大精深，为全世界人们所瞩目，是世界人类文明的结晶，是中华民族的骄傲。而传承中国医药学的是无数的典籍珍藏和一代代人们的师承教育、薪火相传。

　　近代我国第一所新式中医学堂——利济医学堂，由创始人陈虬建立在浙江瑞安。瑞安是中医学史上鼎鼎大名的大家陈言（字无择）的长期生活居住地。利济医学堂引入了现代院校教育的理念，区别于古代中医的师承教育。

　　郑缉甫又名郑骏，晚号"乞法老人"，乃陈虬之门人，曾任利济医学院医师兼《利济学堂报》校对。他在诊务与工作之余，结合临床精研经典，凡历时三十载，于1944年完成《经释》《脏腑求真》《脏腑解剖图说》《释药分类》《医学循循集》《伤寒论读法》《伤寒方论》《金匮读法》《金匮方论》《三焦释迷》《生殖释疑》《精释》《医学仅见》《道德精释》14种，合编为《乞法全书》。时任国民党中央国医馆馆长焦易堂亲笔为其中《三焦释迷》作题笺，晚年大儒孙诒让为之作序，当时浙南名医池志澂也作序赞曰："其识当不在柯韵伯之下。"当代儒而精医者王啸牧大令序中赞之曰："谁谓缉甫非仲景之功臣也哉。"

　　郑逢民者，故交也。潜心医者，年少便有医名，服务于瑞安中医院，至今壮年，医名日隆，然诊病之余，依然遍览群书。有感于先人郑缉甫所著《乞法全书》之综中医之要略，参西医以创新，集临床经验之精华，认真整理《乞法全书》之前10种，用简体横排，将原文中的异体字、通假字、古今字、俗写字，一律改为通行的简化字，并依据文意及现代行文习惯，对某些字或词组做必要改动，以接近今人之阅读习惯，方便读者。

今逢民等整理《乞法全书》付梓在即，索序于我，我深感当今浮躁时代，逢民能在诊余潜心于中医文献，并将现存之地方医学之珍籍，"利济"时代之医学科研的成果，发扬光大，传播医界，推动中医之发展，实乃功德无量，乃欣然为之序。

张光霁
甲午年三月二十于杭州浙江中医药大学

池志澂先生序

乞法老人医书，我友郑君缉甫所著。书分七种，曰《经释》，曰《脏腑求真》，曰《脏腑解剖图说》，曰《释药分类》，曰《医学循循集》，曰《伤寒方论》，曰《医案仅见》。书皆考核精辟，每发前人所未发，而《经释》《伤寒方论》二书，极深研几更异恒蹊。《伤寒方论》乡先哲王啸牧大令及我中表师兄孙籀庼徵君均为序矣，大令精于医，谓此书彰明隐奥方法之辩，厘然各当，其识者不在柯韵伯之下，其言甚是也。余犹谓《经释》一书，宗《内经》而释人身气血，而于气血所由生、所经过、所出没，条释了然，更为两千余年来未有之作。以言吾人之精神骨肉皆由气血所生，故不释精神骨肉而专释气血，先释血而后释气，以血有形而气无形也。以有形者先为之释则无形者自得也，可谓读经得闲者也，此书吾决其必传□缉甫博学焉，□□□余闻学医于陈蛰庐孝廉，孝廉□世大才，不得志于时，欲以医垂教后世，创设利济医院。当时著籍者□数十人，如何志石、张煜卿、陈栗庵、陈醉石及今程召仙、胡润之及余弟仲鳞皆院中善医之士，各能立说著书，而缉甫最为明辨审问繁称博引之才。余四十以后海外倦还，悔词章之无用，始韬晦于医。缉甫少余二十岁而学医犹先于余而精于余，而读书亦多于余而恒于余。余虽学医而人来丛杂，东西奔走，未能一心斯道，而缉甫行医之暇闭门著述更益以平日所经验，故所著书皆博赅精实，父作子述，一家自有渊源，三十年来活人无算，大有疗废起疴之誉。故缉甫之医其心得更固，非余所可及也，此非余之虚论也。盖我中国自周秦以降，医失其统，司马迁作《史记》，尚知以扁鹊、仓公与王侯将相同列传之，□□□宗列医于方□□医遂为世贱□□来医学愈偷不学，此述之徒起而草菅人命如耕羊豕，致令通村欲学鄙视医为不足惜，意斯道尚可问哉。今更羡西学兴，青年学子游泊外洋数年，略识西药西医，归辄高自标揭自称医学专家，颇诋黄帝神农以来我国之医，无药不误，无书不谬。不知中国之医妙在气化，而慕西之医独讲形质。气化神也，形质貌也，详形质而略气化，得粗遗精亦非医之全也。缉甫寻释参□合中于西，所著书亦先后有序，故先《经释》，次《脏腑》，次《释药》，又次《医学循循集》，欲其循循而进亦为学之次第在焉，故终之以《伤寒方论》及《医案仅见》，知此则可以读缉甫之书。是为序。同院弟卧庐池志澂拜序。

时年七十有五

中华民国十六年古历六月小暑日

乞法老人自叙

神農黄帝濟世壽民垂

仲師又以傷寒以後捄逆之説弱

注使句下靈樞素問事於其矣生

因以機經意悠然趣廣新隐

而心發也而難居惟善悟盛

西月云旨陽若清淨賴以不朽

条如歌云偶为小口其小画於开
参二四生厌如鲜美厌心二生视之
等因陈舟之如糟粕岂不重於
说谬诋抚弄载之丙烟没世又鲜
美亲为出惧你阅意之小作京
行如用于编发耀雨参之耒
闲静之言以阅内静之酔未当
来编解剖圉说闲引内静之
已尝以之言人之所而静与者於
血亲之亲必遂蕴於藏存考榕
蒙粉二编热柳朵而将读内静者
之一励如而考餘读编公又以将斜

2

二编之助 气象三千于内得一

书山厂万四读 巳七十岁矣

粘敢之不然辉今岁不得出老

之情画噪生与之必老为之远游

新学者必拾气为墨甚为迁

断为涂腐甚拾气卒不形近

且遥迎之听谓陈腐

恭惟将新编藏之名山贺之

来去五百年必有奥赏之者

为精室長以写出新卒

书法老人自叙 【印】

目 录

金匮方论   567

经

释

乞法老人编

凡 例

是编之设为近来医者动言气血，而于气血之所由生与其所经过及其所出没，毫不讲究，故本《内经》而释之。

是编专宗《内经》而释之，故名之曰《经释》。

经言精神骨肉之类甚详，兹不俱释为精神骨肉之类皆由气血而生，故特举气血而分释之。

气血所生之路，所经过之处，所出没之径，非详释之不得了了，故不厌其烦而条为之释。

气血运行交相维系，彼此未尝分离。兹编虽分释血、释气两卷，其实当互为考究，方识通贯。

是编先列释血，后列释气者，血，有形者也，气，无形者也，以有形者先为之释，则无形者自可以互证而得矣。

经　释

卷上：释血

　　人受水谷之益，其专精者，即时取汁而赤，以奉生身为血，莫贵于此。其运行也，因胃气而出于三焦之胰管，奉心神化，即从中焦胃脘始，故其行于经隧也，先传之于手太阴肺经。

　　手太阴肺经，从胃脘下络大肠，还循胃口，复上膈，属肺，横出腋下之中府、云门，下循臑内，历天府、侠白，行少阴心主之前，下肘中，抵尺泽，循臂骨之下廉，历孔最、列缺，入寸口之经渠、太渊，以上鱼，出大指端之少商；其旁而支行者，从列缺分行于腕后，循合谷上行于食指之端，以交于手阳明大肠经之商阳。

　　手阳明大肠经，由商阳循二间、三间之上廉，出两骨间之合谷，上入两筋间之阳溪，循臂上廉之偏历、温溜、下廉、上廉、三里，入肘外廉之曲池，上循臑外之前廉，历肘髎、五里、臂臑，以上肩之肩髃，出髃骨之前廉，循巨骨上行，出于柱骨之会上，下入缺盆，络肺，下膈，属于大肠；其支行者，从缺盆上颈，循天鼎、扶突上贯于颊，入下齿缝中，还出挟口，交人中之内，自左往右，自右往左，上挟鼻孔，循禾髎、迎香而交于足阳明胃经。

　　足阳明胃经，自迎香上行，而左右相交于頞中，遇睛明之分，下循鼻外，历承泣、四白、巨髎，入上齿中，还出挟口，两吻地仓，环绕唇下，左右相交于承浆，却循颐后下廉，出大迎，循颊车，上耳前，历下关，过客主人，循发际，行悬厘、颔厌之分，经头维会于额颅之神庭；其支别者，从大迎前下人迎，循喉咙，历水突、气舍，入缺盆，行足少阴俞府之外，下膈当上脘、中脘之分，属胃络脾；其直行者，从缺盆而下，下乳内廉，循气户、库房、屋翳、膺窗、乳中、乳根、不容、承满、梁门、关门、太乙、滑肉门，下挟脐，历天枢、外陵、大巨、水道、归来诸穴，而入气街中；其支者，自属胃处，起胃下口，循腹里，过足少阴肓俞之外，本经之里，下至气街中，与前之入气街者合，既相合于气街中，乃下髀关，抵伏兔，历阴市、梁丘，下入膝膑中，经犊鼻，下循胻之冲阳、陷谷，入中指外间之内庭，至厉兑而终；其络脉之支别者，自膝下三寸，循三里之外别下，历上巨虚、条口、下巨虚、丰隆、解溪、冲阳、陷谷，以至内庭、厉兑而合；又其支者，别跗上冲阳，别行入大指间，出足厥阴行间之外，大指下，出其端，以交于足太阴脾经。

　　足太阴脾经，起于大指端之隐白，受足阳明之交，循大指内侧白肉际之大都，过核骨后，历太白、公孙、商丘，上内踝前廉之三阴交，又上腨内，循胫骨后之漏谷，上行二寸，交出足厥阴之前，至地机、阴陵泉，上循股前廉之血海、箕门，迤逦入腹，经冲门、府舍、中极、关元，复循腹结、大横，会下脘，历腹哀，过日月、期门之分，循本经之里，下至中脘之际，以属脾络胃，又由腹哀上膈，循食窦、天溪、胸乡、周荣，曲折向下至大包，又自大包外，曲折向上，会中府，上行人迎之里，挟喉，连舌本，散舌下而终；其支行者，由腹哀别行，再从胃部中脘之外，上膈注于膻中之里，心之分，以交于手少阴心经。

手少阴心经，即于膻中之里，心之分，受足太阴脾经之交，循任脉之外，属心系，下膈，当脐上二寸之分，络小肠；其支者，从心系出任脉之外，上行而挟咽系目；其直者，复从心系直上，至肺脏之分，出循腋下，抵极泉，自极泉下循臑内后廉，行手太阴心主两筋之后，历青灵，下肘内廉，抵少海，自少海下循臂内后廉，历灵道、通里，至掌后锐骨之端，经阴郄、神门，入掌内廉，至少府，循小指端之少冲，以交于手太阳小肠经。

手太阳小肠经，自小指少泽受手少阴心经之交，循外侧之前谷、后溪，上腕，出踝中，历腕骨、阳谷、养老，直上循臂骨下廉支正，出肘内侧、两筋之间，历小海，上循臑外廉，行手阳明、少阳之外，上肩，循肩贞、臑俞、天宗、秉风、曲垣、肩外俞、肩中俞诸穴，乃上会大椎，左右相交于两肩之上，自交肩上入缺盆，循肩，向腋下行，当膻中之分，络心，循胃系，下膈遇上脘，抵胃，下行任脉之外，当脐上二寸之分，属小肠；其支行者，从缺盆循颈之天窗、天容，上颈，抵颧髎，上至目锐眦，遇瞳子髎，却入耳中，循听宫而终；其支别者，别循颊，上䪼，抵鼻，至目内眦之睛明，以斜络于颧，而交于足太阳膀胱经。

足太阳膀胱经，受手太阳小肠经之交，自睛明上额，循攒竹，过神庭，历曲差、五处、承光、通天，自通天斜行左右，交于项上之百会；其支行者，从颠至百会，抵耳上角，遇率谷、浮白、窍阴，以散养筋脉；其直行者，由通天、络却、玉枕，入络脑，复出下项，以抵天柱，又由天柱而下，遇大椎、陶道，却循肩膊内，挟脊两旁，相去各一寸半，下行历大杼、风门、肺俞、厥阴俞、心俞、膈俞、肝俞、胆俞、脾俞、胃俞、三焦俞、肾俞、大肠俞、小肠俞、膀胱俞、中膂俞、白环俞，由是抵腰中，入循膂，络经下属膀胱；其支别者，从腰中循腰髎，下挟脊，历上髎、中髎、次髎、下髎，会肠，下贯臀，至承扶、殷门、浮郄、委阳，入腘中之委中；其支别者，为挟脊两旁第三行，相去各三寸之诸穴，自天柱而下，从膊内左右，别行下贯胛脊，历附分、魄户、膏肓、神堂、譩譆、膈关、魂门、阳纲、意舍、胃仓、肓门、志室、胞肓、秩边，下历尻臀，过髀枢，又循髀枢之里，承扶之外，一寸五分之间，而下与前之入腘中者相合，下行循合阳，下贯腨内，历承筋、承山、飞扬、跗阳，出外踝后之昆仑、仆参、申脉、冲门，循京骨、束骨、通谷，至小指外侧之至阴，以交于足少阴肾经。

足少阴肾经，起足小指之下，受足太阳膀胱经之交，斜趋足心之涌泉，转出内踝前，起于大骨下之然谷，下循内踝后之太溪，别入跟中之大钟、照海、水泉，乃折自大钟之外，上循内踝，行厥阴、太阴两经之后，经本经复溜、交信，过脾经之三阴交，上腨内，循筑宾，出腘内廉，抵阴谷；上股内后廉，贯脊会于督脉之长强，还出于前，循横骨、大赫、气穴、四满、中注、肓俞，当肓俞之所，脐之左右，属肾下脐，过任脉之关元、中极，而络膀胱；其直行者，从肓俞属肾处上行，循商曲、石关、阴都、通谷，贯肝，上循幽门，上膈，历步廊，入肺中；循神封、灵墟、神藏、彧中、俞府而上循喉咙，并人迎，挟舌本而终；其支者，自神藏别出绕心，注胸之膻中，以交于手厥阴心包络经。

手厥阴心包络经，受足少阴肾经之交，起于胸中，出属心下之包络，下膈，历络三焦；其支者，自属心包，上循胸，出胁，下腋三寸之天池，上行抵腋下，下循臑内之天泉，界手太阴、少阴两经之间，入肘中之曲泽。又由肘中下臂，行臂两筋间，循郄门、间使、内关、大陵，入掌中劳宫，循中指出其端之中冲；其支别者，从掌中，循无名指出其端，而交于手少阳三焦经。

手少阳三焦经，受手厥阴心包络经之交，起于无名指之端关冲穴，上出，历液门、中渚，循手表腕之阳池，出臂外两骨之间；至天井；从天井上行，循臂臑之外，历清冷渊、消泺，行手太阳之里、手阳明之外，上肩，循臑之臑会、肩髎、天髎，交出足少阳之后，过秉风、肩井，下入缺盆，复由足阳明之外，会于膻中，散于心包，下膈，入络膀胱；而附右臂；其支行者，从膻中而上，出缺盆之外，上项，过大椎，循天牖，上耳后，经翳风、瘈脉、颅息，直上出耳上角，至角孙，过悬厘、颔厌，再过阳白、睛明，屈曲耳颊至听会、颧髎之分；其又支者，从耳后之翳风，入耳中，过听宫，历耳门、和髎，却出至目锐眦，合瞳子髎，循丝竹空，而交于足少阳胆经。

足少阳胆经，由瞳子髎转过听会，再过客主人，上抵头角，循颔厌，下悬颅、悬厘，由悬厘，上循耳上发际，至曲鬓、率谷；由率谷外折，下耳后，循天冲、浮白、窍阴、完骨；又自完骨外折，循本神，过曲差，下至阳白，会睛明，复从睛明上行，循临泣、目窗、正营、承灵、脑空、风池；至颈，过天牖，行手少阳之脉前，下至肩上，循肩井，却左右交出手少阳之后，过大椎、大杼、秉风，当秉风前入于缺盆；其支者，从耳后颞颥间，过翳风之分，入耳中，过听宫，复自听宫，至目锐眦、瞳子髎之分；其支者，别自目外眦瞳子髎而下大迎，合手少阳于颊，当颧髎之分，下临颊车，下颈，循本经之前，与前之入缺盆者相合，下胸中天池之外，贯膈，即期门之所，络肝，下至日月之分，属胆，自属胆处，循胁内章门之里，至气冲，绕毛际，遂横入髀厌中之环跳；其直行者，从缺盆下腋，循胸，应渊腋、辄筋、日月，过季胁，循京门、带脉、五枢、维道、居髎，入上髎、中髎、长强而下，与前之入髀厌者相合，乃下循髀外，行太阳阳明之间，历中渎、阳关，出膝外廉，抵阳陵泉，又自阳陵泉下于辅骨前，历阳交、外丘、光明，直下抵绝骨之端，循阳辅、悬钟而下，出外踝之前，至丘墟，循足面之临泣、五会、侠溪，乃上入小指次指之间，至窍阴而终；其支别者，自足跗面临泣别行，入大指，循歧骨内，出大指端，还贯入爪甲，出三毛，以交于足厥阴肝经。

足厥阴肝经，受足少阳胆经之交，自足大指丛毛之大敦，循足跗上廉，历行间、太冲，抵内踝前一寸之中封，由中封上踝，过三阴交，历蠡沟、中都，复上一寸，交出太阴之后，上腘内廉，至膝关、曲泉，循股内之阴包、五里、阴廉，遂当冲门、府舍之分，入阴毛中，左右相交，环绕阴器，抵小腹而上，会曲骨、中极、关元，复循章门，至期门之所，挟胃属肝，下日月之分，络于胆。又自期门上贯膈，行食窦之外、大包之里，散布胁肋。上云门、渊腋之间，人迎之外，循喉咙之后，上出颃颡，行大迎、地仓、四白、阳白之外，连目系，上出额，行临泣之里，与督脉相会于颠顶之百会；其支行者，从目系下行任脉之外、本经之里，下颊里，交环于唇口之内；其支者，从期门属肝处，别贯膈，行食窦之外、本经之里，上注肺，下行挟中脘之分，以交于手太阴肺经。

由是循行不息，常荣无已。

而肝经与督脉会于百会者，其支别复下项中，循脊入骶，是为督脉。督脉受足厥阴肝经支别之交，既下项中，循脊入骶矣。而其行于前者，复自骶前络阴器，上过毛中，入脐中，上循腹里，入缺盆，下注肺中，复出循于手太阴之脉。

其脉环转一周，而成一度，《内经》名之曰荣气。荣气之行，手太阴肺经、手少阴心经、手厥阴心包络经，皆从脏走至手；手阳明大肠经、手太阳小肠经、手少阳三焦经，皆从手走至头；足太阳膀胱经、足少阳胆经、足阳明胃经，皆从头下走至足；足太阴脾经、足少阴肾经、足厥经肝经，皆从足上走入腹。督脉自下项至于入骶，自上而下行，自骶前络阴器，至上循腹里，自下而上行，自入缺盆，下注肺中，又自上而下行，此经脉中之血气，交相逆顺而行者也。

上第一篇，释人受水谷之精，即时而成为赤血者。（有参考）

上焦出气如雾，乃水谷之精华，气味所生之津液也。酸先入肝，苦先入心，甘先入脾，辛先入肺，咸先入肾，各从其脏腑膏肓，外注于溪谷，而渗于孙络，孙络间之津液，与血和合，则受血化，并变为赤而为血。血即满溢于孙络间，乃从井而留于脉中以为荥，注于输，行过于经、原，入而与脉中之血合。

是故手太阴肺经，以少商为井；手少阴心经，以少冲为井；手厥经心包络经，以中冲为井；足厥经肝经，以大敦为井；足太阴脾经，以隐白为井；足少阴肾经，以涌泉为井；足太阳膀胱经，以至阴为井；足少阳胆经，以窍阴为井；足阳明胃经，以厉兑为井；手少阳三焦经，以关冲为井；手太阳小肠经，以少泽为井；手阳明大肠经，以商阳为井。唯手太阴肺经，以少商为井，故血从少商之井，而行于手太阴经者，溜于鱼际，注于太渊，行于经渠，入于尺泽而为合。手少阴心经，以少冲为井，故血从少冲之井，而行于手少阴经者，溜于少府，注于神门，行于灵道，入于少海而为合。手厥阴心包经，以中冲为井，故血从中冲之井，而行于手厥阴经者，溜于劳宫，注于大陵，行于间使，入于曲泽而为合。而间使之者，臣代君行事也，缘于手少阴心为君主血，手厥阴心包络为臣主脉，为臣代君行事，故即血即脉，即脉即血，血脉相通，无分二致。故手少阴心经之血，不必从少冲之井，而溜于少府，注于神门，行于灵道，入于少海，即当借君臣间行之使道。即手厥阴心包络经之中冲为井，即溜于手厥阴心包络经之劳宫，注于手厥阴心包络经之大陵，行丁手厥阴心包络经之间使，入于手厥阴心包络经之曲泽而为合。既合以后，心之青灵、极泉，心包络之天泉，其相去不远也。足厥阴肝经以大敦为井，故血从大敦之井，而行于足厥阴经者，溜于行间，注于太冲，行于中封，入于曲泉而为合。足太阴脾经，以隐白为井，故血从隐白之井，而行于足太阴经者，溜于大都，注于太白，行于商丘，入于阴之陵泉而为合。足少阴肾经，以涌泉为井，故血从涌泉之井，而行于足少阴经者，溜于然谷，注于太溪，行于复溜，入于阴谷而为合。足太阳膀胱经，以至阴为井，故血从至阴之井，而行于足太阳经者，溜于通谷，注于束骨，过于京骨为原（腑独有原者，因其所行者，远其津血流聚之处，五穴不足以尽之），行于昆仑为经，入于委中而为合。足少阳胆经，以窍阴为井，故血从窍阴之井，而行于足少阳经者，溜于侠谷，注于临泣，过于丘墟，行于阳辅，入于阳之陵泉而为合。足阳明胃经，以厉兑为井，故血从厉兑之井，而行于足阳明经者，溜于内庭，注于陷谷，过于冲阳，行于解溪，入于三里而为合。手少阳三焦经，以关冲为井，故血从关冲之井，而行于手少阳经者，溜于液门，注于中渚，过于阳池，行于支沟，入于天井而为合。手太阳小肠经，以少泽为井，故血从少泽之井，而行于手太阳经者，溜于前谷，注于后溪，过于腕骨，行于阳谷，入于小海而为合。手阳明大肠经，以商阳为井，故血从商阳之井，而行于手阳明经者，溜于二间，注于三间，过于合谷，行于阳溪，入于曲池而为合。入合之血，其自孙络而井、而荣、而输、而原、而经，皆逆而行者也，与脉中之血，内外分顺逆矣。

上第二篇，释人受水谷之益，生成津液，各从其脏腑之膏肓，外注于溪谷，渗于孙络，因与血和合，受血变化，通入经隧而为赤血者。（有参考）

胃为水谷之海，其输在于气冲。气冲者，冲脉与胃脉相干者也。冲脉、任脉，并起于胞中，故胃之津液，流溢于中，变化为赤，输于气冲，冲脉承之，伏于胞中，任脉干之。由是贮为血海，其血伴随冲任行于脉内，伴随冲任散于脉外。其随冲任行于脉内者，冲任并起于胞中，上循脊里，为经络之海。其随冲任散于脉外者，浮而外，循腹上行，散于胸中，会于咽喉，别络唇口。血气盛则充肤热肉，血独盛则澹渗皮肤，而生毫毛。况冲脉之浮而外者，起于气冲，与足之阳明，同出于腹气之街。冲脉为十二经脉之海，其输上在于太阳之大杼，下出于巨墟之上，下廉与足少阴同出于胫气之街。街，路也。气街者，气之道路，得路则通，此乃络脉之尽绝处，别开一路而血气转从此，而通出于皮腠也。由此观之，冲脉运气冲所输之血，唯任与焉，而交充于内外上下，不与诸经循度而环转也（气冲，一名气街，于胫气之气街不同，在少腹毛中两旁各二寸，横骨两端，动脉宛宛中，足阳明穴也）。

上第三篇，释人受水谷之益，酿成胃之津液，流溢于中，变化为赤，而贮为血海者。（有参考）

血行于经隧之中，生生不息，不能不有所余溢。是以孙络注腧之血，从井入合，则与经隧中之血合。经隧中余溢之血，从合出井，则与皮肤中之血合。何以言之？手太阴肺经余溢之血，自尺泽，经过经渠，再过太渊，再过鱼际，至于大指端之少商，而出于井。手少阴心经余溢之血，自少海，经过灵道，再过神门，再过少府，至于小指次指端之少冲，而出于井。而心，君也，主血而守固。手厥阴心包络经主脉，为臣而代行，其余溢之血，即与手少阴心经余溢之血，并自曲泽，经过间使，由间使再过大陵，再过劳宫，至手中指端之中冲，而出于井。足厥阴肝经余溢之血，自曲泉，经过中封，再过太冲，再过行间，至足大指端之大敦，而出于井。足太阴脾经余溢之血，自阴之陵泉，经过商丘，再过太白，再过大都，至足大指端之隐白，而出于井。足少阴肾经余溢之血，自阴谷，经过复溜，再过太溪，再过然谷，至足心之涌泉，而出于井。足太阳膀胱经余溢之血，自委中，经过昆仑，再过京骨，再过束骨，再过通谷，至足小指端之至阴，而出于井。足少阳胆经余溢之血，自阳之陵泉，经过阳辅，再过丘墟，再过临泣，再过侠溪，至足小指次指端之窍阴，而出于井。足阳明胃经余溢之血，自三里，经过解溪，再过冲阳，再过陷谷，再过内庭，至足大指次指端之厉兑，而出于井。手少阳三焦经余溢之血，至天井，经过支沟，再过阳池，再过中渚，再过液门，至手小指次指端之关冲，而出于井。手太阳小肠经余溢之血，自小海经过阳谷，再过腕骨，再过后溪，再过前谷，至小指端之少泽，而出于井。手阳明大肠经余溢之血，自曲池，经过阳溪，再过合谷，再过三间，再过二间，至手大指次指端之商阳，而出于井。血出于井，则脉内所有之血得与脉外所生之血会于皮肤间矣。

上第四篇，释脉内之血，从十二指井而散出于脉外者。

江河之外，别有江河，自河通江，自江通河，经脉之外，别有大络，从阴走阳，从阳走阴，各有绝道，以为出入。何则？十二经脉皆循骨节间，而为长短之度，络则不能经大节之间，必行绝道而出入。是故手太阴走阳明者，名曰列缺，其流溢之血，经过列缺，则离太阴之经腧，而走于阳明之络，从腕上行，并太阴之经至鱼际，而道绝，其血散出于脉外。手少阴走太阳者，名曰通里，其流溢之血，经过通里，则离少阴之经腧，而走于太阳之络，去腕一寸半而上行，循经入心，系舌本，属目系，而道绝，其血散出于脉外。手厥阴走少阳者，名曰内关，其流溢之血，经过内关，则离厥阴之经腧，而走于少阳之络，去腕二寸，出于两筋之间，循经并行，上系于心包络，而道绝，其血散出于脉外。手太阳走少阴者，名曰支正，其流溢之血，经过支正，则离太阳之经腧，而走于少阴之络，别行上走肘，络肩髃，而道绝，其血散出于脉外。手阳明走太阴者，名曰偏历，其流溢之血，经过偏历，则离阳明之经腧，而走于太阴之络，别行上循臂，乘肩髃，上曲颊，偏络于齿，而道绝；别行入耳中，合于宗脉，而道又绝，其血并散出于脉外。手少阳走厥阴者，名曰外关，其流溢之血，经过外关，则离少阳之经腧，而走于厥阴之络，去腕二寸，外绕臂，注胸中，而道绝，其血散出于脉外。足太阳走少阴者，名曰飞扬，其流溢之血，经过飞扬，则离太阳之经腧，而走丁少阴之络，去踝七寸，而道绝，其血散出丁脉外。足少阳走厥阴者，名口光明，其流溢之血，经过光明，则离少阳之经腧，而走于厥阴之络，自踝下行，络足跗，而道绝，其血散出于脉外。足阳明走太阴者，名曰丰隆，其流溢之血，经过丰隆，则离阳明之经腧，而走于太阴之络，别行循胫骨外廉，上络头项，下络喉嗌，而道绝，其血散出于脉外。足太阴走阳明者，名曰公孙，其流溢之血，经过公孙，则离太阴之经腧，而走于阳明之络，分布于足，而道绝；别行，入络肠胃，而道又绝，其血并散出于脉外。足少阴走太阳者，名曰大钟，其流溢之血，经过大钟，则离少阴之经腧，而走于太阳之络，当踝后绕跟，而道绝；别又并经而行，上走于心包络之下，外贯腰脊，而道绝，其血并散出于脉外。足厥阴走少阳者，名曰蠡沟，其流溢之血，经过蠡沟，则离厥阴之经腧，而走于少阳之络，分布于足，而道绝；别行经胫上睾，结于茎，而道又绝，其血并散出于脉外。任脉，名曰尾翳，其流溢之血，经过尾翳，则离任脉大经之经腧，自鸠尾下行，至于腹，而道绝，其血散出于脉外。督脉，名曰长强，其流溢之血，经过长强，则离督脉大经之经腧，从下挟脊而上行，至于头项，而道绝；当肩胛左右，别走太阳，入贯于膂，而道又绝，其血并散出于脉外。脾大络又有大包，其流溢之血，经过大包，则离脾经之经腧，出渊液下三寸，布胸胁而道绝，其血散出于脉外。胃又有虚里，其流溢之血经过虚里，则离胃经之经腧，贯膈络肺，出于乳下，而道绝，其血散出于脉外（按十二经各有别络，加脾之大络及任、督二络，为十五络，再加胃之大络，为十六络。又按诸经之络，唯一而脾胃之络各二者，足见脾胃为脏腑之本，十二经皆以受气也）。

上第五篇，释脉内之血，从大络而散于脉外者。

人之经脉，如长江大海，人之络脉，如江海之有支流，支尽则流绝，必另开一径以通之。此脉内之血，所以离绝经脉，而出于脉外者，既有指井，有从阴走阳、从阳走阴之十六络，而于头、于胸、于腹、于胫，复有气街焉。欲识气街，须辨本标。本者，犹木有根，经脉分支之所由起也。标者，犹木有梢杪，经脉绝尽处也。是故足太阳之本，在跟以上五寸中，其标在于两目，而出于头气之街。足少阳之本，在足窍阴之间，其标在耳前，而出于头气之街。足少阴之本，在内踝下上三寸中，其标在背腧与舌下廉泉、玉英之两脉。故从任脉而上，出于廉泉，从本经之络，而出于胸气之街，主先天精气，富于精血，复从冲脉，而下出于胫气之街。足厥阴之本，在行间上五寸所，其标在于背腧，而出于胸气之街。足阳明之本，在厉兑，其标在人迎、颊车、挟鼻、上窍之颃颡，而出于头气之街，与冲脉合，而出于腹气之街。足太阴之本，在中封前上四寸之中，其标在背腧与舌本，而出于胸气之街。手太阳之本，在外踝之后，其标在目上一寸，而出于头气之街。手少阳之本，在小指次指之间上二寸，其标在耳后上角下外眦，而出于头气之街。手阳明之本，在肘骨中上，至别阳，其标在颜下颔耳上，而出于头气之街。手太阴之本，在寸口之中，其标在腋内之动脉处，而出于胸气之街。手少阴之本，在锐骨之端，其标在背腧，而出于胸气之街。手厥阴之本，在掌后两筋之间二寸中，其标在腋下三寸，而出于胸气之街。出于街，则脉内所有之血，又转为脉外所有之血，而运行不息矣（头气街，在脑胸气街，在膺与背腧；腹气街，在背腧与冲脉，于脐左右之动脉者；胫气街，在气街与承山踝上以下）。

上第六篇，释脉内之血，从气街而散出于脉外者。（有参考）

血所流行之经，始于手太阴，终于足厥阴者，经脉之最正者也。正经脉外，复有经别，其血之流行，实从正经脉来，但以阴合阳，与正经脉之起结不同，试准诸《内经》而阐明之。血之流行于经别者，在足太阳之经别，从太阳之正经脉，而别入于腘中；其分歧下尻五寸，别从肛门而入，属膀胱，散之肾，复循脊膂上行，当心而散；其直行者，从脊膂上出于项，属足太阳正经脉。在足少阴之经别，自正经脉行至腘中，别而走于足太阳之分，与足太阳合，上行至肾，当脊之十四椎，外出而属于带脉；其直行者，从肾上系舌本，复出于项，与足太阳上出于项之经别，合于项间，此为一合。在足少阳，其正经脉起于目锐眦，循头面而下行于足跗；而经别绕髀入毛际，合足厥阴，别上行入季胁间，循胸里，属胆，散之，上肝，贯心，上挟咽，出颐颔中，散于面，系目系，合少阳正经脉于目外眦。在足厥阴，其正经脉自大敦，循足跗上行；其经别，别行于跗上，上至毛际，合足少阳，与足少阳之经别，合而偕行，此为二合。在足阳明，其正经脉，自迎香上行，过睛明，下循鼻外，下行抵气街，经髀关，抵足跗；其经别从足跗逆而上行，至于髀，入于腹里，属胃，散之脾，上通于心，上循咽，出于口，上额颅，还系目系，合手阳明正经脉于目下承泣、四白间。在足太阴，其正经脉自大都，过核骨后，历太白、公孙、商丘而上行；其经别，别足太阴之正经脉，走入足阳明之髀关，合足阳明经别而上行，结于咽，贯于舌中，此为三合。在手太阳，其正经脉，自手走头；其经别，则手之太阳下合足太阳之下项循肩者，别正经脉，于肩解下行入腋，走心，系小肠。在手少阴，其正经脉起于心中，上肺，挟咽，出腋下，而走手；其经别，别正经脉于腋下，而入于渊液两筋之间，属于心，上走咽喉，出于面，至目内眦之睛明，合足太阳正经脉，此为四合。在手少阳，其正经脉自手上肩，入耳中，出耳前后，至目锐眦；其经别，别正经脉，而上行于颠，转下行入于缺盆，与足少阳合，复下走三焦，散于胸中。在手厥阴，其正经脉起于胸中，循胸出胁，入肘而走于手；其经别，别正经脉于胸胁间，下渊液三寸，以入胸中，别属三焦，出循喉咙，出耳后，合手少阳经别于完骨下，此为五合。在手阳明，其正经脉从手走头；其经别，从手循膺乳，别正经脉于肩髃，入柱骨下，走大肠，属于肺，上循喉咙，入缺盆，合手阳明正经脉之下入缺盆者。在手太阴，其正经脉起于中焦，横出腋下，而走于手；其经别，别正经脉于天府、云门之际，转入渊液之分，行过少阴之前，入走肺，于当心处，散之太阳，转上出缺盆，循喉咙，合手阳明之经别，此为六合。夫有所合，则其血乃行于脉内，有所合而有所散，则其血又溢出于脉外，外内交通，阴阳互结，此血之流行于经别者，益入神而入妙矣。

上第七篇，释血之外内交通，阴阳互结，而流行于经别者。

血之从井而溜于荥，注于输，行过于经、原，入而与脉中之血合者，皆自孙络而来。盖中焦所出之津液，各从其脏腑之膏肓，外注于溪谷，而渗于孙络，受孙络间已成之血，和合之，变化之，尽所有渗入之津液，皆成为血，此孙络系血之来路。其络于肌肤皮肉间不可不详也。孙络者，手足三阴三阳之筋也，其筋之所起，即十二指井之所在也。孙络间化成之血，正由此而输入于经也。是故，足太阳膀胱经之指井为至阴，在足小指。足太阳之筋，起于足小指，上结于踝，斜上结于膝，其下循足外侧，结于踵上，循跟，结于腘；其别者，结于腨外，上腘中内廉，与腘中并上结于臀，上挟脊，上项；其支者，别入结于舌本；其直者，结于枕骨，上头，下颜，结于鼻；其支者，为目上纲，下结于頄；其支者，从腋后外廉，结于肩髃；其支者，入腋下，上出缺盆，上结于完骨；其支者，出于缺盆，斜上出于頄。足少阳胆经之指井为窍阴，在足小指次指间。足少阳之筋，起于小指次指，上结外踝，上循胫外廉，结于膝外廉；其支者，别起外辅骨，上走髀，前者结于伏兔之上，后者结于尻；其直者，上乘䏚季胁，上走胁前廉，系于膺乳，结于缺盆；直者，上出腋，贯缺盆，出太阳之前，循耳后，上额角，交颠上，下走颔，上结于頄；支者，结于目眦，为外维。足阳明胃经之指井为厉兑，在足大指之次指。足阳明之筋，起于厉兑外间之中三指，结于跗上，斜外上，加于辅骨，上结于膝外廉，直上结于髀枢，上循胁，属脊；其直者，上循骭；其支者，结于外辅骨，合少阳；其直者，上循伏兔，上结于髀，聚于阴器，上腹而布，至缺盆而结，上颈，上挟口，合于頄，下结于鼻，上合于太阳。太阳为目上纲，阳明为目下纲。其支者，从颊结于耳前。足太阴脾经之指井为隐白，在足大指。足太阴之筋，起于大指之端内侧，上结于内踝；其直者，络于膝内辅骨，上循阴股，结于髀，聚于阴器，上腹，结于脐，循腹里，结于肋，散于胸中；其内者，着于脊。足少阴肾经之指井为涌泉，在足掌心中。足少阴之筋，起于小指之下，斜趋涌泉，并足太阴之筋，斜走内踝之下，结于踵，与太阳之筋合，而上结于内辅之下，并太阴之筋，而上循阴股，结于阴器，循脊内挟膂，上至项，结于枕骨，与足太阳之筋合。足厥阴肝经之指井为大敦，在足大指。足厥阴之筋，起于大指之上，上结于内踝之前，上循胫，上结内辅之下，上循阴股，结于阴器，络诸筋。手太阳小肠经之指井为少泽，在手小指。手太阳之筋，起于小指之上，结于腕，上循臂内廉，结于肘内锐骨之后，弹之应小指之上，入结于腋下；其支者，后走腋后廉，上绕肩胛，循颈出，走太阳之前，结于耳后完骨；其支者，入耳中；直者，出耳上下，结于颔，上属目外眦。手少阳三焦经之指井为关冲，在手小指之次指。手少阳之筋，起于小指次指之端，结于腕，上循臂结于肘，上绕臑外廉，上肩，走颈，合手太阳；其支者，当曲颊入系舌本；其支者，上曲牙，循耳前，属目外眦，上乘颔，结于角。手阳明大肠经之指井为商阳，在手大指之次指。手阳明之筋，起于大指次指之端，结于腕，上循臂，上结于肘外，上臑，结于髃；其支者，绕肩胛，挟脊；直者，从肩髃上颈；其支者，上颊，结于頄；直者，上出于手太阳之前，上左角，络头，下右颔。手太阴肺经之指井为少商，在手大指。手太阴之筋，起于大指之上，循指上行，结于鱼后，行寸口外侧，上循臂，结肘中，上臑内廉，入腋，下出缺盆，结肩前髃，上结缺盆，下结胸里，散贯贲，合贲下，抵季胁。手厥阴心主经之指井为中冲，在手中指。手心主之筋，起于中指，与太阴之筋并行，结于肘内廉，上臂阴，结腋下，下散前后挟胁；其支者，入腋，散胸中，结于臂。手少阴心经之指井为少冲，在手小指。手少阴之筋，起于小指之内侧，结于锐骨，上结肘内廉，上入腋，交太阴，挟乳里，结于胸中，循臂，下系于脐。

上第八篇，释孙络，即释第二篇血之来路也。

人身奇经八脉，因其不拘制于十二正经，而无表里配合，故谓之奇。奇经、正经何以辨之？譬之于水，正经犹沟渠也，奇经犹湖泽焉。正经之脉隆盛，则溢于奇经，犹雨水所集。沟渠既盈，通诸湖泽，是故血之行于奇经者，不可不讲也。冲脉、任脉、督脉前已详之矣。带脉起于季胁，厥阴之章门。章门，脾募也。脾之津液注之，由章门而下行，会足少阳于带脉，围身一周，复循带脉下行，会足少阳于五枢、维道。足少阴之经别，与足太阳合，当脊十四椎又外出而属带脉。是血之运行于带脉者，始于脾募，而出入于足厥阴、足少阳、足少阴及足太阳。阳维以维诸阳，阴维以维诸阴。阳维维诸阳而根于阴脉，从少阴斜至太阳，发于足太阳之金门，由外踝上行，会足少阳于阳交，循膝外廉，上髀厌，抵少腹侧，会足少阳于居髎，循胁肋斜上肘，上会手阳明、手足太阳于臂臑，过肩前，与手少阳会于臑会、天髎，却会手足少阳、足阳明于肩井，上循耳后，会手足少阳于风池，上脑空、承灵、正营、目窗、临泣，下额与手足少阳、阳明会于阳白，循头入耳，上至足少阳之本神而止。阴维维诸阴而根于阳脉，从少阳斜至厥阴，发于足少阴之筑宾，上循股内廉，上行入小腹，会足太阴、厥阴、少阴、阳明于府舍，上会足太阴于大横、腹哀，循胁肋，会足厥阴于期门，上胸膈，挟咽，与任脉会于天突、廉泉。是血之运行于阳维者，由足少阴来，而出入于手足少阳、手足太阳、手足阳明。血之运行于阴维者，由足少阳来，而出入于足少阴、足太阴、足厥阴及足阳明与任脉。阳跷、阴跷以矫举为义，自下而上行者也。其脉从阴出阳，而交于足太阳，从阳入阴，而交于足少阴。故阳跷者，足太阳之别脉，起于跟中，出于外踝，下足太阳之申脉，当踝后绕跟，以仆参为本，上外踝附阳，直上循股外廉，循胁后胛上，会手太阳阳维于臑会，上行肩膊外廉，会手阳明于巨骨，会手阳明、少阳于肩髃，上人迎，挟口吻，会手足阳明、任脉于地仓，同足阳明上行巨髎，复会任脉于承泣，至目内眦，与手足太阳、足阳明、阴跷会于睛明，从睛明上行入发际，下耳后，入足少阳之风池而终。阴跷者，足少阴之别脉，起于跟中，足少阴然谷之后，同足少阴，循内踝，下照海，上交信，直上循阴股，入阴，上循胸里，入缺盆，从咽喉至目内眦，与手足太阳、足阳明、阳跷会于睛明而上行。是血之运行于阳跷者，自申脉出足太阳之经隧，自风池入足少阳之经隧，而手少阳、手太阳、手足阳明及任脉、阳维脉，各有通贯焉。血之运行于阴跷者，自然谷出足少阴之经隧，自睛明合于阳跷，而手足太阳及足阳明各有通贯焉。且阳跷脉起于跟中，循外踝上行，阴跷起于跟中，循内踝上行，至咽喉，交贯冲脉。是跷脉运行之血，与冲脉有特切之关系。又跷脉主荣运肾脏之精水，于其脉中以为血，其运行之血于足少阴经更有特切之关系。

上第九篇，释血之运行于奇经者。

卷上参考

各种参考皆书成后设也，故并附编末。

第一篇

《内经》云：荣在脉中，是荣血由心之脉管，散为众管，达于上下，又有回脉管，复回于心，总在皮膜、肌肉之里，以为阳气之守。此说与本编微异，然其理亦当互参。

肺脉起于中焦，不止一脉，始如散丝，上循胃口，入肺，合总为一脉，出中府穴，上云门穴，走腋下，至肘中，约横纹，为尺泽穴，有动脉，至寸口，为诊脉之所，至鱼际，则脉又散如丝，故不见，上鱼际，至大指内侧之少商穴，为金气所发泄也。观肺脉散而后合，至鱼际又散，凡各种之脉，隐见皆如是。是即脉有井、有合，复有孙络之义也。胃脉起于眼下，绕面行，故人正面均属阳明经，入齿，故龈肉全属阳明经。胃脉环绕唇者，脾脏开窍于口，故胃腑之脉，从外环之，以应乎脾。

胃脉有气户者，谓肺气与胃脉相通之门户也。

阳明为阳之盛，故上于面以卫外，太阴为阴之至，故终于舌下，以生布津液，使津液出于口，用济阳明之燥，此阴阳所以互为功用也。

第二篇

三焦两旁是板油，板油生出网油，网油生出细筋，细筋即第八篇所称孙络者是。人受水谷之益，在胃中化成之津液，即从三焦胰管吸出胃外，仗荣卫气化之力，蒸入板油，从板油渗入网油，从网油输入孙络，入孙络后，才化为血，而入于经隧。

第三篇

胃中水谷化成之液，自三焦胰管吸出胃外，随冲任下行而为血。妇人则贮为血海，故月事以时下；丈夫则澹渗皮肤而生毫毛，故为须。妇人乳子，月事不行，则上行为乳。乳者，从膜网间、缝隙、窍道中渗出，膜网间、缝隙、窍道中，即三焦所通之腠理也。

人身总统阴阳者，只是任督两脉。任居前面，属胃属心，主后天。督居背脊，属肾，主先天。二脉交会，则在胞中，胞居大肠之前、膀胱之后，乃是油膜中一个夹室。督脉司先天之阳，下交于胞中，先天之阳，属先天之气分。气，水也，非血也，故人口鼻之气着物皆化为水。其属后天血分者，则属冲任两脉，冲任丽于阳明，属后天，主奉心化血，阳明饮食所化之精汁，上归于肺，奉心火之化，则色赤为血。既化成血，则由冲任两脉导引而下行，以入胞宫，与先天气分所化之水会合，则水亦化血，而成血海。

第六篇

太阳之气，从目窍之命门，而出于气街。阳明之气，从鼻窍之颃颡，而出于气街。少阳之气，从耳窍之窗笼，而出于气街。太阴之气，从舌本之太仓，而出于气街。少阴之气，从舌下之廉泉，而出于气街。厥阴之气，从唇内龈交之玉英，而出于气街。

脉内之血气上行，脉外之血气下行，外内相贯，环转无端。在外之血气，从孙络出于气街，而行于皮肤；在内之血气，从孙络出于气街，而行于募原。盖在内在外之络，尽处则为气街也。

卷下：释气

人受水谷之益，其精专者，名曰荣气。黄帝曰：荣气之道，纳谷为宝。谷入于胃，乃传之肺，流溢于中，布散于外。精专者，行于经隧，常荣无已，终而复始，是谓天地之纪。故始于手太阴经，终于足厥阴经。其支者，入督脉，复出而交于手太阴经。

上第一篇，释荣气。

谷入于胃，既生精专之血，行于经隧，《内经》名之曰荣气。而荣气之外，胃又别出两行，荣卫之道，荣出中焦，卫出上焦，荣行脉中，卫行脉外。又出一种大气，名曰宗气，宗气之抟而不行者，积于胸中，命之曰气海。

上第二篇，释荣气外，另有行于脉中之荣气、行于脉外之卫气，又有积于胸中之宗气。

何谓荣行脉中？荣者，亦荣气也，即中焦所出如雾之气也，与精专之血得名为荣气者有别。考之脉度，手之六阳，从手走头，长五尺，五六三丈。手之三阴，从手至胸中，三尺五寸，三六一丈八尺，五六三尺，合二丈一尺。足之六阳，从足上至头，八尺，六八四丈八尺。足之六阴，从足至胸中，六尺五寸，六六三丈六尺，五六三尺，合三丈九尺。跷脉从足至目，七尺五寸，二七一丈四尺，二五一尺，合一丈五尺。督脉任脉，各四尺五寸，二四八尺，二五一尺，合九尺，统共二十八脉，合一十六丈二尺，此一十六丈二尺之脉，为大经隧。荣气循行其间，应呼吸漏下，为五十营。何以言之？人一呼，脉再动，气行三寸；一吸，脉亦再动，气行三寸；呼吸定息，气行六寸；十息，气行六尺；二百七十息，气行十六丈二尺，交通于二十八脉之中，为一周于身，以日时计之；二百七十息，乃漏下二刻；五百四十息，气行再周于身，乃漏下四刻；二千七百息，气行十周于身，乃漏下二十刻；一万三千五百息，气行五十荣于身，脉行八百一十丈，乃漏下百刻，漏下百刻者，日之昼夜一周也（按督脉行身前后，此言四尺五寸，与任脉相等者，止以在背循于阳分者为数）。

上第三篇，释荣气之行于脉中者。

何谓卫行脉外？卫者，卫气也，阳明水谷所生之悍气也。有一日一夜五十周于身者，又有昼行于阳二十五周，夜行于阴二十五周，周于五脏者。

上第四篇，释卫气分有二种。一种一日一夜五十周于身；一种昼行于阳二十五周，夜行于阴二十五周，周于五脏。

卫气一日一夜五十周于身者，奈何？荣行脉中，卫行脉外，卫于脉外循十六丈二尺之度而行，亦二百七十息行一周，昼行共二十五周，夜行共二十五周，总属此十六丈二尺脉度，而不拘于昼专行阳、夜专行阴也。

上第五篇，释卫气之一日一夜五十周于身者。（有参考）

卫气昼行于阳二十五周，夜行于阴二十五周，周于五脏者，奈何？其与循十六丈二尺之脉度，而行者有别，正所谓浮气之不循经者也。与脉外之荣气相将而行，昼行三阳之分，即行于皮肤肌肉之间；夜行五脏之阴，即行于五脏募原之内。是以平旦气出于阳而目张，暮则气入于阴而目瞑。其出于阳也，气上行于头，循项，下足太阳，循背，下至小指之端；其散者，别于目锐眦，下手太阳，下至手小指之间外侧；其散者，别于目锐眦，下足少阳，注小指次指之间，以上循手少阳之分侧，下至小指之间；别者，以上至耳前，合于颔脉，注足阳明以下行，至跗上，入五指之间；其散者，从耳下下手阳明，入大指之间，入掌中，其至于足也，入足心，出内踝，下行阴分，循阴跷而上复合于目，为一周。二十五周，阳尽而阴受气，其入于阴也，从足少阴注肾，肾注于心，心注于肺，肺注于肝，肝注于脾，脾复注于肾，为一周，亦二十五周，而出于阳，而复合于目。

上第六篇，释卫气之昼行于阳二十五周，夜行于阴二十五周，周于五脏者。（有参考）

卫气之行于阳也，因阳气起于足五指之表，阴气起于足五指之里。阳明属表，为之行气于三阳，而卫气为阳明水谷之悍气，合于阳明之颔脉，故从下而上行，合阳明而入于颔脉之人迎，转下行，至手足之指，从指井而出于皮肤之气分。

上第七篇，承第六篇，详释卫气之行于阳者。

卫气之行于阴也，从肾注心，心注肺，肺注肝，肝注脾，脾复注肾，水火金木土，交相胜制，从天之五行也。若荣气之行，从肾传心包络，心包络传肝，肝传肺，肺传脾，脾传心，水火木金土，先天之五行也，此逆顺之常也。

上第八篇，承第六篇，详释卫气之行于阳者，兼释卫气之行于阴者，又与荣气之行有区别也。

卫气行阴行阳，应天与日之晦明也。而又循脊而下，注冲脉而上，应天道之运行于外，而复通贯于地中，此更不可不知。盖卫气之行，以月朔计。一日一夜，大会督脉于风府；其明日，循脊而下，日下一节；二十一日，下至尾骶；二十二日，入脊内，注于伏冲之脉。伏冲者，冲脉伏于背里，为经络之海者也。其行九日，从内而上出于缺盆；其明日，又大会于风府，又月朔之平旦也。

上第九篇，释卫气之以月计者，与督脉大会于风府。

卫气以月计，既与督脉大会于风府矣；而以日计，又与荣气大会于手太阴。盖荣气出中焦，系充肤热肉之血，乃中焦水谷之津液，随三焦出气，以温肌肉，而充皮肤者也。卫气出于上焦，出于胃上口，并咽以上贯膈，而布胸中，走腋，循太阴之分而行还至阳明，上至舌，下足阳明，常与荣俱行于阳二十五度，行于阴亦二十五度，成为昼夜之一周。周五十度，复大会于手太阴。缘手太阴主气，荣卫之气，从胸腹太阴之分而出，故复会于手太阴也。

上第十篇，释卫气之以日计者，与荣气大会于手太阴。

经言卫气出于上焦者，言其始生之路，非言其外出之路也。若言其外出，又当有辨卫气有上出者。从胃之大迎、任之天突，而外出于皮肤；有下出者，从胃之三里，而外出丁皮肤；有旁出者，从腹之气街、带脉之章门，而外出丁四旁。盖卫气乃胃腑水谷所生之悍气。足阳明与任脉会于中脘，上会于承浆，与带脉会于脐之左右，而出于腹气之街，是阳明所生之气，从阳明之经脉而出，散于皮肤，自内而外，自阴而阳也。

上第十一篇，释卫气之自内而外出者。

荣气卫气，循脉度而行者，从胸而上出于心肺，顺脉而行，以荣四末，内注五脏六腑，以应刻数，宗气亦然。若荣卫相将，昼行阳而夜行阴者，与脉逆行，从头注于臂胕，以行三阳之分，夜则内行脏腑之阴，与荣行脉中、卫行脉外之气，绝不相干。此所谓顺逆之行也。

上第十二篇，释气之行分顺逆也。

宗气积于胸中，非寂然而不动也。出于肺，循喉咙，因呼而出，因吸而入。故人一呼而八万四千毛窍皆合，一吸而八万四千毛窍皆开者，肺主之，而贯宗气主之也。此宗气能散于脉外之皮毛而行呼吸，而又能上出于鼻而为臭。

上第十三篇，释宗气之散于脉外者。

宗气散于脉外，而又能行于脉中。《经》曰：宗气积于胸中，出于喉咙，以贯心脉，而行呼吸。盖其出于喉咙，以贯于心包。即从手太阴肺而行于经脉。呼吸定息，脉行六寸，昼夜一万三千五百息，脉行八百一十丈，以终五十荣之一周，此宗气之行于脉中者也。

上第十四篇，释宗气之行于脉中者。

宗气散于脉外，行于脉中，前已详论之矣。而其输，上在背之天柱，前在膺胸之人迎，是又能自脉中输于脉外，况胸气有街，腹气有街，头气有街，胫气有街，皆其气自脉中出于脉外之径路也。更以释血之第六篇参看益明。

上第十五篇，释宗气自脉中输于脉外者。

荣气行于脉中，卫气行于脉外，宗气贯心脉行于脉中。从手太阴行于脉外，卫气又日行于皮肤分肉，夜行于五脏之阴，前已并详论之。而五脏之气，又从机关之虚，外出于肤表，与荣卫宗气相合，此气乃五脏之真气。其来路不涉于血脉，而游行出入于两肘、两腋、两髀、两腘，正在关节交会之处。假令五脏有邪，则气即留滞于此处，斯骨节机关不得屈伸而病挛。《经》曰：肺心有邪，其气留于两肘；肝有邪，其气留于两腋；脾有邪，其气留于两髀；肾有邪，其气留于两腘。

上第十六篇，释荣气、卫气、宗气外，又另有五脏之真气也。

人之出气，有迟有易，不可不辨。《经》曰：咽喉者，水谷之道也。喉咙者，气之所以上下者也。会厌者，音声之户也。口唇者，音声之扇也。舌者，音声之机也。悬雍垂者，音声之关也。颃颡者，分气之所泄也。横骨者，神气所使主发舌者也。故人之鼻洞涕出不收者，颃颡不开，分气失也。是故厌小而薄则发气疾，其开阖利，其出气易；其厌大而厚则开阖难，其出气迟，故重言也。

上第十七篇，释人之出气所以有迟有易也。

三阴之气、三阳之气，外循于经脉，内荣于五脏，故诊其脉可辨脏气之有无，以识人命之短长。《经》曰：一日一夜五十营，以营五脏之精，不应数者，名曰狂生。所谓五十营者，五脏皆受气，持其脉口，数其至也。五十动而不一代者，五脏皆受气；四十动一代者，一脏无气；三十动一代者，二脏无气；二十动一代者，三脏无气；十动一代者，四脏无气；不满十动一代者，五脏无气。

上第十八篇，释脏气之有无也。

凡人脏腑绝于内，其三阴三阳之气，必先绝于外。是故手太阴气绝，则皮毛焦。太阴者，行气温于皮毛者也。故气不容则皮毛焦；皮毛焦，则津液去皮节；津液去皮节者，则爪枯毛折；毛折者，则毛先死。丙笃丁死，火胜金也。手少阴气绝，则脉不通；脉不通，则血不流；血不流，则髦色不泽，故其面黑如漆柴者，血先死。壬笃癸死，水胜火也。足太阴气绝者，则脉不荣肌肉。唇舌者，肌肉之本也。脉不荣，则肌肉软；肌肉软，则肉萎，人中满；人中满，则唇反；唇反者，肉先死。甲笃乙死，木胜土也。足少阴气绝，则骨枯。少阴者，冬脉也，伏行而濡骨髓者也。故骨不濡，则肉不能着也。骨肉不相亲，则肉软却；肉软却，故齿长而垢，发无泽；发无泽者，骨先死。戊笃己死，土胜水也。足厥阴气绝，则筋绝。厥阴者，肝脉也。肝者，筋之合也。筋者，聚于阴器，而脉络于舌本。故脉弗荣，则筋急；筋急，则引舌与卵，故唇青舌卷卵缩，则筋先死。庚笃辛死，金胜木也。五脏气俱绝，则目系绝转，则目运；目运者，为志先死；志先死，则一日半死矣。六阳气绝，则阴与阳相离，离则腠理发泄，绝汗乃出，故旦占夕死，夕占旦死。

上第十九篇，释脏腑阴阳气绝之候也。（有参考）

脏腑之气，各有外候。经曰：五脏气，心主噫，肺主咳，肝主语，脾主吞，肾主欠。六腑气，胆为怒，胃为气逆哕，大肠小肠为泄，膀胱不约为遗溺，下焦溢为水。

上第二十篇，释脏腑气之外候也。

气之盛衰，老从上，少从下。《经》曰：人生十岁，五脏始定，血气已通，其气在下，故好走；二十岁，血气始盛，肌肉方长，故好趋；三十岁，五脏大定，肌肉坚固，血脉盛满，故好步；四十岁，五脏六腑，十二经脉，皆大盛以平定，腠理始疏，荣华颓落，发颇颁白，平盛不摇，故好坐；五十岁，肝气始衰，肝叶始薄，胆汁始减，目始不暝；六十岁，心气始衰，善忧悲，血气懈惰，故好卧；七十岁，脾气虚，皮肤枯；八十岁，肺气衰，魄离，故言善误；九十岁，肾气焦，四脏经脉空虚；百岁，五脏皆虚，神气皆去，形骸独居而终矣。

上第二十一篇，释气之盛衰也。

气又有清浊之分，是故六腑为阳，五脏为阴。六腑受谷者浊，五脏受气者清。清者注阴，浊者注阳。而胃腑水谷之浊，能生清气，上出于口，以司呼吸而应开阖，是浊而有清也。肺为精水之源，中焦所出，如露之汁，必传于肺，溢于中，布散于外，下行于经隧，内积于下为精髓之海，是清而有浊也。清浊相干，命曰乱气。气不乱，则天自天，地自地，上者不下降，下者不上升，而生化灭矣。

上第二十二篇，释气之清浊也。

气有清浊，前已详矣。而受清浊之气者，又不可不详。《经》曰：手太阳独受阳之浊，手太阴独受阴之清。盖诸阳皆浊，而手太阳小肠主受盛胃腑有形之糟粕，故独受其浊之甚。诸阴皆清，而手太阴为五脏之长，华盖于上，故独受其清之甚。《经》又曰：其清者上走空窍，其浊者下行诸经。诸阴皆清，足太阴独受其浊。盖手太阴主周身之气，走周身空窍，以司呼吸开阖，应天之道也。小肠受盛糟粕，济泌别汁，化而为血，下行于十二经脉，应地之道也。脾为仓廪之官，主输运胃腑水谷之精汁，故诸阴皆清，而足太阴独受其浊。总之，清浊相干，在生化之妙，不得不乱也，而受清受浊，则天地之位，上下有不可得而乱矣。

上第二十三篇，释受清浊之气者。

总而言之，气血皆生于阳明。故阳明多血多气，其余阴阳，有多气少血者，有多血少气者，此大数之不全，自然之理也。太阳多血少气，少阳多气少血，厥阴多气少血或多血少气，少阴多气少血，太阴多血少气或多气少血。至于气血之形于外者，黑色多血少气，美眉太阳多血，通髯极须少阳多血，美须阳明多血（太阳寒水，故多血。少阴君火，少阳相火，故多气。厥阴之上，风气主之。风者，大块之噫气，故多气。太阴湿土，主气，地气升而为云为雨，故太阴所至，为湿生，终为注雨。雨者，下注于地，而为经水，故多血。而足厥阴主肝，肝主藏血，手厥阴主包络，包络主生血，故又多血。太阴脾土也，少阳相火生脾土，脾土生肺金，三者主生诸阳之气，故又多气。况厥阴不从标本，从中见少阳之火化，从中者，以中气为化，故多气。脾统诸经之血，而足太阴独受水谷之浊，故多血。更如厥阴司天之政，云趋雨府，湿化乃行，故多血。太阴所至，为雷霆烈风，故多气）。

上第二十四篇，总释气血之多少。（有参考）

卷下参考

第二篇

天之阳气，人自外吸之，从鼻入肺，从肺历心系，至脐下，脐下胞中，亦有名气海，胞中之气海，乃呼吸之根也。人之呼气，由气海上胸膈，入肺管，而出于喉，其路径全循冲脉而上，故《内经》云，冲为气街，盖指此也。

第五篇

卫气上输于肺，走于脏腑，外达皮毛，以卫护其荣气，为阴之外卫也。

第六篇

卫气之浮气，亦从三焦胰管，自胃中通出胃外，即从膜网间、缝隙、窍道中，通出肌肉，周行肤表。此缝隙窍道中，即三焦外之腠理也。

《经》云：卫气者，所以温分肉，充皮肤，肥腠理，司开阖者也。夫所谓肉，即在内之赤肉，与在外之白肉，有分别者也。卫气由内达外，先从分肉而出，以温分肉，由分肉以达皮肤，其阳气由内充于外，以卫皮毛，此为卫气卫外之能事。腠理，乃分肉之外、皮肤之内，油膜是也，有皱纹，故曰腠理，内发于三焦，乃卫气所行之道路，故气足则肥。若夫卫气，昼行于阳，则目张而寤，气达于外，不畏风寒；夜行于阴，则目闭而寐，气敛于内，故必拥被以卫，阳入里则畏外寒也，此皆卫气司开阖之验。

第十九篇

西人用显镜托大毛皮之形，毛根附近有油核，是血脉散于膜中而成者也。又有汗核汗管，附毛而生，盖毛皆为血之余，而非血所生也。血从气化，随卫气达于腠理，然后发出，故援视毛根，只见油与水，而不见血也。

第二十四篇

阳经唯太阳最长，阴经唯厥阴最长，乃气血之司领也。

脏腑求真

乞法老人 编

凡　例

是书之作，原为我国医家相沿之陋，因起而更正之，同我好者，勿以旧医家脏腑之图，执为成见也可。

是书所载脏腑之说，须以脏腑图形辅之，但余已编明《脏腑解剖图说》，故是书不复赘著。

是书所辨脏腑区处及其筋脉韧带，悉以海都满解剖图为准的阅者，勿嫌无据。

是书于《内经》所详脏腑之经腧及其病气病机，并其所主、所藏、所欲、所恶之类，概不收入者，为已详于别种不应重复。

第一篇

是篇以咽喉二窍，分别脏腑之区处。

人之脏腑，各有区处。口腔以内，咽喉二窍，是分二管，气管在前，食管在后。气管上承会厌，会厌下为喉头，喉头下坚而空者，为气管。气管软骨，或二十个，或二十余个，象半月形，其外壁有韧带联络之，其内壁有滑泽筋膜，是纤维体，下至肺叶，气管歧分左右二枝，左气管枝入左肺叶之上叶、下叶中，更就其中分为二支枝，右气管枝入右肺叶之上叶、中叶、下叶中，更就其中分为三支枝，其枝随分随细，以出纳其固有之气，此气管所通之窍也。而心实位乎其下，食管柔空，上承咽头，食后口入咽头，因会厌隔之，不入喉头，顺入食管，食管通称咽门。咽门下为贲门，乃胃之上口，胃腐熟水谷，其浊气不上熏心肺者，横膈膜隔之。胃位在横膈膜下，脾则附乎其左，动力足以磨胃，水谷因之而腐。肝覆胃上，而稍偏于右。胆附肝间，胰位胃下，胰即三焦，有管与胆管枝分而本合。盖胃之下口为幽门，从幽门而下，为十二指肠，即小肠之上截肠，胰胆二管，合而开口于其间，胆管吸取精，胰管吸取诸水，水谷之分在此。此以下，则有空肠，为小肠之中截肠，空肠下为回肠，为小肠之下截肠，回肠下为结肠，结肠即大肠，其头有虫样突起为盲肠，结肠之下为直肠，直肠亦大肠，其下口为肛门，一名魄门，此食管所通之窍也。

第二篇

是篇以动静二脉分别脏腑之区处。

心乃脏腑之君主。旧说谓心以肺系为蒂，非也。心以大动脉为蒂，大动脉象弓形，弓之右垂为心蒂，蒂旁有左右心耳，弓之左垂为下行之大动脉，弓之背为心囊之附着。心囊，即心包络。心包络包乎心外，如囊裹物，故曰心囊。穿心囊附着而上行者，有分枝小动脉，夹气管而上，一从颈而入于脑，分布于面，一横过锁骨，而达于手，弓脉背下，又有左右小动脉四枝，分入于肺，为肺动脉，即为心上头之结节。弓脉左垂下行之大动脉，其穿横膈膜而过，遂即有分枝动脉，是为内脏动脉。此内脏动脉，复分出数枝动脉，为帽胃动脉、脾动脉、肝动脉、胰动脉、上肠间膜动脉、大小肠诸动脉。肝动脉复枝分胆动脉，而大动脉复枝分左右肾动脉，左右肾动脉下又有左右内精系动脉，从大动脉枝分而达于睾丸，精系动脉下又有下肠间膜动脉一枝，从大动脉而分，大动脉自横膈膜至此，为腹部之大动脉。腹部大动脉下，大动脉歧分而为二动脉，是为左右总肠骨动脉。左总肠骨动脉下，又歧分为二动脉，一为左下腹动脉，一为左股动脉，右总肠骨动脉如之。左右下腹动脉，又枝分上膀胱动脉、中膀胱动脉、下膀胱动脉、左右脐带动脉。脐带动脉，夹膀胱自下而上行，并膀胱尿管韧带，会脐带静脉，而结为脐。心又以大静脉为右上房，由右上房而上行者，其分枝，与心背之动脉同。由右上房而向左结者，为左上房。左上房上，分枝入肺之静脉，与弓脉背下入肺之动脉同，是为诸肺静脉。由右上房而下行者，亦穿横膈膜而过，大静脉穿横膈膜而过，即有肝诸静脉，与右上房为一气。而为下行大静脉之分枝，此枝又自肝而分为入肝之静脉，为脐带之静脉，为胆静脉，为门脉。脐带静脉，其与脐带动脉会于脐者。当小儿未断脐前，自脐出而结为胎盘。门脉又称门脉枝，脾胃、大小肠、三焦诸静脉，实从此而分枝。三焦即胰，位在腹部，胰上连胃，尾与脾连，头管插入十二指肠，实能吸取诸水，以焦燥脾胃肠三者，故曰三焦。而其吸取之力，实与胆并，胆管吸取精汁，滋肝以养筋，胰管吸取诸水，运以气化，蒸水而入肾，肾位在三焦底面腰部，其静脉与动脉同。肾之动脉静脉旁，有门，为肾门，以纳水；有管，为输尿管，以出水。输尿管下插膀胱，即开窍于膀胱口之底面，从膀胱口通水以行尿道。膀胱静脉，从左右下腹静脉而分枝，其余内精系静脉、总肠骨静脉、肠间膜静脉，多与动脉同。脏腑各有动脉、静脉，而其脉皆从大动脉、大静脉枝分而来，亦可以见脏腑虽分，而无不以动静两脉贯之者也。

第三篇

是篇以骨部定脏腑之所在。

人之气管，自第五颈椎始，达至第三胸椎，则为歧分左右，入肺叶之气管。肺叶部位，自左右锁骨而下，达至第五肋骨偏至第六肋骨止。心之部位，其包络自第一胸椎始，至第三胸椎止，心脏稍偏乎左，约至左第五肋骨止。横膈部位，左自第五肋骨，偏至第六肋骨始，右自第四肋骨，下偏至第六肋骨始。肝之部位，偏乎右，其右叶，自第四肋骨下之横膈始，至第十肋骨止；其左叶，正在胸骨里面，约第五肋骨始，至第七肋骨止。胆附于肝，在肝方叶右边，而界乎右叶，论部位，在胸骨之右，当右第五第六肋骨之左。胃居左边，其食管，自第五颈椎始，达至横膈膜下，约第五肋骨止；其贲门，约第五肋骨下始，达至胃脏全部，至第九肋骨止。脾位胃左，约第六肋骨始，至第八肋骨止。三焦位在胃下，尾达脾，头连十二指肠，为上腹部。两肾在其底面腰部，上腹部下。其外面，为横行结肠之所过，再下为中腹部。中腹部，以脐为中心点。脐上，为上脐部；其左右，为季胁部；脐下，为下脐部；其左右，为肠骨部。下脐部下，为下腹部。下腹部之中部，为耻骨部；其左右，为鼠蹊部，自上脐部交着耻骨部；其底面、外面，皆空肠及回肠之所交驾。左季胁部，左肠骨部，为下行结肠之所在；右季胁部，右肠骨部，为卜行结肠之所在；左鼠蹊部，为迂曲状结肠之所在；右鼠蹊部，其底面为回肠尾，其外面则盲肠在焉。耻骨部，其外面为膀胱之所在，其底面为直肠之所在。在女子膀胱、直肠之间，则为子宫之所在。肠之交驾，自胃幽门而下，为十二指肠。其肠自幽门而右，势微横而即下向，是为胰、胆二管部位，复上向而横行，至极左边，约左季胁部，与空肠接。空肠下行，约至鼠蹊部，转迂曲横行而右向，约至下腹部，与回肠接。回肠从左而右，有回曲状，始于耻骨部，曲而上行，至中腹部，复从中腹部，曲而下行，至右鼠蹊部，与结肠接。结肠分作三部，其上行部，是结肠之上截，以盲肠始，自下而上行；其横行部，是中截，自右而左行；其下行部，是下截，自上而下行；下截下，复从左鼠蹊部横向耻骨部，作迂曲状，再从耻骨部底面，直向下行，是为直肠。直肠之下，即肛门矣。

第四篇

是篇发明脏腑联络之韧带。

人横膈以上，则有心肺；横膈以下，则有肝、胆、脾、胃、肾、肠、三焦、膀胱，似两截也，而其实有动静脉以贯之矣。动静脉外，有最相联络之韧带，又不得不详为之辨。如肝之右叶下，有肝与结肠联络脉，则为肝结肠韧带；其旁有肝与右肾联络脉，为肝肾韧带；又其旁有右肾与十二指肠联络脉，为肾十二指肠韧带。肝左叶下，有肝与胃联络脉，实为肝与胃联络之网膜，为肝胃韧带，一名小网膜。小网膜右，有肝与十二指肠联络脉，为肝十二指肠韧带。其下胃与结肠相联络，有大网膜，是即大网膜韧带，兼有胃结肠韧带。胃之左有脾，即有胃脾韧带。推之肠间膜、腹膜、内脏腹膜，皆胃以下、膀胱直肠腔以上，诸脏腑最相联络之脉也，谓之韧带，当无不可。

第五篇

是篇辨明脏腑之功用。

心为大动脉、大静脉归结之所。故一切眼筋、耳筋、齿筋、舌间之知味筋，无一不从脑而通于心。况全体之动作筋，又皆自心而出。而心为生之本，君主之官，须防外侮而为之卫。此心包络所以为心之卫，而为臣使之官。肺具气管，呼吸通于毛窍，以健运人身中焦所出如雾之液，使自皮肤输入于经，化白为红。否则输经无力，白珠多于红珠，而虚劳、血薄等病作矣。且输水无权，一切水肿及癃闭病亦作。肝之为用，有腔以藏血，兼能运所藏之血，与自胆来之精汁，滋养诸筋。俾诸筋得以壮而不极，此《内经》所以有肝生筋之说。胆附肝叶之间，而管则插入十二指肠吸取精汁，以助肝血，以养筋骨。胰管合胆管开口于十二指肠之内，吸取诸水，借气化之力，送入于肾，以成小肠分水谷之事实。肾受水处，有气化出入之门户，为肾门。肾门之旁，有输尿管。水从肾门而入，即从输尿管而出。输尿管下插膀胱，膀胱承受其水，通出于尿道，水所以无上凌之患。胃受水谷，实司消化，而其所以能消化者，脾磨之也。推究脾之磨力，仍赖胰管气化之权。盖胃之动脉、静脉，实与脾连。脾之动脉、静脉，实与胰连。胰因气化而不滞，斯脾得胰之气化，亦动而不滞，从此磨益力、消益健。渐而自胃送于肠，而十二指肠之胰管，即吸其水而出之，否则成肠泄病。肠内之绒刺，又吸其谷而益消之，否则成食积病。肛门之约束筋，则又能约束其大便，否则大便无约束之力矣。

第六篇

是篇本《内经》以辨脏腑之阴阳。

肝与心包络，厥阴也；心肾，少阴也；脾肺，太阴也；胆与三焦，少阳也；胃与大肠，阳明也；小肠膀胱，太阳也。此脏腑阴阳之辨也。而心为阴中之太阳，通于夏气；肺为阳中之太阴，通于秋气；肾为阴中之少阴，通于冬气；肝为阳中之少阳，通于春气；脾胃、大肠、小肠、三焦、膀胱，为至阴之类，通于土气。此又《内经》辨脏腑阴阳之精义也。至于胆，虽未有辨而明之。而谓十一脏取决于胆，亦足以见胆得春气之先，正所谓冬至一阳生也，是阴中之少阳也。（有参考）

众人之度，结喉以下，至缺盆中，长四寸；缺盆以下，至骺骭，长九寸。过，则肺大；不满，则肺小。骺骭以下，至天枢，长八寸。过，则胃大；不及，则胃小。天枢以下，至横骨，长六寸半。过，则回肠广长；不满，则狭短。骺骭，骨名，一名尾翳，即鸠尾骨也。天枢，足阳明穴。横骨，在毛际横纹中。盖骺骭之内，心肺之所居也。自鸠尾至脐，胃腑之所居也。自脐至少腹，大肠之部分也。

胸内最上为肺，肺下为心，为包络。包络上连肺系，肺系连腔内之薄膜。其膜循腔子而下，是为膻膈。大膜绕肋骨一周，连于肝，附于脊，肝体半在膈上、半在膈下，膈附于脊。下行为板油，连于肾系。又下为网油，网油上行而连于小肠、胃，下行而连于大肠、膀胱，是为腹中。脾在胃后，贴胃，居网油上，人身上胸下腹，均系网油连及。以部位言之，胸上属肺，胸膺之间属心，胸膺之下属胃，大腹与脐属脾，脐又属小肠，脐下属肾，膀胱亦当脐下，故脐下又属膀胱，大肠在膀胱之后，故脐下又属大肠。血室乃肝所司，血室大于膀胱，故小腹两旁，谓之少腹，乃血室之边际也，属之于肝。少腹上连季胁，亦属肝。季胁上连肋骨，属胆。

脏腑解剖图说

乞法老人编

凡　例

　　是书之作，因我国脏腑图形医家向无精本。如心以肺系为蒂；肾以脊骨为依；心包仅包心之下面；三焦废其脏之形迹；大肠、小肠不知交驾，只知其为重叠；肺之气管不知有枝与有支枝，只知限以九节；膀胱只知气化，不知输尿之有其管。种种浅陋相沿，全失真相，故检德人海都满所著解剖图，分六经，而编次之，节录之，且为说以发明之，而名其书为《脏腑解剖图说》。

　　是书所著脏腑形状、部位、筋络，悉照海都满解剖图，而经穴则以《内经》《甲乙经》为准的，而参以马氏之所补辑阅者，勿谓无据。

　　是书所录图形、六经之外，必附以男人精殖部十图，女人子宫部十有三图者，为其有关于人道之要，阅者勿嫌蛇足。

　　是书所著图形，每有彼此必须互证而明，阅者慎勿拘执。

肺　部

第一图明肺为华盖，以覆诸脏。肺位居胸腔之内侧，其底与横膈膜接，外与胸壁接。叶有左叶，有右叶，位在气管之下，心脏之上。左右上叶间叶，较上叶而小；左上叶下，即左下叶；右上叶下，先有中叶；中叶下，才下叶。左叶较右叶狭而长，右叶较左叶阔而短。包拥心脏，且有诸动静脉通乎心脏，详心部图。

第二图为呼吸管。呼吸管自会厌始，会厌之位为喉头。喉头有会厌软骨，上连舌根，而驾舌骨之上，是为寻常呼吸出声之门。舌骨下有甲状软骨，甲状软骨下有环状软骨，皆喉头部也。喉头部下，为气管软骨。气管部位，自第五颈椎始，达至第三胸椎，歧分左右气管枝。左右气管枝下，其左气管枝，又歧分二条支枝，入左肺上叶、下叶中；其右气管枝，又歧分三条支枝，入右肺上叶、中叶、下叶中。支枝如第三图。

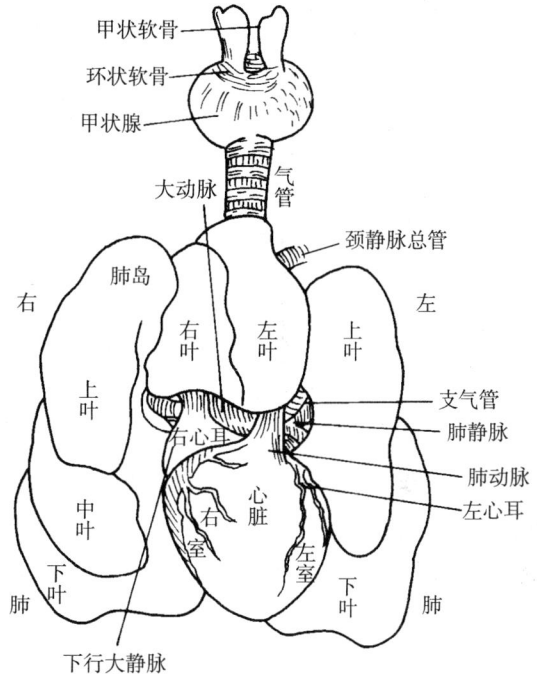

甲状软骨
环状软骨
甲状腺
大动脉
气管
肺岛
颈静脉总管
右
左
右叶
左叶
上叶
上叶
支气管
肺静脉
右心耳
肺动脉
左心耳
心脏
中叶
右室
左室
下叶
下叶
肺
肺
下行大静脉

肺部第一图

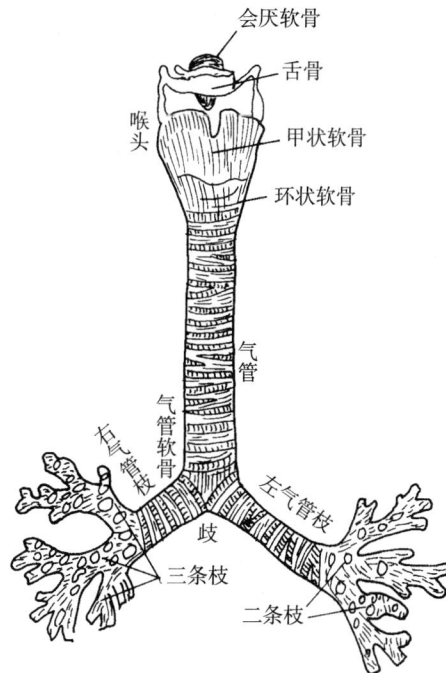

会厌软骨
舌骨
喉头
甲状软骨
环状软骨
气管
气管软骨
右气管枝
左气管枝
歧
三条枝
二条枝

肺部第二图

第三图为肺叶中气管枝之支枝。旧医书称如蜂巢，下无透窍，吸之则满，呼之则虚，即此。左气管枝，随左肺叶歧分二枝；右气管枝，随右肺叶歧分三枝。枝各随分随细。

气管软骨，或二十个，或二十余个，象半月形。其外壁，有韧带联络之；其内壁，有滑泽筋膜，是纤维体。

第四图乃手太阴肺经，左右共二十二穴，穴之分寸，旧医书甚详，兹不复赘，余经准此。

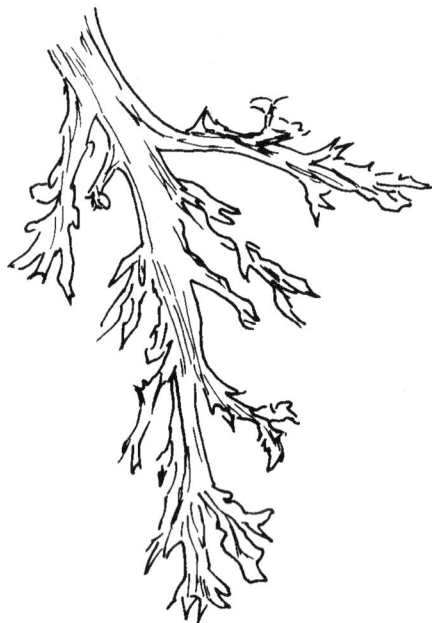

肺部第三图

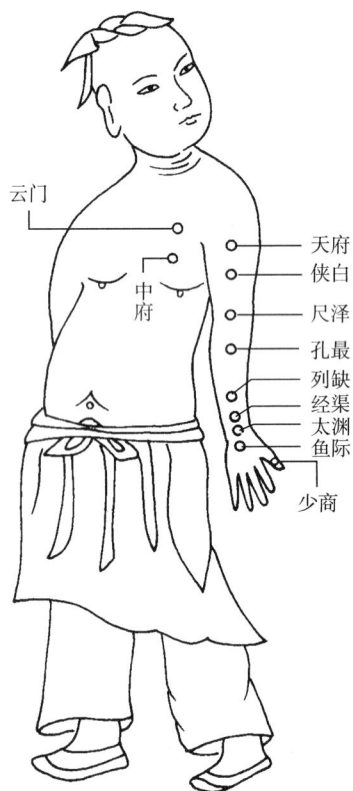

肺部第四图

脾 部

第一图为脾之形状。脾闻声则动，动则磨胃而主运化。

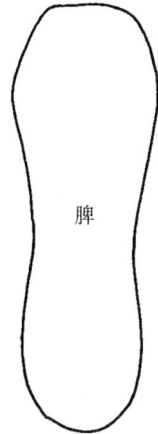

脾部第一图

第二图为腹部之大动脉。大动脉详心部。此图特表大动脉之枝脉，为脾与膵（胰）与胃最有关系处，至所称门脉，另详第三图。

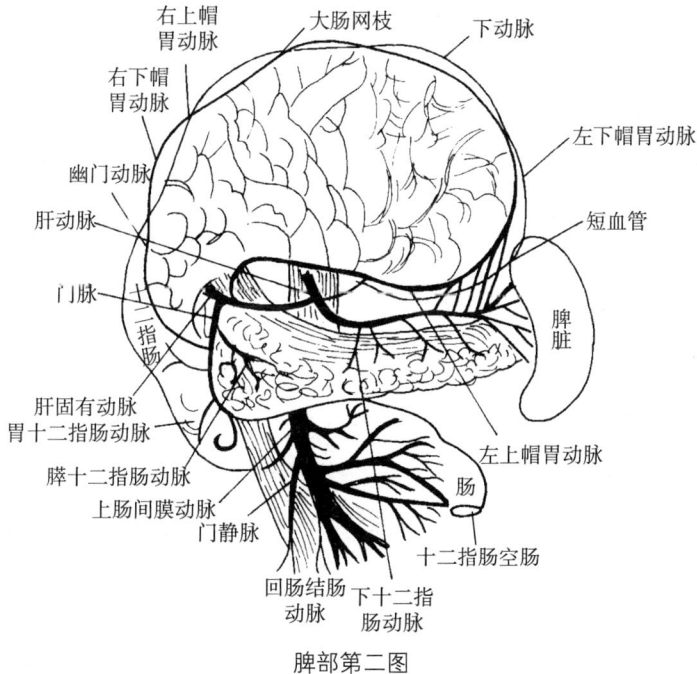

脾部第二图

第三图为门脉诸根图。门脉者，即肝部所有之静脉，其许多根在肠胃。肠胃之运化，全仗脾脏磨汤之力，因得化糟粕而生血液，俾血液即从此脉上输送于肝，而胰又与脾通静脉。为最有关系之用。

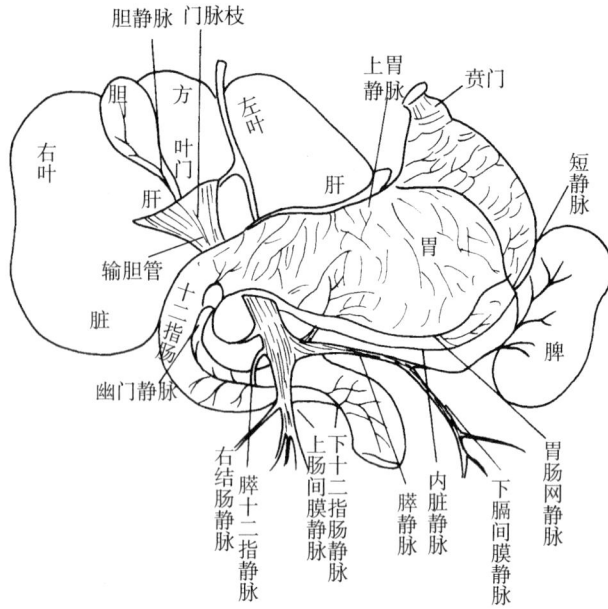

胆静脉 门脉枝

胆 方 左叶

右叶 叶门

肝

输胆管

脏

幽门静脉

右结肠静脉

膵十二指肠静脉

上肠间膜静脉

下十二指肠静脉

膵静脉

内脏静脉

下膈间膜静脉

胃肠网静脉

上胃静脉 贲门

肝

胃

短静脉

脾

脾部第三图

第四图乃足太阴脾经，左右共四十二穴。

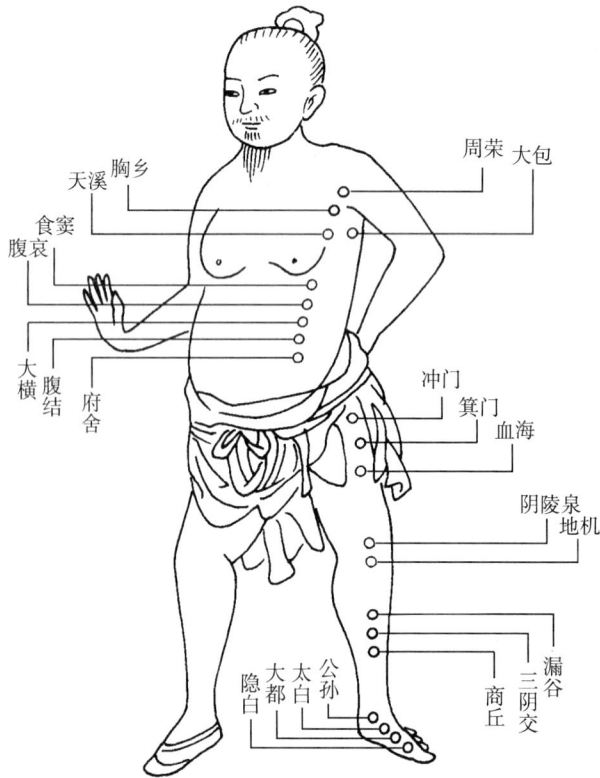

周荣 大包

天溪 胸乡

食窦

腹哀

大横 腹结

府舍

冲门 箕门 血海

阴陵泉 地机

漏谷 三阴交 商丘

公孙 太白

隐白 大都

脾部第四图

心　部

第一图为心脏之右面。所称心室，指心而言。所称心耳，实连心房，详第三图。所称心房，是大静脉及肺诸静脉之所结，详第二第三图。所称心囊，即心包络，详心包络部。

第二图为心脏之左面。

第三图为心脏开半之内状。

第四图辨明心肺交涉之动脉。而动脉之为心蒂者，又当以心包络部参看。

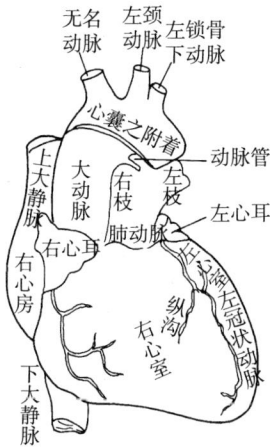

心部第一图

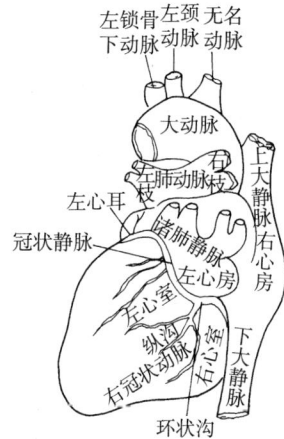

心部第二图

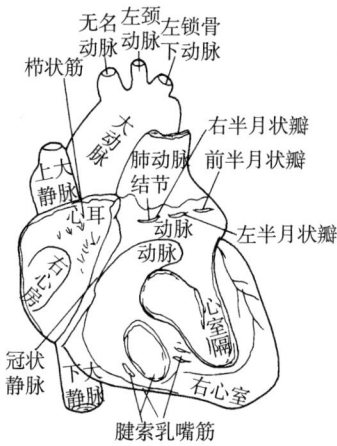

心部第三图

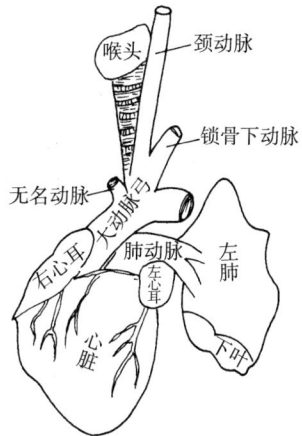

心部第四图

第五图辨明心脏之大静脉，兼大动脉，并及肾脏。

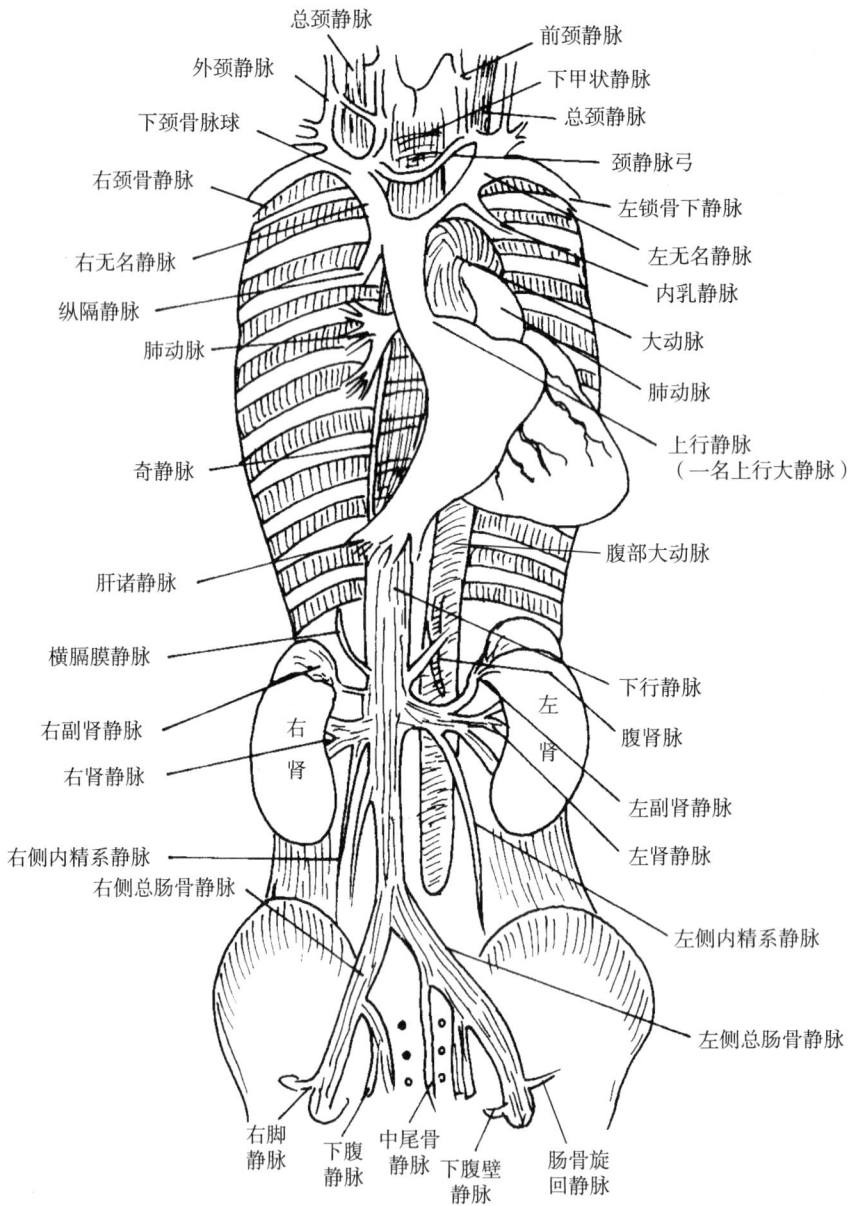

心部第五图

第六图辨明心脏之部位，兼辨明肺胃肝三脏之部位。心脏居肺气管下，以人身之大动脉为蒂，大动脉象弓形，详第七图。弓脉背，为心囊之所附着，穿心囊附着而上向者，有数枝小动脉，是即无名动脉、锁骨下动脉、颈动脉，其弓脉之右偏下垂者，乃上行之大动脉，即心蒂；其左偏下垂者，乃下行之大动脉；心蒂旁，附有小动脉，分左右四枝，通肺叶中动脉；又有小静脉，分左右四枝通肺叶中静脉；又人身之大静脉，其分而上行者，亦有无名静脉、锁骨下静脉、颈静脉；其合而下行者，实从心旁而遇心蒂傍之，成结节形，详第五图。结节为心旁，其位与心耳连；心房下，其脉之分枝，为肝诸静脉，其直者则肾系焉。其部位，横膈膜上，为心肺部位；横膈膜下，为肝胃部位，此图甚详。

第七图辨明大动脉与心脏最有关系者。

第八图乃手少阴心经，左右共十八穴。

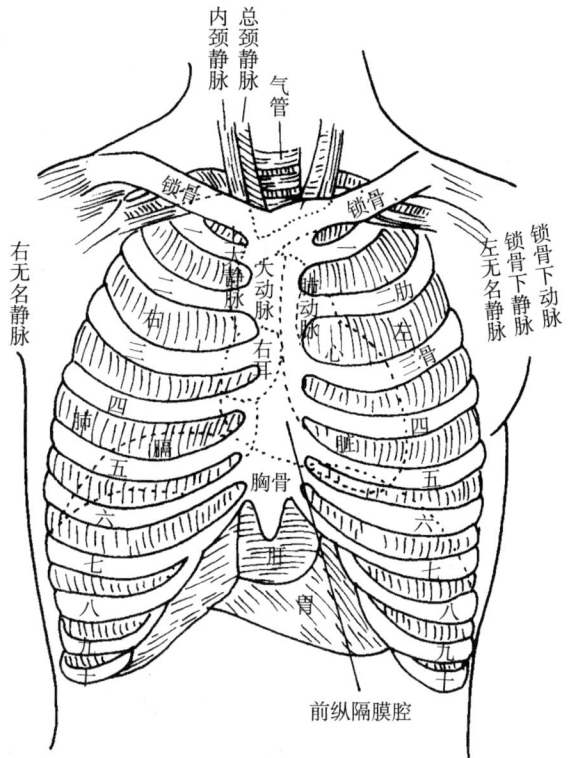

心部第六图

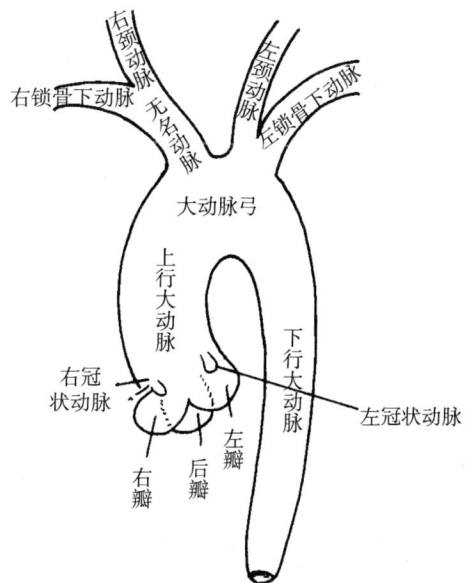

心部第七图

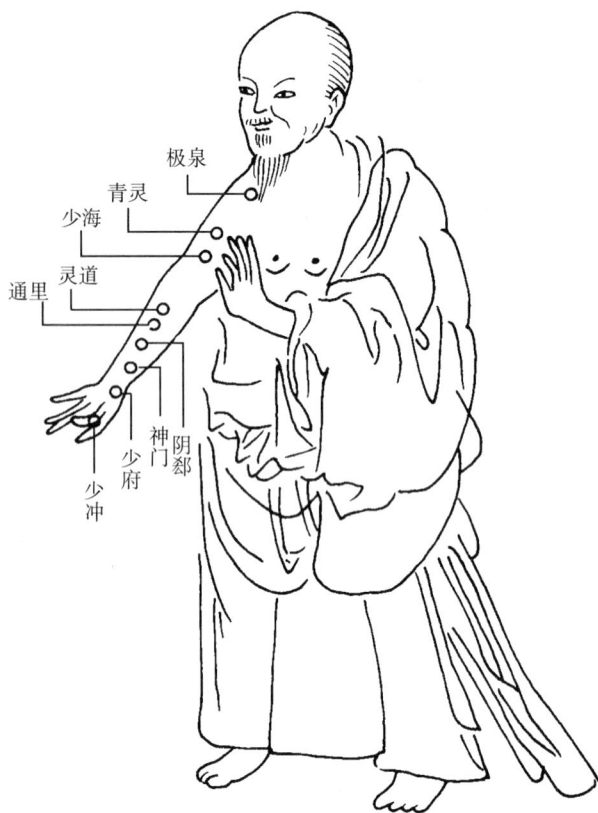

极泉
青灵
少海
灵道
通里
神门
阴郄
少府
少冲

心部第八图

第三图内腱音健，筋之本也。一曰筋头，一曰筋之大者，一音斤同筋。

肾　部

第一图为肾脏之形状。肾如豇豆，位在腰部。以左右论之，其右肾之位置比左肾较低；以前后论之，其前面与腹膜相连，其后面与腰筋相接。

第二图为肾之内状。所称皮质部，即动脉管质、静脉管质，其质应润养动脉、静脉。所称髓质，即尿管质，其质应流入肾节。肾节，即小肾盏之上口，由小肾盏通过大肾盏，由大肾盏会入肾盂，因顺行至输尿管。阅第三图、第四图自明。

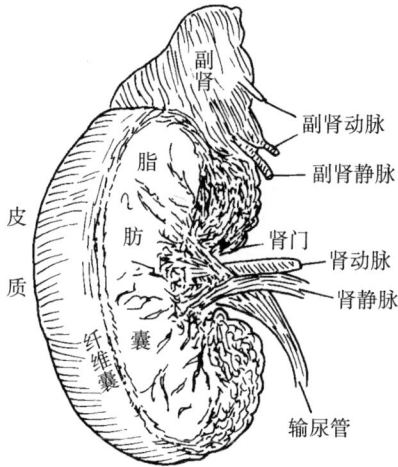

肾部第一图

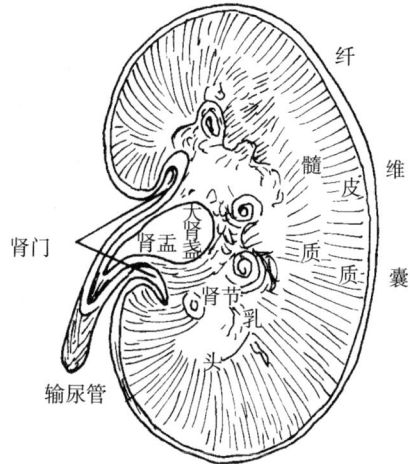

肾部第二图

第三图辨明肾脏之肾盂及大小肾盏，皆是输尿管之上头。

第四图为小肾盏与肾脏相黏图。

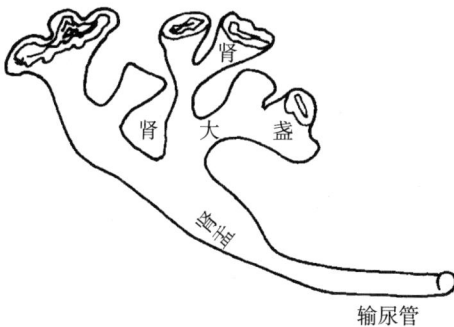

肾部第三图

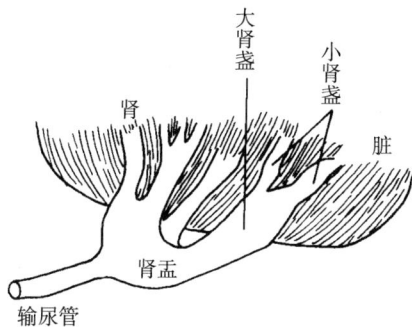

肾部第四图

第五图辨明肾脏之动脉、静脉，兼详尿器。盖人身直脉，有大动脉一条、大静脉一条，左肾右肾各有动脉一条附大动脉，各有静脉一条附大静脉，又各有输尿管一条，从肾门边下垂，插入膀胱下口膜内，膀胱下口，正在耻骨缝间底面，尿道即从此而开。

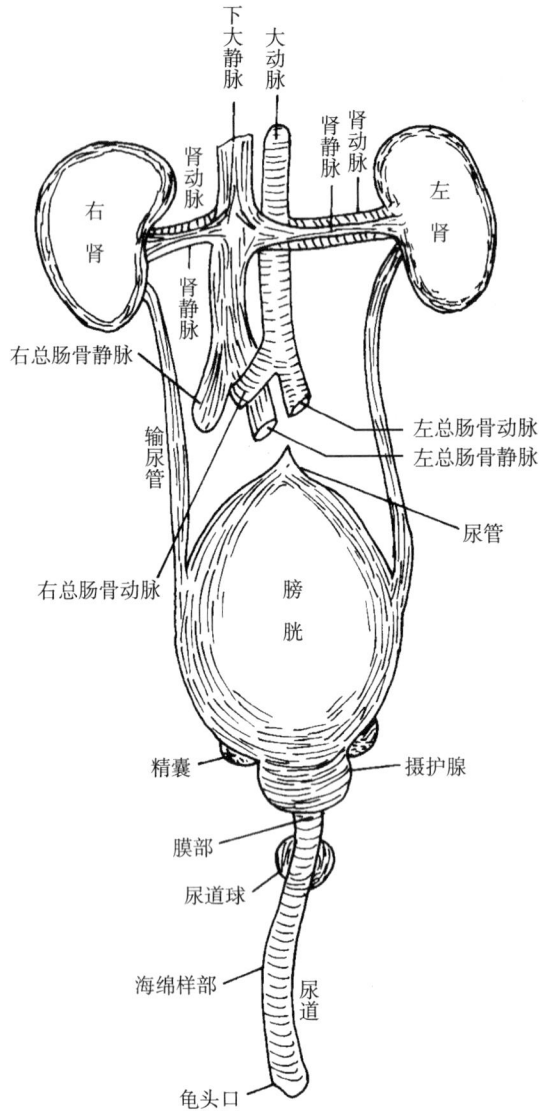

肾部第五图

第六图辨明肾脏之动静脉下，有精系动脉、精系静脉，与输精管最有关系。当以心部第五图及男人精殖部诸图参看。

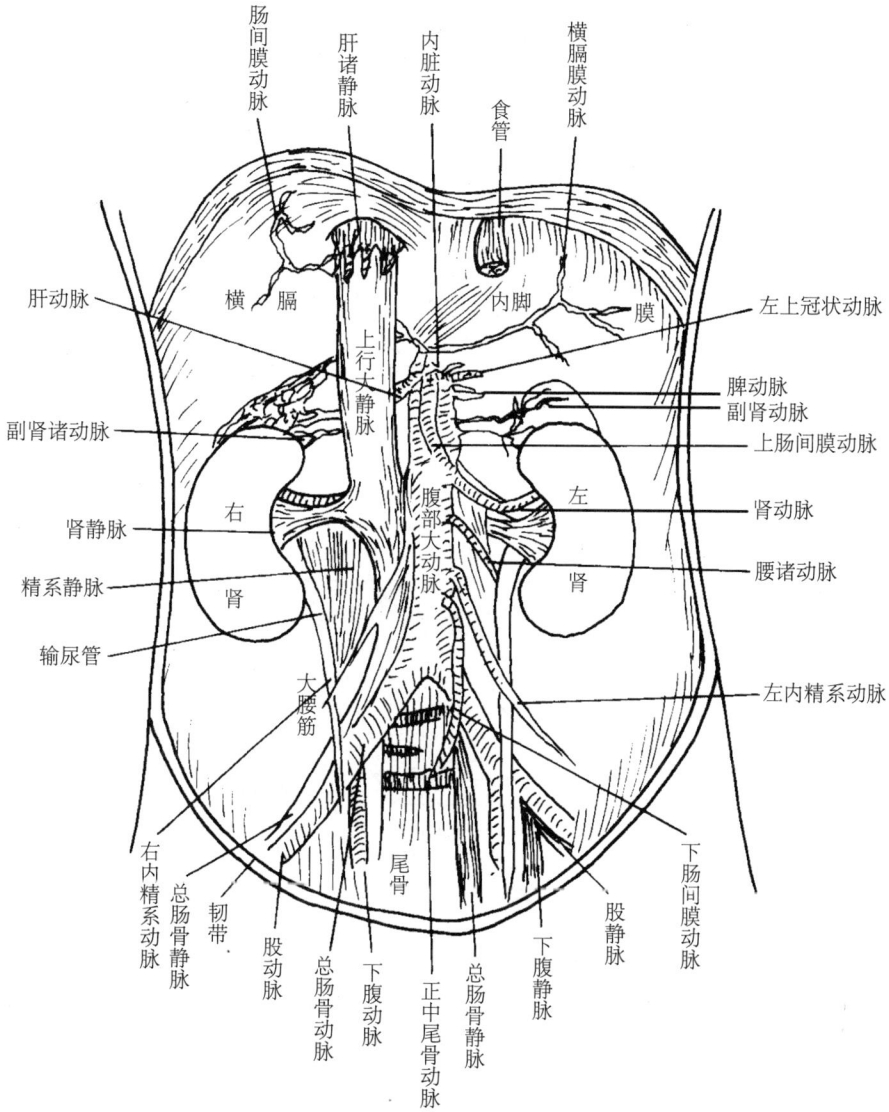

肾部第六图

第七图乃足少阴肾经，左右共五十四穴。第一图内脂肪囊是其实质间之膜类；纤维囊是其容易剥离之表面；肾门是肾脏诸脉之出入所；胰管从小肠吸出之水，借气化之力，即以此门进入。所以水从水道，而无上凌之患也。第二图内，肾节乳头是围拥小肾盏之膜类。第六图内，内脚疑是内册册或作臌脂类音韵相近，不免借用。

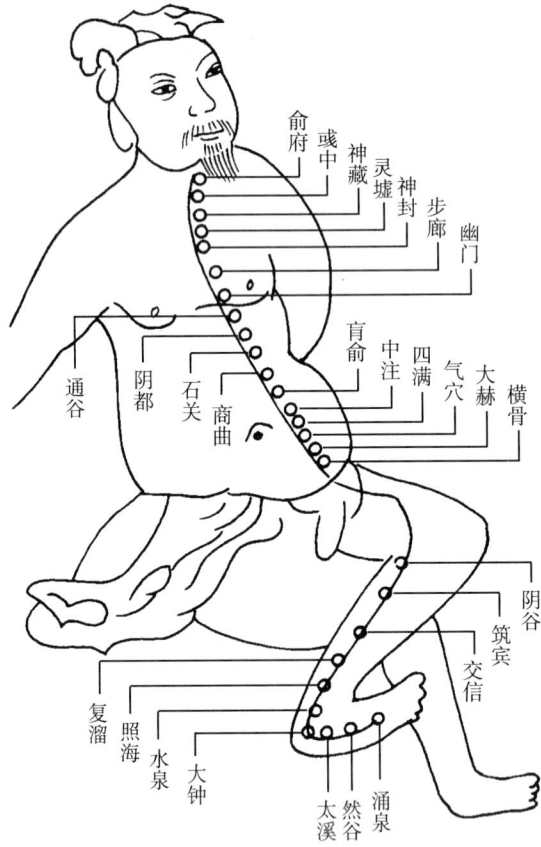

肾部第七图

肝　部

第一图是检肝之上面。肝居横膈膜下，横膈膜下之联肝者，有提肝韧带，是即系缔韧带；横膈膜之后部，当乎肝后缘之间，其韧带象冠状者，为冠韧带，参以男人精殖部第十图及女人子宫部第十三图更明；至圆韧带，从系缔韧带中走过，是即脐带静脉，详第六图。

第二图是检肝之下面。肝有三沟，是即三湟。一左纵湟，一右纵湟，一横湟。肝脏借此三湟以分四部。其左纵湟之左，为左叶；其右纵湟之右，为右叶；右纵湟之左，为方叶。方叶下有肝门，门即横湟，其上为方叶，其下为右叶所分之小叶。

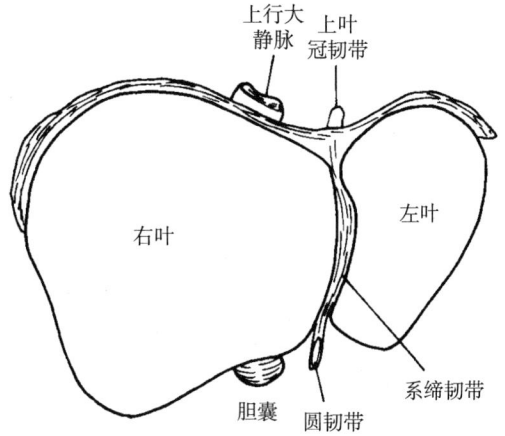

肝部第一图

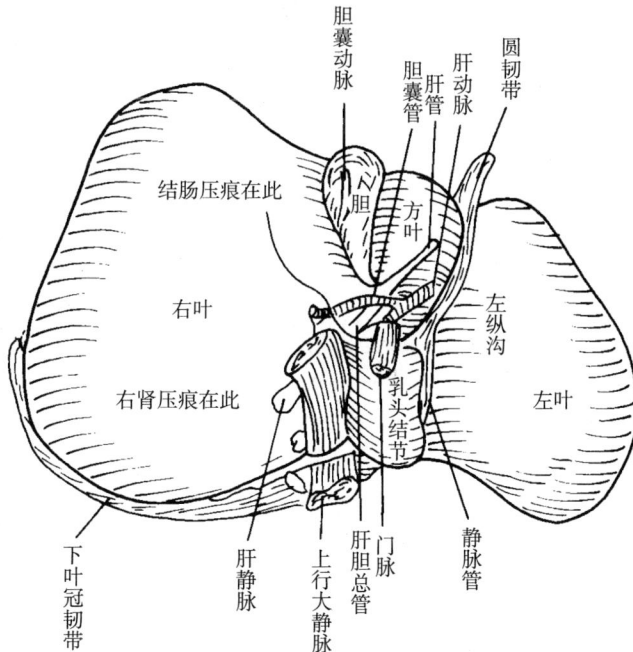

肝部第二图

第三图表明肝脏构造之原式。缘肝脏是无数小叶之肝造成，此图是其小叶之一，放大而绘之。

第四图辨明肝与诸脏交涉之脉。肝右叶下面，有结肠压痕，详第二图。即有肝与结肠联络脉，名肝结肠韧带，更有右肾压痕，详第二图。即有肝与肾联络脉，名肝肾韧带。左叶下，有肝胃联结之网膜，名肝胃韧带，一名小网膜。方叶下，有肝动脉，此脉之发源，详胃部第二图。其分枝，一向入左叶，一向入右叶，一向胆，络胆囊，即胆动脉。又有肝与十二指肠联络脉，位在小网膜右，名肝十二指肠韧带。至于门脉，即静脉，详第六图即脾部第三图。

第五图辨明肝脏部位。肝部位居人身横膈膜下右偏，势与胃并而稍高，其叶左小而右大。

第六图为胎儿血液循环之式，是最与肝有关系者。盖肝之左右叶间，有静脉一条，即接心房下大静脉之支脉。此脉贯肝而下行，分络脾胃及大小肠名为门脉诸根，详心部第五图。及脾部第三图，又左右叶间下面，有方叶，方叶右边，界乎右叶，为胆部位；方叶左边，界乎左叶，有大静脉分枝之脐带静脉，其脉与脐带之动脉会于脐。脐

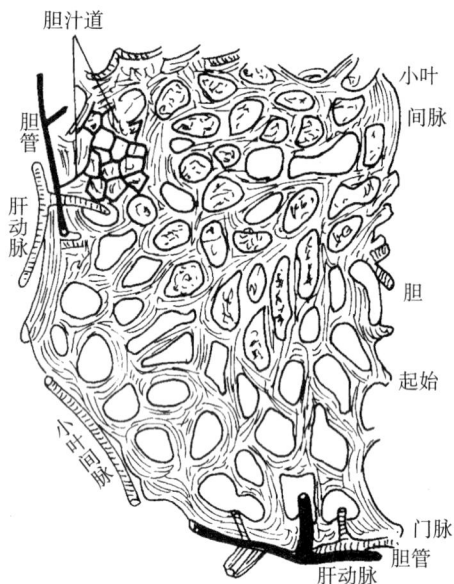

肝部第三图

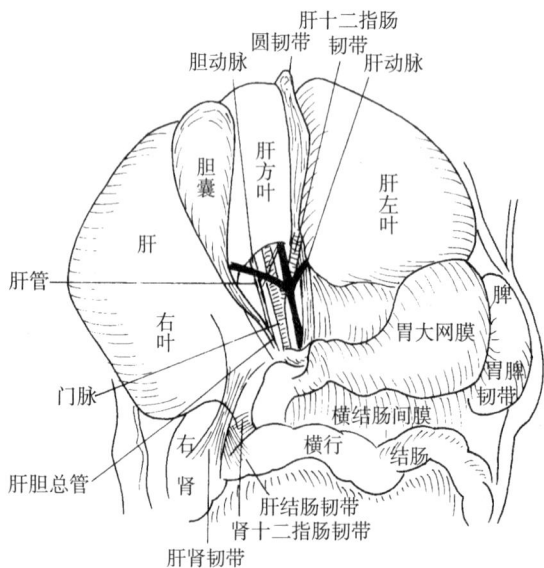

肝部第四图

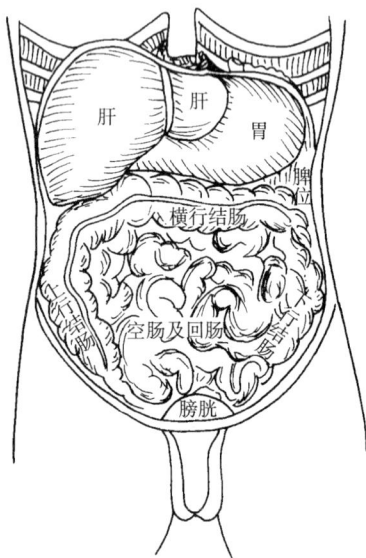

肝部第五图

带动脉，即下行腹部之大动脉，至膀胱部位，从方右总肠骨动脉下，分出二枝小动脉，络膀胱而向前行转向上行，从脐窍部而与脐带静脉会，当在小儿未断脐前，静脉从脐窍出，以络胎盘，两动脉亦从脐窍出而交缠之，至断脐后，均收入脐中，而其脉之端，则交会于脐，而结于脐之部位。

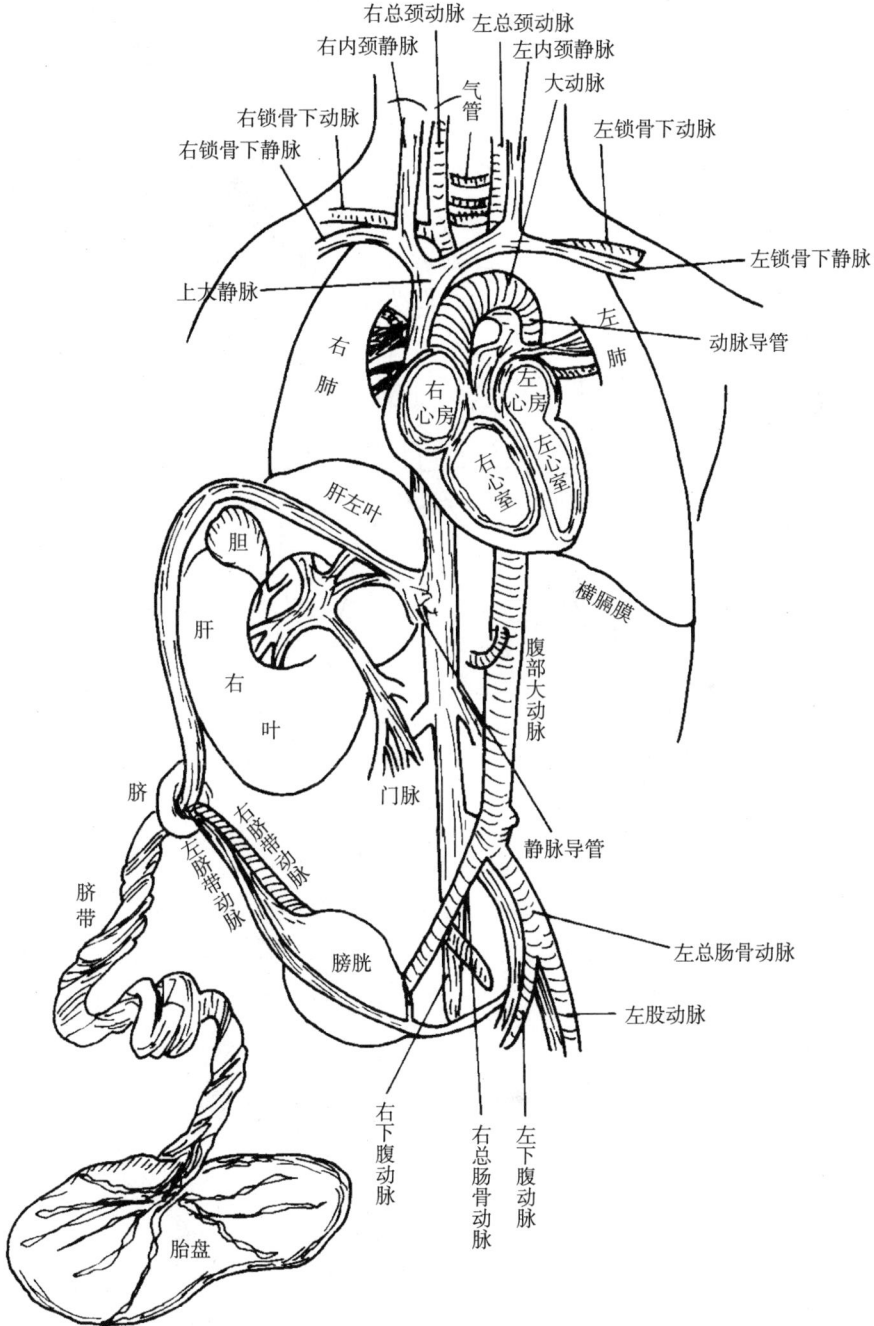

肝部第六图

第七图乃足厥阴肝经，左右共二十八穴。

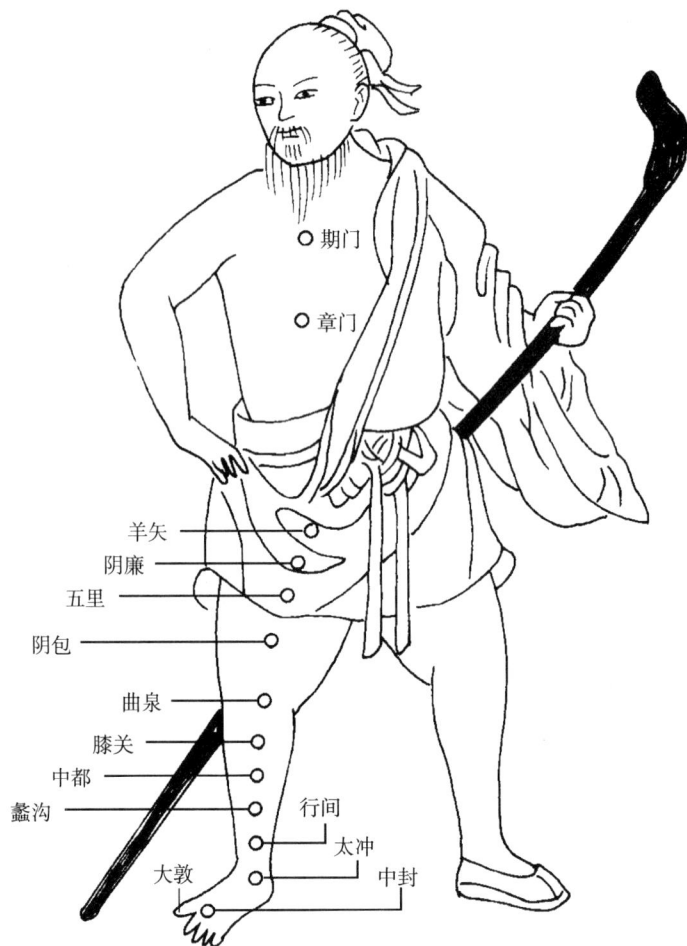

○ 期门

○ 章门

羊矢
阴廉
五里
阴包
曲泉
膝关
中都
蠡沟

行间
太冲
中封

大敦

肝部第七图

心包络部

第一图辨明心包络之形状。心包络是心脏之外膜，心居其中，包络实包裹其外，最与囊相似，是纤维状。心部第一图所称心囊附着者又即包络之附着也。

第二图乃手厥阴心包络经，左右共十八穴。

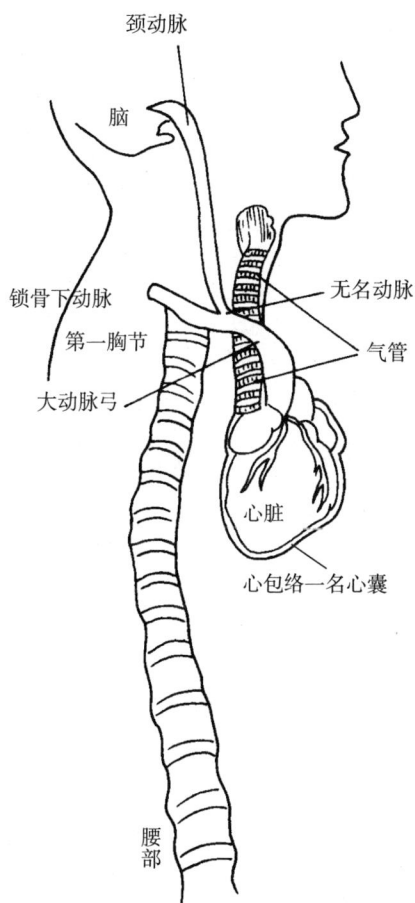

心包络部第一图

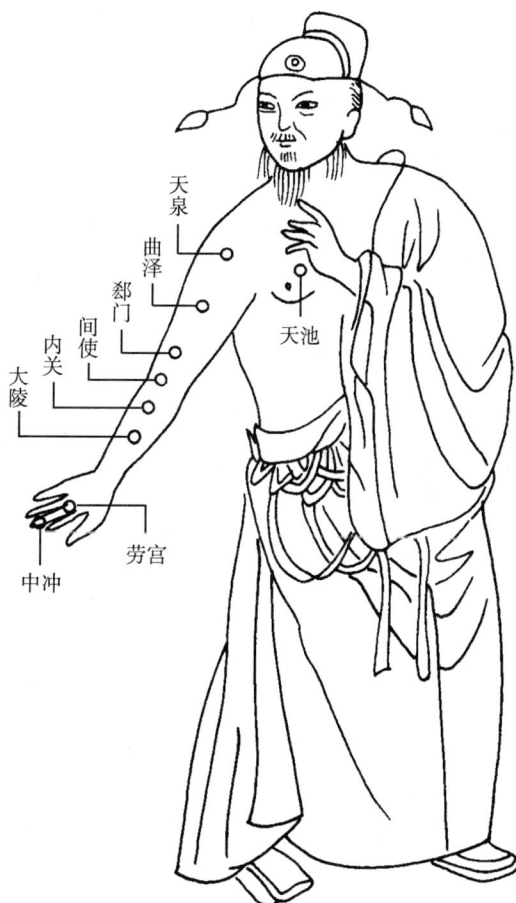

心包络部第二图

小肠部

第一图表明十二指肠与胃相连接之
形。十二指肠为小肠之上截肠，其上口即
胃之下口，为幽门部；离幽门，势从右向
横行，为十二指肠上横行部；上横行部，
有脉与肝连，名肝十二指肠韧带，详肝部
第四图；转而下行，为十二指肠下行部，
此下行部间，有右肾联结脉，名肾十二指
肠韧带，亦详肝部第四图；转复横行从左
向，即有胆胰二管插其弯处，自弯而过，
为十二指肠下横行部。

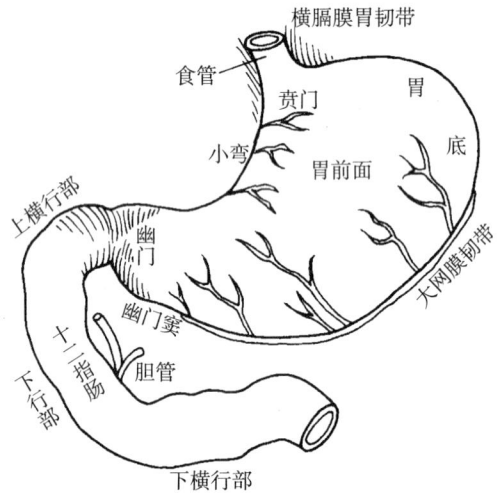

小肠部第一图

第二图为空肠。空肠者，小肠之中截
肠，上接十二指肠，势极弯曲而下行，微
转而上向。

第三图从回肠之尾，辨及结肠头之盲肠。回肠者，为小肠之下截肠，其上接空肠，
势极弯曲横行，从左向右，详胃部第三图。回肠之尾，方是结肠之头，其头有虫样突
起，是为盲肠，盲肠应左向，此图是其反状。

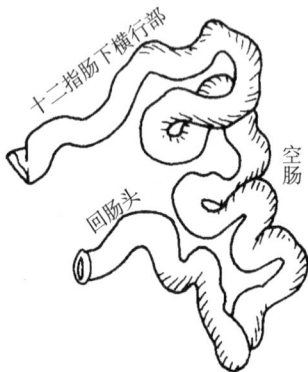

左右前后正部位

小肠部第二图

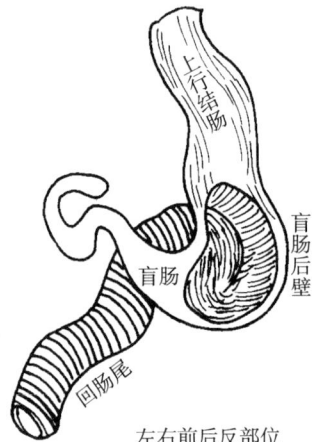

左右前后反部位

小肠部第三图

第四图为十二指肠之内状。可辨
明胰管胆管外分而实内合,且可辨明
肠有此管,则肠胃间之精汁水液,有
自然之出路在矣。

第五图辨明静脉。当参阅脾部之
第三图,至于动脉当参阅大肠部及胃
部诸图。

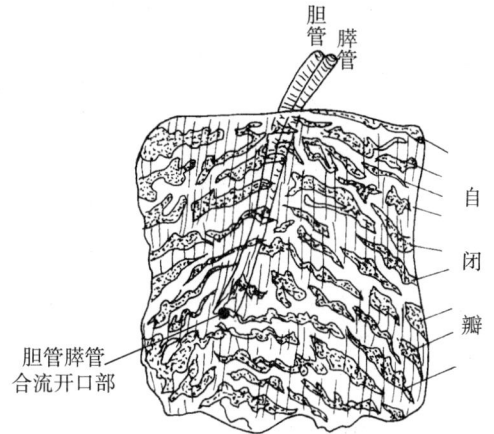

小肠部第四图

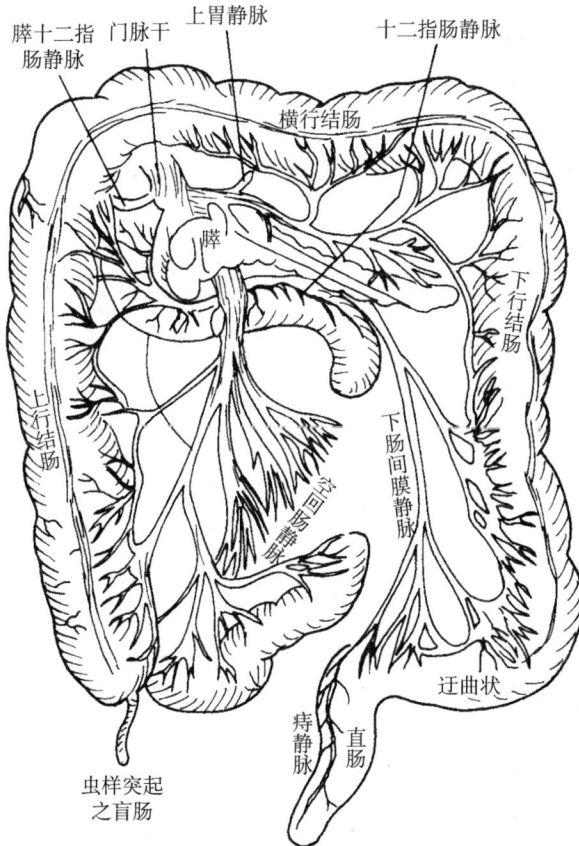

小肠部第五图

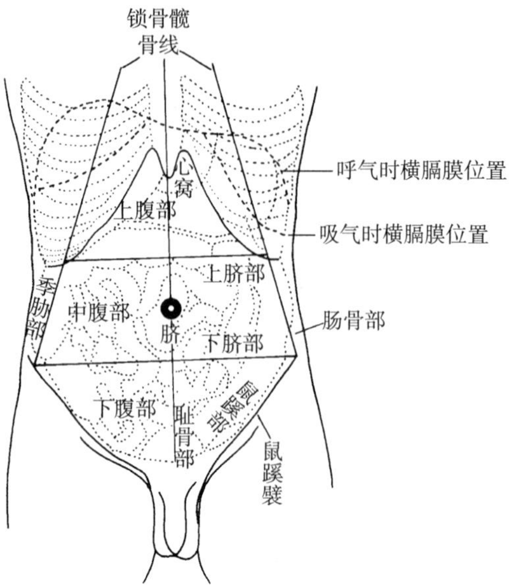

锁骨髋骨线

呼气时横膈膜位置

吸气时横膈膜位置

心窝

上腹部

季肋部

上脐部

中腹部

脐

下脐部

肠骨部

下腹部

耻骨部

鼠蹊襞

小肠部第六图

第六图释明部位，当参阅肝部
第五图。

第七图乃手太阳小肠经，左右共
三十八穴。第四图内所称自闭瓣，即
肠间之黏液膜。

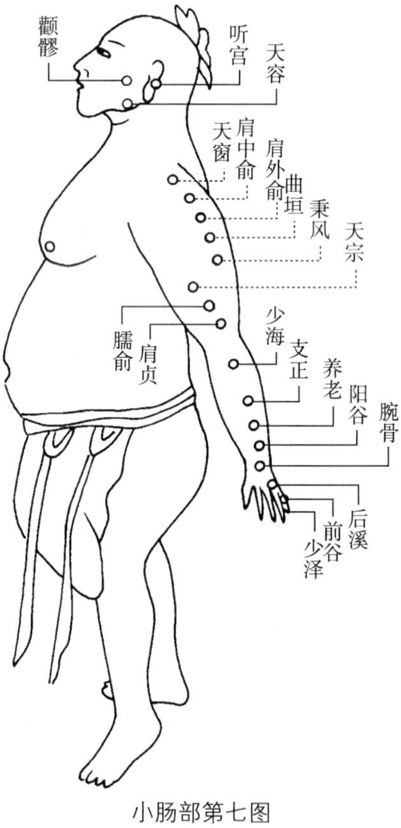

颧髎

听宫

天容

天窗

肩中俞

肩外俞

曲垣

秉风

天宗

臑俞

肩贞

少海

支正

养老

阳谷

腕骨

后溪

前谷

少泽

小肠部第七图

48

膀胱部

第一图为膀胱后壁之形状。膀胱部位，详小肠部第六图。膀胱之为尿器，兼详肾部第五图，更当以三焦部参之。膀胱与动静脉交涉处，兼详肝部第六图。膀胱与精管交涉处，当以男人精殖部各图参看。

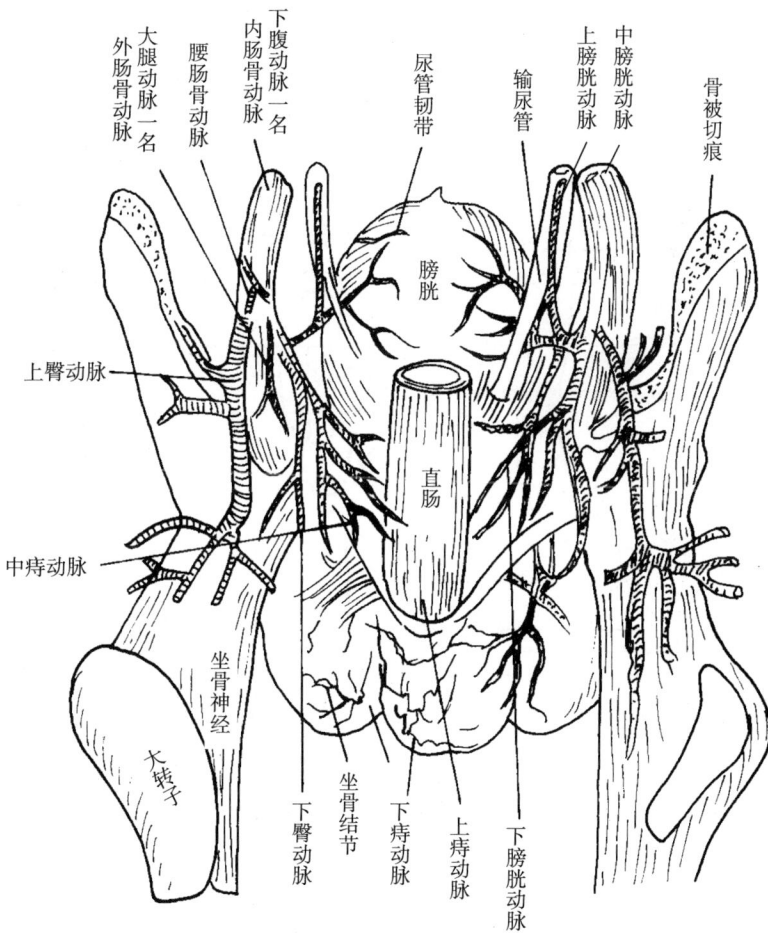

膀胱部第一图

第二图乃足太阳膀胱经，左右共一百二十六穴。

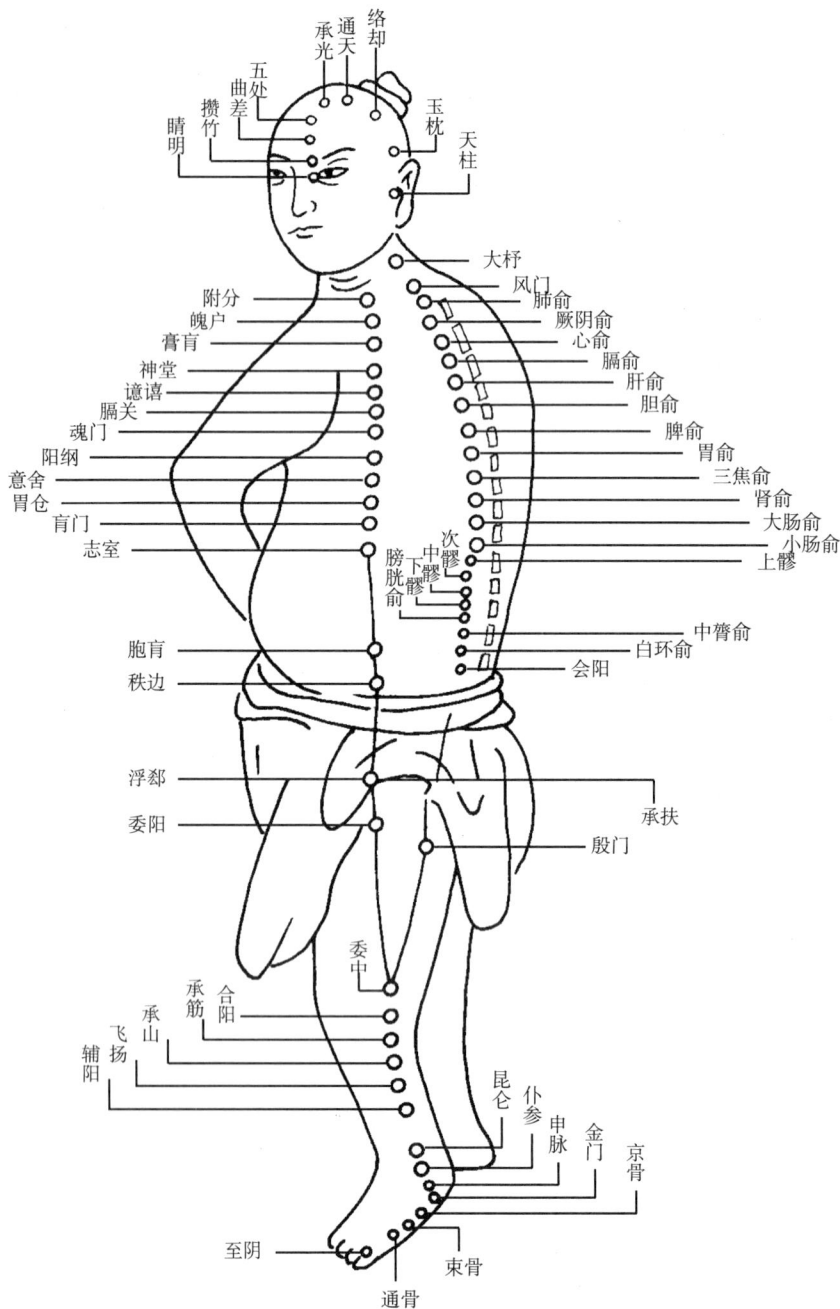

膀胱部第二图

三焦部

第一图绘明有形之三焦。三焦有
形，余撰三焦释迷，甚详。焦，即胰，
上与胃连，详胃部第三图及大肠部第
二图。尾与脾连，位在中，详脾部第
二图。头管向下，插入十二指肠，详
小肠部第一图、第四图及第五图。

第二图乃手少阳三焦经，左右共四十六穴。第一图是左右反图，胰头本居右，尾
本居左。

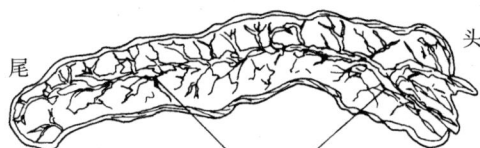

头

尾

胰管

三焦部第一图

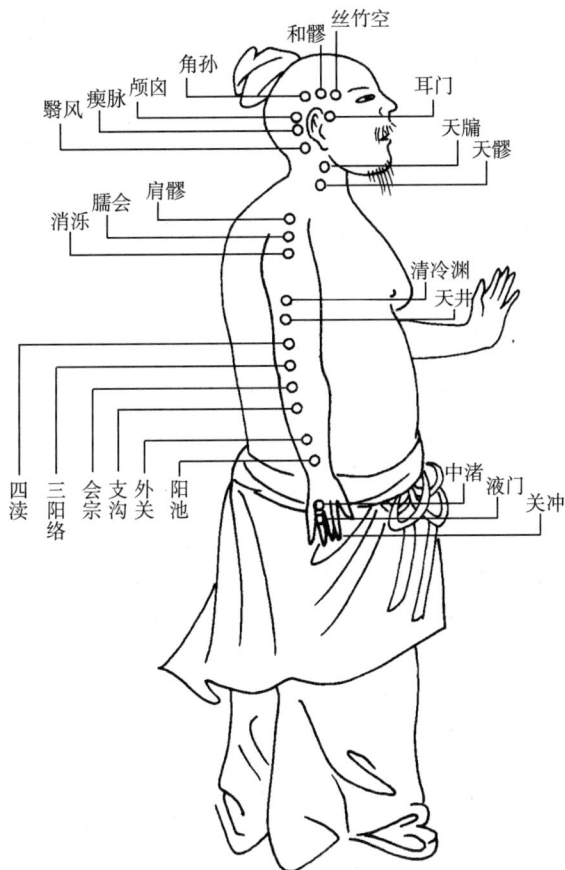

丝竹空

和髎

角孙

耳门

颅囟

瘈脉

翳风

天牖

天髎

臑会

肩髎

消泺

清冷渊

天井

中渚

液门

阳池

外关

支沟

会宗

三阳络

四渎

关冲

三焦部第二图

胆　部

第一图为胆之形状。胆之形状，其囊似梨子，其囊颈囊管，婉转弯曲，最似螺旋，而附肝胆总管，肝胆总管之下截，即插入十二指肠，而与胰管并之胆管，详小肠部第一图、第四图，更当参阅余所撰三焦释迷。其上截之肝管，即胆管之胆汁所以通入肝脏之管，当参阅肝部之第三图。其部位，详肝部第二图及胃部第三图。其动静脉详肝部第四图、第六图及脾部第三图。

第二图乃足少阳胆经，左右共八十八穴。

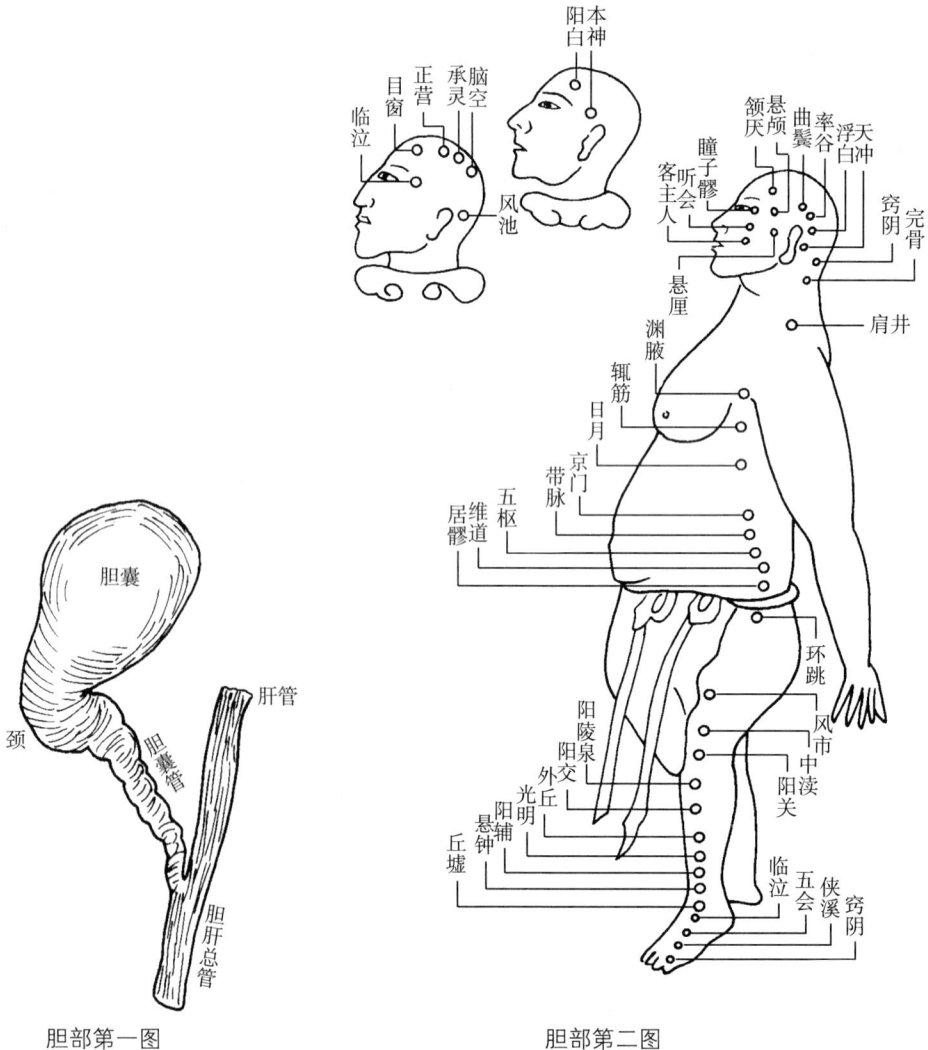

胆部第一图

胆部第二图

大肠部

第一图辨明大肠之所由始。大肠以盲肠始，从盲肠依右边上行，为结肠上行部，是为大肠之上截；转而左行，为结肠横行部，是为大肠之中截；转而依左边向下行，为结肠下行部，是为大肠之下截；转从左而中向，状迂曲，至中而直向下行，为直肠，大肠以直肠终。直肠下口，即肛门。详小肠部第五图。

第二图为腹部之大动脉，参以脾部之第二图，可辨明大肠之与胃与脾与三焦与小肠最有交涉之动脉。至于静脉，即门脉，其大肠间膜静脉，一名上肠间膜静脉，当参以小肠部第五图及脾部第三图。其部位形状曲折之势，详胃部第三图、肝部第五图、小肠部第六图。又结肠横行部，有膜与胃相联结，名大网膜，详肝部第四图及胃部第二图。

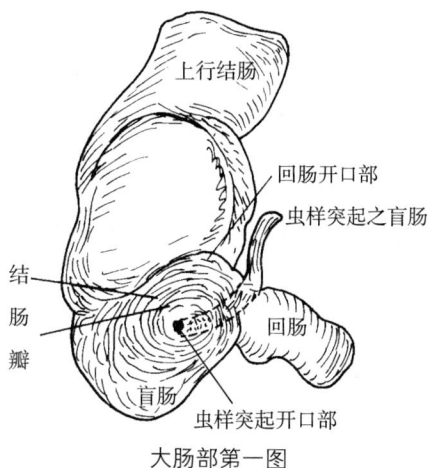

大肠部第一图

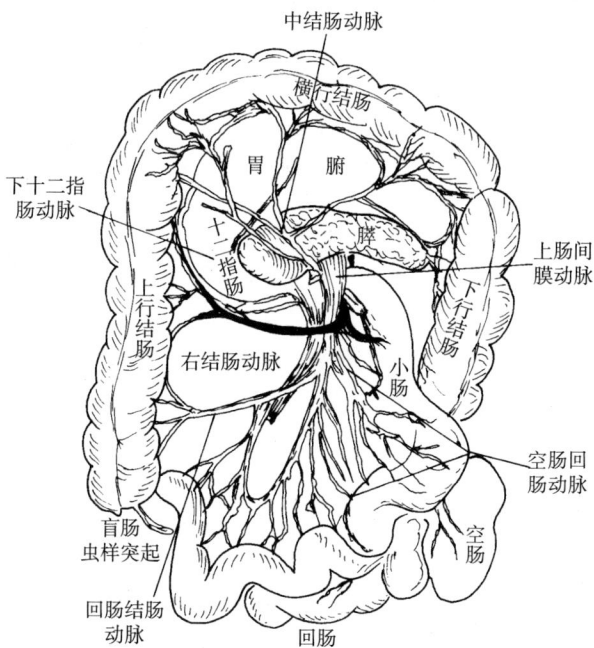

大肠部第二图

第三图乃手阳明大肠经，左右共四十穴。

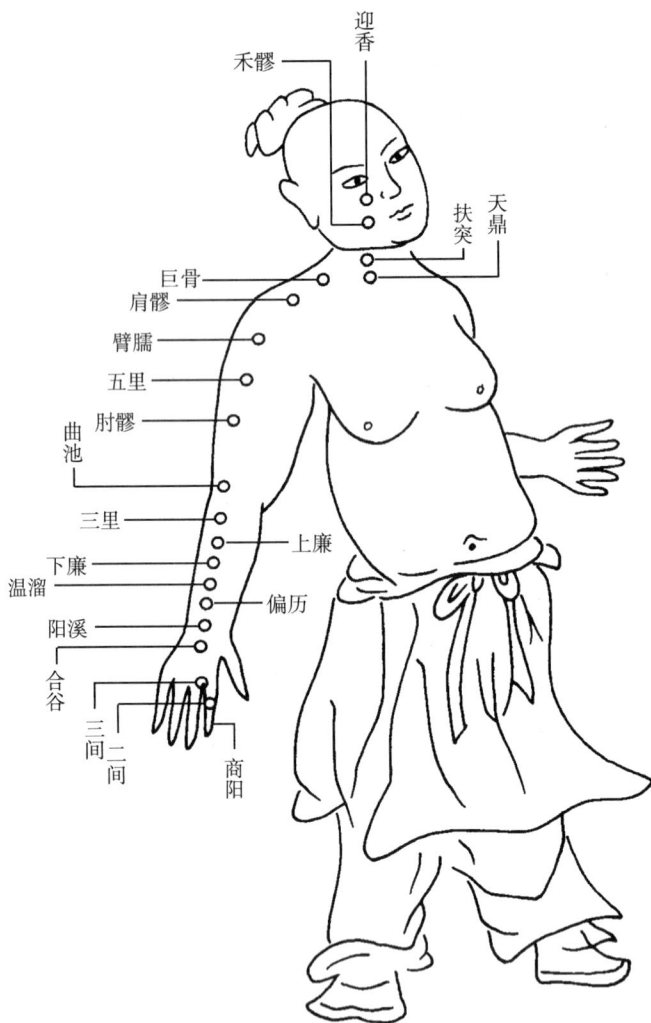

大肠部第三图

胃　部

第一图为胃之形状，参以小肠部第一图，更明其部位，详肝部第五图，并当参以小肠部第六图及心部第六图。

第二图为腹部大动脉之分枝，当参以脾部第二图及大肠部第二图。其静脉，当参以脾部第三图。其韧带之交涉，详肝部第四图。

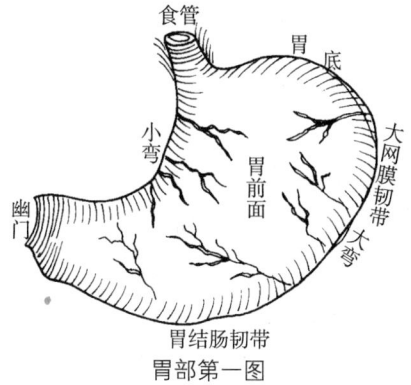

胃部第一图

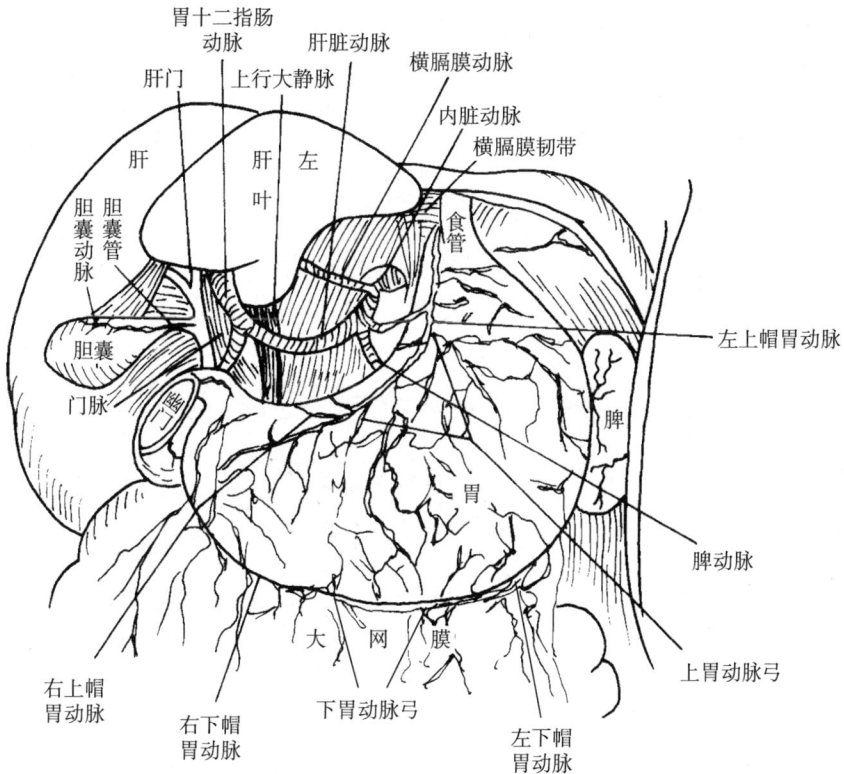

胃部第二图

第三图为消食器。食从口入咽头，因会厌之隔力，始不入喉头，而直入食管，从食管微偏左边，入喷门。喷门，一作贲门，乃胃之上口也。从喷门入胃，水谷因之而

腐熟，其位当横膈膜下，势从左偏横向右，而出幽门。幽门者，胃之下口也。从幽门转过左边，入十二指肠，其肠即小肠，势微横而即下向，是为三焦发源之位。水谷当从此分，复上向而横行，至极左边，与空肠接，空肠亦小肠。空肠位居左边，势下向而迂曲者数叠，因转过回肠。回肠亦小肠，取回曲之意，故名回肠。回肠从左而右行，位离直肠不远，而分前后，行至右边，其势复自上而下，转自下而上过结肠。结肠为大肠，即广肠。结肠之头，有盲肠，如虫样突起，详小肠部第三图及大肠部第一图。结肠应分作三份。其第一份，居右边，势自下而上行，正在肝胆位直下；其第二份，势自右而左行，正在胃与胰下，而驾乎十二指肠之上；其第三份，居胃下左边，近空肠，势自上而下行，因作一弯形，从左边横向至中，遂即直向下行，是为直肠。直肠亦大肠，其下口即肛门，食之糟粕从肛门而出。

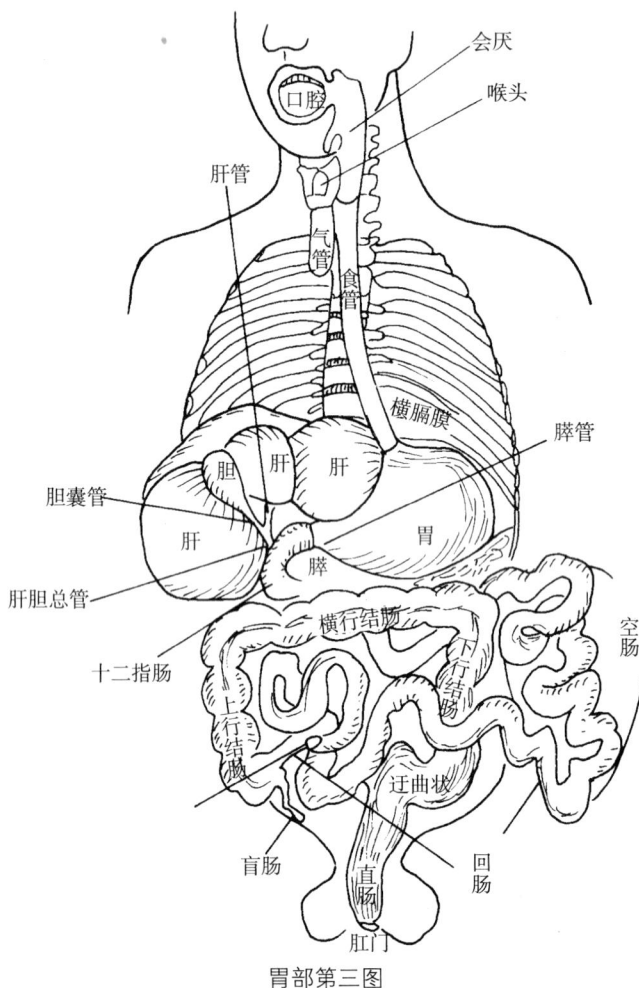

胃部第三图

第四图乃足阳明胃经，左右共九十穴。

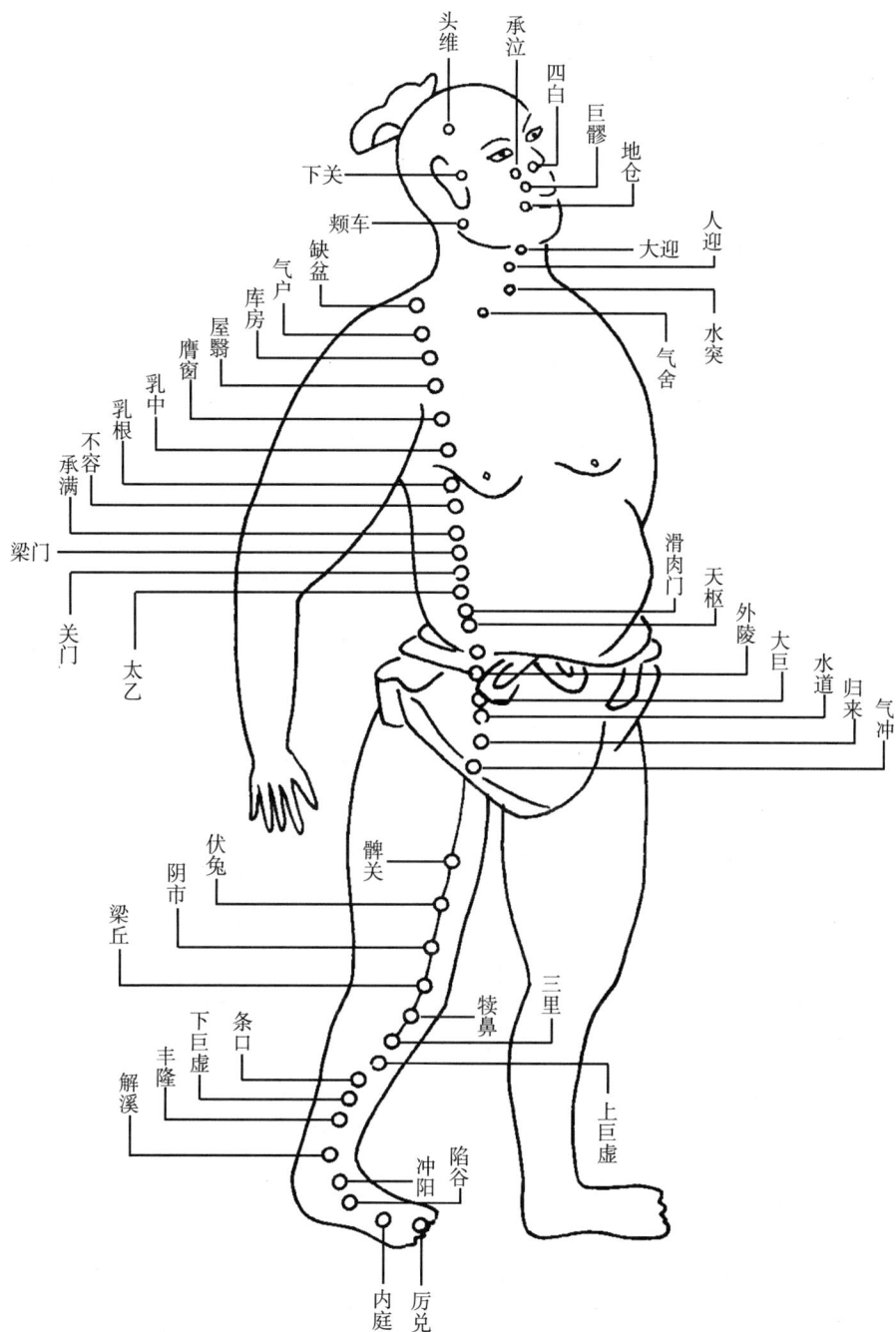

胃部第四图

男人精殖部

第一图辨明精系之来路。盖左右两肾下，其大动直脉、大静直脉，各附精系动脉、精系静脉一对。精系又合提睾筋、神经、血管，结为丛，从耻骨缝隙前下垂，而分结为两睾丸，如第二图、第三图、第五图。又睾丸承接之精系，是无数细精管构成，而立输精管之基础，如第五图。遂自睾丸回旋而上，为副睾头，从副睾头至副睾尾，无数细精管，渐渐收狭，成为左右单一之输精管，如第四图。输精管附精囊而过，插入膀胱下口，如第六图、第七图。膀胱下口，为悬雍垂，言其状也。其上正输尿管开口处，而输精管至此，亦因精行势疾，改名为射精管矣。射精管部有摄护腺，左右围护。摄护腺状如栗颗，内有黏膜，名曰精阜。射精管即从精阜左右开口，合而通入尿道而出，如第八图。

第二图辨静脉。

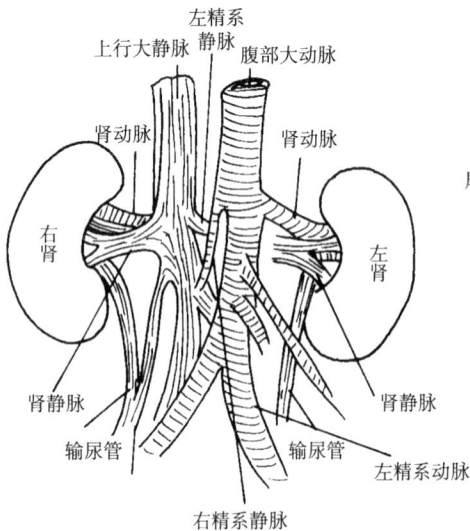

男人精殖部第一图

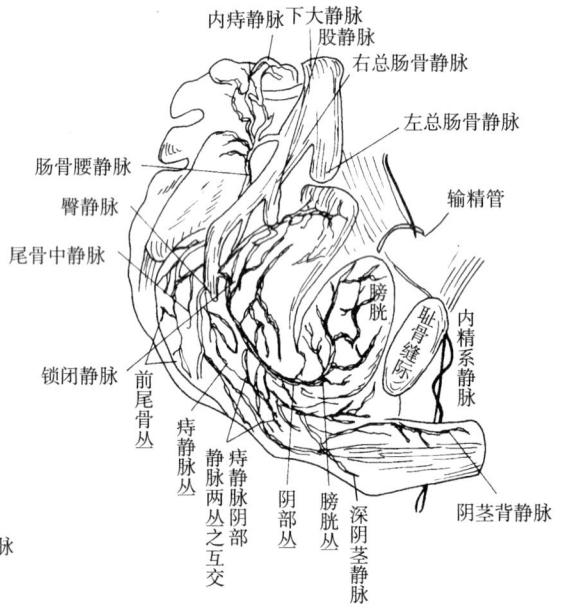

男人精殖部第二图

第三图辨动脉。

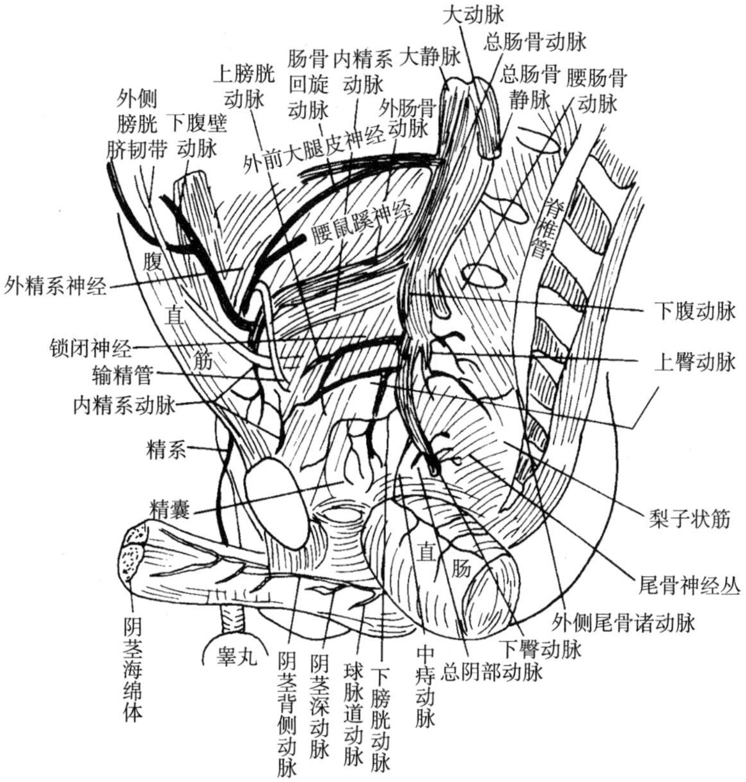

男人精殖部第三图

第四图辨精系、睾丸、副睾、输精管。

第五图是右睾及副睾，可辨明输精管之来路。

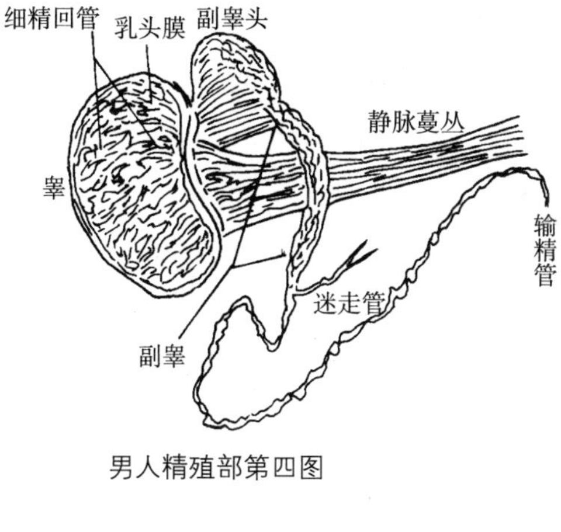

男人精殖部第四图

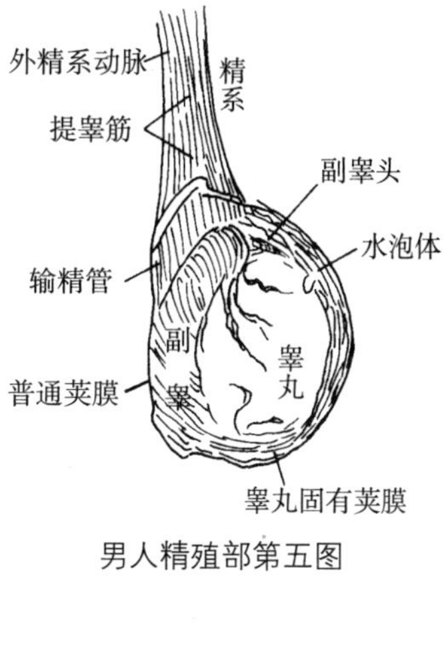

男人精殖部第五图

第六图为膀胱底及尿道上部之后面。

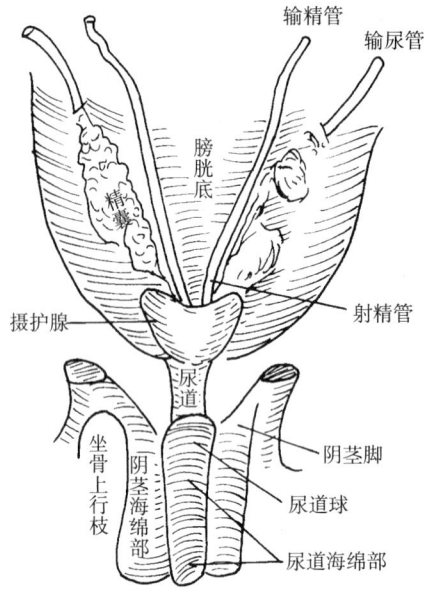

男人精殖部第六图

第七图为男人精殖部，从中线剖开状。

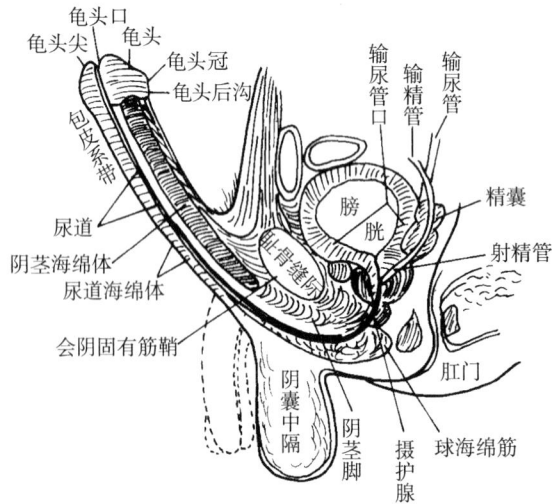

男人精殖部第七图

第八图辨明输精管通入尿道状。

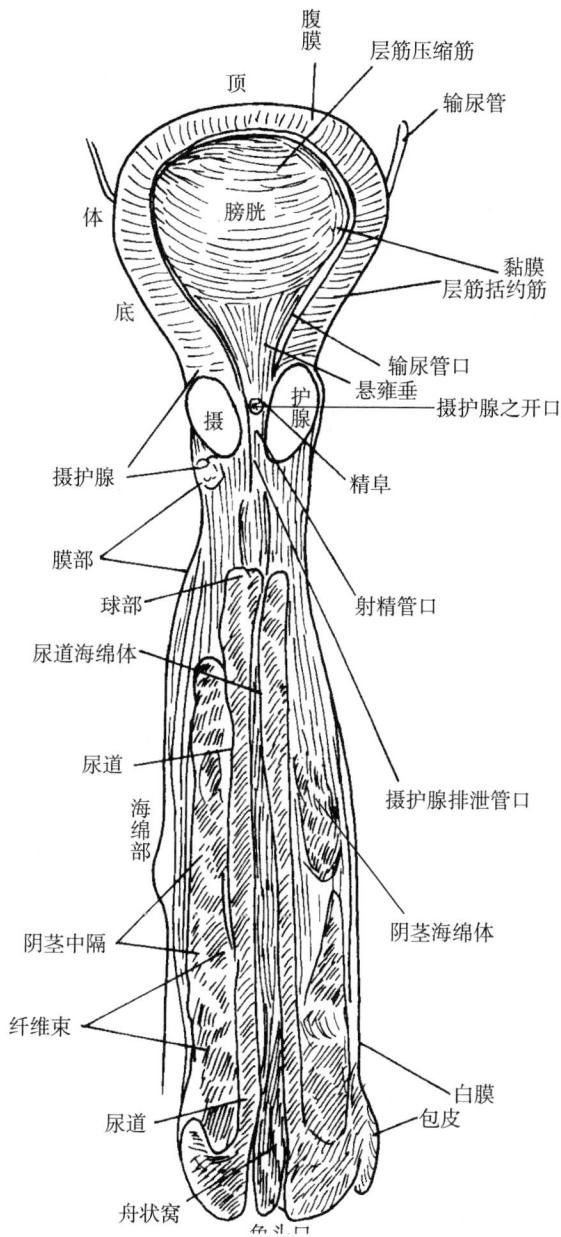

腹膜
层筋压缩筋
输尿管
顶
体
膀胱
底
黏膜
层筋括约筋
摄
护
腺
输尿管口
悬雍垂
摄护腺之开口
摄护腺
精阜
膜部
射精管口
球部
尿道海绵体
尿道
摄护腺排泄管口
海绵部
阴茎中隔
阴茎海绵体
纤维束
白膜
包皮
尿道
舟状窝

男人精殖部第八图

第九图为阴茎体之横截面。

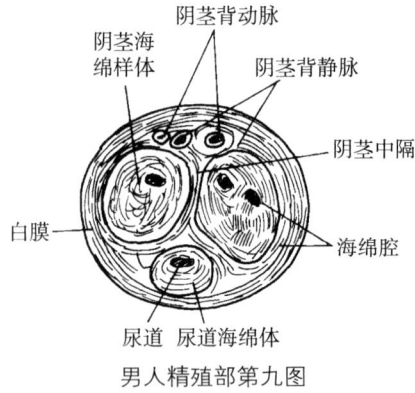

男人精殖部第九图

第十图为男人腹膜走行之图式，与精殖部最有交涉者。

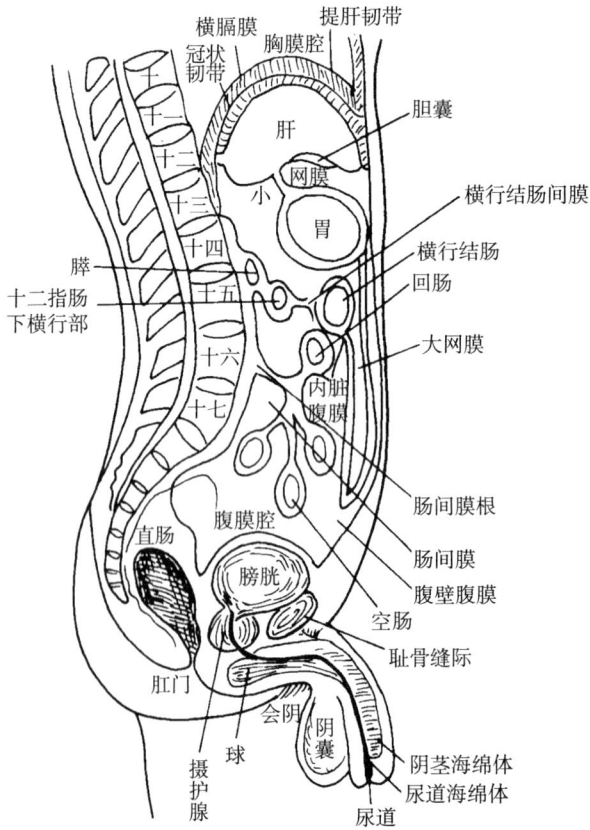

男人精殖部第十图

第五图睾丸是精液所结成乃柔软之腺质，其形圆像卵，有纤维样之白膜包被之，睾音皋。

女人子宫部

　　第一图是女人骨盆之纵断面，可辨明输尿管及喇叭管。女人之输尿管，其插入膀胱，与男人同其喇叭管，即输卵管之别名，位在子宫广韧带上，犹男人有输精管然，内半细小，而外半扩开，像坛状，坛状部下之下垂处，正腹腔之喇叭管口，此管口承接卵巢。当男女交合时，卵巢之卵，从此口进入喇叭管，子宫喇叭管口，开在子宫腔，喇叭管输送卵巢之卵，正从子宫喇叭管口而出。女人卵巢，犹男人之睾，亦精系之所结成。其副卵巢，是无数细管之所结构，皆是韧带之类。韧带数种，有圆韧带、广韧带、卵巢固有之韧带。广韧带，即腹膜在子宫侧壁，即子宫膀胱之间，为膀胱子宫韧带；又子宫直肠之间，为直肠子宫韧带；其圆韧带，自子宫底，卵巢固有韧带下透出，至大阴唇而没；卵巢固有韧带，自子宫底，子宫喇叭管口下透出，最为联结卵巢之用。

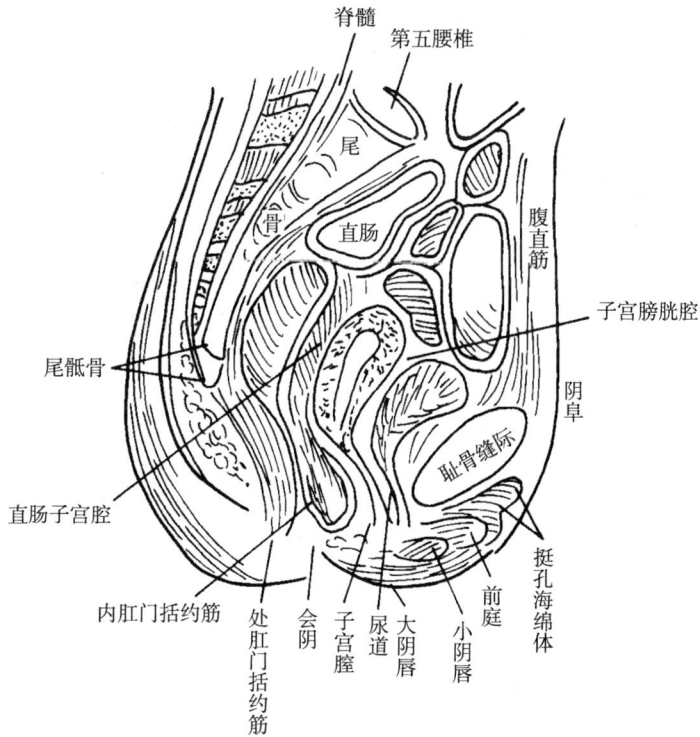

女人子宫部第一图

第二图辨明喇叭管及卵巢、副卵巢，并诸韧带部位。至所称剪采，形容筋膜之状也。所称蝙蝠翼，形容腹膜左右两偏之状也。

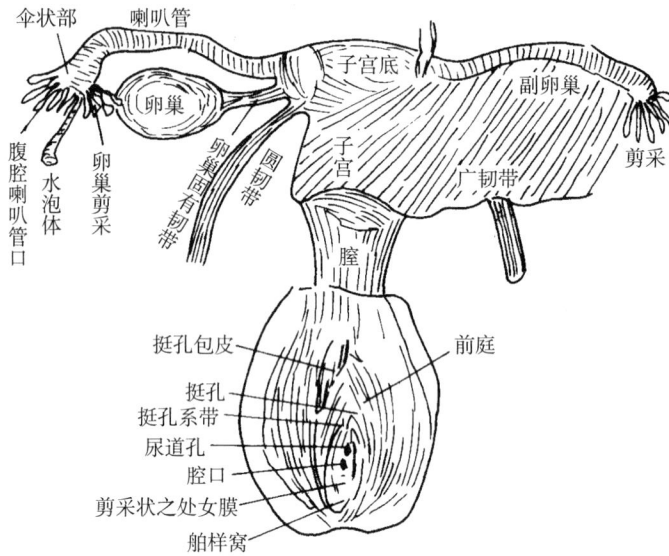

女人子宫部第二图

第三图是就初生女儿之子宫，于子宫腔口后从中线剖视，子宫腔口前从右边剖开，转左向掀视。子宫分外内中三层，外层是腹膜，即广韧带；内层是黏液膜，在子宫颈管之前后壁，小皱襞象树皮形，故名活树；中层是子宫最肥厚之第三层，筋体平滑，血管存焉。

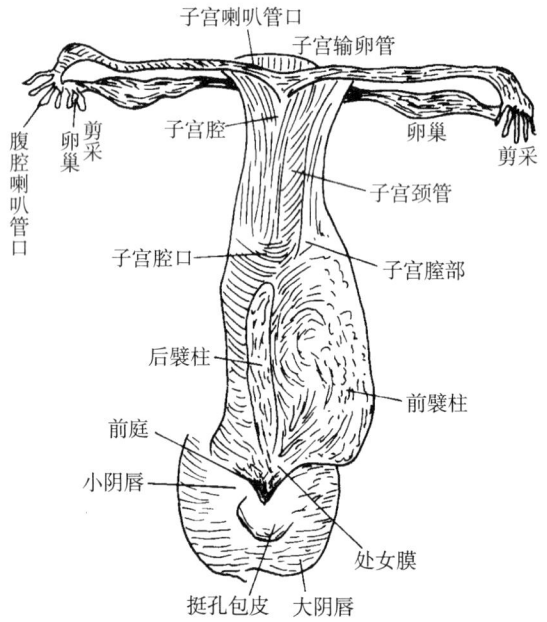

女人子宫部第三图

第四图是用显微镜验出青年妇人之子宫膣口。子宫喇叭管，从子宫底之子宫膣开口，左右子宫喇叭管口，居子宫底之两角。又有一角下垂，为子宫颈管，上承左右喇叭管口而来。管从子宫颈中，直向下行，至膣穹隆部开口。膣穹隆部，是子宫膣部突出之肉膜，其开口，为子宫膣部。子宫膣部，在未分娩妇人则前唇长后唇短，有横位之破裂状，而口不圆；若已经过多回分娩，则横位之破裂状必变而为瘢痕，而口圆矣。

第五图是用显微镜验出多回分娩妇人之子宫膣口。

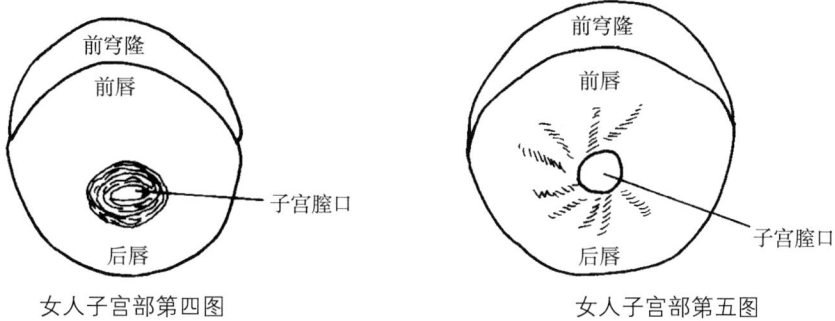

女人子宫部第四图

女人子宫部第五图

第六图为青年妇人子宫膣之横断面。所有前后襞柱是血管构成，参以第三图更明。

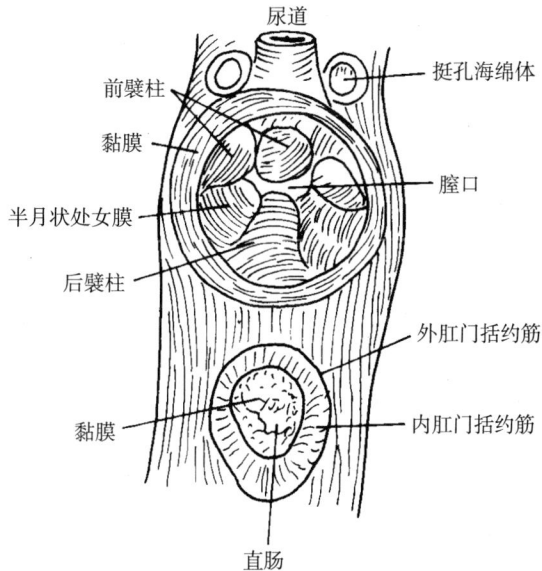

女人子宫部第六图

第七图为妇人外阴之部位。

第八图为妇人受男人交接之部位。

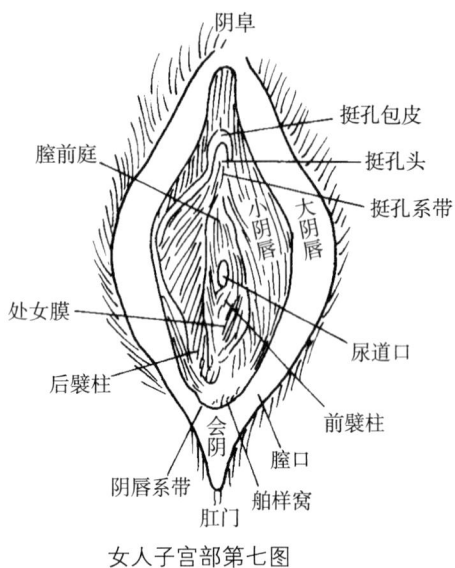

女人子宫部第七图

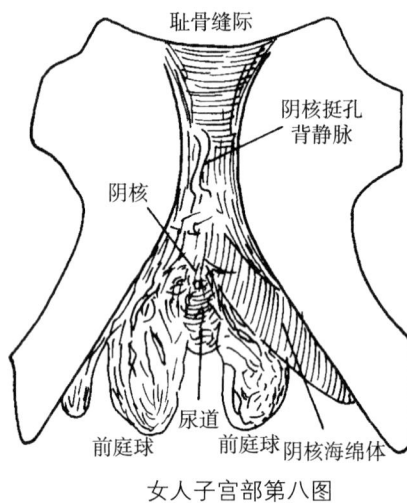

女人子宫部第八图

第九图辨明子宫交涉之动脉。

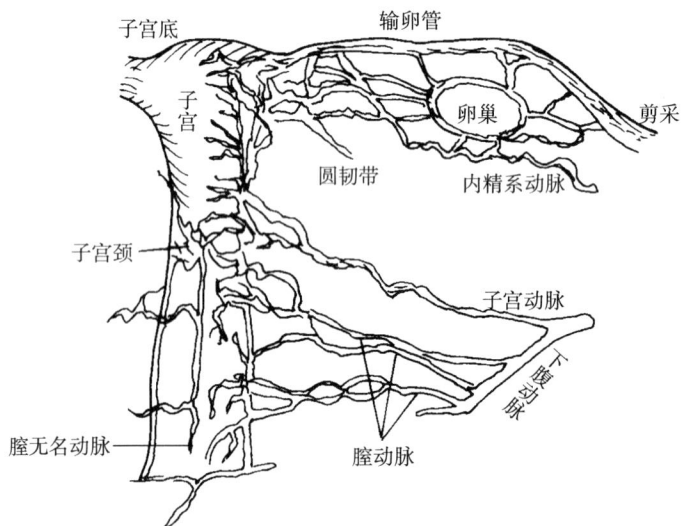

女人子宫部第九图

第十图辨明子宫交涉之静脉兼及动脉，兼辨明妊娠中之子宫。

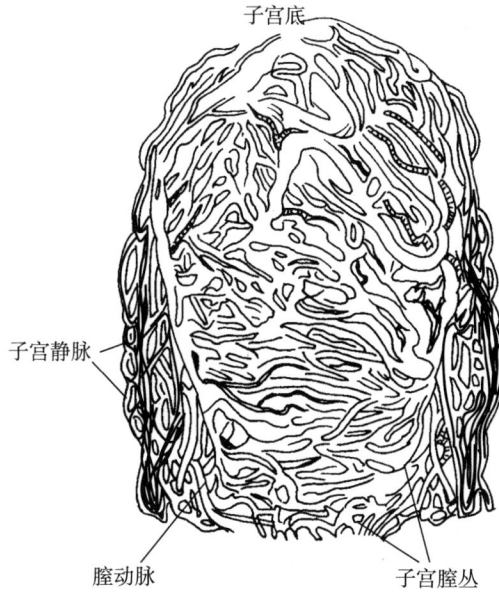

子宫底

子宫静脉

腟动脉　　　子宫腟丛

女人子宫部第十图

第十一图是卵巢之纵断面。卵巢在小骨盘上口，正子宫广韧带之后，有外方突出之囊肉，囊之尖端是子宫向卵巢固有之韧带，为子宫卵巢最相维系之用。其上下面及前后各处，当女子天癸未至前，平滑无痕，已有多回月经则瘢痕不等。

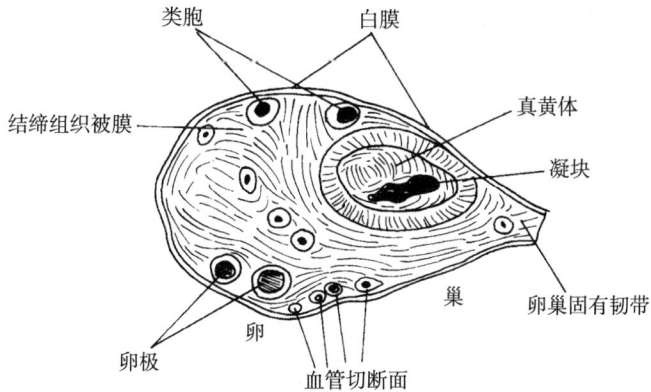

类胞　　　白膜

结缔组织被膜　　　真黄体

凝块

卵极　　卵　　巢　　卵巢固有韧带

血管切断面

女人子宫部第十一图

第十二图辨明人卵。人卵是圆形之小胞，其质是蛋黄膜、蛋黄及胚胞数种。蛋黄膜是透明质，蛋黄不透明质。蛋黄膜围绕之胚胞，是清透能容物之质，胚胞中有不透明之斑点，为胚点。大凡女子月经期，皆是卵熟之故。卵熟则卵巢膨突，胞即破裂而开口，由是胞内之卵，与卵液从子宫喇叭管口排出，即为经水。经水净后，则胞腔萎缩，其破裂口遂结而为黄赤色之瘢痕，经水度数多则瘢痕亦多，瘢痕既合后，胞内生出黄体，其实是假黄体，迨卵既受胎，才是实黄体。

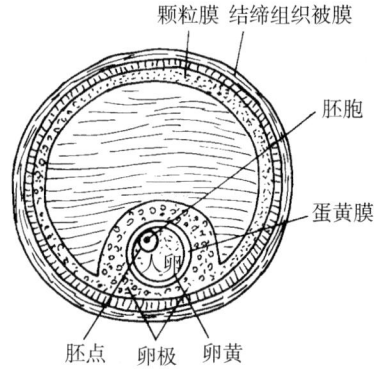

女人子宫部第十二图

第十三图为女人腹膜走行之图式，与子宫部最有交涉者。

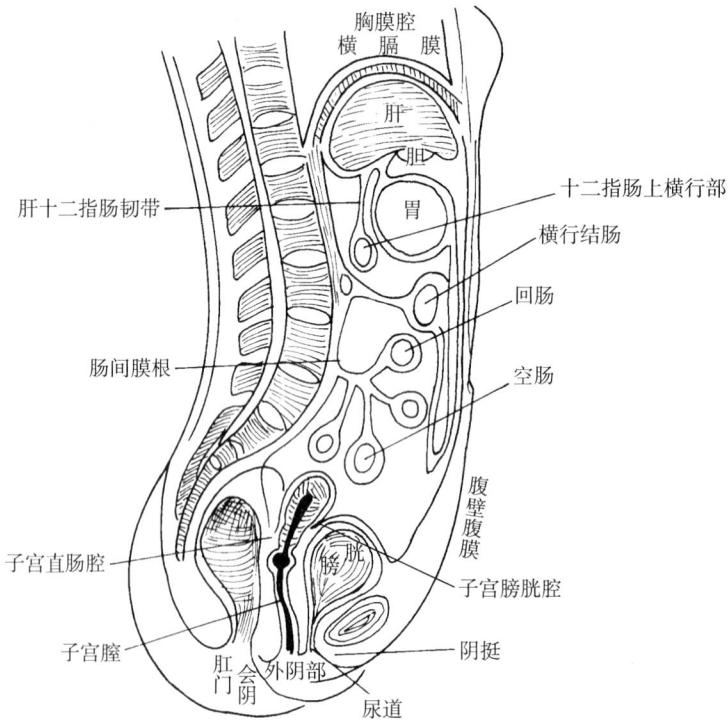

女人子宫部第十三图

释药分类

乞法老人编

男郑崧叔岳、重养峰参订

凡 例

是编类分治病之药，详为解释，以便查阅。

编中所列药品以主治为要。如麻黄达皮毛、葱白通肺窍，治风类也。而《伤寒论》麻黄杏仁甘草石膏汤之用、麻黄白通汤之用，葱白并不为治风起见而关系制方之妙，是在学者善为旁通耳。故不得因此而乱编。余类推。

编中所编药品不嫌屡见。如治风兼治湿者，于风类见之，于治湿类又见之；治气兼治血者，于治气类见之，于治血类又见之。余类推。各于其类内，释其固有之义，以清眉目。

分类查阅各有头绪。如治血类中叙及厚朴，则先叙其为燥湿行气之药，即可就治湿、治气类中参考其气味。女科调经类叙及香附，先叙其为血中气药，即可就治气、治血类中参考其气味。余类推。

编中所编入之药，均系屡试屡验之药。至于毒药伤人，如砒石之类，则不敢编入。其他难以确辨者，如天竺黄之类；或难以求真者，如风僵蚕之类；或有令人起疑者，如楮实、大明，言其壮骨助阳气，补虚劳，健腰膝，益颜色，而后人用之反指定其为软骨而损脾胃，蕤仁消风清热、和肝明目、退翳膜赤筋，当是甘寒性味，而或者指定其为甘温，诸如此类，未经试验均不敢编入。阅者幸勿以遗失为嫌。

药有忌、有畏、有恶、有得之良使之宜者，编内概不编入。一为前人所已言，一为用药之道。贵善为调制，调制得当，有时因忌、因畏、因恶而获效益多；不得其当，虽在宜者、良者而流弊滋甚。语云用药如用兵，是在将者才耳。

编次分首卷、中卷、终卷、附卷。缘病不外六淫，故以治六淫者列为首卷。六淫致病，气血必为之不调，故以调气血者列为中卷。其论饮食之伤，关窍之闭、虫之扰、鬼之祟皆足以致病，病甚必虚，故以致饮食积滞伤害者、治关窍闭塞者、治虫者、治鬼祟者、治虚者，列为终卷。女人经产，幼儿惊风、痘疹之类，间有特别之关系，故另设附卷，以附终卷之后。

编中所释之义专主《本经》，间采前人议论之最精切者，或节录之，或照其原文叙之，至专以断意，断者则百中一二耳，此述而不作之，旨阅者谅之。

编外另编"释药拾遗"者，因前编已成，不忍有所遗编也，而不名以释药分类。拾遗者，缘此编所引皆经验之方，每方用药有仅用一味，亦有用二三味不等，即不得指定药类以分之，目录不编药名即此意。故另编为上、下两卷，而仍以释药统之，合为一编之全。

编后附有参考者，因书成后，稍有所得，不敢遗弃也。

首 卷

目 录

肤子、车前、甘草、地黄、石斛、麦冬、天冬、大黄、知母、玄参、黄连、胡连、黄芩、苦参、龙胆草、败酱、牡丹皮、青蒿、蒲公英、夏枯花、青葙子、漏芦、芦根、牛蒡子、大青、小青、青黛、青布、马兜铃、萹蓄、芦、芦笋、芦花、紫菀、马蹄决明、紫花地丁、射根、山慈菇、瓜蒌、土瓜根、山豆根、贯众、白敛、忍冬、淡竹叶、葛根、灯心草、连翘、谷精草、芍药、茶叶、莲、丝瓜络、冬瓜、浮小麦、麦苗、绿豆、山栀子、地骨皮、女贞子、芦荟、梓白皮、黄柏、苦楝子、槐花、槐实、秦皮、杨柳枝、董竹叶、竹茹、箬叶、梨、柿霜、乌爹泥、黄土、石蟹、海浮石、玄精石、寒水石、石膏、真玉、朴硝、玄明粉、朱砂、食盐、青盐、赤金、白银、铁落、牛乳、牛黄、犀角、羚羊角、熊胆、蝉蜕、海粉、珍珠母、珍珠、石决明、鳖甲、蟾蜍、青蛙、地龙、蚕茧、黄丝绢、粪清、人中黄、人中白、童便。

治风类

麻黄：味苦而辛，性温而升，阳也。大发表汗，以伸卫气，故通腠理，达皮毛，发散寒束无汗之风。此风自西北方来，夹冬寒之气，被其伤者，则病咳逆、头痛、恶风、无汗。麻黄发汗，取茎去根节，煮成，掠去浮沫。止汗用根节，根节非真能止汗，因根有下行之性，节寓阻限之义，而达表之力仍在，可借之以别止汗之药，使相与有成，非如去节去根之麻黄，一直达表而不可以止遏也。

秦艽：味苦、辛，性平，降多于升，阴中微阳也。泄散疏利，主治阳明感风兼湿而痹于四肢，或通身挛急疼痛，或日晡潮热骨蒸，或上为头风，下为肠风泻血。

防风：味甘、辛，性微温而升，阳也。表发疏散，主治大风兼湿，头眩，目眩无所见，及风夹湿游行周身，骨节疼痛，四肢挛急。

独活：味苦、甘、辛，性温，气香。一名独摇草，得风不摇，无风自动。善搜足少阴气分之伏风。故足少阴伤风，头痛、头晕、目眩，及两足湿痹不能动止者，主之。

羌活：性味同独活，与独活是一物二种。盖生于中国者为独活，生于西羌者为羌活，或曰独活，羌活母，独活主下、羌活主上。总之，独活取体质紧实，则气细而缓，入足少阴而善搜。羌活取体质轻虚，则气雄而猛，入足太阳而善散。故足太阳风湿相搏，头痛、头旋、百节痛，或一身尽痛者，宜之。

细辛：味辛，性温而升，阳中阳也。其香味俱细而缓，故入少阴经，与独活相类。其辛热能温少阴经，散水气以去内寒。其治风是燥烈发散，治风夹寒湿水气，而病咳逆、头痛、脑动及关节拘挛者。阳证忌，慎用之。

川芎：味辛，性温而升，阳也。上行头目，下行血海，能散肝经风，主治少阳厥阴头痛，故中风、风入脑、头痛、面上游风去来及胁风痛，并宜之。

藁本：味苦、辛，性温而升，阳也。雄壮之气，主治风夹寒湿，郁于足太阳经而病头脑痛者，兼治头风鼽疱，又风客于胃作泄，饮以藁本汤可止。盖治风兼治湿，气升散而复温燥也。

天麻：一名定风草，苗名赤箭。味辛，性平而升，阳也。肝经气分药。主治肝虚不足，眩晕头痛，《内经》曰：诸风眩掉，皆属于肝。易老曰：头旋眼黑，非天麻不能定止也。

白芷：味辛，性温，升多于降，阳也。芳香达表，主治风之夹湿、夹热而病头痛头晕、眉棱骨痛，而其达表，又能润滑，故治风病。头面皮肤燥痒，又兼通窍，故风壅上窍，而病目赤、目痒、目突出、目弩肉，以及齿痛、鼻渊者宜之。风壅下窍，而病大肠经及女人血闭、阴肿，寒热者宜之。

薄荷：味辛、苦，性温而升，阳也。但其性升而仍能下气，其体温而其用仍凉。

主治风热上壅，肝不和，肺不清，结成耳目咽喉口齿诸病，或失音吐痰，或头脑痛。

苏叶：味辛入气分，色赤入血分。辛香猛烈，发汗解肌，故人受风寒之郁而不得舒畅者，以此解散之，为最捷。

荆芥：味辛，性温而升，阳也。主治风在皮里膜外，故寒热、鼠瘘、瘰疬、生疮，以荆芥为要药。又入厥阴气分，故治风病之口面㖞斜，手足筋急。又厥阴为风木之脏，即藏血之地，故荆芥能散血中之风。凡妇人血风及产后去血过多，风自内生，症见血晕或身强直者，并主之。沈芊绿曰：风在皮里膜外，荆芥主之，非若防风能入骨肉也。

菊花：味苦、甘，性平，可升可降，阴中微阳也，走肝与胆，凡风之夹热而郁于头目者，能清之散之。此风见症，头眩肿痛，目欲脱，泪出，或目生翳膜。按菊花能清头目之风，而用之太过，反令脑痛，香散之故也，犹天麻用之太过令人发红丹。或谓黄菊属土与金，有水与火，能补阴血，故养目。而其究菊花之所以补养者，从疏肝清风热上着想，才为得之。

豨莶草：味苦、辛，性生寒、熟温，可升可降，阴也。以春生而合乎风化，以味辛而主发散，故祛风。凡中风而四肢麻痹、骨间疼痛、腿膝无力者宜之。

威灵仙：味微辛、微咸，性温，属阳。升而燥，走而不守，兼可横行，故风夹湿而滞者，此能通之。此风令人头痛，腰膝冷疼，十指麻木，或顽痹，黄疸浮肿。

牛蒡子：一名鼠粘，一名大力。味苦，气平。功专发散，性兼冷滑利。凡风夹热毒而壅结者，此能除之。此风令人肺气不降，咽喉不利，皮肤瘾疹及诸肿疮疡。

葛根：味辛、甘，性平而升，阳也。主宣通经络，以散风邪，故中风项背强几几者宜之，诸风痹亦宜之，肠风及胁风痛亦宜之。唯堕胎、胎前毋轻用。

苍耳子：胜湿药也。得春气发生而升，能使清阳之气上行而外达，故治一切风气。上主风寒头痛，外主风湿周痹，下主足膝风痛。其治鼻渊鼻息，散头脑之风寒湿气也。其治瘰疬、疮疥、遍身瘙痒，散皮肤肌肉间之风寒湿气也。其治肝热明目，是又散风而并解火郁也。

木贼草：一名王刍绿也。《诗》终朝采绿，即此。味甘、微苦，性温而升，阳中阴也。其与麻黄同形、同性、同气，去节用之，发汗至易。风之郁而未发者宜之，故主目疾，退翳膜，去风湿疝痛，无一而非升散之力。若目疾由于怒气及暑热伤血、暴赤肿痛者忌之。

谷精草：味辛、甘，性微温而升，阳也。轻浮上行，能补肝气而清风热，故治头风痛。其明目退翳之功，实在菊花之上，又治齿风痛。

浮萍：治湿之药也，而轻浮入肺，丹溪谓其发汗胜于麻黄，故既能利水而消肿，复能发汗而祛风。但寒凉之药，非大实大热，则不可以轻试。

钩藤：味甘，性微寒，能平肝风。肝主筋，钩藤以藤入肝，从筋类也，用钩取其力锐也。又肝风之动，只宜缓，不宜散，钩藤息风，是甘以缓之。此风见证，小儿惊啼癫疯、内钓腹痛，大人头旋目眩。用干者不及用鲜，鲜能入络也。

木防己： 味辛、苦，性寒而降，阳中阴也。走散之力独悍，通行十二经。名以木者，是其苗也，走阳跷，主治中风挛急，或风痹风肿，风夹水湿者宜之。

辛夷： 味辛，性温而升，阳也。能引清气上行于头，凡风夹寒而结于脑者，能以辛香走窍之力，宣而通之。此风令人脑痛鼻塞，发为鼻渊、鼻鼽、鼻窒、鼻疮，或头眩，身兀兀如在车船中。查鼻渊，涕浓而臭，属热；鼻鼽，涕清而不臭，属虚寒。治当辨。

茯神木： 一名黄松节。味甘，性平，入肝经，平风木。凡肝风内扇，发厥不省人事者，宜重用之。盖此证虽属肝，而肝风内扇，则必上薄于心，心君为之不宁，故发厥。茯神本治心，而中抱之木又属肝，以木制木，木平则风定，风定则心宁，而厥自止。又治风病之脚气痹痛，诸筋挛缩。

海桐皮： 味苦、辛，性平而降，阴中阳也。能行经络，直达病所，善祛风之夹湿而痹于血脉者。风夹湿而痹于血脉，则令人病疥癣，及腰膝痛，及目赤。

西河柳： 一名柽柳，又名三春柳。开发升散，气禀春阳，枝条像络，能入肺络。凡风郁肺络间，此能开发而宣通之。但当轻以扬之，若重用而失当，其弊必至于肺金不能清肃下降，而过于升发矣。故吴鞠通于《温病》治法内，力为禁忌。而其实亦不当太为拘执，不问病之当否，而一切置之弗用也。

蔓荆子： 味苦、辛，性微寒，气体轻浮，上升而散，阳也。凡风夹热而结于上部者宜之。此风能令人头痛、头闷、脑鸣、目赤、目泪出、目昏暗、目睛内痛、齿动摇肿痛、筋骨寒热拘挛。之才曰：齿虽属肾，为骨之余，而上龈属胃，下龈属大肠，阳明风热上攻，则动摇肿痛。蔓荆能散阳明风热，故齿坚。

桑叶： 味苦，性寒。善疏肝风，兼解肺络间风之夹热而结者，故其能除寒热，能明目，疏肝风也；能除咳嗽，解肺络间之风热也。此风为风温之风，与风寒之风迥别。或乘霜露采摘，焙干碾末，空腹米饮调服，以止盗汗，是以风药疏之解之，而即以霜露清之止之也。

桑枝： 味苦，性平。主治遍体风痒，而又以枝达肢，主治四肢风气拘挛。

杏仁： 泻肺下气，润燥药也。而又能解肌，故太阴肺经受风而燥者，用之，可汗出而愈。

桂枝： 祛寒药也。能上行，能发表，能横通肩臂，主散风寒邪气，及手足痛风，胁痛风，及中风自汗。

海风藤： 味辛，性温。入肝经气分。主治风夹湿气，流注筋络，而病历节、鹤膝、麻痹、瘙痒。或名清风藤。

香豉： 味苦，性寒，能行能降，阴中阳也。能逐风邪，能解风温，发汗解肌，是其能事。至于除烦解闷，化斑止呕，又皆其清风温之妙处。

榉皮：味甘，性温。生田野中，霜后熟，性沉，为肾谷。能通关脉，去贼风风痹，故其皮能治头部之风。

麻勃：乃火麻仁之花。能逐诸风，故治十二种恶风，黑色遍身痒。

葱白：味辛，性平而升阳也。解散风之阻滞阳气，致令阳气不通者。故伤寒寒热，中风面目肿，伤寒骨肉碎痛，喉痒不通等证，并用之。葱白通阳，葱叶专散血气，葱须专行经络，葱花主心痹痛如刀刺，葱子明目、补中气不足。葱叶温，根须平，白冷，青热。生用辛散，熟用温。忌同蜜食，又服地黄及常山人忌食，又不宜同枣、犬肉、雉肉食。

野鸭：鸭最补，而野鸭又能治热毒风。

阿胶：味甘，性平，可升可降，阳中阴也。盖取阿井属阴，洪范泉属阳，两水合煎，以交阴阳。复取驴皮动风，引之入肝，即取阿井水之沉静，静以制动，故诸胶皆主风，而阿胶主风为最，用之须求真者。

虎骨：味辛，性热而升，阳也。凡筋骨不健而生风者，此能追而治之。盖风为木，虎乃西方之兽，属金。木受金制，故风从虎，虎骨即可以追风。头风用头骨，手足风用胫骨，腰骨风用脊骨。

蚕砂：蚕食而不饮，属火，性燥。燥能祛风，能胜湿。其砂，味辛甘，性温。得桑叶之精，故善于治风，主治风痹瘾疹及肢节不遂。麻油调，治烂弦风眼。

蛇蜕：味咸、甘，性平，有小毒。能引诸药入肝而祛风。盖其性窜也，所治之风，其见证，即惊痫、瘾疹、摇头弄舌之类。

蝎：味甘，性平，可升可降，阳也。入肝，能引诸风药直达病所，故为治风要药。若类中风及小儿慢脾病属虚者，均忌。凡入药，全用，去足；焙，或用尾。尾力尤紧，名蝎梢。

蜈蚣：味辛，性温。禀火金之气以生，可升可降，阳也。主祛风散结，故小儿惊痫、风搐、脐风、口噤、丹毒，一切疮疡并主之。孕妇忌。吴瑞曰：行而疾者，唯风与蛇，此能制蛇，故亦能截风。故所主多属厥阴肝病。

治寒类

藁本：治风药也。善治寒郁，故大寒犯脑，痛连齿颊者，宜之。

高良姜：味辛，性大温而升，阳也。能温中以散胃寒。此寒原于风邪结在胃中，或湿气、瘴气入胃，能令人胃中冷逆，或腹内久冷气痛，或噎膈，或噫逆。

巴豆：味辛，性温而降。能祛胃中寒积。海藏曰：若急治，为水谷道路之剂，去皮心膜油，生用。若缓治，为消坚磨积之剂，炒去烟，令紫黑用，可以通肠，可以止泄，世所不知也。

仙茅：味辛，性温，可升可降，阴中阳也。专于补火，故治心腹冷气不能食及腰脚风冷挛痹不能引，兼能开胃而消食。

草豆蔻：味辛，性温而升，阳也。主温中，以祛客寒，散冷气，逐寒饮，消陈寒积聚，疗瘴疬寒疟，寒气霍乱泻痢，兼止寒痛，开塞郁。东垣曰：风寒客邪在胃脘之上，当心作痛者，宜煨熟用。时珍曰：与知母同用，治瘴疟寒热，取其一阴一阳无偏胜之害，盖草蔻治太阴独胜之寒，知母治阳明独胜之火。《备要》云：闽产，名草豆蔻，如龙眼而微长，皮黄白，薄而棱峭，仁如缩砂，辛香气和。滇广所产，名草果，如诃子，皮黑厚，而棱密子粗而辛臭，虽是一物，微有不同。

肉豆蔻：一名肉果。味辛，性温而升，阳也。最能暖胃，而消冷积，下冷气，止冷泻。凡腹寒、胀满、霍乱、中恶、吐沫，并宜之。

艾叶：味苦、辛，性生温、熟热，纯阳者也。通十二经，能回垂绝之元阳，理气血而逐寒湿，温中气而开寒郁。辛散香燥，故寒气腹痛，霍乱转筋，并宜用之。若阴虚火旺，血燥生热者忌。

补骨脂：补相火，以通君火之药也，故能暖丹田。主治男子精气冷，及风虚冷，及腹中冷。

益智仁：味辛，性温而降，阴中阳也。温中而进食，摄涎唾，缩小便，止呕吐，止泄泻。凡寒气犯胃及冷气腹痛者，宜之。士瀛曰：心者，脾之母，进食不止于和脾。火能生土，当使心药入脾胃药中，庶几相得。故古人进食药中，多用益智，土中益火也。

胡芦巴：味苦，性温而升，阳中阳也。乃海外胡萝卜子，声音相近之为耳。能壮元阳而除寒湿，能暖丹田而消冷气。洁古曰：元阳不足，冷气潜伏，不能归元者，宜之。

附子：味辛、甘，性大热，有大毒。降多升少，浮中沉无所不至，阳中阴也。主风寒咳逆邪气，祛寒邪之逆于上也；主温中，除寒邪之留于中也；主寒湿、痿躄、拘挛、膝痛不能步，治寒邪之滞于下也。主金疮，因血肉必得热而始合也；破癥坚、积聚、血瘕，因寒气凝结，血滞于中，必得热始行也。但用之不慎，为祸最烈。徐洄溪曰：凡有毒之药，性寒者少，性热者多。寒性和缓，热性峻速，入于血气之中，刚暴驳烈，性发不支。脏腑娇柔之物，岂能无害？故须审慎用之。但热之有毒者，发而易见，而寒之有毒者，缓而难发，尤所当慎也。

川乌头：味辛，性热，乃附子之母。春生新附，即采其母。诸家本草注，未经发明。但云春采者为乌头，故举世误认乌头为春时取附子之小者，往往以侧子代用，误人多矣。其功同附子而稍缓，通行十二经络，而散风邪，故治风痹及半身不遂诸风，而毒能堕胎，胎前忌之。宗奭曰：补虚寒须用附子，祛风邪多用川乌头。时珍曰：附子性重滞，温脾逐寒；乌头性轻疏，温脾祛风。若寒疾即用附子，风疾即用乌头。按以前诸说，似乎乌头为治风之药，而其实乌头所治之风乃寒气也。特与附子所治之寒，有本标不同耳。

荜茇：即荜拨，味辛，性热。能入大肠而治虚冷，能入胃而除胃冷。其祛痰消食下气，止水泻气痢肠鸣、呕吐酸水恶心，无一而非祛寒之力。但易于耗散真气，能动脾肺之火，令人喘咳、目昏、肠虚下重，用者慎之。

胡椒：下气药也，辛开快膈，能祛肠胃之冷积。其类同种异之荜澄茄，亦主下气，但入胃而兼入脾、肾、膀胱，故能暖脾胃而止呕吐哕逆，兼治肾气膀胱冷。

川椒：味辛，性温，可升可降，阳也。能降寒气，解寒郁，逐寒湿，消寒积。除寒痰以止寒嗽，消寒积以止寒泻，更能引肾脏之寒气上逆者以归经。但闭口者杀人，多食乏气喘促，久食失明、伤血脉，五月食损气伤心、令人多忘。

茴香：味辛，性温而升，阳中阳也。共有三种，自番舶来，八瓣者，名八角茴香，炒黄用，得酒良，得盐则入肾，发肾邪，故治阴疝；形如麦粒，轻而细棱者为大茴，出宁夏；他处出而小者，为小茴。俱炒黄。大茴主暖丹田以补火，故治膀胱及胃间冷气，并善降浊气。小茴主理气，故亦治寒疝。

丁香：治冷气之药也。故能温胃而祛胃寒，并治冷劳。

吴茱萸：味辛，性热，可升可降，阳中阴也。温中，能散寒湿之痛；下气，能除风寒之上逆。凡霍乱、吐泻、胸痞、咳逆之属寒者，无不宜之。

桂心：味辛、甘，性温而升，阳中阴也。益火以助阳，主治沉寒痼冷之病。凡因真火不足，或寒邪客里而腹内痛，及咳逆壅寒、膈塞、恶食、下利者，并宜之。

桂枝：其味同于桂心，但辛多而甘少，故桂心主下行而温补，桂枝主上行发表，温经通脉而解肌。凡表虚不任风寒，而风寒客之，因病伤寒头痛，中风自汗，及咳嗽寒热者，并宜桂枝，而桂心不可轻用。

橘皮：理气燥湿，兼能发表除寒。凡皮肤被寒郁者，最宜以此发散之。

姜：生姜，味辛，性微温而升，阳也。其治寒也，注重发散，故宜于寒伤肺胃之证，主治风邪寒热，伤寒头痛，鼻塞咳逆上气。止呕吐，祛痰下气，消水气满。

生姜皮，味辛，性微凉。以皮行皮，主散皮上之寒，故治浮肿胀满之水气。

生姜汁，性味同生姜而略润，其治寒也。注重辛通而降，宜于呕逆之胸膈证，故治噎膈反胃。同韭汁、梨汁、竹沥、童便、人乳、蜂蜜、驴尿、地栗汁、蔗汁、藕汁等，出入酌用，多效。（有参考）

干姜，味辛，性大热，可升可降，阳中阴也。其治寒也，注重温中，兼回阳通脉，凡有阴无阳，而病胸满腹痛、咳逆上气、肠澼下利、中恶、心下痞、腰肾中痛者，宜之。

炮姜，性味同干姜，而微苦少辛。其治寒也，注重止而不移、守而不散。凡内虚寒者宜之，故温经视为要药。

煨姜，较生姜而散力稍减，较干姜而燥性稍减。其治寒也，注重中和，凡胃虚寒者宜之，故止呕取为要药。

阳起石：味咸，性微温。气禀纯阳而善升，主治男子阳痿不起及茎头寒、女人子宫冷。

石硫黄：味酸，性大热。能补火以祛寒，主治阳气暴绝，阴毒伤寒，寒痹冷癖，寒气积聚，久患寒泻。凡脾胃虚寒而势难撑持者可用之，以为救危要药，但中病当已，不可过剂。中其毒者，黑锡煎汤解之。

治暑类

秋露水：味微苦，云甘者，误。性凉，质清，气肃，乃阴气之液。其治暑也，取白露降则处暑，且暑属火而克金，肺金受伤，非清肃之气不降。

香薷：味辛，性微温，可升可降，阳也。发越阳气，以解暑之夹湿而郁者。暑夹湿而郁，则病霍乱腹痛吐下，或呕逆冷气。

荷叶：本散血之药，而盛于暑月，且清升而外达，故暑之夹风而郁者，须用荷叶升其清气，则暑风自解。荷叶边，是以边达边，尤能治暑之郁于经脉外之筋络者。荷叶梗，是走中不走外，主升清气，从中以达暑郁。（有参考）

枇杷叶：清热降气，兼解暑解毒，凡中暑毒而气上逆，或热痰不降者，宜之。

白扁豆：轻清缓补药也，兼能清暑。以其为暑时所出之物，故能解暑。凡暑之夹湿而脾胃不足者，宜之。若风寒外邪方炽者，忌。多食，最壅气，去肉用衣，尤宜于消暑除热，平淡以养胃气。扁豆叶，气味清淡，宜于暑之夹湿而脾胃不宜者；扁豆花，气味芳香而清，宜于感暑气而烦扰者；扁豆藤，气味清淡，而藤蔓像络，宜于感暑而脉络不舒者。扁豆花、叶、藤，均可治感暑而病消渴泄痢者。

丝瓜：清热解毒之品也。生于暑月，故宜于解暑。丝瓜皮，以皮清皮，故暑之夹热，而烁肺灼皮肤者，宜之；丝瓜叶，近于清散，故暑夹风热而燥结者，宜之；丝瓜藤上卷须，蔓延像络，故暑夹热而入络者，宜之。

西瓜：味甘，性寒而降，阴中阳也，能解暑热而消渴不止者。西瓜翠衣，能以皮治皮，清暑热之在皮肤间者。凡夹湿者，忌西瓜。

石膏：清燥除热之药也。又能治中暑潮热之病。盖其气味辛凉，于秋金为最宜。秋金得令，则炎暑未有不退者矣。

治湿类（痰与水皆湿类，治痰治水附此）

蛇床子：味苦、辛，性温，可升可降，阳也。辛通之力居多，凡男子阴痿湿痒，女子阴肿湿痒，宜之。湿癣亦宜之。若肾有火者，忌。

豨莶草： 凡春生之药，合乎风化。风能胜湿，故能除湿。况豨莶草苦寒可以降热，又性走而不泄，兼气香而开脾，故病湿热而烦满不能食者，宜之。

通草： 味甘、淡，性平而降，阳中阴也。轻虚色白，专入肺经，能从肺而下泄，最通阴窍而利小便，为治湿之要药，故五淋、水肿、癃闭者，宜之。

木通： 除烦退热药也。而其实能导湿之夹热者，使从小便出，故淋沥不通，水肿浮大者，宜用之。

白鲜皮： 味苦、咸，性寒，降多于升，阴也。寒而又燥，又善行，能治湿之夹风夹热而着于皮者。此湿能作黄疸、疥疮等病，或病痹，或病头风，或脱眉发，或眼疼，或四肢不可屈伸。

泽泻： 味甘、咸，性寒而降，阴也，一云阴中微阳也。善于利窍，兼泻相火，能通膀胱、三焦之停水，故为除热湿之圣药。又入肾经，能去旧水以养新水，去脬中留垢，心下水痞。

薇衔： 即麋衔草，又名鹿衔草，又名吴风草。味苦，性平。治风湿痹及历节痛，及惊痫贼风，鼠瘘痈肿，吐舌悸气。《内经》专治酒风。查酒风，身热懈惰，汗出如浴，恶风少气，原系湿热之为病，历节等证亦无一而非湿所致。且治湿之药，多通于治风，缘风能燥湿也。凡治风治湿之药，须参看而得。

车前子： 性最清热利窍。凡男子前阴中有二窍，一通精，一通水。水窍得气化乃出，精窍得火动乃泄。车前专通气化，不动火气，故膀胱有湿而肝肾有火者，宜之。妇女亦然。

海金沙： 味甘，性寒。除小肠、膀胱二经血分之湿热，故主通利小便，以治五淋、茎痛、肿满，而解热毒气。

萆薢： 味苦、甘，性平而降，阳中阴也。清理下焦，以通膀胱之宿水，故其治湿也，治茎中痛之白浊最宜。若阴虚火炽者，忌。

土茯苓： 味甘、淡，性平。清解热毒，故其治湿也。最能治湿之夹淫秽热毒者，于杨梅疮最宜。凡杨梅疮，治不得法，毒窜经络筋骨，血液枯涸，筋失所养，变为拘挛痈漏发疾，宜土茯苓合薏苡仁、金银花之类治之，但淡渗伤阴，阴亏者勿服。

汉防己： 防己风药，名为汉者，是防己之根，入膀胱经。祛身半以下之湿热，若身半以上之湿热则不可用。故湿热流入十二经，致二阴不通者，宜用汉防己通利大小便。好古曰：木通甘淡，泄气分湿热；防己苦寒，泄血分湿热。

白术： 味甘，性温，可升可降，阴中阳也。善于燥湿，即以燥湿为补脾之用。若脾虚无湿者，反致燥竭脾家津液，而损脾阴。又性涩而壮气，故能止汗实表。痈疽得之，必反多脓。奔豚遇之，必反增气。肺胃燥热而气壅滞者，宜酌用之。

苍术： 味苦，性温，可升可降，阴中阳也。以升阳散郁为除湿之用，且最能除上

湿。发汗之功居多，故主风寒湿痹，死肌痉疸，治头痛，消痰水，逐皮间水气结肿，及山岚瘴气，霍乱吐呕不止。（有参考）

凡病属阴虚血少、精不足，及肝肾有动气者，均忌二术。

狗脊： 味苦、甘，性微温，可升可降，阴中阳也。能入筋骨机关之间，去其凝滞寒湿之气，使得强健利捷，故主腰背强，机关缓急，周痹，寒湿膝痛，其颇利老人者。老人精血衰，其筋骨空隙中易为寒湿凝滞，不能舒展，故于此药为尤宜。

茵陈： 味苦，性平微寒而降，阴中微阳也。善于利水而去滞热，故其治湿也。治湿之夹热而郁者，此湿最能成阳黄证。

苍耳子： 苍耳，即《诗》所云卷耳，叶似鼠耳，故有耳之名。苍耳子，味苦、甘，性温，可升可降，阳也。上通脑顶，下行足膝，外达皮肤，清阳发散，苦温胜湿，故风湿周痹，四肢拘挛痛及膝痛，并宜之。忌猪肉、马肉、米泔。害人，若人以粳米和苍耳食，即卒心痛，急烧仓米炭和蜜浆服，不尔即死。

白附子： 形与附子相似，实非附子同类。味辛，性温而升，阳也。能引药势上行，乃阳明经药。阳明之脉荣于面，故白附子能祛头面游风。而其所以能去头面游风者，祛风湿也。能祛风湿，即能祛风痰，痰即湿之所结也；即能燥湿，故阴下湿痒，亦用之。

半夏： 味辛，性平而降，阴中阳也。最能燥脾家湿，而治其生痰之源，故为化痰之要药。其治头眩、咳逆、胸寒、痞结、眉棱骨痛，皆化痰之效。与贝母润肺家之燥痰，其用法迥别。又能燥肠中之湿，而治肠鸣。肠鸣者，大肠受湿，肠中切痛而鸣濯濯之谓也。又辛中带涩，故兼能止汗，而燥皮肤之湿。好古曰：俗以半夏性燥，代以贝母，不知贝母乃肺药，半夏乃脾药胃药。咳嗽吐痰，虚痨吐血，痰中见血，诸郁咽痛喉痹，肺痈，肺痿，痈疽，妇人乳难，皆以贝母为向导，禁用半夏。若涎者，脾之液，脾胃湿热至涎化为痰，久则痰火上攻，昏愦口噤，偏废僵仆不语，生死旦夕，是非半夏、南星，曷可治乎。若以贝母代之，则翘首立毙。

韩飞霞造曲十法：

姜汁浸造，名生姜曲，治浅近诸痰。

矾水煮透，兼姜和造，名矾曲。矾最能却水，治清水痰。

煮皂角汁，炼膏，和半夏末为曲，或加南星，或稍加麝香，名皂角曲。治风痰，开经络。

同白芥子等分，或三分之一，竹沥和成，略加曲和，名竹沥曲。治皮里膜外结核隐显之痰。

麻油浸半夏三五日，炒干为末，曲糊造成，油以润燥，名麻油曲。治虚热劳咳之痰。

用腊月黄牛胆汁，略加白蜜和造，名牛胆曲。治癫痫风痰。

用香附、苍术、川芎等分，熬膏，和半夏末，作曲，治郁痰。

用芒硝居半夏十分之三，煮透为末，煎大黄膏，和成，名硝黄曲。治中风猝厥，伤寒宜下由于痰者。

用海粉雄黄，居半夏之半，为末，炼蜜和造，名海粉曲。治积痰沉痼。

用霞天膏，即黄牛肉煎汁炼膏，和半夏末为曲，为霞天曲。治沉疴痼痰。

以上并造曲法，草盒七日，待生黄衣，悬挂风处，越久越妙。

天南星：一名虎掌，味苦、辛，性温，可升可降，阴中阳也。主治中风、麻痹、惊痫、风眩、身强、口噤。俗传半夏治湿痰，南星治风痰，而其实南星所治之风，风即痰也。虽然口㖞舌糜，亦云有毒，而毒亦痰之所结，故病治之。腊月研天南星末，纳黄牛胆中，风干年久，名胆星，治惊风，有奇效。

草乌头：味辛，性热，其毒甚于川乌。盖川乌由人力种莳，当时即采草乌乃野生之物，多历岁月，故其气力尤为勇悍。犹之芋子，人植者，无毒可啖；野生者，有毒不可啖，其理一也。又川乌先经咸盐腌过，杀其烈性，寄至远方，为日稍久，故其毒少减。草乌未经腌制，或兼现取，宜其毒之较甚也。力能升而不能降，能出而不能入，极其锋锐，以通经络，利关节，寻蹊达径，而自抵于病所，故中风、风痹、恶风、洗洗出汗者，可偶用之。按草乌头所治之风，风即痰也，故又能开顽痰，消胸中痰冷，除心腹冷痰，然至毒无制，苟非当病，切勿轻投。中其毒者，冷水解之。

常山：味苦，性寒。凡水在胸膈以上者，能吐之，故治胸中痰结吐逆咳逆。水在胁下者，能破其澼而下之，故治水胀及腹中癥瘕坚痞积聚，并祛老疟积饮，其力能截疟者，亦劫痰之力也。生用则吐，与甘草同用，或酒浸炒，或醋制，则不吐。（有参考）

甘遂：味苦、甘，性寒而降，阴也。能行经遂水湿，能泄十二经水，能去痰水，能直达水气所结处。以功决为用，故大腹疝瘕，面目浮肿，阴囊肿坠，痰迷癫痫，噎膈痞塞，并可用。或治水肿及肿毒，以甘遂末敷患处，煎甘草汤服之，其肿立消。二物相反，感应如此其神。

芫花：味苦，性温。专消水饮痰癖，故病水饮痰癖而胁下痛者，能止之；咳逆上气，能下之；心腹胀满，能消之；涕唾如胶，能化之；结为痹证，及四肢挛急不能行步，能通之。《史记》仓公治女薄吾病蛲瘕，腹大，上肤黄粗，循之戚戚然，寒饮，以芫花一撮，即出虫数升。病得之寒湿，气郁不发，化为虫，其脉尺粗刺人手，而毛发美，其色泽，中脏无邪气及重病。

参芦：能涌吐痰涎。体虚者，用之以代瓜蒂。朱丹溪曰：人参入手太阴，补阳中之阴。芦反泄太阴之阳，亦犹麻黄根苗不同，痰在上膈、在经络，非吐不可，吐中就有发散之义。张石顽云：参芦世罕知用，唯江右人称为竹节参，近日江苏亦有用之者。其治泻利脓血、崩带精滑等症，俱无妨碍。如气虚火炎，喘呕嗽血，误用转剧。昔人用以涌吐者，取其性升，而于补中寓泻也。

续随子：一名千金子，味辛，性温。长于行水，故其治冷气胀满，治痰饮，利大小肠，皆行水之力之所推也。但成病必有其由，用之得当，原亦要药，若脾虚犯之，多死。

牵牛：味苦，性寒。泻气之力，比诸泻气药尤甚。而其泻气之处，实兼逐水。逐水之处，又分黑白二种之用法。白牵牛属金，利肺，治痰饮，除壅滞气逆，通大肠风秘，除气分湿热；黑牵牛属水，泻肾，而兼通脾胃之湿，消肿满脚气，利大小便秘。牵牛气味苦寒，本《千金》，若吴仪洛作辛热，恐未确。

葶苈：味苦、辛，性大寒而降，阳中阴也。滑润而香，专泻肺气。肺为水源，故泻肺即泻水。积聚寒热、咳嗽喘促、愤满迫急、皮间浮肿等症，凡从水气来者，此药主之。但甜者性缓，泻肺不伤胃，苦者性急，泻肺而伤胃，故仲景以大枣辅之（有参考）。大黄之泻，从肠胃泻之，葶苈之泻，从肺泻之，故《伤寒论》中承气汤用大黄，而陷胸汤用葶苈。

射根：清火解毒散血之药，而兼能消痰。其主咳逆上气喉痹，治疟毒，无一而非消痰之力。但性不益阴，凡脾胃弱，脏寒，气血虚，病无实热者均忌。

瓜蒌实：降火降气之药也。而即能降痰，故全瓜蒌能洗涤胸中之垢腻，而止痰嗽。瓜蒌仁能以甘补肺、润肺、降肺，而清胸中痰火气，为治嗽要药。取其仁，去壳去油，名瓜蒌霜，主消痰。而消痰必用霜者，防肺与大肠相表里，去油，则不至于滑大肠也。

灯心草：清热药也，而长于行水，故主五淋。治阴窍涩不利，及水肿癃闭。

紫草：活血凉血之药也。而又能治水肿，而通水道。

胡椒：治冷气之药也。故能治冷痰，并能去胃寒吐水。

荜澄茄：治冷气之药也，能治一切冷气痰癖。

石韦：味苦、甘，性微寒。能清肺金以滋化源，通膀胱而利水道，故癃闭不通者，宜之。无湿热者，勿与。

杜牛膝：治瘀杀虫之药也，而又能吐痰而消痰。其主治喉蛾喉痹，小儿牙关紧闭，急慢惊风，及服汁以止疟疾，无一而非治痰之力。白者佳。

石龙刍：味苦，性微寒。能除茎中热痛，而长于利水，故心腹邪气，小便不利，风湿淋闭者，宜之。

大戟：味苦，性寒，而泻脏腑水湿，故《本经》主治十二水。盖十二经脉环绕一身，谓十二水者，一身水气不行而肿也。

藜芦：杀虫之药也。善吐胶痰，故风痫证多用之。

巴豆：破寒积而兼通窍之药也，故最能除痰。主治坚积留饮，痰癖大腹。

紫背浮萍：味辛，性寒。生于水中，而能出于水上，且其叶入水不濡，是其性能敌水者也，故凡水湿之病，皆能治之。其根不着土而上浮水面，故能主皮毛之病。《本经》称其下水气是敌水之效，称其主治身痒是祛风湿之在皮肤者也。

芜荑：即山榆仁，味辛，性平，可升可降，阴中阳也。辛走散，故五脏内及皮肤骨节湿热之病，皆能散而去之。而近世但用之为杀虫消积之品，殊不知诸虫皆因湿生，诸积多因湿滞而成。

五加皮：味辛、苦，性温而降，阴也。入肝肾，壮筋骨，筋骨不足，则痹湿生焉。五加皮养肾以壮骨，养肝以舒筋，逐皮肤之瘀血，疗筋骨之拘挛，故为治痹湿夹风兼内不足之要药。（有参考）

川椒目：味苦，性寒。气下达，能行渗道，不行谷道，故其行积水以平胀满，逐留饮以止喘急，皆胜湿而利小便之力。

猪苓：味甘、淡，微苦，性平，升而微降，阳中阴也。苦则泄滞，淡则利窍，甘则助阳而通之，故能通利水道之滞，而擅除湿之能。凡小便闭，肿胀腹满急痛，甚至心中懊恼者，宜之。

茯苓：味甘，性平，色白入肺，先升后降。擅气化之能事，能通心气于肾，能从肾输入膀胱，利小便而不走气，故为除湿之圣药，凡胸胁气逆，心下结痛，惊悸、奔豚、寒热、烦满，诸属水湿证者，宜之。

赤苓：茯苓白者入膀胱气分，赤者入心、脾、小肠气分，能泻心、脾、小肠之湿热。

茯苓皮：茯苓淡利窍，甘助阳益脾，除湿之圣药也。其皮，又能以皮行皮，凡水肿肤胀，属湿之在皮者，宜之。丹溪曰：仲景利小便多用茯苓，然此暴新病之要药也。若阴虚而小便不利者，恐未为宜。以此有行水之功，久服损肾也。

厚朴：行气药也。其苦降而泄，能除湿满，辛温而散，能除湿滞，又燥能胜湿而健脾，故主温中益气，消痰下气。兼治中风伤寒头痛寒热，惊悸，气血痹，死肌，并疗霍乱，及腹痛胀满，胃中逆冷，呕不止，反胃，泻痢淋露，腹内雷鸣，虚吼，去结水，止吐酸水，厚肠胃，无一而非祛湿之力。

椿樗白皮：香者名椿，臭者名樗，味苦，性寒而降阴也。苦燥湿，寒胜热，故湿热病宜之。又其涩兼收敛，故湿热病之赤白浊、赤白带及赤白久痢，并宜以此止之。若滞下而积气未尽者忌。

海桐皮：祛风之药也，而又能逐湿，故霍乱、中恶、赤白泻痢主之。

吴茱萸：下气开郁除寒之药也，而又能除湿血痹，盖湿伤肌肉致充肤热肉之血，凝泣为痹。吴茱萸辛能燥湿，温能行血，故主除湿血痹。又能以除寒湿之力，去痰冷逆气，及厥阴痰涎头痛。李时珍曰：吐酸之证，宜降火清痰，用吴茱萸做向导。朱丹溪曰：此性虽烈，而能引热下行，盖亦从治之义。

桑：桑叶，治风药也，而又能治脚气水肿。桑枝，治风药也，而又能除水气脚气而利小便。桑根白皮，补益药也，而又能去肺中水气，除水肿腹满肤胀。（有参考）

沉香：下气补阳之药也，而又能主风水毒肿。

榆白皮：利窍药也，故亦利水道。榆叶，嫩者，可作美食，能消水肿，且利小便而下石淋。

竹沥：味甘，性大寒，入肝经。滑利走窍，最能润燥而行痰，故虽为中风主药，主治风痉风痹及中风不语。而即风即痰，其实在于消痰。推之痰在胸膈，使人癫狂，痰在经络四肢及皮里膜外，非此不达不行，而又必以姜助之，佳。（有参考）

荆沥：壮荆，俗名黄荆，其沥味甘，性平。除风热，开经络，行气血，为消痰之要药（有参考）。热多用竹沥，寒多用荆沥；虚痰用竹沥，实痰用荆沥。

乌桕根：味辛、苦，性温。专主沉降，治暴水癥结积聚。功胜大戟，虚人不可用之。

枳实：利气药也。唯其利气，故能行痰逐水，主除胸胁痰癖，胸膈痰滞，通停水，并消肺气水肿。

郁李仁：润燥泻气，破血之药也。而兼能治水，故主大腹水肿，下四肢水，利小便水道。

橘皮：理气燥湿，故能调中快膈，导滞消痰，利水止呕。

杏仁：泻肺解肌润燥下气之药。专散肺家风寒痰滞，但宜苦杏仁，忌用巴旦杏仁。

银杏：一名白果，味甘、苦，性收涩，色白入肺。熟食，能温肺益气而定痰哮；生食，降浊痰；多食，则收令太过，令人壅食胪胀，小儿发惊动疳。食之过多，而胀闷欲死者，急以鹅翎蘸香油探吐，方可得生。粪清灌之，亦生，取其能降泄也。

槟榔：下气药也，而又能逐水，能除痰癖，故其下水肿，治瘴疠疟疾，皆逐水除痰之力也。

赤小豆：行血药也，又能行水，故不失为治湿之品，凡湿之夹瘀夹热者，宜之。主利小便，止泻痢，下水肿胀满。海藏谓其消水通气而健脾胃，但久服则降令太过，津液渗泄，令人肌瘦身重。

大豆黄卷：味甘，性平。具生化之气，以通积滞之气，故除陈去积，主治湿痹之筋挛膝痛不可屈伸者。推之，水肿胀满，湿积也；胃气结积，湿滞也；胃中积热，湿积而化为热也，并宜以大豆黄卷治之。

薏苡仁：味甘、淡，性微寒而降，阳中阴也。专于下泄，泄水所以益土，故健脾；益土所以生金，故补肺；清热扶土，所以抑木。故治风痹挛急，此皆其除湿之效。至于利肠胃，消水肿，令人能食，去干湿脚气，又无一不由除湿而来。

薏根：味甘，性微寒。主治黄疸，及卒心腹烦满，及胸胁痛。皆长于除湿，专于下泄。推其下泄之力，故孕妇服之，则堕胎。肺痈服之，效。

昆布：味咸，性寒而降，阴也。功同海带、海藻而少滑，故其性更雄于海带、海藻。主治顽痰积聚，瘿瘤水肿。含之咽汁，主治膈噎，亦祛老痰之力也。

海藻：治气结之品，而亦能软老痰，兼消宿饮，是为除热软坚润下之药。其主瘿瘤结气，散项下硬核痛，皆软老痰之力也。其主腹中上下雷鸣，下十二水肿，及治奔豚气，心下满，皆消宿饮之力也。

海带：味咸，性寒而降，阴也。下水消瘿，功同海藻。

白芥子：利气药也。最能搜剔内外痰结，及胸膈寒痰冷涎壅塞。朱丹溪曰：痰在皮里膜外及胁下，非此不能达，古方控涎丹用之，正此义。

莱菔：主大下气。气下则痰化，故莱菔之治肺痿咳嗽，皆下气而即化痰之效也。生食升气，熟食降气。生食当吐痰，熟食当下痰。

莱菔子：行气药也。但生能升，熟能降，似微有别。升则吐风痰而宽胸膈，降则定痰喘咳嗽而下气。朱丹溪曰：莱菔子治痰，有推墙倒壁之功。

生姜：治寒药也，故能祛寒痰，逐寒水。生姜皮，主和脾胃，而又以皮行皮，故病水气而浮肿者，宜之。

冬瓜：泄热之品，而冷利之性，能治小腹水胀。

伏龙肝：味辛、咸，性温。得火土之气而成，专主治湿，盖借火以温中，培土以制水也。

石燕：味甘，性凉。主通湿热，故治诸般淋沥，月水浑浊，带下赤白，肠风痔瘘，眼目障翳。

滑石：利窍之药也，利窍故能渗湿。罗天益曰：滑石治渴，非真治渴，资其利窍，渗去湿热，则脾胃中和，而渴自止耳。若无湿，而小便利而渴者，内有燥热，宜滋润。误服之，津液愈亡，而渴转甚矣。故好古以为至燥之剂。

石脂：青赤黄白黑五种，今唯用赤白二种，味甘，性平，降而能收。其白者直达下部气分，赤者直达下部血分。并以厚肠胃，为除水湿之妙用，故能治腹痛，治肠澼，止下痢。推之治痈疽疮痔，及女子崩中漏下、赤白沃，无一而非收涩燥湿之力。若湿属热不可收敛者，忌。

禹余粮：味甘，性寒，最能固涩肠胃，主治肠胃气虚而湿热滞者。此湿热滞证，能作寒热咳逆烦满，下赤白血闭癥瘕。徐洄溪曰：凡病各有所因，治病者必审其因而治之，所谓求其本也。如同一寒热也，有外感之寒热，有内伤之寒热，有杂病之寒热。若禹余粮之所治，乃脾胃湿滞之寒热也。后人见本草有治寒热之语，遂以治凡病之寒热，则非唯不效，而且有害。自宋以后，往往蹈此病，皆本草不讲之故耳。（有参考）

矾：明矾，味酸，性寒。收涩燥湿，故其追涎，化痰，堕浊，祛饮，除风，杀虫，蚀恶肉，治惊痫风眼，皆燥湿之力也。又其酸苦涌泄，故吐风热痰涎，但久服伤人骨。

白矾：性与明矾不远，特微酸耳。治法亦同。久服，损心肺伤肾。

皂矾：一名绿矾，味酸，性凉，燥脾湿而化痰涎。推之除胀满黄肿，疟痢风眼，无一非燥湿之力。洁古曰：皂矾酸涌收涩，燥湿解毒化痰之功，与白矾同，而力则差缓也。

炉甘石：味甘，性温，收湿除烂。同冰片点眼，治眼中一切病。

铜青：杀虫之药也。而能入肝胆以祛风痰，故以醋蘸捻喉中，则能吐风痰，而为散喉痹牙疳之要品。

青铅：一名黑锡，味甘，性寒而降，阴也。入肝肾而坠痰，唯其坠痰，故能镇心安神，兼治噎膈风痫，反胃呕吐。好古曰：镇坠之药，有反正之功，但性带阴毒，不可多服，恐伤人心胃。铅性又能入肉，故女子以铅珠纤耳，即自穿孔，实女无窍者，以铅作铤，逐日纤之，久久自开。沈再平曰：铅化为胡粉、黄丹、密陀僧等，其功皆与铅同；但胡粉入气分，黄丹入血分，密陀僧镇坠下行，此为异耳。孕妇忌服。

黄丹：一名铅丹，味辛，性微寒。气体沉重，味兼盐矾，走血分，最能坠痰。《本经》言其止吐逆反胃，治惊痫癫疾者，皆坠痰之力也。仲景柴胡龙骨牡蛎汤用之者，取其入胆以祛痰积也。唯能治痰，故能治疟，盖无痰不成疟也。

蓬砂：即硼砂，味咸、甘，性凉。最能消痰，其消痰也，去垢之力也。推其去垢之力，不仅能去胸膈痰热，凡眼目障翳，噎膈反胃，积块结核，瘀肉恶疮，并宜之。至于喉中初觉肿痛，含化咽津，则不成痹，此亦消痰去垢之力也。

海浮石：味甘、咸，性平。能除膈上之痰热，且咸能软坚而润下，故化老痰，消积块，止咳，消瘿瘤结核。瘿瘤结核，多由顽痰凝聚而成，咳则多由热痰之不得下降，故并治之。

雄黄：杀精物恶鬼邪气百虫之药也，而又能消涎积。

雌黄：杀虫祛邪之药也，而温中入脾，又能治冷痰劳嗽。

青礞石：味甘、咸，性平而降，阴中阳也。色青入肝，制以硝石，能平肝下气，为治顽痰癖结之神药。经疏曰：凡积滞癥结，脾胃壮实者可用，虚弱者忌。小儿惊痰食积，实热初发者可用，虚寒久病者忌。如王隐君所制滚痰丸，谓百病皆生于痰，不论虚实寒热，概用之，殊为未妥。盖痰有二因，因于脾胃不能运化，积滞生痰，或多食酒曲湿热之物，以致胶固稠黏，咯唾难出者，用之豁痰利窍、除热泄结，应如桴鼓。因于阴虚火炎，煎熬津液，凝结为痰，或发热声哑痰血难出者，如误投之，则阴气愈虚，阳火反炽，痰热未退，而脾胃先为之败矣。可见前人立方，不能无弊，是在后人善用耳。

胆矾：一名石胆，味酸、辛，性寒。敛而能上行，涌吐风热痰涎，发散风木相火，主治目痛。

五灵脂：行血利气之药也。而又能化痰，故痰癖夹血成窠者，宜以此破除之。

鸭：为补最胜，而又能和脏腑及水道，故治水利小便，亦擅其长。

鸡内金：消磨食积之药也，而最能治水。沈再平曰：肫，即鸡之脾，乃消化水谷之物，其气通达大肠、膀胱二经，故以之治水，而水从小便出也。《别录》称其主泻痢，小便频遗。《纲目》称其治大人淋沥，是又通以通治，尽治水之妙用耳。

鸡矢白：味苦，性微寒。唯雄鸡屎乃有白。白，即其精也，入胃、大肠经，为治水消胀之圣药。仲醇曰：王太仆云，本草鸡矢并不治蛊胀，但能利小便。盖蛊胀皆生于湿热，胀满则小便不利，鸡矢能通利下泄，则湿热从小便出，蛊胀自愈。故曰：治湿不利小便，非其治也。沈再平曰：蛊胀由湿热而生，固已，然亦有因积滞而成者，屎白不但通利下泄，使湿热尽从小便出，并能下气消积，使大便亦利，故蛊胀由湿热成者，自愈。即由积滞成者，亦无不愈也。此岐伯治蛊胀之方，为通神也。

牛黄：能清心热，故即能清心包络之热痰，而治惊痫及狂痓。

狗宝：味甘、苦，性温。专治噎膈反胃之病，取苦能下降，温能开结也，故冷痰积结，不涉气血枯槁者，无不可用。

海蛤粉：名以海者，别于江湖池泽所生也。味咸，性寒而降，阴也，入心肾二经。软坚润下而消痰，故痰核、痰气、痰肿、痰毒及一切热痰、湿痰、老痰、顽痰并治之。仲醇曰：诸痰皆火气上炎煎熬津液而成，得此能软坚润下，故痰消。

瓦楞子：味咸，性平而降，阴中阳也。入肝经，兼入肺脾二经，软坚散结而消痰。吴瑞曰：瓦楞消痰，其功最大，凡痰膈病，用之如神。

河蚌壳：味咸，性寒。能除热湿，能燥水湿，能祛水，能消痰，故呕逆反胃，心胸饮积，白浊带，水肿水嗽，湿疮痹痒，并治之。或称其为真珍母，俟考。

牡蛎：能泻肾火以补肾水，而善用之，亦可以化痰软坚而利水。

乌贼骨：肝经血分药也，故通经络，而又能燥湿。凡女人阴蚀肿痛，丈夫阴疮，小儿疳疮、痘疮臭烂，及诸疮脓汁不燥，并研末敷之。即点眼以治热泪浮翳，亦无一而非通经燥湿之义。

青蚌：产于水，于螺蚌同性，故食之解热，而又能利水。凡浑身水肿，或单腹胀者，可用。但湿化之物，骨性复热，忌同辛辣炒。

地龙：杀虫解毒之药也。而又能利水，故小便不通者，宜之；大腹黄疸者，亦宜之。

蚕砂：治风药也。而兼治湿，故肢节不遂、皮肤顽痹、腰脚冷痛，风病无不兼湿，蚕砂是实并治之。况以浊降浊，其晚蚕尤禀夏时火气，故治湿泄为更宜。

五倍子：收敛之药，善于止血，而亦可以化痰而止嗽。朱丹溪曰：五倍子属金与水，嚼之，善收顽痰，解热毒，佐他药，尤良。黄昏咳嗽，乃火气浮入肺中，不宜用凉药，宜五倍子、五味子饮而降之。

百药煎：收摄之品，能止下血，而又主清肺化痰而定嗽。汪颖曰：百药煎，功与五倍子同，但经酿造，其体轻虚，其性浮收，且味带余甘，治心肺咳嗽痰饮热渴诸病。含化之，尤为相宜。

治燥类

西洋人参：味甘中稍苦，性微寒，气薄而味厚。降火以清虚热，补肺以生津液，善于救肺之内燥。

土人参：俗名粉沙参，味甘而淡，性微寒而香。善于下降，能伸肺经治节，使之清肃下行。凡咳嗽喘逆，反胃噎膈，及一切有升无降之证，由于燥涩而成者，并宜之。脾虚下陷，滑精梦遗，俱禁用，以其下行而滑窍也。孕妇亦忌。

川贝母：一名虻。《诗》言采其虻即此，味甘、微辛苦，性平，可升可降，阴中微阳也。入肺经气分，兼入心经。凡咳嗽上气，属肺脏之燥痰，非脾脏之湿痰者，此能清而润之。伤寒烦热，及一切心不舒快，多愁而郁者，以此清而润之，自解。若浙产者，仅能消痰解毒，为其味苦而无甘也，且经灰淹，最不宜于肺燥。

沙参：味苦中带甘，甘而淡，性微寒，体轻虚，气清和，降多于升，阴也。入肺泻火，以清肺燥。北沙参，体虚无心，较西洋人参而味淡。南沙参，功同北沙参，而力稍逊。

葳蕤：即玉竹，味甘，性平，可升可降，阳中阴也。质多津液，性极阴柔，润泽滑腻，以祛温热，故风温灼热而肌肤病燥者，宜之。

当归：血中气药。凡病因血不生、不化、不行、不运，而结成燥证者，非此生化之、运行之，不治。

石斛：味甘，性平而降，阴中阳也。善治胃中虚热而病燥者。盖土本无味，无味即为淡，淡者，五味之所从出，即土之正味也，故味之淡者皆属土。石斛味甘而实淡，得土之全，故其功长于养胃，主补五脏虚劳羸瘦。强阴益精者，人以胃气为本也。

地黄：鲜者，清火凉血，善治血分中有实火而病燥者；干者，滋阴凉血，善治血热而病燥者；熟者，滋肾水，补真阴，填骨髓，生精血，以止内燥。

麦冬：味甘，性微寒而降，阳中微阴也。最能解枯燥之结气，故主心腹结气。枯燥之结解，则伤中伤饱，胃络脉绝，羸瘦短气，诸病愈矣。

天冬：味微苦，干则微甘，性寒而降，阴也。主诸暴风湿偏痹，强骨髓者。风湿之邪，暴中于身，即成半身不遂之偏痹，必先有枯燥之气，结于骨髓之间，使其不得运行而为痹。天冬能润骨髓而使之强，即能去其枯燥之气而转运之，使不为痹，故《本经》主治如此。又肾主津，燥则凝而为痰，得天冬以润之，则痰化，此治痰之本，治燥痰也。至于保定肺气，养肌肤，止消渴，润五脏，去风热烦闷，犹治燥之余事耳。服天冬，忌鲤鱼，误食中毒者，捣萍汁服之可解。

木槿根皮：木槿，一名舜。《诗》中"颜如舜华"即此。《说文》作蕣。味甘苦，性微寒，最能润燥而活血，故为癣科要药。且润燥无不滑利，故又治肠风下血。木槿花，治反胃吐食及赤白痢，亦润燥滑利之力也。

桑枝：治风药也。即能治风痒干燥。

柏子仁：味甘，性平。最能润燥，燥气平则脏腑安，肌肤滑，脉络舒，耳目之窍无所阻，故主惊悸，安五脏，除风湿痹痒。久服，令人润泽，耳目聪明，并疗虚损吸吸及历节腰中重痛。或谓其多油而滑，痰多作泄，忌服。不知香药性燥，自无伤中泥痰之患。久服，每致便结，以芳香能醒脾也。

甘蔗：味甘，性寒而降，阳中阴也，入肺、脾、胃三经。以除热生津，擅润燥之能事，亦主大便燥结。

郁李仁：味苦、辛、酸，性平而降，阴也。善导大肠燥结，然治标救急之药，下后令人津液亏损，燥结愈甚，断难常用。

杏仁：味甘、苦，性温而冷利，可升可降，阴也。入肺与大肠二经。为泻肺下气之要药。其治燥也，即其冷利之力，自有滋润之效，故肺燥而心下急，或胸膈热闷，及大肠燥而气闭者，并宜之。甜者性更滑润，治燥更佳。若治肺脏风燥，则苦者佳。

桃仁：味苦、甘，性平而降，阴中阳也。入肝、心包络二经血分。去皮尖，炒用，最能润燥。缘其润燥之力，即其破血行瘀之力，盖能转干滞而为通润也，故血燥而经闭者宜之，皮肤血热而燥痒者亦宜之。

榧子：驱虫药也。而又能润肺脏之燥，故陶氏以之治嗽。复能治大肠之燥，故寇氏谓多食滑肠，五痔人宜之。

胡桃：入肺、肝、肾三经，为固补之品。去皮用之，能润燥，故肺燥而痰嗽者用之，肠燥而便结者宜之。若肺有热痰及阴虚吐血、衄血者，均忌。

海松子：味甘，性温，可升可降，阳也，入肺、大肠二经。为润燥之品，故治肺燥结之咳嗽，及肠燥结之便秘。若有湿痰及便溏精滑者，忌。

麻油：味甘，性微寒。用黑脂麻生笮者，入药，凉血解毒，而长于润燥。故其通利大小肠，下胞衣。一切恶疮疥癣，无一而非润燥之力。

胡麻：即胡地所生之脂麻。一名巨胜子，但市肆中巨胜，系野生狗虱，故有壁虱胡麻之名，壁虱胡麻，不堪入药。如无胡麻，当于脂麻中拾色赤而肥者用之，庶乎不误。脂麻，补益药也，又能逐风湿气及游风头风。且炒食，不生风，病风人，久食，则步履端正，语言不蹇。刘河间曰：麻木壳而治风，盖治风先治血，血活则风散，胡麻入肝益血，故风药不可缺。按此，脂麻并非治风，乃肝血燥而生风，其为风，不外乎燥。脂麻养而润之，润而平之，故脂麻治风，只可谓之治燥。

大麻仁：俗名火麻仁，其麻，即作布之麻也。味甘，性平。善于缓脾而润燥，故大肠风热结涩，及大小便不利，并宜用之。但其性滑利下行，走而不守，故兼破血积，通乳，催生。多食，损血脉，滑精气，痿阳事。妇人多食，发带疾。肠滑者尤忌。

罂粟米：一名御米，味甘，性寒，最能润燥。煮粥食，治反胃，加人参尤佳。查御米，能滑胸中痰滞，盖滞去则胃平，故治反胃。

饴糖：补虚药也。最能滋润肺脾，故其消痰止咳，皆滋润肺脾之力。

石膏：味甘、辛，性寒，色白，质松。得阳明燥金之气，可升可降，可内可外，可解秋金司令，民病燥结。

牛乳：补虚羸，解热毒之品也。而其所以养心肺，润大肠，疗反胃噎食，大便燥结者，则皆润燥之力。用之，较人乳似妥，缘人乳尚有饮食之毒、七情之火。

黄明胶：即牛皮胶，补虚之品也。最能润燥，故大小肠不顺者宜之，久病咳嗽不差者亦宜之。霞天胶用法同。

人乳：善于润燥，故善于补益。服之令人肥白悦泽。老人便秘尤宜。

治火类（即治热类，火热之别，详《循循集·太阳病篇》补注内）

贝母：润燥药也，清润以降肺火，兼平心火。川产者，甘味多，宜于虚火；浙产者，苦味多，宜于火毒。

白茅根：味甘，性寒，可升可降，阳也。能除伏热，能清血热。若小便利而咽喉燥者，虽热亦当酌用，因其利水易伤阴液也。

银柴胡：味甘，性微寒，行足阳明、少阴，性味与石斛不甚相远。清热兼能凉血，主治虚劳肌热，骨蒸劳疟，热从髓出，及小儿五疳羸热。与北柴胡迥异。

荠苨参：一名空沙参，即桔梗别种而甜者，味甘、淡，性寒。《千金》治强中为病。茎长兴发，不交精出。取其能开解热邪于上，使上窍开，而下窍自通也。又干咳嗽，乃痰火之毒，郁在肺中，取桔梗之升发，而得甘味以缓之，得寒性以泄之也。

土人参：善于解燥，即善于解热。凡痰壅经闭，淋湿泻痢，由于肺热者，并宜之。

珠儿参：味苦、微甘，性寒。体重而味厚，最能降火，凡肺热有火毒者，宜之。然虽能补肺而下气，但脏寒者服之，即作腹痛；有郁火者服之，火不透发，反生寒热。出闽中，用之，须多去皮，以其苦味在皮，近中心，则稍甘。

沙参：北沙参，清燥药也。无多补性，长于泄热，清肺火是其能事。南沙参，亦清燥药。善于下降，能伸肺经治节，使之清肃下行，火热之气因之不致上升。

络石：味苦，性微寒。凡风热结于血分，致令筋络不舒，痈肿不消，关节不利者，此能凉血以退其热，而为舒筋活络之要药。

马勃：味辛，性平。轻虚上浮，能散肺中邪热，故喉痹、咽痛、鼻衄、失音之属肺热者，宜之。

密蒙花：味甘，性平微寒，入肝经，主治肝虚有热之证。肝之窍为目，目得血能视。肝血虚，则为青盲肤翳；肝热甚，则为眵泪赤肿赤脉，及小儿痘疮余毒疳气攻眼等证。密蒙花甘补血，则血充；寒凉血，则血热除。诸证岂有不愈者乎。

木通：味甘、淡、辛、苦，性平而降，阳中阴也。上通心包，降心火，并清肺火，故胸中烦热，心烦，哕声不出，口燥舌干，喉痹咽痛者，宜之。下通大、小肠，膀胱，导诸湿热，使由小便出，故遍身拘痛，大渴引饮，淋沥不通，水肿浮大者，宜之。更能通利九窍，血脉关节，以泄热气，故消诸结不消及金疮恶疮。兼能堕胎，孕妇忌服。古名通草。

通草：通利小便以祛湿也，而又能入肺，引热下行。入胃，通气上达，甘平以缓阴血，最为清热之品。凡热壅诸窍，在阴窍则壅闭，在上窍则目不明、耳聋、鼻塞、失音者，并宜用之。古名通脱木。

地肤子：味苦，性寒而降，阴也。入肾经而除虚热，故能益精而强阴。又入膀胱经，故能利小便，通五淋，疗癫疝。又能去皮肤中热气，使之润泽，故散恶疮，平丹肿。作汤浴，以祛热风。

车前：一名芣苢，一名马舄，一名当道。因其好生道边及牛迹中，故命名如此。车前子味甘、咸，性寒而降，阴也。能清肾热而行水，能清肺热而除烦，能清肝热而明目。疗赤痛，止脑痛、泪出，能导小肠热，兼渗膀胱湿热，故水道利则清浊分，膀胱之气不癃则痛止，即泻痢亦可以止。

甘草：味甘，性平，可升可降，阴中阴也。能调和脏腑，通贯阴阳，大缓诸火。凡心火乘脾，腹中急痛，腹皮急缩者，宜倍用之。又能调和诸药，热药得之，缓其热；寒药得之，缓其寒；寒热相杂者用之，得其平。又能化毒，以诸毒遇土则化，甘草为土精也。甘草梢能直达于下，主去胸中积热，兼去茎中痛。

地黄：鲜者，大寒，凉血，血热心火实者宜之。若阴微阳盛，相火炽强来乘阴位，日渐煎熬，为虚火证者，宜干地黄。干地黄大者，宜脏腑内病；细者，宜皮肤络脉间病。

石斛：润燥药也。长于益阴以平胃火，故胃中虚热者，宜之。亦祛皮肤邪热痹气，兼治发热自汗。若胃中虚而无火者，不得混用。

麦冬：凡物之凉者，其心必热，热者，阴中之阳也。麦冬连心，是取其凉中之热，以通阴中之阳，故枯燥之结可解。若嫌其心热而去之，不过借清润之味，除心胃之热而已。近来之冬是也。

天冬：肺为华盖，喜清肃而恶烦热，亦畏湿热。平则安和，发声清亮。一受火贼，则痰壅、咳逆、气喘、吐血、寒热、声哑之证作焉。天冬益水而润燥，即能生金而降火。火降则肺清，肺清则痰降，气亦降，津液亦通，而诸证悉平矣。

大黄：祛瘀去积之药也。而大苦大寒，大泄血分之实热，兼泄肠间结热，疗诸火疮。东垣曰：大黄下走，用之于下，必用生，若邪在上，必酒浸，引上至高之分，驱热而下。若只用生，则遗至高之邪热，愈后，或目赤，或喉痹，或头肿，或膈上热痰生也。（有参考）

知母： 味苦，性寒而降，阴也。苦清心火，寒泻肾火，故火烁津液而病消渴，火熏五脏而病热中者，知母实主治之。其除邪热者，苦寒之气味，能除火邪之气也，除肢肿浮肿者。热胜则浮，火胜则肿，苦能清火，寒能退热也。补不足者，补寒水之不足也，益气者，苦寒能益五脏之阴气也。而其实专泻肾家有余之火。若肾虚溏泄者，忌。

玄参： 味苦、咸，性微寒，可升可降，阴也。入肾以壮水，壮水以制火。主治胸中氤氲之气。孤阳无根，发为浮游之火。此火能令人头痛骨蒸，心惊烦躁，咽喉不利，小便血滞，目不明，颈下核，痈肿，甚至狂邪忽忽不知人。又其清火而带微补，故为产后要药，主女人产乳余疾。

黄连： 味苦，性寒，可升可降，阴中阳也。最清心火，兼平肝火。肝开窍于目，肝火旺，故目痛不明，皆伤而泪出。肝火伤脾，蒸其油膜，发为红肿，甚则溃烂，此腹痛下痢所由作也。妇人阴中厥阴，肝脉之所过也，火盛则肿痛矣。黄连能平肝火，故并治之。其久服令人不忘者。大凡苦寒之药，多在《本经》中品、下品，唯黄连列于上品，为能阴中有阳，济君火而养神，故令人不忘。徐洄溪曰：苦味属火，其性皆热，此固常理。黄连至苦，而为至寒，则得火之味与水之性者也，故能除水火相乱之病。水火相配者，湿热是也。凡药能祛湿者必增热，能除热者必不能祛湿，唯黄连能以苦燥湿，以寒除热，一举两得，莫神于此。黄连生用，清心火，平肝火。用猪胆汁浸炒，治肝胆实火；醋炒，治肝胆虚火；酒炒，治火之在上者；姜汁炒，治火之在中者；盐水炒，或朴硝炒，治火之在下者；吴萸泡汤浸炒，治气分湿火；干漆炒，治血分中伏火；黄土拌炒，治食积火。

胡连： 味苦，性寒而降，阴也。能清肺胃之湿热，故主久痢成癖，又清小儿疳热。

黄芩： 味苦，性平，可升可降，阳中阴也。中空色黄，为大肠之药，故能除肠胃诸热疾。其主诸热黄疸者，治大肠经中之郁热也；主肠澼泻痢者，治大肠腑中之郁热也；主恶疮疽蚀者，阳明主肌肉，凡肌肉热毒为病，此皆能除之。徐洄溪曰：黄色属土属脾，大肠属阳明燥金，而黄芩之黄属大肠，何也？盖胃与大肠，为出纳水谷之道，皆统于脾，又金多借土之色以为色，子肖其母也。东垣曰：中枯而飘者，名片芩，泻肺火；细实而坚者，名条芩，泻大肠火。按片芩乃旧根，中空，外黄内黑；条芩即子芩，乃新根多内实。或云西芩多中空，北芩多内实。时珍曰：黄芩得柴胡退寒热，得芍药治痢，得厚朴、黄连止腹痛，得桑皮泻肺火，得白术安胎，得陈酒上行，得猪胆汁除肝胆火。

苦参： 味苦，性寒而降，阴也。苦入心，寒降火，故苦参专治心经之火，与黄连功用相近。但黄连去心脏之火为多，苦参去心腑小肠之火为多，以黄连气味清，而苦参气味浊也。主治心腹结气，癥瘕积聚，黄疸，溺有遗沥，逐水除痈肿，明目止泪，皆于心而去其腑病也。又能补中者，善于泄热，自能峻补阴气也。久服每致腰重者，其气降而不升也。张子和曰：凡药皆毒也，甘草、苦参不可不谓之毒，久服则五味各归其脏，必有偏胜气增之患，诸药皆然，即饮食亦然。

龙胆草：味苦、涩，性大寒而降，阴也。凡草之味涩者绝少，龙胆之功，皆在于涩，此以味为主也。涩者，酸辛之变味，实兼金木之气，故能清敛肝家之邪火，人身唯肝火最横，能下挟肾中之游火，上引包络之相火，相持为害。肝火清，则诸火渐熄，而百体宁矣。其主骨间寒热者，治肝火之犯肾者也；主惊痫邪气者，治肝火之犯心者也。去目中黄，及暗赤肿胀，瘀肉高起，痛不可忍者，皆因肝开窍于目，清其火则其窍自和；除下体湿热肿者，肝脉过阴器，清其火则其肿自消。

败酱：俗名苦菜。断之有白汁，花黄似菊，一名苦草，一名选，一名游冬。生于寒秋，经冬历春得夏乃成，故春华夏实，若至秋始生华则不实。味苦，性平，专于下泄。苦寒散毒，善除暴热火疮，善治疽痔马鞍热气，善治肠痈，善治女人下部疮蚀。

牡丹皮：血分药也，最能凉血，能治血中伏火。血藏于肝，而主之者心，故心虚，肠胃积热，心火炽甚，心气不足者，当以丹皮为君。又入肾而泻肾火，洁古曰：丹皮入肾、心包，故治无汗之骨蒸；地骨皮入肾、三焦，故治有汗之骨蒸。仲醇曰：神不足者手少阴，志不足者足少阴。故肾气丸用之，治神志之不足，此元素语也。究竟丹皮乃心经正药，心主血，血凉则不热，而阴气得宁。用之肾经药中者，阴阳之精，互藏其宅，神志水火，藏于心肾，即身中坎离也。交则阴阳和，而百病不生；不交则阴阳否，而精神离矣，故夭。

青蒿：味苦，性寒，可升可降，阴中阳也。得春木少阳之气最早，主治留热在骨节间者，实以发之之力泄之也。青蒿子，主明目，泻肝胆血分之火。凡用青蒿，使子勿使叶，使根勿使茎。

蒲公英：能解滞气，又能入肾而化热，故宜于通淋。

夏枯花：味苦、辛，性寒而降，阳中阴也。散结气以解内热，补肝血以缓肝火，故主寒热，瘰疬，鼠瘘，头疮；破癥，散瘿结气脚肿，湿痹。又白毛夏枯草，性寒，味苦，专清肝火。

青葙子：味苦，性微寒。主清邪热，且其色黑，结成于深秋，得金水相生之化，以养肝木而泻肝火，故治唇青及一切目疾。唯动阳火，瞳子散大者勿用。按唇青，脾受木克也，肝木得养，故不肆其暴矣。

漏芦：味苦、咸，性寒而降，阴也。能泄热而解毒，故主皮肤热毒，恶疮、疽痔、肠风、风眼赤，及小儿壮热，皆热毒之所结者。妊娠忌服。

芦根：凉血药也，唯其凉血，故能解热。治心膈热，妇人胎前产后心烦热，服金石药人之心热，小儿热发赤丹，天行热疾，发大渴大狂。

牛蒡子：散风药也，一名恶实，一名蝙蝠刺。功专发散，性兼冷滑而利，故其治瘾疹，利咽喉，明目，治腰膝间凝滞之气，皆散风而兼除热毒之力也。若疮家气虚，色白，大便泄泻者，忌。

大青：味苦、微咸，性大寒而降，阴也。入心胃二经，为解散热毒之品，宜用之以除天行热病。故大热口疮，烦闷口干，喉痹丹毒，瘟疫寒热头痛，伤寒热狂，阳毒发斑，小儿身热风疹，及热毒风热毒痢，并宜用之。又宜涂署肿毒，但不宜于虚寒脾弱之人。

小青：近于大青，亦解散热毒之品，故捣敷疮疖，兼治血痢腹痛，杀百药毒，解狼毒、射罔、斑蝥、砒石等毒。

青黛：味咸，性寒，即染淀瓮上沫，紫碧色者。市肆以干淀充之，便有石灰。宜水飞，淘净石灰。主泻肝火，散五脏郁火，吐血痢血。蓝淀，乃蓝与石灰做成者，气味与蓝稍有不同，专解热毒，主敷热疮。《通志》云：蓝三种，蓼蓝，如蓼，染绿；大蓝，如芥，染浅碧；槐蓝，如槐叶，染青，三蓝皆可作淀。蓝叶汁，解一切热毒，主治天行热狂，游风热毒肿毒，实热吐血衄血，金疮血闷，除烦止渴。

青布：解大行热毒，小儿丹热毒，并渍汁饮。

马兜铃：味苦，性寒而降，阴中微阳也。能清肺热，故肺热而病咳嗽者用之。

萹蓄：一名扁竹，味苦，性平。入胃、膀胱二经。泄热下行，故治霍乱，黄疸，通淋而利小便。

芦：初生为葭，长大为芦，成则名苇。苇茎，味甘而淡，性寒而降，阴也。主治胃中客热，此热能令人消渴烦闷，或噎哕不止，或膈间热。取逆水肥厚者，又其色白，其中空，中空则利窍，色白则入肺，故专利肺窍，善治肺痈吐脓血臭痰。千金苇茎汤以苇茎为君，服之使热毒从上窍通至下窍，尽自小便解也。

芦笋：即芦尖，别名蘿芦。性味与芦根同，而宣畅之力，较胜于根。主治膈间客热，或膀胱有热，脐下坚癖，而小便不利。

芦花：一名蓬蕽，清热而力能上升。煮汁饮，主治霍乱腹痛，兼治崩中。

紫菀：润肺下气之药也。润肺则清金，下气则泻火，故主劳气虚热，肺经虚热。研末，用井水调服，治妇人小便卒不得出者，亦清金泻火之力也。

马蹄决明：味甘、苦、咸，性平、微寒。能泄肝热，肝开窍于目，故主青盲，目淫肤赤白膜，眼赤痛，泪出。久服，益精光，其疗唇口青，作枕治头风头痛者，皆泻肝之力也。

紫花地丁：俗名犁头草，又名鸡口舌草。味辛、苦，性寒，为除热解毒之要药。其主一切痈疽发背，疔肿瘰疬，无名肿毒，喉痹恶疮，皆除热解毒之力也。其主黄疸，则除热而兼泄湿矣。近来治白喉，甚效，即治喉痹恶疮之义。白而鲜者，良。

射根：一名乌扇，味苦，性平而降，阳中阴也。能降实火，其主喉痹咽痛，不得消息，腹中邪逆，胸中热气，皆降实火之力也。甯原云：射根能降实火，火降则血消、肿消，而痰结自解，癥瘕自除。

山慈菇：即毛慈菇，味甘、微辛，性寒。功专清热而散结，主治痈疮疔肿，瘰疬结核。用醋磨涂。

瓜蒌：润肺降气药也。其实，能治烦满大热，胸中痰火，是降在上之火热以下泄也，为治嗽要药。栝楼根，即天花粉，能行津液，治消渴身热，心中枯涸，是启在下之水精以上滋，为消渴圣药。

土瓜根：治瘀通经之药也，而又能泄热。主治天行热疾，兼除湿者，故治黄疸消渴；兼行瘀者，故治消渴内痹。仲景取之以为导者，泄热而兼润燥也。瓜蒌实，主治肺痿吐血、肠风泻血者，泄热而兼行瘀也。治赤白痢者，泄热而兼行瘀除湿也；治反胃吐食者，泄热行瘀，使气下降，而不上壅也。

山豆根：味苦，性寒。能泻心火，以保金气，兼降大肠之风火。而其实心火降，则不灼肺，而金清。肺与大肠相表里，肺金清，则大肠亦清，而诸毒亦解。故喉痛喉风，龈肿齿痛，喘满热嗽，腹痛下痢，五痔诸疮，并宜用之。

贯众：杀虫药也，而能解邪热之毒，故主治腹中邪热气。浸水缸中，日饮其水，能辟时疫。

白蔹：味苦，性平。最能除热，故其散结气，散热气之结也；其止痛，止热痛也；其治目中赤，清目热也；治小儿惊痫，清心包络之热也；治女子阴中肿痛，带下赤白，清血分中之热也。命名以蔹，取秋金收敛之义，可用之以敷敛疮毒，故治痈肿疽疮。

忍冬：花初开，蕊瓣俱白，经三二日，则变黄，新旧相参，黄白相映，故名金银花。味甘，性寒。生禀天之春气，土之中气，禀春气则入肝，禀土气则入胃，肝胃热毒，宜此治之。故治风养血，除胀解痢，不仅为外科解热毒之要药，藤叶与花功用皆同。若虚寒作泄者，忌用。

淡竹叶：此乃草本，与箽竹叶迥异，味甘，性寒。力专淡渗下降，故能凉胃以去烦热，兼利小便。其根能堕胎催生。

葛根：解肌散风出汗之药也。其主身大热者，气轻浮升发，解郁火也。生发之力，最能鼓舞胃气上行，以止热泻。胃气上行，则津液生，故又止热渴。且胃气，胃阳也，胃气因升发而鼓动，则湿热必解散而下行。斯湿热之呕吐，亦无不平矣。

灯心草：味甘、淡，性寒。轻浮通利，使热随气化而出，其必由之道路，即使小肠之膵管也。小肠为心之腑，故能除心经之火。其质轻浮而通，故兼能清肺经之火，但通利力专，凡虚脱人不宜用。烧灰用之，吹治急喉痹。涂乳饲小儿，止夜啼。入轻粉、麝香，治阴疽。

连翘：味苦、辛，性平而升，阳也，一云阴中阳也。状似人心，两片合成，其中有仁，甚香，乃心与包络气分主药。诸痛疮疡，皆属心火，故连翘为十二经疮家圣药，而兼治手足少阳、手阳明三经气分之热。元素曰：连翘之用有三：泄心经客热，一也；去上焦诸热，二也；为疮家圣药，三也。陈承曰：疮家用此，结者散之也。故《本经》

主治热结痈疮。

谷精草：主治风热之药也，其所以能治风热者，火郁而散之之力也。仲醇曰：手少阴君火，与足少阳相火相煽、上壅，便成喉痹之证。此能散二经之火，则气通而无结滞，故治之。阳明胃家风火，热甚上冲，热则生风，风火相搏，故发齿风痛。此能上行阳明而散之，故愈。仲醇之说如此，则其明目退翳之义，亦可推矣。

芍药：《诗》"溱洧"作勺药，血家药也。白者主缓中，收阴气，入肝脾，平虚火；赤者主破散，主通利，专入肝，泻实火。故白者止痛，赤者利小便；白者治目涩，赤者治目赤；白者名金芍药，赤者名木芍药。沈再平曰：《本草》载芍药气味功用，向来皆不分赤白，至《经疏》始条析之，其旨精微，今因从之。

茶叶：味苦、甘，性微寒。得春初生发之气，多肃清上膈之功。其除烦渴、清头目者，热下降而上自清也；其下气者，下热气也；消食者，消热食也，即其能解酒食、油腻、烧炙之毒，亦是此义。利大小便者，又热下降之所必然者也。外治可愈疮毒，但寒胃消脂。酒后饮之，引入膀胱、肾经，患成痕病水肿。空心亦大忌。

莲：补养之品，兼平虚火。其茎，主热渴，及病后干渴，并止闷除烦。其实，交水火而媾心肾，安靖上下君相火邪，故清心除烦。其实中青心，味苦，性寒，清心去热。

丝瓜络：味甘，性平。能清肺热，能平暑热，能泻肠热，能去血热，能解热毒，能以络通络，而治络脉中热。

冬瓜：味甘，性走而急，冷而利，可升可降，阴中阳也。能泻脾热，能泻胃热，能泻大小肠热，故其止消渴，除烦热，利小便，皆泻热之力也。又能大解热毒，故消痈肿，切片摩痱子良。其又能主小腹水胀者，以其冷利之性，能泻脏腑之湿热也。其子，性味与冬瓜同，泻火之力，亦除烦满不乐，消渴不止。又治肠痈，泻肠火也。润肌肤，泻脾胃火也，脾胃外应肌肉。

浮小麦：小麦皮寒肉热。其浮者，只有皮而无肉，故味咸，性寒，能除烦，除骨蒸之虚热，除妇人之劳热。又其质轻虚象肺，故能清皮腠之热，而止盗汗自汗。

麦苗：味辛，性寒。能除烦热闷气，能解时疾狂热，能解暴热，能退胸膈热，能去小肠热而利小便，能消酒后热毒，故酒疸目黄，可捣汁饮。

绿豆：味甘，性寒。能平胃热，能清心热，能解热毒，须单用皮，清凉轻利，而兼壅气之患，故其止消渴，止泻痢猝癖，止吐逆，皆平胃热之力也。治风疹，治丹毒烦热，及利小便，退目翳，明目，皆清心热之力也。治药石发动热气，解牛马金石毒，解菰菌砒毒，皆解热毒之力也。粉，扑痘疮湿烂不结痂疕者。

山栀子：味苦，性寒而降，阴也，入心、肺、胃三经。为泄热之品，能使心肺热邪，屈曲下行，从小便出，而三焦郁火以解，故其疗目赤热病，心烦懊恼不得眠，清心热也。利小便，清肺热也，肺为水之上源也，又心与小肠为表里。解消渴，疗面赤酒疱疹，止吐衄血痢，清胃热也。又清湿热，故解五种黄疸，兼通五淋。丹溪曰：

治上中二焦，连壳用；治下焦，去壳，洗去黄浆，炒用；治血病，炒黑用。好古曰：去心胸间热用仁，去肌表间热用皮。

按：编内所引前人语，有用上焦、中焦、下焦等字样，与本编宗旨不合者，皆因其有精义可取，阅者善体会之，可也。

地骨皮：味苦，性大寒。其木之本，入土下最深，故名地骨。地骨禀少阴水阴之气，主治骨蒸劳热，力能至骨，兼泻肾火，去胞中火，去肝肾虚热。有风寒外感者，虽发热亦不可用，恐引邪深入也。

女贞子：味苦，性平而降，阴中阴也。入肾经，力能除热。能除热，自能益阴。《本经》称其主补中，安五脏，养精神，除百病。久服肥健轻身不老者，或疑为枸骨主治。枸骨，一名猫儿刺，即十大功劳。与女贞及冬青，皆隆冬不凋，但女贞叶长子黑，冬青叶圆子红，枸骨叶生五刺，子正赤，以此为别。

芦荟：味苦，性大寒，入肝，入心包，入冲脉。能以苦寒之力，折热势之上逆，故主明目，兼治小儿惊痫。近世以之为更衣丸，盖取其能泄胃热也。但气秽恶，最易伤胃，胃气虚者，禁用。

梓白皮：梓楸同类。梓从辛，楸从秋，禀金气也；气味苦寒，禀水气也。禀水气，故治热毒；禀金气，故入阳明。《伤寒论》阳明篇云：伤寒瘀热在里，身必发黄，麻黄连翘赤小豆汤主之，内用梓白皮，义可知矣。

黄柏：味苦，性寒而降，阴也。能泻实火，故五脏中热、肠胃中热，宜之。能平肾水不足之虚火，故骨蒸及一切阴虚生内热者，宜之。能治湿火，故黄疸宜之。能降冲脉上逆之火，故冲气逆，其人口不渴，而小便反不通者，宜之。能制阴中之火，故女子漏下赤白，阴伤蚀疮，及一切下窍不利者，宜之。能清火毒，故肠痔泻痢，及诸疮痛不可忍者，宜之。黄柏古书作"黄蘗"，生用降实火，酒制治阴火上炎，盐制治肾火，姜制治胃火，姜汁炒黑治湿火，盐酒炒黑治虚火。阴虚火盛面赤戴阳，附子汁制。

苦楝子：一名金铃子，出川蜀者佳，故又名川楝子。味苦，性寒而降，阴也。能降热势之上逆，能引热毒以下泄，能导湿热使下走渗道。安常曰：苦楝子能入肝舒筋，导小肠、膀胱之热，因引心包相火下行，故心腹痛及疝气，取为要药。

槐花：味苦，性平而降，阴也。入肝、大肠二经血分。能平肝火，能清大肠火，其主心痛、眼赤、赤白痢，皆平肝火之力也。其主五痔及皮肤风热、肠风泻血，皆清大肠火之力也。

槐实：俗名槐角子，味苦，性寒。能滋肾脏津枯，以清肾火；能凉肝家血热，以平肝火；能救脾胃阴津之不足，以除脾胃之火。故其补脑，清肾火也；明目，止妇人子脏急痛，平肝火也；止涎唾，消乳瘕，除脾胃之火也。又清浮游不归根之火，故主五内邪气热。又清热毒，故治火疮，及阴疮湿痒。又清风热湿热，故治头脑间、心胸间热风烦闷，风眩欲倒，心头吐涎，如醉漾漾，如坐车船上者。

秦皮：味苦，性寒而降，阴也。能除肝热而明目，故去目中久热，目中青翳白膜，两目赤肿疼痛，风泪不止。煎水澄清，洗赤目极效。又除胆热，故治小儿惊痫身热。又性寒而兼收涩，故治热痢下重，妇人崩带。又涩能补水，故益精有子。

杨柳枝：杨柳根白皮，味苦，性寒。能除风热，能除痰热，能除齿牙热痛，能通利水道，以治小便淋浊痛。

董竹叶：味微辛、微苦，性寒而降，阴中微阳也。主治咳逆上气者，以叶生竹上，专除上部之风热烦扰也。又能治筋溢者，泄肝热也。消恶疡者，清心热也。

竹茹：味甘，性微寒，入肺胃二经。能开胃土之郁，以平胃火；能清肺金之燥，以清肺火。主治呕哕，温气，寒热，肺痿，吐血，噎膈。又能以竹之脉络，通人身之脉络，以清火之在脉络间者。故主妇人胎动，小儿热痫及一切失血热证。又主劳热，故治伤寒劳复。

箬叶：治血之药，亦利气之药。其治血也，即清血分之热也。其利气也，即清肺气之热也，故又能除热。其通小便，散喉痹，消痈肿，治痘疮，无一而非清热之力。

梨：味甘、微酸，性寒而降，阴也。疏利下行，最能清心火、清肺火，又泻肝火、泻胃火，故其止渴，止烦，止惊狂，利大小便，无一而非清火、泻火之力。

柿霜：乃柿饼之津液，味甘，性寒。轻清入肺，故清肺热，其生津止渴，化痰宁嗽，及治咽喉口舌间疮痛，是清肺热兼清心热也。丹溪谓：其入治肺药尤佳，但真者少耳。

乌爹泥：即孩儿茶，味苦、涩，性平，入肺经，清上膈热。时珍说：此出南番，云是细茶末纳竹筒中，埋土中，日久，取出捣汁，熬成小块。润泽者，上；大而枯者，次之。仲醇曰：本是茶末，故能清上膈，又得地中之阴气，故能凉血清热。

黄土：味甘，气平，入脾胃二经，而解其毒。凡腹内火热毒结，而病泻痢冷热，赤白下血，致令腹内绞结痛者，并宜之。李当之曰：土地主敛万物毒，治一切痈疽发背及猝患急黄热甚。张司空曰：三尺以上，曰粪；三尺以下，曰土。凡用当去上恶物，勿令入客水，方为真土，服之有益。

石蟹：味咸，性寒。能除天行热痰，其治青盲目翳，亦皆除热之效。

海浮石：化痰止咳之药也，而又能清金降火。俞琰曰：肺为水之上源，浮石入肺清其源，故又能止渴通淋。盖渴与淋，多由肺金不清，火气不降之所致。

玄精石：味咸，性寒而降。本太阴之精，治上盛下虚之热证。同硫黄、硝石用，有收阳助阴之能事。

寒水石：味咸，性寒而降，阴也。最泻肾火，平胃火，故止牙疼，止烦渴，明目，坚齿。并清五脏伏火、血中实火，故善于降血凉血。又除时气热盛，盖其气大寒，能除有余之邪热。别名凝水石。

石膏：清燥药也。最能泻肺、胃、三焦三经气分之实热，故发斑发疹、头痛牙痛、消渴暴喘、皮肤燥热者，多用之。

真玉：味甘，性平。能除胃火，能清心火，能锁虚火。其色白者，最平肺火。故凡胃热者、烦满者、喘息者、液虚而渴者，真玉并能治之。

朴硝：即皮硝，又名盐硝。味咸、辛、苦，性寒而降，阴也。主入胃、大肠、三焦，而下泄除热。盖热淫于内，治以咸寒。坚者，以咸软之；热者，以寒除之。故朴硝之治大热积聚，是其直往无前之性，而无坚不破、无热不荡也。性堕胎，孕妇忌服。盆硝，芒硝，牙硝，风化硝，朴硝有毒。黄者伤人，赤者杀人，入药必取白者。以水煎化，澄去渣，入莱菔自然汁同煮，倾入盆中，经宿，结成如冰，谓之盆硝。齐卫之硝，上生锋芒，谓之芒硝。川晋之硝，上生六棱，谓之牙硝。再三以莱菔汁炼去咸味，悬当风处，吹去水气，清白如粉，谓之风化硝。皇甫士安曰：朴硝重浊，芒硝、牙消清明，风化硝则又芒硝、牙硝去气味而甘缓轻爽者也。故朴硝只可施鲁莽之人，及外敷之药。若汤散服耳，必须芒硝、牙硝为佳。仲景伤寒方，只用芒硝，不用朴硝，正此意也。又硝禀太阴之气，气味咸寒，走血而润下，荡涤三焦，肠胃实热阳强之病，乃折治火邪药也。风化硝甘缓轻浮，故治心肺痰热而不泻利。

玄明粉：以芒硝、牙硝同莱菔汁、甘草煎过，鼎罐煅升而成。较朴硝已缓其咸寒之性。只能清膈上火及肠胃火，与朴硝清火而兼破坚不同。

朱砂：即丹砂，味甘，性微寒而降，阳中阴也。能纳浮游之火而安神，凡心热者，非此不能平。若心虚甚者，用之过多，势必不能敌其重坠之力，而心反难自主矣。

食盐：味甘、辛、咸，性寒而降，阴也。其寒能胜热，咸能润下。入肾以泻肾火，兼入心、肺、胃三经，以平三经之火。又外治火灼。

青盐：味咸，性寒，一名戎盐，专平血热。能入肾以降肾火，故治目中瘀赤昏涩。入心以降心火，与小肠为表里，心火降，则小肠之火亦降。故治溺血为最效。

赤金：味辛，性平而降，阴中阳也。凡病风热内扰而神惊者，此能镇惊而安神。徐用诚曰：肝经风热，则为惊痫失志，魂魄飞扬。肝属木而畏金，与心为子母，故其病同源一治。经疏曰：凡病止因心气虚以致神魂不安，并无惊邪外入者，当以补心安神为急，而非赤金所能定矣。盖唯有外邪侵犯，乃可借为镇心安身之用也。

白银：味辛，性平而降，能平肝热上逆，为治胎逆之要药。盖肝脏藏血，血护胎，若热则肝升气逆，而胎亦上逼，故银芢酒中，纹银为要药。其余镇静定怯，功效与赤金不远，但赤金可入血分，而纹银则入气分，而占优胜耳。

铁落：味辛，性平。能平肝热，能除胸膈中烦热气，兼治风热恶疮之在皮肤者，兼治热气阻碍而食不下者。

牛乳：补养心肺之药也。而能解热毒，兼之润燥，故反胃热哕者，宜之。

牛黄：味苦，气平。得日月之精，而通心主之神；禀中精之汁，而清三阳之热。故其治火也，于心家风热狂烦之证为最宜，或热邪扰乱包络用之。孕妇忌服。

犀角： 解毒之药，故饮食中毒者，宜之。而善于泻火，故彻上彻下，尤为清热之要药。盖入心经而泻心火，入肝经而泻肝火，入胃经而泻胃火，又能泻风火、泻痰火。盖清热而性兼走散也，但消胎气，孕妇忌服。

羚羊角： 味苦、咸，性寒，气降。最清肝火，兼泻心火，更平肺火，凡虚而有火者宜。汪讱庵曰：目为肝窍，此能清肝，故明目去障。肝主风，其合为筋，此能祛风舒筋，故治惊痫搐搦、骨痛筋挛。肝藏魂，心藏神，此能泄心肝邪热，故治狂越僻谬、梦魇惊骇。肝主血，此能散血，故治瘀滞恶血，血痢肿毒。相火寄于肝胆，在志为怒，此能下气降火，故治伤寒伏热，烦怠气逆，食噎不通。羚之性灵，而精在角，故又辟邪而解诸毒，毒亦邪气之所结也。

熊胆： 味苦，性寒，阳中阴也。苦入心，能清心火以定惊。胆附于肝，能平肝火，主明目而去翳。以胆治胆，能平胆火，主治时气热盛，变为黄疸。黄疸，胆汁溢之为病也。

蝉蜕： 蝉，味咸、甘，性寒。木之余气所化，吸风饮露，体具清虚，故善治风热。蜕，脱也，故风热之在皮肤者，蝉蜕可以脱之而散之、退之而清之，主治目昏障翳、痘疹作痒、皮肤风热，或痘疹出不快。至于治哑，取其善鸣。治小儿夜啼，取其昼善鸣而夜不鸣，并去其身上半而单用下半，以其鸣处在于上半。治妇人生子不下与治下痢，亦取其善脱，而总不离乎风热所壅之为病。若气虚之体，则不易用。李时珍曰：治皮肤疮疡风热，当用蝉蜕；治脏腑经络，当用蝉身，各从其类也。

海粉： 味咸，性寒，色碧，专行肝肾。是海中介属，得东南水土之气而成，实燕窠未经燕衔之原质。最解热毒，主散瘿瘤。但性寒滑，脾胃虚人，勿用。

珍珠母： 即河蚌壳，燥湿化痰之药也。咸寒亦能解热。其肉尚存而洒者，取汁点眼，赤眼暗，良，亦解热之力也。

珍珠： 味甘、咸，性寒。感月而胎，水精之所蕴也。水能制火，故入心以清心火，则心宁。入肝以平肝火，则魂安，肝藏魂也。取新洁未经钻缀者，乳浸三日，研粉用。

石决明： 补阴药也，能泄肝热，故主明目。

鳖甲： 补肝阴之药也。故肝阴虚，而骨节间劳热者，宜之；或暑邪消灼肝阴，致病温疟而寒热不解者，亦宜之。但须明白辨别，否则引邪深入矣。

蟾蜍： 一名虾蟆，味辛，性寒而降，阴也。最解热毒，内服可退疳热，故治小儿面黄癖气，外敷可平热病恶疮。蟾酥，是蟾蜍眉间白汁，味辛甘，性温。善发散，能消一切风火抑郁之痈肿，故为拔疔散毒之神药。但有毒，能烂人肌肉，用者慎之。

青蛙： 俗名田鸡。味甘，性寒。能解劳热。捣汁服，治虾蟆瘟病。

地龙： 即白颈蚯蚓，杀虫药也。化为水，能疗天行诸热，并涂丹毒，敷漆疮，疗汤火伤。李时珍曰：蚯蚓大寒，故能大解诸热疾；下行，故能行湿病而利小便，治足疾而通经络。或云：蚯蚓洗净，用白糖霜拌之，能化为水，涂汤火伤，效。

蚯蚓泥，即蚯蚓屎，味甘，性寒。泄热解毒，主治赤白久热痢，并敷阴囊热肿痛。仲醇曰：蚯蚓泥治久热痢者，以久痢乃湿热甚于肠胃，得甘寒之气，则湿热自除也。

蚕茧： 味甘，性温。能泻膀胱相火，而引清气上朝于口，以止消渴。又蚕与马并属午，为离，主心，作茧，乃其退藏之妙也。主抑心火，又丝入络，乃层抽而出。若热深入络，亦须层抽而出，可借此以作药引。

黄丝绢： 性味与蚕茧同，煮汁服，亦能退火而止消渴。

粪清： 一名黄龙汤，俗名金汁，味清淡，性寒，入心经。能泄心热，心为五脏主，故能解五脏热。埋伏土中，得土气最久，故最能解胃家热毒及时行热毒。

人中黄： 味甘，性寒，主解胃家热毒及天行热病。

人中白： 味咸，性平而降，阴也。能引火气下行，使火循其小便之故道，即从膀胱尿道而出。外敷主汤火灼疮。内服主心膈热，肝、三焦、膀胱热，传尸劳热。

童便： 味咸而淡，性温而平，降也，阴中阳也。降火甚速，盖小便入胃，循其旧路，出于膵管，下通水道，以入膀胱，故能使肺气清肃，火从下行，而无上逆之患矣。

中 卷

目 录

治气类

桔梗：味苦、辛，性微温而升，阳中阴也。轻清上升，故肺气郁者，能开而发之。凡干咳嗽及风热鼻塞、喉痹，及咽嗌胸膈滞痛，关于痰火之气郁在肺中者，桔梗开之。痢疾腹痛，关于肺气郁在大肠者，亦以桔梗开之。

柴胡：味苦，性平，升中有散，阴中阳也。凡阳气下陷者，能引而升之；邪气内结者，能表而散之；肠胃气滞、经络气阻者，能宣而通之；肝胆气郁者，能升而达之。总之，能引少阳清气以上行，用之不当反受其咎。

升麻：味辛、苦，性平而升，气味俱薄，阳也。能引阳明清气以上行，故其所治诸病，如时气毒疠，头痛寒热，肺痿吐脓，下痢后重，及脱肛，崩中，带下，痘疮，斑疹，风热疮痈，必确由于阳明清气不能上行者，才可用之，否则误矣。

前胡：味苦、微辛、甘，性微寒而降，阳中阴也。长于开气而降气，气降则火降，痰亦降。凡痰气阻滞，因而胸胁痞，心腹滞痛，骨蒸烦闷，肺热不止或头痛者，并宜之。

川芎：治血药也，而其实为血中气药。凡三焦气郁者，此能开提其气以升之，气升则郁自解。故川芎总解诸郁，直达三焦，为通阴阳气血之使。

广木香：味辛、苦，性温而降，阴中阳也。能泻肺气，能和脾胃气，能疏肝气，能辟邪气。气郁不达者，能升而达之；冷气滞塞胸腹间者，能决而泄之；冲脉为病，逆气里急者，能降之；膀胱冷气胀痛，甚至小便秘者，能通之。

茉莉花：味辛，性热。白痢药中用之，取其芳香散陈气也。

白豆蔻：味辛，性大温而升，阳也。能宣能通，能流行三焦，温暖脾胃。凡脾胃冷气积滞者，能温而行之；因冷气积滞，致成吐逆反胃，或腹痛，或噎膈，或谷食不消者，能宣而治之。

缩砂仁：味辛，性温而降多于升，阳也。凡脾胃气结，滞而不散者，能宣而散之；气结滞，致成胀痞、噎膈、呕吐者，能宣而通之；腹中冷气痛，或冷泻者，能调而和之，此皆芳香入脾醒脾、入胃调胃之效。又能引诸药归宿丹田，故肾虚而气不归元者，非此为向导，不济。

郁金：味辛、苦，性平而降，阴也。能降拂逆之气。入心肝二经，并入胃经。兼治冷气结聚，兼解气郁。

香附：味甘，性微寒而降，阳中阴也。能开郁气，能行滞气，能降热气。气乱能调之，气聚能散之。但治标之药，唯气实血未大虚者宜之，否则易于损气而燥血。李时珍曰：香附生用上行胸膈，外达皮肤；熟用下走肝肾，外彻腰足。炒黑止血；童便浸炒，入血分而补虚；盐水浸炒，入血分而润燥；青盐炒，补肾气；酒浸炒，行经络；

醋浸炒，消积聚；姜汁炒，化痰饮。

藿香：味辛，性微温，升多于降，阳也。入脾胃，以调胃气，醒脾气，去恶气，温中而快气，且能引清阳之气，上通颠顶，故鼻渊方中，取以为君。其梗又走中不走外，为调和中气之要药。

山兰叶：味微甘、微辛、微酸，性平，可升可降，阴中阳也。功专清肺开胃宣脾。《内经》主治脾瘅，除陈气也。后人根据《离骚》"纫秋兰以为佩"句，遂指兰为佩兰。不思《离骚》佩字是活动字，《离骚》词且明明提出秋兰二字，如何可以最活动之佩字，佩字置之兰字之上，并抹煞秋字。又《诗·溱洧》篇注陆氏玑，佩兰即兰香草也，其茎叶似药草泽兰，广而长节，节中赤，高四五尺，汉诸池苑及许昌宫中皆种之。罗氏愿：大都似泽兰，泽兰叶尖微有毛，不光润，方茎紫节，八月花白，人多种于庭池。此兰生泽畔，叶光润。陈氏启源：紫茎素枝，赤节绿叶，其茎圆节长叶无芒者，为兰草，是也。后人以叶常似茅，花黄绿色，一茎数花者，名兰。吕氏祖谦谓，蕳即今之兰。朱子《离骚》辨证已辨之矣。方回《订兰说》：古之兰草，即近之千金草，俗名孩儿菊者。今之所谓兰，其叶如茅而嫩者，根谓之土续断，因花馥郁，故得兰名。逐齐间览，今人所种如麦门冬者，名盗兰，非真兰也。故陈止齐著盗兰以讥之。余案以上数则，并指兰为佩兰，而皆未能确辨《离骚》之兰。余因据《离骚》以辨，《离骚》"余既兹兰之九畹兮，又树蕙之百亩"，兰与蕙类，铁证。"兰芷变而不芳兮，荃蕙化而为茅"，蕙与茅叶相像，又铁证。且木兰花如辛夷，其结瓣正与兰相像，又有兰香，观木兰得以兰名，则兰可知。《离骚》"朝饮木兰之坠露兮"，又"朝搴阰之木兰兮"。《离骚》既有木兰名目，即不妨以木兰证之。兰非省头草，不辨而明，况省头草开花结子，子可繁殖，兰则苏而不实，《离骚》不既云乎，"余以兰为可恃兮，羌无实而容长"。

佩兰叶：即省头草，又名都梁香，味辛，性平，可升可降，阴中阳也。能解肺胃郁结之气，兼治虫毒不祥之气。专走气分，故治气病。

紫苏叶：发汗散风药也。凡有气郁者，亦能辛以解之。一切冷气又能以辛温散之。

苏梗：主顺气下气，亦解郁气，而力较叶缓，虚者宜之。细梗旁出者，整条用，勿切段，能通肝络肺络间之结气痛。

苏子：能降逆气、解郁气，兼润肺气，故肺气喘急者，宜之。肠胃气虚者，忌之。白者性较缓。

百部：味苦，性微寒。最开肺之结气而润肺。故咳嗽上气者，可酌用之。

款冬花：味辛散而润，甘缓而和，性温而降，阴中阳也。善降肺气，气降则火亦降，火降则阳交于阴，而水火济。水火济，则火不上炎，气不逆升，于肺无忤，而咳逆上气喘息诸患平矣。

威灵仙：治风痹之药也。而即能通冷滞气，能散气块，能推新旧积滞气。

菖蒲：开窍药也。亦能下气，故治咳逆上气，兼治热气闭隔心胸。故士瀛云：下痢禁口，虽是脾虚，亦由热气闭隔心胸所致。服药加菖蒲，胸次一开自然思食，又止心腹气痛。

牵牛： 东垣曰：有谓牵牛苦寒，误矣。牵牛辛辣，久嚼猛烈雄壮。所谓苦寒，安在哉？乃泄气之药，比诸辛药泄气尤甚，兼逐水。凡诸虚及湿热在血分者，忌用。有黑白二种，白者，一名白丑；黑者，一名黑丑，黑丑力更速。

葶苈： 葶苈行水，在于能泻肺气，故葶苈最为下气之药。主治癥瘕积聚，结气肺壅，咳嗽上气。其通利水道者，肺气降，则水道自通也。

白前： 味甘，性微温而降，阳中阴也。专降逆气，泻肺气，兼治奔豚气肾气。沈再平曰：白前性无补益，虽冠氏称其能保肺气，但其功能专于降气，气降故痰亦降。故唯肺气壅实，兼有痰凝塞者，用之，无不奏功。若虚而哽气者，不可投也。

姜黄： 味辛、苦，性热而降，阳中阴也。入脾经，兼入肝经。最下气，兼治血中之气，故主心腹痊忤及右胁痛、臂痛。祛邪散结，辟恶治气胀，消冷气，功力烈于郁金。凡血虚臂痛、血虚腹痛，而非瘀血凝滞，气逆上壅作胀者，均忌。若误用之，则愈伤血分，病必转剧。

蓬莪术： 味苦、辛，性温而降，阳中阴也。最能行气，治积聚诸气，消冷气，破气中血。故心腹痛，中恶，痊忤，鬼气霍乱，吐酸水，丈夫奔豚疝癖，并用之。

荆三棱： 散血药也。兼破血中之气，故又能行气，兼消气胀，能破积气，其主老癖癥瘕，积聚结块，及心腹痛、心膈痛，皆行气之力也。好古曰：三棱、蓬术，治积块疮硬者，坚者削之也。时珍曰：三棱能破气散结，其功近于香附，而力峻，故难久服。

蒲公英： 即黄花地丁，味甘，性平，降多于升，阳中阴也。能散滞气，能降热气，能化毒气，能通肾气。其主妇人乳痈肿，即散滞降逆化毒之功。又此草有汁如乳，故治乳更宜。其擦牙乌须发、壮筋骨，则通肾气之力也。

旋覆花： 一名金沸草。味咸，性温而降，阳中阴也。凡草木之味，咸者绝少。咸皆治下，咸而治上者甚少。唯此味咸而治上，故能软坚以除胸膈间凝滞坚结之疾，而为除结气、消痰气、下逆气、行水气之要药。其主胁下满，其去五脏间寒热，其利大肠，其通血脉，皆除结气之力也。其止惊悸，其消胸上痰结，及吐如胶漆，皆消痰气之力也。其止呕逆不下食，其消坚软痞，其平噫气，皆下逆气之力。其主水肿，其去心胸痰水及膀胱留饮，皆行水气之力。至于定喘止嗽，则尤除结消痰、下逆行水之力之兼见者。又体轻气芳之药，往往能消寒热。盖寒热之痰，无不因郁而成。《内经》曰：火郁则发之。轻芳之体能发散，故旋覆能解结气，则郁自散，而寒热自除。

紫菀： 味苦、辛，性平，可升可降，阳中阴也。最能润肺而下气，故主咳逆上气，胸中寒热结气，并主息贲及劳气虚热。其止喘悸，开喉痹，消痰，皆润肺下气之力也。李时珍曰：紫者名紫菀，白者名女菀，紫入血分，白入气分。

射根：清火解毒，散血消痰之药也。其主咳逆上气，散结气，散胸中热气，气喘腹胀，胸膈气满，无一不由清火解毒、散血消痰而来。

马兜铃：清热之药也，故能清肺热，能清肺热，故能清肺气，盖肺邪去，则肺脏自安也。其主肺气上急，痰结喘促，坐息不得，咳逆连连不止，皆清肺热以降肺气。若肺虚寒咳嗽，或寒痰作喘者，忌。或曰，马兜铃苦中带辛，寒中带散，又善涌泄，故肺气阻滞而声音不清者，宜之。此说甚精当。

青木香：即马兜铃根。味辛、苦，性微寒，能降阴气上逆，能消结气凝痛，肺寒胃弱人，勿用。

天仙藤：味苦，性温，主疏气。故治风劳腹痛，妊娠水肿，皆血分间气滞之为病也。天仙藤叶似葛，圆而小，有白毛，根有须，四时不凋。或曰，即青木香藤。

瓜蒌实：《诗》《尔雅》所云"果蓏之实"，即瓜蒌。瓜蒌即栝楼，味苦、甘，性寒而降，阴也。入肺经，最能润肺降气，兼能润肺以截气结，《金匮》治胸痹，《伤寒论》治结胸，皆截胸前之气结也。

肉豆蔻：主治积冷之药也。故兼治冷气，兼理脾气、暖胃气。朱丹溪曰：肉蔻属金与土，温中理脾。《日华子》称其下气，以脾得补而善运化，气自下也。

胡芦巴：为壮元阳、除寒湿之药也。得附子、硫黄治肾虚冷气及腹胁冷气胀满。得茴香、桃仁治膀胱冷气，又治冷气疝瘕及寒湿脚气。

半夏：除湿化痰之药也。除湿化痰，故能健脾气、和胃气。而辛能开诸结，故其开结气，即解郁气，平能降诸逆，故其降逆气，即下肺气。仲景治呕，必加此味，即开结降逆之旨也。

胡荽：味辛，性微温而升，阳也，一名元荽。为透发之品，其辛温香窜，内通心脾，外达四肢，能解一切不正之气。故主消谷，利大小肠，通小腹气。气虚人，不宜服。服一切补药及药中有白术、丹皮，均忌。

海藻：味咸，性寒而降，阴也。能治气结，故主瘿瘤结气，癥瘕坚气，奔豚气，脚气，疝气下坠，水气浮肿，此气必由坚而结者，故咸以软之。

薤白：味辛、苦，性温而滑。能散结气，能泄气滞，能温中而消寒气，能调中而止气痛，既能下气，复能陷者举之，以止气坠。但此物生则辛苦，熟则甘美，药铺所售，多是熟者，取其滑利则有之，取其辛散则未见得，用者宜详审焉。

茴香：温肾治寒之药也。最能去膀胱、胃间冷气，善降浊阴之气。故大茴香能治肾气冲胁如刀刺痛，小茴香亦主理气，而治寒疝，兼主开胃。

白芥子：味辛，性温，入肺经。最能利气，故能豁痰，发汗散寒，止痛除肿，皆由其利气之力。盖气利，则不通者通，自无壅滞之患矣。

莱菔：生者味辛、甘，熟者味甘，性温而平，能升能降，阳也。主大下气。

莱菔子：味辛、甘，性平，可升可降，阳也。能行气，能下气，能止气痛。其定喘嗽痰咳，调下痢后重，宽胸膈，除腹满，利大小便，皆行气之力之所推也。

韭菜：治血药也。即能于血中行气，故腹中冷痛，胸痹刺痛如锥者，并宜用之。

大豆黄卷：治湿药也。而其除陈去积之力，实能入胃以通胃气。

谷芽：味苦，性温。其生化之力，能调理脾胃。脾胃和，则中自温，热自除，食自消，积自化，而气自下。

麦芽：味甘、咸，性温。能助胃气上行，而资健运，以破冷气，以除腹中胀满之气。然必炒用，使其性枯，否则泥滞。

神曲：味辛、甘，性温。辛则散气，甘则调中，温则开胃，总不外乎消导之力。能下积气，能去冷气。若脾阴虚、胃火盛者，忌。孕妇又当少食，以其能损胎也。

醋：为散瘀之品。虽味酸兼能收敛气血，而其主治胃脘气疼，及其下气除烦，似当以散瘀之义推之为多。沈再平称其大开胃气，醒脾气，不但收敛之功见长。此说甚是。

桐叶：杀虫之药也。而又能降气，故奔豚气主之。

白檀香：味辛，性温而降，阳中微阴也。以开发为长，能调卫气，能和膈上诸气，能散冷气，能通肾气以止痛，引胃气以上升。凡气郁不舒，噎膈呕逆吐食者，宜之。

乌药：味辛，性温而降，阳也。能顺气以止痛，能疏利胸腹邪逆之气，能除膀胱肾间冷气，攻冲背膂，能疗疝气，能消食气，能治中气。凡厥逆痰壅、口噤脉伏者，身温为中风，身冷为中气，又有痰为中风，无痰为中气。

樟木：性禀龙火，辛温香窜，能去湿以辟恶气。故治干霍乱，以樟木屑煎浓汁吐之。中恶猝死者，以樟木烧烟熏之，待苏，用药。

樟脑：味辛，性热，气香窜。能除湿气，能去脚气，能宣滞气。

龙脑香：即冰片，味辛香，性微寒而升，阳中阳也。最能通窍而去闭塞，主治心腹间风湿积聚之邪气及风热所结之痰气。

阿魏：味辛，性平，气臭烈，入脾胃二经。故能去臭气而下恶气。其主霍乱心腹痛及心腹中冷，皆去臭气、下恶气之力也。

厚朴：味苦、辛，性温而升，阴中阳也，入脾胃二经。苦降，以泻实满之气；辛温，以散湿滞之气。故与枳实、大黄同用，泻实满也；与橘皮、苍术同用，散湿滞也。泻实满，是消积下气之力；散湿滞，是温中调气之用。

枳实、枳壳：味苦，性寒而降，阴也。李时珍曰：枳实、枳壳其功皆能利气，气下则痰喘止，气行则痞胀消，气通则痛刺止，气快则后重除。陈修园曰：《本经》有枳实，无枳壳，唐《开宝》始分之。然枳壳即枳实之大者，性宣发而气散，不如枳实之完结。然既是一种，亦不必过分。

沉香：味辛、苦，性微温，可升可降，阳也。能去恶气，除冷气，宣郁气，降上热下寒之结气，及气闭、气淋、气痢，并宜用之。鬼疰邪气，亦可以此辟之。仲醇曰：

诸木皆浮，沉香独沉，故能下气而坠痰涎，能降亦能升。香气入脾，故能理诸气而调中。色黑体阳，故入肾而暖精壮阳。行气不伤气，温中不助火。愚谓沉香虽不伤气，而中气虚者，未有不忌。虽不助火，而香必助燥，燥气病者，未有不忌。

诃黎勒：即诃子，味苦、酸、涩，性温而降，阴也。生用，敛肺降火而行气，故消痰开音用之。煨用，实肠温胃而固气，故治久痢久泻者用之。

丁香：味辛，性热而升，阳也。有雌有雄，雄者为公丁香，雌者为母丁香。治脾冷气不和，良，母者尤佳。丹溪曰：人之阴阳依胃为养，土伤，则木夹相火，直冲清道，上作咳逆。古人以为胃寒，用丁香、柿蒂，不能清痰理气，唯助火而已。又口居上，地气出焉，脾有郁火，溢入肺中，失其清和之意，而浊气上行，若以丁香治之，是扬汤止沸耳。沈再平曰：呃逆多由于火，容有因寒而致者，亦止呃逆证中一欵，故以丁香、柿蒂治之，而败者十有五六，但必以寒药治之，矫枉太过又未得当，总在察其寒热虚实，因时制宜，可耳。

胡椒：味辛，性大温，升多于降，阳中阴也。能下气温中而快膈，能降冷气之上冲，能去胃口虚冷气，能壮肾气。但多食损肺，令人吐血。

荜澄茄：味辛，性温，即胡椒之大者，乃一类而二种。或曰，向阳者为胡椒，向阴者为荜澄茄。荜澄茄主下气，能去心腹间气胀，兼治一切冷气痰癖及肾气、膀胱气之属冷者。盖其入脾、胃、肾、膀胱四经，与胡椒入胃、大肠二经少异。

吴茱萸：除寒湿之药也。最能引浊阴之寒气，使不上逆。盖浊阴寒气上逆，能令厥阴痰涎头痛，痞满塞胸，咽膈不通，或冲脉为病，气逆里急，此药下气最速，故宜之。兼解郁气，化滞气。徐洄溪曰：吴萸味极辛，辛属金，金平木，故为驱逐肝风之要药。但肝风有二：一为夹寒之风，一为夹火之风。吴萸性温，于夹寒之风为宜，此又不可不知也。愚谓徐说风字，是与外来之风无涉，当就气字上着想。

橘皮：味苦、辛，性温。调中快膈，为宣通疏利气分之要药。留白，则运脾胃；去白，则理肺气；去红，则和脾胃之气；络，则调和肝络、肺络、脾胃诸络之气。同补药用则补，同泻药用则泻，同升药用则升，同降药用则降，各因所配，而补泻升降也。

橘核：味苦，性温，入肝经，兼达肾与膀胱。专散下部冷结之气，故肾痈腰痛、膀胱气痛、小肠疝气及阴核肿痛，并宜之。

青皮：味苦、辛，性寒而降，阴中微阳也。能散滞气，解郁怒气，治左胁肝经积气及胸膈气逆、小腹疝气，并消乳房气肿。余查药铺中所备青皮，其种类有二：一大青皮，是橘皮之未红者，其性味较橘皮而加烈，当入脾、肺、胃经，而散其滞气；一小青皮，是柑之初生而未成者，其性味较柑皮而加烈，当入肝，而解其郁气。余又查橘皮浮而升入脾肺气分，青皮沉而降入肝胆气分，当分辨之。

橘叶：味苦，性平，入厥阴。行肝气，兼导胸膈间逆气，故治乳痈胁痛，消肿。

柑皮：味辛、苦，性微寒。与橘皮同为下气之品，但橘皮温而柑皮寒，能散肠中热滞之气，故止暴泻，利小便。《千金方》中用之，云甘皮者即此。

枇杷叶：味苦，性平而降，阳中阴也。能降肺气，能和胃气，能退热气，总不外乎下气之力。气下，则火降痰顺，而逆者不逆，呕者不呕，渴者不渴，咳者不咳矣。

荔枝核：味甘，性温，入肝肾二经。能通滞气，散寒气，祛湿气。凡小肠气痛，癞疝气痛，心气痛，妇人血气刺痛，并宜用之。

橄榄：一名青果。味苦、涩、缓、甘，性微平，可升可降，阳中阴也。能宣肺气，故咽喉阻滞者，宜之。能宣胃气，故食不消而泻不止者，宜之。但性热，多食每致上壅，切去两头，单用中段，或不热，以少盐腌之，便不上壅。

香橼：俗名香圆，一名佛手柑，古名枸橼。味辛、苦、酸，性温，入脾、肺二经。能降肺胃之气而止呕，能和脾胃之气而进食，能除胀气、消水气而止嗽喘。陈久者良，根叶功用略同。

枸橘：味辛，性温，与枳同类，而破气之力过之。李时珍治下痢脓血后重，今人解酒毒用之，皆取其破气之力也。

郁李仁：润燥药也。而其实性专下降，为泻气之要药。故面目四肢浮肿，肠中结气，关格不通，大肠气滞，燥涩不通，五脏膀胱急痛，并宜用之。因悸而目张不瞑，气不下者，亦宜用之。

槟榔：味苦，性温、涩而降，阳中微阴也。能泻胸中至高之气，使之下行，如铁石之沉重，坠诸药至于下极，故治冲脉为病，逆气里急，及诸气壅、气滞、气积、气冷、气痛、腹内气胀后重，及奔豚气。

枣子槟榔：性味功用与槟榔同，而力稍缓，即大腹子，故又名大腹槟榔。槟榔偏入血分，腹满多火者宜之；大腹槟榔偏入气分，体丰湿盛者宜之。二药同处之类在此。

大腹皮：味辛，性温，入脾胃二经。下一切气，泻肺气。与槟榔同为下气药，但槟榔下气最捷，其性甚烈，腹皮下气稍迟，其性较缓。又槟榔性沉重，主泻有形之积滞，腹皮性轻浮，主散无形之滞气。故痞满膨胀，水气浮肿，脚气壅滞者，宜之。

杏仁：润燥药也。而冷利之性，最能泻肺而下气，故其主咳逆喘促，上气雷鸣及喉痹，而肺与大肠相表里，故又通大肠气秘及奔豚。李杲曰：杏仁下喘，治气也；桃仁疗狂，治血也。俱治大肠秘，当分气血。昼便难，行阳气也；夜便难，行阴血也。故虚人便秘不可过泻。脉浮者属气，用杏仁、陈皮；脉沉者属血，用桃仁、陈皮。肺与大肠为表里，贲门主往来，魄门主收闭，为气之通道，故并用陈皮佐之。

山楂：消积散瘀之药。而克伐之力，实能化宿滞而行结气。

柿蒂：味涩，性平，主治咳逆哕气。余谓必视其病之可以收涩者用之，否则祸不旋踵矣。

乌梅：味酸，性平，可升可降，阴也。得木气之全以生，木气生气也，生气上达，则逆气自下，故《本经》主治下气。其除热与烦满及安心者，即《伤寒论》厥阴证，气上撞心，心中疼热之谓也。厥阴逆气下降，则诸病皆愈矣。其又能治久痢不止者，亦生气上达，逆气下降，肝气调和，不仅酸以涩肠也。

木瓜：一名楙。味酸、涩，性温，降多于升，阳中阴也。能和胃气，理脾气，而治霍乱之大吐下。能敛肺气而治噫，能下冷气而平呕逆，能和肝气以止转筋，并治湿痹脚气，及奔豚气，水肿气，腹胀气。陶隐居云：如转筋时，但呼其名，及书土作木瓜字，辄愈，犹望梅止渴，理之相感，不可得而详也。

箬叶：凉血之药也，而又能利肺气。

凿头英：能下肝气，以其得金气而克木也。

雄黄：杀精物、恶鬼、百虫之药也。故除邪气，善治积聚癖气，且搜肝气，辟山岚瘴气。

代赭石：镇虚逆、养阴血之药也。故治伤寒汗吐下后，心下痞硬、噫气。推之，故能治大人小儿惊气入腹。又推其能治鬼疰，杀精物之力，故兼治腹中毒邪气。

白石英：味甘，性温而降，阴中阳也。色白入肺，主治咳逆上气之属于肺者。

五灵脂：行血之药也，而又能行气，故治心腹冷气痛。

刺猬皮：破血凉血之药也，而兼能理气。寇氏曰：猬皮治胃逆，开胃气有力。

九香虫：味咸，性温。能壮元阳，补脾肾之亏损，而治膈脘之滞气。

瓦楞子：化痰积之药也。而又能除冷气，故一切血气病，亦可用之。

治血类

延胡索：微辛、苦，性温，可升可降，阴中阳也。能走而不能守，能破血以行瘀，能活血以止痛，能行血中气滞，能行气中血滞，故通经络、破癥痕。凡暴血上冲，此能下而行之；气血凝结而腹痛者，此能通而止之。但主落胎，孕妇忌服。

白茅根：清热药也。热清则火降，火降则血不上升，故亦治血。兼清瘀血，兼通血脉，兼除血闭之寒热，故吐血、衄血、血淋及妇人月经不行，并宜用之。若血证而夹虚寒，忌用。

白茅花：味甘，性温，色白，轻虚。力能上升入肺，因散热以止血，故鼻衄证用之。

川芎：搜风药也。风气通于肝，而肝藏血，故川芎功专和血通肝。凡肝血不足，致成头痛，脑中冷动，或目泪出，或胁痛，或腰脚软弱，半身不遂，并宜用之。

郁金：降气药也。气降即火降，而又入血分，故能降下火气，使血不妄行。凡血上行，属内热火炎者，宜。血淋尿血，亦多属血热妄行，故并能凉以止之。血之瘀积，多因气之不调，郁金调气，故并能破瘀。

香附：行气药也。气行血亦行，故又能治血而为血中气药，且能引血药至气分而生血。

荆芥：治风药也。风主肝，肝藏血，故荆芥能治血中之风。其味辛散，能下瘀血，兼能通血脉。其气轻升，故兼治下血血痢、崩中痔漏。盖轻有以举之也，其穗在颠，更善升发。治血，或宜炒黑用。

茜草：别名血见愁。诗"茹芦在阪"注云：《尔雅》：茹芦，茅蒐。李氏巡：一名茜，可以染绛。陆氏玑：今之茜草，味酸咸，性寒，可升可降，阴中阳也，能凉无病之血，能行已伤之血。

剪草：味苦，性凉，主治一切失血。功同茜草，但茜草止血，又能行血，故既止吐血、衄血、血崩、尿血，又主消瘀通经，是唯能行，故能止也。剪草但止血而不行血，故吐咯损肺及妄行者，皆治。虽二药之性皆凉，而用处不同如此。

泽兰：味苦、甘，性微温而降，阴中阳也。能散阴中之阳，即能泄血中之热，故鼻血、吐血用之。最能破宿血，故金疮、痈肿、疮脓及仆损瘀血，及妇人血沥、腰痛、产后腹痛、癥瘕，并用之。又微辛微香，能解血中之郁，故头风目痛，女人劳瘦，丈夫面黄，亦用之。

马兰：味辛，性平、微凉。赤茎者良，能破宿血，生新血，入阳明血分，与泽兰同功。治鼻衄，痔疮，妇人淋浊，喉痹肿痛，水肿溺涩，绞肠痧，蛇伤。或煎服，或杵汁服，或捣敷，皆取其散血而兼解毒也。

山茶花：味苦，性温，色红。开于春阳初动之时，得肝木之气，而生心火。肝藏血，心主血，故治吐血、血衄、下血为要药。生用则破宿生新，入童便炒黑，则能止血。

益母草：一名萑。《诗》"中谷有萑"，即此。味辛、苦，性寒，可升可降，阳也。清热解毒而凉血，故主瘾疹。作汤浴，并治肿毒疮疡。盖其凉血兼能行血也，故妇人胎产诸病，又用此以为祛瘀生新之要药。

益母草子：名茺蔚子，性味虽同益母草，而其实味辛而甘，性微温。《本经》称其主明目，益精，除水气，久服轻身。盖其行中有补，辛散中而兼润。故东垣谓治肝、心包、血分风热，明目益精，调女人经血，单用茺蔚子。丹溪谓茺蔚子活血行气，有补阴之功，用之胎前无滞、产后无虚。

鸡冠花：味甘，性凉。治痔漏下血，赤白下痢，崩中，赤白带下。花赤者治赤带，白者治白带。子，治肠风泻血，赤白痢，崩中带下，均宜炒用。苗，治疮痔及血病。

红花：一名红蓝花，味辛、甘，性温，可升可降，阴中阳也。入肝经，兼入心经。盖血生于心，藏于肝，属于冲任。红花汁与之相类，故能行血活血，通男子血脉、女子经水。多用则行，少用则养，过用则使人血行不止而死。

红花产于西藏者，名番红花。最能活血，兼养心血，能令人心喜，兼治惊悸，兼治心忧郁积，气闷不散。

马鞭草：一名龙牙草，味苦，性微寒。专以驱逐为长，故能破血通经消胀。捣涂阴肿。

甘草：泻火药也。而亦能利气血，通经脉。其头，生用之，主行肝胃二经瘀浊之血，消肿而导毒。

大蓟：又名刺蓟，味甘，性温而降，阴也。凉血而能行血，行血而微能补血，主治女子赤白沃，安胎。治吐衄、崩中下血，多效。但利于胃气健旺之人，若胃弱泄泻及血虚不思饮食之人，则不可以轻用。余谓大蓟治效在于行血，谓之安胎，难信。

小蓟：味甘，性温，或曰微寒。主破宿血，生新血，其治暴下血、血崩、金疮出血、呕血等症，皆益血除热之力。故完素云：小蓟只可退热，不似大蓟能健养下气也。苏恭曰：大小蓟皆破血药，但大蓟兼治痈肿，而小蓟专主血，不能消肿。

瞿麦：味苦、辛，性寒而降，阴也。最能破血，故《本经》称其决痈肿，破胎堕子，下闭血。凡肾气虚，小肠无大热，胎前产后一切虚人，患小便不利，及水肿、虫胀、脾虚者，均忌。

王不留行：即剪金草，俗名金盏银台。味苦、甘，性平而降，阴中阳也。走血分，通血脉，为行血之极品，故主金疮，止血逐痛，除风痹内塞，止心烦痈疮，催生。但味兼辛散，血分病热者，忌，孕妇更忌。

刺蒺藜：味辛、苦，性温，入肝经。主恶血，破癥结积聚，其治胸膈腹痛，亦破积聚之力也。

丹参：味苦，性微寒而降，阴中阳也。色赤入心，心主血，故走心而治血病。又气兼辛散而润泽，故能通利而涤邪，祛瘀而生新，主治心腹邪气，肠鸣幽幽如走水，寒热积聚，除瘕破癥止烦满，除风痹足软。然长于行血，无瘀者慎之。

白术：燥湿药也。与茯苓并能利腰脐间血，此血当是湿气阻滞之所致也，故以气化药行之，盖治血不拘于治血耳。术，用糯米泔浸者，借谷气以和脾也；陈壁土炒者，借土气助脾也；蜜水炒者，润以制燥也；人乳拌者，亦然。

当归：味甘、辛、苦，性温，可升可降，阳中微阴也。入心、肝、脾三经，为血中之气药，心经本药，和血，补血，行血。煮汁饮之，能滋中焦之汁而生血。元素曰：凡血病，必须用之，血壅而不流则痛。当归甘温能和血，辛温散内寒，苦温助心散寒，使气血各有所归。海藏曰：入心，以心主血也；入肝，以肝藏血也；入脾，以脾统血也。头止血，身养血，尾行血，全活血不走。

骨碎补：一名候姜，味苦，性温。主破血止血，以补折伤，故为入血行伤之要药。然不宜与风燥药同用。

干地黄：味甘、苦，性寒而降，阴中阳也，入心、肝、肾、心包、小肠五经，为滋阴凉血之品。《本经》称其主折跌绝筋伤中，逐血痹，行血之功也。填骨髓，谓血足能化精，而色黑又归肾也；长肌肉，谓脾统血，血充则肌肉长矣。作汤，除寒热积聚，谓血足，则邪气散，血流动，则凝滞消也。除痹，谓血利，则经脉畅也。

鲜地黄：味甘，性大寒。《本经》所谓生者尤良，即指此也。入心、肝、肾三经。为清火凉血之品。盖血贵流行，不贵滋腻，生者，津汁多而仍流走，本性全，而毫无凝滞也。诸血证，可捣汁饮之，并解诸热，利水道。

牛膝：味甘，性微寒而降，阴中阳也。凡草木之根，皆横生，而牛膝独直下，又长细而软，酷似人筋。筋属肝，肝藏血，牛膝既似筋而下行，故生用之，主逐血而堕胎。《本经》言逐血气者，血行，气亦行也。又兼滑窍，故为淋证要药，而血淋尤宜用之。

旱莲草：一名鳢肠草，又名金陵草。汁黑，味甘、酸，性平而降，阴中阴也。最能益血、凉血、止血，故主血痢及小便溺血。治小便溺血方，旱莲草、车前草等分，打汁，空心服。

菟丝子：一名唐，一名女萝。陆氏玑谓有附草、附木之别。毛氏晋谓其总是依附缠绵于他物而生，在草附草，在木附木。菟丝子温而不燥，不助相火。入肝、肾二经，兼入脾经，为补助三阴之品。劳伤之证，皆肝脾肾三脏所主。肝脾肾三脏气旺，则瘀血自行，故菟丝子能治寒血为积，兼治尿血。

续随子：行水药也，亦能破血，故其治冷气、胀满、癥瘕、血结、月闭、虫毒、鬼疰、下恶滞物，涂疔癣疮，皆破血之力也。

大黄：味大苦，性大寒而降，阴也。为肝、脾、胃、心包、大肠五经血分药。其主下瘀血，血闭者，除血中热结而滞者也；主寒热者，平血中积滞之寒热也；破癥瘕积聚者，凡有瘀积，无不除也。

白头翁：味辛、苦，性温，可升可降，阴中阳也。胃与大肠二经血分要药，亦为肝经要药。肝藏血者也，白头翁最能凉血而行瘀。其主温疟狂猲寒热者，凉血之功也；主癥瘕积聚瘿气，止腹痛，疗金疮，止毒痢者，皆凉血而兼行瘀之力也。吴绶曰：热毒下痢，紫血、鲜血者，宜之。若滞下，胃虚不思食，及完谷不化，泄泻由虚寒，寒热不由湿毒者，均忌。

三七：味甘、微苦，性温。其主吐血、衄血、血痢、血崩及经水不止、产后恶血不止、血晕，以及嚼涂或末掺痈肿、金疮、杖疮、跌扑伤，皆散瘀之力也。

黄芩：泻火药也。入心、肺、大小肠四经，兼入胆经。其细实而坚者，名条芩，即子芩，兼行冲脉，能治血热妄行，故女子血闭，女子淋露，及上部积血，凡瘀血壅盛，及诸失血，及肠澼脓血，并治之。

苦参：为泄热药。而其泄热，乃泄血中之热，故治肠风泄血及热痢。其除痈肿，亦泄血中热之能事。

白薇：味苦、咸，性平而降，阴也。为阳明、冲、任要药。能清虚火而除血热，其主暴中风，身热，支满忽忽不知人者，治血厥也。疗伤中淋露者，女子荣气不足则血热，血热故有伤中淋露之病，除热益阴则血自凉，荣气调和则淋露之病自愈。

丹皮：味辛、苦，性微寒，可升可降，阴中微阳也。色赤，走血分，故能和血、生血、凉血。气香更能消散，故善行血，通血脉，消血瘀，兼治血中伏火。《本经》称其除癥坚，及瘀血留舍肠胃者，即行血之谓也；又称其疗痈疮者，行血而兼凉血也；又称其主寒热，中风，瘛疭，惊痫，邪气者，谓肝藏血，诸证皆肝气所发之病也；安五脏者，谓五脏皆由血气所留存，血气和则五脏安矣。

姜黄：行气药也，而其实为破气之药。主治血中之气，故藏器曰：姜黄辛温色黄，郁金苦寒色赤；姜黄入脾，兼治血中之气，郁金入心，单治血；姜黄主心腹结积，治癥瘕，通月经，治扑损瘀血，治产后败血攻心，皆破血之力也。其消痈肿，入手臂除痹病，皆治血中之气之力也。

蓬莪术：行气药也。兼破气中之血，兼消瘀血，故能通月经，止扑损痛，下血，及内损恶血，及妇人血气。若气血虚，脾胃弱，而无积滞者，忌。

荆三棱：味苦，性平，降多于升，阴中阳也。最能破血，兼破血中之气，故主产后恶血，血结腹痛，血晕。又调女子经脉不调，兼通月水，堕胎，消扑损瘀血，通肝经积血，并治疮肿坚硬。

卷柏：生用，味辛，性平，破血通经，治癥瘕淋结。炙用，味苦，性温，止血，治肠风脱肛。

地锦：一名血见愁，味辛，性平。通流血脉，故能散血止血，治金刃扑损出血，血痢，下血，崩中，女子阴证血结，及痈肿恶疮。若非血滞血瘀，勿用。

夏枯花：解肝火郁之药也，而最补肝血。楼全善曰：此治目珠疼，至夜则甚者，神效。或用苦寒药点之，反甚者，亦效。盖目系属厥阴经，夜痛甚及点苦寒药反痛甚者，夜与寒，亦阴故也。夏枯草气阳，补厥阴血脉，以阳治阴也。汪讱庵曰：目白属阳，故旦痛，点苦寒药，则效；黑珠属阴，故夜痛，点苦寒药反剧。

刘寄奴：味苦，性温，入肝经。善于走散，专入血分，故主破血通经，止金疮血，其主下胀除癥，及产后止痛者，皆破血之力。多服令人痢。

苎根：味甘，性寒而降，阴也。最能补阴润燥而凉血。其凉血也，又兼行滞而散郁，故其主治小儿赤丹，及妇人胎漏下血，胎前产后心烦，及诸淋血淋，及捣贴赤游丹毒，痈疽发背，金疮伤折，止血易痂，无一而非凉血、散瘀、行滞之力也。捣汁服之，能化血为水。

苎：专行滞血，胎前同纹银用之，可以安胎；产妇枕之，可以止血晕；产后腹痛，以苎安腹上，即止。

黄麻：味苦，性温。专散陈久瘀血，取陈年者，烧灰存性，酒调服。

火麻仁：润燥药也，能破血积。

麻根、麻叶：亦善破血，故捣汁服，治打伤瘀血，心腹满，气短，及跌折骨痛不可忍者，无以麻煮汁代之。带下，崩中不止者，水煮汁服之，效。或曰，麻根捣汁服，治产难，胞衣不下。煮服，治崩中不止。生走而熟守也。

麻花：名麻勃，能逐诸风，兼逐恶血，故女子经候不通者，用之。

蓝淀：解热药也。而止血较胜于蓝，以其有石灰质，石灰能散血也。丹溪曰：蓝属水，能使败血分归经络。然血证而非实热者，大忌。以血得寒则凝，凝则寒热交作，胸膈作痛，增其病者，转因之而加甚矣。

紫菀：泻火下气之药也。而其色紫，又入血分，况辛不燥、润不寒、补不滞，尤宜于虚劳、虚热之证。故咳吐脓血者，宜之；小便血者，亦宜之。

射根：一名乌扇，一名乌翣，清火解毒消痰之药也。而兼能散血，故散瘀血，通女人血闭，疗老血在心脾间，其破癥瘕，除疟癖，去胃中痈疮，亦散血之力也。而必有火可清，有毒可解者，始可用之。

土瓜：《礼·月令》谓之王瓜，《尔雅》菲、芴。郭璞注：土瓜也，俗名瓜蒌。味苦，性寒。主治肺痿吐血，肠风泻血，及赤白痢。

土瓜根：主治月闭瘀血。其治消渴内痹，寒热酸疼，消脓肿，下乳汁，堕胎，皆治瘀通经之力也。性与括蒌根虽不甚相远，《本经》称其益气愈聋，而其实万不能安中补虚，续绝伤以调和诸经也。瓜蒌实亦然。

葛根：为解肌升阳散火之药。其气轻浮，鼓舞胃气上行，故又能止血痢。生者捣汁，性大寒，主治吐衄诸血。

葛花：治肠风下血。

葛谷：主治久痢。

木贼草：发汗解肌祛风之药也。而能止血痢，及妇人月水不断，崩中赤白者，陷者升而举之之义；其消积快，郁者发而散之之义。刘禹锡曰：木贼得牛角䚡、麝香，治休息痢；得禹余粮、川芎、当归，治崩中赤白；得槐实、枳实，治痔疮出血。

连翘：散结清火之药也。而又能散诸经之血结，故消肿、排脓、止痛，及通月经，皆其能事。

紫草：味苦，性寒，可升可降，阴也。色紫走心，心主血，又其性寒而清热，故为活血凉血之要药。其治心腹邪气者，治心腹之血热而结者也；治五疸者，治湿热之在血中者也；利九窍通二便者，治诸窍之因血热而闭者也。且血热则毒闭，得紫草凉之则血行，故又治痘毒。若痘家气虚，及脾胃弱，泄泻不思食，小便清利者，忌。

蒲黄：味甘、辛，性平，可升可降，阳中阴也。生具滑性，凉血活血，故主行血消瘀，通经脉，利小便，祛心腹膀胱寒热，疗扑打损伤，疮疖诸肿。炒过则兼涩性，能止一切血，故兼主崩带泄精。

地榆：味苦、甘、咸，性微寒而降，阴也。专理下部血热之证，故主妇人带下崩漏，月经不止，产前产后诸血疾，并止脓血，兼治诸瘰，恶疮，热疮，及血热痢，及大小便血证。之才谓：止血，取上截，切片炒用。其梢，则能行血，不可不知。

白及：味苦、辛，兼涩而收，性微寒而降，阳中阴也。入肺经，为补肺逐瘀生新之品。孙思邈曰：肺损者，复能生之。朱丹溪曰：凡吐血，宜加白及以止之。李时珍曰：试血法，吐在水内，浮者，肺血也；沉者，肝血也；半沉半浮者，心血也。各随所见，以羊肺、肝、心煮熟，蘸白及末日日食之。

芍药：味苦，性平，升而微降，阳中阴也。其花至大、至荣，得春气至盛，而居百花之殿，故能收拾肝气，使归根反本，不至以有余肆暴，犯肺伤脾，乃养肝之圣药。肝藏血，故养肝自即养血。但白者，养血和血，最补肝血之不足；而赤者，泻而不养，主破血积，通血脉，最行血中之滞。凡肝血已虚，不可更泻者，禁用之。

月季花：俗名月月红。味甘，性温，为活血之良药，可捣敷肿疡、痘疮。触犯经月之气而伏陷者，用以加入汤药，取其逐月开放，不失经行常度之义也，然亦活血之力耳。

艾叶：纯阳之性，入肝、脾、肾三经。逐一切寒湿，转肃杀之气为融和。而血不温则不行，故又治吐、衄、崩、带，而止诸血。

天南星：为祛风湿、豁顽痰之药。而兼能散血，故其破结攻坚，堕胎，消痈肿，皆其散血之能事。

杜牛膝：味苦、甘，性寒。主治瘀血，故血瘕欲死者，能下其血而救之。《本经》又称其止血者，盖积血下，而新血自止，即瘀去新生之义也。《本经》名天名精，合根、苗、实而言，根名杜牛膝，苗名活鹿草，实名鹤虱。

大戟：行水药也。兼能逐血，故主治蛊毒腹满，急痛积聚。

芫花：利水药也。而内通血脉，故能破阴凝积聚及大坚癥瘕。

贯众：别名管仲，杀虫药也。兼能祛瘀，故破癥瘕，治崩淋带下，产后血气胀痛，金疮，鼻血，盖能祛瘀，自能生新也。

薇衔：治湿之药也。而近世治吐血、咯血亦用之者，以其能温补冲、督之精血。盖血得温则行，薇衔活血而不滞血，故《本经》主治鼠瘘、痈肿。

马齿苋：味酸，性寒滑。主散血解毒，治诸淋疳痢、血癖恶疮及一切肿毒火丹。用叶，去茎，茎无效。

车前草：味甘，性寒而降，阴也。最凉血，性又下降，故能止血，兼止鼻衄，降瘀血血瘕，并清大小便血。其余通淋、明目、止烦诸功用，与车前子同。但用子勿用叶，用叶勿用子。

木耳：味甘，性平。主行瘀血，而不伤新血，故治五痔，及瘀积腰痛，及崩中漏下血痢。若治虚损血证，以色白者为良。

薤白：散结气之药也，亦能散血。

青葱管： 味辛，性温。专散血气，故《金匮》旋覆花汤用之以治肝着，肝藏血者也。

韭菜： 味辛，性温而升，阳也。能于血中行气，故病尿血及泻脓血者，能调而止之；妇人经脉逆行者，能调而顺之；胃脘瘀血，能消而散之。捣汁，治胸痹刺痛如锥，即吐出胸中恶物。至于利腰膝、除痃癖、治噎膈反胃，又皆其散瘀之力也。

干姜： 温经，能去脏腑沉寒痼冷，而亦能去恶生新，使阳生阴长，故吐血下血，有阴无阳者，宜之。更能引血药入气分而生血，凡血虚发热之证，能决定其为有阴无阳者，亦宜加入。

炮姜： 能除胃冷而守中，而亦能温经而止血。盖炮姜止而不移，非若附子之性，走而不守。且血得温则行，见黑则止也。

大豆黄卷： 治湿药也。而推其除陈去积之余力，实能疏通血脉，主治妇人之恶血。

赤小豆： 味辛，性平而降，阴中阳也。色赤入心，心主血，与小肠相表里。故赤豆通利下行，能入阴分，以治有形之病。而于利水外，兼能散血，故痈肿脓血、泻痢赤白者，并宜之。

穞豆： 即马料豆。能去风痹而又能散瘀血，故其散五脏之结积、消肿胀。研涂痈肿；煮汁，杀鬼毒止痛；炒焦黑，乘热投酒中，渐渐饮之，治妇人产后冷血，皆散瘀之力也。

麦芽： 破气破积药也。亦能行上部滞血，以除腹内寒鸣。然久服多服，令人消肾。

酒： 味苦、甘、辛，性热。入十二经。盖其辛能散，其苦能下，其甘能居中而缓。用为导引，能通行一身之表，至极高之分，为开发宣通之品，主通血脉。

醋： 古名苦酒。味酸，性温。最能散瘀，故主癥瘕积聚，产后血晕，及损伤积血，及妇人血瘀心痛。又能收敛血气，故治失血过多发晕，并产后及伤损金疮出血迷闷。但入药，当用米造，二三年陈者。若小麦醋，伤筋损齿不宜用。

丝瓜络： 清热药也。实能以络通络，行周身之络脉而凉血，故血热不归经者，取之导血以归经。经，常道也。周身络脉，即血之常道，血不循其常道，斯或吐或衄，丝瓜络清而导之，血自然循其常道，归诸络脉之间，而行所无事矣。

西瓜： 解暑热之品。能解暑热，故能利小水而治血痢。

荷：《尔雅》：荷，芙蕖，其茎茄，其叶蕸，其本蔤，其华菡萏，其实莲，其根藕，其中的，的中薏。

荷叶： 味苦，性平。主散血，故治血胀腹痛，兼治吐血衄血，推之能治赤游火丹、遍身风疹、痘疮倒靥，实无一而非散血之力。况其力又能自下而上举，故脱肛及血崩血痢，并主之。

荷叶蒂： 一名荷鼻。能去恶血，留好血，其上举之力更足，故主治血痢亦妙。

藕： 补养之品也。而又能散瘀血以生新血。生用较凉，故捣汁服，尤能散瘀血之因热而结者。其节，较涩，亦消瘀血，兼治产后血闷，血气上充，并止吐血、咳血、唾血、溺血、下血、血淋、血痢、血崩、衄血不止。其梢，为藕蔤，亦下瘀血。

莲子： 入心、肾、脾、胃四经。为资养后天元气之品，能交水火而媾心肾，安靖上下君相火邪，故兼治虚劳诸血病。其子中青心，为莲薏，气味苦寒，清心去热，故治血渴。

莲房： 味苦、涩，性温。主破血，兼治血胀腹痛。

乳香： 味苦、辛，性微温，可升可降，阳也。香窜入心，活血定痛，故为痈疽疮疡，心腹痛要药。又入脾入肝，善于散瘀，故赤白痢、腹痛不止，可加入。若痈疽已溃，不宜服。诸疮脓多时，慎用之。

没药： 味苦、辛，性平而降，阴也。善通滞血，血滞则气壅其瘀，气壅其瘀则经络满急而作痛、作肿。大凡打扑跌伤皆伤经络，气血不行，瘀壅作痛也，故治之。痔漏下血、目中翳、晕痛、肤赤肿痛及诸恶疮，亦皆瘀壅所致，故并治之。能堕胎，孕妇忌服。乳香、没药并通十二经络，皆能止痛，但乳香活血，没药散血，以此为异。

紫荆皮： 味苦，性平。入肝经。能活血，能破宿血。血行则气行，故即能行气血；血行则肿消，故即能消肿；能消肿，即能解毒；能解毒，即能利小便而胜热。

木棉花： 味甘，性温。治血崩金疮。生用、烧灰用均可。其子油，辛热，微毒，治恶疮疥癣。燃灯，损目。草木二种：草本，自南方传入中国；木本，出交州、永昌等处。木棉子，烧存性，主治痔漏脱肛下血。查棉花止血。其壳煎汤当茶，治膈食、膈气。忌鹅肉。

侧柏叶： 味苦，性微温而燥，可升可降，阴也。最清血分，主治一切血证。盖血不温则不行，故吐血、衄血、血崩、肠风尿血、血痢等证皆用之。其去冷风湿痹及历节风痛，并治汤火疮及冻疮，皆清血分之力也。但性燥，凡阴虚者避之。

血竭： 味甘、咸，性平而降，阴也。散血和血，专治血痛，故主心腹猝痛，金疮血出，伤折打损，一切疼痛。破血积，止痛生肌，敷恶疮疥癣久不合，但性急不可多使。乳香、没药主血病，而兼入气分，血竭则专于血分。

地骨皮： 泻火药也。能泻火，故能凉血；能凉血，故能治上膈吐血。煎汤漱口，能止齿血。

降真香： 味苦，性温。色赤入血分而下降。内服，能行血破滞；外涂，可止血定痛。又虚损吐血，色瘀，味不鲜者，宜加用之。若血热者禁用。

黄柏： 泄热药也。凡热在下者，尤宜，故肠风下血，或下血如鸡鸭肝片，又女子漏下赤白，确属热之在下者，可并主之。

厚朴： 燥湿行气之药也，而又能破宿血。

槐花： 清热药也。清热自能凉血，故槐花主治肠风、泻血。兼止吐血、衄血及崩中漏下。

槐实：苦寒纯阴，凉血妙品，故其治五痔疮瘘、妇人乳瘕、子脏急痛、大热难产，无一而非凉血之力。

苏木：味甘、咸，性平，降多于升，阳中阴也。洁古谓其味辛、性凉，发散表里风寒。而其实行血之力居多，故主破血，治产后败血、产后恶露不安、心腹绞痛及经络不通，女人月候不调，及扑损瘀血，及妇人血气。

枳实、枳壳：行气药也。而洁古用之以去脾经之积血。谓脾无积血，则心下不痞。陈承曰：脾无积血，心下不痞，浊气在上，则生䐜胀。

山栀子：清热药也。而炒黑能治血病，故吐血、衄血、血痢、血淋、损伤瘀血及胃脘血热，并宜用之。又脐下血滞而小便不通利者，并宜以此通其滞而行其血。河间曰：治实火之血，气为先，气行则血自归经；治虚火之血，养正为先，气壮则自能摄血。观此说，可见通其滞者调其气；调其气者，治血之妙术也。

紫薇花：一名凌霄花。味甘、咸，性寒。入厥阴血分，能去血中伏火，兼能破血而祛瘀，故主产乳余疾、崩带癥瘕、肠结、血闭、淋闭、风痒、血热生风之证。女科多用之，肺痈亦有用之者，祛瘀之力也。能伤脑，勿近鼻。

卫矛：除邪杀鬼之药也。而力又能祛瘀，故主女子崩中下血、腹满汗出。盖汗为白血，其出不止而腹满者，亦血不下行之故也。

紫檀：味咸、性微寒而降，阳中阴也。血分之药，能和荣气而消肿毒，治金疮。可醋磨敷，可制末敷，止血止痛是其长处。入汤药，能疗淋证，能散产后恶露未尽，凝结为痛。

木槿：润燥药也。其根最能活血而清血热，故肠风下血用之。花亦然，白者主治白带、白痢，红者主治肠风血痢。根，用皮。

椿樗白皮：燥湿而兼杀虫之药也。而又涩能收敛，故止血崩，止产后血不止，止赤带，止肠风泻血。李时珍曰：椿皮入血分而性涩，樗皮入气分而性利。凡血分不足者，宜椿；气分受病有郁者，宜樗。沈再平曰：时珍以樗皮为性利，但樗皮亦能止泻，毕竟是涩药。

苦楝子：泄热药也。而泄热即能降血，故张石顽曰：有牙宣出血不止，诸治罔效，或令以楝实研细棉裹塞齿龈中，即止。详血从内出，外治何能即愈？因以少许置舌上，其苦直透诸龈，况有罅漏，安得渗入于经也。

棕榈皮：味苦、涩，性平。取年久者，烧存性用，可止血生肌，故鼻衄吐血、崩中带下、肠风下痢，亦间或用之。然必视瘀滞净尽，才可用之，所谓涩以固脱也。否则气滞血瘀，益增痛结，而干血成痨，有所不免矣。

桂心：补火药也。入手少阴血分，最能温经而活血，故主运血、主行瘀、主通月闭、主破痃癖癥瘕及胞衣不下。

巴豆：开窍药也。故亦能逐瘀，通女子月闭，破癥瘕结聚而烂胎。

郁李仁：润燥泄气之药也。而又能破血，主泄五脏膀胱急痛。

桃仁：润燥药也。虽味苦能泄血滞，味甘能缓肝气而生新血，而其实散而不收、泻而无补，过用或不当，能使血下不止，故最为破血行瘀之药。主治血闭、血瘀、血滞，及产后血病，及热入血室。其破癥瘕，消心下坚硬，除鬼疰疼痛，又无一而非行瘀之力。陈承曰：行血，连皮尖生用；润燥，去皮尖炒用。俱研碎。

山楂：味甘、酸，性温而降，阴也。其消化克伐之力，能除血块而散瘀结，故止儿枕作痛。

柿饼：主补虚劳之品。而又能消腹中宿血，兼治吐血、咯血、血淋及肠澼肠风、痔漏下血。盖其寒能降火，滑能去着。而又属阴，且本有收涩之原质，故丹溪谓止血止咳，亦可为助。

乌梅：最和肝气，而兼养肝血。肝血不能灌肢体、充肌肉，则病肢体痛，偏枯不仁而肌死。乌梅具春生之气，以和肝气，兼养肝血，故悉治之。多食，则损齿伤筋。

石榴皮：杀虫之品。而酸能涩肠，故治泻痢下血、崩带脱肛。但易于恋膈成痰，凡痢积未尽者，服之太早，反为害。

石榴花：治心热吐血。又研末吹鼻，止衄血。又敷金疮出血。

箬叶：味甘，性寒。主治吐、衄、呕、咯及便溺诸血。烧灰用、生用较妥。

竹茹：清热药也。而鲜者尤为治血之圣药。张隐庵曰：竹茹，竹之脉络也。人身脉络不和，则吐逆而为热矣，脉络不和则或寒或热矣。充肤热肉、淡渗皮毛之血，不循于脉络而行，则上吐血而下崩中矣。凡此诸病，竹茹皆能治之，乃以竹之脉络，而通人之脉络也。

琥珀：味甘，性平，阳中微阴也。以利窍通塞，而尽其散瘀之能事。然其性虽降，而石类终燥，若血少而小便不利者误用之，反致燥结之患，故其消磨渗利之力，非血结膀胱者，不可以妄投。

黄土：解腹内热毒之药也。故腹内热毒绞痛而下血者，亦宜之。

石蟹：除热之药也。故热极而血晕者，亦可用热水磨服。

自然铜：味辛，性平。入肝散血、散瘀，为伤科要药。

雄黄：杀精物、恶鬼、邪气、百虫之药也。又能化血为水，故治腹中瘀血。

代赭石：镇虚逆、养阴血之药也。故主女子赤沃漏下、带下百病，兼除五脏血脉中热，血痹血痢。但其入血分而气重坠，故治产难、胞不出、堕胎。凡气虚者，酌用。

赤石脂：治湿之药。质重，气降，兼之色赤，直达下部血分，故又能去恶血而止下血。止下血，故能养心气，疗女子崩漏；去恶血，故能治产难，胞衣不下。盖涨则难下，得涩而敛，则胞胎自缩，加之质重气降而去恶血，其顺下之势，自无所阻碍矣。

禹余粮：治湿滞之药也。而性寒质重，又入手足阳明血分，故又治湿热滞于血分，而病血闭癥瘕大热者。

花蕊石：一名花乳石。味咸、涩，性平。入肝经血分，能化瘀血为水，故其止金疮出血，下死胎胞衣，皆化瘀血之力之所及也。按此石，产硫黄山中，具性大温，凡阴火焱，中无瘀积者，忌。

炉甘石：收湿药也。而又能通畅血脉，故主止血、消肿毒、生肌、明目、去翳、退赤。仲醇曰：荣气不从，逆于肉里，乃生痈肿。甘温能通畅血脉，则肿毒自消矣。沈再平曰：炉甘石主目疾者，目得血而能视。血衰则隐涩羞明，又或风热上壅，致赤烂肤翳也。此药味甘，则入脾而能益血，性温则能散风热，而不使为害，故功有由见也。

石硫黄：祛寒之药也。禀火气而温经脉，故主恶血。推之妇人阴蚀疳痔，无一不由恶血而来，故并治之。

紫石英：味甘、辛，性温，质重，气降，色紫，入心、入肝。心主血，肝藏血，紫石英重而镇、暖而润，故心神不安、肝血不足、女子血海虚寒不孕者，宜之。

寒水石：泄热之药也。其咸能走血，故善于凉血降血。

食盐：泻火杀虫之品。而咸能走血，故血病亦间或用之。

青盐：泄热之品。而专泄血热、溺血，治小肠、膀胱热也。青盐入肾，兼入心。心、小肠表里，肾、膀胱表里。心肾火降，则小肠、膀胱之热亦降，故青盐为治血热而病溺血之要药。

皂矾：燥湿之药也。煅赤名绛矾，兼入血分而平肝木，并疗肠风泻血。

五灵脂：味甘，性温而降，阴中阳也。入肝最速，引经有功。只能行血，不能生血，故血痹、血积、血眼、血痢，并用之。或谓生用通血，炒用止血。凡血晕血崩不止，半生半炒。汪切庵曰：五灵脂治血崩，非正治之药，乃祛风之剂。冲任经虚被风袭，伤荣血，以致崩中暴下，与荆芥、防风治崩义同。方悟古人识见深远如此，此李仲南之说也。李时珍因论之曰：此亦一说，但未及肝虚血滞，亦自生风之意。况冲为血海，任主胞胎，任脉通，冲脉盛，则月事以时下，无崩漏之患，且易有子。

鸡内金：以消化水谷之物，健运脾胃，主治脾胃中水谷之病，而又能止泄精、尿血、崩中、带下、肠风泻血。

鹿角：味咸，性温。能逐留血之在阴中，能除小腹血急痛，能治折伤恶血。水磨汁服，能治尿血，皆行血之力也。

黄明胶：即广胶，补虚之药也。而善于运脾，主治吐血、咯血、衄血、下血、血淋、血痢、妊妇胎动血下。盖脾统血者也，脾不运则不统，斯血病生焉。牛肉补脾运脾，故其胶之功用如此，霞天胶亦然。

牛角䚡：味苦，性温。牛角中嫩骨，乃筋之碎、骨之余、角之精，为肝肾血分之药。烧之则性涩，能止血痢血崩及带下血。生用，主下闭血，兼治瘀血疼痛。

阿胶：补阴息风润燥之药也。与血分最有关系，故主心腹内痛、女子下血、血痛、血枯、经水不调、无子、胎前产后诸病。徐洄溪曰：阿井为济水之伏流，济之源为沇水，自沇水以至阿井，伏见不常。若《夏书》所谓溢为荣，出于陶丘北者，皆伏流从下泛上者也。阿井在陶丘北三百里，泉虽流而不上泛，尤为伏流中之静而沉者，过此则其水皆上泛成川，且与他泉水乱而不纯矣。故阿井之水，较其旁之水，重十之一二不等。犹人之血脉，宜伏而不宜见，宜沉而不宜浮。以之成胶，真止血调经之上药也。其必驴皮煎者，驴肉动风，肝为风脏而藏血，乃借肝药以引入肝经也。又凡皮皆能补脾，脾为后天生血之本而统血，故又为补血药中之圣药。查阿胶，入调经丸中，或用醋顿化和药；入止血药中，或用童便化服，各有精义。

犀角： 解毒泻火之药也。泻火自能凉血，且能入心、肝二经。心主血，肝藏血，故治吐血、下血及血痢。痢，乃肝病也。又兼入胃，以解热毒，而化其血，故主蓄血谵语、痘疮黑陷、消痈化脓。但消胎气，胎前忌服。

羚羊角： 清热药也。最清肝火。肝藏血，肝火清，则血不妄行，故去恶血注下。

刺猬皮： 味苦，性平。入胃凉血。其刺锐利，能破血，故主阴蚀下血及赤白五色血汁不止。又主肠风下血，又五痔阴肿痛引腰背及腹痛疝积，皆恶血壅滞之为病也。猬皮破血，故并治之。

山羊血： 味咸，性温，为和伤散血之神药。每用不过分许，多服，虽不耗伤元气，而力能走散阴血。若初患便服，得效最速。过三五日血耗气滞，无济于治矣。

穿山甲： 一名鲮鲤。既疗蚁瘘，又能疏通经络，故治风冷湿痹以外，其治女人经血不通及下乳、消肿、消溃、止痛、排脓、和伤、发痘，诚无一而非疏通经络之义。经络者，血之所运行出入处也。

天鼠： 一名伏翼，即蝙蝠。其屎，即夜明砂。味辛，性寒。入肝经血分以散血，即入肝经血分以养血。盖肝若郁，以辛散之，即以辛补之，主治腹中血气，破寒积聚是也。其治疟有效，又主明目，治目瞑，皆其调养肝血之能事。徐洄溪曰：凡有翼能飞之物，夜则目盲。伏翼又名天鼠，即鼠类也，其当日出，目瞑而藏，日入目明而出，乃得阴气之精者。肝属厥阴，而开窍于目，故资其气以养肝血而济目力，感应之理也。物有殊能，必有殊气，皆可类推。

鱼鳔胶： 最补精髓，而又能止血散瘀，故呕血用之，肿毒及折伤出血不止，亦并用之。

乌贼骨： 味咸，性微温，可升可降，阴中阳也。善治肝伤不足，而血枯血闭，发为寒热，结为癥瘕，或吐血下血。兼治跌伤出血，同蒲黄末，敷舌肿血出如泉。

鲍鱼： 味咸，气臭，性微温。最能补血液之衰，而通瘀血，行血痹，主治女子血枯而病伤肝者。

海蛤粉： 消痰之品。而软坚润下，故又能消血块，善治妇人之血病。兼主心痛，心痛者，非真心痛亦痰与血结为痛也。

龟板： 补肾阴之药也。而即能补血，血补则生，新血生则瘀血自无容留之地，故又能去瘀血，主治癥瘕、五痔、阴蚀。

鳖甲： 补肝阴之药也。兼能散结而调血脉，故女人漏下五色、下瘀血、血瘕腰痛及扑损瘀血，并治之。

石决明： 补肝阴兼补肾阴之药也。唯其补阴，故能入血分而除热，但泻火寒中，用者慎之。

瓦楞子： 消痰积，除冷气，而又能消血块，故病癥瘕者，亦可服之。

蟾蜍： 最解热毒，而又能破癥坚血。

䗪虫： 即土鳖虫，一名地鳖虫。味咸，性寒而降，阴也。软坚破结，而尽其行血之能事，故主心腹寒热洗洗、血积癥结、月水不通、产后血积、折伤瘀血。推之，煎含以消木舌，水服而通乳浆，又无一而非软坚散结行血之义。若无瘀血停留者，忌用。虚人有瘀者，亦须酌用。

紫铆： 即紫草茸。味甘、咸，性平，乃麒麟竭树上蚁壤聚其脂液而成。古方治五脏邪气，皆治疗血滞之为病也。治金疮、崩漏、破瘀积、生肌止痛，皆活血之力也。今人专治痘疮，有活血起浆之功，无咸寒作泻之患，其功倍于紫草，故以紫草茸呼之，其实非紫草之同类也。

蜡： 有二种：蜂蜡，味甘淡而涩，性微温，止痛生肌，主治下痢脓血。虫白蜡，味甘，性温。生肌定痛，补虚，续筋接骨，而止血其专长也。

桑螵蛸： 补益之药也。禀桑精而联属经络，故即能通血脉，主治瘀血凝结之疝瘕及女子血闭。

水蛭： 即蚂蟥。味苦、咸，性平。入肝经血分，能去肝经聚血，故主逐恶血、瘀血、月闭，破血瘕积聚，堕胎。凡用水蛭，曝干，猪油熬黑，令研极细。倘炙不透，虽为末，经年，得水犹活，入腹尚能复生，故熬黑后，须以少许置水中，七日不活者，方可用。

虻虫： 味苦，性微寒而降，阴也。色青入肝，为肝经血分药，故其攻血，遍行经络，以经络筋也，肝所主也。

五倍子： 即川文蛤。盐肤木上小虫食汁，遗种结球于叶间。故其主治之证，与盐肤子叶同功。味酸、咸，性平而降，阴也。收敛之品，善于止血。推之，滑精、脓疮、痢痔及妇人子肠坠下，皆可以止血之法治，故并宜之。

百药煎： 用五倍子一斤，为粗末；以真茶一两，煎浓汁；入酵糟四两，揎烂拌和。器盛置糖缸中罯之，待发起如发曲状即成矣，捏作饼丸，晒干。味微咸、微甘，性收敛，主止下血。推之，久痢脱肛、牙齿宣蠚、面鼻疳蚀、口舌糜烂、风湿诸疮，皆与血有关，皆可以止血之法治，故并宜之。

蚕砂： 善治风湿，而以浊降浊。又辛以通之，温以行之，故又治瘀血，兼活冷血，炒熟，熨患处，尤良。

新绛：绛，大赤也。《左都赋》注：绛，草也，可以染色。陶弘景曰：绛，茜草也。丝本主血而通络，加以茜草，或红花行血之药染之，仅得其气，化尽雄烈之味，故和血有专长。《金匮》旋覆花汤用之，取治肝着。缘肝着病，皆由肝血不和，肝络阻滞之故也。

锦炭：主治失血、血崩、金疮出血。

棉炭：能止吐、衄、崩中及大小便诸血。

血余炭：味苦，性温。走血分而兼散，故主血闷、血运并消瘀血，止舌血。吹鼻，止鼻衄，以血见黑则止也。气味不佳，胃弱者，忌。或称补益，恐未必然。

人中白：泻火之药也。最消瘀血，故主疗鼻衄及吐血，及诸窍出血，肌肤汗血。推之，治恶疮，治咽喉口齿诸疮，实无一而非消瘀之效。李时珍曰：人中白降相火，消瘀血，盖咸能润下走血故也。今人病口舌疮用之，效，降火之验也；治鼻衄太甚，头空空然，即止，散血之验也。余查人中白，药铺中多系粪厕内取来，恐有石灰在内，用之，须于无病人夜壶内取来方妥。

童便：降火甚速，故降血亦甚神，主治血闷狂热，扑损瘀血在内晕厥，及产后血晕，败血入肺，及吐血不止。

终 卷

目 录

耳、韭菜（子）、怀山药、百合、莲（茎实须）、冬瓜仁、芡实、陈仓米、饴糖、秫米、小麦、白扁豆、芝麻、茯神、杜仲、合欢皮、山茱萸、十大功劳、杞子、桑根白皮、沉香、金樱子、南烛子、大枣、酸枣仁、胡桃、龙眼、柿饼、玉、磁石、朱砂、代赭石、鸭、乌骨鸡、燕窝、雀（卵）、鹿茸（毛角）、白胶、麋角胶、麋茸、羊肉、羊肾、羊肝、羊胆、牛乳、黄明胶、霞天胶、阿胶、龙齿、龙骨、腽肭脐、海马、鲨鱼翅、鱼鳔胶、海参、龟板、鳖甲、珍珠、石决明、海蛤粉、牡蛎、淡菜、蛙、蛤蚧、蜻蛉、蜂蜜、桑螵蛸、雄原蚕蛾、人乳（粉）、秋石、紫河车。

治饮食积滞伤害类

白豆蔻：主治冷气之药也。故能散胸中之滞，宽膈而进食，消谷而下气，兼解酒毒。

缩砂仁：为行气调中之品，醒脾暖胃。主治宿食不化，兼治骨鲠。

香附：为调气开郁之药。故食郁亦治之，主消饮食积聚。

藿香：善于调气，能清上，能治中，为脾胃家吐逆之要药。故去恶气，开胃口，进饮食。饮酒口臭，煎汤漱之。

薄荷：清解风热之药。而辛烈之性，最能走散恶气，以消宿食之不消，故宿食不消而病胀满霍乱者，宜之。

甘遂：行水药也，亦能利水谷道，而去留饮宿食。

大黄：破血药也。能尽下积滞有形之物，故又主留饮宿食，荡涤肠胃，推陈致新，通利水谷，调中化食，安和五脏。盖大黄色正黄而气香，得土之正气正色，故专主脾胃之疾。凡香者，无不燥而上升，唯大黄极滋润达下，故能入肠胃之中，攻涤其凝结之邪，而使之下降，诚驱逐停滞之良药也。凡欲通利者，服大黄后，不得骤进饮食。缘大黄得谷食，便不能通利也。若专属气分病，及胃寒血虚，及妊娠产后，均忌。

蓬莪术：行血破血之药也。而又能消积，故主开胃消食，或食饮不消，酒磨服之。

荆三棱：散血行气药也。而又能消积，故心膈痛能治之，饮食不消能治之。但泻真气，虚者忌服。

苎根：凉血散瘀之药也，而又能治鸡骨鱼骨鲠。

青黛：除热药也，故食积而发热者，主之。

凤仙子：即急性子，通窍药也。善消骨鲠。因其能透骨也，故咽中骨鲠欲死者，白凤仙子研水一大呷，用竹筒灌入咽，其骨即软，不可着牙。着牙，则牙损，多用亦软人咽。庖人烹鱼肉，投数核，即易软烂是其验也。

葛根：为解肌升阳散火之药，而又能开胃下气而解酒毒。

葛花：亦主消酒。

仙茅：补火药也。唯其补火，故开胃而消食。

草蔻、草果：祛寒除湿之药也。而又能消酒毒，杀鱼肉毒。

胡椒：去冷气之药也。能消宿食，能杀鱼肉毒、蟹毒、蕈毒。

贯众：杀虫解毒之药也。而又能软坚，故化骨鲠。

莱菔：主大下气，而尤能消食，故其止吞酸、化积滞、治噤口痢，皆下气消食之力也。经霜者，治痢更佳，又制面毒、解酒毒。

西瓜：解暑热之品，而又能解酒毒。

舂杵头糠：能治噎膈，取其运动之性，以消磨胃中之陈积。《千金翼方》治猝噎，以手巾布裹舂杵头细糠，拭齿。

秫米：最养肺胃之阴。而食鹅鸭成瘕者，秫米实能治之，是秫米虽补养之料，而亦不失为宣畅之品也。

麦苗：味辛，性寒。能消酒毒，能除暴热，能疗酒疸目黄。并捣烂绞汁，连日饮之。

大麦：味咸，性温。最能调中，故补虚而兼化谷食。其芽，味甘、咸，性温，为温中下气之药，主化宿食，故能开胃、快膈、宽肠。功用与谷芽相似，而消食之功更速，其补益则不如谷也。能堕胎，妊娠勿用。

神曲：调中下气药也。调中下气，自然开胃，故消宿食，兼治肠胃中塞，寒而食不下者。

醋：为收敛气血之品，而又能杀一切鱼肉蔬菜毒。

广木香：泄胸腹间滞塞冷气药也。冷气滞塞则脾必不健，脾不健则食必不消。广木香能泄滞塞之冷气，故能健脾而消食。

乌药：为顺气止痛之药。而亦能消宿食之不消，更能疏利胸腹邪逆之气，故反胃吐食者，宜之。

芜荑：为散风、除湿、杀虫之药，而又能消食积。盖食皆因寒而滞，芜荑性具辛散，自能宣通寒滞，故化食。

枳椇子：一名木蜜，又名木饧。味甘，性平。止渴除烦，润五脏，而解酒毒尤其专长。按葛根解酒而发散，不如枳椇子解酒而润。

阿魏：去臭气、下恶气之药也。最消肉积，兼解荤菜毒，故为治癖积之要药。其可以治疟、治痢、治痒劳者，以诸证多起于积滞也。

厚朴：温中益气药也。故能厚肠胃，化水谷，而消宿食。

巴豆：祛寒、破痰、开窍、宣滞之药也。故能消食积，杀虫鱼，利水谷道。但不去膜，则伤胃；不去心，则作呕。以沉香水浸，则能升能降；与大黄同用，泻火反缓，为其性相畏也。

枳实、枳壳：行气药也，而又能消食。

乌桕根：治水药也。其叶，治食牛马六畜肉，腹中疗痛欲死者，捣自然汁一二盏，顿服，大利，毒去则愈。冬用根、皮，捣烂，和酒绞服。

橄榄：下气药也。一名青果，唯其下气，故能消食而醒酒，亦解鱼蟹毒，化鱼骨鲠。

槟榔：下气药也。而又能消谷，能醒酒，主治食之不消，而为去胀攻坚、健脾调中之用。

杏仁：下气润燥药也，又能消食滞。若食狗肉不消者，更宜。

山楂：散瘀药也。而又能健脾开膈，主消食积而化宿滞。然其妙处，专去腥膻油腻之积，与麦芽消谷积不同。窭原曰：多食，令人嘈烦易饥，反伐脾胃生发之气。盖以破泻太过，中气受伤也。

乌梅：和肝气、养肝血之药也。而又能消酒毒，解鱼毒。

银杏：治痰之品，而亦能解酒而消毒。

黄土：主解热毒，兼解诸药毒，解中肉毒，解野菌及合口椒毒。

硼砂：消痰去垢之药也，而又能柔物。洪迈曰：咸能软坚，凡骨鲠，百计不效者，含咽一块，便脱然而化。

硇砂：味苦、辛、咸，性热。消食，治噎膈。凡煮硬肉，投少许，即易烂，故治噎膈、癥痕、肉积，有殊功。但热毒之性，能烂五金。《本草》谓其能化人心，不可轻用，显然。

青礞石：为治顽痰、癖结之神药。而又主食积不消，留滞脏腑，及宿食癥块不差，与小儿食积羸瘦，妇人积年食积，攻刺心痛。

雄黄：杀精物、恶鬼、邪气之药也，又能治饮酒成癖。

食盐：泻火之品，能治多食而醒酒。

皂矾：燥湿之药也，兼消食积。《经疏》曰：皂矾虽能消肉食坚积，然能令人作泻。胃弱人，不宜多食。服此者，终身忌食荞麦，犯之立毙。

鸡内金：味甘，性平。治小儿食疟及食伤积热、反胃泻痢，并消酒积。

犀角：味苦、酸、咸，性寒。可升可降，阳中阴也。主解百毒，杀钩吻、鸩羽、蛇毒。徐洄溪曰：牛属土，而犀居水，水无兽，唯犀能伏其中，则其得水土之精可知。凡物之毒者，投水土则毒自化，犀得水土之精，故化毒之功为多。

虎骨：搜风健骨之药也，而又能解兽骨鲠咽。

麝香：开窍、杀虫、解毒之药，而又主坏酒败果。

蜈蚣：治啖诸蛇毒，又治啖诸鱼毒。查蜈蚣入肝经，本为祛风散结之品。仲南谓其有毒，必风气暴烈，药病相当，乃可投。或过剂，以蚯蚓、桑皮解之。

五倍子：止血药也，而又可以生津止渴而解酒。

治关窍闭塞类

菖蒲：味辛，性温而升，阳也。长于开窍，其主风寒湿痹者，开毛窍而通其滞也。其主咳逆上气者，开肺窍而下其气也。明耳目、出声音者，开耳目、口鼻诸窍也。不忘不迷惑者，开心窍也。而芳香入心，其于心为尤切，故《本经》特表之曰：开心孔。

远志：补药也。而辛香疏达，最能辟秽而通窍，故开窍之功，同于菖蒲。但菖蒲之性，自下而行于上；远志之性，自上而行于下。用之，又当以此为别。

木通：除烦退热药也。能通利九窍，兼通心窍。杨心齐曰：人遍身胸腹隐热、疼痛、拘急、足冷，皆是伏热伤血，血属于心，宜木通以通心窍，则经络流行也。

凤仙子：一名急性子。味微苦，性温。最通窍，其治产难、积块、噎膈，无一而非通窍之力。

冬葵子：味甘，性寒而降，阳也。长于利窍，故其主通荣卫，滋气脉，行津液，利二便，消水肿，下乳，滑胎，通关格，消妇人乳内闭肿痛，出痈疽头，无一而非利窍之力。刘完素曰：涩则气着，必滑剂以利之。滑能养窍，故润利也。

紫草：凉血活血之药也，能利九窍。

相思子：杀虫之药也。能通九窍，故去心腹邪气，解热闷，除风痰瘴疟。缘此物最能吐人，能吐则能涌，能涌则能开，能开则能通，诸证皆闭而不通之故，故治之。

胡荽：能辟不正之气，而为透发之品，故通心窍。

樟脑：行气药也，能通关窍。

龙脑香：主心腹邪气，而长处在于通窍。寇氏曰：此物大通利关膈热塞，大人、小儿风涎闭塞及暴得惊热，甚为济用。然非可常服。独行则势弱，佐使则有功，百药之功，无出其右。

皂荚：味辛、咸，性温而升，阳也。通利九窍，故中风口噤者，用之；咽喉痹闭者，亦用之。然能通上窍，又能通下窍，故大肠虚秘者，亦用之。皂荚刺，用同，而锋锐更甚，且直达病所。须去尖用，否则脱人须发。

榆白皮：味甘，性滑，可升可降，阳也。最能利窍，其主大小便不通。利水道，利五淋，渗湿热，行津液，除邪气，消痈肿，通经脉，治齁喘、滑胎，无一而非利窍之力。究其利窍之力，总不外乎滑以去着之义。故用榆皮，须用鲜者，其滑液尚存。若已晒干，其性虽滑，而滑究何有焉。又查榆有二种，一种三月生荚，其荚飘零，故谓零榆；一种八月生荚，皮有滑汁，谓之郎榆。性皆滑利，但郎榆甘寒，服之，令人睡。较零榆之能除邪气，稍有不同。榆荚仁，作縻羹食，令人多睡，似亦利窍之力。盖窍利，则上下通，而志意适，故多睡。榆叶，消水肿、利小便、下石淋，其能利窍，不待言矣。

巴豆：祛痰、祛寒之药也。凡服其霜者，即从胸胁大热，达于四肢，出于皮毛，然后复从肠胃而出。《伤寒论》白散方，治伤寒寒实结胸，用此。古人称为斩关夺门之将。《本经》主治荡涤五脏六腑，开通闭窍，利水谷道，是无窍之不开矣。

石燕：治湿之药也。而又能利窍，故其治诸般淋病月水湛浊、赤白带下、肠风痔瘘、眼目障翳等证。虽治湿热，实无一而非利窍之力。

滑石：味甘，性寒，气降而滑，最能利窍。故其主身热泄澼，女子乳难癃闭，利小便，荡胃中积聚热，及通石淋，无一而非利窍力。时珍曰：滑石利窍，不独小便也。上能利毛腠之窍，下能利精溺之窍。盖甘淡之味，先入于胃，渗走经络，游溢精气，上输于肺，下通膀胱。肺主皮毛，为水之上源，膀胱司津液，气化则能出，故滑石上能发表，下利水道，为泄热燥湿之剂。发表是荡中上之热，利水道是荡中下之热；发表是燥中上之湿，利水道是燥中下之湿。热散则三焦宁而表里和，湿去则阑门通而阴阳利。刘河间用益元散通治上下表里诸病，盖是此意，但未发明耳。

麝香：味辛，性温而降，阳中阴也。入脾经，通行十二经，开关利窍，走窜飞扬，内透骨髓，外彻皮毛。主治卒中诸风、诸气、诸血，诸痛，痰厥惊痫，鼻塞，耳聋，目翳，阴冷，妇人难产，堕胎。李时珍曰：严用和谓"风病必先用麝"，丹溪谓"风病必不可用"，皆非通论。盖麝香走窜，能通诸窍之不利，开经络之壅遏，若诸风、诸气、诸血、诸痛，惊痫癥瘕诸病，经络闭塞，孔窍不利者，安得不用为引导，以开之通之耶？但不可过耳。查严用和云：中风不省，以麝香清油灌之，先开其关窍，庶后免语塞瘫痪之证，而他药亦有效。丹溪曰：五脏之风，忌用麝香，以泄卫气。

牛黄：清心化痰之药也。心清痰化，自无窍闭之患，故牛黄为开窍之上品。

龟尿：最能走窍，故透骨、染须发、治哑聋。取尿法，用镜照，龟见影，则淫发而尿出。

虻虫：行血药也。唯其行血，故能通利血脉，而开九窍。

治虫类

百部：主治咳嗽上气药也。其治传尸骨蒸劳及治疳积，则杀虫之力居多。并杀蛔虫、寸白虫及一切树木蛀虫，熏之即死。更能杀虱、杀蛲虫及蝇蠓。

芜荑：除湿药也。然其辛散满，苦杀虫，故能散皮肤骨节中淫淫温行毒，去三虫，逐寸白，疗蟞瘕，痔瘘疮癣，小儿惊痫冷利，胃中有虫，食即作痛。士瀛曰：嗜酒人，血入于酒，为酒蟞；多气人，血入于气，为气蟞；虚劳人，败血杂痰，为血蟞。如虫之行，上侵人咽，下蚀人肛，或附胁背，或引胸腹，唯用芜荑炒煎服，兼暖胃、理气、益气之药，方可。

豨莶草：祛风药也。风动则虫生，故能祛风，即能治热蜃虫。

马鞭草：破血通经药也。兼能杀虫，故治下部蜃疮、阴肿，可捣敷。

淫羊藿：补药也。可以外治，主下部有疮，洗出虫。

骨碎补：补药也。可以外治，主恶疮、蚀烂肉，杀虫。

使君子：味甘，性温，杀脏虫。虫杀则脾胃自健，虚热自除，小儿之五疳自平。其可以外治疮癣者，亦杀虫之力也。

天冬：去热药也。杀三虫，去伏尸。三虫、伏尸皆湿热所化，天冬味苦可以祛湿，气平可以清热，湿热下逐，故三虫可以杀、伏尸可以去。

黄连：泻火药也。而又能杀虫，故猪胆蒸丸，治小儿疳气，安蛔杀虫。

苦参：燥湿胜热之药也。而虫之生，皆由风湿热凝积而成。苦参既能燥湿胜热，故其苦寒，又可以擅杀虫之能事，主杀疳虫及疥虫，及下部蟹虫。而热毒风皮肤、烦躁生疮、赤癞、脱眉，多系虫证，故兼治之。

阿魏：去臭气、下恶气之药也，而又能杀诸小虫。

青蒿：除热药也。而又能杀虫，其治风毒，治疥瘙、痂痒、恶疮，皆杀虫之义也。

青葙：除风热药也。而又能杀三虫，其主风瘙身痒者，虫生于风也。其子，亦治虫疥恶疮。

蓝叶汁：泄热之药也，而又能治腹中鳖瘕，及腹内应声虫。

蓝淀：气味与蓝稍有不同，而杀虫之力，更胜与蓝，以其有石灰也。

萹蓄：泄热药也。而能杀三虫，除蛲虫，除虫蚀下部。其主浸淫疥瘙、疽痔，及疗女子阴蚀，又皆杀虫之力也。

马蹄决明子：除肝热之要药。而丹溪言其能解蛇毒。《相感志》云：园中种决明，蛇不敢入。丹溪言本乎此。

山豆根：清热解毒之药也。而又能杀小虫。其治齿痛，治痔疮，皆其清热解毒，而兼杀虫之力也。

雷丸：味苦，性寒而降，阴也。竹之余气所生，主杀三虫，除蛊毒，杀白虫及寸白虫自出不止。久服，男子阴痿，女子子宫寒不受孕。

苍耳子：发汗、散风、胜湿之药也。而又能解溪毒。

灯心草：清热行水之药也。取成把擦癣，极痒时，虫从草出，浮水可见，十余次，可断根。

连翘：散结清火之药也，而又能去白虫。

艾叶：逐寒湿之药也，而又能杀蛔治癣。

附子：补火药也。最能暖胃，故胃寒而蛔动者，用之。

南星：以牛胆制之，为治惊风，为除痰之要药，而又善于杀虫。

杜牛膝：治瘀治痰之药也。而又能杀五脏虫，兼治蛔咬腹痛。

鹤虱：味苦、辛，有小毒，主治蛲虫。

藜芦：味辛，性寒。主杀诸虫毒，故头疡、疥瘙、恶疮、死肌，并治之。

贯众：味苦，性微寒。有毒而能解毒，主杀三虫。

狼牙：味苦，性寒，有毒。最杀虫，故能去在内之白虫，洗在外之阴中蚀疮烂。

蚤休：治热之药也，又能除虫蛇毒。苏恭曰：醋磨，傅痈肿蛇毒，甚效。

相思子：色半红半黑，味苦，性平，主杀一切蛊毒虫毒。

稗子米：即稀稗，俗名稻高，味辛、甘、苦，性微寒。能杀虫，煮以沃地，蝼蚓皆死。

马齿苋：一名五行草，又名酱瓣草，散血药也，兼杀诸虫。

薏米：健脾除湿之品，能杀蛕虫。

薏根：逐湿下行，为治湿热生虫之要药，故主下三虫。捣汁，治蛕攻心痛。

麻油：润燥之品，而兼能治蛕心痛，且杀一切虫，其傅恶疮疥癣，虽系凉血、解毒、润燥、止痛、生肌之力，而杀虫之功，究亦未始无与焉。

南瓜子：西人主治扁虫。其法，用南瓜子擂烂，调水，疏夏布隔之，空腹饮之。若便结，宜先服泻药。

堇竹叶：涤热之药，又能杀小虫。

乌药：顺气止痛药也。能治蛊毒，能治中恶、心腹痛，故小儿腹中诸虫，亦可用之。

樟脑：行气通窍药也，又能杀虫。

龙脑香：主治心腹邪气药也，能杀三虫。

海桐皮：祛风逐湿药也。然能杀虫，故除疳䘌、疥癣、牙齿虫痛，并煮服。及含之、水浸、洗目、除肤赤，亦杀虫之力也。

皂荚：通窍搜风药也，而又能杀劳虫及一切虫。风疠、疥癣，多属皮上虫病，故并治之。

川椒：散寒逐湿药也，然能杀蛕虫。戴元礼曰：凡呕吐，服药不纳者，必有蛕在膈间。加川椒十粒，自不吐，蛕见椒则伏也。

芦荟：泄热药也。而力能杀虫，故治五疳三虫。其主吹鼻，杀脑疳，除鼻痒，疗痔瘘，䘌齿，湿癣出黄汁，皆杀虫之力也。

梓白皮：主治热毒之药也。禀秋金之气，以肃杀用事，故兼去三虫。

黄柏：泻火药也，其苦寒可以降蛕，故治蛕心痛。

厚朴：行气药也，燥湿药也。而又能去三虫，杀肠中虫。

苦楝子：泄热药也。而又能杀三虫，兼治痔虫。

苦楝根：主治蛊毒，煎汤服之，即时吐出，是亦杀虫之要药。

苦楝花：烧烟、辟蚊虫。

槐花：清热药也，能杀腹脏虫。

巴豆：去寒药也，能杀虫鱼，又能杀斑蝥毒。

桑叶：治风药也，而其汁能解蜈蚣毒。

卫矛：除邪杀鬼之药也，而能去白虫。

椿樗白皮：固肠燥湿之药也。而又能杀疳虫、蛕虫、疥䘌、蛊毒。樗根尤良。

桂心：补火之药也，而又能杀三虫。

丁香：治冷气之药也，兼能杀虫。

柳叶：味苦，性寒，最杀虫。痘疮生蛆，以儿卧柳叶上，其蛆立化。无叶时根皮亦可。

桃叶：味苦，性平，具发汗之力，主治杀虫。上舍下敷，俱无妨碍。

樱桃叶：味甘，性平，治蛇咬。捣汁饮，并敷之。

樱桃根：取东行者，煮汁服，立下寸白虫。

槟榔：下气药也。而又能杀虫，故杀三虫伏尸，疗寸白虫。煎洗，能去阴毛生虫。

杏仁：润燥下气药也。而又能杀虫，故蚘虫及阴户虫疳痛痒，并宜捣敷之。

银杏：降痰解酒，而又能消毒杀虫。盖其花夜开，人不得见，性阴，有小毒，故以毒解毒，而消毒杀虫。

榧子：味甘，性涩而降，阴也。去三虫蛊毒，疗寸白虫。

乌梅：和肝气、养肝血之药，而又能杀虫，故用之以治蚘厥吐利。

石榴皮：味酸、涩，性温。煎服，下蚘虫。《西医内科全书》谓治扁虫，以石榴皮为最妙。

酸榴东行根：味同石榴皮，亦治蚘虫、寸白虫。

秋露水：解暑之要药也。禀肃杀之气，凡疥癣虫癞病所制药散，以此调治之，为最宜。

铜青：即铜绿，味酸、苦，性平。主治烂沿风眼，盖杀虫之力也。凡目痛肤翳，由风热外侵而生虫者，宜之。若由肝虚血少者，忌。

青铅：坠痰药也。又能平肝解毒，故主杀虫。

黑锡灰：取新铅镕净，去渣，再镕成液，同硫黄煅，如焰起，以醋洒之，候成黑灰，研之不黏滞为度。如煅不透，服之，令人头痛，以阴降太速、阳火无依故也。主治杀虫，同槟榔末等分，五更米饮服。

铅粉：即胡粉，能镇摄邪气，以伏尸毒，而又能杀三虫。《金匮》甘草粉蜜汤治蚘病吐涎心痛，专取胡粉杀虫，甘草安胃，即借甘草之甘，引胡粉以诱入虫口也。

黄丹：坠痰消积之药也，兼能杀虫。

雄黄：杀精物恶鬼，以祛邪气，故即能解百虫毒。外治疗疥虫蜃疮、诸蛇虺毒及一切虫兽伤，内治杀痨虫疳虫及一切虫积心腹痛。

雌黄：雄黄入肝胃，雌黄入脾，其功用不甚相远。大要皆取其温中，搜肝杀虫，解毒祛邪。故《本经》称其主恶疮，杀虫虱身痒，邪气诸毒；《别录》称其治身面白驳；吴瑞称其治虫积心腹痛。

石硫黄：补火祛寒之药，其气旺而性暴，故又主杀虫而除头秃。

代赭石：镇虚逆养阴血之药也，而又能治蛊毒。

明矾：燥湿之药。又杀虫而解毒，故中蛊蛇虫伤螫，并治之。风眼，亦虫湿之所致，故并治之。

皂矾：燥湿之药也。兼能解毒，故主蚘虫风眼，疥癣亦可用。

食盐：泻火之品。能杀虫者，解毒之力也，故下部蜃疮用之。

青盐：降火之品。能去毒蛊者，解毒杀虫之力，故疮疥癣亦用之。

五灵脂：通利气血之药，又能杀虫消积，故蛇、蝎、蜈蚣伤者用之。

鸭：为补最胜，而野鸭又能平胃消食、杀腹脏虫。

熊胆：泻火药也，兼能杀虫，故疳蟨心痛及恶疮恶虫，并治之。

麝香：开窍辟邪之药，故能去三虫，除蛊毒，杀一切虫。

穿山甲：味咸，性微寒，能疗蚁瘘。

乌贼骨：治血药也，一名海螵蛸，杀虫。

蟾蜍：能解热毒，兼破癥坚血，而又能杀疳虫，故治小儿面黄癣气，治疳之效也。
蟾酥，能散抑郁之火，而其温暖通行之力，又能消积而杀虫。

蚕砂：善治风湿，又解蛇毒，故炙焦为末，少加雄黄，麻油调。敷治蛇甲疮，或食乌梢蛇，浑身变黑，渐生鳞甲，亦服蚕砂而愈。

蜈蚣：祛风散结之品，能解啖诸蛇虫鱼毒，兼去三尸。士瀛曰：瘰疮，又名蛇瘴。烟瘴之地多蛇，人触其毒，数月必发蛇瘴，唯赤足蜈蚣为上药，白芷次之。

地龙：味咸，性寒而降，阴中阴也。主治蛇瘕，去三虫，杀长虫。

治鬼祟类

藁本：治风药也，又能治鬼疰流入腰脊痛冷。

山兰叶：能除陈气，故即能杀蛊毒而辟不祥。盖蛊毒不祥，皆陈腐之气之所积成也。

常山：吐痰行水之药也。而又主鬼毒，故治邪气蛊毒鬼疰。

菖蒲：开窍药也，能治鬼气。盖鬼气乃心窍迷惑之所致也。

天冬：除虚热之药，而能杀三虫、去伏尸。三虫、伏尸皆湿热所化，天冬苦味以祛湿，气平以除热，湿热下逐，则三虫、伏尸皆去矣。

玄参：壮水制火之药也，又能治传尸邪气。

姜黄：破血行气之药也，又能祛邪辟恶。

青蒿：除热药也，又能治尸疰。

萹蓄：泄热药也，又能治小儿魃病。

忍冬藤：花、叶皆散热解毒之药，能治飞尸、伏尸、遁尸、沉尸、风尸、尸疰。缘尸之为病，亦热毒气之所积也。

阿魏：消结、杀虫、去臭气之药。故兼能辟瘟，兼治鬼疰，除蛊毒。

升麻：发散风邪之药也。兼能散毒、能散毒，故能杀百精、老物、殃鬼，辟瘟疫、瘴气、邪气。蛊毒入口皆吐出，即中恶腹痛、时气毒疠、头痛寒热，并治之。

石龙芮：利水药也，又能治鬼疰恶毒。

狼毒：味辛，性平，有大毒。主治鬼精蛊毒。

鬼臼：味辛，性温，有毒。一名九臼，又名天臼。主治鬼疰精物，辟恶气不祥，逐邪，解百毒。

白及：祛瘀之药也，即能治贼风鬼击，痹缓不收。

韭子：补肝阳、肾阳之药也，治鬼交，甚效。盖阳气旺，则阴气自消。

广木香：行气药也，故主邪气，能辟毒疫温鬼。

乌药：顺气止痛之药，能疏利胸腹邪逆之气，故治蛊毒疰忤鬼气。

乳香：活血舒筋之药，而又主恶气，故治伏尸。

皂荚：通窍搜风之药，而又能杀精物。

降真香：血分药也。烧之，可辟天行时气，宅舍怪异。小儿带之，辟邪恶气。

巴豆：祛寒、破痰、开窍、宣滞、杀虫之药，又能除鬼毒、虫疰、邪物。

卫矛：即鬼剑羽，味苦，性寒。除邪，杀鬼毒蛊疰，中恶腹痛。

沉香：下气补阳之药，能治中恶邪鬼疰气。

丁香：治冷气药也。兼能辟恶祛邪，主治鬼疰蛊毒。

荜澄茄：治冷气药也，兼疗鬼气。

茯神：治虚药也，宁神定志，故主辟不祥。

琥珀：利窍散瘀之药。窍利瘀散，则五脏自安、魂魄自定，而精魅邪鬼，无有不避，故杀精魅邪鬼。

秋露水：解毒之要品，禀肃杀之气，凡杀鬼祟精怪之药，宜以此煎之。

食盐：泻水、杀虫、解毒之品，故主杀鬼蛊邪疰毒气。

青铅：坠痰杀虫之药也。能治伏尸，除鬼气疰忤。

铅粉：即胡粉，又名定粉，又名粉锡，性味与青铅同，主治伏尸。盖取铅性之重，以镇摄其邪也。

朱砂：泻火安神之药也。而其色大赤，为天地纯阳之色，故足以辟阴邪，主杀精魅邪恶鬼，兼治尸疰。

雄黄：味辛、苦，性温而升，阳也。主杀精物恶鬼邪气。

代赭石：镇虚逆、养阴血之药也。又能杀鬼疰精物恶鬼。

虎骨：搜风健骨之药也。又能除邪恶气，故鬼疰毒能治之，尸疰腹痛能治之，头骨尤良。

麝香：开关利窍之药也。主辟恶气，杀鬼精物。

鹿角：通阳行血之药也。水磨汁服，治男子夜梦鬼交；清酒调服，治妇人梦与鬼交，即能出其鬼精。

牛黄：清心化痰之药，即能除邪而逐鬼。盖心清痰化，则心体光明，而诸邪自无容留之地矣。

腽肭脐：补阳之药也。阳足则阴退，故主鬼气尸疰，梦与鬼交，鬼魅狐魅心腹痛，中恶邪气。

犀角：解毒清热之药也，而其角中虚，又通灵，故又能养心而除邪，主治蛊疰邪恶，不迷惑魇寐。

羚羊角：清热之药也。而其性灵，故又主祛邪，能辟蛊毒恶鬼不详。安心气，常不魇寐。

龙齿：锁心安魂，用之，可为补药之佐。而又能杀精物，祛鬼魅，取其灵也。

龙骨：固敛正气之浮越，故可养精神、定魂魄、补五脏，而正足则邪自避，故又除心腹鬼疰精物老魅。

蜈蚣：一名天龙，去虫药也。又主鬼疰蛊毒，力能杀鬼物老精。

人中白：泻火消瘀药也。泻火消瘀，故传尸劳热者，宜之。

败天公：即尿桶上旧笠，味咸，气平，主治鬼疰精魅。

治虚类

人参：味甘、微苦，性微凉，升多于降，阳中微阴也。主补五脏，五脏主存精者也。精足则神安，魂魄定，惊悸止。元气足而邪气自除，阴血生而血脉自通。其叶性味，与参反，大苦大寒，损气败血，或云清香生津，性带表散，行皮毛四肢，与前说不同。人参，产吉林者为上，产高丽者次之，东洋又次之。产山西太行山者，名党参，虽无峻补之力，而甘平以和脾胃。凡中气微虚者，用以调补，甚为平安。太子参虽细，却短紧坚实，其力不下大参。（有参考）

人参，产西洋佛兰西者，苦、寒、微甘，味厚气薄。养肺降火，生津液，除烦倦，虚而有火者，宜。出古光者，其味更厚。

参条，乃横生芦头上者，其力甚薄，只可用以调理常病，及生津止渴。其性横，手臂及指无力者，服之甚效。

参须，亦横生芦头上，而甚细者，其性与参条相同，而力尤薄。

日本松本敬之《满洲财力论》：满洲之栽植人参者，多在乌苏里江边之溪谷间，而吉林东南之地，亦甚多。其培养之法，或时种子，或植其根，甚为郑重。夏日，覆以天幕或树枝，防日光之炎热，而又以保护茎叶之故，密施支柱，除去杂草，屡以肥料灌之，一年之后，其根尚小，至三年，则渐有可用者。然华人则必更经数多之年月，而后采之，除其茎叶，而浸其根于热汤，复干枯之，每包以纸片。人参圃，率长七十余尺，横八尺余。土质，以漆黑而松转者，为良。春季汰土作圃而植根，秋则积土，及冬乃除其盖覆，圃之四周，悉围以篱栅，每书夜，置守者以护之。人参之价，不知其极，其生于深山者，间或一根之价，贵至千金。每季采取者，数百为群，跋涉深山幽谷间，冒险搜索之，一人平均可得四十根，而售之，一根可一元或两元许云。

黄芪：味甘，性微温，可升可降，阳也，最助三焦出气。以温肌肉，以调和经脉，故主痈疽久败疮，排脓止痛，大风癞疾，痔瘘。极擅补虚之能事，而其治气虚、盗汗、自汗、肤痛，是皮表药；治诸血，壮脾胃，是中州药，是培后天药；治伤寒尺脉不至，补肾脏元阳，是里药，是培先天药。凡入药，补剂，宜蜜炙；欲稍降，宜盐水炒；达表，宜生用，或酒炒。

续断：味苦、辛，性微温，可升可降，阳也。其质，有肉有筋，如人筋在肉中之象。而色带紫黑，为肝肾之色，故入肝肾二经，为专益筋骨之品。又其性直下，故能降气以达下，故补肝肾，通血脉，理筋骨，主劳伤，暖子宫，缩小便，止遗泄，治腰痛、胎漏崩带、肠风、血痢，是其效也。又主妇人乳难者，补而不滞之力，亦筋在肉中者，而得所养也。

狗脊：味苦、甘，性微温，可升可降，阴中阳也。苦坚肾，温养气，甘益血，补而能走，强肝益肾，不仅除风寒湿而已，故就补剂而言，凡失溺不节、脚弱腰痛、俯仰不利、肾气虚弱、女子伤中、关节重滞者，并宜以此补之。

远志：味苦、微辛，性温，可升可降，阳也。长于解郁，能通心气使下交于肾，即能使肾气上通于心，故益智慧聪明、强志培力，是其验也。景岳谓其气升，同人参、甘草、枣仁，极能举陷摄精，交接水火，但可为佐，用不宜多。神气上虚者，宜。痰火上实者，当避。

巴戟天：味辛、甘，性微温，可升可降，阳也。入肾经血分，最能辅助元阳，兼能强阴益精，更能祛风除湿，故主大风邪气、阴痿不起，强筋骨，安五脏，辅中、增智、益气。唯相火炽者，忌。

淫羊藿：一名仙灵脾，味辛、甘，性温，可升可降，阳也。入肾经，兼入肝经。最能助阳而益精，凡真阳不足者，宜之。故主阴痿绝阳，益气力，强志。其主茎中痛，利小便者，茎痛，由于精之不足，小便不通，亦有因阳不足，而气化无权者。

当归：中焦受气，取汁变化而赤，是谓血。当归煮汁，滋中焦之汁，化血最速，故活血、生血、养血，独擅其神。寇氏谓《药性论》补女子诸不足一语，尽当归之用矣。无己曰：脉者，血之府，诸血皆属心，凡通脉者，必先补心益血，当归是也。

骨碎补：一名猴姜，主行血，亦主坚肾。肾主骨，故治折伤牙痛，牙为骨余也。肾开窍于耳，故治耳鸣。肾主二便，久泄则属肾虚，不可专责脾胃，故治肾虚久泄。

熟地：味甘、微苦，性微温而降，阴中阳也。为滋肾水、补真阴、填骨髓、生精血之要药。故人之阳气虚，以人参补之；人之阴血虚，以熟地补之。但熟地性滞，痰多气郁之人，能窒凝胸膈，亦须避之。

牛膝：虽逐血之药，而禀湿土阴柔之化，酒蒸用之，最能滋养筋骨，故主寒湿痿痹，四肢拘挛，膝痛不可屈伸。凡填骨髓，除脑中痛及腰脊痛，及益精续绝之方，多用之。又走而能补，故引诸药下行，故筋骨痛风在下者，尤宜加用。

沙苑蒺藜：味甘，性温，气微腥，入肾经。补肾虚，故治奔豚肾气，虚劳腰痛，遗精带下，强阴益精。兼入肝经，故明目，但过于固精。凡命门火炽，阳道数举，交媾精不易出者，均忌。或曰，此药绝无真者。

菟丝子：《诗经精华》颀弁篇，"茑与女萝"注，《毛传》：女萝，菟丝松萝也。释文：在草曰菟丝，在木曰松萝。案陆氏玑：今菟丝，蔓连草上，正黄赤如金，非松萝。松萝自蔓松上，枝正清，与菟丝殊异。《广雅》谓：女萝、松萝、菟邱，菟丝是也。菟丝子，味辛、甘，性平。子中有丝不断，故能补续筋骨，主续绝伤，坚筋骨，去腰疼膝冷。又滑润有脂膏，自能生精益气而长肌肉，故补不足，益气力，肥健人，养肌强阴，填精益髓，并主茎中寒、精自出及鬼交泄精尿血。其汁，能去面黑干者，亦滑泽之功也。

冬虫夏草：味甘，性平。保肺益肾，能止血化痰，以平劳嗽。盖痰之标在肺，其本在肾，肾有火，炎上薄肺，煎熬津液，则成痰，甚则劳嗽而兼血。

何首乌：味苦、涩、微甘，性微温而升，阳也。苦能坚肾，温能补肝，甘能益血，涩能收敛精气，能止诸疟。大约疟邪在阴分，久而不解者，必须此。毒痢下纯血，诸药不效者，亦用之有神效。蔓延而通经络，故瘰疬、疮肿、五痔宜之。陈修园曰：疟，少阳之邪也，久而不愈，少阳之气，惯为疟邪所侮，俯首不敢与争，任其出入往来，绝无忌惮。纵旧邪已退，而新邪复乘虚入之，则为疟。纵新邪未入，而荣卫不调之气，自袭于少阳之界，亦为疟。首乌妙在直入少阳之经，其气甚雄，雄则足以折疟邪之势，其味甚涩，涩则足以堵疟邪之路。邪未净者，佐以柴、芩、橘、半；邪已净者，佐以参、术、芪、归，一二剂效矣。久痢亦用之者，以土气久陷，当于少阳求其生发之气，亦以首乌之味最苦而涩，苦以坚其肾，涩以固其脱。宜温者，与姜、附同用；宜凉者，与芩、连同用，亦捷法也。设疟痢初起而即用之，则闭门逐寇，其害有不可胜言者矣。

夜交藤：即何首乌藤。何首乌有赤白二种，夜则藤交，故名。用之，取阴阳交合之义也。

桑寄生：一名茑，味苦、甘，性平。寄生于松及他树者，皆不入药，唯寄生于桑者，入药。桑寄生得桑皮补续绝脉之精气，其力最能上托而不下陷，且其生不着土，资天气而不资地气，尤能滋养血脉于空虚之地，故益血脉、坚筋骨，主治腰痛，主治怀孕漏血不止，令胎牢固。

瓜蒌根：即天花粉，润肺清热之药也，能行津液，以救心中枯燥，故《本经》称其补虚安中，又称其续绝伤者，是其蔓延能通阴络而续绝也。或云，冬月阳气深藏，取瓜蒌根水磨澄粉，谓之真粉。此粉润肺补虚，极效，但不易得耳。药铺所备花粉，多是土瓜根，只可清热，难以补虚，用者辨之。

肉苁蓉： 味甘、酸、咸，性温而降，阳中阴也。峻补精血，凡肾脏火衰者，宜以此补之。其主五劳七伤补中者，补诸精虚之证也。除茎中寒热痛者，以茎中系精之道路，精虚则痛，精得补则痛自已。其养五脏强阴益精气多子者，以五脏各有精，精足则阴足气亦足，精气足则弗患无子。其治妇人癥瘕者，以精足则瘀不能容，而咸以软坚，尤其余事。至于治男子绝阳不兴，女子绝阴不产，男子泄精，女子带下阴痛，又无一而非补精之力。但其性滑肠，骤用，反动大便滑。又泄泻证及肾中有热，强阳易兴，而精不固者，均忌。

锁阳： 味甘，性温，可升可降，阳也。大补阴气而益精血，大助元阳而兴阳事，润燥养筋，为治痿弱之要药。但其性滑肠，利大便，与苁蓉相类。虚人大便燥结者，可用。不燥结者，勿用。

五味子： 味，皮甘，肉酸，核中辛、苦，都具咸味，其味酸、咸较甘、苦、辛为多。性温，可升可降，阴中阳也。能收敛肺气，气敛则益，故主益气，而又能补肾。徐洄溪曰：凡酸味皆敛，而五味酸之极，即敛之极。极则不只能敛，而且能藏矣。藏者，冬之令，属肾，故五味能补肾。《本经》谓其主劳伤羸瘦，补不足，强阴，益男子精。无一而非补肾之力。有外邪者，忌。

覆盆子： 味甘、酸，性微温，益肾脏而固精，补肝虚而明目，起阳痿而缩小便，续绝伤而泽肌肤。其妙处，强肾而无燥热之偏，固精而无凝涩之害，金玉之品也。但性固涩，小便不利者，勿服。

罂粟壳： 味酸，性涩、微寒。蜜制，能敛肺而止久嗽。醋制，能涩肠而止久利，兼能固肾而止遗溺、遗精，且固脱肛，止心腹筋骨诸痛。朱丹溪曰：治嗽用粟壳，不必疑，但要先去病根，此乃收后药也。治痢亦然，须先散邪行滞，不可遽投粟壳、龙骨，以闭塞肠胃，致生变证。

仙茅： 补火药也。凡精寒者宜之，故治丈夫五劳七伤，填骨髓，老人尖溺无子，益阳道。若火炽者服之，有偏绝之虞。

益智仁： 温中祛寒药也。行阳退阴，主益脾胃，理元气，补心气不足，补肾虚滑沥，涩精固气。海藏曰：益智本脾药，主君相二火。在集香丸，则入肺；在四君子汤，则入脾；在凤髓丹，则入肾。三脏互有子母相关之义，当于补药中兼用之，勿多服。

补骨脂： 即破故纸，字音相通之误也。味辛，性温，降多于升，阳中微阴也。壮火益土，主补五劳七伤，男子腰疼肾泄，及妇人血气病，兼止小便，兴阳事。佐以胡桃，有木火相生之妙。但性燥毒，凡阴虚火动者，忌用。

附子： 祛寒之药也。最能温暖脾胃以补中，助肾火以温下，走而不守，浮而不沉，回阳退阴，为百药长。虞抟曰：附子禀雄壮之质，能引补气药，行十二经，以追复散失之元阳；引补血药入血分，以滋养不足之真阴；引发散药，开腠理，以驱逐在表之风寒；引温暖药，达下焦，以祛除在里之冷湿。

白木耳：味甘，性平。为治虚损血证之佳品，兼能益精而明耳目。

韭菜：能散瘀血，而又能助肾补阳而固精。

韭菜子，味辛、甘，性温而升，阳也。专补肝阳之不足，故暖腰膝，治筋痿。遗精泄漏，小便频数，白带白淫，及与鬼交，是亦兼助肾阳而固精也。

怀山药：味甘，性平，可升可降，阳也。最能补中而强阴。能补中，故益气力，长肌肉，固肠胃，止泻利。能强阴，故锁心神，安魂魄，充五脏，治健忘遗精。况中补则精有自生，阴强则精无不足。故山药有益肾、固精、强腰脚之能事。

百合：味甘，性平，可升可降，阳中阴也。其主邪气腹胀心痛者，降肺气之不降也。其利大小便者，肺为水源，治其源也。补中益气者，百合色白多瓣，其形似肺，始秋而花，又得金气之全，最能清补肺金。肺金生于脾土，土主中，补肺故即补中；肺主气，补肺故即益气。且肺为五脏之华盖，肺得清补而降，故即可以安心、定胆、益志而养五脏。丹溪谓：味甘而敛，久嗽之人，肺气虚而宜敛者，用之。中寒者，勿用。

莲：一气相通，茎与实无异，非若他药之根实各殊也。味甘，性平，得水土之精，故能养脾肾之阴。生水底污泥之地，而无处不香，无节不通，故又能疏通脾胃之气，而滋其血脉，湿而不滞，香而不燥，果中之圣品也。其补中者，味甘、淡，得中土之性也。其养神者，气香而中虚也。其益气力者，脾胃旺则气血强也。其除百病者，中和之品，无偏杂之害也。久服轻身、耐老、不饥、延年者，和平之效也。或曰，莲实性平带涩，能涩精气，厚肠胃，故治脾泄久痢，白浊梦遗，及女人崩带，甚效。

莲须：味甘、涩，性微温，入肾经，兼入心经，为固真涩精之品。故主清心通肾，固精气，止吐血，疗滑泄，止血崩。孙思邈曰：莲须温而不热，血家泻家，尊为上品也。大小便不利者，忌用。

冬瓜仁：除热药也。而又能益脾，故主开胃醒脾而进食。

芡实：味甘，性平，可升可降，阴也，别名鸡头。入脾胃二经，兼入心肾二经，为固本补中、益精强志之药。故主湿痹，腰膝脊痛，聪明耳目。疗带浊、泄泻、梦遗、滑精。

陈仓米：味甘，性平。开胃养胃，进饮食，治久痢，甚良。

饴糖：味甘，性微温。主补虚乏，益气力，入肝脾二经，为润而滋之之品。若中满呕吐及湿热，勿轻投。丹溪曰：饴属土，成于火，大发湿中之热，多食，动脾风，生胃火，此损齿之因。非土制木，乃湿生火也。沈再平曰：按《本草》，诸米皆可作饴，唯以糯米作者入药。以糯米能补益脏气也。

秫米：味甘，性微寒，色白，有胶黏汁。最养肺胃之阴，故治肺疟，及阳盛阴虚不得眠者，及妊娠下黄汁者。若用不得当，转成黄积病。

小麦：味甘，性平，入心经，为滋养之品。故养心气而滋脏躁，又养肝气而利小便，除客热，故煎汤饮，可治暴淋。但皮寒肉热，煎汤不使皮拆，方有寒性。拆，则温矣。

白扁豆： 白者入药，品极中和，其味甘，其性微温，可升可降，阳也，入脾经，兼入胃经。凡病宜轻清缓补者，此最有效。故主和中而补五脏，故止呕逆，止泄痢，止消渴，化清降浊，专治中州之病。

芝麻： 味甘，性平。主伤中虚赢，补五内，润五脏，益气力，长肌肉，坚筋骨，填脑髓，故为补益滋润之品。但性滑肠，凡精气不固者，忌。

茯神： 味甘，性平，主辟不详。止惊悸、恚怒、善忘，开心益智，安魂魄，养精神，入心经，兼入肝经，为宁神定志之要药。

杜仲： 味辛，性平而降，阳中阴也。木皮之韧而厚者，以此为最，故能补人之皮。又其色紫黑，入肝肾经。《本经》称其除阴下痒湿，是其验也。盖阴下乃肝肾之部位，痒湿乃皮之病，况其皮中有丝，连属不绝，有筋之象，故又能续筋骨，主腰膝痛，能使筋骨相着。张隐庵曰：桑皮桑叶有丝，蚕食桑而结茧，其色洁白，其质坚牢，禀金气也。藕与莲梗有丝，生于水中，得水精也。杜仲色黑味辛而多丝，故兼禀金水之气化。

合欢皮： 一名青堂，味甘，性平。补阴最捷，故主安五脏，利心志，令人欢乐无忧，故《养生论》曰：合欢蠲忿。单用煎汤，治肺痈唾浊；合阿胶煎膏，治肺痿吐血；与白蜡同煎膏，为长肌肉、续筋骨之要药。

山茱萸： 味酸，性温而降，阳中阴也。补肾温肝，固精秘气，强阴助阳，故治耳鸣耳聋，止小便利，止脑骨痛，止月水不定，收涩之功居多。涩药又能利九窍者，精气充，则九窍利也。《本经》称其主心下邪气、寒热温中、逐寒湿痹、去三虫者，或疑其为食茱萸主治，错在山茱萸条下也。

十大功劳： 即枸骨，与女贞相似，辨在女贞条下。味苦、甘，性平。主补中，安五脏，养精神，除百病，久服肥健。

十大功劳子，色正赤，活血散瘀，坚强筋骨，填补髓脏，固敛精血。

杞子： 味甘、微苦，性平，可升可降，阴中阳也。结成于严冬霜雪之中，红润可爱，是禀少阴水精之气，兼少阴君火之化，为补养心肾之要药。故助阳强阴，补精气，坚筋骨，明目，疗虚劳，补内伤大劳嘘吸，去心病嗌干心痛。

桑根白皮： 味甘，色白，性寒，降多于升，阳中阴也。其甘，可固脾气而补不足；其寒，可清内热而退火邪。且根结而皮绵，能擅补续之长，故《本经》主治伤中、五劳六极、赢瘦、崩中绝脉，补虚益气。

沉香： 下气药也，而能调中，补五脏，益精壮阳，且暖腰膝。男子精冷者，宜之；若中气虚，气不归元者，忌；心经有实邪者，忌；非真火衰者，不宜用。

金樱子： 味酸，性平而降，阴中阳也。最能固精而秘气。沈存中曰：金樱子止遗泄，取其涩也。当取半黄者，捣末干用，若待红熟熬膏，酸涩之味全失。丹溪曰：经络隧道，以通畅为和平，而昧者熬金樱子膏常食之，取涩味为快，自作不靖，咎将安归。

南烛子：味酸、甘，性平。能入肾而固精，其枝叶入心入脾，能止泄而除睡。沈再平亦常以其子治久痢久泄及饭后瞌睡，并效。

大枣：味甘，性温平而降，阳也。入心、脾二经，为补中益气之品。士瀛曰：经曰，里不足者，以甘补之。又曰，形不足者，温之以气。甘能补中，温能益气，甘温能补脾胃，则津液自生，十二经脉自通也。

酸枣仁：味甘，性平，可升可降，阳中阴也。色赤象心，能导心气以下交，实为宁心敛汗之要药。汗，心液也。其主心腹寒热、邪结气聚、四肢酸痛湿痹者，又脾醒而土运也。张隐庵曰：枣，肉味酸，肝之果也。得东方木味，能达肝气上行，食之，主能醒睡。枣仁，形圆色赤，禀火土之气化，火归土中，则神内藏，食之，主能瘥寐。

胡桃：味甘，性温平，可升可降，阳也。养肌、黑发、补气、益血、润燥、化痰、和肾脏、利三焦、温肺润肠，治虚寒喘嗽、腰脚重痛、血痢肠风。多食利小便，能脱人眉，动气故也。润燥养血，去皮用。敛涩，连皮用。

龙眼：一名桂圆，味甘，性平而升，阳也。益脾长智，养心保血，故补血气、养肌肉、益虚气、除健忘、治怔忡。道家用其肉细嚼，待口生津，和津汩汩而咽，此即服玉泉之法也。

柿饼：味甘，性微寒而降，阴也。属金而有土，属阴而有收意，能厚肠胃，健脾气，主补虚劳不足。

玉：平火之药也。而能养液，能安神，故治虚火者，尤宜用之。

磁石：味辛、咸，性寒而降，阳中阴也。能引肺金之气入肾，而为补养肾气之要药。徐洄溪曰：凡五行之中，各有五行，所谓物物一太极也。如金，一行也，银色白属肺，金色赤属心，铜色黄属脾，铅色青属肝，铁色黑属肾。石也者，金土之杂气，而得金之体为多。何以验之？天文家言：星者，金之散气，而星陨即化为石。则石之属金，无疑。而石之中，亦分五金焉。磁石，乃石中铁之精也，故与铁同气而能相吸。铁属肾，故磁石亦补肾，肾主骨，故磁石坚筋壮骨。肾属冬令，主收藏，故磁石能收敛正气，以拒邪气。知此理，则凡药皆可类推矣。

朱砂：治心热之要药，而又为补剂中之要药。海藏曰：同远志、龙骨等，养心气；同当归、丹参等，养心血；同枸杞、地黄等，养神；同厚朴、川椒等，养脾；同南星、川乌等，祛风。可以明目，可以安胎，可以解毒，可以发汗，随佐使而见功。余谓海藏之说，不可尽信。养脾祛风，在不必用；安胎发汗，又不当用；唯养心养神，是为要药。而心神太虚，又不当过用重坠而抑之，是故用者慎之。

代赭石：味苦、甘，性寒而降，入肝、心包二经，能镇虚逆而养阴血。海藏曰：

心肝二经，怯则气浮，重所以镇之，故仲景治伤寒汗、吐、下，痞硬噫气，用旋覆代赭汤，取其能镇逆养阴也。今人用治噎膈效，止反胃亦同此理。

鸭：味甘，性平而降，阴也，入肺、肾二经血分，为补阴之品。葛可久曰：鸭，白毛乌骨者，为虚劳圣药，取金肃水寒之象也。青头雄鸭，则治水，利小便，取水木生发之象也。陶弘景曰：黄雌鸭，为补最胜。孟诜曰：野鸭专入脾胃，九月后，立春前，即中食，大益病。全胜家鸭，虽寒不动气，大约除热杀虫之功居多。

乌骨鸡：味甘，性平，入肝、肾二经血分，为益阴补虚之品。时珍曰：乌骨鸡，毛色不一，但观鸡舌黑者，则骨肉俱黑，入药更良。鸡属异木，骨反黑者，异变坎也，受水木之精气，故肝肾血病宜之。

燕窝：味甘、淡，性平，大养肺阴。化痰止嗽，补而能清，为调理虚损劳疾之圣药。一切病由肺虚不能清肃下行者，用此皆可治之。色有乌、赤、白三种。乌者最下；赤者难得，能益小儿痘疹；白者，能愈痰嗽。燕窝，是燕衔海粉作窝，得风日阳和之气，化咸寒为甘平，能使金水相生，肾气上滋于肺，而胃气亦得以安。近人用燕窝，或以煮粥，或以鸭汁煮，是乱其清养之本性，或与冰糖同煎，是甘以壅之，不能助肺金清肃下行，肉非合法。

雀：味甘，性温，壮阳气而起阳道，益精髓而暖腰膝，缩小便，兼治崩带，不可同李及诸肝食。食白术人，忌之。孕妇亦忌，令生子淫。

雀卵：味酸，性温，益精血，治男子阴痿不起、女子带下，同天雄服之，令茎不衰。

鹿茸：味甘、咸，性温而升，阴中阳也。生精补髓，养血益气，强筋健骨，峻补下元真阳，故男子腰肾虚冷、脚膝无力、四肢酸疼、腰脊痛、精泄阴痿，女子崩中漏血、赤白带下，及一切虚损、耳鸣耳聋、目暗眩晕者，并治之。

毛角，味咸，性温，同鹿茸为补阳之品，故亦能益气、强骨髓，补阳道之衰绝，但力不及茸耳。

白胶：即鹿角胶，味甘，性平，胶质润下，最为益阴助阳之品。故主伤中劳绝、腰痛羸瘦、四肢作痛，补中益气，妇人血开无子、漏下赤白，止痛安胎。徐洄溪曰：鹿之精气，全在于角。角本下连督脉，鹿之角，于诸兽为最大，则鹿之督脉最盛可知。肾主骨，故又能补肾，角之中皆贯以血，冲为血海，故又能补冲脉。冲督盛而肾气强，则诸效自验矣。陈修园曰：何以《本经》白胶列为上品，鹿茸列为中品乎？盖鹿茸温补过峻，不如白胶之甘平足贵也。

麋角胶：味甘，性平，专补真阴，填精益髓，滋血脉，益气力，壮腰膝，助阳，悦色，偏治丈夫。

麋茸：性味功用，同于鹿茸，但温处稍减耳。《苏东坡良方》云：补阳以鹿角为胜，补阴以麋角为胜。余谓鹿茸补阳，而能填精血，则无不补阴。麋茸补阴，而气味同鹿茸之甘温，则无不补阳。故《千金》于麋角主治有"益气力"三字，亦可以概见矣。

羊肉： 味苦、甘，性大温，助元阳而壮阳道，益气血而补虚劳，缓中止痛，而利产妇。较之人参补气在中，而羊肉则补形在外。东垣曰：羊肉有形之物，能补有形肌肉之气。故曰，补可去弱。人参、羊肉之属，人参补气，羊肉补形，凡味同羊肉者，皆补血虚，盖阳生而阴长也。孕妇忌食。同铜器煮服，男子损阳，女子暴下。

羊肾： 味甘，性温，主补肾气虚弱，益精髓，壮阳，止小便，疗虚损之耳聋盗汗。

羊肝： 味苦，性寒，主补肝，治肝风虚热，目赤暗无所见。

羊胆： 味苦，性寒，主补胆汁而治目疾。故青盲、赤障、白翳、风泪眼，并用之。盖肝开窍于目，胆汁减则目暗。目者，肝之外候，胆之精华也，故诸胆皆能治目病。而羊又全身皆温，而肝胆独寒，较之诸兽，是有特别之性，即有特别之用，故羊肝、羊胆明目尤效。

牛乳： 味甘，性微寒，可升可降。主养心肺，而补虚羸。

黄明胶： 一名广胶，牛皮煎成，其色黄明，故名。味甘，性平，肾虚失精者宜之。盖其有滋益之功，而无滑利之患也。

霞天胶： 味甘，性平，牛肉煎成，安中益气，养脾胃，补益腰脚。凡脾胃不健运而病唾涎，或腹中癖积，并宜以此运之。

阿胶： 除风润燥之品，最能益阴，入肺、肝、肾三经。大凡肺液不足、肝血不足、肾水不足者，此皆能补之。

龙齿： 味涩，性寒，镇心安魄而定惊，用之，可为补药之佐。虽或称其除烦清热，而其味涩，决非清热剂内之所宜入。仲醇曰：龙骨入心、肝、肾、肠，龙齿单入心、肝，故骨兼有止泻涩精之用，齿唯定惊安魂魄而已。许叔微曰：肝藏魂，能变化，故游魂不定者，治之以龙齿。

龙骨： 味甘，性平而升，阴中阳也。能吸阳中之阴，固敛浮越正气，故可以止肺虚之咳逆，可以止肠虚之泻痢，可以止汗，可以固精，可以定惊，可以缩小便，可以除梦，无一而非固敛浮越正气之效也。

腽肭脐： 即海狗肾，味咸，性大热而升，阳也，入肾经，专助元阳，为肾气衰极、精寒痿弱之要药。张鼎曰：《和剂局方》治诸虚劳损，有腽肭脐丸，今之滋补药中多用之。精不足者，补之以味也，大抵与苁蓉、锁阳之功相近。《经疏》曰：性热助阳，凡阴虚火炽，强阳不倒，或阳事易举，及骨蒸劳嗽等证，均忌。

海马： 味甘，性温，雌雄成对，有交感之义。阳虚者，用之补阳，可代蛤蚧之功。

鲨鱼翅： 味甘，性平，主补五脏，尤有益于肺。盖清金滋阴，补而不滞者也。

鱼鳔胶： 味甘，性平，入肾经，为专填精髓之品。

海参： 味甘，性温，生北海咸水中，色又黑，故入肾补肾，助阳而益精。

龟板：味甘、咸，性平而降，阴中阳也，专补肾脏之真阴。煎胶用之，尤能滋血、益精髓，养筋骨。丹溪曰：龟首常藏，向腹，能通肾脉，故取其甲以补心、补肾、补血；鹿角常向尾，能通督脉，故取其角以补精、补气、补命门。是则龟甲之用，皆以养阴；鹿角之用，皆以养阳也。仲醇曰：方家多以龟甲入补心药用，以心藏神，而龟性有神，借其气以相通，且得水火既济之义，实非补心之正药。李时珍曰：介虫阴类，故皆补阴。但龟色黑，主治皆肾精。鳖色青，主治皆肝经。同属补阴，实有分别。

鳖甲：味咸，性平而降，阴也。专补肝经之不足，能除劳热之在骨者。煎胶，尤宜于补剂。

珍珠：泄热之药也，虽曰泄热，亦借其宝气以镇心安魂，且水精所孕，自能补人身之水精，故好颜色，去目翳膜，收疮口生肌。绵裹塞耳，治聋，皆此义也。

石决明：味咸，性平，可升可降，阴也。大补肝阴，兼入肾补阴，主治目障翳痛、青盲、骨蒸劳热，久服益精。

海蛤粉：软坚润下，善消瘀积血块者也。而推其余力，实能治遗精、白浊、带下。盖介虫属阴，海蛤粉自能益阴而除热，生于海水中，尤宜入肾，故其于补剂药中，可任佐使。

牡蛎：味咸，性平，微寒而降，阴也。能泻肾火，以补肾水，故以地黄之类引之，能益精而固精。若肾虚无火，精寒自出者，忌。

淡菜：味甘，性温，入肝、肾二经。益阴而补肾，故补五脏、益阳事，主治血损伤惫、精血衰少、腰痛、癥瘕、疝癖、带下、产后腹内冷痛、血结瘦瘠。物生海者皆咸，唯此味淡，故名。

蛙：解热毒，利水气，而又能治小儿疳。疳，即小儿之虚候也，故又补虚损，而宜于产妇。

蛤蚧：味咸，性平，补肺润肾。补肺，故定喘止嗽；润肾，故益精助阳。若风寒外邪未去净者，忌用。

蜻蛉：一名蜻蜓，赤者名赤卒。味咸，性微寒，生水中，能补水脏，主治强阴涩精。赤者性壮热，助阳药用之。

蜂蜜：味甘，性平而降，阴也。主安五脏诸不足，益气补中，止痛解毒，除众病，和百药。徐洄溪曰：蜜者，采百花之精华而成者也。天地春和之气，皆发于草木，草木之和气，皆发于花，花之精英，酿而为蜜。和合众性则不偏，委去糟粕则不滞，甘以养中，香以理气，真养生之上品也。但其性极和平，于治疟则无速效耳。吴普曰：蜜成于蜡，而万物之至味，莫甘于蜜，莫淡于蜡。蜜之气味俱厚，属于阴也，故养脾。蜡之气味俱薄，属乎阳也，故养胃。厚者，味甘而性缓质柔，故润脏腑。薄者，味淡而性涩质坚，故止泻痢。

桑螵蛸：螳螂子也。螳螂善怒，其力强健，故治阴痿而补肝，生子最繁，故益精。

其子房结于桑林，为桑螵蛸，味咸、甘，性平，禀桑精而联属经络，故治伤中而愈腰痛。况精足则肾气自通，故其补肾，自能通肾，而通五淋，利小便水道。寇氏曰：男子虚损，肾衰阴痿、梦遗、白浊、夜溺、疝瘕，不可缺也。

雄原蚕蛾：味咸，性温，主益精气，强阴道，令人交接不倦，亦暖水脏而止泄精。寇氏曰：蚕蛾取第二番者，取其数于生育也。吴普曰：蚕蛾性淫，出茧即媾，至枯槁乃已，故强精益阴用之。《经疏》曰：少年阴痿由于失志者，及阴虚有火者，均忌。

人乳：味甘、咸，性平而凉，最补五脏，滋血液，益心气，补脑髓，令人肥白悦泽，益气能疗憔悴。《经疏》曰：人乳性凉滋润，燥渴枯涸者宜之。若脏气虚寒，滑泄不禁，及胃弱不思食，脾虚不磨食，均忌。李时珍曰：人乳无定性。其人和平，饮食中淡，其乳必平。其人暴躁，饮酒食辛，或有少病，其乳必热。又有孕之乳，为忌乳，最有毒，小儿食之，吐泄成疳，内亦损胎，须禁之。丹溪曰：人乳有五味之毒，七情之火，不若牛乳之稳。

人乳粉，无滑肠、实脾、黏膈之患。收粉法，取小锅烧汤滚，用银瓢如碗大，锡瓢亦可，倾乳少许入瓢，浮滚汤上顿，再浮凉水上，立干，刮取粉，再顿再刮，其粉须速用，久则油膻。又须用一妇人之乳为佳，否则乳杂，其气亦杂。或收入茯苓粉内，晒干用。

秋石：味咸，性温而降，阴也。主治虚劳，能滋肾水而养丹田，安五脏而平痰咳。但咸走血，或经煅炼，中寓暖气，易使虚阳妄动，而真水愈亏。秋石炼升，为秋水，味淡而香，则为秋石之精。

紫河车：味甘、咸，性温，虚劳血汗，或不得已而用之，余病当禁。

附 卷

目 录

女科类

女科幼科，用药不出外感内伤，而亦有特别关系者，故必另设其类以别之。至于前已详各类内者，不再赘。

调经第一

川芎：功专和血，通肝郁，故女子血闭无子者，宜之。

艾叶：能理气血而逐寒湿，故能暖子宫而调经。

丹参：能祛瘀血而生新血，故止崩带而调经。

月季花：善活血，故治女人月闭，亦取其逐月开放之义也。

小麦：最能养心养肝。心主血，肝藏血，血足则经调，故服之，令易孕。

紫荆皮：善破宿血，故治妇人血气疼痛，经水凝涩。

五灵脂：入肝行血，故治女子月闭。

乌贼骨：能祛寒湿而通经络，主治女子肝伤而血闭者。朱丹溪曰：经闭有有余、不足二证，有余者血滞，不足者肝伤。乌贼骨所治，是肝伤血闭，不足之证也。

桑螵蛸：补益之品也。故女子血闭腰痛者，宜之。

朴硝：为下泄、除热、润燥、软坚之品，故治女人月候不通。

紫石英：肝经血分药。久服温中，主治女子风寒在子宫，绝孕十年无子者。

胎前第二

覆盆子：补涩之品，女人食之，有子。

苏梗：下气药也，主安胎。

艾叶：能理气血而暖子宫，故主安胎。

白术：除湿而补土，土为万物之母而载万物，故主安胎。

知母：泻火滋水之药也，能止子烦以安胎。

胡连：清热除湿之药也，能治妇人胎蒸。

苧根：解热散瘀之药也，能治胎前心烦，能止胎漏下血。青苧亦然。

芦根：清热止呕之药也，能治孕妇心中热病。

缩砂仁：能行气调中而安胎。

前胡：能解心腹之结气，故安胎。

薤白：散血下气之药，能使陷者举、滞者散。善用之，亦可以安胎。

葱白：达表和里、通阳治血之药，主安胎。

荷蒂、莲房：并能去恶血，和好血，势又自下而上升，故并主安胎。

白扁豆：清暑除湿之品，而能解毒，故服草药而堕胎腹痛者，生扁豆去皮为末，米饮调服。煎浓汁饮，亦可。

秫米：养肺胃之药也。妊娠下黄汁者，宜之。

茯苓：渗湿而兼补脾之药也。感苍松之气而生，伏于土中，苗不出土，独得土气之全而暗长，如子居母腹而成胎，故主安胎。

猪苓：能除湿而消肿胀，故子淋、子肿及妊娠而小便秘者，并主之。

柳梗：最能清热，故胎热不安者，用之以安胎。

广木香：善于行气而安胎。

杜仲：补腰膝之药也，能止胎漏胎堕。

大腹皮：疏气之药也，凡胎气阻滞胀闷者，宜之。

阿胶：益阴清热、息风润燥之药也，最安胎。

黄明胶：善运脾而养血，故妊妇胎动下血者，宜之。

<h3 style="text-align:center">临产第三</h3>

通草：通湿药也，而能通阴窍，故主催生。

车前子：清热药也，性又下行而滑，故妇人难产宜之。

益母草：为祛瘀生新之品，最能活血而下血，故产难、胎衣不下及子死腹中，并主之。

丹参：祛瘀生新，故能安生胎而下死胎。

牛膝：能散恶血而堕胎，故主产难。

红花：入肝行血，酒煮服，能治胎死腹中。

鲜地黄：清火凉血之药也，能治胎动下血、胎不落。

莲房：破血之药也。故胞衣不下者，宜之。

荷叶：散血之药也。故胞衣不下者，宜酒煮服之。

皂荚：通窍之药也。故妇人胞衣不落者，主之。

桂心：能补阳而活血，故胞衣不下者，宜之。

乳香：能活血散瘀，故治妇人产难折伤。

龙脑香：能通窍行气，故主产难。

凿头英：即凿柄，治妊娠难产，取其开凿孔窍，而力专下降也。

石燕：通湿热之药也。妇人难产，两手各执一枚，即下。磨汁饮之，更好。

石蟹：除热之药也。而催生下胎，亦用之。

伏龙肝：温中燥湿之药。其质性又重镇而下坠，故能催生下胞。

海马：补阳药也。孕妇带之于身，临时煅末服之，并手握之，易产。

真珠：泄热之品，而能下死胎及胞衣。

龟板：益阴滋血之品也，主治产难。

鱼鳔胶：善补精液，故妇人产难主之。

产乳第四

桑寄生：能滋养血脉，故主下乳汁。

细辛：散风湿水气之药也。故妇人风湿阻滞，或水气内壅，病成乳结者，此能以散其结者，下其乳汁。

通草：通湿药也，故亦能通乳而下乳汁。

木通：开窍之药也，故能通乳窍而下乳汁。

泽泻：渗湿利窍之药也。乳亦湿类，自窍而通，泽泻渗湿利窍，故主乳难。

贝母：润肺清火之药也。色白味辛，禀阳明秋金之气，内开郁结，外达皮肤，故阳明津液不通而乳难者，主之。用之，须川产者。

蒲公英：能解滞气，又能入胃而化热毒，故主妇人乳痈肿，水煎汁服之。又封之，立消。

漏芦：泄热解毒之药也，系胃经本药，又寒而通利，故下乳汁。

瓜蒌仁：性最滑润，故主通乳。

益母草：能祛瘀生新，兼能解毒行水，故治乳痈。

木莲：俗名鬼馒头，即薜荔实也。味甘，性平而涩，善通乳汁，同猪前蹄煎汤服。

王不留行：善行血，主下乳汁。

刺蒺藜：主散恶血，故治乳难。

百合：润肺宁心，补中益气，故治乳难。

丝瓜络：清络热之药也。妇人乳汁不通者，可连子用之。

神曲：调中下气药也。善于消导，故产后欲回乳，炒研，酒服二钱，日二，立效。

麦芽：为温中下气之药。善于消导，产后欲回乳者，用之。

榆白皮：以利窍而利水，故治妇人妬乳肿。

杏仁：泻肺、解肌、润燥、下气之药也，又主产乳。

鲍鱼：能补血液，故通乳汁。

䗪虫：行血之药也。水服，可通乳汁。

石膏：清阳明燥气之药也。阳明之脉，从缺盆下乳。石膏既清阳明之燥，故通乳汁者，用之。

滑石：利窍渗湿之药。乳亦湿类，必由窍而通，故滑石能治乳难。

产后第五

荆芥：祛风理血之药也。主治产后中风，身强直。汪认庵曰：产后去血过多，腹内空虚，则自生风，故常有崩晕之患，不待外风袭之也。荆芥最能散血中之风，荆芥三钱，微焙为末，豆淋酒，或童便服，大效。沈再平曰：荆芥入肝经，本为治风之剂，然善祛瘀，治吐衄、血痢、崩漏、妇人血风、产后血晕等证。以风木之脏，即为藏血之地，故本入肝家气分，亦兼行血分也。余案汪氏、沈氏盛称荆芥为产后要药。而产后亦有血虚发寒热，阴虚血炎而身强直者，荆芥决非所宜，用者慎之。

玄参：泻火滋水之药也。《本经》称其主治产乳余疾者，以产后脱血阴衰，而火无所制，治之以寒凉，既恐伤中，加以峻补，又恐拒膈，唯玄参清而带微苦，故为产后要药。

蓝叶汁：能除热解毒，又能使败血分归经络，故治产后血晕。

郁金：为行气解郁、凉血破瘀之品，故治产后败血、冲心欲死。

延胡索：善通经络而破血，故主产后血晕，并主产后诸病因血瘀所为者。

茜草：能凉血、活血、行血，故治产后血晕。

益母草：为祛瘀生新之品，故主治产后血晕、血风、血痛、血胀闷。茺蔚子，亦治产后血胀。

红花：入肝行血，主治产后血晕、口噤、腹内恶血不尽而绞痛。

三七：力能散瘀，故治产后恶血不下、血晕、血痛。

桑寄生：滋养血脉，胎前用之最多。《别录》谓产后余疾亦可用。

荷叶：散血之品，主治产后恶血。

穞豆：去头部风痹之药也，而能通关脉，故妇人产后冷血，炒焦黑，热投酒中，渐渐饮之。张子和曰：此生田野中，霜后乃熟，故性沉，而为肾之谷，肾病宜之。世医竟用大豆当之，误矣。

大豆黄卷：除陈去积，主治湿痹之药也。孙思邈谓其能破妇人恶血，产中药多用之。

芝麻：补益药也，入肝益血，主治产后羸困。

吴茱萸：下气开郁之药也，故能下产后余血。

紫檀香：血分之药，能散产后恶露未尽、凝结为病。

诃黎勒：善于行气，而性收敛，故产妇阴痛，宜和蜡烧烟熏之，或煎汤洗。

没药：能散滞血，故治产后心腹血气痛。

苏木：主破血，故产后血胀闷欲死，水煮五两，取浓汁，服。余如产后败血、产后恶露不安、心腹绞痛，并主之。

琥珀：主行瘀血，故产后血枕痛，用之。

桃仁：主行瘀血，故产后瘀血病，宜之。

枇杷叶：能和胃气，降肺气，故妇人产后口干，宜之。

羊肉：最益气血，补虚劳，缓中止痛。而又以浊走浊，故利产妇而止痛。

鱼鳔胶：专填精髓，故产后去血过多而风搐者，宜之。

鳖甲：益阴除热散结之品，能治妇人产后阴脱。

自然黄丝绢：能泻膀胱相火，以补膀胱，故主产妇胞损。

伏龙肝：祛湿之药也。产后呕恶不止，研末二钱或三钱，益母草汤送下，立效。

若阴虚者，忌。

童便：降血甚神，故治血闷、血晕及败血入肺，为产后之要药。

杂病第六

独活、羌活：搜风祛湿之药，女子风湿伏于胞，而结为疝瘕者，主之。

藁本：祛风寒湿之药也。妇人有风寒湿伏于下，因病疝瘕，或阴中寒肿痛者，主之；伏于中，因病腹中急痛者，亦主之。

白芷：散风除湿，又芳香通窍，故女人风湿下注，因病漏下赤白、血闭阴肿者，宜以此散之、通之。徐洄溪曰：祛风之药，未有不枯耗精液者。白芷芳香，能祛风燥湿，其质又极滑润，能和利血脉，而不枯耗，则有利无害者也。

艾叶：能理气血，暖子宫，故女子崩带主之。

益智仁：宣通气郁，兼补肾虚，故女子崩带主之。

补骨脂：能逐冷气而暖丹田，故宜于妇人血气病。

白鲜皮：去湿热之药也。女子阴中肿痛，多由湿热而来，故主之。

地黄：为滋阴养血之药，故主女子伤中，胞漏下血，胎产百病，用干用熟，临证酌之。

萹蓄：泄热下行之药也，能疗女子阴蚀。

郁金：为行气解郁、凉血破瘀之品。单用，治女人宿血气心痛。

菖蒲：开窍之药也。香燥而散，故女人血海冷败者，宜之。

远志：长于开窍，故妇人血噤失音者，宜之。

柴胡：能升清气以上行，故治女人热入血室。

芍药：白者，入脾经血分，兼泻肝经火邪，主收而补；赤者，入肝经血分，主破散，主通利。故白芍和血脉、收阴气，治女人一切病及胎前后诸病；赤芍，通血脉，散恶血，治女人血闭不通。

黄芪：补虚药也，能治女子脏冷。

丝瓜络：清热解暑之品，而善于通络，故女人经脉不通者，宜生用之。血崩不止者，可炒用之。

五加皮：入肝肾二经，为祛风湿、壮筋骨之品，既能治男子阴痿、囊下湿、小便余沥，故即能治女子之阴痒、阴蚀。

广木香：善于行气，故女子血气刺心痛不可忍者，研末，酒服之。

苏木：能散表而行血，故女子失音血噤者，用之。

荔枝核：善散寒气、祛湿气，故妇人血气刺痛，宜之。

杏仁：泻肺、解肌、润燥、下气之药也，女人阴户痛痒，可捣敷之。

乌骨鸡：主补虚劳羸弱，故治女人崩带及一切虚损诸病。

河蚌壳：能除湿热，善治女子白浊带下，研粉，搽阴疮，效。

龟板：补肾阴之药也，主治女子阴疮、癥疮。

新绛：能通络而和血，故治女人血崩。

硫黄：补火杀虫之药也，故主妇人阴蚀。

真玉：最能清火，而珍宝之气又能益人，故妇人因其夫阴阳过度，玉门疼痛，小便不通者，《千金翼方》以玉治之。

幼科类

天麻：治肝风之药也。小儿肝风易动，故主小儿风痫惊气。

薄荷：散风热之药也。小儿风涎，多由风热所结，故主之。

钩藤：息风静火之药也。能治小儿寒热、十二惊痫、发斑疹及惊啼瘛疭、内钓腹痛、热壅容忤、胎风胎痫。

葛根：解肌、升阳、散火之药也。作粉，可傅小儿热疮。

肉豆蔻：能消冷积，故小儿乳霍，宜用之。

黄连：清火药也，能治小儿疳气。

胡连：除热之药也。能治小儿惊痫，寒热不下食，又治小儿疳热。钱仲阳曰：凡小儿疳热、肚胀、潮热、发焦者，此热势已极。但不可用大黄、黄芩伤胃之药，致生他证。只以胡连五钱、五灵脂一钱为末，雄猪胆汁丸，绿豆大，米饮下一二十丸。

黄芩：清火药也，能治小儿腹痛。

青黛：入肝经，为除热解毒之品，故治小儿惊痫、疳热、丹热。

蓝淀：除热药也，能治小儿秃疮、热肿。

蓝叶汁：除热解毒，故治小儿壮热、热疳。

萹蓄：泄热下行之药也，主小儿魅病及小儿蛔病。

紫菀：清金泻火之药也，能治小儿惊痫。

蚤休：味苦，性微寒，有毒，一名紫河车，又名重楼金线，又名三层草，又名七叶一枝花。专治小儿先天受热之病，故《本经》主治惊痫、摇头弄舌，热气在腹中。

杜牛膝：治痰之药也。故小儿牙关紧闭，急慢惊风，主之。白者良。

桔梗：开发和解，肺经气分药也，能治小儿惊痫。

丝瓜络：清热解毒之品，小儿浮肿，同灯心、葱白煎服，并洗之。

芜荑：消积杀虫之药也。小儿惊疳冷利，多由积、由虫而成，故主之。其胃中有虫，食即作吐者，亦主之。

五加皮：入肝、肾二经，为祛风湿、壮筋骨之品，故治小儿三岁不能行。

榆白皮：利窍、利水之药也，能治小儿头疮痂疕。

巴豆：善于开窍，故治小儿惊痫。

五灵脂： 入肝行血，通利气脉，故能治小儿五疳及小儿惊风。

鸡内金： 能消磨食积，故治小儿食疟及疳积病。沈再平曰：小儿疳积，病及肝脾二经受伤，以致积热为患。鸡肫皮，能入肝而除肝风，入脾而消脾积，故后世以此治疳病如神也。

鸡矢白： 可治水以消胀，可除积以去滞，而又可以止小儿之惊啼。

熊胆： 除热祛邪之药也。小儿惊痫瘛疭，以竹沥化两豆许，服之，去心中涎，甚良。

龟板： 为益阴滋血之品，小儿囟不合者，宜之。

真珠： 泄热定惊之品，故治小儿惊热。

蟾酥： 午日取之，以朱砂、麝香为丸，可治小儿疳瘦。

青蛙： 解热之品也，主治小儿赤气热疮、脐伤，止痛。

白头蚯蚓： 清热利水之品，能治小儿热病癫痫及小便不通、急慢惊风，并涂丹毒。

蝎： 祛风之药也。故小儿惊痫、风搐用之。虚者忌。

五谷虫： 即粪中蛆，味甘、咸，性寒。能消食积，而疗小儿诸疳病，及小儿毒痢作吐。窨原曰：粪蛆专能消积，以其健脾扶胃也。积消，则饮食停滞之热毒亦消矣。

收五谷虫法，取大虾蟆十数只，打死，置坛内，入粪蛆不拘多少，河水渍之三五日，以食尽虾蟆为度。用麻布扎住坛口，倒悬活水中，令污秽尽。取新瓦烧红，置蛆于上，焙干。治小儿疳、腹大脚弱、翳膜遮睛，效。

五倍子： 止血化痰之药也，性涩能敛肺，气寒能降火，故宜于小儿面鼻疳疮。

赤金： 镇惊安神，而平肝热，故治小儿惊痫失志。

风化硝： 能下泄除热，润燥软坚，故小儿惊热膈痰，宜之。

伏龙肝： 祛湿之药也。故治小儿脐疮、重舌，而夜啼亦可用。

释药拾遗上卷

目 录

治风六则（附治雾气）

驴毛在背前交脊会上拔取者，善治风。而驴肉动风，驴毛反治风者，因风气皆发于毛也。

鸥性禀阴毒，而能旋风健搏，取其头治头风眩转及面上游风者，是以毒攻毒也，然须以温补暖胃药及风药佐之，方克有济。

鼠壤中土，得隙中贼风最厉，取以蒸熨，治经络中毒风，同气相求之用也。法，蒸鼠壤中土，袋盛，熨患处。

鸡毛烧灰，同盐煎汤，浴风肿良。

桃叶蒸取汗以祛风寒。其法，烧地布桃叶蒸之，即得大汗，于被中就粉传身，使极燥，乃起，粉身散，川芎、白芷、藁本杵末，纳米粉中，作散。

猪屎治患雾气。心内烦闷，少气，头痛项急，起则眼眩欲倒，身微热，战掉不安，时后憎寒，心中欲吐，吐时无物。法用新猪屎二升半，纳好酒一升，搅令散，以生布绞取汁，更以绵滤，顿服之。服后，温覆取汗，汗后，勿逐去衣被，俟汗自干，乃起，慎风寒。此法兼治疮及风劳虫毒。又猪屎蒸汗，治婴儿麻疹，寒邪陷伏，候见喘胀。用猪屎于大桶沸汤中，置床罩下，热蒸如霖，良久，通身得汗，发药所不及，而此能疗之，勿以秽恶而弃之也。

除痰垢一则

猪胰羊胰涤除痰垢。羊胰入肺尤捷，两者俱润泽而不滑肠，但涤垢而不能下气。

治黄疸一则

小麦苗，得春升气最早，能通达肝气之滞。捣汁服，治黄疸。无苗，禾亦可，性与苗不异。

治疮三则

猪屎酒取汗治疮，法见上。

取黑牛头毛、尾毛，烧灰，治疮有效。诸毛之灰，皆能收湿，牛属坤土，专除湿热陈气。

鱼腥草，即蕺菜。断绝疟疾，取鱼腥草一把，捣烂，绢包，周身摩擦，得睡，有汗，即愈，临发前一时作之。查鱼腥草有小毒，不利人脚，多食又令人气喘，闭气故也。

治心腹痛三则

桃根白皮，活血，能通膈膜滞血。煮汁，空腹服，治心腹痛。

高良姜，散寒结。主治心腹绞痛如刺，两胁支满，烦心，不可忍，治手足肿痛。

稻穰灰汁，涤垢散血。《千金》治热毒攻手足，赤肿焮热，疼痛欲脱，用稻穰灰汁渍之。

生胡麻，质润性燥，可温散肌腠中冷湿。凡入水手足肿痛，宜捣敷。

马屎汁、羊屎汁，能散邪毒，和血脉。《千金》治热毒攻手足，赤肿焮热，疼痛欲脱，方用马屎汁、羊屎汁渍之，日三度。又方，用猪膏和羊屎涂之。

治蛊毒腹痛一则

败鼓皮，治一切蛊毒。梅师治中毒，下血如鹜肝，心腹切痛如咬，取其能散瘀毒也。

治胸中积垢一则

马通逐血解毒，其通中聚，散胸中积垢。

治猝死一则

牛屎、马屎，降浊解毒。凡浊气、毒气闭塞空窍，此并能降之解之以通之。《千金》治猝死，取新者绞汁饮，无新者用人屎和解，治大便不通。

桃根白皮、桑根白皮、榆根白皮，并治大便不通。

治痢十四则

蓼，一名龙。《诗》蓼有游龙，即此。《毛传》龙，红草也，其汁温中下气，主治冷痢。

鼠尾草，能散结以祛寒热。专主寒热下痢，而散结滞。

荠，有大小数种。小荠，茎扁味美，冬至后生苗，二三月起茎，开细白花，结荚有三角，荚内细子，如葶苈子。子名蓂，俗名清明草，利五脏，益肝和中，主治赤、白痢，极效。

冬瓜汁，利大小肠，主治渴痢。

香豉，解除一切不正之气，实为治痢要药。

蔷薇根，除风热而利关节，能通下滞之血。《千金》用之以治痢。

松皮，气味燥涩，善辟湿热，除胀满，而方书罕用。《千金》独取以治痢久，诸药罔效，故别出手眼，乃以医所不用、病所未尝之品，以疗之。暴痢用之，亦效，以其燥而能通、涩而不滞也。用之，须用根皮，更去其外层粗皮，方有健脾之功。若苍瘦人，津液不充，须禁用。

柑皮，辛凉，能清旺气，主治胸腹痛而下痢。

唐文皇病痢，诸医不效，金吾长张实藏进方，以人乳煎荜拨，服之立差。

狗头骨，温中散瘀，主治洞注下痢。

羊禀燥金形气，肠最厚韧，其脂性热，治脱，有厚肠止痢之功。生煎，可滋气虚枯燥，久痢不差者，宜之。能柔金耍铜，有涤除肠垢之力，妊娠肺胃燥热而痛痢者，亦宜之。

羊骨、鹿骨，消坚散滞。烧灰，水和服，主治洞注下痢。

鲫鱼，清胃散血，烧灰服之，治暴痢。

尘尘汁，湿浊之物，可治陈垢不散之痢，取同气以为治也。

治小便不通三则

羊头灰，破血。《千金》取之治胞转，小便不得出。

甑带汁，能通气于上。《千金》治小便不通，用水四升，浸甑带取汁，煮冬葵子，取二升半，分二服。盖甑带汁煮葵子，气通于上，津通于下也。

头垢主治淋闭不通。

治小便数而多一则

羊肝，补肝虚。《千金》治小便数而多者，方用羊肝一具，作羹，少少纳羊肉，和盐豉，如食法，任性食三具。盖肾司闭藏，肝司疏泄，今以肝气失职，不能司统摄之权，故用羊肝以补肝虚，和盐豉以引入肾。

治睡中遗尿一则

三年重鹊巢灰，能散膀胱风气，主治睡中遗尿。

治淋证三则

船底苔，苔性本寒，取船底者，善于行水。《千金》取之煎服以治气淋。

碎入巴豆十四枚，同炒，以巴豆黄色为度，去巴豆。

用丝瓜炒陈仓米，如丝瓜之多少，候米黄色，去丝瓜，研之为末，和清水为丸，如桐子大，每服百丸，皆愈。

治渴四则

甘竹根，清心解烦。《千金》治大渴，用甘竹根浓煮汁，饮之。

香豉，除烦解毒。《千金》治大渴，渍香豉汁，任性多少饮之。

猪胆，主伤寒热渴。

陈瓦砾，清热利水。《千金》治消渴及胃反而吐食者，用屋上瓦已三十年者，碎如雀脑，三升，以东流水二斗，先煮汁，代水，煎药之助脾胃资肝肾者。盖取其受日月之光华，雨露之濡泽，而流行有节，用以煮汁煎药，助诸药清热利水之功也。

治别离别离证一则

清宣统元年，《木司冠新闻报》载，印度有一种奇证，民人唤作别离别离。患者虽不至伤命，而手足每成废疾，先只土人患之，近来欧洲之兵调至该处，亦间传染。现经某军营医生，究得别离别离之证，因印度土民、客民，性喜食稻米，凡由西贡运至之米，食之皆患此证。唯苏门答腊岛之米色红，食之不患此证。苏拉巴阿狱犯八百名，因食西贡米，患别离别离者，多至百名，其易食红米而痊愈者，已有十三名。

治瘕瘕八则

菜子油，主治发瘕。发瘕病，因食中有发，不觉因食而入，久则胸阔如有虫状，上下去来，唯欲饮油，一日之中，饮至二三升，不欲饮食。治法，以油一升，以香泽煎之，置病人头边，令口鼻临油上，急欲饮，勿令得饮，疲极，大睡，其发瘕当从口出。令一人专守视之，并备石灰待用，见瘕出，以灰粉手，捉瘕，抽出及尽，即是发也。初从腹中出，形如不流水中浓菜，随发长短，形亦如之。

故败篦子，故败梳，烧末，泡服，治虱瘕。虱瘕病，因其人不事清洁，啮虱，误入腹中，与血混成瘕。

取古铁一斤，烧令赤，纳酒中，稍稍服酒，主治血瘕。下气疾也，即阳厥治以生铁落饮之法。

鸡屎，主治米瘕病。米瘕者，其人常欲食米，若不得米，则胸中清水出。治以鸡屎一升，加白米五合，合炒，候米焦，杵末，以水二升，顿服取尽，须臾，吐出如研米。若无米，当出痰。

狗屎酒，以秽恶祛秽恶宿滞。又性热，故主食鱼肉等成瘕，结在腹内并诸毒气，治之，效。方用狗屎五升，烧末，绵裹，以酒一斗，浸再宿，滤取清，分十服，日三，三日令尽，随所食瘕结即出。

白马尿，杀虫而消瘕瘕腹胀。铜器中盛取，空心服，但泻胃气，虚者禁用，又治肉瘕。肉瘕病，其人思肉不已，食讫复思。

马尾，主治蛇瘕。法取马尾切长五分，以酒服方寸匕，大者自去，更服三分者一方寸匕，中者亦出，更作二分者一方寸匕，小者复出。不可顿作一服，杀人。马尾一作牛尾。

食鲙成瘕，用姜叶捣汁饮，即消。

治食噎一则

《香祖笔记》云：武昌小南门献花寺，老僧自究者，病噎食。临终，谓其徒曰：我不幸患斯疾，胸臆间必有物为祟，死后剖视，乃可入殓。其徒如教，得一骨如簪形，取置经案。久之，有兵帅借寓，一日从者杀鹅，其喉未断，偶见此骨，取以挑刺，鹅血溅骨，骨立消。后其徒亦病噎，因前事悟鹅血可疗，数饮之，遂愈，因广其传，以方授人，无弗愈者。

治饮食毒害二十八则

谷芒刺喉，用鹅涎灌之，愈。

芦根汁，清利肠胃，治食马肉，血洞下欲绝，又治食肉发热，并解河豚鱼鳖蟹毒。河豚肝与子有大毒，食艾可解。

马鞭草，功专散血，主治食鱼鲙不消。

生姜，治食鱼鲙不消。

冬瓜汁，利大小肠，压丹石毒，治中蟹毒亦用之者，使后二肠解利，毒即除矣。

治食马肉，血洞下欲死，方用香豉二百粒，加杏仁二十枚，㕮咀，蒸以五升米，饭熟，取出捣之，再服，令尽。

张文仲云：茅室诸水造脯，为漏脯，中其毒者，捣韭汁服之，良。

陈皮，治湿疾，诸鱼皆助湿生痰，令人热中，故以陈皮煎汤，停冷服之，便不上逆呕吐。

食狗肉不消，心中坚，或腹胀、口干、大渴、心急、发热，狂言妄语，或洞下，用杏仁一升，合皮研，以沸汤三升，和绞取汁，分三服，狗肉完片出，即安。

黄柏，治自死穴畜肉毒，研末，水调服。

故麻鞋底，水煮汁服之，解食牛马肉毒，腹胀，吐利不止。

治食六畜肉中毒，各取其畜干屎，为末，水调服。此益借其所遗之秽，以逐所中之毒，须臾，发热，则以黄柏之苦寒泄之。

鼠屎，专解陷入阴分之毒。《千金》治生食马肝毒杀人者，取壮鼠屎二七枚，以水研，饮之，不差更服，壮鼠屎，两头尖者。

猪骨灰，专解中脘不能纳者。《千金》治食野菜、马肝及诸脯肉毒，用猪骨灰末，水和，服方寸匕。

猪肉灰，调服方寸匕，治食猪肉中毒。各兽肉灰，治各兽肉毒，郁肉亦然。

狗屎灰，治中狗肉毒，又治中郁肉湿脯毒。郁肉湿脯毒者，凡生肉、熟肉皆不可用深藏密盖，使不泄气。不泄气，即杀人；肉汁在器中密盖，气不泄者，亦杀人。狗屎灰又解下腹胀闭之毒，主治食马肝、野菜毒。水和，绞取汁，饮之。

鲛鱼皮，专解鱼毒，主治食鱼鲙不消。烧灰，水调，服方寸匕。

石首鱼鲞，炙食，能消瓜成水。

宋孝宗食蟹过多，病痢，严防药用新采藕节，研细，热酒调服，即愈。

骨鲠用犬涎灌之，愈。

鲤鱼骨，烧灰煎服，疗鱼骨鲠。

楮实，甘寒，泻利，软坚，疗骨鲠。

鱼鳞灰，利水消血，主治食鲙不消，水服方寸匕。食诸鲍鱼中毒，亦用之。

地浆水，其法掘地作坑，以水沃中，搅浊，澄清，饮之，治食诸菌中毒。一法，掘地深三尺，取下土三升，以水五升，煮土五六沸，取土浮清者，饮之，治食生牛肉中毒。牛膝坤土，肉最坚韧，不待熟，秉其生柔而食之，病成胀满发热，当饮此水，以安坤土。土为万物之母，万物所归，无所复传，其毒自已。

黄龙汤，即坑厕中屎汁，治诸食中毒，患饮之，以酒助之，须臾，毒随泻去。大渴，不可饮水，饮水则毒不得解而难救。又粪汁秽恶，可除湿气上浮之毒，解食树菌中毒。

头垢，专解呕逆滞满膈上之毒，主治食野菜、马肝诸脯肉毒。法取头垢如枣核大，吞之，起死人。

人乳，治食牛马肉中毒。

治酒醉不醒，用白菜子二合，研细，井华水一盏，调为二服。又炒橘络，能吐酒。

治火烟毒一则

李师逃离入石窟中，贼以烟熏之，垂死，摸得萝葡菜一束，咽其汁，获苏。

治耳病二则

雀脑，专治耳聋。

治耳暴聋，用全蝎去毒为末，酒调，滴耳中，闻水声，即愈。

治目病十四则

蒴藋，即荠菜之大者，有毛，与荠菜之性不甚相远，主治目中胬肉。捣筛为末，夜夜点之，久久，其膜自落。

蒴藋子，主利肝气，能明目，止目痛。

治眼病生赤障，用田螺一枚，去掩，以黄连末糁之，置露中一夜，晓取，肉化为水，滴目，则障自消。

松脂、柏脂，并能燥湿。《千金》去疣目，方用松脂、柏脂合和涂之，效。

杏仁烧灰，专辟垢腻，宜涂疣目。

雀头血，主治目盲。

牛口中涎，滋化毒热，数涂疣目，自落。

青羊肝，主治目赤暗无所见。法用青羊肝一具，细切，以水一斗，纳铜器中煮，以曲饼覆上，上镂两孔，如人眼正，以眼向孔上熏，不过再熏，即差。不用曲饼，亦可。

白羊髓，羊骨可以消铁，髓藏于骨，磨坚显然，敷治眼翳，良。

羊胆，专清肝胆之火，热病后血虚，眼睛失明者，敷之，良。

羊眼，属金。取熟羊眼晒研，敷目两角，治目赤及翳。

鲤鱼胆，明目，点、服俱佳。

口内津唾，乃精气所化，目有云翳，每日令人以舌舔数次，久则精气相输，自然毒散而翳退。

飞丝入眼，用蔓青菜或白菜，捣烂，绞取汁，滴三两点，即出。蔓青，一名葑，其根即莱菔类，俗名盘菜。

治虫八则

刺蒺藜，治恶血，破癥瘕积聚，专祛风木之邪，为内湿生虫之要药。

桃根白皮，散血杀虫。

桑根白皮，大泄肺气，故能下虫，非汤药中配入他药之比。然必鲜者，乃效。

榧子，杀肺中寸白虫。法用榧子四十九枚，去皮，月上旬平旦，空腹服七枚，七日服尽，虫消成水，永差。

乌牛尿，杀虫利水，与驴尿同功，而乌牛尿兼益脾胃。

马蹄，散血辟恶，杀虫亦在所应用。法用马蹄烧灰作末，以猪脂和敷绵线上，纳下部，日五度，治病虫咬。

开皇六年三月八日，有人食芹，得蛟龙病，其人病发似癫痫，面色青黄，因食寒食汤过多，便吐出状似蛟龙，有头有角。

治风劳虫毒，用猪屎蒸汗法，见上。

治走马疳一则

治走马疳，用瓦垄子末经盐酱者，连肉火煅存性，研末，掺恶处。一方，马蹄烧灰，入盐少许，掺患处。

治恶疮一则

治恶疮，取冬瓜一枚，中截之，先以一头合疮，候瓜热，削去，再合，热减，乃已。

治痔六则

槐根化解虫咬之病，《千金》治痔外治法，用之。

槐木耳，清热，治痔用之。

桃根皮，外治散血，《千金》治痔用之。

桑木耳，止血，治痔用之。

菠菜，治大肠涩滞，利于痔病。

鲤鱼肠，利水引虫。《千金》治痔，取鲤鱼肠三具以火炙，令香，绵裹，纳谷道，一食久，虫当出，食鱼肠，数数易之，尽三具，差。

治脱肛一则

铁精、铁汁，摄火导气，以散臃肿之热。《千金》治脱肛，用铁精粉纳上，按令入，或用生铁三斤，水一斗，煮取五升，去铁，以汁洗，日再。余谓二方，能即时服灵磁石汤，取效更捷。

治疠疡一则

海螵蛸，散血脉中风，《千金》治疠疡，方以三年醋磨海螵蛸，先以布拭肉，令赤，敷之。

治白秃一则

治白秃，用羊肉炙令香，趁热搭上，不过三四度。痒，勿搔。牛肉亦可。

治白癜一则

蛇蜕，专于祛风。治白癜法，以蛇脱皮，熬摩数百遍，弃草中。

治赤游风一则

治赤游风，白菜捣敷。

治癫疝二则

葱心，和血止痛，为癫疝淋洗之专药。

《倦游录》载，辛稼轩患疝疾，一道人教以薏苡仁，用东壁土炒过，水煮为膏，服数服，即消。程沙随病此，稼轩以此方授之，亦效。

治冻烂疮一则

《千金》治冻烂疮，用猪后悬蹄，以夜半时，烧研细，以猪脂和敷。是以血肉之烬，以散血之滞也。

治漆疮一则

治漆疮，用白菜捣敷。

治惊二则

玉屑，镇摄惊妄。
白银，镇心肺之怯。

治虚损三则

羊肾，温补之品。《千金》补肾方中用之，取同气相引，领诸药以入肾也。

猪，水畜。猪肾，滋养血液，《千金》补肾方中用之，取同气相引，领诸药以入肾。凡肾有热，病涉强中者，用之宜。

白马茎，补益精血。《千金》鹿角丸中用之，取其精血有情，以引诸药大补精血也。

治劳复三则

大病后，烧头垢如梧子大，吞服之，能令病人不复。此取反本还原，以收上盛之热也。

月经赤帛，取烧服方寸匕，治男子新病起，近房内复者，亦治阴卵肿缩入腹，绞痛欲死。法与《伤寒论》阴阳易方烧裈散同义。

鼠屎，能敛肝肾虚阳。《千金》劳复方中多用之者，兼取其能净少阴伏热之源也。

治瘟病一则

西历一千五百年间，医生多拉耳创治瘟之方，用蟾蜍晒干，搓成粉面，使病瘟者和酒饮之，效。

好颜色一则

桃花，苦平无毒，令人好颜色。

除面黑三则

柳絮，能除面热黑。

李花，味苦气香，无毒，令人面泽，去粉滓䵟黑。

李仁，苦平无毒，能除面䵟黑。法用李仁，去皮，细研，以鸡子白和如饧，涂之，至旦，以浆水洗去，忌见风。

妇人断产一则

妇人忌生产者，取蚕子故纸一尺，烧为末，酒服之，终身不产。

调经一则

白狗屎，烧焦为末，酒调服，主治月经不调。

治妇人带下三则

甑带汁，治五色带下。

狗属肾，温补火土二脏，取狗头和毛皮骨烧为末，冲酒服，有止血之功，故治带有效。

海蛇皮，味咸，性温，主治妇人劳损积血带下。

治崩漏四则

船板，乃桐油石灰黄麻塞成，最为逐垢败血之药，兼有填塞其空之力。《千金》主治漏血不止，用败船茹，为船茹岁久性纯，用以填塞罅漏，不特桐油灰黄麻之性已也。

三年重鹊巢，重巢者，去年在巢中产，今年又在上做重巢产者，是也。烧灰止漏，兼取高风不坠，而能护卵生雏之义也。

白马蹄、赤马蹄，白主白崩，赤主赤崩，最能清理血室。马鬃亦然，鬃即发，并烧灰用。

月经衣，即月经赤帛，烧灰，井华水调服，主治崩漏，是以其人之道，还治其人之身。

治妇人尿中有血一则

爪甲为筋之余，妇人无故尿中有血，取其夫爪甲烧灰，酒调服。

胎前求男一则

冠缨，沾日月光华，为男子章身之具。《千金》丹参丸用之，取其以类感也。然必未满三月，混沌未分，服之，庶克有济。

治胎前尿血一则

黍穰，黍即小米，取穰烧灰，以治胎前尿血，不特散血，并可安中。

治胎前下痢一则

白杨皮，利水，去风痹宿血，水血通则腹和，故白杨皮主治妊娠下痢，兼能安胎。

治难产三则

妇人难产，取牛矢涂母腹上，胎立出，取其秽恶以涤秽恶之滞血也。

蛇蜕、蝉蜕，并治难产，取解脱之义也。蛇蜕，烧末服；蝉蜕，研末服。

梁上尘、灶突墨，并治难产，皆辟垢秽破积血之义。

治逆生及横生一则

逆生横生，手足先见，取其夫阴毛二七茎，烧以猪膏和丸，如大豆，吞之，儿手即握丸出。

治死胎不下二则

蟹脚，横行破血，孕妇食之，最易伤胎下血，且触之即脱，故下死胎及下胞衣方用之。

《千金》治子死腹中不出，取其夫尿二升，煮令沸，饮。盖人尿能降恶血，又其夫尿，更同气相拈，如磁引针也。

通乳七则

乳窍不通，用葱白捣敷。

《史记》"仓公传"菑川王美人，怀子而不乳，来召臣意，臣意往，饮以莨砀药一撮，以酒饮之，旋乳。查莨砀，即莨菪，《本经》莨菪子，气味苦寒，有毒，主治齿痛出虫，肉痹拘急。久服轻身，使人健行走及奔马，强志益力，通神见鬼，多食令人狂走。

钟乳石，一名鹅管石，补肺胃之虚，且其中空如管，能利九窍，主通乳汁。

母猪蹄，气味甘咸，小寒，无毒，滋养气血，主通乳汁。

诸鱼属火，独鲫鱼属土，土能制水，故有和胃补胃又兼行水之功，和胃补胃又兼行水，故主通乳汁。

鲤鱼头，甘平无毒，主利水，亦主温补。利水则通津，温补则增液，故通乳汁。

鼠，甘温无毒，性善于开窍，故通乳汁。取肉作羹食，或烧末，酒服方寸匕，皆勿令妇知为要。

治妒乳一则

治妒乳，用生蔓菁根，捣，和盐、醋、浆水煮汁，洗五六度，良。和鸡子白封之，亦妙。

治乳痈四则

乳痈寒热，蔓菁根叶，去土不见水，以盐和捣碎，涂之，热即换，三五次，即差。

柳根皮，杵，熬温，著囊中，熨乳上，干则易之。凡乳痈二三百日，众疗不差，但坚紫色者，效。取其能解毒也。

鼠屎，通厥阴经，为乳痈之的药。

鹿角消肿散血，生刬为末，治乳痈有效。水磨汁用，亦可。

治产后虚烦一则

甘竹根，能清胃火，《千金》治产后虚烦。竹根汤用竹根，不用竹叶者，取其降泄能直达于下也。

治产后中风一则

鸡屎，鸡属巽而祛风，屎属秽而祛恶，产后中风用之，宜。

治产后腹胀痛一则

黍粘，即糯谷，通十二经，其根下行散血，产后腹胀痛不可忍者，用之宜。

治小儿胎风一则

马骨灰，主治胎风。

治小儿客忤六则

马屎，逐六腑秽毒，又除血脉诸风，绞取汁饮，治小儿客忤。烧末，酒煮，去渣，浴，亦治小儿客忤。

取驴前膊胛上旋毛，大如弹丸，以乳汁煎之，令毛消药成，著乳头上，令儿饮之，治客忤。

牛鼻汗，通津，小儿客忤，取服之。

牛口沫，小儿客忤，敷乳头饮之。

豭猪通，取三升，以热汤灌之，适寒温，浴儿，治中忤。啼，面青，腹强，取其能蒸发胃经邪气也。

衣中白鱼，取十枚，为末，敷乳上，令儿饮之，治客忤，《本经》原治小儿中风项强背起也。

治小儿耳后疮一则

小儿耳后疮，乃肾疳也。地骨皮研末，泡汤洗，或研细，香麻油调搽。

治小儿寒热一则

猪后足悬蹄，烧末，研细，乳汁调饮，能治腹中伏热，主治小儿寒热。

治小儿痘变一则

小儿痘疮色黑，倒靥，唇口冰冷，用狗蝇七枚，擂碎，和醇酒少许，调服，移时，即红润如旧。

治小儿阴肿四则

桑树乳，治风热，主治小儿阴肿。

衣中白鱼，散风肿，主治小儿阴肿。

鸡属巽走肝，六翮又为风之所发，专主风入肝经之病。《千金》治小儿卵肿，取鸡翮六茎，烧灰服，随卵左右取。卵，乃肝经所属也。

男子阴肿核痛，人所不能治者，蔓菁根捣烂敷之，小儿亦然。

治小儿惊啼一则

鸡矢白，熬研，乳汁调服，治小儿惊啼。

治小儿脐疮一则

甑带灰，敷小儿脐疮，良。

解药毒十九则

甘草，解百药毒，入口则毒随津涌，而中乌头、巴豆毒者，尤宜。以其甘缓，专化毒烈之暴也。又甘草汁，治食莨菪闷乱，如卒中风，或似热盛狂病，服药即剧者。

蓝汁，解热药毒，《千金》谓服玉壶丸，呕不能已者，蓝汁入口即定。有蓝汁治食莨菪中毒。

蓝子汁，解杏仁毒。

荠苨参，浓煎冷服，治钩吻毒，困极欲死，面青口噤，逆冷身痛。钩吻、茱萸、食芥相似，而钩吻所生之旁，无他草，又茎有毛，误食之，杀人。

薜荔末，水调服，解信石毒。

防己，解雄黄毒。

葵根汁，解防葵毒。

菖蒲汁，解大戟毒。

栀子汁，解踯躅毒。

葱头，解藜芦毒，以其专通上下阳气，不使阴毒浊恶侵犯真阳也。一方，用雄黄温汤煎。

白粥，解桔梗毒。

米粉，水和服，解一切毒。

土浆水，解野菜毒。毒厉之盛，无不后土而发，无不后土而化。

磁石，解铁粉毒。

炭，研末，以井华水和服，治腹有铁。

白鸭屎汁，解一切石药毒。人屎汁，亦解一切石药毒。

白鹅粪，解矾石毒。

母猪屎，水和服，解一切毒。

大豆汁，解甘遂毒。

西药习用特效品十则

常人血内红珠，每多白珠几百倍，若白珠逐渐增多，而红珠逐渐减少，即病成血薄，金鸡纳霜，能减血内之白珠，和牛乳服，主治薄病。

金鸡纳霜，有杀虫之能力。

胃部病，按时作痛者，可服金鸡纳霜止之。

柠檬水，能利小便，能消胆囊内旧积之汁。

鱼肝油，能补脑部之不足，能补周身之血薄。

胃部吐酸、吞酸作痛，信石乃首要之药，但宜用信石水，查照西药略释所制者，可用。每次用二三滴，每日三次，空腹服之。服至一月，或月余，乃敛。

血薄证，脑部受病者，信石水为要药。

彼把先，即猪肚液，治胃失功用。

痢证，用白矾少许止之。

呕血多，俗云胃呕血，可用白矾少许止之。

释药拾遗下卷

目 录

石 部

朱砂：治妇人产子舌出不收，敷之，仍惊之，则入。

蓬砂、白矾、芒硝：并渗舌肿胀。

硇砂：同乳香为丸，治鼻中生毛，昼夜长一二尺，痛不可忍者，服十丸，其毛自落，并可塞鼻。

玉屑：研细，点眼，良。

伏龙肝：用鳖血调，贴风病口鼻㖞者。

金 部

古文钱：治心腹烦满及胸胁痛欲死，水煮汁服。

钢铁：主治胸膈气塞不欲食，煮汁服。

铁精：水磨，点眼，良。

铁锈：涂重舌。

水 部

菖蒲叶上露：点眼，良。

侧柏叶上露：点眼，良。

草 部

马鞭草：治大腹水肿。

苦草：生湖泽中，长二三尺，状如茅蒲之属，主治好吃干茶、面黄二种病。气味苦温香窜，入足厥阴肝经，理气中之血，产后煎服，能逐恶露。但味苦伐胃，气窜伤脑，膏粱柔脆者服之，减食作泻，过服则晚年多患头风。昔人畏多产，有以苗子三钱，经行后，曲淋酒服，则不受孕，伤血之性可知。

金果榄：性寒味苦，能除内外结热，遍身恶毒，消瘴疬，双单蛾及齿痛。切薄片含之，极神效，磨涂疔肿毒，立消。

老君须：味辛，性寒，破瘀，主治瘰疬痞结。

铁树叶：平肝，治一切肝气痛，又治难产。

虎头蕉：性热，主治风痹风痒，力猛有毒，服之不得过二钱，服后须避风吹。不慎，必发风疹，又治血淋白带。

香蕉：种之成林，可以收室内麻风毒气。

美人蕉：花色红，结实有刺，类蓖麻子，外面苞状，高三四尺，与虎头蕉是一类二种，可治吐血。

仙半夏：制法，用大半夏一斤，石灰一斤，滚汤七八碗，入盆内，搅凉澄清，去渣。将半夏入盆内，手搅之，日晒夜露，七日足，捞出控干，用井华水洗净三四次，泡三日，每日换水三次，捞起控干。用白矾八两，皮硝一斤，滚汤七八碗，将矾硝共入盆内，搅凉温，将半夏入内，浸七日，日晒夜露足，取出，清水洗三四次，泡三日，每日换水三次，取出控干。入后药，甘草、南薄荷各四两，丁香五钱，白豆蔻三钱，沉香一钱，枳实、木香、川芎、肉桂各三钱，陈皮、枳壳、五味子、青皮、砂仁各五钱，上共十四味，切片，滚汤十五碗晾凉，将半夏同药入盆内，泡二七日足，日晒夜露。搅之，将药取出，与半夏同白布包住，放在热坑，用器皿扣住，三炷香，待药与半夏分胎，半夏干，收用。有痰火者，服之，一日，大便出，似鱼胶，一宿尽除痰根，永不生也。

珍珠兰根：有毒，能杀狐。

墨兰花：干之，可治瞽目，能生瞳神，治青盲最效。

素心兰花：干之，可催生，除宿气，解郁结，调和气血，醒酒，入眼药，亦佳。

春兰：即建兰，叶短而狭小，以一干一花，萼中无红斑，色纯者，入药。主治疯狗咬，取根四两，水净，入黄酒二碗，煎成一碗，其毒即从大小便化血而出。

兰根：名土续断，有毒，不可轻用。

茉莉根：主治乳痈。

秋海棠花：阴干，入搽面药内，可免面皮冻裂。

子午莲：此即大叶之萍，叶较荷叶而小，缺口不圆，入夏，开白花，子开午敛，故名，采花入药，治小儿急慢惊风，煎汤服七朵或十四朵，多效。

鹧鸪菜：《连江志》载，鹧鸪菜，生海石上，色微黑。《漳州府志》载，鹧鸪菜，散碎花，微黑，出漳浦，疗小儿虫积，食之即下，如神。

玫瑰花：紫者入血分，白者入气分，色紫者佳，入药用，勿见火，气香性温味甘，入脾肝经，和血，行血，理气，治风痹。

草本小春花：气味平淡，有开肺清肺之能力，而无辛散之猛性，最善治嗽。加以草本者，因辛夷有春花名目，余故加草本以别之。

木 部

梓白皮：主治反胃，止呕逆、下气。

白杨皮：主治孕妇下痢。

水杨枝及叶：主治久痢。

楠木：治肿自足起，同桐木煎洗，并饮之。

桐叶：煎洗手足浮肿，并少饮之。

柳枝：煎洗风肿。

柳叶：下水气肿。

柳花：煎汁，洗黄，除面黑。

柳根皮：煎汁，治黄初起者。

清明插蘸柳枝：主治小儿胎火不尿；大人小便闭，服之亦效；治白浊，亦效；治牙痛，亦效。

柳椹：是柳花未放时，其枝叶下如椹形者，取阴干为末，日用擦牙，祛风，明目固齿。

柳屑：即空心树中屑也，炒，加面少许，拌匀，趁热取起，敷腿，候水出，再炒，敷数次，治湿气腿肿。

黄杨木叶：捣涂暑疖。

木兰皮：主治水肿，兼治酒疸，利小便，又治面热赤疱，酒浸百日，为末，入澡药，煎汁，漱重舌。

木兰花：主治鱼骨鲠。

榆皮及叶：消水肿，利小便。

夜合皮：主治肺痈唾浊水。

柞木：即凿子木，主治难产。木皮苦平，煎汁，治鼠瘘。

闰月棕皮：棕遇闰年，则添生半片，岁长十二节，闰月则增半节。取闰月所生半片叶，煅存性，主治血证。有陈久者，更妙。

木蝴蝶：树实也，贴疮疖不收口者，效。治下部湿热，内服，治肝气。

枫树果：焚之，杀鬼祛邪，辟瘴湿，除蚤。煎汁服，治水肿胀，因其能搜逐伏水也；研细，香油调敷，治癣，亦解脏毒。

桂子：味甘辛，平肝，暖胃，温中散寒，止哕。

桂根皮：土之生物，其数皆五，故草木之花皆五。唯桂，花盛于秋，得西方金之成数，故花四出而金色，取陈年入土深者根皮，治贴牙痛，效。

樟树皮：去外层黑皮，取第二层皮，捣碎，滚汤泡服，治心疼，效。

千年老樟树：久经霜雪，辛温之性，转为清凉，煎服，可治疫气。

榕根须：摘断，入竹管内，将盐塞满，用泥封固，火煅存性为末，擦牙，摇动者亦坚，竹管不用。

油木梳：用旧者，烧灰，酒服，治发梗咽中。以黄杨木能清火，石楠木能理风者，佳。余不入药。陈久者佳，主治肺痿及五淋。

金鸡勒：即金鸡纳，味微辛能走营卫，性热能行气血，治疟，又解酒。

玉兰花：性温，主治痛经不孕。取开未足者，每岁一朵，每日清晨空心，水煎服。

竹 部

淡竹壳：此乃淡竹嫩时所苞箨解下者，眼科方，不拘多少，以布拭去毛，烧灰存性，点翳上，甚妙。

竹米：此乃竹结实，斑文，两两相比，谓之竹米，下积如神。

盛米栲栳：即二三十年盛米烂箩，击碎煎汤，主治血臌。

藤 部

鸡血藤：壮筋骨，已酸痛，和酒服，于老人最宜。治老人气血虚弱、手足麻木瘫痪等症，男子虚损不能生育、遗精白浊，妇人经水不调、赤白带下，干血痨及子宫虚冷不受孕、男妇胃寒痛。总之，是活血暖腰膝、已风痹之用。

红木香：土名紫金皮，行血散气。

藤黄：性毒而能攻毒，故治牙虫蛀齿，点之即落，其能损骨伤肾可知，外治有用，不可内服。

无根金丝草：此草无根无叶，缨结而生，有紫有黄，即菟丝苗也。主治咳血，解诸药毒，利水通淋，宜敷恶疮。性凉，能平湿热。

白毛藤：除骨节风湿痛，杵汁滴耳，治脓水不干，煮服治黄疸水肿、小儿蛔结腹痛。性热，活血追风。

松上寄生：利水导痰，除胸中热。

枫上寄生：乃枫树上风木藤，至年远，结成连珠傀儡，性能追风，为治瘫痪勾急之急药。

果 部

栗子壳：煮汁服，治反胃，又解人参毒。

梅叶：煮汁，止休息痢。

梅树根皮：止休息痢。

梅花：得木气之先，味微酸涩，无毒，清头目，利肺气，去痰壅滞上气，又安神定魂，解先天痘毒及中一切毒，绿萼更佳。

179

枯梅气条：此条无叶止光梗出枝罅者，用以通上下膈气有效。

梅梗：凡妇人三月久惯小产，百药不效者，用梅梗带叶成枝者三五条，煎汁饮之，复饮龙眼汤，无有不保者。

橘叶：气味苦平，主治导胸胁逆气，入厥阴，行肝气，消肿散毒，乳痈胁痛，用之行经。又肺痈，杵汁服，吐出脓血，即愈。

柑皮：治产后肌浮。

柑核：主治作涂面药。

柑叶：主治聤耳流水或脓血，取嫩头七个，入水数滴，杵取汁，滴之即愈。

杏叶：煮洗足肿。

枇杷木白皮：主治呕逆不下食。枇杷核，能去黑垢，能化痰。

杨梅核仁：主治脚气。

杨梅树皮：煎汁，漱，除牙齿虫痛，烧灰油调，涂汤火伤。

林檎：煮食，止痢。

龙眼核：烧，研末，吹入鼻孔，治脑漏。外治，治一切疮疥，治癣，减斑，生发，敷外肾治小肠疝气，治刀伤出血。

龙眼壳：烧，研末，桐油调敷，治汤泡伤，止痛，又无瘢痕。

樱桃核：力能助火，升发痘斑，主治出痘喉哑，又治眼皮生瘤，水磨汁，涂之。

胖大海：土人名曰安南子，又名大同果，或称洋果，性纯阴，味甘淡，治火热劳伤，吐衄下血，牙疼虫积，痔疮漏管，干咳无痰。

落花生：去壳，取净肉，汤服，有化痰之功，可治痰喘。

干荷花：研末，止呕血。

甘蔗滓：治背疽恶疮，取甘蔗滓晒燥，煅存性，研极细，用竹管口大者一个，以细夏布扎紧于上，筛药填满疮孔内，膏药盖住，自能收口。

粟　部

薏米：主治肺痈吐脓血。

寒食面：用醋调，涂风病口鼻喎。

菜　部

荠菜：治单腹胀。

大蒜：煎洗冻疮，又煎汤熏痔疮，效。大蒜研膏主治风病口鼻喎，贴合谷穴。

大蒜中心梗：烧，擦疮上，能消管。大蒜梗烧末，掺坐板疮。

陈冬菜卤汁：平肺火痰嗽，解咽喉肿毒。

盐菜：炒鸡，蜈蚣不食。

瓜 部

瓜子壳：主治肠风下血，亦主吐血。

南瓜蒂：南瓜色黄味甘，中央脾土之精，能生肝气、益肝血，故保胎有效。其蒂坚牢，入安胎药最宜。又焙研末，麻油调涂疔疮，效。南瓜根治痢，有奇效，露更妙，取露法同取丝瓜露法，详下。

南瓜瓤：伏月，连子装入瓶内，愈久愈妙，遇汤火伤，敷之，神效。

豆 部

刀豆根：主治头风、鼻渊，烧灰，加冰片，擦牙，涎出，治牙根臭烂，效。

禽 部

鸡冠血：点目泪不止。

鸡足一双：烧灰服，下骨鲠。

雄鸡左翅毛：能起阴，能治小便不禁。

鸡矢白：用竹沥调服，治小儿脐风口噤。

鸡子三枚：酒浸，密封，四七日，每夜敷面，能令面白如雪。

鸭涎沫：治小儿被蚯蚓吹阴肿。

鸭胆汁：点赤目。

白鸭通：治蚯蚓咬，并治热疮肿痛。

白鹅膏：主治耳聋。

燕屎：煎汁，下石淋，通小便，又敷牙止痛。

兽 部

鹿角尖：磨汁，涂肝疱，神妙。

穿山甲：通乳汁，主治乳岩乳痈，兼治蚁入耳内，又治聤耳出脓。

鱼 部

鲋鱼鳞：贴腿疮疼痛，效。焙干研末，治下疳，神效。又贴血痣挑出血不止。

鲨鱼翅：味甘，性平，补五脏，消鱼积，解虫毒，益气，开膈，长腰力，清痰，开胃进食。

海参：研末，治溃疡生蛆。

海蛇：贴汤火伤疮。

鲫鱼：主治牙疳出血。鲫鱼头，烧灰，治脱肛及女人阴脱。鲫鱼胆，涂疳疮、阴蚀疮，点喉中治骨鲠及竹木不出。

鳅鱼：俗名泥鳅，调中，收痔，主治阳事不起。

蟹膏：贴风病口鼻㖞。

鳖胆：味最辣，能通窍，主治龙瞽，除癥瘕、痞积、息肉、阴蚀、痔核、痔漏。

田螺涎：取田螺不拘多少，水漂，加香油一盏于水内，其涎自矢吐出，晒干为末。每服不过三分，酒调下，水自小便出，气自大便出，以此治肿，肿即消。

蚌泪：蚌中水也，清热安胎，消痰除湿。解酒积丹石药毒，初生小儿哑惊可用，汤火伤可涂。

虫 部

萤火：主治劳伤肝气目暗，取萤火二枚，纳大鲤鱼胆内，阴干为末，每点少许，极妙。

洋虫：性温，行血分，暖脾胃，和五脏，健筋骨，祛湿搜风，壮阳道，治怯弱。

蟋蟀：辛、咸，温，能发痘，胜于桑虫，治跌仆伤小肚，尿闭不出。性通利，主治小儿遗尿及男妇小便不通，痛胀不止。

蚱蜢：用大而色青黄者入药，性窜烈，能开关通窍，主治小儿惊风，又搽冻疮。

灶马：形如蟋蟀，敷疗及对口痈及无名肿毒，主治鼓胀吐血及一切儿疳，焙干食。

臭虫：一日一夜，生九十九子，与螽斯同，气腥，味微咸，性平。凡用臭虫，须置温水中，令其臭气泄尽。入药，主治咽膈、臁疮臭烂、眼生偷针，同米饭捣，搽疗上，能拔疗根外出，又治鱼刺毒。

叩头虫：俗称捣米蟀，外用可绝疟，置一个眉心，虫头向上，膏药盖住，过时自愈。

虾蟆：治腹胀，青蛙亦可。

蛞蝓：烧末，入冰片，研匀，掺肛上，治大肠脱肛，托之，即入。

桑蠹虫粪：主治肠风下血，妇人崩中，产后下痢，小儿惊风胎癣，咽喉骨鲠。

柳蠹虫粪：主治口疮，风疳，齿龈风肿，耳肿风毒。

竹蠹虫蛀末：主治聤耳出脓水，汤火伤疮、湿疮、癞疮，牙齿疼痛。

蚕黄丝：主治产妇伤胎，终日不小便，只淋湿不断者，可入药服。

蝉衣：治疗疮不破，毒入肠胃者，和蜜水煮服，并涂之。

人　部

头垢：点赤目。

男儿胎发：煅，研末，掺汗血。

耳塞：点一切目疾。

齿垢：治刺入肉中，涂之，不烂。

人乳：点赤目多泪。

女人月经衣：烧灰，治女劳疸。

人中白：研涂汤火伤疮。

人尿：主治刺入肉中，温渍之。

衣带：煅研，和酱，或加水龙骨柿漆水，涂治蛇缠。

释药拾遗参考

目 录

麻黄（大黄）：

麻黄必用苗者，以其苗细长中空，象人毛孔，而气又轻扬，故能发汗，直达皮毛，其功效纯在于气，根实塞，故异用。味为阴，味厚者为阴中之阴，大黄之类是也，若味薄则为阴中之阳，所以麻黄发汗，入手太阴，不离阴之体也。

葱（麻黄）：

葱白中空，而气味烈，故升兼发散。葱管通阳，与麻黄之义同，然麻黄茎细象毛孔，葱茎粗象鼻孔，故麻黄发散直达皮毛，葱则治鼻塞而通肺窍。

秦艽：

秦艽肌纹，有筋左右交缠，故治左右偏风筋脉疼痛之证。

防风：

防风辛而甘，故入脾，而散肌肉之风寒。肌肉，脾所主也。

羌活（独活）：

羌活、独活，根极深长，得黄泉之水气，而上升生苗，象人身太阳经，秉水中之阳，以发于经脉也，味辛气烈，故入太阳经，散头顶之风寒。独活尤有黑色，故兼入少阴，以达太阳，能散背脊之风寒。

细辛：

细辛形细色黑，故入少阴经，味大辛，能温散少阴经之风寒。少阴为寒水之脏，寒则水气上泛，细辛散少阴之寒，故能逐水饮。

天麻：

天麻，有风不动，无风独摇。其摇者，木之和气；其不动者，金之刚气。气微温者，木也；味微辛者，金也。是木受金制，金木合德之物，又一茎直上，得风木条达之气。

白芷（独活）：

白芷辛香，色白，入肺与阳明经，根性又主升，故能升散肺与阳明之风寒。观独活色黑入太阳少阴，白芷色白入肺与阳明，此又金水异质，各归其类之象，所以性皆升散，而主治不同也。

薄荷：

薄荷，辛而质轻，气极轻扬。轻则气浮而走皮毛，以散风寒；扬则气升而上头目祛风寒。薄荷细草丛生，不止一茎，故其清解风热而能四散。

紫苏（荆芥）：

紫苏，略同荆芥，色紫，能散血分。枝叶披离，故主散之性多，而主升之性少。

紫苏色紫，入血分，味辛气香，能散血分之风寒。苏枝四达，则散四肢；苏子坚实，则下行而降肺气以行痰。同一辛味，而有根枝子叶之不同，总视其轻重升降之性，以别其治也。

荆芥（薄荷）：

荆芥，性似薄荷，故能散皮毛，而资比薄荷略沉，故能入血分，散肌肉。皮与肌肉之交，有膜相连，名曰腠理，少阳经之所主也。荆芥得木火之势，入少阳经，故能发腠理之寒热。

菊（豨莶）：

菊，叶在四旁，主四散，能入周身皮肉内，故菊叶为治疮要药，亦因其性散，能祛肌肉中之风邪也。豨莶叶亦然。但菊叶小而多尖极，故主散疮；豨莶叶大有毛性专重在叶，专得风气，故古有豨莶膏，主祛周身之风。

葛根（升麻）：

葛根，根最深，吸引土中之水气，以上达藤蔓，故能升津液，又能升散太阳、阳明二经，取其升达藤蔓之义。葛根藤极长，而太阳之经亦极长，葛根引土下之水气，以达藤蔓，太阳引膀胱水中之阳气，以达经脉，其理相同，故葛根能治太阳之痉，助太阳经，由膀胱水中而达其气于外也。根色纯白，属金，又能吸水气上升，是金水相生之物，又能引津液以治阳明之燥。盖葛根根实，升津而不升气，异于升麻根空，有孔道以行气，能升气而不升津也。

青蒿：

青蒿，色青味苦，正治肝胆之相火。其节中必生红虫，乃感风化而生之虫也，故青蒿为清风热之药。人之痨虫，皆肝气相火相煽而生。假血以成质，故必骨蒸乃生痨虫，青蒿节以虫杀虫，消瘀去蒸，借虫以攻血，借风气以散郁火也。

苍耳（青蒿）：

苍耳、青蒿，皆不辛散，而能主散者，当以其形气论。苍耳质轻有芒，则能散风；青蒿枝叶四散，而味苦，故能散火。凡有芒角与毛，皆感风气，故主散风。

苍耳子（蔓荆子）：

草木之子多主降，然亦须与形色气味论之，方为确当。故苍耳子有芒而体轻松，蔓荆子味辛而气发散，仍有升性，亦核实中之变格也。

辛夷（白芷）：

辛夷，花在树梢，其性极升，又味辛气散，故能散脑与鼻间之风寒，按西医谓脑筋多聚于胃，故白芷、辛夷，皆从胃能达脑以散风寒。

桂（苏枝）：

人身外为皮膜、是气分，内为肌肉、是血分。风寒入血分，在肌肉中，堵截其气，不得外出以卫外为固，故毛孔虚而汗漏出，法当温散肌肉。桂枝色赤，味辛散入血分，故主之；枝又四达，故主四肢。

桂枝能散四肢，色味同于苏枝，而桂枝较坚实，故桂枝兼能走筋骨，苏枝则但能走肌肉耳。肉桂比枝味较厚，气更凝聚，乃木性之极致，大辛则大温，能益心火，为以木生火之专药，其实是温肝之品，肝为心之母，虚则补其母也，心肝皆司血分，故肉桂又为温血之要药。

心火生血，又赖肝木生火，此是虚则补其母之义，故温肝即是温心。肉桂大辛则大温，虽得金味，而实成为木火之性，故主入心肝血分以助血之化源。桂枝尤能上行，张仲景复脉汤用桂枝，取其入心助火以化血也。

姜：

姜，炮过则轻而上浮，故仲景甘草干姜汤用之，但取其能温肺，且温而不烈。若四逆理中则干姜不炮，取其气烈乃能祛寒。

生姜，气升散而又能降气止呕者，因其味较胜，且系土中之根，是秉地火之味，而归于根，故能降气止呕。虽能升散，而与麻黄、桂枝之纯升者不同，故小柴胡汤、二陈汤皆用之以止呕。

巴豆（雄黄）：

巴豆，以油滑而主下降。其能下降，是油滑所专主，而非辛热所专主也。而大辛则烈，大热则悍，以悍烈行其滑烈，故巴豆降下之性，剽劫而不留。

西洋人烘巴豆去油，变其辛烈之味为焦香，名曰咖啡茶，消食，利肠胃，并不攻泻，真善制巴豆者也。

外科用巴豆为末，加雄黄，炒至黑色，为乌金膏，化腐肉，不伤好肉，甚妙。

附子（肉桂）：

附子生于根下，与枝叶皮核不同，故不入中上焦，其色纯黑，而味辛烈，秉坎中一阳之气所生，单从下焦扶补阳气，极阳极阴皆有毒，附子之烈，正以其纯是坎阳之性，故大毒。附子与肉桂之性不同，肉桂是补火，秉于地二之火气者也；附子是助热，热生水中，是得天水之阳，故附子纯入气分以助阳，为肾与膀胱之药，火煅则无毒，水中之阳毒，遇火则散，亦阴阳相引之义，今用盐腌以去毒，使附子之性不全，非法也。凡温药皆秉木气，唯附子是秉水中之阳，为温肾达阳之正药。秉木火者，为得地二之火；秉水中之阳，是得天一之阳。

气为阳，气厚者为阳中之阴，附子之类是也。

荷（苎根、黄芩、黄连、姜艾）：

荷茎，中空，而气味淡，从水底而上出于水，故能升达清阳之气。

藕节用法，与苎根略同。苎根杵汁，本白，而能转红色，故生血，是水交于火，化血之义也，藕节亦然。藕生于水，而上发花，花秉火色，是水上交于火之象。藕汁能转红色，又是火化为血之象，藕汁之气化与人血之气化相同，所以清火而化瘀血。盖清火之药，是水交于火也，故能止血，芩连是矣。补火之药，是火能化水也，故能行血，姜艾是矣。

藕中通，能行水，主行血分之湿热而清瘀血。节又结束极细，而其中仍能通水气，用之以治淋证，是水窍通而不通。藕节在水中，是不通而通，且色能回紫变红，入人血分，故治淋证尤宜。

莲子象心，而莲心又在其中，味又极苦，有似离中阴爻，用以清心之火，最为相合。

通草：

白通草，象人身之膜油，故能通达膜油，上可通乳，下可通小便，此系药之茎身，可升可降者也。

木通：

木通，茎中通透，然系藤蔓，形与茎直上者不同，味苦泄，故主降不主升，而通利小便。

泽泻：

泽泻利水，而生于根下，则化气上行，能引肾阴以达于上。

海金沙：

海金沙，子结叶间，如胆附肝之象，而味苦，能清火，故为治砂淋等之要药。三焦与胆通，唯胆中相火结，三焦之水乃结，此药以结解结，故治之。

防己（木通）：

防己中空，纹如车轮，能外行腠理，内行三焦，能通水气。木通中空，与防己同，味苦泄，故均为行湿之要药。

术：

白术之生于江浙，必其地饶有土脉，故生白术，内含甘润之油质，可以滋脾之阴，外发辛温之性，可以达脾之阳。白术有油，以补脾之膏油，而油又不粘水，故能利水气，香温亦主利水，又能升发，使脾土之气上达，故白术为补脾之要药。苍术气温而烈，故带燥性，补胃不补脾，且色苍，得木之性，更能疏泄，为治寒湿之品。

半夏：

半夏，虽生当夏半，而其根则成于秋，实得燥金辛烈之气味，故主降，利水饮，为阳明之药，不可循半夏之名而失其实也。

常山：

常山能导痰上出者，其苗之性升，能上透膜膈也。

葶苈（大黄、巴豆）：

葶苈有油，能滑利，又有辛味与巴豆之辛而有油相似，又有苦味与大黄之苦而滑润相似，是则葶苈隐寓巴豆、大黄二者之性，故能大泻肺中之痰饮脓血，性极速降，诚猛药也，故仲景以大枣辅之。

葶苈不炒则不香，不能散，故必炒用。

苡仁：

苡仁利水，而生于茎上，则化气下行，能引肺阳以达于下。

白芥子（苏子）：

白芥子，不炒则不香，不能散，故必炒用，苏子亦然。

五倍子：

五倍子，子在叶间，有胆附肝之象，而味带咸，故润降，润去肺之痰火，实亦清胆，以其子在叶间也。又清三焦，以三焦运水入肾，五倍子咸能入肾以走水，故即能清三焦也。

五倍子专主敛肺者，以其性味略浮也，浮则入肺。

荠苨参：

荠苨参，味甘有汁，能生津。

甘草（黄芪）：

甘草纯甘，能补脾之阴，能益胃之阳，炙用则气升而益胃，生用则气平而平胃。甘草正甘，入脾胃，守而不走，其根入土，深四五尺，与黄芪无异。但黄芪中空，属气分，是得土中水气，甘草中实，纯得土气之厚，故根深长且实也。

大黄：

大黄味苦，形大而气烈，故走脾胃，下火最速。大黄味苦大寒，是得地火之阴味，而色黄又为火之退气所发见，故能退火；专下血分之结，味厚主降，且有烈气以助之故，能速下。盖以气行其苦味，则走而不守矣。

知母：

知母，叶最难死，拔之犹生，即此知其得水气多，故清气分之热。

玄参：

玄参色黑，味苦而有液，故泻火之功少，而滋肾之功多，义详《医学循循集·苦味篇》。

黄连（大黄）：

黄连味正苦，故正入心经以泻火。以黄连与大黄较，同一苦味，而黄连之质，枯而不泽；大黄之质，滑润有汁，故主滑利。又黄连纯于苦味，而无气，故守而不走；大黄纯于苦味，而又有雄烈之气，以气行其苦味，则走而不守，所以与黄连别也。

胡连（黄芩、黄连、胆草）：

胡连中空，与黄芩均能走膜中空窍，而味极苦，正治相火，故主痨蒸。而与黄连之苦不同，黄连得苦之正味，专入心而泄热也。

胡连性味与胆草同，而所异者，胆草降利，胡连则守而不走。

胆草：

龙胆草，味苦涩，兼水木之性，能泻肝胆之木火，而又根多深细，故泻火而兼降利。

夏枯草：

夏枯草，秉春少阳之气而生，至夏则枯，味亦苦，正清肝胆及三焦之火。瘰疬者，颈间筋脉之所结也，夏枯草蔓生，象人筋脉，质轻浮上走，故治颈项之结，又自枯有消耗之义。

夏枯草，生于冬末而长于春，是正得水木之气，遇夏则枯者，木当火令，则其气退谢，故用以退肝胆经之火。

青黛（蓝叶）：

青黛，色青味苦，清三焦肝胆之火，质轻清，故治喉症。《内经》云：二阴一阳结，为喉痹。二阴，是少阴，主热；一阳，是少阳，主火。热与火结，则为喉痹，故治喉症总宜去火而兼清热也。蓝叶治肝胆之火，较青黛之性略沉。火热之别，如夏月天气亢阳，烈日当空，挥汗淋漓，此为热，乃天之阳也。燔柴炙炭，势若燎原，此为火，乃地之阳也。

苇茎：

苇茎，药之茎身，在根梢之间，居不升不降之界，自主于和，然亦有偏于升偏于降者，当视气味之轻重以定之，是故苇茎中空而直上，且凡其味淡，自属气分，攻专于升，《金匮》用以吐肺中之脓，正取直上透达之义。

花粉：

花粉色白，味苦而有液，故泻火之功轻，而入胃生津之力重，义详《医学循循集·苦味篇》。

红花：

苦者，火之味，苦而兼辛，则性温而有生血之功。若但苦而不辛，则性凉而专主泄血，故红花色赤，自入血分而味苦，则专能泄血。又凡花性皆主轻扬，上行外走，故红花泄肌肤脉络在外在上之血。

金银花（竹叶）：

花在梢上，主上行头目；叶在四旁，主四散，能行周身皮肉以内。是故金银花散阳明头目之风热。竹叶能清肌肉中热，而兼有散性。

连翘：

连翘象心包，质轻扬，味微苦，轻清上达，清心与上焦头目之火。

山栀子：

山栀子，味苦，象心包，故泻心包之火。

栀子苦寒，有皮膈，象心包，内之子赤，正属心之色。其花白色，当属肺金；结子成赤，当属心火。是为从肺入心，正治心中烦热之药，《内经》言心为君主，而肺为相傅之官，以制节心君之太过。栀子花白、子赤，正是以肺金而归制心火者也。

柴胡：

柴胡色轻，一茎直上，生于春而采于夏，得水木之气味，从中土以达木火之气，使不侮肺者也，故功能透胸前之结，仲景用之以治少阳，其义尤精。少阳者，水中之阳，发于三焦，以行腠理，寄居胆中，以化水谷，必三焦之膜管通畅，肝胆之木火清和，而水中之阳，乃能由内达外。柴胡茎中虚松，有白瓤通气，象人身三焦之膜管，三焦外通腠理，少阳木火郁于腠理而不达者，则作寒热。柴胡能达之，以其中松虚象膜管，能达阳气，且味清苦，能清三焦之火。然则柴胡治胆者，用其苦也；治三焦者，用其茎中虚松直上也；治太阳者，则是通三焦之路，以达其气，乃借治，非正治也。

升麻（柴胡、黄芪、葛根）：

升麻味甘，能升脾胃之气，其所以能升之理，则因根中有孔道，引水气上达于苗，故性主升。然无四散之性，以其为根专主升，不似柴胡象苗叶，故有散性也。

升麻根大于苗，根得气厚，故专取其根，又根中多孔窍，是吸引水气，以上达苗叶之孔道，故性主上升。气味辛甘，又是上升之气味，合形味论性，皆主于升，故名升麻，是为升发上行之专药。

升麻、黄芪、葛根皆以根性主升，而主治有不同者，盖以升麻之孔道更大，兼有辛发之气味，故其性纯于升。黄芪色黄，气温，味纯甘，故升而兼补。葛根色白，味微苦，故升而清火，不能补也。

升麻、黄芪同是上升，而升麻味不厚则升而不补，黄芪味厚则升而能补。

黄芪：

黄芪气盛，故补气。体质松，内有通气之孔道，故助三焦出气。

款冬花：

款冬花生于冬月冰雪之中，而花又在根下，乃坎中含阳之象，故能引肺中阳气下行，而为利痰止咳之药。

三棱（莪术）：

三棱破血中之气，莪术破气中之血，故皆能破积。三棱味但苦而不辛，破血之力多，而散气之力少。莪术兼辛味，能行气以破血，则气血两行，与积聚尤为合宜，故诸方多用莪术。

三棱色白，苦温行气，诸书皆用以破血中之气。以其苗叶与根，均作三楞之状，三为木数，故能入肝之血分，色白属气，味苦温，主行气，故能破气，为血中行气之品。

川芎：

川芎味辛苦，得木火之性最烈，又质不柔润，性专走窍，故专主行心肝之血。

姜黄（郁金）：

姜黄气味但厚，行气行血。郁金乃姜黄之子，气薄味胜，故行血之功，甚于行气。

茜草:

茜草色赤入血，味苦泄血。根甚长，故下行之力更足。

当归:

人身之血，是中焦受气取汁，上腾于肺部，入于心，奉心火之化，乃变赤色而为血。当归辛苦温烈之气，正所以出心火之化，以其油润生汁，以其辛温助心火之化，故其功专生血，更无别药可以比拟也。

地黄:

河南居中国之中，系地黄产出之地。人见地黄黑色，不知其未经蒸晒，其色本黄。河南平原，土厚水深，故地黄得中央湿土之气而生，内含润泽，土之湿也。人徒见地黄蒸成色黑，为能滋肾之阴，而不知其实滋脾阴，《内经》云：脾为阴中之至阴。地黄以湿归脾，脾阴足则肝肾自受其灌溉。

牛膝（升麻）:

凡药根之性多主升，然必其气味形色皆具升性，乃能升达，故牛膝根坚实而形不空，无升达之孔道，气味又降，根又深入，是引气归根以下达，与升麻等之上行者，义正相反，理可对勘而知也。

白头翁（天麻）:

白头翁有白毛，是得金气，又无风独摇，有风不动，复一茎直上，与天麻同得风木条达之气，但其味苦，是治热风之妙药。仲景治产后中风及痢疾后重者，是取其熄风火达肝阳也，且其花清香，能升散郁结也。

三七:

三七之叶，非三即七，盖秉木之气故得三数，秉火之气故得七数，与河图木火之数相合。木火之脏，属心与肝，于人身司血。三七叶青，而有红筋，亦是木火之色，故其根能化瘀行血，只究心火生血，肝木统血之令。细思三七之名义，则其性自得。

丹皮（红花）:

丹皮色味，类于红花，但根性下达，与花不同，故主在内及泄中下之血。

韭:

韭为肝菜，根能止血者，行肝气也；子治遗精者，温敛肝气也。茎色白，亦可属肺。

冬葵:

冬葵，秉土湿气所生，故滑润。土能制水，故冬葵子能利小便。

人参:

人参，皆于深林湿润处种之，盖秉水阴之气而生。然其生也，茎必三桠，叶必五加。三五，阳数也，据气与数合论之，则知人参生于阴而成于阳。盖润湿深林，阴也，一生人参，即成其为三五之数，则为阳矣。人身之气，阳也，而生于肾水之中，由阴出阳，与人参之生于阴而成于阳者无以异。故人参为化津补气之圣药。

盖即其数知其气，而人参之本性乃见。至于色白入肺，味甘入脾，微苦生津，微温益气，其说犹浅。

人参叶，《本草从新》谓大苦大寒，损气败血，其性与人参相反，且无用，所以本草不载。今苏州医者用作为培补元气，赵恕轩校正《本草纲目》，谓百草本性，大率补者多在根，叶则枝节之余气，不可以言补也。参叶难禀参之余气，究其力只能行皮毛四肢，性带表散，与参力远甚，唯可施于生津润燥。盖肺和肝之用，若用作培补元气起废救危，何不察之甚耶。

冬虫草：

冬虫夏草，冬至生虫，自春及夏，虫长寸余，粗如小指，当夏至前一时，犹然虫也，及夏至时，虫忽不见，皆入于土，头上升苗，渐长到秋分后，则苗长三寸，居然草也。此物生于西边草地，看雪中有数寸无雪处，一锄掘起而虫草即在其中。观其能化雪，则气性纯阳。盖虫为动物，自是阳性，生于冬至，盛阳气也，夏至入土，阳入阴也。其生苗也，则是阳入阴土之象，至灵之品也，故欲补肾脏之阳则单用根，若益肺脏之阴则兼用苗，亦足以观其冬夏二令之气化焉。

罂粟壳：

凡味酸入肝，罂粟壳酸味不甚，其囊中空有格，象肺与膜膈，故其收涩之性，不偏于入肝，而能入肺，以收敛逆气、收止泻利也。

山药：

山药，味甘色白，得土中之金气，能补脾，而兼能益肺。

百合：

百合花，覆如天之下垂，故入气分，以敛肺降气。

茵陈：

绵茵陈，其叶细于青蒿。干之，作淡青白色，今人呼为羊毛茵陈，其性专于利水，故为黄疸湿热要药。一种生子如铃者，名山茵陈，即角蒿，其味辛苦，有小毒，专于杀虫，治口齿疮，甚妙，今人呼为铃儿茵陈。药肆中多有之，不可不辨。

天罗水：

立秋后或霜降后，择粗大丝瓜藤，掘起根三四寸，剪插瓶中，一夜，其根汁，滴入瓶内，封固，埋土中，年久更佳，主治单蛾、双蛾及热痢，取治肺痈、肺痿，尤效。

糯谷（稻根须）：

治产后瘀滞腹痛，甚效。又治体虚人胃络不和，阴气上逆，以此调和之，引而下行之，尤效。更能通妇人乳汁之不通。

白茅根：

白茅根，养血清火，人尽知之，而其交春透发，能引阳气达于四肢，此又其功用微妙处，人实鲜有知者。

茯苓（人参、黄芪）：

气者，水中之阳，人饮水，得肾阳化之，则水质下行，而气上升。茯苓秉土之精，而味淡利水，水行则气升，且下有茯苓，上有威喜芝，乃茯苓苗，在松颠上，与茯苓悬绝，而茯苓虽在土中，其气自能贯之。茯苓之气，所以能上升也，所以性能化气者，此也。然滋生元气不如人参，扶达元气不如黄芪也。

气为阳，气薄者为阳中之阴。茯苓气薄，为阳中之阴，所以利小便，入手太阳，不离阳之体也。

花椒（橘、瓜蒌、腹皮）：

凡实核之性，在于内敛，故降而兼收，然必须合形色气味论之，方为确当。故花椒、橘红，气味辛温，乃能升散，而亦能降气，但系皮壳，盖有升性。至于椒之目，能止自汗；橘之核，能治疝气，则纯于下降，而不升发。盖同是果实，有皮肉、仁核之分，皮肉在外容有升散之理，仁核在内则专主收降，断无升散。

橘络、瓜蒌皆能治胸膈间之结气，取橘之筋络、蒌之膜瓤，有似人胸中之膈膜，故治之也。橘皮、腹皮形圆而似人腹，故橘皮、腹皮又治人大腹之气，亦取其象而治之也。

远志（桂枝）：

桂枝上行入心，助火以化血，远志之性近之。但桂枝四达，远志系根，体又极细，只主内入心经，以散心中滞血而已。

朴花：

朴花，性轻，利膈上气。

枳（朴）：

枳壳、厚朴，皆木之质。木能疏土，故归脾胃，而枳壳木实，味比厚朴稍轻，故理胃气；厚朴木皮，味比枳壳更重，故理脾气。观仲景用枳壳治心下满，用厚朴治腹满，可知枳壳、厚朴轻重之别。

旋覆花：

旋覆花滴露而生，本天之清气，以敛肺而降气。

芙蓉花（旋覆花、枇杷叶、槐枝）：

药之枝叶主散，花之性亦多主散，然亦有不主散而主收、不主散而主降者，仍视其形气而定之也。是故芙蓉花秉秋金，而质又胶黏，则主收敛，为箍疮妙药。旋覆滴露而生，花又微咸，则主润利祛痰。他如枇杷叶之利、槐枝之清，皆随气味偶然异用，非枝叶花之本性也。

乌药：

乌药色紫、入血分，又气温、入肝，肝主血室，故乌药入血室以散寒。《本经》言治膀胱肾间冷气，即指血室中之冷气也。

茄楠香：

茄楠香味甘，与沉香有异。茄楠之气能升散，沉香之气专下降，服茄楠香则噫气，服沉香则下部放屁，可知其一甘一苦，升降不同矣。

荔枝：

荔枝生东南，肉甘味酸，故归脾与肝而温补。

槟榔：

槟榔，是木之子，其性多沉，故治小腹疝气。然沉降之性，自上而下，故槟榔亦能兼利胸膈，且味不烈，故降性亦缓。

木瓜：

肝脉下走足，脾又主湿，干湿脚气皆筋受病，《内经》云：风胜湿。肝失风木之令，不能疏土，故湿流注。所以西医言，凡是脚气，其尿必酸，木瓜酸收祛湿，故治之。

血竭（乳香）：

血竭、乳香，树身之脂，象人身之脓血，故治人身疮脓等病。

苏木：

苏木，木之身也，色红味咸，象人身周身之血，故主行血。

棕：

棕皮，丝毛如织，象人脉络，味涩能收降，故用之以治吐血、衄血，以降脉络之血。棕味涩，能止血；入土不腐化，故又能利水。

桃

桃花红而仁味苦，得地火之性味，仁又有生气，故桃仁能以苦泄血，又能以有生气者生血，叶能散血分之寒热。

乌梅（山楂）：

乌梅极酸，能敛肝木，能化蛔虫，能去胬肉，皆是以木克土、以酸收之之义。观山楂之酸能化肉积，则知乌梅之酸能化蛔虫、胬肉，其理一也。

使君子（巴豆）：

使君子，甘能补脾，而又能杀痄虫者，因气兼香臭，有温烈之性，故服此，忌食热茶，犯之即泄。与巴豆之饮热则泄，其意略同。

琥珀：

琥珀，乃松脂入地所化，松为阳木，其脂乃阳汁也，性能黏合，久则化为凝吸之性，盖其汁外凝，其阳内敛。擦之使热，则阳气外发，而其体黏，停擦使冷，则阳气内返，而其性收敛。人身之魂，阳也，而藏于肝血阴分之中，与琥珀之阳气敛藏于阴魄之中无异，故琥珀有安魂定魄之功。

五味子：

五味子，主咳逆上气者，因气出于脐下胞室气海之中，循冲脉而上入肺。胞室乃肝所司，或肝寒，则胞室冲脉之气，夹水饮而上冲于肺，以为咳喘或肝热；则胞宫冲脉之气，夹木火而上冲于肺，以为咳喘。五味子酸敛肝木，使木气戢而不逆上，则水火二者，皆免冲上为病，是酸味入肝，而得金收之性，故有是效。五味子微酸而质润，囊大而空，有肺中空虚之象，生于叶间，其性轻浮，故功专敛肺生津；而其实敛肝以敛肺，以其性味兼沉也。

杜仲：

杜仲柔韧，象人筋膜，色紫黑，味纯厚，故入肝肾，以强人身之筋膜。

龙眼：

龙眼，味甘入脾，又产炎州，得夏令火气而生，以火生土，故补心兼补脾。

竹黄：

天竹黄，生产多未确详，今据《本草纲目拾遗》云：按沈存中《笔谈》补云，岭南深山中，有大竹，有水甚清澈，溪涧中水皆有毒，唯此水无毒，土人陆行，多饮之，至深冬则凝结如玉，乃天竹黄也。王彦祖知雷州日，盛夏被召赴阙，冬行求竹水，不复得，问土人，乃知至冬则凝结不复成水，遇夜野火烧林为煨尽，而竹黄不灭，如火烧兽骨而轻，土人多于火后采拾，以供药品，不若生得者为善。

铁树叶：

铁树叶，能平肝，统治一切肝气痛、妇人难产，取铁树叶三片，煎水一尽复之，即产。

杜牛膝：

杜牛膝，杵汁冲药服，可治小便闭塞不通。

榕树：

榕树有两株合栽一处者，皮治单腹胀，神效。（查此树瑞安沙塘底东岙有之。）

潮涨咸：

潮涨咸，止妇人血崩，神效。（此乃藤草每逢潮涨更咸。）

柿：

柿有小如大枣，用蔑杖窜成者，俗名乾钗柿，治大便溏泻，有时别效，若夹外感及胸腹痞闷者，须酌用之。

桑皮：

湿溢于腠理则肿，桑皮象人之膜，故治之。

桃仁（丹皮）：

气属阳，血属阴，瘀血阻气，则阳不入阴，亦蒸热汗出，宜破其血，使气得入于血中，则不壅热，桃仁、丹皮为主药。

秦皮：

秦皮，木之皮也，象人身之皮，味苦，兼降湿热，故仲景用治皮肤发黄之症。

头毛结：

头毛结草，治胀症神效，病平后，须淡食六月，否则病复不治。（查此草瑞安南岸宋家埭田家有种，或云即苍耳，未知确否。）

凡药之用刺者：

凡药之用刺者，其刺锐长则攻破，设不锐而钩曲，刺不长而细软，则不破利而和散，能息风治筋。攻破，如皂角刺、白棘刺是也；和散，如钩藤、刺五加、白蒺藜之类是也。盖钩芒为风木之神，物秉之而生钩刺芒角，故能和肝木以息风治筋也。

凡药之用汁者：

竹沥、荆沥、姜汁类之用汁，尽取象人之水津，以祛痰饮，是从水津以治之也。

凡药之用芽者：

药用芽者，取其发泄，如麦本不疏利，而发芽，则其气透达，疏泄水谷，以利肝气，谷本不能行滞，因发为芽，则能疏土，而消水谷。黄豆发芽，则能升达脾胃之气，故仲景薯蓣丸，用之以运脾。赤豆发芽，则能透达脓血，故仲景赤豆当归散用之以排脓。

药之象人血液者：

药取象人身之血液者，如藕汁、桃胶，以清瘀血，是从血液以治之也。

酒：

白干酒，从筒蒸取，纯是清气。米酒，就缸酿成，尚带浊汁，故米酒味较厚，入血分，性滞留，生痰湿。白干酒，气较厚，行气分，性不滞留，同一升性，而一清一浊，遂有浮沉之别。

虎骨：

虎骨有猛力，故强筋壮骨，又虎啸风生，风从虎，故虎骨为治中风、风痛之药。

鸡内金（山甲）：

鸡内金不炮，则药性不发，山甲亦然。

牛黄：

牛黄，系牛之病，多生肝胆中，或生心膈间，或生角中，能自行吐出。盖火发于肝胆，而走于膜膈，以达周身，故牛黄生无定处，皆是其膜膈中之火所生也，因火生痰，结而为黄，是尽牛之痰积也，以牛之痰积治人之痰积，为同气相求，以敌诱敌之妙剂。其黄由火而生，故成为火味而苦，火之所生者土也，痰亦脾土所化，故结为黄且气香，以其成于土，故色黄气香，土成则火退，故用以退泻，人身中之火气，香善走，故透达经络脏腑，而无所不到，其祛痰者，火降则痰顺也。

羚羊角（犀角、牛黄）：

六经，唯厥阴经，阴中有阳，故有热深厥亦深之病，风温重症，往往有此，法当清其热。犀角、羚羊角、牛黄以透达之，外寒内热，此如西洋所说，空中之气，有冷热二种，故能引风，因空气热则涨而上升，他处冷空气即来补之。试于室中加热，门之上下各有孔，则上孔之气必外出，下孔之气必内入，成风之理，与此同也。今外寒内热，正如热极于室中，则引寒风以入其户穴。故但当撤其热，而风自不来，筋缩抽掣者，热风也，宜羚羊角，此物角挂树梢，身悬而睡，知其筋最直，角尤其精气所生，故性微寒，功专舒筋。

蚯蚓：

在天为湿，在地为土，在五脏为脾，脾恶湿，其虫裸。蚯蚓，裸属也，秉土之精，故能化毒而利水湿。

穿山甲（鳖甲）：

穿山甲，性能穿山，从地中出，故能攻疮脓使之破，又能攻坚积使之散，与鳖甲并得金水之性，尚能兼攻气分。

鳖甲：

鳖甲，力能攻破肝气，以去癥瘕。

水蛭：

水蛭锐而善入，又能吮血，主攻血积。

虻虫：

虻虫，飞而食血，故主行上下之血。

蛇（蜈蚣）：

蛇形长，是秉木气；行则曲折，是秉水气。蜈蚣生于南方干燥土中，而味大辛，是秉燥金之气所生。蛇畏蜈蚣者，金能制木也。

鹿：

鹿宿，以头顾尾，能通督脉。督者，肾脉，坎中一阳之主脉也。鹿生北方，得坎中一阳之气，故其督脉旺，而脊与脑髓极足，是以上发而生角，每年一换。初生则为鹿茸，茸之精气极足，为补髓强精、壮阳益血之圣药。但其性上行，凡血逆火逆者，不宜用，唯血弱火弱，阳不举、气不上者，乃为合宜。

羊（猪）：

羊肉味甘，自然入脾，而有膻气，得木之温，故补脾兼补肝。若猪肉则甘而兼咸，得水土之寒性，故滋脾润肾。羊肉膻而温肝，羊肝尤能入肝以散结气。猪肝亦然，性比羊肝更平。

龟（鹿茸）：

龟之性伏，而其精在板，能通任脉。任为离之阴，以下交于督，合为既济之象，故龟板益阴以滋心肾，与鹿茸确是对子。

蛤蚧：

蛤蚧生石中，得金水土气，故滋肺金，功专利水，其能定喘者，以水性则气化，兼痰饮以阻之，故喘自定。

雄鼠屎：

雄鼠屎，名两头尖，鼠性能穿墙穴，而其屎又两头锐利，知其寓有攻利之性在，必主攻破。

人乳：

人乳味甘，本饮食之汁，得肺胃之气化而成，故能润肺养肾，滋生血液，补脾之阴，无逾于此。

阳起石：

阳起石，生于泰山山谷，为云母石之根，其山冬不积雪，夏则生云。积阳上升，故或乘火气而上飞，或随日气而升腾，凡人病阳气下陷，阳物不举者，用以升举阳气，亦以阳助阳之义。

赤石脂（禹余粮）：

赤石脂、禹余粮，石中之土，又具涩性，故以之填涩肠胃。

海浮石（炉甘石）：

海浮石、炉甘石，质皆轻浮，然究系石体，乃沉中之浮，故不能达表上顶，而只能散肺胃痰火之结。

礞石：

礞石，必用火硝煅过，性始能发，乃能坠痰。不煅，则石质不化，药性不发，又毒不散，故必用煅。

芒硝（寒水石、大黄）：

芒硝，秉水气，然得水中阴凝之性，而味咸能软坚，下气分之热，以其得水之阴味，而未得水中之阳气，故降而不升，且水究属气分，故芒硝、寒水石之味，纯得水之阴性，而清降气分之热，与大黄之入血分不同。

朱砂：

朱砂之镇补心神，则直归于心，以填补之。

黄金：

动植之物，性皆不镇静，唯金石性本镇静，故凡安魂魄、定精神，填塞镇降，唯以金石为要，金箔能镇心神。心神浮动，赖肺金以收止之，故《内经》言肺为相傅之官，以辅相其心君也。黄金本肺金之气，以镇静其心神，与相傅之镇抚其君无以异。

白银：

白银能定惊，小儿惊风、孕妇胎动多用之，乃是以肺金平肝木，以重镇制浮动也。

磁石（铁）：

磁石，久则化成铁，是铁之母也。其引针者，同气相求，子来就母也。以药性论之，石属金而铁属水，磁石秉金水之性，而归于肾。故其主治，能从肾中吸肺金之其以归于根。

朱砂与二气砂之别：

朱砂，火色，而内含水银，即离火中含坎水之象，故能补坎之水，以填离宫，养血安神，此为第一。若用硫黄、水银二味炼成者，名二气砂，有火炼之毒，以之助阳退阴则可，以之补阳益阴则不可。

铜（自然铜）：

铜乃石中之液，色赤象血，故能入血分，性能镕铸坚凝，故能续接筋骨，为跌打接骨之药，自然铜无火自镕，入血分，镕铸接骨，尤为异品。

朴硝（硝石）：

朴硝、硝石，《本经》所言，后人互错，用者当知一寒一热，如五脏积热证决非硝石所能治，七十二种石决非朴硝所能治。

矾：

矾，治妇人产后胞衣不下，用汤泡服，神效。同生猪油杵，治鼻痔亦效。以治鼻痔法借治肛门痔疮，想亦效。

陈仓米（老丝瓜、巴豆）：

水蛊腹胀，老丝瓜去皮一枚，剪，巴豆十四粒，同炒，豆黄，去豆，以豆同陈仓米再炒热，去瓜，研米为末，和丸桐子大，每服百丸，白汤下，此名医宋会之之方。盖以来收胃气，巴豆逐水，丝瓜象人脉络，借其气以引之也。

杉木节（橘叶、大腹槟榔、童便）：

脚气上升，胸痞，胁下块大如石，此乃死病，荥阳郑洄传杉木汤救之。方用杉木节一大升，橘叶切一大升，无叶以皮代之，大腹槟榔七枚，连子碎之，童便三大升，共煮一大升半，分为两服。若一服得快，即停后服。

医学循循集

乞法老人编

凡 例

是编名以循循集者，取循循善诱之意，俾阅者逐渐了了，不至开卷欲睡耳。

是编分类成篇，篇中又分条不紊，以便一气读过，不至茫然无头绪耳，终以维新非鄙西也，愿学者能善学焉。

是编大半采《内经》精义，其余又皆前人经验之言，稍有未妥概行割爱，阅者幸勿嫌所集之不富也。

是编不备运气之说者，非不信古也，天道之精微，非读书心得者，万难于皮毛上取之，当俟学者知识开通后，熟读《内经》而自为领会耳。

是编不另设女科、幼科者，缘女科、幼科诸病，总不外乎六淫七情之所致，若必另设女科、幼科，是胶柱而鼓瑟耳。余谓前人误事，于女科执用女科方法，于幼科执用幼科方法，治病拘于专科用药，转非对证，千百年来流弊已甚，须痛戒之。

是编不另设女科、幼科者，非谓女科、幼科决无专门之法，唯恐法立弊生，只令学者酿成一番执拘之见耳。故见闻虽备，不若先定其心绪，是编特定其心绪而已。

目　录

卷　一

阴阳篇

大造造物，不外阴阳。无阴无阳，何生何长。缘是首编阴阳篇。

阴阳六气，三阴三阳。三阳者，太阳、阳明、少阳也；三阴者，太阴、少阴、厥阴也。

注：太之为言大也，为其为三阳之长，故曰太阳；阳明夹于二阳之间，阳气盛极，故曰阳明；少，初也，阳气初嫩，亚于阳明，故曰少阳。太阴者，阴从天降，故首曰太阴；少阴次于太阴，故曰少阴；厥，绝也，尽也，亦逆也，厥阴者，阴绝阳也，亦阴尽则变，而厥逆以生也。

上第一条，阴阳之纲目也。

厥阴者，手则心主包络，足则肝；少阴者，手则心，足则肾；太阴者，手则肺，足则脾；少阳者，手则胰，即三焦，足则胆；阳明者，手则大肠，足则胃；太阳者，手则小肠，足则膀胱。

注：谓之手、谓之足者，手太阴、手少阴、手厥阴经，从脏走至手；手阳明、手太阳、手少阳经，从手走至头；足太阳、足少阳、足阳明经，从头下走至足；足太阴、足少阴、足厥阴经，从足上走入腹。

上第二条，阴阳之所以属脏腑也。

积阳为天，积阴为地。阴静阳躁，阳生阴长，阳杀阴存。阳化气，阴成形。

水为阴，火为阳。阳为气，阴为味。阴味出下窍，阳气出上窍。

上第三条、第四条，阴阳之作用也。

清阳出上窍，浊阴出下窍；清阳发腠理，浊阴走五脏；清阳实四肢，浊阴归六腑。

注：饮食之有形，为浊；饮食之精气，为清。出上窍者，如涕、唾、气、液之类；出下窍者，如污、秽、便、尿之类。清阳之气，通会于腠理，而阴浊之精血，走于五脏。五脏主藏精者也，四肢为诸阳之本，六腑传化物而不藏。

上第五条，阴阳分走之道路也。

五行篇

阴阳气也，五行形也。自有阴阳，必有五行。天地万物，无物无阴阳，无物无五行，编五行篇。

五行：一曰水，二曰火，三曰木，四曰金，五曰土。

注： 五行之序，本诸生成之数，详下第四条。按《尚书正义》云：五行，即五材也，言五者各有材干者也。谓之行者，言在天则五气流行，在地则世所行用也。

上第一条，五行之序也。

水曰润下，火曰炎上，木曰曲直，金曰从革，土爱稼穑。

注： 水性柔，故浸润而又就下；火性刚，故炎盛而又上升；木性柔中之刚，故曲而又直；金性刚中之柔，故从而又革；土无成性，顺四行之性，为生物之德，而生物之德，莫大于五谷，故人于土而稼，又于土而穑。

上第二条，五行之性也。

润下作咸，炎上作苦，曲直作酸，从革作辛，稼穑作甘。

注： 五行之味，皆非本味，乃被克而化成。如土克水，水味必得，土气摊晒为盐，其咸乃成；金克木，木味必果实得秋金收敛之气，其酸乃成，盖收敛者，秋金之所以收成也；火克金，而金在冶，经过火化发出一番腥气，含有辛味；木克土，土味在稼穑之谷，得春木生发之气，其甘乃成；唯火似难考究，然观新镶炊爨，其烟煤未结以前，一经猛火必先滴汗，汗后成煤，煤色又黑，其味苦，得诸水化无疑。

备考： 书《洪范》郑注：咸水卤所生。《正义》云：水性本甘，久浸其地，变而为卤，卤味乃咸。

书《洪范》郑注：辛，金之气。《正义》云：金之在火，别有腥气，非苦非酸，其味近辛，为金之气味。

《素问》亦有云：肝在味为辛，心为咸，肺为苦，此其本味可知。

上第三条，五行之味也。

天一生水，地六成之；地二生火，天七成之；天三生木，地八成之；地四生金，天九成之；天五生土，地十成之。

注： 一二三四五六七八九十，其数出于"河图""洛书"。如天一，阳也，加五为六，即地之阴。地二，阴也，加五为七，即天之阳。三与八，四与九，五与十，亦然，此阴阳合偶之大关键也。

备考： 清《御纂性理精义》注：以质而语其生之序，则曰水火木金土，而水木阳也，火金阴也；以气而语其行之序，则曰木火土金水，而木火阳也，金水阴也。

朱元晦云：阳变阴合，初生水火，水火气也，流动闪烁，其体尚虚，其成形犹未定。次生木金，则确然有定形矣。水火初是自生，木金则资于土。

《周子通书》：水阴根阳，火阳根阴。朱子注：水，阴也，而生于一，则本于阳也；火，阳也，而生于二，则本乎阴也，所谓神妙万物者如此。

清《御纂性理精义》《太极图说》注：天一，阳也，加五为六，即地之阴也。地二，阴也，加五为七，即天之阳也。三与八，四与九，亦然，其阴阳合体者如此。是故以气言之，以冬春为阳、夏秋为阴，可也。以阳气生于冬至，而盛于春；阴气生于夏至，而盛于秋也。以春夏为阳、秋冬为阴，亦可也。以阳功发于春，而极于夏；阴功成于秋，而终于冬也。以质言之，以水木为阳、火金为阴，可也。水之滋润，故能生木，阳之舒也；火之燥烈，故能成金，阴之敛也。以木火为阳、金水为阴，亦可也。木温火热，气禀乎阳也；金凉水寒，气禀乎阴也。又通而言之，则阳始于水，盛于木，极于火，而终于金；阴始于火，盛于金，极于水，而终于木。此又时令与物理皆然，而无气质之异者也。

上第四条，五行生成之数也。

水生木，木生火，火生土，土生金，金生水。

注：五行质具于地，气行于天。水火木金土，以质而语其生之序。木火土金水，以气而语其行之序。

备考：《张子正蒙》，清《御案》。水生木，木生火，则木者，水之子也，火之母也，故为水火之交。金者，得热气而融化，得寒气而凝结，及其成也。以之隔水火则水火不相害，若以火烁则又流而为水，故亦为水火之际也。

上第五条，五行之相生也。

水克火，火克金，金克木，木克土，土克水。

上第六条，五行之相克也。

水克火，土为火子，为母复仇而克水；火克金，水为金子，为母复仇而克火；金克木，火为木子，为母复仇而克金；木克土，金为土子，为母复仇而克木；土克水，木为水子，为母复仇而克土。

上第七条，五行之仇复也。

五行平气：木曰敷和，火曰升明，土曰备化，金曰审平，水曰静顺。

注：无过不及之谓平，气，运气也。敷和者，敷布其阳和之气也。升明者，火性炎上，火德光明也。备化者，土主化物，而无不周备也。审平者，金主肃杀，能得其和平，而不妄刑也。静顺者，水体清静，水性柔顺也。

上第八条，五行之平气也。

五行不及：木曰委和，火曰伏明，土曰卑监，金曰从革，水曰涸流。

注：委和者，不能敷布其阳和，而委弱矣。伏明者，光明之令不升，而下伏矣。卑监者，化物不能周备，而卑下坚守矣。从革者，坚明不足，从火化而变革矣。涸流

者，源流不足，而干涸矣。

上第九条，五行不及之气也。

五行太过：木曰发生，火曰赫曦，土曰敦阜，金曰坚成，水曰流衍。

注： 发生者，生至于发，有余于生也。赫曦，光明显盛之象。敦，厚也。阜，高也。坚成者，成至于坚，其成也，已无和缓之意。流衍者，流至于衍，满而溢也。

上第十条，五行太过之气也。

脏腑篇

阴阳二气，化生五行，五行在人，与脏腑为最切，编脏腑篇。

五脏者，心、肝、脾、肺、肾是也。加手心主包络，为六脏。六腑者，胃、胆、大肠、小肠、三焦、膀胱是也。

上第一条，脏腑之名同也。

脏者，藏也。五脏者，所以存精神血气魂魄者也。腑者，府也。六腑者，所以化水谷而行津液者也。

上第二条，脏腑不同之大略也。

心，火脏，身之主，神所藏也。论字义，心之为言新也。神明变化，血脉滋生，可日新而不可暂停也。

注： 人本先天所生之精，与后天水谷之精，而生神，故曰两精相搏，谓之神，神乃火精。心为火脏，故藏之。

上第三条，表明心之体用也。

肝，木脏，魂所藏也。论字义，肝之为言干也，东方生发，木性条达，有枝十而不可郁也。

注： 随人往来谓之魂。魂者，知觉之能处，少阳之气，动而不息也。肝为阳脏，故藏之。

上第四条，表明肝之体用也。

脾为土脏，藏意与智。论字义，脾之为言裨也。动之运之，磨之消之，裨助胃气以化谷也。

注： 心之所忆谓之意，因虑而处物谓之智，意与智，思虑中事也。脾主思，故藏之。

上第五条，表明脾之体用也。

肺，金脏，魄所藏也。论字义，肺之为言敷也。一呼一吸，治节出焉，是气之敷布最神速也。

注： 并精而出入谓之魄。魄者，运动之能处也。肺主呼吸、主运动，故藏之节，

节度也。肺主呼吸、主运动，故为治之节度，从是而出焉。

上第六条，表明肺之体用也。

肾，水脏，藏精与志。论字义，肾之为言引也，外合三焦，下合膀胱，其引水之力，有独专也。

注：生之来谓之精。精，静也，神之所生也。心存神，神生于精，心与肾交也。心之所之谓之志，志生于心，肾与心交也。肾藏精与志，心肾交济之义乎。

上第七条，表明肾之体用也。

胃，属土，脾之腑也。论字义，胃之为言围也，仓廪之官，五谷之府，围受食物以为固也。

上第八条，表明胃之体用也。

胆，属木，肝之腑也。论字义，胆之为言担也，胆汁足则筋骨强，气血得以有助，自足担当大任而无惧也。

上第九条，表明胆之体用也。

大肠属金，为肺之腑；小肠属火，为心之腑。论字义，肠之为言畅也。大肠传道，小肠受盛，变化食物而下降之，则胃气自然而通畅也。

上第十条，表明大肠、小肠之体用也。

三焦属火，为心包络之腑。论字义，焦之为言干也，气化流通，水从水道，脾胃肠自然得干燥之化，而无水害也。

上第十一条，表明三焦之体用也。

心乃五脏六腑之大主，其包络为君主之外卫，相火代君主而行事，故亦得以主名。至于系之以手者，以手厥阴之脉出属心包，手少阳之脉散络心包，是手与心主合，故心包络称手心主。况包为包裹之包，络为脉络之络，取其形而名之，又足见卫外有权，而诸邪不得侵君主也。

上第十二条，表明心包络之体用也。

膀胱属水，为肾之腑。论字义，膀有旁通之义，胱有光明之意，取义与意而名之，足见输尿管左右旁通，水德自然光明而无碍滞也。

上第十三条，表明膀胱之体用也。

心恶热，肺恶寒，肝恶风，脾恶湿，肾恶燥，是谓五恶。

上第十四条，表明五脏之所恶也。

心为汗[1]，肺为涕[2]，肝为泪[3]，脾为涎[4]，肾为唾[5]，是谓五液。

注：[1]吴崑云：心主血，汗者，血之余，故汗为心液。日本栎窗多纪云，《荣卫生会》篇云，夺血者无汗，夺汗者无血。《三因方》谓：伤寒衄者为红汗，其意同焉。[2]栎窗多纪云：诸字书以涕为目泣，而医家特为鼻液。释文云：又作洟。[3]肝开窍于目。[4]脾开窍于口。《证治准绳》"损伤门"云：两脸涎囊，知是涎出于口。

208

⑤吴崐云：唾出于廉泉二窍，二窍挟舌本；少阴肾脉，循喉咙挟舌本，故唾为肾液。《灵枢·根结》篇云：少阴根于涌泉，结于廉泉，廉泉舌下窍也，是肾为水脏，从下而上也。

备考：吴崐云：五液皆咸，咸水味也。

上第十五条，表明五脏之液也。

心者，生之本，神之变也①，其华在面，其充在血脉②。肺者，气之本，魄之处也，其华在毛，其充在皮③。肾者，主蛰，封藏之本，精之处也，其华在发，其充在骨④。肝者，罢极之本⑤，五魂之居也⑥，其华在爪，其充在筋⑦。脾、胃、大肠、小肠、三焦、膀胱者，仓廪之本，荣之居也⑧，名曰器⑨，能化糟粕转味而出入者也⑩，其华在唇四白，其充在肌⑪。凡十一脏，取决于胆也⑫。

注：①陈修园曰：心主血，中焦受气取汁，化赤而为血，以奉生身，莫贵于此，故为生身之本。心存神，而应变万事，故曰神之变也。②张介宾曰：心主血脉，血足则面容光彩，脉络满溢，故其华在面，其充在血脉。③肺主气，肺存魄，肺应皮毛。④启玄子云：地户封闭，蛰虫深藏，肾又主水，受五脏六腑之精而藏之，故曰肾者主蛰，封藏之本，精之处也。脑者，髓之海，肾主骨髓。发者，脑之所养，故华在发，充在骨也。⑤陈修园云：动作劳甚，谓之罢。肝主筋，人之运动，皆由乎筋力，故为罢极之本。⑥陈修园云：肝存魂，故为魂之居。栎窗多纪云：随神往来谓之魂。按《左传·昭公七年》：子产曰，人生始化曰魄，既生魄。阳曰魂，用物精多，则魂魄强，是以有精爽。至于神明，杜注，魄形也。孔颖达《正义》云：人禀五常以生，感阴阳以灵。有身体之质，名之曰形。有嘘吸之动，谓之为气。形气合而为用，智力以此而强，故得成为人也。其初，人之生也，始变化为形，形之灵者，名之曰魄。既生魄矣，魄内自有阳气。气之神者，名之曰魂。魂魄，神灵之名，附形之灵为魄，附气之神为魂。附形之灵者，谓初生之时，耳目心识，手足运动，啼呼为声，此则魄之灵也。附气之神者，谓精神性识，渐有所加，此则附气之神也。《孝经说》曰：魄，白也。魂，芸也。白，明白也。芸，芸动也。形有体质，取明白为名。气唯嘘吸，取芸动为义。盖精亦神也，爽亦明也，精是神之未著，爽是明之未昭。《关尹子》云：魂藏肝，魄藏肺。《韩诗外传》云：精藏肾，神藏心，魂藏肝，魄藏肺，志藏脾。《说文》：魂，阳气也。魄，阴气也。俱与本经之义相发焉。⑦爪者，筋之余，故肝主筋，即其华在爪，其充在筋。⑧张介宾云：荣者，水谷之精气也。水谷贮于六腑，故为荣之所居。⑨启玄子云：皆可受盛，转运不息，故为仓廪之官，名曰器也。⑩李中梓云：胃受五谷，名之曰入，脾与大肠、小肠、三焦、膀胱，皆主出也。⑪启玄子云：口为脾官，脾主肌肉，故曰华在唇四白，充在肌也。四白，谓唇四际之白色肉也。⑫启玄子云：胆者，中正刚断无私，故十一脏取决于胆也。

上第十六条，脏腑之外应也。

心者，君主之官，神明出焉。肺者，相傅之官，治节出焉。肝者，将军之官①，谋虑出焉。胆者，中正之官，决断出焉②。膻中者，臣使之官，喜乐出焉③。脾胃者，仓廪之官④，五味出焉。大肠者，传道之官⑤，变化出焉。小肠者，受盛之官，化物出焉⑥。肾者，作强之官，伎巧出焉⑦。三焦者，决渎之官，水道出焉。膀胱者，州都之官，津液存焉，气化则能出矣⑧。

注：①吴崑云：肝气急而志怒，故为将军之官。②栎窗多纪云：按《奇病论》云，肝者，中之将也，取决于胆。肝胆为表里，故肝出谋虑，而胆为之断决。③栎窗多纪云：张介宾云，按十二络表里，有心包络而无膻中，心包之位，正居膈上，为心之护卫。《胀论》曰：膻中者，心主之宫城也。李中梓云：贴近君主，故称臣使。脏腑之官，莫非王臣，此独泛言臣，又言使者，使令之臣，如内侍也。滑寿集云：膻徒早切，上声浊字。《说文》云：肉，膻也，音同袒裼之袒。云膻中者，岂以袒裼之袒而取义耶，简按滑注属曲解。《韩诗外传》：舜甑盆无膻，注膻，即今甑箄，所以盛饭，使水火之气上蒸，而后饭可熟，谓之膻，犹人身之膻中也。义大明切，查高士宗及汪昂俱云，膻中即心包络，非。盖二者虽在上焦，膻中则无形之宗气，心包络则包心之血络，岂可概而为一乎。薛雪云：膻中，亦名上气海，为宗气所积之处。心包络，包为膜，心君之宫室，络为膜外之巷术，心君之城府也。一为密勿之地，一是几旬之间，臣使之义著焉。膻中者，宫室外之城府也，此说近是。吴崑云：膻中气化，则阳气舒，而令人喜乐。气不化，则阳气不舒，而令人悲愁，为喜乐之所从出也。李中梓云：喜笑属火，此云喜乐出焉，其配心君之府，较若列眉矣。④《荀子·富国》篇杨倞注：谷藏曰仓，米藏曰廪。⑤马仲化云：道，导同。⑥张介宾云：小肠居胃之下，受盛胃中水谷，而分清浊，水液由此而渗于前，糟粕由此而归于后。脾气化而上升，小肠化而下降，故曰化物出焉。高士宗曰：受胃之浊，水谷未分，犹之受盛之官，腐化食物，先化后变，故化物由之出焉。⑦高士宗曰：肾藏精，男女媾精，鼓气鼓力，故肾者，犹之作强之官，造化生人，伎巧由之出焉。吴崑云：伎，音技。作强，作用强力也。伎，多能也。巧，精巧也。⑧张介宾曰：膀胱位居最下，三焦水液所归，是同都会之地，故曰州都之官。《周礼·地官》：五党为州。郑注：州，二千五百家人，四县为都。肖京《轩岐救正论》：夫三焦既主相火，水道之出，无非禀气以为决也，不曰能出，而曰出焉。盖气本自化，不待化于气而始能出也。今津液主水，膀胱司水，水不自化，而化于气，此阴以阳为用，未免少费工夫，故不曰出焉，而曰则能出矣。语意之次，又包许多妙用。

上第十七条，脏腑之职权也。

心之合，脉也①，其荣色也，其主肾也②。肺之合，皮也，其荣毛也，其主心也。肝之合，筋也，其荣爪也，其主肺也。脾之合，肉也，其荣唇也，其主肝也。肾之合，骨也，其荣发也③，其主脾也。

注：①心主血，血行脉中，故合于脉。②主者何？五脏合五行，各有相生相制，生由于制，所谓制则生化也。心火受制于肾水，故肾为心脏生化之主，余脏准此。③肾藏精，发乃精血之余也。

上第十八条，五脏之外合与外荣及其内主也。

肺合大肠，大肠者，传道之府。心合小肠，小肠者，受盛之府。肝合胆，胆者，中精之府。脾合胃，胃者，五谷之府。肾合膀胱，膀胱者，津液之府也。少阳属肾，肾上连肺，故将两脏。三焦者，中渎之府也，水道出焉，属膀胱，是孤之府也，是六腑之所与合者。

注：张隐庵云：此论六脏六腑，阴阳相合。藏货物曰府，六腑受盛水谷，传化糟粕，受藏精汁，故名曰府。大肠者，传道之官，变化出焉，故为传道之府。小肠者，受盛之官，化物出焉，故为受盛之府。胆主藏精汁，故为中精之府。胃为仓廪之官，受纳水谷，故为五谷之府。膀胱者，州都之官，津液藏焉，为津液之府。少阳以下，说详三焦释迷。

上第十九条，六腑之所与合者。

甲为胆，乙为肝，丙为小肠、为三焦，丁为心、为包络，戊为胃，己为脾，庚为大肠，辛为肺，壬为膀胱，癸为肾。

上第二十条，脏腑之与天干合也。

子为胆，丑为肝，寅为肺，卯为大肠，辰为胃，巳为脾，午为心，未为小肠，申为膀胱，酉为肾，戌为包络，亥为三焦。

注：子为胆者，人周身气血，注于胆者，当在子时也，余类推。

上第二十一条，脏腑之与地支合也。

五脏者，存精气而不泻也，故满而不能实。六腑者，传化物而不存，故实而不能满也。

上第二十二条，辨脏腑之存与泻也。

夫胸腹者，脏腑之郭也。膻中者，心主之宫城也。胃者，太仓也。咽喉、小肠者，传送也。胃之五窍者，闾里门户也。廉泉、玉英者，津液之道也。故五脏六腑者，各有畔界。

注：水谷入胃，其味有五，津液各走其道。酸先入肝，苦先入心，甘先入脾，辛先入肺，咸先入肾。其入心、肝、脾、肺、肾者，皆自胃窍而出，故胃窍五。

上第二十三条，表明脏腑之畔界也。

经脉篇

阴阳，浑然也。脏腑，块然也。其所以相维系相通贯者，气血之力，经脉之利也。

释气释血，经释详矣，兹不再赘，唯编经脉篇。

足少阳之筋，交颠上。手少阳之正，别于颠。足太阳交颠，其支者，从颠至耳上角。督脉上颠，其别络与足厥阴同会于颠，阴维至顶前而终。

上第一条，表明诸脉之在颠者。颠，顶也。

足阳明循眼系，入络脑。足太阳直者，入络脑。督脉会足太阳、阳维入脑中，其别络与足厥阴同会于颠，入络于脑。

上第二条，表明诸脉之在脑者。脑，头髓也。

足少阳之筋，直者，上额角。足阳明循发际，上额颅，上络左角。足太阳上额，足厥阴上出额角，手少阴上络左角，手、足太阴上络左角，少阴上络左角。督脉循额中，其别络上额。阳维循头下行。

上第三条，表明诸脉之在额者，发下眉上谓之额。

足少阳上抵头角。手阳明直者，上左角，络头。足阳明之络，上络左角。手太阳筋，支者，结于角。手少阳筋，本于角。足太阳筋，直者，上头。阳维循头。阳跷入头之发际。督脉之别，散头上下。

上第四条，表明诸脉之在头与头角者，额左右为头角，此条当与上条合看。

足少阳之别，散于面。手少阳之正，散于面。手少阴之正，出于面。足少阴之正，散于面。任脉循面。

上第五条，表明诸脉之在面者。

足少阳起于目锐眦，其支至目锐眦后，其筋之支者，结于目眦，为外维。足阳明之筋，为目下纲。足阳明之正，还系目系。手太阳支者，至目锐眦，其筋属目外眦，为目上纲，而起于内眦。手少阳至目锐眦，其筋至目外眦，其标下外眦，其正系目系，合足少阳于目外眦。足太阳起于目内眦，其筋支者，为目上纲。足厥阴连目系。手少阴系目系，其正合目内眦，其别属目系。足少阴之正，系目系，合少阳于外眦，其标，两络命门。命门者，目也，其筋之支者，为目上纲。任脉系两目下之中央，至承泣而终。督脉别络，上系两目之下中央，会太阳于目内眦睛明穴。阳跷会任脉于承泣，上至目内眦，与手足太阳、足阳明、阴跷会于睛明穴，从睛明上行入发际。阴跷上行入目内眦，与手足太阳、足阳明、阳跷会于睛明而上行。阳维上目总临泣。

注：目外角，为目锐眦，一名目外眦。目内眦，是目之内角。系，乃目之深处。

上第六条，表明诸脉之在目者。

足阳明起于鼻之交頞中，下循鼻外，其筋，下结于鼻。手阳明上挟鼻孔。手太阳支者，抵鼻。足太阳之筋，结于鼻。手太阴上挟鼻孔。督脉至鼻柱，经素髎。素髎，鼻准头也。阳跷同足阳明，上而行巨髎。巨髎，挟鼻旁八分。

上第七条，表明诸脉之在鼻者。

足少阳下耳后，其支者，从耳后入耳中，出走耳前，其筋出太阳穴前，循耳后。

足阳明上耳前，其筋支者，结于耳前，其络入耳中，上络左角。手阳明之别，入耳，合于宗脉。手太阳入耳中，其筋之支者入耳中，直者出耳上。手少阳之别者入耳，合于宗脉，其支入耳后，其筋之支上耳前，其标在耳后上角。足太阳之支者，从颠至耳上角。手足少阴、手足太阴之络，并入耳中。手厥阴之络，出耳后。阳维脉，上循耳后，会手足少阳于风池。风池，在耳后发际陷中，复循头入耳。阳跷脉，下耳后，入风池而终。宗脉聚耳中。

上第八条，表明诸脉之在耳者。

足太阳之筋，直者，结于枕骨。督脉循脑户。脑户，枕骨上也。阳维上脑空。脑空，挟玉枕骨下陷中。

上第九条，表明诸脉之在枕骨者。

手足太阳之筋，结于耳后完骨。

上第十条，表明诸脉之结于完骨者。

手太阳支者，斜络于颧。

上第十一条，表明经脉之络于颧者。颧，音权，面部之辅骨。

足少阳之筋，结于顺。足阳明之筋，支者，合于顺。手阳明之筋，支者，结于顺。足太阳之筋，支者，结于顺。阴跷脉，入顺内廉。

上第十二条，表明诸筋之在顺者。顺，音求，颊间骨也。

足少阳支者，抵于頔。足阳明之正，上頔顔。手阳明上頔顔。手太阳支者，上頔。手少阳支者，下颊至頔。

上第十三条，表明诸脉之在頔者。目下为頔，頔，面秀骨也。

足少阳支者，下加颊车，下耳下曲颊之后。足阳明循颊车，其筋之支者，从颊结于耳前。手阳明支者，贯颊，其筋之支者，上颊，其别上曲颊。手太阳支者，上颊，支者，别颊。手少阳支者，从耳上角屈下颊，至頔。手少阳支者，交颊。足厥阴支者，从目系下颊里。

上第十四条，表明诸脉之在颊者。颊，面旁也。

足少阳之筋，下走颔，其别出颐颔中。足阳明却循颐后下廉。手阳明之筋，直者，下右颔。手太阳，其筋之直者，结于颔上。手少阳之筋，上乘颐，其正，出颐颔中。足太阳之正，出颐颔中。任脉上颐，督脉别络上颐。

上第十五条，表明诸脉之在颐颔者。发际下为腮，腮下为颐，颐下为颔。《扬子方言》：颐颔，颔也，南楚谓之颔。

足太阳之筋，下颜。

上第十六条，表明经脉之在颜者。颜，眉之间也。

手阳明交人中，督脉经水沟。水沟，即人中也。

上第十七条，表明诸脉之在人中者。人中，鼻下上唇陷中，足阳明下交承浆，任脉循承浆。

上第十八条，表明诸脉之在承浆者。承浆，唇下陷中。

足少阳循喉咙，其别上循咽，其正上挟咽。足阳明循咽咙，挟咽之动脉，其正上循咽，其别下络喉嗌。手阳明上循喉咙。手太阳循咽。手少阳之正，挟咽。足厥阴循喉咙之后。手少阴支者，从心系上挟咽。足太阴挟咽。足少阴循喉咙。任脉上至咽喉。会阴维于天突、廉泉。天突，在结喉下。廉泉，在结喉上。督脉别络，入喉。阴维脉挟咽，与任脉会于天突、廉泉。冲任并起于胞中，上循背里，为经脉之海，其浮而外者，循腹右上行，会于咽喉。阴跷脉上行至咽喉，交贯于冲脉。

上第十九条，表明诸脉之在咽喉者。咽喉二窍，喉通气在前，咽咽物在后。

足厥阴上入颃颡。冲脉，其上者，出于颃颡。

上第二十条，表明诸脉之在颃颡者。颃颡，鼻之内窍，即腭之上窍也。

足阳明挟口，其筋之支上挟口，其正出于口。手阳明挟口。阳跷上人迎，挟口吻，会手足阳明、任脉于地仓。地仓，挟口吻旁四分，有微脉动处。冲任并起于胞中，上循背里，为经络之海，其浮而外者循腹右上行，会于咽喉，别而络唇口。

注：唇，口端也。吻，口边也。

上第二十一条，表明诸脉之在口者。

手少阳，其筋之支者，入系舌本。足太阳，其筋之支，别入结于舌本。足太阴连舌本，散舌下。足少阴连舌本。督脉会阳维，入系舌本。

上第二十二条，表明诸脉之在舌者。

足阳明环唇。足厥阴支者，环唇内。任脉环唇。督脉会手足阳明至兑端，兑端，唇上端也，其别络自长强走任脉者，环唇。

上第二十三条，表明诸脉之在唇者。

足阳明入上齿中，循牙车。手阳明入下齿中，其别编络于齿。手太阳之筋，支者，上曲牙。手少阳之筋，支者，上曲牙。足太阳有入颅，循齿者，名曰角孙。上齿龋取之，督脉入断交，任脉上至下龈。

注：龋，齿启貌。断，齿本也。龈，音恳，齿根肉。

上第二十四条，表明诸脉之在齿者。

足少阳支者，别锐眦，下大迎。足阳明出大迎，其支者从大迎下人迎。

上第二十五条，表明脉之在大迎与人迎者。颔下一寸三分，为大迎。喉旁五寸，为人迎。

足少阳循颈，其支下颈。足阳明之别上络头项，其筋别上颈。手阳明之筋，直者从肩髃上颈，其支从缺盆上颈，其别属头项。手太阳，其支者从缺盆循颈，其筋支者循颈出走太阳之前。手少阳，其支上项，其筋走颈，合手太阳、足太阳下项，从膂上出于项，其筋上项，其正上出于项。督脉别络，自脑下项。阴维脉，过项前一寸三分。

阳维脉，过项后一寸三分。颈中央之脉，督脉也，名曰风府。

上第二十六条，表明诸脉之在颈项者。颈在前，项在后，头之茎也。

足少阳至肩上，手阳明上肩，出髃骨之前廉，其别上乘肩髃，其筋结于髃，支者绕肩胛，其正别于肩髃。手太阳出肩解，绕肩胛，交肩上，其别络肩髃，其筋循肩上，绕肩胛，其正别入于肩解。手少阳上肩，其筋，上肩。足太阳，直者循肩膊内，其支者从膊内左右，别下贯胛，其筋之支者结于肩髃。督脉别循肩膊内。阳维脉过肩前，与手少阳会于臑会、天髎。臑会，在肩前，去肩端三寸宛宛中。天髎，在缺盆中间，上毖骨际陷中央，却会手足少阳、足阳明于肩井。肩井，在肩后大骨下髀上廉陷中。阳跷脉，上行肩髃外廉，会手阳明于巨骨，会手阳明、少阳于肩髃。

上第二十七条，表明诸脉在肩者。项旁缺盆之上，曰肩。肩胛者，背上两膊间也，即肩解下成片骨也。肩端两骨间为肩髃，膂上两角为肩解，肩解之下为肩膊。

足少阳入缺盆，其支合于缺盆。足阳明入缺盆，其筋布至缺盆而结。手阳明入缺盆，其正出缺盆。手太阳入缺盆。手少阴入缺盆，其支者，从膻中上出缺盆。足太阳之筋，上出缺盆。手太阴上出缺盆，其筋出缺盆，其正上出缺盆。阳维与手少阳会于天髎。天髎，缺盆间也。阴跷入缺盆，缺盆之中，任脉也，名曰天突。

注：缺盆二穴，在结喉两旁之高骨，形圆而踝如缺盆者。若任脉之缺盆，在喉下四寸，只天突一穴，与左右缺盆不同。因其同称缺盆，故类及之。

上第二十八条，表明诸脉之在缺盆者。

足少阳下胸中，其正，循胸里。手少阳注散胸中，其别，注胸中。手少阴之筋，结于胸中。足太阴之筋，直者散胸中，其大络布胸胁。手太阴之筋，下结胸里。足少阴之支注胸中，其别循胸里，其筋结于胸中。手厥阴起于胸中，其筋入腋，散胸中，其支循胸。阴维脉，上胸膈。阴跷脉，上循胸囊。冲脉至胸中而散。

上第二十九条，表明诸脉之在胸者。

手少阳布膻中，任脉上膻中。

上第三十条，表明诸脉之在膻中者。心窝之上，两乳之间，曰膻中，即气海也。

手少阳贯膈，足阳明、手阳明、手太阳、手少阳并下膈。胃之大络，名曰虚里，贯膈。足厥阴上贯膈，其支，复从肝别贯膈。手少阴、手厥阴并下膈。足太阴上膈，其支，别上膈。手太阴上膈。足少阴，从肾上贯肝膈。阴维脉，上胸膈。

上第三十一条，表明诸脉之在膈者。膈，横膈膜也。

足少阳之筋，系于膺乳。足阳明下乳内廉，其大络，名曰虚里，贯膈络肺，出于左乳下。手阳明之正，从手至膺乳。手少阴之筋，交太阴，挟乳里。足少阴之筋，挟乳里。

注：胸之两旁高处曰膺。

上第三十二条，表明诸脉之在乳者。

足阳明之正，入于腹里，其筋上腹，其支者下循腹里。冲脉起于小腹内之胞中，其浮而外者，起于气冲，并足阳明、少阴二经之间，循腹右上行。任脉起于小腹之内，同足厥阴、太阴、少阴，并循腹上行腹里，其别散于腹。任之别络，名尾翳，下鸠尾，散于腹。足太阴，上入腹，其筋循腹里。

上第三十三条，表明诸脉之在腹者。脐下为腹，腹下为小腹。

足少阳下挟脐，足阳明下挟脐。手少阴之筋，系于脐。足太阴之筋，结于脐。足少阴之筋，下系于脐。冲脉，夹脐左右各五分，直冲而上。任脉，循神阙。神阙，脐中央穴。督脉别络，自长强走任脉者，由小腹直上贯脐中央。

上第三十四条，表明诸脉之在脐者。

足阳明之筋，属脊。手阳明上出于柱骨之会上，其筋挟脊。足太阳支者，挟脊，抵腰中，支者从腰中下挟脊，支者挟脊内。足厥阴，标在背俞。足太阴之筋，内著于脊，其标在背俞。足少阴贯脊，其筋支者挟脊，标在背俞。冲任皆起于胞中，上循背里，为经络之海。督脉循背而行于身之后。督脉贯脊，与少阴会，并脊里上行，其别络与手足太阳、少阳会于大杼第一椎下两旁，去脊中一寸五分陷中，内挟脊腰中。

上第三十五条，表明诸脉之在背脊者。身阴为背，背心为脊。

足太阳，入循膂，其正循膂。足少阴挟膂，其筋循膂内。督脉，别络入循膂。

上第三十六条，表明诸脉之在膂者。挟脊为膂。

足少阳直者，下腋，其筋直者上走腋前廉。手阳明，标在腋下。手太阳之正，入腋，走心，其筋入结于腋下。足太阳之筋，支者从腋后外廉入腋下。手少阴，下出腋下，其正别入渊液两筋之间，其筋上入腋。脾之大络，名曰大包，出渊液下三寸。手太阴横出腋下，其正别入渊液少阴之前，其筋入腋下，其标在腋下。足少阴之筋，上入腋。手厥阴，下腋三寸，上抵腋下，其正别下渊液三寸，其筋结腋下，标在腋下三寸。

上第三十七条，表明诸脉之在腋者。胁上际为腋。

足少阳循胁里，直者过季胁，其筋直者上乘季胁。足阳明之筋上循胁。足厥阴，布胁肋。脾之大络，名曰大包，出渊液下三寸，布于胸胁。足太阴经，其筋之直者，结于胁。手太阴之筋，抵季胁。足少阴之别，入季胁之间。手厥阴之支，出胁，其筋挟胁。带脉起于季胁。厥阴之章门穴，穴在季胁骨端肋尖尽处，为足厥阴、足少阳二经之会。阳维、阴维，并循胁肋。阳跷循胁后胛上。

注： 腋下为肤，肤下为胁，胁后为肋，肋下为季胁，即俗所谓肋稍脊内为胛，即挟脊肉也。

上第三十八条，表明诸脉之在胁者。

足太阴之筋，散贯贲。手心主厥阴之筋，支者，结于贲。

上第三十九条，表明诸脉之在贲者。贲，贲门，在两乳间内部，正胸膈之下。厥

216

阴筋结于贲，原本作结于臂。

足太阴之筋，结于肋。

上第四十条，表明经脉之结于肋者。肋，胁干也。

足少阳之筋，直者，上循眇。

上第四十一条，表明经脉之循眇者。眇在季胁下，挟脊两旁虚突处。

足太阳，抵腰中。足少阴之别，贯腰脊。督脉下行于腰横骨围之中央，其别者，与少阴会，并脊里上行，历腰俞，其别络挟脊腰中，带脉横围于腰。

上第四十二条，表明诸脉之在腰者。季胁之下，为腰。

足厥阴，抵小腹。冲脉起于小腹之内胞中。督脉起胞中，至于小腹。任脉起于中极之下，小腹之内。阳维抵小腹侧。阴维上行入小腹。

上第四十三条，表明诸脉之在小腹者。

手太阴，出大指之端，其筋起于大指之上。

备考：人有五指，巨指属土，余四指十二节，应四时十二月。食指，春也。中指，夏也。无名指，秋也。小指，冬也。日冬短夏长，而春秋平，故四指象之。

上第四十四条，表明脉之在手大指者。

手阳明，起于大指次指之端。手太阴支者，从腕后直出次指内廉，出其端。

上第四十五条，表明诸脉之在手食指者。

手厥阴，循中指，出其端，其筋起于中指。

上第四十六条，表明脉之在于手中指者。

手太阳，起于小指之端，其筋起于小指上。手少阳，起于小指次指之端，上出两指之间。手少阴，循小指内，出其端，其筋起于小指内侧。手厥阴支者，循小指次指，出其端。

上第四十七条，表明诸脉之在手小指及手小指之次指者。

手少阴，抵掌后锐骨之端，入掌内后廉。手太阴之别，直入掌中。手厥阴，入掌中，其本在掌后两筋之间。

上第四十八条，表明诸脉之在手掌者。

手阳明之筋，结于腕，其别名偏历，去腕三寸，入太阴。手太阳循手外侧，上腕，其筋结于腕，其别名支正，上腕五寸，内注少阴。手少阳循手表腕，其别名外关，去腕二寸，外绕臂，其筋结于腕。手少阴之别名通里，去腕一寸半。手太阴支者，从腕后出，其别名列缺，起腕上分间。手心主之别，名内关，去腕二寸，出于两筋间。

上第四十九条，表明诸脉之在手腕者。臂下手上接处为腕，掌后亦为腕。

手阳明，出合谷两骨之间。

上第五十条，表明脉之在合谷者。合谷，俗呼虎口。

手太阳，上腕，出踝下，实出踝中之本，在外踝之后。

注：手足并有踝，皆因其骨形踝踝然而名之也。

上第五十一条，表明脉之在手踝者。

手太阴之筋，行寸口外，其本在寸口中。

上第五十二条，表明脉之在寸口者。

手太阴，上鱼，循鱼际，其别散入鱼际，其筋结于鱼后。

上第五十三条，表明脉之在鱼际者。掌中大指下，高起之白肉，有如鱼腹，故名鱼际。

手阳明入肘外廉，其筋上结于肘外上廉，其本在肘骨中。手太阳出肘内两筋之间，其别上走肘，其筋结于肘内锐骨之后，弹之，应小指之上。手少阳上贯肘，其端结于肘。手少阴下肘内，其筋上结肘内廉。手太阴，行心主之前，下肘中，其筋结于肘中。足少阴之筋，上结肘内廉。手厥阴至肘内廉，入肘中，其筋与太阴并行，结于肘内廉。阳维脉上肘。

上第五十四条，表明诸脉之在肘者。臑下臂上接处曰肘，肘即臂节。

手阳明，循臂上廉，其别上循臂，其筋循臂。手太阳，循臂骨下廉，其筋上循臂内廉。手少阳，出臂外两骨之间，其别外绕臂，其筋上循臂。手少阴，循臂内后廉，其筋循臂下。手太阴，循臂内上骨下廉，其筋上臂。足少阴之筋，循臂。手厥阴，下臂，行两筋之间，其筋上臂阴，其支结于臂。阳维上会手阳明、手足太阳于臂臑，臂臑在肘上七寸，两筋罅陷中。

备考：手厥阴筋，其支结于臂。臂，当作贲。今从原本，两备之。

上第五十五条，表明诸脉之在臂者。

手阳明，上臑外前廉，其筋上臑。手太阳，上循臑外后廉。手少阳，循臑外，其筋上绕臑外廉。手少阴，下循臑内后廉。手太阴，下循臑内，其筋上臑内廉。手厥阴，循臑内，行太阴少阴之间。阳维会手阳明、手足太阳于臂臑，与手少阳会于臑会。臑会，在肩前，去肩端三寸宛宛中。阳跷脉，会手太阳阳维于臑俞。臑俞，在肩后大骨下，胛上廉陷中。

上第五十六条，表明诸脉之在臑者。肩下曰膊，膊下曰臑。臑者，肩下臂上之通名，故俗谓臑为膊。

足少阳支者，别跗上，入大指之间，出其端，还贯爪甲，出三毛。足阳明，其支者，入大指间，出其端。手少阳，其别，在足大指之前、少阳之后。足厥阴，起大指丛毛之际，其筋起于足大指之上。足太阴，起于大指之端，循指内侧白肉际，其筋起于大指之端内侧。冲脉，其别者，入大指之间。

上第五十七条，表明诸脉之在足大指者。

足阳明，入中指内间，其支者入外间，其筋起于中三指。

上第五十八条，表明脉之在足中指者。

足少阳，入小指次指之间，其筋起于小指次指。足太阳循京骨，至小指外侧，其筋起于足小指。足少阴之脉，起于小指之下，其筋起于小指下。

上第五十九条，表明诸脉之在足小指及足小指之次指者。

足少阴，斜趋足心，其筋入足心。

上第六十条，表明脉之在足心者。

冲脉，其下者，并少阴经入足下。

上第六十一条，表明脉之在足下者。

足太阴之别，名公孙，去本节后一寸，走阳明。

上第六十二条，表明脉之在足本节者。

足少阳循足跗上，其别，下络足跗。足阳明下足跗，其支者别跗上，入大指中，其筋起于中三指，结于跗上。足厥阴，上循足跗上廉，其正别跗上，至毛际。冲脉，其别者，伏行，出属跗下，循跗上。

上第六十三条，表明诸脉之在足跗者。跗，足面也。

足太阳之筋，上循跟，其本在跟上五寸。足少阴，别入跟中，其别名曰大钟，当跟后，上跟，入跟中。阳跷起于跟中，后绕跟。阴跷起于跟中。足少阳，然谷之后。

上第六十四条，表明诸脉之在足跟者。跟与踵皆系足后，但跟稍后，而踵稍中。

足太阳之筋，结于踵。足少阴并足太阴之筋，结于踵。

上第六十五条，表明诸脉之在足踵者。

足太阴，过核骨后。

上第六十六条，表明脉之过核骨者。足核骨，一作窍骨，俗称孤拐骨。

足少阳之别，名曰光明，去踝五寸，走厥阴。足阳明之别，名曰丰隆，去踝八寸，走太阴。足太阳之别，名曰飞扬，去踝七寸，别走少阴。足厥阴，去内踝一寸，上踝八寸，交出太阴之后，其筋上结于内踝之前，其别名蠡沟，去内踝五寸，走少阳。足太阴，上内踝前廉，其筋上结于内踝。足少阴，循内踝之后，其筋并足太阴之筋，斜走内踝之下，其别名大钟，当踝后绕跟，走太阳，其本在内踝上下三寸。冲脉，其下者，并少阴之经，下入内踝之后，其别者并于少阴，渗三阴，斜入踝。阴维起于诸阴之交，约内踝上五寸，由内踝而上行于荣分。阴跷，同足少阴，循内踝上行于身之左右。

上第六十七条，表明诸脉之在内踝者，胫下跗上相接处曰腕。腕骨曰踝，足筋后两旁起骨，为踝首。

足少阳，下出外踝之前，其筋上结外踝，别名光明，去踝五寸。足太阳，出外踝之后，其筋上结于踝。阳维，起于诸阳之会，约外踝下一寸半，由外踝而上行于卫分。阳跷，循外踝上行于身之左右。

上第六十八条，表明诸脉之在外踝者。

足少阳之筋，上循胫外廉。足阳明，循胫外廉，其别循胫骨外廉。足厥阴之别，经胫，其筋上循胫。足太阴，循胫骨后。冲脉下者，伏行骭骨内廉。

上第六十九条，表明诸脉之在足胫者。膝下曰胫，一名骭。

足太阳下贯腨内，其筋别者结于腨外。足太阴，上腨内。足少阴，上腨内。

上第七十条，表明诸脉之在腨者。腨，胫之后，鱼腹也。

足少阳，出膝外廉，其筋结于膝外廉。足阳明，下膝膑中，其筋上结于膝外廉。足太阳之筋，自外踝斜上结于膝。足太阴，上膝股内前廉，其筋直者络于膝。阳维循膝外廉。

上第七十一条，表明诸脉之在膝者。腿下胫上接处，曰膝。膝之盖骨，曰膑。

足太阳，下外辅骨之前，其筋之支者别起外辅骨。足阳明之筋，支者结于外辅骨，合少阳足厥阴之筋，上结内辅骨之下。足太阴之筋，直者络于膝内辅骨。足少阴之筋，与太阳合，上结于内辅骨之下。

上第七十二条，表明诸脉之在辅骨者。胻骨之外骨，为辅骨。

三焦下腧，出腘中外廉。足太阳，下合腘中，其正别入腘中，其筋络于腘。足厥阴，上腘内廉。足少阴，出腘内廉，其正至腘中。冲脉，其下者斜入腘中。

上第七十三条，表明诸脉之在腘中者。腓肠上、膝后曲处，为腘。

足厥阴，循阴股，其筋上循阴股。足太阴之筋，上循阴股。足少阴，上股内后廉，并太阴之筋，上循阴股。冲脉，其下者注于少阴之大络，起于肾下，出于气街，循阴股内廉，斜入腘中，伏行骭骨内廉。督脉与太阳中络者，合少阴，上股内廉。阴维上循股内廉。阳跷直上循股外廉。阴跷直上循阴股，入阴。

上第七十四条，表明诸脉之在股者。髀内曰股，髀外曰腿。

足阳明，下三里三寸为巨虚上廉，复下三寸为巨虚下廉。

上第七十五条，表明诸脉之在上下廉者。上廉，约膝下六寸。下廉，约膝下八寸。

足少阳之筋，前者结于伏兔之上。足阳明抵伏兔，其筋直者，上循伏兔。

上第七十六条，表明诸脉之在伏兔者。伏兔，约膝上六寸。

足少阳，横入髀厌中，以上循髀阳，其正绕髀，其筋之支上走髀。足阳明，其支者下髀关，其正上至髀，其筋上结于髀枢。足太阳支者，过髀枢，循髀外。足太阴之正上至髀，其筋结于髀。阳维上髀厌。冲脉，伏行髀骨内。

上第七十七条，表明诸脉之在髀者。楗骨之下，为髀枢，即髀厌。股内膝上，为髀。膝上骨，为髀骨。髀骨与髋骨接处，即髀枢。

足少阳之筋，上循胻外廉。

上第七十八条，表明脉之在胻者。膝上骨，曰胻骨。

手太阳之筋，结于臀。足太阳贯臀，其筋结于臀。督脉别绕臀。

上第七十九条，表明诸脉之在臀者。

220

足少阳之筋，别者绕尻。足太阳之正，下尻五寸。督脉，由会阳贯脊。会阳，足太阳经穴，在阴尾尻骨之两旁。

上第八十条，表明诸脉之在尻者。尻，音考平声，脊骨之尽处也。

足太阳之正，别入于肛。

上第八十一条，表明脉之在肛门者。

足阳明之筋，直者聚于阴器。手阳明之筋，系于阴器。足厥阴，过阴器而络于肝，其筋结于阴器。足太阴之筋，直者聚于阴器。足少阴之筋，并太阴而上结于阴器。督脉，系溺孔之端，男子循茎下至篡，女子络阴器合篡间。

注：篡，前后阴相交处也。

上第八十二条，表明诸脉之在阴器者。

冲脉、任脉，皆起于少腹之内胞中，其浮而外者，起于气街，并足阳明、少阴二经之间，循腹上行至横骨。督脉，起于少腹，以下骨中央，治在骨上。

上第八十三条，表明诸脉在横骨者。

任为阴脉之海，其脉起于中极之下，少腹之内，会阴之分，上行而外出循曲骨。

上第八十四条，表明脉之在曲骨者。曲骨，在横骨上毛际陷中。

足少阳，出气街，绕毛际，其正入毛际。足厥阴，入毛中。任脉，上毛际。

上第八十五条，表明诸脉之在毛际者。

冲脉，起于会阴。任脉，起于中极之下，会阴之分。督脉，起于会阴，男女俱绕篡后屏翳穴，穴在前阴后阴之间。阴跷脉，在尾闾前、阴囊下，实两阴间也。

上第八十六条，表明诸脉之在会阴者。会阴，两阴之间也。

足厥阴，别者，上睾，结于茎。

上第八十七条，表明脉之在睾者。

足阳明，其直者入气街中，其支者下至气街中。足少阳，其支者出气街。冲脉，其浮而外者，起于气街。冲脉、任脉，与阳明合于宗筋，会于气街，皆属于带脉，而络于督脉。

上第八十八条，表明诸脉之在气街者。气街，一名气冲，在少腹毛中，两旁各二寸，横骨两端，动脉宛宛中，足阳明穴也。

督脉，别绕臀，至少阴，与太阳中络者，合少阴上股内廉，由会阳贯脊，会于长强。长强，在骶骨端。阴跷脉，在尾闾后第二节。

上第八十九条，表明诸脉之在脊尾骨者。

足少阳之正，贯心。足阳明之正，上通于心。手太阳，络心。手少阳之正，贯心。足太阳，当心入，散足太阳背俞，注于心。手少阴，起心中，出属心系，其别入心中。足太阴支者，注心中。足少阴支者，出络心。任脉上巨阙，巨阙者，心之募也。督脉别络，自长强走。任脉者，上贯心。

上第九十条，表明诸脉之通于心者。

足少阳，络肝，其正散之，上肝。足厥阴，属肝。足少阴之直者，上贯肝膈，其正散之，上肝。

上第九十一条，表明诸脉之通于肝者。

手阳明，络肺，其正属于肺。足厥阴，其支者上注肺。手少阴，从心系却上肺。手太阴，属肺，其正入走肺。足少阴，直者入肺中。胃之大络，名曰虚里，贯膈络肺。

上第九十二条，表明诸脉之通于肺者。

足阳明，络脾，其正散之脾。足太阴，属脾。

上第九十三条，表明诸脉之通于脾者。

足太阳，络肾。足少阴，属肾，其正走肾。冲脉，其下者注于少阴之大络，起于肾下。督脉，起于肾下胞中，其别络肾。

上第九十四条，表明诸脉之通于肾者。

足少阳，属胆。手少阳之正，属胆。足厥阴，络胆。足少阴，属胆。

上第九十五条，表明诸脉之通于胆者。

足阳明，属胃，其支起于胃口，其正属胃。手太阳，抵胃。足厥阴，挟胃。足太阴，络胃，循胃口，贯胃，属脾，其支属胃。手太阴，还循胃口，其筋散贯胃。任脉，会足太阴于下脘，会手太阴少阳、足阳明于中脘，自胃之募上上脘。

上第九十六条，表明诸脉之通于胃者。

手阳明，属大肠，其正下走大肠。足太阴之别，入络肠胃。手太阴，下络大肠。

上第九十七条，表明诸脉之关于大肠者。

手太阳，属小肠，其正系小肠。手少阴，络小肠。任脉，循关元。关元者，小肠之募，复循水分。水分者，当小肠下口。

上第九十八条，表明诸脉之关于小肠者。

手少阳，散络心包。手少阴之正，属心主。足少阴之别者，上走心包络。手厥阴，出属心包，其别上系包络。

上第九十九条，表明诸脉之通于心包络者。

足少阳之正，下走三焦。手少阳，循属三焦。手太阴，起于中焦。手厥阴，络三焦，其别属三焦。任脉，历石门。石门，即丹田，三焦之募也，会足少阳冲脉于阴交。阴交，当膀胱上口，亦三焦之募也。

上第一百条，表明诸脉之关于三焦者。

足太阳，属膀胱，其正属膀胱。足少阴，络膀胱。任脉，上毛际，至中极。中极者，膀胱之募也。

上第一百零一条，表明诸脉之关于膀胱者。

卷　二

闻声篇

阴阳五行，脏腑经脉，医道备矣，而对于病者，则闻望问切，缺一不可，因先编闻声篇。

东方肝木，在音为角，在声为呼。南方心火，在音为徵，在声为笑。中央湿土，在音为宫，在声为歌。西方肺金，在音为商，在声为哭。北方肾水，在音为羽，在声为呻。

注：《月令正义》云：角，是扣木之声。汉《律历志》云：角，触也，阳气蠢动，万物触地而生也。徵，祉也，物盛大而繁祉也。宫，中也，居中央，倡始施生，为四声纲也。商，章也，物成章明也。羽，宇也，物聚藏，宇覆之也。在声为呼者，张志聪云：在志为怒，故发声为叫呼。栎窗多纪云：按王冰注，呼，谓叫呼，亦谓之啸。但啸，喊口而出声也。唐孙广有《啸旨》之书，恐与叫呼不同。歌，张志聪注，脾志思，思而得之，则发声为歌。哭，《虞庶注难经》云：肺属金。金，商也。商，伤也，主于秋。秋，愁也，故在志则悲哭，此之谓也。秋者愁也，出《尚书大传》。呻，王冰注，吟声也。张介宾云：气郁则呻吟，肾之声也。张志聪云：呻者，伸也。肾气在下，故声欲太息而伸出之。

上第一条，表明五音五声之分属于五脏者也。

喉咙者，气之所以上下者也。会厌者，音声之户也。口唇者，音声之扇也。舌者，音声之机也。悬雍垂者，音声之关也。颃颡者，分气之所泄也。横骨者，神气所使主发舌者也。

注：张志聪云，胃之上脘为咽喉，主进水谷。在喉咙之后，肺之上管为喉咙，主气之呼吸出入。在咽喉之前，会厌者，在喉咙之上，乃喉咙交会之处。凡人饮食，则会厌掩其喉咙，而后可入于咽，此喉咙之上管，故为音声之户，谓声气之从此而外出也。脾开窍于口，唇口开合而后语句清明，故为音声之扇。心开窍于舌，足少阴之脉上挟舌本，舌动而后能发言，故为音声之机。雍，饔通。悬雍垂者，喉间之上腭，有如悬雍之下垂者，声从此而出，故为音声之关。肝脉循喉咙，入颃颡。颃颡者，腭之上窍，口鼻之气及涕唾从此相通，故为分气之所泄，谓气之从此而分出于口鼻者也。

横骨者，在舌本内。心藏神，而开窍于舌，骨节之交，神气之所游行出入，故为神气之所使，主发舌者也。盖言横骨若弩，舌之发机，神气之所使也。

上第二条，表明音声之所由来也。

五气所病，心为噫[1]，肺为咳[2]，肝为语[3]，脾为吞[4]，肾为欠、为嚏[5]，胃为气逆、为哕、为恐[6]。

注： [1] 栎窗多纪云：按《说文》，噫，饱食息也。《礼·内则》不敢哕噫，是也。噫，焉界切，音隘，若"于希切，音衣"则为痛叹声，与此异义。[2] 象金坚劲，扣之有声，邪系于肺，故为咳也。[3] 张志聪云：肝气欲达则为语。《诊要经终》篇曰：春刺冬分，邪气着脏，病不愈，又且欲言语，此言春令之肝气不舒故也。高士宗云：病气在肝则为语。语，多言也。[4] 张志聪云：脾主为胃行其津液。脾气病而不能灌溉于四脏，则津液反溢于脾窍之口，故谓吞咽之证。栎窗多纪云：据志注，吞，即吞酸酢酸之谓。龚廷贤云：吞酸与吐酸不同。吞酸，酸水刺心；吐酸，吐出酸水也是。高士宗云：吞，舌本不和也，未知何据。[5] 张志聪云：《灵枢》曰，阳者主上，阴者主下，阳引而上，阴引而下，阴阳相引，故数欠，当泻足少阴、补足太阳。盖少阴之气在下，病则反逆于上，而欲引于下。欲引于下则欠，反逆于上则嚏，盖肾络上通于肺也。[6] 启玄子云：胃为水谷之海，肾与为关，关闭不利则气逆而上行也。包容水谷，性善受寒，寒谷相薄，故为哕也。寒盛则哕起，热盛则恐生，何者？肾气微弱，故为恐也。

上第三条，表明五脏之气，发于音声而为病也。

中盛脏满，气胜伤恐者，声如从室中言，是中气之湿也。

注： 启玄子云：中，谓腹中。盛，谓气盛。脏，谓肺脏。气胜，谓胜于呼吸，而喘息变易也。夫腹中气盛，肺脏充满气胜息变，善伤于恐，言声不发，如在室中者，皆腹中有湿气，乃尔也。

参考： 吴崑云：伤，悲伤；恐，惧也。伤为肺志，恐为肾志。盖肺气不利则悲，湿土刑肾则恐也。张志聪云：恐为肾志，如肾气不藏而反胜于中，则伤动其肾志矣。

言而微，终日乃复言者，此夺气也。

注： 陈念祖云：此言五脏之精气虚，而发声如是也。微者，声气衰微也。终日乃复言者，气不相接续也。

语善恶，不避亲疏者，此神明之乱也。

上第四条、第五条、第六条，表明听其声可识其神气之变动也。

病人语声寂寂然喜惊呼者，骨节间病；语声喑喑然不彻者，心膈间病；语声啾啾然细而长者，头中痛。

注： 尤在泾云：语声寂寂然喜惊呼者，病在肾肝，为筋髓寒而痛时作也。喑喑然不彻者，病在心肺，则气道塞而音不彰也。啾啾然细而长者，痛在头中，则声不敢扬而胸膈气道自如，故虽细而仍长也。

参考：喻嘉言云：《金匮》只此三语，而下中上三焦受病，莫不有变动可征。盖语声寂寂然者，不欲语而欲默也。静默统属三阴，此则专属厥阴，何以知之？厥阴在志为惊、在声为呼，病本缄默而有时惊呼，故知之耳。唯在厥阴，病必深入下焦，骨属筋节间也。喑喑然不彻者，声出不扬也。胸中大气不转，出入升降之机，艰而且迟，是可知其病在中焦胸膈间也。啾啾然细而长者，谓其声自下焦阴分而上，缘足太阳主气，与足少阴为表里，所以肾邪不剂颈而还，得从太阳部分，达于颠顶。肾之声，本为呻，今肾气从太阳经脉直攻于上，则肾之呻，并从太阳变动，而啾唧细长，为头中病也。凡编内引前人语，于上中下三焦等字，一概仍旧者，不敢轻为改易也，阅者善体会之。

上第七条，表明听其声者可辨其病之所在也。此条比前三条实愈推而愈广，愈广而愈精矣。

息摇肩者，心中坚。息引胸中上气者，咳。息张口短气者，肺痿吐沫。

注：徐忠可云：三者全于呼而认其病之在心肺也，然竟不言呼而言息者，盖出气虽大，中无小还，不能大呼，故揭出摇肩息引张口六字，而病之在呼者宛然，然不得但言呼也。

吸而微数，其病在中焦，实也，当下之则愈。虚者不治，在上焦者其吸促，在下焦者其吸远，此皆难治。呼吸动摇振振者，不治。

注：尤在泾云：息，兼呼吸而言。吸则专言入气也。中焦实则气之入者，不得下行，故吸微数。数，犹促也。下之则实去气通而愈。若不系实而系虚，则为无根失守之气，顷将自散，故曰不须治。或曰中焦实，而元气虚者，既不任受攻下，而又是不能自和，故不治亦通。其实在上焦者，气不得入而辄还，则吸促。促，犹短也。实在下焦者，气欲归而不骤及，则吸远。远，犹长也。上下二病，并关脏气，非若中焦之实，可从下而去者，故曰难治。呼吸动摇振振者，气盛而形衰，不能居矣，故亦不治，余三焦释迷有解说可参考。徐忠可云：上条言息。息兼呼吸而言，偏重在呼，此条不言呼而言吸，又于吸中有上中下虚实之分，可谓闻法之最细者也。

上第八条、第九条，表明呼吸出入之气，可以辨病之在上、在中、在下与夫或虚或实者也。此二条，气息呼吸，当以闻声得之，而摇肩张口及动摇振振之类，则又当以望色参之。

膝之呻者，痛也。言迟者，寒湿风痰之病也。出言懒怯，先轻后重者，内伤其中气也。出言壮厉，先重后轻者，外感邪盛也。诊时吁气者，郁也。形羸声哑，痨瘵之不治者，咽中有肺花疮也。暴哑者，风痰伏火，或暴怒叫喊所致也。声嘶血败者，久病不治也。坐而气促者，痰火为哮也。久病气促者，危也。中年人声浊者，痰火也。诊时独言独语，首尾不应者，思虑伤神也。伤寒坏病，声哑为狐惑，上唇有疮者，虫食其脏也，下唇有疮者，虫食其肛也。气促喘急，不足以息者，虚甚也。平人无寒热，短气不足以息者，实也，痰与火也。新病闻呃者，非火逆，即寒逆也。久病闻呃者，胃气欲绝也。总之，气衰言微者，虚气盛言厉者，实。语言首尾不相顾者，神昏狂言怒骂者，实热。痰声辘辘者，死。声音不异于常时者，吉。谵语者，实。郑声者，虚。郑声者，重语也。

上第十条，表明音声之大概也。

人之猝然无音者，寒气客于厌，则厌不能发，发不能下，至其开阖不致，故无音也。

人之哕者，何气使然？曰：谷入于胃，胃气上注于肺。今有故寒气与新谷气，俱还入于胃，新故相乱，真邪相攻，气并相逆，复出于胃，故为哕。

注：哕，呃逆也。

人之唏者，何气使然？曰：此阴气盛而阳气虚，阴气疾而阳气徐，阴气盛而阳气绝，故为唏。

注：唏，唏嘘悲咽也。

人之噫者，何气使然？曰：寒气客于胃，厥逆，从下上散，复出于胃，故为噫。

人之嚏者，何气使然？曰：阳气和则满于心，出于鼻，故为嚏。

人之太息者，何气使然？曰：忧思则心系急，心系急则气道约，约则不利，故太息以伸出之。

上第十一条、第十二条、第十三条、第十四条、第十五条、第十六条，表明闻其声，可识其病之因也。

望色篇

越人神医也，望齐侯色，即知其病，是以望色不可不讲也，编望色篇。

青为肝，赤为心，白为肺，黄为脾，黑为肾。

上第一条，以五色分属五脏也。

春色青，夏色赤，长夏色黄，秋色白，冬色黑。

上第二条，以五色分属四时也。

木病色青，火病色赤，土病色黄，金病色白，水病色黑。

上第三条，以五色分配五行也。

备考：《皇极经世书》云：东赤，南白，西黄，北黑，此正色也。验之于晓午暮夜之时，可见之矣。张氏岷曰：东方木色青，南方火色赤，西方金色白，北方水色黑，中方土色黄，此五行之气色，色之分辨也。东赤、南白、西黄、北黑者，一阳之气色，色之遁变也。故婴儿始生而赤，稍变而白，人病则黄，老死则黑。物生地下而赤，稍长而白，萎落则黄，枯槁则黑，物皆资一阳以生。此四变者，无物不然。清御案：此乃五行之序也，始于水之黑，发于火之赤，变于木之青、金之白，终于土之黄，而复交于水之黑也。

其脉弦者，其色青。其脉钩者，其色赤。其脉代者，其色黄。其脉毛者，其色白。其脉石者，其色黑。见其色而不得其脉，反得其相胜之脉则死矣，得其相生之脉则病已矣。

上第四条，表明诊脉者当先望色也。

凡病形气相得，谓之可治。色泽，谓之易已。形气相失，谓之难治。色夭不泽，谓之难已。

注：杨士瀛曰：色有青黄赤白黑，见于面部皮肤之上，气有如乱丝、乱发之状，隐于皮里。

上第五条，表明病之可治与难治、易已与难已者，可望色而辨也。

夫精明五色者，气之华也。赤欲如帛裹朱，不欲如赭；白欲如鹅羽，不欲如盐；青欲如苍碧之泽，不欲如蓝；黄欲如罗裹雄黄，不欲如黄土；黑欲如重漆色，不欲如地仓。

注：马仲化云：精明，王冰注为足太阳经睛明穴，由本篇《脉要精微论》下文"所以视万物别黑白"等语观之，则主目言为正。盖精明主神气言，舍目亦无以见之，况末云"则精衰"矣。岂精衰之精，尚可以穴言乎？孟子曰：存乎人者，莫良于眸子，胸中正则眸子瞭焉者是也。吴崑云：目中眸子，精神也。又云：精明见于目，五色显于面，皆为气之光华。

备考：地仓，《甲乙经》作炭色。张介宾云：地之苍黑枯暗如尘。

上第六条，表明五脏之色，现于精明者。

青如翠羽者生，赤如鸡冠者生，黄如蟹腹者生，白如豕膏者生，黑如鸟羽者生。

注：此五色正而华彩光润，故生。栎窗多纪云：蟹黄见本草李时珍云：蟹腹中之黄，应月盈亏。

生于心，如以缟裹朱。生于肺，如以缟裹红。生于肝，如以缟裹绀。生于脾，如以缟裹括蒌实。生于肾，如以缟裹紫。

注：缟缯之精者，素白色。朱，红之深者。红，淡白红也。绀，青而含赤色也。括蒌实，红黄色也。紫，赤黑之间色也。此五行之色，而俱兼红者也。

青如草兹者死，黄如枳实者死，黑如炲者死，赤如衃血者死，白如枯骨者死。

注：此色之见死者，色干枯而兼有所胜之色也。兹，蓐席也。草兹者，死草之色，青而带白也。枳实者，黄而带青也。炲，烟尘也，黑而带黄也。衃者，败恶凝聚之血，色赤而黑也。枯骨者，色死白而枯干也。

上第七条、第八条、第九条，表明五脏之色见于皮肤，可以决生死也。

庭者，首面也。阙上者，咽喉也。阙中者，肺也。下极者，心也。直下者，肝也。

肝左者，胆也。下者，脾也。方上者，胃也。中央者，大肠也。挟大肠者，肾也。当肾者，脐也。面王以上者，小肠也。面王以下者，膀胱子处也。颧者，肩也。颧后者，臂也。臂下者，手也。目内眦上者，膺乳也。挟绳而上者，背也。循牙车以下者，股也。中央者，膝也。膝以下者，胫也。当胫以下者，足也。巨分者，股里也。巨屈者，膝膑也。此五脏六腑肢节之部也，各有部分，男女异位。

注：男子之色从左而右，女子之色从右而左，故曰男女异位。倪冲之曰：男从左，女从右，气之顺也，顺则散。如男从右，女从左，气之逆也，逆则聚，聚则有胜克色绝灭之患。

上第十条，表明脏腑肢节之应于面者。

五色之见也，各出其色部。部骨陷者，必不免于病矣。其色部承袭者，虽病甚，不死矣。其色粗以明，沉夭者，为甚。其色上行者，病益甚。其色下行，如云彻散者，病方已。

注：部骨陷者，谓本部之色，隐然陷于骨间。其色部承袭者，谓子袭母气。如心部见黄，肝部见赤，脾部见白，肺部见黑，肾部见青，此子之气承袭于母部，虽病甚不死，盖从子以泄其母病。粗明主阳，沉夭主阴，阴阳交见，故为病甚。色者，乃五脏五行之气，从内而出，自下而上，以见于面。其色上行者，病气方殷，故为益甚。五脏者，地气之所生也，地气升而为云，天气降而彻散，故病方已。

上第十一条，表明五色之见有顺逆也。

六腑挟两侧者，为外部。五脏次中央者，为内部。色从外部走内者，其病从外走内。色从内部走外部者，其病从内走外。

上第十二条，表明色部之有内外也。

风者，百病之始也。厥逆者，寒湿之起也。常候阙中，薄泽为风，冲浊为痹，在地为厥。

注：风为阳邪，故其色薄泽。寒湿乃阴邪，故其色冲浊。阙中，两眉之间。地者，地阁面之下部也。风乃天气，故常候于阙中。寒湿地气，故候在地。

上第十三条，表明色有清浊、部有上下也。

沉浊为内，浮泽为外。黄赤为风，青黑为痛。白为寒，黄而膏润为脓。赤甚为血，痛甚为挛，寒甚为皮不仁。

色多青则痛，多黑则痹，黄赤则热，多白则寒，五色皆见则寒热。

上第十四条、第十五条，表明色见于肌肤者之大略也。

鼻头色青，腹中痛，苦冷者死。鼻头色微黑者，有水气；色黄者，胸上有寒；色白者，亡血也。设微赤，非时者，死。其目正圆者，痉，不治。

注：鼻头，脾之部。青，肝之色。腹中痛者，土受木贼也。冷则阳亡而寒水助邪，故死。肾者主水，黑，水之色，脾负而肾气胜之，故有水气。色黄者，面色黄也，其

病在脾。脾病则生饮，故胸上有寒。寒，寒饮也。色白亦面色白也。亡血者不华于色，故白。血亡则阳不可更越。设微赤而非火令之时，其为虚阳上泛无疑，故死。目正圆者，阴绝也。痉，阳强也。阴绝阳强，故不治。

色青为痛，色黑为劳，色赤为风，色黄者便难，色鲜明者有留饮。

注：色，面色也。痛则血凝涩而不通，故色青。劳，伤肾，故色黑。风为阳邪，故色赤。脾病则不运，故便难。色鲜明者有留饮，《经》云：水病人，目下有卧蚕，而目鲜泽也。

面色黄者小便难，面色白者气虚，面色赤者肺热。

上第十六条、第十七条、第十八条，表明望色之法，不必望周身之色，即鼻与面目亦可以尽其妙也。

鼻孔干燥者，阳明热，必将衄血也。鼻孔干燥，黑如烟煤，阳毒热深也。鼻孔冷滑而黑，阴毒冷极也。鼻息鼾睡者，风湿也。鼻塞浊涕者，风热也。鼻孔扇张，为肺风肺绝而不可以治也。

上第十九条，表明形色之见于鼻孔者。

凡相五色之奇脉，面黄目青，面黄目赤，面黄目白，面黄目黑者，皆不死也。面青目赤，面赤目白，面青目黑，面黑目白，面赤目青，皆死也。

注：奇脉者，冲任奇经之脉也。冲任为经血之海，诸经之血皆归于肝，故外荣前目。面主气色，目主血色。目之五色而但见面黄者，胃气尚存也。面无黄色，则胃气已绝矣。

备考：华佗云：凡病人面色相等者，吉；不相等者，凶也。如面青目白，面赤目青，面黄目青，面赤目白，面白目黑，面黑目白，面白目青，皆为不相等，故曰凶也。相等者，面目俱青、俱红之类也。

上第二十条，表明望色之法，当以目参之于面也。

赤色出两颧，大如拇指者，病虽小愈，必猝死。黑色出于庭，大如拇指，必不病而猝死。

注：张隐庵云：此言外因内因之病，并于血脉而入脏者，皆为猝死也。大气入脏者，外淫之邪。入于脏腑，故不病而猝死矣。不病者，无在外之形证也。病小愈而猝死者，内因之病。先病，肾为应，色皆如是。盖赤者，火之色；黑者，水之色也。小愈者，水济其火也。猝死者，水淫而火灭也。盖五行之气制则生化，淫胜则绝灭矣。夫病在气者，其色散而不聚。乘于脉中者，其气聚而不散。大如拇指者，血脉之聚色也。肾脉注胸中，上络心，赤色出两颧者，肾上乘心，而心火之气外出也。黑色出于庭者，肾乘心而心先病，肾为应而亦随之外出，故色皆如是。皆如是者，色皆如拇指也。盖脏者，藏也。五色之见于面者，五脏之气见于色也。聚色外见者，脏真之外泄也。高士宗曰：庭者，天庭也。水通于天，上下环转。黑色出于庭，乃水归于天而无

旋转之机矣。在人则猝死，在天则混濛。

上第廿一条，表明色部之见，有关于猝死者。

其色散驹驹然，未有聚，其病散而气痛，聚未成也。

注： 张隐庵云：驹驹然者，言如驹之行而不留也。其色行散，故病未有聚也。夫气伤痛，其病散于气分而痛者，聚未成于血脉也。

上第廿二条，表明其色散者，其病亦散也。

当明部分，万举万当，能别左右，是谓大道。男女异位，故曰阴阳。

上第廿三条，表明男女之色部，当以左右分也，说详第十条。

男子色在于面王，为小腹痛，下为卵痛，其圜直为茎痛，高为本，下为首，狐疝癞阴之属也。女子在于面王，为膀胱子处之病，散为痛，抟为聚，方圆左右，各如其色形，其随而下至胝为淫，有润如膏状，为暴食不洁。左为左，右为右，其色有斜，聚散而不端，面色所指者也。

注： 面王，腑部也。其病在腑，色虽抟聚而非死征。胝，面王之下部也。其色有斜，聚散而不端者，言其所见之色，或聚或散，皆斜而不端也。面色所指者，言其抟聚之面色，所谓如指者也。

上第廿四条，表明男女色在面王者，其病不同也，此条以廿一条参之。彼关脏病，此关腑病，病有轻重之分者，亦可以色辨之。

臂多青脉，曰脱血。目裹微肿如卧蚕起之状，曰水。面肿，曰风。足胫肿，曰水。目黄，曰黄疸。

注： 血脱则气去，气去则寒凝，凝寒则青黑，故臂见青色。言臂则他可知矣，此即诊尺之法。宋本，裹，作里。马崐山云：水证有兼风者，其面发肿。盖面为诸阳之会，风属阳，上先受之，故感于风者，面必先肿，不可误以为止于水也。马崐山云：脾胃主湿，肾与膀胱主水，其脉皆行于足胫，故足胫肿者为水。

上第廿五条，表明杂病之验于形色者。

肝热病者，左颊先赤。心热病者，颜先赤。脾热病者，鼻先赤。肺热病者，右颊先赤。肾热病者，颐先赤。

上第廿六条，表明脏热病之未发者，可望色而先识其病之所在也。

痿，肺热者，色白而毛败。心热者，色赤而络脉溢。肝热者，色苍而爪枯。脾热者，色黄而肉蠕动。肾热者，色黑而齿枯。

上第廿七条，表明痿之为病，可望色而辨其为何脏之热也。凡病皆可望色而辨其所关系者何脏何腑，举一痿病，余病可类推矣。

凡诊络脉，脉色青则寒且痛，赤则有热。胃中寒，手鱼之络多青矣；胃中有热，鱼际络赤；其暴黑者，留久痹也；其有赤、有黑、有青者，寒热气也；其青短者，少气也。

注：诊，视也。凡视络脉，脉色青则寒，赤则热。盖浮络之血气皆见于皮之部也。胃中寒，手鱼之络多青。胃中热，鱼际络赤。盖皮络之气血，本于胃腑所生，从手阳明、少阳注于尺肤而上鱼也。气者，三阴三阳之气，胃腑之所生也。胃腑寒则生气衰，故少气。

上第廿八条，表明色之见于络脉者。

夫五府者，身之强也①。头者，精明之府。头倾视深，神将夺矣②。背者，胸中之府。背曲肩随，府将坏矣③。腰者，肾之府。转摇不能，肾将惫矣④。膝者，筋之府。屈伸不能，行则偻附，筋将惫矣⑤。骨者，髓之府。不能久立，行则振掉，骨将惫矣⑥。得强则生，失强则死。

注：①五府，原本作五藏，吴崑改作五府。枥窗多纪云：吴注云，下文所言五府，乃人身恃之以强健，此注似是。②高士宗云：人身精气，上会于头神明，出于目，故头者精明之府。张介宾云：五脏六腑之精气，皆上升于头，以成七窍之用，故头为精明之府。头倾者，低垂不能举也。视深者，目陷无光也。③马崑山云：胸在前，背在后，而背悬五脏，实为胸中之府。楼氏《纲目》：肩随，作肩垂。④两肾在于腰部，故腰为肾之府。吴崑云：惫与败同，坏也。⑤陈念祖云：筋会于阳陵泉，故膝为筋之府。偻者，曲其身。附者，依附而行也。吴崑云：附，不能自步，附物而行也。枥窗多纪云：马仲化，附，读为俯为是。《左传·昭公七年》：正考父一命而偻，再命而伛，三命而俯。杜注：俯共于伛，伛共于偻，又府同。《说文》：府，俛病也。⑥髓存于骨，故骨为髓之府，不能久立，髓竭于内也，髓竭则骨将惫矣。

神有余则笑不休，神不足则悲①。形有余则腹胀泾溲不利，形不足则四肢不用②。气有余则喘咳上气，不足则息利少气③。血有余则怒，不足则恐④。志有余则腹胀飧泄，不足则厥⑤。

注：①心者，神明之舍，在志为喜，在声为乐，故有余则笑不休，不足则金气反胜而为悲。②形者，脾土。腹乃脾土之郭郭，故有余则胀，且脾气盛则克制其水气，水气又为之不利。不足而四肢不用者，脾主四肢也。枥窗多纪云：王冰注，泾，大便也。溲，小便也。未稳，盖泾溲是小便。《集韵》：泾，去挺切，泉也。刘熙《释名》：水直波曰泾，泾，径也，言道径也。溲者，二便之通称，故加泾字，别乎大便。③肺主气而司呼吸，故有余则喘咳上气，不足则呼吸利而少气。④肝志怒，故血有余则肝气盛而主怒，不足则母气衰而并于脾而为恐。⑤肾者，胃之关。关门不利，则聚水而为腹胀，为飧泄，其不足则厥者。厥逆者，生气衰也。肾乃生气之源也。

上第廿九条、第三十条，表明善望色者，又当观察形骸，辨别神气也。

舌卷囊缩，肝绝也。口不合，脾绝也。肌肿唇反，胃绝也。发直齿枯，骨绝也。遗尿，肾绝也。毛焦，肺绝也。面黑直视，目瞑不见，阴绝也。目瞑瞳陷，目系倾，汗出如珠，阳绝也。手撒戴眼，太阳绝也。病后喘泻，脾肺将绝也。目正圆，痉不治，吐沫，面赤或面青黑，唇青，人中满，发与眉冲起，爪甲下肉黑，手掌无纹，脐突，足跗肿，面青，伏眼，目盲，汗出如油，肝绝也，八日死。眉倾，胆绝也。手足爪甲青，或脱落，呼骂不休，筋绝也，八日死。眉息回视，心绝也，立死。发直如麻，不得屈伸，自汗不止，小肠绝也，六日死。口冷，足肿，腹热肿胀，泄利无时，肺绝也，五日死。脊骨疼肿，身重不可转侧，胃绝也，五日死。耳干，舌肿，溺血，大便赤泄，肉绝也，九日死。口张，气出不反，肺绝也，二日死。泄利无度，大肠绝也。齿干枯，面黑目黄，腰欲折，自汗，肾绝也。

备考：仲景云：若汗出发润，喘不休者，此为肺先绝也。阳反独留，形体如烟熏，直视摇头者，此为心绝也。唇吻反青，四肢热习者，此为肝绝也。环口黧黑，柔汗发黄者，此为脾绝也。溲便遗失，狂言，反目直视者，此为肾绝也。

上第三十一条，表明望色可辨绝候也。凡所叙绝候，亦有似绝而非真绝者，以脉证参之为要。

舌上淡红中微笼些少白胎，为胃气无病舌也。

上第三十二条，表明舌上胎色，以胃气为主也。

舌上津津如常，邪尚在表，见白胎而滑；邪在半表半里，见黄胎而干燥，热已入于里矣。

上第三十三条，表明舌上胎色，可以辨邪气之所在也。

舌见黑胎，有二种：一黑而焦裂硬刺者，为火极似炭之热胎；一黑而有水，软润而滑者，为水来克火之寒胎。

上第三十四条，表明舌胎之有黑色者。

红色之舌，热病居多，变而为紫，为热更甚。

上第三十五条，表明舌有红紫色者。

舌蓝色胎者，乃肝木之色，发见于外也。伤寒病久，已经汗下，胃气已伤，致心火无气，胃土无依，肺无所生，木无所畏，故乘膈上而见纯蓝色。若色仅微蓝或稍见蓝纹，犹可用温胃健脾调肝益肺药治之。至于纯蓝，是金木相并，火土气绝之候，必死。

上第三十六条，表明舌胎之有蓝色者。

舌青口燥者，有瘀血。

上第三十七条，表明舌有青色者。

阴阳易，出舌数寸者，死。舌没边缺陷如锯齿者，不治。舌白如粉霜尿霜乳霜作堆者，是胃气绝，不治。舌无胎，如去油猪腰子，名镜面舌，不治。

上第三十八条，表明舌之有异状与舌之无胎者。

大凡舌肿胀，舌生芒刺，舌上出血如溅，以及重舌、木舌，热病居多。舌灰白而滑，湿病居多。若夹燥者，虽热病，难免秋金燥结之气，至于舌硬、舌战、舌痿、舌卷、舌缩、舌刺底黑、舌黑烂自啮，皆危急候，当以脉证参之。

备考：舌胀满口，或舌肿胀出口外长数寸，皆心火热极所致。舌硬生衣，林屋山人经验方，牛黄、朱砂各一分，玄精石二两，共细末，将舌尖刺出紫血，用此药搽之。舌根强硬，失音或邪结咽嗌，以致不语者，不治。如脉有神，而外证轻者，可用清心降火解结祛风痰药，多有得生者。舌战者，头掉不安，蠕蠕瞤动也。此证自汗多亡阳或漏风所致，宜大补剂以救之。舌痿软而不动者，是心脏受伤，当参脉证施治，然亦千难救一也。黑烂自啮舌，黑烂欲啮，必烂至舌根而死，虽无恶候怪脉，用药恐亦无益。

上第三十九条，表明舌之大概也。

胎前遇病，面以候母，舌以候子，色泽则安，色败则毙。面赤舌青，子死母活。面舌俱青，沫出者，母子俱死。亦有面舌俱白，母子皆死者，色不泽也。

上第四十条，表明胎前望法也。

审问篇

病者之音声，可闻而知也。形色，可望而辨也。而情志，则非问不得，编审问篇。

凡未诊病者，必问尝贵后贱，虽不中邪，病从内生，名曰脱荣①。尝富后贫，名曰失精②。五气留连③，病有所并④。

注：①脱荣者，脾存荣，荣舍意，事不如意，病成脱荣。②失精者，肾存精，精舍志，事不得志，病成失精。③五气者，五脏之气也，五气留连则不得疏达矣。④并者，脏气与病气并也。

备考：陈氏《外科正宗》云：失荣者，先得后失，始富后贫，亦有虽居富贵，其心或囚六欲不遂，损伤中气，郁火相凝，隧痰失道，停络而成，其患多生面项之间，日久渐大，坚硬如石，推之不移，按之不动，半载一年，方生阴痛，气血渐衰，形容瘦削，破烂紫斑，渗流血水，或肿泛如莲，秽气熏蒸，昼夜不歇，半生疙瘩，愈久愈大，越溃越坚，犯此俱为不治，此乃脱荣之一证也。

上第一条，表明病有生于志意者，必问之始知之也。

凡欲诊病者，必问饮食居处。暴乐暴苦，始乐后苦，皆伤精气，精气竭绝，形体毁沮①。暴怒伤阴，暴喜伤阳，厥气上行满脉去形②。

注：①高士宗云：沮，音罝，义通。毁沮，犹死亡也。②张介宾云：厥气，逆气也。凡喜怒过度而伤其精气者，皆能令人气厥逆而上行，气逆于脉，故满脉精脱于中，故去形。

上第二条，表明病有生于饮食居处及阴阳喜怒者，必问之始知之也。

凡诊病，必先问其人何人，或男或女，以判阴阳；或老或幼或壮，以辨气体；或主或仆，或妻或妾，以参其情志。

上第三条，表明人之等类不同，必问之始知之也。

凡问而不答者，必耳聋，须问其左右，病者平素如何，否则病久虚候，或误汗、误下所致。

注：伤寒耳聋，当辨其少阳与厥阴。若杂病则以聋为重，不聋为轻。

上第四条，表明病有耳聋者，必问之，始知其致聋之由也。

凡问病者，而病者懒答，或点头而不答者，皆中虚也。至昏愦而不知人者，非暴厥，即久病而神丧也。若妇人，则多中气。

上第五条，表明问而不答或懒答者，须详为辨也。

凡诊病，必问其寒热多寡，以审阴阳，以辨其寒热之真假。

上第六条，表明病者寒热多寡，必问之始知之也。

凡诊病，必问其汗之有无多寡及冷热，以辨风湿寒温，以别邪正虚实。

上第七条，表明病者汗之有无多寡冷热，必问之始知之也。

凡诊病，必问其头何如。头痛为邪甚，不痛为正虚。暴眩为风火与痰，渐眩为上虚气陷。

备考：头痛亦有属虚，此言痛为邪、不痛为虚，特举其大概耳。

上第八条，表明病者之头，或痛，或眩，或否，必问之始知之也。

凡诊病，必问病者身上痛痒关系处，按部位以审经络，兼问其身之重痛否、软弱否。重痛为邪甚，软弱为正虚。

上第九条，表明病者受病之部位及其身之重痛与软弱，必问之始知之也。

凡诊病，必问其小便之赤白多少，其大便之秘溏清谷清水，以辨寒热虚实。

注：凡大小便如常为轻病。若小便秘为热，黄赤亦为热，清白为寒，浊如米泔为温热下陷。大便秘为实，久泻久痢为虚，下黄赤为热，下清白为寒。

上第十条，表明病者之大小便，必问之始知之也。

凡诊病，必问其胸。胸者，该胃口而言也。浊气上干，则胸满痛为结胸。不痛而胀连心下为痞气。大概胸中不宽，多伤食、痰积、气滞之证。

上第十一条，表明病之在胸，有痞有结有不尽宽展之分，必问之始知之也。

凡诊病，必问其旧病，以知其有夙疾与否。

上第十二条，表明病者之有旧病，必问之始知之也。

凡诊病，必问其初起何等证候，以辨致病之因。

注：如初起头疼发热恶寒，多属外感。初起心腹疼痛及泻泄等症，多属内伤。

上第十三条，表明致病之因，必问之始知之也。

凡诊病，必问其后变为何等证候，以为临时辨认之法。

注：如痢变泻变瘕为轻，瘕泻变痢为重。先喘后胀病在肺，先胀后喘病在脾，先渴后呕为停水之类。

上第十四条，表明病有变候，必问之始知之也。

凡诊病，必问其病始于何日。日少为新病，实证居多。日多为久病，虚证居多。

上第十五条，表明病之日数有多少，必问之始知之也。

凡诊病，必问其曾食何物。如食冰而病，药用冰煎。伤肉食，用草果、山楂之类。伤于果，用麝香之类。

上第十六条，表明食物而病者，必问之始知之也。

凡诊病，必问其曾有劳心、劳力及房劳等事否。盖劳心则伤神，劳力则伤气，房劳则伤精，各不同。

上第十七条，表明病有起于劳心、劳力及房劳者，必问之始知之更详也。

凡诊病，必问其渴与否。盖寒热虚实，俱有渴。大概以口中和，索水不欲饮者，为寒为湿。口中热，引饮不休者，为热为燥。大渴谵语，不大便者，为实。时欲饮水，饮亦不多，二便通利者，为虚。老人口干不欲饮者，主少津液。若漱水不欲咽者，主蓄血，亦主阴极发燥。

备考：治口渴病，唯治燥为最难，缘燥证与热证不同，当于燥病篇中细心究之。

上第十八条，表明病者渴与不渴，必问之始知之也。

凡诊病，必问其喜热喜冷。喜热为内寒，喜冷为内热。

上第十九条，表明病者之喜热喜冷，必问之始知之也。

凡诊病，必问其口中何味。凡苦为热，咸为寒，淡为虚，甘为脾热或瘅，伤食则多口酸。

上第二十条，表明病者之口味，必问之始知之也。

凡诊病，必问其思食与否。凡伤食、不思食杂证，思食为有胃气则生，若绝食为无胃气则死。

上第廿一条，表明病者思食与不思食，必问之始知之也。

凡诊病，必问其于五味喜食何味。凡喜甘者多脾弱，喜酸者多肝虚。此类须辨。

上第廿二条，表明病者喜食何味，必问之始知之也。

凡诊病，必问其腹中有无痛处。凡无痛，病不在内。有痛处，必食积、痰积、血积之类。有痛处，手按则减者，为虚。

上第廿三条，表明病者腹中有无痛处，必问之始知之也。

凡诊病，必问其足之冷暖如何。凡足暖，虽有阴证却多阳病；足冷，虽有阳证却多阴病；乍冷乍暖、便结，多属阳，属实。大便如常，多属虚。

上第廿四条，表明病者足之冷暖，不可不问也。

妇人以经为主，必问其有无迟速，以探病情，又察其有无胎孕。寡妇血气凝滞，两尺多滑，不可误为胎孕，室女亦如之。

上第廿五条，表明妇人经水之有无迟速，必问之始知之。至于滑脉似胎，而寡妇、室女，又不可不早为之问，而既问之，又当以他脉他候参之。盖其滑中必兼弦脉，身病必有郁候者矣。

诊脉篇

既已闻其声矣，望其色矣，问而得其病情矣，是时须切脉以尽其微，编诊脉篇。

诊法：常以平旦，阴气未动，阳气未散，饮食未进，经脉未盛，络脉调匀，气血未乱，故乃可诊有过之脉。

注：人之十二经脉，循环一昼夜五十周，朝于寸口，会于平旦。《内经》凡诊平人之脉常以平旦，至诊病脉则不拘昼夜。

上第一条，诊平人之脉也。

从鱼际至高骨，却行一寸，谓之寸。去尺泽一尺，谓之尺。界乎寸尺之间，谓之关。

注：按古人诊法，凡身以上之动脉，无一不诊，后人只知诊手。其法先以医者之中指，揣摩受医者之掌后，掌后小高骨上，就是关部，然后下前后二指，关前至鱼际，得同身之一寸，故为寸口，为阳。关后至尺泽，得同身之一尺，故名为尺，为阴。又按寸脉六分，关脉六分，关上三分，入于寸内，是阳得寸内九分，阳数九也。尺内七分，关下三分，入于尺内，是阴得尺内一寸，阴数十也，始终一寸九分多也。再按上古诊法有三：其一，各于十二经脉动脉见处，分为三部天地人，以候脏腑。其二，寸口人迎参之，以验引绳四时之大小，以决病。其三，独取寸口，以内外分脏腑，以高下定形身，此王叔和所取，以为寸口脏腑之位也。

上第二条，寸关尺之义也。

尺内两傍，则季胁也。尺外以候肾，尺里以候腹中①。附上，左外以候肝，内以候膈；右外以候胃，内以候脾。上附上，右外以候肺，内以候胸中；左外以候心，内以候膻中；前以候前，后以候后。上竟上者，胸喉中事也。下竟下者，少腹、腰股、膝胫、足中事也②。

注：①王冰注，腹中句。张介宾、张志聪、高士宗，并以中字属下句，为中附上。②栎窗多纪云：按王冰注，尺内谓尺泽之内，此即诊尺肤之部位。《平人气象论》云：尺涩脉滑尺寒脉细。壬注亦云，谓尺肤也。《邪气脏腑病形》篇云：善调尺者，不待于寸。又云：夫色脉与尺之相应，如桴鼓影响之相应也。《论疾诊尺》篇云：尺肤泽。又云：尺肉弱。《十三难》云：脉数，尺之皮肤亦数；脉急，尺之皮肤亦急。《史记·仓公传》亦云：切其脉，循其尺。仲景云：按寸不及尺，皆其义也。而其所以谓尺者，明是臂内一尺之部分，决非寸关尺之尺，寸口分寸关尺三部，仿于《难经》。马仲化、张介宾诸家以寸关尺之尺释之，与经旨差矣，今据王义考经文。

考正：何梦瑶《医编》云：按心肺肝肾脏也，反候于外，胸中膈膜，包裹此脏者也。反候于内，恐传写之误，当以胃外脾内例之，易其位为是。栎窗多纪云：此说有理，然旧经文果如此否，亦难必矣。

栎窗多纪云：前者，臂内，阴经之分也；后者，臂外，阳经之分也。《论疾诊尺》篇云：肘前独热者，膺前热，肘后独热者，肩背热，即其义也。王冰以左为前，以右为后，诸家并从其说非也。

上第三条，《内经》之诊法，所以分上下、内外、左右、前后之部分也。今又依其诊法，诊之于寸关尺。

注：陈念祖云：大小二肠，经无明训，其实尺里以候腹者，大小肠与膀胱，俱在其中。王叔和以大小肠配于两寸，取心肺与二肠相表里之义也。李濒湖以小肠配于左尺，大肠配于右尺，上下分属之义也。张景岳以大肠宜配于左尺，取金水相从之义；小肠宜配于右尺，以火归火位之义也。说皆近理，当以病证相参。如大肠秘结，右尺宜实，今右尺反虚、左尺反实，便知金水同病也。小便热淋，左尺宜数。今左尺如常、右尺反数者，便知相火炽盛也，或两尺如常而脉应两寸者，便知心移热于小肠、肺移热于大肠也。一家之说，俱不可泥如此。况右肾属火，即云命门，亦何不可。三焦鼎时两肾之间，以应地运之右转，即借诊于右尺，亦何不可乎。

人一呼脉再动，一吸脉亦再动，呼吸定息，脉五动，闰以太息，命曰平人。平人者，不病也，常以不病调病人。医不病，故为病人平息以调之，为法。

注：张介宾云：常人之脉，一呼两至，一吸亦两至。呼吸定息，谓一息既尽，而换息未起之际也。脉又一至，故曰五动。闰，余也，犹闰月之谓。言平人常息之外，间有一息甚长者，是为闰以太息，而又不止五至也。栎窗多纪云：张注详备，与《难经》符。但《难经》以一呼再动，一吸再动，呼吸之间又一动，为定息五动；张则以一息四动，两息之间又一动，为五动，此为少异焉。李中梓云：一息四至，呼吸定息，脉五动者，当其闰以太息之时也。马仲化及张志聪、高士宗并同，此说不可从，果如其言，则宜闰以太息，呼吸脉五动。噫，何倒置经文而释之也。

上第四条，表明诊脉者，须先自平其息也。

凡诊脉，男先左，女先右。初宜轻按消息之，次宜中按消息之，再宜重按消息之。又宜推而上消息之，上即关之前；推而下消息之，下即关之后；推而内消息之，内即脏之脉；推而外消息之，外即腑之脉。然后自寸关尺逐部寻究，斯取脉之法备焉。

与皮毛相得者，肺脉也。与血脉相得者，心脉也。与肌肉相得者，脾脉也。与筋相得者，肝脉也。与骨相得者，肾脉也。

上第五条、第六条，表明取脉之常法也。

轻以取腑，重以取脏。诸阳脉为腑，诸阴脉为脏。阴中有阳，阳中有阴。浮亦有脏，沉亦有腑。取脉有权，不可拘执。

上第七条，表明取脉贵有其权，而不可拘执也。

平心脉来，累累如连珠①，如循琅玕②。平肺脉来，厌厌聂聂，如落榆荚③。平肝脉来，软弱招招，如揭长竿末梢④。平脾脉来，和柔相离，如鸡践地⑤。平肾脉来，喘喘累累，如钩按之而坚⑥。五脏者，皆以胃气为本。

注： ①滑利如珠，连绵相贯也。②琅玕，美玉如珠，温润而柔滑也。③厌厌，安静貌。聂聂，轻小貌。吴崑云：厌厌聂聂，翩翩之状，浮薄而流利也。陈修园云：落，降收也。榆荚，轻薄而中不虚。如落榆荚，言虽收降轻薄，而非中虚也。张介宾云：轻浮，和缓貌，即微毛之义也。④张介宾云：揭，高举也。高举长竿，梢必柔突，即和缓弦长之义。招招，犹迢迢。张志聪云：以手相呼曰招。招招，乍伏之象。高士宗云：柔和而起伏也。栎窗多纪云：按《集韵》迢迢，高貌，义难叶，志注本于《诗·邶风》招招舟子之疏，尤得其解。⑤张介宾云：和柔，雍容不迫也，相离匀净分明也。如鸡践地，从容轻缓也，此即充和之气，亦微软弱之义。⑥张介宾云：冬脉沉石，故按之而坚。若过于石，则沉伏不振矣，故必喘喘累累，如心之钩，阴中藏阳，而得微石之义。莫善昌云：琅玕，石子之美者。钩乃心之脉也。心脉如循琅玕，肾脉如钩者，心肾水火之气，互相交济者也。

上第八条，表明五脏之平脉也。

病心脉来，喘喘连属，其中微曲①。病肺脉来，不上不下，如循鸡羽②。病肝脉来，盈实而滑，如循长竿③。病脾脉来，实而盈数，如鸡举足④。病肾脉来，如引葛，按之益坚⑤。

注： ①汪机云：微曲，偃曲，乃略近低陷之意，数至之中而有一至似低陷不应指也。张介宾云：喘喘连属，急促相仍也，其中微曲即钩多胃少之义。吴崑云：不能如循琅玕之滑利矣。②吴崑云：不上不下，则亦厌厌聂聂，翩翩流利之形，如循鸡羽，涩而难也。马仲化云：鸡羽，两傍虽虚，而中央颇有坚意，所以谓之病。③盈实而滑，非软弱招招，初生柔毛之象矣，如循长竿，已坚实而有节，非长竿末梢比矣。④实而盈数，强急而不缓也，如鸡举足，拳而收敛，无践地之和也。⑤高士宗云：如引葛藤之上延，散而且蔓，不若钩之有本矣。

上第九条，表明五脏之病脉也。

死心脉来，前曲后居，如操带钩①。死肺脉来，如物之浮，如风吹毛②。死肝脉来，急益劲，如新张弓弦③。死脾脉来，锐坚，如鸟之喙，如鸟之距，如屋之漏，如水之流④。死肾脉来，发如夺索，辟辟如弹石⑤。

注： ①张介宾云：前曲者，谓轻取则坚强而不柔。后居者，谓重取则牢实而不动，如持革带之钩，而全失充和之气，是但钩无胃也。栎窗多纪云：倨，踞同，《汉书》高祖箕踞，《张耳传》作箕倨。踞，蹲也，故为不动之义。②如物之浮，轻而无根也；如风吹毛，散而乱剧也。栎窗多纪云：毛，草也。《左传·隐公三年》，涧溪沼沚之毛。

③ 如新张弓弦，强劲之剧，毫无所谓和气也。④ 启玄子云：鸟喙、鸟距，言锐坚也。水流、屋漏，言其至也。水流，谓平至不鼓。屋漏，谓时动复住。张介宾云：如屋之漏，点滴无伦也，如水之流，去而不反也，是皆脾气绝而怪脉见。⑤ 如夺索，散乱已甚也。辟辟如弹石，无喘喘累累之象，坚硬已极，水之生气绝也。吴崑云：两人争夺其索，引长而坚劲也。张志聪云：如引葛而更坚劲矣，故曰发如夺索。高士宗云：辟辟，来去不伦也；如弹石，圆硬不软也。此但石无胃，故曰肾死。补：启玄子注：居，为不动，盖读为倨。

肺死脏①，浮之虚，按之弱，如葱叶，下无根者，死②。肝死脏，浮之弱③，按之如索不来④，或曲如蛇行者⑤，死。心死脏，浮之实，如麻豆，按之益躁疾者，死⑥。脾死脏，浮之大坚，按之如覆杯，洁洁状如摇者，死⑦。肾死脏，浮之坚，按之乱如转丸，益下入尺中者，死⑧。

注：① 死脏者，将死而真脏之脉见也。② 有浮上之气，而无下禽之阴也。③ 不荣于上也。④ 有伏而不起，劲而不柔之象。⑤ 谓虽左右夺引，而不能夭矫上行，亦伏而劲之意。⑥ 上下坚系，往来无情也。⑦ 按之如覆杯，言其外实而中空无有也。洁洁状如摇，是不能成至，而欲倾圮之象，故其动非活动，转非圆转，非脏气将绝而何。⑧ 肾脉本石，浮之坚，则不石而外鼓，按之乱如转丸，是变石之体，而为躁动真阳将搏跃而出矣。益下入尺，言按之至尺泽，而脉犹大动也。尺下脉宜伏，今反动，真气不固而将外越，反其封蛰之常，故死。此条并尤在泾注。

真肝脉至，中外急，如循刀刃，责责然，如按琴瑟弦①，色青白不泽，毛折，乃死②。真心脉至，坚而搏，如循薏苡子③，累累然，色赤黑不泽，毛折，乃死。真肺脉至，大而虚，如以毛羽中人肤，色白赤不泽，毛折，乃死。真肾脉至，搏而绝，如指弹石，辟辟然④，色黑黄不泽，毛折，乃死。真脾脉至，弱而乍数乍疏，色黄青不泽，毛折，乃死。

注：① 责责，不流通也，别本作贲贲，沸起也，急象也。② 吴崑云：率以毛折死者，皮毛得卫气而充，毛折则胃气败绝，是为阴阳衰极，故死。张志聪云：夫脉气流经，经气归于肺，肺朝百脉，输精于皮毛，毛脉合精，而后行气于脏腑，是脏腑之气欲绝，而毛必折也。③ 短实坚强，而非微钩之本体。④ 硬而呆实，无胃气也。

上第十条、第十一条、第十二条，表明五脏之死脉也。

平人之常，气禀于胃。胃者，平人之常气也①。人无胃气，曰逆，逆者死②。春胃微弦，曰平③。弦多胃少，曰肝病。但弦无胃，曰死。胃而有毛，曰秋病④。毛甚，曰今病⑤，脏真散于肝⑥，肝藏筋膜之气也。夏胃微钩，曰平。钩多胃少，曰心病。但钩无胃，曰死。胃而有石，曰冬病⑦。石甚，曰今病⑧，脏真通于心，心藏血脉之气也。长夏胃，微软弱，曰平。弱多胃少，曰脾病。但代无胃，曰死⑨。软弱有石，曰冬病⑩。弱甚，曰今病⑪，脏真濡于脾，脾藏肌肉之气也⑫。秋胃微毛，曰平。毛多胃少，曰肺病。但毛无胃，曰死。毛而有弦，曰春病⑬。弦甚，曰今病⑭，脏真高于肺，以行荣卫阴阳也。冬胃微石，曰平。石多胃少，曰肾病。但石无胃，曰死。石而有钩，曰夏病⑮。钩甚，曰今病⑯，脏真下于肾，肾藏骨髓之气也。

注： ①启玄子曰：常平之气，胃海致之。正理论曰，谷入于胃，脉道乃行。②逆，谓反平人之候也。张介宾云：如《玉机真脏论》曰，脉弱以滑，是有胃气。《终始》篇曰：邪气来也紧而疾，谷气来也徐而和，是皆有胃气之谓，大抵脉代时，无太过不及，有一种雍容和缓之状者，便是胃气之脉。③言微以弦，不谓微而弦也。钩及软弱毛石，义并同。④毛，秋脉，金气也。张介宾曰：是为贼邪，以胃气尚存，故至秋而后病，后皆做仿此。⑤木受金邪，故今病。⑥吴崑云：肝气喜散，春时肝木用事，故五脏天真之气，皆散于肝。⑦石，冬脉，水气也。⑧火被水侵，故今病。⑨张介宾曰：长夏属土，虽建未之六月，然实兼序戌丑未四季之月为言也。代，更代也。脾主四季，脉当随时而更，然必欲皆兼和软，方得脾脉之平。若四季相代，而但弦但钩但毛但石，是但代无胃，见真脏也，故曰死。栎窗多纪云：王注以代为止，恐与经旨左矣。⑩张介宾云：石为冬脉，属水。长夏阳气正盛，而见沉石之脉，以火土气衰，而水反乘也，故至冬而病。⑪弱甚，为土气不足，故今病。⑫吴崑云：濡，泽也。脾气喜濡泽，长夏之时，脾土用事，故五脏真气皆濡泽于脾。⑬张介宾云：弦为春脉，属木，秋时得之，以金气衰，而木反乘也，故至春木壬时而病。⑭木气逆来乘金则今病。⑮张介宾云：钩为夏脉，属火，冬时得之，以水气衰，而火反侮也，故至夏火王时而病。⑯张介宾云：冬脉钩甚，是水气大衰，而火寡于畏，故不必至夏，今即病矣。

上第十三条，表明脉以胃气为本也。

五脏者，皆禀气于胃。胃者，五脏之本也。脏气者，不能自至于手太阴，必因于胃气，乃至于手太阴也，故五脏各以其时自为，而至于手太阴也。故邪气胜者，精气衰也，故病甚者，胃气不能与之俱至于手太阴，故真脏之气独见。独见者，病胜脏也，故曰死。

注： 陈念祖云：五脏之气，皆胃府水谷之所资生，故胃为五脏之本。手太阴者，两脉口也。脏气者，五脏之精气也。五脏之气，必因胃气，乃至于手太阴，又非唯微和之为胃气。如五脏之弦钩毛石，各以其时自为其象，而至于手太阴者，皆胃气之所资生。故邪气胜者，五脏之精气已衰，而不能为弦钩毛石之象矣。如人有大病，而病甚者，其胃气绝，则真脏见。真脏见者，病气胜，而脏气绝也。

上第十四条，表明脉之所以有胃气与无胃气之故也。

脉脱，入脏即死，入腑即愈。

备考： 凡入脏者，必唇口青身冷；入腑者，则身和汗自出。然小儿食痰壅塞胃脘，其脉伏似脱，亦有偶时唇口青身冷者，此可设法以救，未必即死。虚极之体，脉脱时候，常有身和汗自出者。其汗自出，本非入腑之候，万无可愈，临证者不可不详为之辨。

上第十五条，表明诊脉当参以候也。

脉浮沉，迟数，细大，短长。

备考：旧诀论脉，以浮、芤、滑、实、弦、紧、洪为七表，以沉、微、迟、缓、濡、伏、弱、涩为八里，以长、短、虚、促、结、代、牢、动、细为九道，诊法易至于混杂而不清。兹特遵张心在所著《持脉大法》，去繁就简，专取八脉为纲以便诊断。

上第十六条，表明持脉之简便法也。

浮者，轻手着于皮肤之上而即见，为表病也。沉者，重手按于肌肉之下而始见，为里病也。

上第十七条，表明浮沉二脉，当以手之轻重得之。

迟者，一息脉来二三至，或一息一至，为寒病也。数者，一息脉来五六至，或一息七八至，为热病也。

上第十八条，表明迟数二脉，当以息之至数辨之。

细者，脉状细小如线，主诸虚之病也。大者，脉状粗大如指，主诸实之病也。

备考：按细亦有实、大亦有虚，又当以兼见之脉及其病候，参而考之。

上第十九条，表明细大二脉，当以形象之阔窄分之。

短者，脉来短缩，上不及寸，下不及尺，为素禀之衰。长者，脉来迢长，上至鱼际，下至尺泽，为素禀之盛。

上第二十条，表明短长二脉，当以部位之过与不及验之。

备考：按以上八脉，每相互见。如浮而数，为表热。浮而迟，为表寒。沉而数，为里热。沉而迟，为里寒。表里寒热四者之中，互见细脉者，多属虚。互见大脉者，多属实。表里寒热虚实六者之中，互见短脉者，知为素禀之虚。疗病须兼培其基址，互见长脉者，知其素禀之盛，攻邪必务绝其根株，此凭脉治病之简易法也。

浮而有力，为洪，主火。浮而无力，为虚，主气虚。浮而虚甚，为散，主气血散。浮如葱管，为芤，主失血。浮如按鼓，外强中空，较芤更甚，为革，主阴阳不交。浮而柔细为濡，主湿。

上第廿一条，表明诸脉之属浮者。

沉而着骨，为伏主邪闭。沉而底硬，为牢，主寒实。沉而细软，为弱，主血虚。

上第廿二条，表明诸脉之属沉者。

稍迟而不愆四至之期，为缓，是无病脉。迟而往来不流利，为涩，主血少。迟而偶停，无定数，为结，主气郁痰滞。迟止定期，非促非结，则为代，主气绝，多死。若孕妇见之，不妨。

注：促者数中一止，结者迟中一止，皆无定数。若每定三至或四至或十数至或数十至而一止者，则为代。

上第廿三条，表明诸脉之属迟者。

数而流利，为滑，主痰主食，若指下清则主气和。数而牵转，为紧，主寒主痛。数而有止，为促，主阳邪内陷。数见于关，关中如豆摇动，为动，主阴阳相搏，崩中脱血。

上第廿四条，表明诸脉之属数者。

细而不显明，为微，主阴阳气绝。细而小浮，为濡，主湿，亦主气虚。细而小沉，为弱，主血虚。

注：细者，脉形之细如丝。小者，脉势之往来不大。脉经只有细而无小，故不言小。

上第廿五条，表明诸脉之属细者。

实而涌沸，为洪，主热盛，亦主内虚。大而坚硬为实，主实邪。

上第廿六条，表明诸脉之属大者。

短主素弱，不由病伤。病则有兼见之脉，宜消息治之。长主素强，中带缓。若是阳邪，指下涌沸，亦自有兼见之脉，宜消息治之。

上第廿七条，表明短长二脉，由于素体而来，非如浮沉迟数细大之脉，多为病脉，其兼见之脉，各因其所属而定名也。

八脉之外，宜详为讲究者，又有虚脉，有实脉，有缓脉。

上第廿八条，表明八脉外，又有虚实缓三脉之宜讲也。

虚，不实也，应指无力之谓，主虚。

备考：按无力即虚，浮中沉三候俱有之，前人谓豁然空大，仅见于浮脉者，其说甚非。又按虚有二种，有素禀不足，因虚而生病者，邪气不解，因病而致虚者。

上第廿九条，表明虚脉当以无力断之。

实，不虚也，应指有力之谓，主实。

备考：按有力即实，浮中沉俱有之。《脉诀》谓牢甚则实，独附于沉脉者，非。大抵指下清楚而和缓，为元气实，指下逼迫而不清，为邪气实，分二种。

上第三十条，表明实脉当以有力断之。

缓者，脉来四至，从容不迫，主正复。

备考：缓，为和缓之缓。若怠缓之缓，为病不足，亦主中湿。

上第三十一条，表明诊缓脉者，当得其从容不迫之气象也。

虚而沉小且软，按之乃得，为弱，主血虚，亦分阴阳胃气。虚而浮小，为濡，如絮浮水，主气虚，亦主外湿。虚而模糊为微，主阴阳气绝。虚而势滞，为涩，主血虚，亦主死血。虚而形小，为细，主气冷；虚而形缩，为短，主气损，亦主气郁。

注：微者，不显之谓，指下不分明，若无若有，浮中沉皆是。涩者，往来干涩，有轻刀刮竹之象。细者，细如蜘蛛之丝，指下最极分明。短者，寸不通鱼际，尺不通

尺泽。又按微与细相类，但微对显而言、细对大而言，分别在此。

上第三十二条，**表明诸脉之属虚者**。

实而流利，为滑，主血，主痰饮。实而长，为长，主气，亦主阳盛阴虚。实而涌沸，为洪，主热极，亦主内虚。实而端直，为弦，主肝邪，亦主寒，主痛。

注：洪者，应指满溢，有群波涌沸之象。弦者，状如弓弦，按之不移之谓。

上第三十三条，**表明诸脉之属实者**。

迟中有缓，数中有缓，凡病脉中，有缓者生。

备考：缓者，主脉之气象从容不迫而言，非指往来之迟缓也。迟字，对数字言，迟则不数，数则不迟。缓字所包者广，迟中有缓，数中有缓，非浅人所可领会，故《内经》与大字对言、不与数字对言，其旨深哉。

上第三十四条，**表明人以正气复为顺，故凡病脉中，皆要有缓脉也**。

七怪脉，连连搏指，忽然止绝，少顷复来，如雀啄食，肝绝也。如屋残漏下，半时一滴，胃绝也。沉于筋间，劈劈急硬，如指弹石，肾绝也。指下散乱，乍数乍疏，如索之解，脾绝也。本不动而末强摇，似有似无，如鱼之翔，心绝也。浮于指下，始则冉冉不动，少焉而去，久之，忽然一跃，进退难寻，如虾之游，大肠绝也。浮于指下，有出无入，无复止数，如釜汤沸，肺绝也，并死不治。

脉至浮合①，浮合如数，一息十至以上，是经气予不足也。微见，九十日死②。脉至如火薪然，是心精之予夺也，草干而死③。脉至如散叶，是肝气予虚也，木叶落而死④。脉至如省客，省客者脉塞而鼓，是肾气予不足也，悬去枣华而死⑤。脉至如丸泥，是胃精予不足也，榆荚落而死⑥。脉至可横格，是胆气予不足也，禾熟而死⑦。脉至如弦缕，是胞精予不足也，病善言，下霜而死，不言，可治⑧。脉至如交漆，交漆者左右傍至也⑨，微见，三十日死⑩。脉至如涌泉⑪，浮鼓肌中⑫，太阳气予不足也⑬，少气味，韭英而死⑭。脉如颓土之状，按之不得⑮，是肌气予不足也。五色先见黑⑯，白垒发，死⑰。脉至如悬雍，悬雍者浮，揣切之，益大⑱，是十二俞之气予不足也，水凝而死⑲。脉至如偃刀，偃刀者浮之，小急，按之坚大急⑳，五脏菀热，寒热独并于肾也，如此，其人不得坐，立春而死㉑。脉至如丸，滑不直手，不直手者，按之不可得也㉒，是大肠气予不足也，枣叶生而死㉓。脉至如华者㉔，令人善恐，不欲坐卧，行立，常听，是小肠气予不足也㉕，季秋而死㉖。

注：①王冰云：如浮波之合，后至者凌前，速疾而动，无常候也。高士宗云：浮合于皮肤之上，如汤沸也。②经气，十二经脉之气也。予，与同。高士宗云：微对显言。微见此脉，期以九十日死。若显露之，不踰时日矣。后之交漆，亦犹是也。吴崑云：九十日者，以时更季易，天道变而人气从之。③薪，或作新。注云：虚炎已极，随起随灭。启玄子云：薪然之火焰暬暬，不定其形而便绝也，似亦新义。吴崑云：夺，失也。马仲化云：心精被夺也。火王于夏，犹有可支，至秋尽冬初，心气全衰，故曰

草干而死。④ 散叶，《甲乙经》作丛棘。王冰云：如散叶之随风，不常其状。张志聪云：飘零虚散之象。吴崐云：飘零不定之状。又云：木遇金现而负，遇秋而凋，故深秋则死。⑤ 吴崐云：省问之客。张介宾云：或去或来也。塞者，或无而止。鼓者，或有而掉，是肾原不固而无所主持也。或曰：沉塞于指下，旋即鼓动而去。张介宾云：枣华之候，初夏时也。悬者，华之开。去者，华之落。言于枣华开落之时，火王而水败。⑥ 张介宾云：泥弹之状，坚强短涩之谓。张志聪云：往来流利如珠。曰滑，如丸泥者，无滑动之象。张介宾云：榆荚，榆钱也。春深而落，木王之时，土败者死。⑦ 王冰云：脉至如横格，谓脉长而坚，如横木之在指下也。栎窗多纪云：按《说文》：格，木长貌。王释格为木，盖本于此。张介宾云：是为木之真脏，而胆气之不足也。禾熟于秋，金令壬也，故木败而死。⑧ 张介宾云：如弦之急，如缕之细，真元亏损之脉也。胞，子宫也，命门元阳之所聚也。胞之脉，系于肾。肾之脉，系舌本。胞气不足当静而无言，今反善言，是阴气不藏而虚阳外见，时及下霜，虚阳消败而死矣。⑨ 栎窗多纪云：马仲化、吴崐、高士宗并云：交，当作绞。张志聪云：交，绞也。张介宾云：如泻漆之交，左右傍至，缠绵不清也。余按左右傍至也下，恐脱是其予不足也一句，故马仲化云：脏腑俱虚，大体皆弱。吴崐云：阴阳乱也。张志聪云：冲任之脉绝也。高士宗曰：复申明胞精不足之意，率属臆解。陈念祖仍张志聪说云：此承上文而言冲任之脉绝也。冲任起于胞中，循腹上行，为畜血之海。胞精不足，冲任将绝矣。交，绞也，如绞漆之左右旁流，中无一贯之象，是循中之冲任绝矣。⑩ 高士宗云：经脉一周也。⑪ 王冰云：如水泉之动，但出而不入。⑫ 无根外脱之象。⑬ 张志聪曰：玉师曰，以经水如浮波，心脉如火薪，肝脉如散叶，胃脉如泥丸，太阳如涌泉，肌脉如颓土，皆以五行之气，效象形容，盖此乃五脏虚败之气，变见于脉，非五脏之病脉也。⑭ 高士宗曰：气为阳，味为阴，太阳有寒热阴阳之气。太阳虚，故少气味。英，盛也。韭英，乃季夏土王之时。韭英而死，土克水也。栎窗多纪云：少气味，未详。吴崐云：少气，气不足也。少味，液不足也，与高注似是。⑮ 张志聪云：颓土，倾颓之土也。脾主肌肉，如颓土而按之不得者，无来去上下之象。⑯ 张志聪云：土位中央，而分主于四季，当五色俱见，而先见黄。若五色之中，而先见黑，是土败而水气乘之矣。⑰ 张介宾云：垒，藟同，即蓬藟之属。藟有五种，而白者发于春，木王之时，土当败也。⑱ 栎窗多纪云：雍，甕通。《山海经》：悬甕之山，晋水出焉。郭璞注云：山腹有巨石如甕形，因以为名。甕，亦作瓮。《说文》：罂也。《广雅》：瓶也。盖取其大腹小口，而形容浮揣切之益大之象也。马仲化云：悬雍，本浮也。揣切之际，其脉益大而全无力意。⑲ 张介宾云：俞在背，为十二经脏气之所系。水凝而死者，阴气盛而孤阳绝也。⑳ 张介宾云：偃刀，卧刀也。浮之小急，如刀口也。按之坚大急，如刀背也。陈念祖云：偃，仰也。㉑ 张介宾云：此以五脏菀热，而发为寒热。阳王则阴消，故独并于肾也。腰者，肾之府。肾阴既亏，则不能起坐。立春阳盛，阴日以衰，所以当死。菀，郁同。㉒张介宾云：如丸，短而小也。直，当也，言滑小无根而不胜按也。马仲化、吴崑并云：直，值同。㉓张介宾云：大肠应庚金，枣叶生初夏，火王则金衰，故死。马仲化云：枣叶之时，则先枣华之候矣。㉔马仲化云：似草木之华，虚弱而按之无本也。㉕张介宾云：小肠不足，则气通于心。善恐不欲坐卧者，心气怯而不宁也。张志聪云：常听，如耳作蝉鸣，或如钟声声，皆虚证也。㉖马仲化云：小肠属火。火王，犹可生。至季秋，则衰极而死矣。张志聪云：遇金水生旺之时而死也。

脉来如春者，脉来极洪极实，如杵之春也。脉来如喘者，脉来如喘人之息，有出而无入也。脉来如霹雳者，脉来静时忽鼓数下而去，如霹雳之轰空也，皆不治。

上第三十五条、第三十六条、第三十七条，表明死候之怪脉也。

人迎一盛，病在少阳；二盛，病在太阳；三盛，病在阳明；四盛以上，为格阳①。寸口一盛，病在厥阴；二盛，病在少阴；三盛，病在太阴；四盛以上，为关阴②。人迎与寸口俱盛，四倍以上，为关格。关格之脉赢，不能极于天地之精气则死矣③。

注：①左人迎，右气口。人迎一盛者，谓人迎之脉，大于寸口一倍也。余盛同法，四倍以上，阳盛之极，故格拒而食不得入也。《正理论》曰：格则吐逆。②寸口盛者，谓寸口之脉大于人迎也。四倍以上，阴盛之极，故关闭而溲不得通也。《正理论》曰：闭则不得溺。③张介宾云：俱四倍以上，谓盛于平常之脉四倍也。物不可以过盛，盛极则败，且脉盛而至于关格者，以阴阳离绝，不能相营，故致赢败。极，尽也。精气，天禀也，言不能尽其天年而夭折也。栎窗多纪云：此说太异。《新校正》云：详赢当作盈，脉盛四倍以上，非赢也，乃盛极也。古文赢与盈通用。

备考：《灵枢经》云：人迎四盛，且大且数，名曰溢阳。溢阳，为外格。又云：脉口四盛，且大且数，名曰溢阴。溢阴，为内关。人迎与太阴脉口俱盛，四倍以上，命曰关格。关格者，与之短期，或曰人迎在头，系阳明表脉，故人迎倍大者，曰格阳。寸口在手，系太阴里脉，故寸口倍大者，曰关阴。阴阳互极，抗拒不通，故名关格。

上第三十八条，表明关格之病脉也。

持其气口，数其至也。五十动而不一代者，五脏皆受气也。四十动一代者，一脏无气。三十动一代者，二脏无气。二十动一代者，三脏无气。十动一代者，四脏无气。不满十动一代者，五脏无气。

注：马仲化云：脉来中止，不能自还者，为代。代则正气已衰，故不能自还也。犹人负重，以至中途而力乏不前，故求代于人耳。张介宾云：脉多变更不常，曰代，气虚无主也。史仓公云：不平而代。又云：代者，时参击并至，乍躁乍大也。张守节《正义》云：动不定，曰代。栎窗多纪云：此可确张说也。

上第三十九条，表明脉之见代，由于脏之无气也。

春不沉①，夏不弦②，秋不数③，冬不涩④，是谓四塞⑤。沉甚曰病，弦甚曰病，涩甚曰病，数甚曰病⑥，参见曰病⑦，复见曰病⑧，未去而去曰病，去而不去曰病⑨，反者死⑩。

注：①冬气不交于春也。②春气不交于夏也。③夏气不交于秋也。④秋气不交于冬也。⑤四塞者，四时之气，不相交通而隔塞也。⑥启玄子云：但应天之和气则为平，形见太甚，则为力致。以力而致，安能久乎，故甚皆病。⑦参见者，如春初之沉弦并见也。⑧复见者，已去而复见也。王冰云：复见，谓再见已衰已死之气也。⑨未去而去者，未及三十度而去也。去而不去者，已至三十度，应去而不去也。⑩反者，谓四时反见贼害之脉也。王冰云：夏见沉，秋见数，冬见缓，春见涩，是谓反也。犯违天命，生其能久乎。

备考：《新校正》云：详上文，秋不数，是谓四塞。王注云：秋见数，是谓反，盖以脉差只在仲月，差之度尽而数不去，谓秋之季月。而脉尚数，则为反也。

上第四十条，表明脉不顺时者也。

脉从四时，谓之可治①。脉弱以滑，是有胃气，命曰易治。脉实以坚，谓之益甚②。脉逆四时，为不可治。所谓逆四时者，春得肺脉，夏得肾脉，秋得心脉，冬得脾脉，其至皆悬绝沉涩者，命曰逆四时③，病热脉静，泄而脉大，脱血而脉实，病在中，脉实坚。病在外，脉不实坚者，皆难治④。

注：①从，顺也，谓顺四时。②脉实以坚，是邪气盛，故益甚也。③高士宗曰：悬绝无根，或沉涩不起者，是无胃气。④皆难治者，以其与证不相应也。

参考：《新校正》云：按《平人气象论》云，病在中脉虚，病在外脉涩坚，与此相反，此经误，彼论为得。张介宾云：病在中脉实坚，病在外脉不实坚难治二句，与平人气象论者，似乎相反，但彼云病在中脉虚，言内积之实者，脉不宜虚也。此云病在中脉实坚，言内伤之虚者，脉不宜实坚也。彼云病在外脉涩坚，言外邪之盛者，不宜涩坚。以涩坚为沉阴，此言病在外脉不实坚。言外邪方炽者，不宜无力，以不实坚为无阳也。四者之分，总皆正不胜邪之脉，故曰难治。词若相反，理则实然。《新校正》以为经误，特未达其妙耳。

腹胀身热，脉大者，逆①。腹鸣而满，四肢清泄，其脉大者，逆②。衄而不止，脉大者，逆③。咳且溲血，脱形，其脉小劲者，逆④。咳，脱形，身热，脉小以疾者，逆⑤。腹大胀，四末清，形脱，泄甚者，逆⑥。腹胀，便血，其脉大时绝者，逆⑦。咳，溲血，形肉脱，脉搏者，逆⑧。呕血，胸满引背，脉小而疾者，逆⑨。咳呕，腹胀且飧泄，其脉绝者，逆⑩。

注：①逆伤于脾也。②逆伤于肾也。③逆伤肝也。④逆伤肺也。⑤逆伤心也。⑥是逆于胃之大络，不得出于皮肤充于四体也。⑦逆于肾络也。⑧逆于肺络也。⑨逆于心络也。⑩逆于肝脾之络也。

热病，脉静，汗已出，脉盛躁者，逆。病泄，脉洪大者，逆。着痹不移，䐃肉破，身热，脉偏绝者，逆。寒热夺形，脉坚搏者，逆。

注： 余国锡云：热病脉静者，阳病见阴脉也。汗已出脉盛躁者，阳热之邪。不从汗解，阴液去，而邪反盛也。病泄者，脉宜沉弱，反洪大者，阴泄于下，阳盛于上，阴阳上下之相离也。着痹不移，䐃肉破，身热者，湿邪伤形，久而化热，脉偏绝者，脾胃之气败也。寒热夺形，脉坚搏者，寒热之邪盛，而正气伤也。

凡病内虚者，脉虚为宜，洪大则忌。病外感者，阳脉为宜，阴脉则忌。凡脉有神者吉，和缓者吉，合于时令者吉，与部色相生者吉，反是者，并凶。凡厥逆无脉，服汤药后，脉微续者吉，暴出而浮大者凶。凡脉尺中为根，故寸关虽无，尺犹不绝者吉，又沉候为根，故诸脉浮而无根者凶。

上第四十一条、第四十二条、第四十三条、第四十四条，表明脉有吉凶顺逆宜忌者也。

何谓三部？曰，有下部，有中部，有上部。部各有三候。三候者，有天有地有人也。上部天，两额之动脉[1]。上部地，两颊之动脉[2]。上部人，耳前之动脉[3]。中部天，手太阴也[4]。中部地，手阳明也[5]。中部人，手少阴也[6]。下部天，足厥阴也[7]。下部地，足少阴也[8]。下部人，足太阴也[9]。故上部天候头角之气，地候口齿之气，人候耳目之气。中部天候肺，地候胸中之气，人候心。下部天候肝，地候肾，人候脾胃之气。

注：[1]王冰云：在额两傍，动应于手，足少阳脉气所行也。张介宾云：额傍动脉，当颔厌之分，足少阳脉气所行也。栎窗多纪云：吴崑以为瞳子髎、听会等处，非。陈念祖云，在额两傍，上循于顶，足太阳膀胱脉也。太阳为诸阳主气，故主上部天。[2]王冰云：在鼻孔下两傍，近于巨髎之分，动应于手，足阳明脉气之所行。张介宾云：即地仓、大迎之分，足阳明脉气所行也。[3]王冰云：在耳前陷者中，动应于手，手少阳脉气所行也。陈念祖云：在耳前曲车下陷中，手太阳夕阳脉也。张介宾云：即和髎之分，手少阳脉气所行也。[4]两手气口之动脉，手太阴脉也。五脏之应天者，肺，然脏为阴，故主中部天。[5]在大指次指歧骨间，合谷之分，动应于手，主阳明脉也。阳明居中土，故主中部地。[6]在掌后锐骨之端，神门之分，动应于手，手少阴脉也。[7]在毛际外，气街下，五里之分，动应于手，肝脉也。厥阴肝脉，阴中之少阳也，主春生之气，故主下部天。女子取太冲，在足大指本节后二寸陷中是。[8]在足内踝后太溪之分，动脉应手，足少阴肾脉也。肾为牝脏，居下，故主下部地。[9]在鱼腹上，越筋间，箕门之分，动脉应手，脾脉也。脾为脏之至阴，而居于中，故主下部人。

参考：[1]余查经脉经过部位，两额动脉，当以王说为是。[2]查足阳明循颊车，经称两颊之动脉，当正在颊上，下近牙车，为是。[3]查手少阳支者，上耳前，历耳门，经称耳前动脉，王云在耳陷者中，甚是。

上第四十五条，表明上中下三部全身之诊脉法也。

备考： 古人诊法，诊全身天地人外，又诊人迎趺阳。人迎在颈大筋，动应于手，夹结喉傍，以候五脏气。跗阳在足跗上五寸骨间，去陷谷三寸，以候胃气，两脉并胃脉。

妇人两尺盛于两寸，常也。若肾脉微涩与浮，或肝脉沉急，或尺脉断绝不匀，皆经闭不调之候。

妇人居经，尺脉微迟者，血气不足故也。

妇人尺脉弱而涩，小腹冷，恶寒者，为无子。

妇人阴虚阳搏，谓之崩。

上第四十六条、第四十七条、第四十八条、第四十九条，表明妇人经血不调之脉也。

何以知怀子之且生也。曰：身有病而无邪脉也。

妇人不月，尺大而旺，孕也。

妇人手少阴脉动甚者，妊子也。

备考：启玄子：张介宾并手少阴三字连读。启玄子云：盖指心经之脉，即神门穴也。张介宾云：心脉动甚者，血王而然。陈念祖手下句，注云，手，两手也。少阴，肾脉也。肾脉动甚，即阴搏阳别之义。

妇人阴搏阳别，谓之有子。

注：阴搏阳别，谓尺内阴脉搏指，与寸口阳脉迥别，其中有阳象也。

妇人不月，脉来滑疾，重手按之，散者，胎三月也。和滑而代者，二月余也。重手按之，滑疾不散者，五月也。

妇人有子，神门脉动，左动为男，右动为女。

注：神门穴，心脉之所过也。

妇人经断，有呕，其脉弦者，后必大下，不成胎也。设有因病脉弦，又当保胎为务，气旺则弦自化。

妊娠七八月，脉实，力强大者，宜。沉细者，忌。

妇人不月，脉三部浮沉正等，按之无绝者，孕娠也。

参考：体弱之妇，其脉难显，故月断病多而六脉不病，即为有子，或尺内按之不绝，亦是有子。盖有子之脉，当以三部浮沉正等，按之无绝为准的，不必拘于洪滑也。

妊娠三月，中冲脉动。

备考：中冲，心包穴，在中指之端，亦有无关胎孕而因病中冲动甚者，余曾亲见之矣，此又不可不知。

上第五十条、第五十一条、第五十二条、第五十三条、第五十四条、第五十五条、第五十六条、第五十七条、第五十八条、第五十九条，表明妇人妊娠之脉也。

妇人临产，其脉离经。

注：经，常也。离经者，离乎经常之脉也。盖胎动于中，则脉乱于外，势之所

必至也。

中冲脉动甚者，妇人将产之候也。

上第六十条、第六十一条，表明妇人临产之脉也。

妇人脉革，则半产漏下。

上第六十二条，表明妇人半产之脉也。

妇人乳子，脉平而虚者，常也。

产妇脉沉小滑者，生。实大坚强急者，死。

新产伤阴，出血不止，尺脉不能上关者，死。

妇人产后，寸口脉焱疾不调者，死。沉微附骨不绝者，生。焱，音艳。

乳子而病热，脉悬小者，手足温则生，寒则死。

乳子，中风热，喘鸣肩息，脉实大者，缓则生，急则死。

上第六十三条、第六十四条、第六十五条、第六十六条、第六十七条、第六十八条，表明产后之脉也。

初生小儿，诊在眉间。

备考：法于额前眉端发际之间，以名中食三指候之。食指近发为上，名指近眉为下，中指为中，上中下三指俱热，为外感于风，鼻塞嗽咳。三指俱冷，为外感于寒，或内伤饮食，发热吐泻。食中二指热，主上热下冷；名中二指热，主夹惊；食指热，主食滞。

小儿五岁以下，诊在指纹。

备考：小儿五岁以下，血气未盛，经脉未充，无以别其脉象，故以食指脉纹之象彰于外者察之，此即视其虎口纹也。虎口纹乃手阳明之色，与手太阴之脉相应者也。察视之法，食指第一节寅位为风关，第二节卯位为气关，第三节辰位为命关。男重左，女重右。纹色紫者热，红者伤寒，青者惊风，白者疳疾，淡黄隐隐为无病，黑者危。在风关者轻，在气关者重，至命关者危。脉纹入掌为内钓，纹弯里为风寒，纹弯外为食积。

小儿五岁以上，其脉六至为率，加则为热，减则为寒，余以诊大人之法推之。

备考：诊小儿者，法以一指取寸关尺三部之脉候之，查西法，一咪呢，即一分钟。常人之脉，约七十五或八十至，小儿九十或一百至。即此，可以证小儿之脉，本数于大人也。

上第六十九条、第七十条、第七十一条，表明诊小儿脉之法也。

补上指纹备考：小儿指纹即太渊脉之旁支也，其纹之变易，即太渊之变易，不必另立异说，但当浮沉分表里、红紫辨寒热、淡滞定虚实，则用之不尽矣。

卷　三

方法篇

闻望问切，医道备矣，而不知古人制方之法，将何以读古人之方，编方法篇。

毒药攻邪，五谷为养，五果为助，五畜为益，五菜为充，气味合而服之，以补益正气。

注：五谷，黍稷稻麦菽。五果，桃李杏枣栗。五畜，牛羊鸡犬豕。五菜，葵藿葱韭薤。

上第一条，表明治病养病，各有所属，此方之所以合而成也。

制方之法，君一臣二，制之小也。君一臣三佐五，制之中也。君一臣三佐九，制之大也。

备考：凡病甚则制大其服，病微则制小其服；能毒者制大其服，不能毒者制小其服。

参考：喻嘉言云：《柏齐三书》云，药之治病，各有所主。主治者，君也。辅治者，臣也。与君相反而相助者，佐也。引经及引治病之药至于病所者，使也。如治寒病用热药，则热药君也。凡温热之药，皆辅君者，臣也。然或热药之过甚而有害也，须少用寒凉药以监制之，使热药不至为害，此则所谓佐也。至于五脏六腑及病之所在，各须有引导之药，使药与病相遇，此则所谓使也。余病推此，按柏齐所论，乃用药之权，最为精切。旧谓一君二臣三佐四使为定法，此未可泥。《药性论》又以药味之和厚者定为君，其次为臣为佐，有毒者多为使，此说殊谬。设若削坚破积，大黄、巴豆辈，岂得不为君耶。

古人制方，其方药，或用专攻，或用兼治，或用相辅，或用相反，或相为用，或相为制，制方之妙，能使药各全其性，亦能使药各失其性，操纵之法，有大权焉。

上第二条，表明方药之妙，在于善用而善化也。

古方加减之法，有以药为加减者，如《伤寒论》治太阳病用桂枝汤。若见项背强几几，则用桂枝加葛根汤。喘者，则用桂枝加厚朴杏仁汤。下后脉促胸满者，则用桂枝去芍药汤。更恶寒者，则用桂枝去芍药加附子汤之类。有以两方为加减者，如桂枝麻黄各半汤之类。有以药之轻重为加减者，如发奔豚，则用桂枝加桂汤之类。有加减一二味，而名义各异者，如桂枝汤倍用芍药而加饴糖，即不名为加饴糖汤，而名为建中汤之类。

上第三条，表明古方加减之法也。

古方定名，确乎不移。有取其方中之分两最重而为君者，如小柴胡汤，柴胡八两，余药各三两。有数味平者，如桂枝汤，为药桂枝、生姜各三两，而以桂枝为君，即名之曰桂枝汤。有各味等分者，如猪苓汤，各味俱一两，而以猪苓为君，即名之曰猪苓汤。有方中分两甚少而得力甚大者，如甘草附子汤，为使之桂枝四两，而所君之甘草只二两，而必以甘草冠附子之上。又如炙甘草汤，为使之地黄一斤，而所君之炙甘草只四两，而亦必以炙甘草名汤。更有其法难变，而名不可掩者，如头项强痛，翕翕发热，为太阳证而误下之后，遂变其解肌之法，而为利水之法，水利则肌无不解，故承其主方，而名之曰桂枝去桂加茯苓白术汤。

上第四条，表明古方定名之严也。

古法，通方多偶，守方多奇，阴阳互相为用也。

上第五条，表明古方之用偶用奇，各有其义也。

神农药秤，约今十黍为一铢，六铢为一分，四分为一两。上说本《千金》。

古云一升，即今之大白盏也。曰字，二分半也。曰铢，四分也。四字曰钱，十分也。二十四铢为一两，云三两即今之二两，云一两即今之六钱半也，云一升即今之二合半也。上说本李东垣。

古云一两，即今之二钱七分。一升，即今之二合半也。上说本钱天来。

古云铢者，六铢为一分，即二钱半也。二十四铢为一两，即今之大白盏也。上说本汪苓友。

古以二十四铢为一两，一两分为四份，六铢为一份，计二钱五分，则所谓十八铢者。盖三份之重，古之七钱半也。然以古今量度及秬黍考之，以一千二百黍之重，实于黄钟之仑，得古之半两，今之三钱也。合，两仑为合，得古之一两，今之六钱也。十铢为一千黍之重，今之二钱半也。一铢为百黍之重，今之二分半也。上说本程抚生。

备考：徐灵胎云：今之论古方者，皆以古方分两太重为疑，以为古人气体厚，故用药宜重，不知此乃无稽之谈也。古时升斗权衡，历代各有同异，而三代至汉，较之今日，仅十之二（余亲见有汉时六升铜量，容今一升二合）。如桂枝汤，乃伤寒大剂也。桂枝三两，芍药三两，甘草二两，共八两。二八，不过一两六钱，为一剂，分作三服，则一服药不过今之五钱三分零。他方间有药品多而兼重者，亦不过倍之而已，今人用药，必数品各一二钱或三四钱，则反用三两外矣，更有无知妄人用四五两作一剂，近人更有用熟地八两为一剂者，尤属不伦。用丸散亦然，如古方乌梅丸，每服如桐子大二十丸，今不过四五分，若今人之服丸药，则用三四钱至七八钱不等矣。末药只用方寸匕，不过之六七分，今亦服三四钱矣。古人之用药，分两未尝重于今日，而谬说相传，方剂日重，即此一端，而荒唐若此，况其深微者乎。按徐言桂枝汤，不言生姜三两，亦误。

上第六条、第七条、第八条、第九条、第十条，表明方之分两古所以异于今也。

古方，全料，谓之一剂。三分之一，谓之一服。载两服者，宜分两次服之。顿服者，则取一剂而尽服之。

上第十一条，表明古方之服法也。

约有刚有柔，病有忌刚喜柔、忌柔喜刚，亦有始则忌刚、终则忌柔，始则忌柔、终则忌刚，随病施药，有成法而不可执法也。

备考：法有定而病无定，如温病之不兼湿者，忌刚喜柔，愈后胃阳不复，或因前医过用苦寒，致伤胃阳，亦间有少用刚者；温病之兼湿者，忌柔喜刚，湿退热存之际，则不得不用柔，随时体察，方无差误。

上第十二条，表明立方之法，随病用药，刚柔各有所宜也。

木之，芦主生，干与枝叶主长，花主化，子主收，根主藏，草则收藏，皆在子。

凡草木之干皆升，而芦则胜于干；叶皆散，而花则胜于叶；枝皆走络，而须则胜于枝；根皆降，而子则胜于根。由芦之升而长而化而收，子则复降而升而化而收矣。

上第十三条、第十四条，表明草木之性，分具生长化收藏之妙及升降走散之用，立方者所当慎择也。

药，气味辛甘发散为阳，酸苦涌泄为阴；咸味静润为阴，淡味渗泄为阳；味厚者为阴，薄为阴之阳；气厚者为阳，薄为阳之阴。

上第十五条，表明药之气味，有阴有阳，立方者所当慎审也。

药有宜先煎者，有宜后入者，有宜去渣再煎者，有宜浓煎者，有宜少煎数沸者，有宜煎以甘澜水者，有宜清以麻沸汤者，有宜和以白饮者，种种各殊，咸有深义，不知讲求，药亦无益。

备考：煎药之法，古方甚详，大概发散之药及芳香之药不宜多煎，取其生而疏荡，补益滋腻之药宜多煎，取其熟而停蓄，其余各有深义，细心求之，自得。

上第十六条，表明古方煎法有不同也。

药有宜温服者，有宜冷服者；有宜缓服者，有宜急服者；有宜多服者，有宜少服者；有宜早服者，有宜晚服者；有宜饱服者，有宜饥服者；更有宜汤，宜散，宜丸，宜膏，宜生，宜熟，种种各殊，不得其法，方难中病，服亦无益。

备考：病之愈与不愈，不但关系于方。方虽中病而服之不得其法，非特无功而反有害，此不可不知也。如发散之剂，欲驱风寒出之于外，必热服而暖覆其体，令药气行于荣卫，热气周遍，夹风寒而后汗解，若半温而服之，仍当风而坐立，或仅寂然安卧，则药留肠胃，不能得汗，风寒无暗消之理，而荣气反为风药所伤矣。通利之药，欲其化积滞而达之于下也，必空腹顿服，使药性鼓动，推其垢浊，后大便解，若与饮食杂投，则新旧混杂，而药气与食物相乱，则气性不专，而食积愈顽矣，故《伤寒论》等书服药之法，宜温宜凉、宜热宜冷、宜缓宜急、宜多宜少、宜早宜晚、宜饱宜饥，更有宜汤不宜散、宜散不宜丸、宜丸不宜膏、宜膏不宜丸，轻重大小，上下表里，其治法各有所当，能深思者，庶有得于心也。

《千金》云：病在胸膈以上者，先食而后服药；病在心腹以下者，先服药而后食；病在四肢血脉者，宜空腹而在旦；病在骨髓者，宜饱满而在夜。

上第十七条，表明古方服法有不同也。

大毒治病，十衰其六；中毒治病，十衰其七；小毒治病，十衰其八；无毒治病，十衰其九，食养尽之，勿使过剂。

上第十八条，表明古方用药，有节制而无过剂也。

司岁之物，天地之专精也，故曰司岁备物则无遗主矣，非司岁物则气散而力薄，故质同而异等也。

注：主者，主病也，谓备物主治病也。如戊癸年则收干姜，丙辛年则收黄连，皆取其年之化气，以助药力。

上第十九条，表明司岁之物，亦制方者所当知也。

治法篇

既知方法，须识治法。治法者，方法之所以行也，编治法篇。

圣人不治已病治未病，不治已乱治未乱。夫病已成而后药之，乱已成而后治之，譬如渴而穿井、斗而铸兵，不亦晚乎？

上第一条，表明治病当治其未病也。

夫治未病者，见肝之病，知肝传脾，当先实脾。四季脾王不受邪，即勿补之，中工不晓相传，见肝之病，不解实脾，唯治肝也。

上第二条，表明治未病之法也。

善治者，治皮毛，其次治肌肤，其次治筋脉，其次治六腑，其次治五脏，治五脏者，半生半死也。

天之阳邪，始伤人之皮毛气分，治之宜助阳气以宣邪，否则邪入肌肤矣。肌肤尚属外之气分，善治者亦可使邪从外解，否则入于筋脉。筋脉内连脏腑，外络身形，治者知邪入于经，即从经而外解，不使内干脏腑，否则邪入于里。急宜从腑而解，六腑之脉属腑络脏，不从腑解，邪干于脏矣。

上第三条，表明善治病者，当因其病浅而预为治也。

风者百病之长也。今风寒客于人，使人毫毛毕直。皮肤闭而为热，当是之时，可汗而发也。或痹不仁，肿痛①，当是之时，可汤熨及火灸刺而去之②。弗治，病入舍于肺，名曰肺痹，发咳上气③。弗治，肺即传而行之肝，病名曰肝痹，一名曰厥，胁痛，出食④，当是之时，可按若刺耳。弗治，肝传之脾，病名曰脾风，发瘅，腹中热，烦心，出黄⑤，当此之时，可按，可药，可浴。弗治，脾传之肾，病名曰疝瘕，少腹冤热而痛，出白，一名曰蛊⑥，当此之时，可按，可药。弗治，肾传之心，病筋脉相引而急，病名曰瘛⑦，当此之时，可灸，可药。弗治，满十日，法当死。

注：①病生而变，故如是也。热中血气，则瘭痹不仁。寒气伤形，故为肿痛。《阴阳应象大论》云：寒伤形，热伤气，气伤痛，形伤肿。②释散寒邪，宣扬正气。③邪入于阴，则病为痹。肺在变动为咳，咳则气上，故上气。④肺金伐木，气下入肝，故曰弗治，行之肝也。肝气通胆，胆善为怒，怒者气逆，故一名厥也。肝厥阴脉，从少腹属肝络胆，上贯膈，布胁肋，循喉咙之后，上入颃颡，故胁痛，而食入腹则出，故曰出食。张志聪云：食气入胃，散精于肝，肝气逆，故食反出也。⑤肝气应风，木胜脾土，土受风气，故曰脾风，盖为风气通肝而为名也。脾之为病，善发黄疸，故发瘅也。脾太阴脉，入腹，属脾络胃，上膈，挟咽，连舌本，散舌下。其支别者，复从胃别上膈，注心中，故腹中热而烦心，出黄色于便，泻之可也。吴崑云：瘅，热中之名，所谓瘅成为消中是也。腹中热、烦心、出黄，亦详瘅之为证耳。⑥肾少阴脉，自股内后廉，贯脊，属肾络膀胱，故少腹冤热而痛，溲出白液也。冤热内结，消铄脂肉，如虫之食，日内损削，故一名曰蛊。⑦吴崑云：心主血脉，心病则血燥，血燥则筋脉相引而急，手足拘挛，病名曰瘛。

上第四条，表明治病之法之有其次也。

治病之法，因其轻而扬之①，因其重而减之②，因其里而彰之③。形不足者，温之以气。精不足者，补之以味④。其高者，因而越之⑤。其下者，引而竭之⑥。中满者，泻之于内⑦。其有邪者，渍形以为汗⑧。其在皮者，汗而发之⑨。其剽悍者，按而收之⑩。其实者，散而泻之⑪。审其阴阳，以别柔刚。阳病治阴，阴病治阳⑫。定其血气，各守其乡⑬。血实宜决之⑭，气虚宜掣引之⑮。

注：①徐春甫云：因其邪气轻浮于表，而用气轻薄之剂而发扬之。②张介宾云：重者，实于内，故宜减之。减者，泻也。③张介宾云：里者，气血虚，故宜彰之。彰者，补之益之而使气血复彰也。④张介宾云：此言彰之之法而在于药食之气味也，以形精言，则形为阳、精为阴；以气味言，则气为阳、味为阴。阳者，卫外而为固也。阴者，藏精而起亟也。故形不足者，阳之衰也，非气不足以达表而温之；精不足者，阴不足也，非味不足以实中而补之。⑤马仲化云：谓吐之使上越也。⑥张介宾云：竭，祛除也，谓涤荡之、疏利之，可以治其下之前后也。⑦吴崑云：中满，腹中满也。此不在高、不在下，故不可越，亦不可竭，但当泻之于内，消其坚满是也。⑧吴崑云：谓天气寒，腠理密，汗不易出，则以辛散之物煎汤，渍其形体，覆而取汗也。徐春甫云：热邪内郁，宜于汗解，因其腠理干燥而汗不得出，以温汤微渍形体，使之腠理滋

润，以接其汗之出也，今用热汤围浴而出汗者是也。⑨张介宾云：前言有邪者，兼经络而言，言其深也。此言在皮者，言其浅也。⑩吴崑云：剽悍，猝暴也。按，谓按摩也。言猝然暴痛剽悍之疾，则按摩而收之。收，谓定其剽悍而止之也。⑪王冰云：阳实则发散，阴实则宣泻。⑫所谓从阴引阳，从阳上阴，以左治右，以右治左者也。⑬乡，谓本经之气位。⑭张介宾云：决，谓泄去其血，如决水之义。⑮吴崑云：掣，掣同。气虚，经气虚也。经络之气有虚，必有实处，宜掣引其实者，济其虚者，刺法有此。

邪在上则越之，邪在中之上则泻之，邪在中之下则下之，邪在下则泻之，邪在半表半里则和解之。

备考：人之一身，胸膈居上，心居中之上，腹居中之下，少腹则更在下。越者，升而散之，瓜蒂散之类是也。泻者，除而滋之，泻心汤之类是也。下者，攻而除之，承气诸方是也。泻者，就其势而推致之，抵当汤之类是也。和解之方，小柴胡汤、温胆汤之类是也。

上第五条、第六条，表明治病之法，有轻重、虚实、阴阳、上下、表里之不同也。

热无犯热，寒无犯寒。

上第七条，表明治病须防其所犯也。

发热不远热，攻里不远寒。

注：辛甘发散为阳，故有病而应发散者，当远热而不远热矣。酸苦涌泄为阴，如有病而应攻里者，当远寒而不远寒矣。

上第八条，表明治病须知其所不远也。

无盛盛，无虚虚，无致邪，无失正。

上第九条，表明治病须防其虚实邪正也。

寒者热之，热者寒之，温者清之，清者温之，散者收之，抑者散之，燥者润之，急者缓之，坚者突之，脆者坚之，衰者补之，强者泻之。

上第十条，表明治病之法有所谓正治者，须逆取而得之也。

热因热用，寒因寒用，塞因塞用，通因通用，必伏其所主而先其所因，其始则同，其终则异，可使破积，可使溃坚，可气和，可使必已。

上第十一条，表明治病之法，有所谓反治者，须从取而得之也。

病有从内之外者，调其内。从外之内者，治其外。从内之外而盛于外者，先调其内而后治其外。从外之内而盛于内者，先治其外而后调其内。中外不相及，则治主病。

注：内因脏腑之气病，故曰调。外因六淫之邪，故曰治。中外不相及，自各一病也。

病，医下之，续得下利清谷不止，身体疼痛者，急当救里；后身疼痛，圊便自调者，急当救表。

夫病痼疾，加以猝病，当先治其猝病，后乃治其痼疾。

上第十二条、第十三条、第十四条，表明治法有先后缓急之序也。

有其在标而求之于标①，有其在本而求之于本②，有其在本而求之于标③，有其在标而求之于本④，故治有取标而得者，有取本而得者。

注： ①谓病三阴三阳之六气，即于六经中求之以治标。②谓病风寒暑湿燥火六淫之邪，即于六气中求之以治本。③如寒伤太阳乃太阳之本病，而反得标阳之热化，即求之于热以凉药治其标热。④如病在少阴之标，而反得君火之本热，即求之于本，以急泻其火。

先病而后逆者，治其本。先逆而后病者，治其本①。先寒而后生病者，治其本。先病而后生寒者，治其本。先热而后生病者，治其本。先病而后生热者，治其标。先病而后泄者，治其本。先泄而后生他病者，治其本，必且调之，乃治其他病。先病而后生中满者，治其标②。先中满而后烦心者，治其本。人有客气，有同气③。小大不利，治其标④。小大利，治其本。先小大不利，而后生病者，治其本。病发而有余，本而标之，先治其本，后治其标⑤。病发而不足，标而本之，先治其标，后治其本，谨察间甚⑥，以意调之⑦，间者并行，甚者独行⑧。

注： ①马仲化云：凡先生病而后病势逆者，必先治其初病之为本。若病势之逆而后生他病者，则又以病势逆之为本而后治之也。吴崑云：此二逆字，皆是呕逆。②张介宾云：诸病皆先治本，而唯中满者先治标。盖以中满为病，其邪在胃。胃者，脏腑之本也。胃满，则药食之气不能行，而脏腑皆失其所禀，故先治此者，亦所以治本也。③马仲化云：盖以人之病气有二：病本不同，而彼此相传者，谓之客气。有二病之气，本相同类而彼此相传者，谓之同气。④吴崑云：小大不利，危急之候也。虽为标，亦先治之。⑤高士宗云：病发而邪气有余，则本而标之。申明本而标之者，先治其邪气之本，后治其正气之标，此治有余之法也。⑥吴崑云：间，差间也。甚，益甚也。张介宾云，间者，言病之浅；甚者，言病之重也。⑦启玄子云：谓审量标本不足有余，非谓舍法而以意妄为也。⑧张介宾云：间者病浅，甚者病重。病浅者，可以兼治，故曰并行。病甚者，虽容杂乱，故曰独行。高士宗云：如邪正之有余不足，叠胜而相间者，则并行其治。并行者，补泻兼施，寒热互用也。如但邪气有余，但正气不足，而偏甚者，则独行其治。独治者，专补专泻专寒热也。

上第十五条、第十六条，表明治病当分标本也。

气反者，病在上，取之下。病在下，取之上。病在中，傍取之。

上第十七条，表明气反者之治法也。

治外感如将，治内伤如相。

注： 治外感如将者，兵贵神速，机圆法活，祛邪务尽，善后务细。盖早乎一日，则人少受一日之害矣。治内伤如相者，坐镇从容，神机默运，无功可言，无德可见，

而人登寿域矣。

上第十八条，表明外感内伤治法之不同也。

治上焦如羽，非轻不举。治中焦如衡，非平不安。治下焦如权，非重不沉。

备考：吴氏此法，精妙可从。虽上中下三焦意义，于本编不合，阅者勿以词害意，可也。吴氏曰：温病由口鼻而入，鼻气通于肺，口气通于胃，肺病逆传则为心包，上焦病不治则传中焦。胃与脾也，中焦病不治，即传下焦肝与肾也。余谓吴氏既明明提出肺、胃、心包、脾、肝、肾六脏，则其所谓上焦、中焦、下焦者，不过于上中下三字，划清肺、胃、心包、脾、肝、肾六脏，而于焦脏究不见其实际。学者遵守其法，亦以上中下三字，认清肺、胃、心包、脾、肝、肾六脏，足矣。

上第十九条，表明上中下治法之不同也。

木郁达之，火郁发之，土郁夺之，金郁泄之，水郁折之。

备考：木郁之发，民病胃脘当心而痛，上支两胁膈咽不通，食饮不下，甚则耳鸣眩转，目不识人，善暴僵仆。火郁之发，民病少气，疮疡痈肿，胁腹胸背面目四肢膹愤胪胀，疡痱，呕逆，瘛疭，骨痛，节乃有动，注下，温疟，腹中暴痛，血溢流注，精液乃少，目赤心热，甚则瞀闷懊憹，善暴死。土郁之发，民病心腹胀，肠鸣而为数后，甚则心痛胁膜，呕吐霍乱，饮发注下，胕肿身重。金郁之发，民病咳逆，心胁满引少腹，善暴痛，不可反侧，嗌干面尘色恶，山泽焦枯。水郁之发，民病寒客心痛，腰脽痛，大关节不利，屈伸不便，善厥逆，痞坚腹满，阳光不治。

凡病之起，由于郁者甚多。郁者，滞而不通之谓，或因所乘而为郁，或不因所乘，而本气自郁，此皆郁也。不只五运之变，能使为郁。

木郁达之，达者，通畅之也，如肝性急，怒气逆，肤胁胀闷，肝火上炎，治以苦寒辛散而不愈者，则用升发之药，加以厥阴报使，而从治之。又如久风入中为飧泄，及不因外风之入，而清气在下，为飧泄，则以轻扬之剂，举而散之，凡此之类，皆达之之法也。火郁发之，发者，汗之也，升举之也，如腠理外闭，邪热怫郁，则解表取汗以散之。又如龙火郁甚于内，非苦寒沉降之剂可治，则用升浮之药，佐以甘温，顺其性，而从治之，使势穷则止，如东垣升阳散火汤是也，凡此之类，皆发之之法也（以汗解发，余谓未妥，益治火无汗法，即郁，亦唯升发而已，不得以风寒伤表例治之，观仲景温病之戒，自明）。土郁夺之，夺者，攻下也，劫而衰之也，如邪热入胃，用咸寒之剂，以攻去之。又如中满腹胀，湿热内甚，其人壮，气实者则攻下之，其或势盛而不能顿除者，则劫夺其势而使之衰。又如湿热为痢，有非力轻之剂可治者，则或攻或劫，以致其平，凡此之类，皆夺之之法也。金郁泄之，泄者，散也。金郁则燥结，燥者深秋清凄之气，火令之无权也，谓之次寒，非有以散之，则清凄之气不解而火令必终于无权，欲化其燥，得乎治法详燥病篇。水郁折之，折者，制御也，伐而挫之也，渐杀其势也，如肿胀之病，水气淫溢，而渗道以塞。夫水之所以不胜者，土也。今土气衰弱，不能制之，故反受其侮，治当实脾土。资其运化，俾可以制水而不敢犯，则渗道达而从愈，或病势既旺，非上法所有遽制，则有泄水之药，以伐而挫之，或去菀陈莝（菀，积也。陈，久也。莝，腐也。去菀陈莝者，上下分消之法也），开鬼门（鬼门者，腠理也。开鬼门者，发汗之法也），洁净府（净府，膀胱也。洁净府者，利小便之法也），三治备举迭用，以渐平之。王太仆所谓抑之制其冲逆，正欲折挫其泛滥之势也。夫实土者，守也。泄水者，攻也。兼三治者，广略而决胜也。守也，攻也，广略也，虽俱为治水之法，然不审病者之虚实久近浅深，杂焉而安施治之，其不倾踬者，寡矣。

上第二十条，表明五郁之治法也。

欲疗诸病，当先以汤荡涤五脏六腑，开通诸脉，治导阴阳，破散邪气，润泽枯朽，悦人皮肤，益人气血。水能净万物，故用汤。若四肢病久，风冷发动，次当用散，散能逐邪。风气湿痹，表里移走，居无常处者，散以平之，次当用丸。丸药者，能逐风冷，破积聚，消诸坚癖，进饮食，调和荣卫，能参合而行之，可谓上工。

上第廿一条，表明治病之法，有用汤用散用丸之次第也。

不须汗而强汗之者，出其津液，枯竭而死。须汗而不汗之者，使诸毛孔闭塞，闷绝而死。不须下而强下之者，令人开肠洞泄不禁而死。须下而不下之者，使人心内懊侬，胀满烦乱，浮肿而死。又不须灸而强与灸者，令人火邪入腹，干错五脏，重烦而死。须灸而不灸者，令人冷结重凝，久而弥固，气上冲心，无地消散，病笃而死。

上第廿二条，表明治不得法而令人死者。

妇人重身，毒之何如？曰：有故无殒，亦无殒也。曰：愿闻其故何谓也。曰：大积大聚，其可犯也，衰其大半而止，过者死。

上第廿三条，表明治妇人重身而用毒药之法也。

卷　四

卫生篇

医者，以不病人医病人者也。人所以病，多由于卫生之不精，编卫生篇。

春三月，此为发陈，天地俱生，万物以荣，夜卧早起，广步于庭，被发缓形，以使志生，生而勿杀，予而勿夺，赏而勿罚，此春气之应，养生之道也。逆之则伤肝，夏为寒变，奉长者少。夏三月，此为蕃秀，天地气交，万物华实，夜卧早起，无厌于日，使志无怒，使华英成秀，使气得泄，若所爱在外，此夏气之应，养长之道也。逆之则伤心，秋为痎疟，奉收者少。秋三月，此为容平，天气以急，地气以明，早卧早起，与鸡俱兴，使志安宁，以缓秋刑，收敛神气，使秋气平，无外其志，使肺气清，此秋之应，养收之道也。逆之则伤肺，冬为飧泄，养藏者少。冬三月，此为闭藏，水冰地坼，无扰乎阳，早卧晚起，必待日光，使志若伏若匿，若有私意，若已有得，去寒就温，无泄皮肤，使气亟夺，此冬气之应，养藏之道也。逆之则伤肾，春为痿厥，奉生者少。

上第一条，表明生长收藏之气，宜顺四时以养之而不可逆也。发陈，发散陈敷之义。容平，容而不迫，平而不偏也。

心者，君主之官也，神明出焉。肺者，相傅之官，治节出焉。肝者，将军之官，谋虑出焉。胆者，中正之官，决断出焉。膻中者，臣使之官，喜乐出焉。脾胃者，仓廪之官，五味出焉。大肠者，传道之官，变化出焉。小肠者，受盛之官，化物出焉。肾者，作强之官，伎巧出焉。三焦者，决渎之官，水道出焉。膀胱者，州都之官，津液存焉，气化则能出矣。凡此十二官者，不得相失也，故主明则下安，以此养生则寿，殁世不殆，以为天下则大昌；主不明则十二官危，使道闭塞而不通，形乃大伤，以此养生则殃，以为天下者，其宗大危。

上第二条，表明养生以养心为要也。

上古圣人之教下也，皆谓之虚邪贼风，避之有时，恬淡虚无，真气从之，精神内守，病安从来。

注：潘之恒、黄海云，皆谓之三字，句法甚妙，前人注多不解，愚以为谓之者，语之也，语之云何也，即下八字是也。圣人之教不择人，而皆语之以避虚邪贼风之有

时，唯通文意者自解之，不必令俗辨。时，即八节风之时。

夫人禀五常，因风气而生长。风气虽能生万物亦能害万物，如水能浮舟亦能覆舟。若五脏元真通畅，人即安和，客气邪风，中人多死。千般疢难，不越三条：一者，经络受邪，入脏腑，为内所因也。二者，四肢九窍，血脉相传，壅塞不通，为外皮肤所中也。三者，房室金刃虫兽所伤，以此详也，病由都尽。若人能养慎，不令邪风干忤经络，适中经路，未流传腑脏，即医治之，四肢才觉重滞，即导引吐纳、针灸膏摩，勿令九窍闭塞。更能无犯王法，禽兽灾伤，房室勿令竭乏，服食节其冷热，苦酸辛甘，不遗形体有衰，病则无由入其腠理。腠者，是三焦通会元真之处。理者，是皮肤脏腑之纹理也。

上第三条、第四条，表明卫生者当知却病之方也。

发宜多梳，面宜多擦，目宜常运，耳宜常弹，舌宜抵腭，齿宜数叩，津宜数咽，浊宜常呵，背宜常暖，胸宜常护，腹宜常摩，谷道宜常撮，肢节宜常摇，足心宜常擦，皮肤宜常干沐浴，大小便宜闭口勿言。

上第五条，叙躯壳上调养之法也。弹耳，谓闭耳弹脑，名鸣天鼓。干沐浴，即擦摩也。

怒后勿食，食后勿怒，醉后勿饮冷，饱食勿便卧。

上第六条，表明卫生者须慎饮食也。醉后饮冷，则引入肾经，易成腰脚肿痛之病。

附录　丁氏所著却病条件 22 条：

1.每日日出即起，用冷水摩擦周身，如不能用冷水者，宜多洗浴，洗浴不可在空腹及饱食之时。

按中风证，《西医内科全书》谓查考病因，多由洗浴用冷水或滚汤所致，又血气不足证，有热水洗身，令周身骨节运动之法，可见冷水洗浴。若就却病而言，于以上所叙中风病因及血气不足治法，未合。丁氏此条，着眼洗浴二字，谓不能用冷水者，但多洗浴而已，故其伤生。第一条亦只谓终日懒于洗浴，污垢堵塞皮肤孔，皮肤几无排泄之功用，肺与肾之负荷较重。如此两条，其于冷水洗浴之精义，全未道着，余因详为之说。冷水摩擦周身，在西洋创始之人，本有极精微深奥之旨，与我国《内经》隐相符合，特难与浅人道耳，此所谓民可使由不可使知。《内经·灵枢》言井言合，详矣。盖中焦出气如雾，乃水谷之菁华，气味所生之津液。酸先入肝，苦先入心，甘先入脾，辛先入肺，咸先入肾，各从其脏腑之膏肓，外注于溪谷而渗于孙络。孙络间之津液，与血和合则受血化，并变为赤而为血。血既满溢于孙络间，乃从井而溜于脉中以为荣，从荣注输，从输行过经原，入与脉中之血合。血未入合以前，乃借中焦悍热之气，布散于皮肤孙络之间，得冷水浴则悍热之气受冷气压迫，不致自内一直向外，其从井入合之力倍利，即津液变血之力加速，此即地气上蒸为云、得冷气下压而为雨之义。夫既津液从井入合矣，而中焦悍热之气应有相继输送津液，布散于皮肤孙络间者，不可长久以冷水之气阻滞之，故加以摩擦之力，使皮肤红滑，冷者得仍转而为热，此固卫生家之妙术也。若夫血气不足之人易于中风，及已成血薄之病体，其中焦悍热之气，先自缺乏。若再以冷水浴之，是以水投水，非特不能却病，只速其病耳。余谓洗浴，强者宜冷水，弱者宜温汤。

2. 早起后，宜饮热汤一二杯。饮毕后，隔半点钟，始食早餐。早起后即饮热汤数杯，最易积饮成病，余谓不喜饮者，切勿好新而勉强从也。

3. 早餐后，隔五点钟，始食午餐。午餐后，隔五点钟，始食晚餐，每餐不宜过饱。

4. 一日三餐之前后，不用点心，一切闲食，均不食为贵。

5. 每食均宜细嚼缓嚼，嚼至嚼无可嚼，咽下，尤为合法。

6. 晚餐后，隔三点钟，方可就寝。

7. 每夜至少宜睡足八点钟，睡时以下午十点钟为限，不可以被覆面。

8. 寝室不可紧闭，宜通风，床前用屏风障之，以防风之直射人身（寝室开窗通风，可免肺病）。

9. 每日宜多运动，宜走路三四里。《吕氏春秋》曰：流水不腐，户枢不蠹，动也，形气亦然。

10. 每日宜行深呼吸。深呼吸者，宜在日光下洁净之空气中，挺身直立，紧闭其口，将肺内之浊气，从鼻孔尽力呼出，呼至不能再呼，于是将外面之清空气，从鼻孔用力吸入，吸至不能再吸。第一次行完后，休息片时，再行第二次，每日自朝而午而暮，可作三回，每回可作十余次。其效能肺脏扩张，肺内之容积变大，肺尖因深呼之鼓动力，亦能尽其功用，以营其呼吸，预防肺病之法，莫妙于此。

11. 纸烟、水烟、旱烟、鸦片，均不可吸。

12. 陈酒、高粱酒、外国酒，均不可饮。

13. 一切肉类皆含毒质，如能戒绝，最佳。

孔圣先师卫生之法，肉虽多，不使胜食气。余谓肉类，宜节食，宜择食，无须戒绝。

14. 不可使色欲有发动之机会，平时宜用强制工夫。老子曰：不见可欲，使心不乱。广成子曰：无劳汝形，无摇汝精，乃可长生。（《庄子·在宥》篇）

15. 房事与年龄相应，不可过度。《春秋繁露》曰：新壮者，十日而一游于房。中年者，倍新壮。始衰者，倍中年。中衰者，倍始衰。大衰者之月，当新壮之日。

16. 每日必大便一次。若大便闭结，宜多食菜蔬及水果。若仍无效，宜用五洲药房洗肠器，以冷水洗涤肠内。《论衡》曰：欲得长生，肠中常清。欲得不死，肠中无滓。

按大便结，原有由冷秘者，有老人阳衰而气道塞者，有肺气壅闭致令大肠不能下降者，若只多食菜蔬及水果最易误事，至于洗肠之法亦只能治大肠之积垢耳。若由别脏牵制而大便闭结者，洗肠究亦何益，余谓大便闭结，当随证施治，不得笼统图功也。

17. 每日宜洗刷齿牙。

洗刷齿牙，原不可缺，但洗后须叩齿三十六遍，方为养生得法。

18. 衣服宜宽松，宜轻，宜薄，宜稍凉，宜清洁。

衣服宜轻、宜薄、宜稍凉，是为少年练习气体起见。一方面谓其毋过厚、过重、过热，以妨碍周身气血之行动，切勿执成意见，致有风寒而不避。

19. 每日作事须有一定之课程。某某时做某某事，宜严守规则，不可迁就，做事满一点钟，宜休息片刻，以舒脑力。

20. 每日宜大笑数次。凡欢笑最有益于人，能补脑髓、活筋络、舒荣卫、消食滞，而四围之闻其笑者，亦报之以笑容，彼此俱有大益。

21. 小病不可服药，冬日禁服膏方。小病本二三日可自愈，往往因不对证之药，而迟至六七日始愈。冬天之膏方，能使人消化力减少，或生湿或太燥或遗精，或鼻孔流血，连服数月，无有不生流弊者。

先圣治未病，岂有小病不可服药之理。春夏膏方，最易变坏，岂有冬日禁服膏方之理，且真正治病，膏方本为滋养、静养、缓养而设。凡内燥及遗精者，最宜用之，岂有膏方之弊。至于燥与遗精及鼻孔流血者，而其所以至此弊者，其膏方必是少年无知妄作之徒，借药以纵欲助淫，壮阳以自逞耳。丁氏此条，或有所感激而言，其本旨总要病家求医必求良医而服求证之药也。

22. 自治宜严，每日须有一二时，读理学书或内典为自治之一助。心中无不可对人之事，则心广体胖，梦寐亦觉安宁。

伤生篇

善卫生者无伤生，卫生不慎，欲不伤生，得乎，编伤生篇。

心怵惕思虑则伤神，神伤则恐惧自失，破䐃脱肉，毛悴色夭，死于冬。脾忧愁而不解则伤意，意伤则悗乱，四肢不举，毛悴色夭，死于春。肝，悲哀动中则伤魂，魂伤则狂忘不精，不精则不正当人，阴缩而挛筋，两胁骨不举，毛悴色夭，死于秋。肺，喜乐无极则伤魄，魄伤则狂。狂者，意不存人，皮革焦，毛悴色夭，死于夏。肾盛怒而不止则伤志，志伤则喜忘其前言，腰脊不可以俛仰屈伸，毛悴色夭，死于季夏。恐惧而不解则伤精，精伤则骨酸痿厥，精时自下，是故五脏主存精者也，不可伤，伤则失守而阴虚，阴虚则无气，无气则死矣。

上第一条，表明人之伤神、伤意、伤魂、伤魄、伤志、伤精者。

喜怒伤气，寒暑伤形，暴怒伤阴，暴喜伤阳，喜怒不节，寒暑过度，生乃不固。

上第二条，表明喜怒不节、寒暑不慎者，必伤其形气阴阳而生不固也。

久视伤血[①]，久卧伤气[②]，久坐伤肉[③]，久立伤骨，久行伤筋[④]。

注：①栎窗多纪云：《五脏生成》篇云，诸脉者皆属于目，久视伤血者，伤血脉也。②张介宾云：久卧则阳气不伸，故伤气。③张介宾云：久坐则血脉滞于四体，故伤肉。④张志聪云：久立则伤腰肾膝胫，故伤骨，行走罢极则伤筋。

暴怒伤肝，穷思伤脾，极忧伤心，过悲伤肺，多恐伤肾，善惊伤胆，多食伤胃，醉饱入房伤精，竭力劳作伤中。

夜寝语言，大损元气。

上第三条、第四条、第五条，表明一切内伤之由也。

沐浴临风则病脑风、痛风，饮酒向风则病酒风、漏风，劳汗、暑汗当风则病中风、暑风，夜露乘风则病寒热，卧起当风则病痹厥。

上第六条，表明诸不避风而受伤者。

衣凉胃冷则寒外侵，饮冷食寒则寒内伤。

早起露背跣足则病身热头痛，纳凉阴室则病身热恶寒，多食凉水瓜果则病泄痢腹痛，夏走炎途贪凉食冷则病疟痢。

上第七条、第八条，表明诸不避寒而受伤者。

坐卧湿地则病痹厥惊风，冲风冒雨则病身重骨痛，常着汗衣则病麻木发黄，勉强涉水则病脚气挛痹，饥饿澡浴则病骨节烦痛，汗出见湿则病痤痱。

上第九条，表明诸不避湿而受伤者。痤，音坐平声，疖也。

饮食自倍，肠胃乃伤，膏粱之变，足生大疔。膏粱之疾，消瘅痿厥。饱食太甚，筋脉横解。肠澼为痔，饮食失节，损伤肠胃，始病热中，末传寒中。

上第十条，表明饮食不节而受伤者。足，脚也，一作能解。

上古之人，其知道者，法于阴阳，和于术数，食饮有节，起居有时，不妄作劳，故能形与神俱而尽终其天年，度百岁乃去，今时之人不然也，以酒为浆，以妄为常，醉以入房，以欲竭其精，以耗损其真，不知持满，不时御神，务快其心，逆于生乐，起居无节，故半百而衰也。

上第十一条，表明后人之所以伤生者，失古之道也。

附录　丁氏所著伤生条件 22 条：

1.终日懒于洗浴，污垢堵塞皮肤孔，皮肤几无排泄之功用，肺与肾之负荷较重。

2.每日晏起，即以点心朝饭饱塞胃部。

3.一日三餐，皆贪美味之食。《淮南子》曰：五味乱口，使口损伤。傅休奕曰：病从口入。

4.一日三餐之前后，皆食点心及一切闲食。

5.每次食物均不细嚼，且咽下甚速。

6.晚餐甫毕，即就寝，或就寝又饱食。

7.花酒麻雀，终夜不息。

8.终日终夜，紧闭卧房之窗。凡灯火衣服便桶便壶发出之浊气，及人体放出之碳酸，皆郁积于房内。

9.终日坐卧，不甚运动，不出户外，不见日光。

10.终日畏风，所呼吸者，唯房内之浊空气，卧时又被覆其首。

11.吸纸烟、水烟、旱烟或鸦片，使内脏及血液皆染烟毒或鸦片毒。

12.饮酒狂醉，使心脏积多脂肪，以碍心之跳动，使脑中积血，或为脑出血（卒中）之原因。此外，如肝胃肺脏血液，无一不被其害。

13.终年饱食肉类，血以蕴毒既多。一旦患外证或为传染病所侵袭，则轻症变重，重症即死。《吕氏春秋》曰：肥肉厚酒，务以自强，命曰烂肠之食。

14.看淫剧，犯手淫，以致神经衰弱。叫局，吃花酒，打茶围，亦为挑动色欲之端。

15.宿娼买妾，无有不发花柳病者，幸而免焉。其房事过度，旦旦伐之，先发健忘、心跳、不能消化等症，继则阳痿血薄，大命乃倾。

16.大便闭结，往往三四日一次，甚有七八日、十余日一次者，粪块压迫大肠，致直肠瘀血，而有痔疮之患。粪毒亦吸入血内。

17.早起不刷牙，牙垢与舌苔堆积满口。齿牙多落，食物不能细嚼，久之则胃病，全身之营养不良。

18.衣服太紧、太重、太厚，障碍血液之循环。服之过暖，最易伤风。里衣洗濯不勤，养成一种龌龊习惯。

19.终日徒手好闲，不做一事，或终日做事，不肯休息，或做事勤惰不均，毫无规则。

20.终日郁郁，萌厌世主义，自觉毫无生趣，呜呼，吴质长愁，焉能养病，雀驯不乐，竟夭天年，古人且然，可不戒哉。

21.终年服药，人身本有之生理，为药力摧残，其药方数百纸，实为催命之符。谚曰：有病不治，尚得中医。（《汉书·艺文志》）

22.深沉险刻，屡次害人，阴毒之厉气，磅礴郁积于方寸间，其四周之所感召者，无一非不祥之事。谚曰：千人所指，无病而死。（《汉书·王嘉传》）

卷　五

阴阳病篇

阴阳之理，前已详矣，其在于人而结为病者，亦未有不以阴阳分也，编阴阳病篇。

天不足西北，而人右耳目不如左明也。地不满东南，而人左手足不如右强也。东方，阳也。阳者，其精并于上，并于上则上明而下虚，故使耳目聪明而手足不便也。西方，阴也。阴者，其精并于下，并于下则下盛而上虚，故其耳目不聪明而手足便也。故俱感于邪，其在上则右甚，在下则左甚。

上第一条，表明人之阴阳有缺，其受病即因缺而甚也。

阳胜则阴病，阴胜则阳病。

阳胜则热，阴胜则寒。

阳胜则身热，腠理闭，喘粗为之俛仰①，汗不出而热，齿干以烦冤②；腹满，死，能冬不能夏③。阴胜则身寒，汗出，身常清④；数栗而寒，寒则厥，厥则腹满，死，能夏不能冬。

注：①马仲化云：喘息粗，气不得其平，故身为之俛仰。俛，俯也。②马仲化云：冤，音婉。张介宾云：冤郁而乱也。高士宗云：屈，抑也。栎窗多纪云：按楚词，塞塞之烦冤。王逸注：冤，屈也。③能，音耐，与耐通用。④《集韵》：清与清同，寒也。

上第二条、第三条、第四条，辨阴胜阳胜之异也。

阳受风气，阴受湿气。

犯贼风虚邪者，阳受之。食饮不节，起居不时者，阴受之。阳受之则入六腑，阴受之则入五脏。

上第五条、第六条，表明阴阳受病之不同也。

阳虚则外寒，阴虚则内热，阳盛则外热，阴盛则内寒。

上第七条，表明阴阳盛虚之候也。

重阴必阳，重阳必阴。故冬伤于寒，春必病温；春伤于风，夏生飧泄；夏伤于暑，秋必痎疟；秋伤于湿，冬生咳嗽。

上第八条，表明阴阳伏气之为病也。

病有发热恶寒者，发于阳也。无热恶寒者，发于阴也。

上第九条，以病之有热无热，辨阴阳也。

问曰：阳病十八，何谓也？师曰：头痛，项、腰、脊、臂、脚掣痛。阴病十八，何谓也？师曰：咳、上气、喘、哕、咽、肠鸣、胀满、心痛、拘急。

注：头、项、腰、脊、臂、脚六者，病兼上下，而通谓之阳者，以其在躯壳之外也。咳、上气、喘、哕、咽、肠鸣、胀满、心痛、拘急九者，病兼脏腑，而通谓之阴者，以其在躯壳之里也。在外者，有荣病、卫病、荣卫交病之殊，是一病而有三也，三而六之，合为十八，故曰阳病十八也。在里者，有或虚或实之异，是一病而有二也，九而二之，合为十八，故曰阴病十八也。

上第十条，躯壳之内外，辨阴阳之病也。

东南方，阳也。阳者，其精降于下，故右热而左温。西北方，阴也，其精奉于上，故左寒而右凉，是以地有高下、气有温凉。高者气寒，下者气热，故适寒凉者胀，之温热者疮。

曰：寿夭何如？曰：阴精所奉，其人寿；阳精所降，其人夭。

崇高则阴气治之，污下则阳气治之。阳胜者，先天；阴胜者，后天。

注：崇高多寒，污下多热。先后天者，言四时之气，或先天时或后天时而至也。

上第十一条、第十二条、第十三条，以地理之阴阳，辨病气之不同也。

人身非常温也，非常热也，为之热而烦满者，何也？曰：阴气少，阳气胜，故热而烦满也。

上第十四条，表明人之阴气少而阳气胜者。

人身非衣寒也，中非有寒气也。寒后中生者，何也？曰：是人多痹气也。阳气少，阴气多，故身寒如从水中出。

注：吴崑云：痹气者，气不流畅而痹著也。《圣济总录》云：夫阳虚生外寒，阴盛生内寒。人身阴阳偏胜，则自生寒热，不必外伤于邪气也。痹气内寒者，以气痹而血不能运，阳虚而阴自胜也，故血凝泣而脉不通，其证身寒如从水中出也。

上第十五条，表明人之阳气少而阴气多者。

阳气不通即身冷，阴气不通即骨疼。

上第十六条，表明阳气不通，阴气不通者之异其候也。

伤寒六七日，无大热，其人烦躁者，此为阳去入阴故也。

上第十七条，表明阳去入阴之候也。

伤寒三日，三阳为尽，三阴当受邪，其人反能食而不呕者，此为三阴不邪也。

上第十八条，表明三阳三阴之病界也。

凡病若发汗、若吐、若亡津液，阴阳自和者，必自愈。

上第十九条，表明阴阳以和为贵也。

臭味篇

阴阳，气也。自有其气，必有其味，编臭味篇。

《礼·月令》《正义》云：通于鼻者，谓之臭；在口者，谓之味。

天食人以五气[1]，地食人以五味。五气入鼻，存于心肺，上使五色修明，音声能彰。五味入口，存于肠胃，味有所存，以养五气[2]。气和而生，津液相成，神乃自生。

注：[1] 即臊、焦、香、腥、腐之五臭。[2] 张介宾云：胃藏五味，以养五脏之气。

上第一条，表明人资气味以生也。

东方青色，入通于肝，其味酸，其臭臊[1]。南方赤色，入通于心，其味苦，其臭焦。中央黄色，入通于脾，其味甘，其臭香[2]。西方白色，入通于肺，其味辛，其臭腥[3]。北方黑色，入通于肾，其味咸，其臭腐[4]。

注：[1]《说文》：臊，豕膏臭也。《礼·月令》：其臭膻，臊同。《说文》：膻，羊气也。《五行大义》云：春物气与羊相类。[2] 许慎云：土得中和之气，故香。[3]《五行大义》云：西方杀气，腥也。许慎云：未熟之气，腥也，西方金之气象此。[4]《正义》云：水受恶秽，故有朽腐之气。《五行大义》云：水受垢浊，故其臭浊朽也。

备考：《宣明五气》篇云：五味所入，酸入肝，辛入肺，苦入心，咸入肾，甘入脾，是谓五入，与《灵枢·九针论》同，但彼多淡入胃一句。

上第二条，表明五味、五臭之分，属于五脏也。

五味入口，存于胃，以养五脏气。五脏六腑之气味，皆出于胃，变见于气口。

上第三条，表明水谷入胃，以养五脏。五脏之精气，复荣于脉，而见于气口也。气口，手两脉口，手太阴脉也。

五气入鼻，存于心肺，心肺有病而鼻为之不利也。

上第四条，表明五味归阴，而五气则归于阳也。心肺居上，为阳。

味厚则泄，薄则通；气薄则泄，厚则发热。

上第五条，表明气味厚薄之不同效也。

肺气通于鼻，肺和则鼻能知香臭矣。心气通于舌，心和则舌能知五味矣。

上第六条，表明人之所以知气味者，由于心肺之和也。

阴虚则口中有味，阳虚则口中无味。

注：阴虚口中有味者，阴虚而火动故也。

上第七条，以口中有味无味，辨阴虚阳虚之候也。

酸味篇

时以春始，味以酸先，编酸味篇。

东方生风，风生木，木生酸，酸生肝。

上第一条，表明酸味所由生，与其所生也。

谷，麻酸。果，李酸。畜，犬肉酸。菜，韭酸。肝病者，宜食麻、李、犬肉、韭。

注：五谷为养，五果为助，五畜为益，五菜为充，气味合而服之，入胃以后，各归所喜，津液各走其道，以养其脏。故脏病者，必各随其味之所宜而食也。

心色赤，宜食酸，麻、犬肉、李、韭皆酸。

酸能收肺，能补肺，能养肾。

注：《脏气法时论》曰：肺欲收，急食酸以收之，肺应秋气也。

心苦缓，急食酸以收之。

注：吴崑云：心以长养为令，志喜而缓，缓则心气散逸，自伤其神矣，急宜食酸以收之。

上第二条、第三条、第四条、第五条，表明酸之所以益人也。

酸走筋，筋病无多食酸，多食酸令人癃。

多食酸，则肉胝皱而唇揭。

注：栎窗多纪云：胝皱者，敛缩之义，肉在皮里，肉之敛缩，不可得而见。唇为肉之外候，以其掀揭，而知肉之敛缩，故言肉胝皱而唇揭。若为胼胝之类，则不通。

味过于酸，肝气以津[1]，脾气乃绝[2]。

注：[1]津，溢也。[2]木旺而侮土也，故津溢其肝气，而脾气则绝其转输矣。

酸伤筋。

酸伤肝。

上第六条、第七条、第八条、第九条、第十条，表明酸之能伤人也。

脾病禁酸。

注：禁服胜克之味也。

上第十一条，表明禁食酸者。

诸呕吐酸，皆属于热。

备考：吐酸者，吐出酸水如醋，是津液郁积日久，湿中生痰，故从火化，遂作酸味，随上升之气而吐也。

病支饮者，或吐酸水。饮酒不消，或酒后多饮茶水，但得酒，次日即吐，饮食不美。呕吐酸水，是为酒痰。

上第十二条，表明吐酸之为病也。

寸口脉弱而缓。弱者，阳气不足。缓者，胃气有余。噫而吞酸，食卒不下，气填于膈上。

寒湿伤脾胃两阳，寒热不饥，吞酸形寒。

凡伤食者，必恶心而吞酸。

食已吞酸者，胃气虚冷也。

备考：《宣明五气》篇云：脾为吞。张志聪云：脾主为胃行其津液，脾气病而不能灌溉于四脏，则津液反溢于脾窍之口，故为吞咽之证。栎窗多纪云：据张注，即吞酸酢酸之谓。龚廷贤云：吞酸与吐酸不同。吞酸，酸水刺心也。吐酸，吐出酸水也是。

高鼓峰云：吞酸者，郁滞日久，伏于脾胃间，不能自出，又咽不下。倘肌表复遇凡寒，则内热愈郁，而酸味刺心。肌肤得温暖，则腠理开发，或得香热汤丸，则津液流通，郁热可暂时而解。凡是吞酸，尽属肝木，曲直作酸也。刘河间主热，李东垣主寒，毕究东垣言其因，河间言其化。盖寒则阳气不舒，阳气不舒则郁而为热，热则酸矣，然亦有不因寒而酸者，尽是木气郁甚，熏蒸湿土而成，故或成吞酸，或吐酸也。又有饮食太过，胃脘填塞，脾气不运而酸者，是抑郁之极，湿热蒸变，如酒缸太热则酸也，然总之是木气所致。若非木气所致，则即寒、即热、即饱、即拂郁，亦未必酸，以酸为木气也。另有七情之郁，轻者，木气太过，侵犯土位；重者，真水枯涸，肾气奔逆，载水上浮，荆棘横施，湿土浑浊。既不由于寒，又不由于热，而所吞所吐，皆是酸味。此又河间、东垣因热因寒之说所不及也，又有一种饮食入胃即成酸味，此必伤寒久疟，胃阴未复，水谷入胃，增其湿热而成酸，当必以淡泊滋味，养其真阴，才可复也。胡念庵评云：吞酸吐酸，固有寒热之异，毕竟寒证多而热证少。若专泥作热治，恐失手者反居大半也。伤寒久疟之后，真火无余，胃阳已竭，重温峻补，而慎其饮食，何痰之有。鼓峰此论，大概谓吞酸吐酸多湿热证，不可不用寒凉。岂知中土受伤，与生阳之气不能蒸动者，居多耶。重用温补，使肝气充实，则木自条达，酸水自然不作，若必欲治其标而不顾其本，则中满、膜胀、泄泻、水肿、噎膈等证，将不旋踵而至矣。余谓高胡二说，各有偏见。医者当随病立法，勿胶柱鼓瑟，可也。

吞酸吐酸，多属于肝。盖酸者，肝木之味，由火盛克金，不能平木，则肝木自甚，故为酸，是因肝热而口酸也。

凡吞酸吐酸及一切中酸病，皆不宜食黏滑油腻物者，为其能令气郁而不通畅也。

痰新而轻者，味淡，久而重者，或味酸。

上第十七条，表明老痰能为酸味也。

辛胜酸。

上第十八条，表明味之胜酸者。

苦味篇

五行以木生火，四时自春而夏，五味自当以苦次于酸，编苦味篇。

南方生热，热生火，火生苦，苦生心。

上第一条，表明苦味之所由生与其所生也。

谷，麦苦。果，杏苦。畜，羊肉苦。菜，薤苦。心病者，宜食麦、羊肉、杏、薤。肺色白，宜食苦，麦、羊肉、杏、薤皆苦。

苦能坚肾，能补肾，能养气。

注：张介宾云：肾主闭藏，气贵周密，故肾欲坚，宜食苦以坚之也。高士宗曰：肾病则水泛，故肾欲坚，苦为火味，故能坚也。

肺苦气上逆，急食苦以泄之。

注：吴崑云：肺为清虚之脏，行下降之令。若气上逆，则肺苦之，急宜食苦以泄肺气。

脾苦湿，急食苦以燥之。

注：吴崑云：脾以制水为事，喜燥恶湿，湿胜则伤脾土，宜食苦以燥之。

上第二条、第三条、第四条、第五条，表明苦之所以益人也。

苦走骨。骨病，无多食苦，多食苦，令人变呕。

注：张志聪云：肾主骨，炎上作苦。苦走骨者，火气下交于肾也。骨病而多食之，则火气反胜矣。

多食苦，则皮槁而毛拔。

味过于苦，脾气不濡，胃气乃厚。

注：启玄子云：脾气不濡，胃气强厚，此盖脾约证。

苦伤气。

苦泻脾。

上第六条、第七条、第八条、第九条、第十条，表明苦之能伤人也。

肺病禁苦。

上第十一条，表明禁食苦者。

病胆疸则口苦，胆液泄则口苦。胃气逆则呕苦，肝气热则胆泄口苦。

上第十二条，表明口苦之为病也。

病支饮者，或吐苦水。

上第十三条，表明吐苦水者，由于饮病也。

痰新而轻者，味淡；久而重者，或味苦。

上第十四条，表明老痰能作苦味也。

咸胜苦。

上第十五条，表明味之胜苦者。

甘味篇

五行以火生土，四时夏而长夏，五味自当以甘次于苦，编甘味篇。

中央生湿，湿生土，土生甘，甘生脾。

上第一条，表明甘味之所由生与其所生也。

脾、胃、大肠、小肠、三焦、膀胱者，仓廪之本，荣之居也，名曰器，能化糟粕，转味而出入者也，其华在唇四白，其充在肌，其味甘，其色黄，此至阴之类，通于土气。

上第二条，表明甘味不仅属脾也。

谷，粳米甘，畜，牛肉甘。果，枣甘。菜，葵甘。脾病者，宜食粳米饭、牛肉、枣、葵。

肝色青，宜食甘，粳米饭、牛肉、枣、葵皆甘。

甘能缓脾，能补脾，能养肉。

注：《脏气法时论》曰：脾欲缓，急食甘以缓之。

肝苦急，急食甘以缓之。

注：肝为将军之官，志怒而急，急则自伤而苦之矣。急食甘以缓之，则急者可平。

上第三条、第四条、第五条、第六条，表明甘之所以益人也。

甘走肉，肉病，无多食甘。多食甘，令人悗心。

注：悗，闷同。

多食甘，则骨痛而发落。

味过于甘，心气喘满，色黑，肾气不衡。

注：栎窗多纪云：《汉书·石显传》，忧满不食。注：满，懑同。启玄子注：令人心闷，盖满，读为懑也，衡，平也。

甘伤肉。甘泻心。

上第七条、第八条、第九条、第十条、第十一条，表明甘之能伤人也。

肾病禁甘。

上第十二条，表明禁食甘者。

病脾瘅者，口甘。

上第十三条，表明病口甘者，属脾瘅也。

肝中风者，头目瞤，两肋痛，行常伛，令人嗜甘。

注：甘能缓肝，且木胜土负，求助于其味也。

上第十四条，表明病而嗜甘者，由于肝中风也。

酸胜甘。

上第十五条，表明味之胜甘者。

辛味篇

五行以土生金，四时自夏而长夏，自长夏而秋，五味自当以辛次于甘，编辛味篇。

西方生燥，燥生金，金生辛，辛生肺。

上第一条，表明辛味之所由生与其所生也。

谷，黄黍辛。畜，鸡肉辛。果，桃辛。菜，葱辛。肺病者，宜食黄黍、鸡肉、桃、葱。

肾色黑，宜食辛，黄黍、鸡肉、桃、葱皆辛。

辛能散肝，能补肝，能养筋。

注： 吴崑云：肝木喜条达而恶抑郁，散之则条达，故食辛以散之。

肾苦燥，急食辛以润之，开腠理，致津液，通气也。

注： 张介宾云：肾为水脏，藏精者也。阴病者苦燥，故宜食辛以润之。盖辛从金化，水之母也。其能开腠理致津液者，以辛能通气也。水中有真气，唯辛能通之，气至水亦至，故可以润肾之燥。

上第二条、第三条、第四条、第五条，表明辛之所以益人也。

辛走气。气病，无多食辛，多食辛，令人洞心。

注： 洞心，心不定也。

多食辛，则筋急而爪枯。

味过于辛，筋脉沮弛，精神乃央。

注： 栎窗多纪云：张介宾云，沮，坏也。张志聪云：遏抑也。《新校正》云：央，殃也。马仲化云：央，半也。《四气调神大论》有未央绝灭，此言精神仅可至半也。

辛伤及毛。

辛伤肺。

上第六条、第七条、第八条、第九条、第十条，表明辛之能伤人也。

肝病禁辛。

上第十一条，表明禁食辛者。

胆移热于脑，则辛颏。

注： 胆气上升，则热随之入脑，故鼻颏中有一番辛辣味也。侠鼻两旁，曰颏。

上第十二条，表明辛颏者，属胆热也。

痰新而轻者，味淡；久而重者，或味辛。

上第十三条，表明老痰能作辛味也。

苦胜辛。

上第十四条，表明味之胜辛者。

咸味篇

五行以金生水，四时自秋而冬，五味自当以咸次于辛，编咸味篇。

北方生寒，寒生水，水生咸，咸生肾。

上第一条，表明咸味之所由生与其所生也。

谷，大豆咸。畜，豕肉咸。果，栗咸。菜，藿咸。肾病者，宜食大豆黄卷、猪肉、栗、藿。

脾色黄，宜食咸，大豆、豕肉、栗、藿皆咸。

咸能软心，能补心，能养脉。

注：心，火脏。心病则刚燥，宜食咸以软之，盖咸从水化，故能济其刚燥使软也。

脾主灌溉四脏，土气润湿而后能流行，宜食咸以润之。

上第二条、第三条、第四条、第五条，表明咸之所以益人也。

咸走血。血病，无多食咸，多食咸，令人渴。

多食咸，则血凝泣而色变。

注：泣，涩通，不滑也。张介宾云：血得咸，则凝结不流也。《五味论》曰：血与咸相得则凝。

味过于咸，大骨气劳，短肌，心气抑。

注：马崑山云：大骨，即高骨也。汪昂云：高骨，腰间命门穴，上有高骨起。张介宾云：劳，困剧也。

咸伤血。

咸泻肾。

上第六条、第七条、第八条、第九条、第十条，表明咸之能伤人也。

心病禁咸。

上第十一条，表明禁食咸者。

痰新而轻者，味淡；久而重者，或味咸。

上第十二条，表明老痰能作咸味也。

甘胜咸。

上第十三条，表明味之胜咸者。

卷 六

虚实篇

医能识阴阳、辨气味，医之大略备矣，而病之虚实不明，将何以决死生，编虚实篇。

胃者，水谷之海。冲脉者，十二经之海。膻中者，气之海。脑者，髓之海。气海有余，则气满胸中，悗息，面赤。气海不足，则气少不足以言。血海有余，则常想其身大，怫然不知其所病。血海不足，则常想其身小，然不知其所病。水谷之海有余，则腹满。水谷之海不足，则饥不受谷食。髓海有余，则轻劲多力，自过其度。髓海不足，则脑转耳鸣，胫酸，眩冒，目无所见，懈怠安卧。

注： 自过其度者，度，骨度也。髓从骨空循度而上通于脑，故有余则自过其度矣。

上第一条，辨明气海、血海、水谷海、髓海之有实有虚也。

神有余则笑不休，神不足则悲，形有余则腹胀、泾溲不利，形不足则四肢不用，气有余则喘咳上气，气不足则自利少气，血有余则怒，血不足则恐。志有余则腹胀飧泄，志不足则厥。

上第二条，辨明神形气血志之有实有虚也。

凡中心痛而自烦者，心气之有余也。若虚，其人则畏，合目欲眠，梦远行，而精神离散，魂魄妄行。

上第三条，辨明心之虚实也。

手太阴经，气有余则肩臂痛，小便数而欠；气虚则肩臂痛，寒，少气不足以息，溺色变。

肺气虚则鼻息不利，少气；实则喘急，胸烦伸息。

上第四条、第五条，辨手太阴肺之虚实也。

肝气虚则恐，实则怒。

肝实则闷瞀，肝虚则气少。

注： 瞀，音茂，又音务，昏闷也。一曰，目不明也。闷，郁也。

上第六条、第七条，辨肝之虚实也。

脾实则腹胀，脾虚则饮食不入。

脾之大络，名曰大包。实则身尽痛，虚则百节尽皆纵。

上第八条、第九条，*辨脾之虚实也*。

足阳明经，气盛则身以前皆热，气不足则身以前皆寒栗。

胃脉实则胀，虚则泄。

胃中元气盛，则能食而不伤，过时而不饥。脾胃俱旺，则能食而肥。脾胃俱虚，则不能食而瘦。虽或能食而肥，而四肢不能举。

上第十条、第十一条、第十二条，*辨胃之虚实也*。

肾气虚则厥，实则胀。

上第十三条，*辨肾之虚实也*。

心包络实则心热目赤而笑不休，心包络虚则心烦而动。

上第十四条，*辨心包络之虚实也*。

小肠实则小便短，小肠虚则小便长。

上第十五条，*辨小肠之虚实也*。

手阳明经气有余则当脉所过者热肿，虚则寒栗不复。

大肠实则病耳后、肩臑、肘臂外皆痛，脐胀，或腹胀不通，气满，皮肤坚，便硬，肠风下血；虚则耳鸣，耳聋，虚热，或便闭不通，或腹痛而泄利，肠鸣，脱肛。

上第十六条、第十七条，*辨手阳明大肠之虚实也*。

胆虚则恐畏不能独卧，实则易怒而多睡。

注：《宣明五气》篇云：胆为怒。张介宾云：怒为肝志，而胆亦然者，肝胆相为表里，其气皆刚，而肝取决胆也。高士宗云：胆病郁而不舒，则为怒。

上第十八条，*辨胆之虚实也*。

三焦实则气滞，三焦虚则少气。

上第十九条，*辨三焦之虚实也*。

膀胱实则闭癃，膀胱虚则遗溺。

上第二十条，*辨膀胱之虚实也*。

督脉实则脊强而厥，虚则头重。

上第二十一条，*辨督脉之虚实也*。

任之别络，曰尾翳。下鸠尾散于腹，实则腹皮痛，虚则痒瘙。

上第二十二条，*辨任脉之虚实也*。

脉盛，皮热，腹胀，前后不通，闷瞀，此谓五实[1]。脉细，皮寒，气少，泄利前后，饮食不入，此谓五虚[2]。五实死，五虚死，而有时而活者，何也？浆粥入胃，泄注止则虚者活，身汗、得后利则实者活，此其候也[3]。

注：[1]实，谓邪气盛实。脉盛，心也。皮热，肺也。腹胀，脾也。前后不利，肾也。闷瞀，肝也。[2]虚，谓真气不足。脉细，心也。皮寒，肺也。气少，肝也。泄利

前后，肾也。饮食不入，脾也。③虚者，粥入于胃，胃气和调，其利渐止。胃气得实，虚者得活。实者，得汗，外通，后得便利，自然调和。

上第二十三条，表明病有五实五虚之候也。

阳虚生外寒①，阴虚生内热②，阳盛生外热③，阴盛生内寒④。

注：①阳受气于上焦，以温皮肤分肉之间，今寒气在外，则上焦不通。上焦不通，则寒气独留于外，故寒栗。②有所劳倦，形气衰少，谷气不盛，上焦不行，下脘不通。胃气热，热气熏胸中，故内热。③上焦不通利，则皮肤致密，腠理闭塞，玄府不通，卫气不得泄越，故外热。④厥气上逆，寒气积于胸中而不泻，不泻则温气去，寒气独留，则血凝泣。凝则脉不通，其脉盛大以涩，故中寒。

上第二十四条，表明阳盛阴盛、阳虚阴虚之不同也。

愿闻虚实之要。曰：气实形实，气虚形虚，此其常也，反此者病①。谷盛气盛，谷虚气虚，此其常也，反此者病。脉实血实，脉虚血虚，此其常也，反此者病。曰：如何而反。曰：气盛身寒，气虚身热，此谓反也。谷入多而气少，此谓反也②。谷不入而气多，此谓反也③。脉盛血少，此谓反也。脉小血多，此谓反也④。

注：①马仲化云：凡气与形、谷与气、脉与血，相称者为常，而相反者为病也。气者，人身之气也，如荣气卫气是也。形者，人之形体也。气实则形实，气虚则形虚，此其相称者为常，而相反者则为病矣。然此气之虚实，必于脉而验之，但不可即谓气为脉也。观下文有血脉对举者可知。②谷入于胃，脉道乃散。今谷入多而气少者，是胃气不散也，故反。③胃气外散，肺并之也。④栎窗多纪云：血之多少，盖察面而知之。

上第二十五条，辨虚实之属常属反者也。

邪气盛则实，精气脱则虚。

上第二十六条，表明虚所以虚，实所以实者，由于邪气与精气，有盛有脱也。

大热病，气热，脉满，是谓重实。脉气上虚尺虚，是谓重虚。

备考：《甲乙经》作脉虚气虚尺虚，是谓重虚。气虚者，言无常。尺虚者，行步恇然。脉虚者，不象阴也。

上第二十七条，表明重实重虚之候也。

人之一身，胸膈居中，心居中之上，腹居中之下，少腹更在下。邪在上，则越之。邪在中之上，则泻之。邪在中之下，则下之。邪在下，则泄之。越者，升而散之也。泻者，除而滋之也。下者，攻而除之也。泄者，就其势而推致之也。此皆治实之法，仲景《伤寒论》论之详矣。

上第二十八条，表明治实之法也。

皮聚毛落则肺亏损，肉脱则脾亏损，脉萎则心亏损，筋骨惫则肝肾亏损。治之奈何？损其肝者缓其中，损其心者和其荣卫，损其脾者调其饮食、适其寒温，损其肺者益其气，损其肾者益其精，防其邪念，节其嗜欲，温之以气，养之以味，皆所以救亏损也。

上第二十九条，表明治虚之法也。

病传篇

医知虚实，不知传化，则无以预防，非法也，编病传篇。

虚邪①之中人也，始于皮肤。皮肤缓则腠理开，开则邪从毛发入，入则抵深，深则毛发立，毛发立则淅然，故皮肤痛，留而不去，则传舍于络脉②。在络之时，痛于肌肉，其痛之时息③，大经乃代④，留而不去，传舍于经⑤。在经之时，洒淅喜惊⑥，留而不去，传舍于输。在输之时，六经不通四肢，则肢节痛，腰脊乃强⑦，留而不去，传舍于伏冲之脉。在伏冲之时，体重身痛⑧，留而不去，传舍于肠胃。在肠胃之时，贲响腹胀，多寒则肠鸣飧泄，食不化，多热则溏出糜⑨，留而不去，传舍于肠胃之外、募原之间⑩。留着于脉⑪，稽⑫留而不去，息而成积，或着孙络，或着络脉，或着经脉，或着输脉⑬，或着于伏冲之脉，或着于膂筋⑭，或着于肠胃之募原，上连于缓筋⑮，邪气淫溢，不可胜论。

注：①风雨之虚邪。②络脉者，浮见于皮肤之孙脉络脉也。③息，止也。④谓邪客于肌肉络脉之间，留而不去，闭塞不通，不得入于经脉，因流溢于大络，而生奇病也。大经者，五脏六腑之大络也。⑤经者，胃府之大络也。⑥足阳明之脉病。⑦输者，转输血气之经脉，即脏腑经脉之大者也，上下左右，并经而出，布于四末，故邪留于输则六经不通，四肢之肢节痛也。腰脊乃强者，脏腑之大络，通于督脉之长强也。⑧伏冲者，伏行腹内之冲脉。冲脉者，起于胞中，挟脐上行，至胸中，而散于皮肤，充肤热肉，濡养筋骨，邪留于内则血气不能充溢于形身，故体重身痛也。⑨糜者，谷之不化者也。⑩募原者，肠胃外之膏募也。⑪募原以内之脉络。⑫稽，《说文》：留止也。⑬孙络络脉者，募原中之小络。经脉者，胃府之大经也。输脉者，脏腑之大络，转输水谷之血气者也。⑭膂筋者，附于脊膂之筋也。⑮缓筋者，循于腹内之筋也。

备考：其着孙络之脉而成积者，其积往来上下，臂手孙络之居也。浮而缓，不能拘积而止之，故往来移行肠胃之间，水凑渗注灌，濯濯有音，有寒，则膜满雷引，故时切痛。其着于阳明之经，则挟脐而居，饱食则益大，饥则益小。其着于缓筋也，似阳明之积，饱食则痛，饥则安。其着于肠胃之募原也，痛而外连于缓筋，饱食则安，饥则痛。其着于伏冲之脉者，揣之，应手而动，发手则热气下于两股，如汤沃之状。其着于膂筋在肠后者，饥则积见，饱则积不见，按之不得。其着于输之脉者，闭塞不通，津液不下，孔窍干塞，此邪气之从外入内，从上而下也。注：胃府所出之津液，必渗出于胃府外之小络（即内孙络），而转注于大络，复从胃之大络而转注于脏腑之大络，复从脏腑之大络而转出于外孙络与皮肤。外孙络与皮肤，即所谓手臂孙络之居也，今胃府所出之津液，着于内孙络而成积，故胃府所出之津液，即留滞于胃府外之小络，而不能转出于外孙络与皮肤，只见浮缓无力，不能拘束其积而止之，而其积唯往来移行于肠胃间，而濯濯有声。胃之大络，阳明之经也，挟脐而居，积着之，随胃而变。胃饱，水谷之津注于外则大；饥，津少则小。缓筋者，经于腹内之筋，故有似于阳明之积，饱则胀而痛，饥则止而安。募原者，肠胃之膏募，饱则津液渗润于外，故安，饥则干燥，故痛。伏冲之脉，挟于脐间，故揣之应手而动。发手则热者，冲脉之血气充于外也。冲脉下循阴股，出于胫气之街，其气下于两股，如汤沃之状者，因积而成热也。脊经者，附诸脊膂之内，在肠之后，故饥则积见，饱则不见，而按之不得也。输之脉者，转输津液之脉，脏腑之大络也。胃府水谷之津液，从胃之大络，借此而转出于皮肤，故积著于此，则脉道闭塞不通，津液不下，而皮毛之孔窍干塞也，此邪气之从外而内、从上而下，以成其积也。

上第一条，表明病之传而积者。

夫病传者，心病，先心痛。一日而咳[1]，三日肋支痛[2]，五日闭塞不通，身体重痛[3]，三日不已，死。冬，夜半[4]，夏，日中[5]。肺病，喘咳。三日而肋支满痛，一日身重体痛，五日而胀[6]，十日不已，死。冬，日入，夏，日出[7]。肝病，头目眩，肋支满。三日体重身痛，五日而胀，三日腰脊少腹痛，胫酸[8]，三日不已，死。冬，日入[9]，夏，早食[10]。脾病，身痛体重。一日而胀，二日少腹腰脊痛、胫酸，三日背膂筋痛，小便闭[11]，十日不已，死。冬，人定，夏，晏食[12]。肾病，少腹腰脊痛，骱酸。三日背膂筋痛，小便闭，三日腹胀，三日两肋支痛，三日不已，死。冬，大晨，夏，晏晡[13]。胃病，胀满。五日少腹腰脊痛，骱酸，三日背膂筋痛，小便闭，五日身体重，六日不已，死。冬，夜半后[14]，夏，日昳[15]。膀胱病，小便闭。五日少腹胀，腰脊痛，骱酸，一日腹胀，二日身体重，二日不已，死。冬，鸡鸣，夏，下晡[16]。诸病以次相传，如是者，皆有死期。

注：①肺病。②肝病。③脾病。④水胜而火灭。⑤火亢极而自焚。⑥胃病。⑦冬气收藏，夏气浮长，日出气始生，日入气收引。肺主气，故终于气之出入。⑧肾病。⑨申酉时，金气旺而木气绝。⑩寅卯时，木气终而不生。⑪膀胱病。⑫冬之人定在亥，土败而水胜也。夏之晏食在寅，木旺而土绝也。⑬冬之大明在辰，土旺而水灭也。夏之晏晡在亥，水绝而不能生也。⑭土败而水胜之。⑮昳，音臷，《说文》：日昃也，土绝而不能生也。⑯冬鸡鸣在旦，乃少阳太阳生气之时，气绝而不能生也。夏下晡，乃阳明生气之时，阳明之气亦绝矣。

上第二条，表明病之以次相传，而有死期者也。

一阳发病，少气，善咳善泄，其传为心掣，其传为膈。

注：一阳，少阳也。少阳主初生之气，病则生气少，故少气。气少则火旺，故火

278

灼金而善咳。木火之邪，贼伤中土，故善泄，泄则脾胃受伤，胃络上通于心，故心虚而掣痛，脾脉微急为膈中。

上第三条，表明少阳病之渐相传者也。

二阳之病，发心脾，有不得隐曲，女子不月，其传为风消，其传为息贲，死不治。

注：二阳，阳明也，胃与大肠之脉也。肠胃有病，心脾受之。发心脾，犹言延及于心脾也。虽然脾胃为合，胃病而及脾，理固然矣。大肠与心，本非合也。今大肠病而及于心，何哉？盖胃为受纳之腑，大肠为传化之腑。食入于胃，浊气归心，饮入于胃，输精于脾者，以胃之能纳、大肠之能化耳。肠胃既病，则不能受、不能化，心脾何所资乎？心脾无所资，则无所运化而生精血，故肠胃有病，心脾受之，则男为少精、女为不月矣。其传为风消者，精血两虚，则热甚而生风。风热交炽，则津液愈消竭矣。其传为息贲者，胃为津液之生源，肺为津液之化源，火热灼金，故传为喘息摇肩而不治。肩，一作贲。贲者，贲然而上升也。

上第四条，表明阳明病之渐相传者也。

三阳之病，发寒热，下为痈肿，及为痿厥腨痟，其传为索泽，其传为癫疝。

注：三阳者，太阳也。太阳之气主表，邪之中人，始于皮毛，邪正相传，发为寒热之病矣。太阳主开，病则开阖不得，邪气从之，逆于肉理，乃生痈肿也。太阳为诸阳主气而主筋，筋伤则为痿，气伤则为厥也。腨，腘股也。痟，音渊，骨节痛也，此皆太阳筋脉之为病也。太阳之气主表，而经脉则发源于下，是以始病寒热之在上在表者，而渐为痈肿、痿厥、癫疝之在内在下也。太阳之经气，生于膀胱。膀胱者，主存津液，气化则出。太阳之气，病热于表，传入于里，则水津枯索而泽竭矣。癫疝，小腹控卵肿痛，所谓膀胱疝也。盖始病标而传及于本，始病气而传及于经脉与筋络也。

上第五条，表明太阳病之渐相传者也。

死阴之属，不过三日而死。生阳之属，不过四日而死[1]。所谓生阳死阴，肝之心[2]谓之生阳，心之肺[3]谓之死阴，肺之肾谓之重阴[4]，肾之脾谓之辟阴[5]，死不治。

注：[1]五脏相克而传，谓之死阴。相生而传，谓之生阳。[2]之，往也，传也。心之脾，脾之肺，肺之肾，皆然。[3]肺之肝之类，皆然。[4]肺之肾，亦生阳之属，因肺肾并为牝脏，以阴传阴，故复名为重阴。[5]张介宾云：辟，放辟也。土本制水，而水反侮脾，水无所畏，是谓辟阴。

上第六条，表明五脏之病，有因相克而传，有因相生而传者。

伤寒一日，太阳受之。二日，阳明受之。三日，少阳受之。四日，太阴受之。五日，少阴受之。六日，厥阴受之。

注：伤寒由毛窍而溪，溪，肉之分，理之小者。由溪而谷，谷，肉之分，理之大者。由谷而孙络，孙络，络之至细者。由孙络而大络，由大络而经，此经即太阳经也。太阳病不治，则传阳明。阳明病不治，则传少阳。少阳病不治，则传太阴。太阴病不

治，则传少阴。少阴病不治，则传厥阴。

上第七条，叙伤寒传经之序也。

伤寒一日，太阳受之。脉若静者，为不传也，颇欲吐。若躁烦，脉数急者，为传也。

注：颇欲吐者，即少阴欲吐不吐之候。躁者，足少阴之躁。烦者，手少阴之烦，此条论阴阳表里之所以相传者也。

伤寒二三日，阳明少阳证不见者，为不传也。

注：此反证六经之气之所以相传者也。

上第八条、第九条，辨太阳病之所以传与不传者也。

伤寒六七日，无大热，其人烦躁者，此为阳去入阴故也。

上第十条，表明阳传入阴之候也。

温病，由口鼻而入，鼻气通于肺，口气通于胃，肺病逆传则为心包，不治则传胃与脾，不治则传肝与肾。

上第十一条，表明温病由口鼻传入之序也。

六传者，邪在太阳而渴，为邪自入本，名曰传本。太阳传阳明胃土，名曰循经传。太阳传少阳胆木，名曰越经传。太阳传入少阴，名曰表里传。太阳传太阴脾土，名曰误下传。太阳传厥阴肝木，名曰循经得度传。

备考：李东垣云：阳中之阳水，太阳是也，为三阳之首，能循经传，亦能越经传。阳中之阳土，阳明是也。阳明为中州之土，主纳而不出，如太阳传至此，名曰循经传。阳中之阳木，少阳是也。上传阳明，下传太阴，如太阳传至此，为越经传。阴中之阴土，太阴是也，上传少阳为顺，下传少阴为逆，此为上下传。如太阳传太阴，为误下传。阴中之阳水，少阴是也，上传太阴为顺，下传厥阴为生。如太阳传至此，乃表里传。阴中之阴木，厥阴也，上传少阴为实，再传太阳为自愈。太阳者，巨阳也，为诸阳之首。膀胱经病，若渴者，自入于本也，名曰传本。太阳传阳明胃土者，名曰循经传，为发汗不彻，利小便，余邪不尽，透入于里也。太阳传少阳胆木者，名曰越经传，为元受病，脉浮无汗，当用麻黄而不用之故也。太阳传少阴肾水者，名曰表里传，为得病，急当发汗而反下，汗不出，所以传也。太阳传太阴脾土者，名曰误下传，为元受病，脉缓有汗，当用桂枝而反下之所致也，当时腹痛，四肢沉重。太阳传厥阴肝木者，为三阴脉不至于首，唯厥阴与督脉上行，与太阳相接，名曰循经得度传。

吴绶曰：太阳为诸经之首，传变居多，且热邪乘虚之经则传也。若经实，则不受邪而不传也。且太阳传阳明，阳明传少阳，皆妻传夫，为微邪。少阳传太阴，太阴传少阴，皆夫传妻，为贼邪。少阴传厥阴，太阳传少阳，皆母传子，为虚邪。太阳越经传太阴，乃误下传，亦虚邪。太阳传少阴，乃阴阳双传，即属两感。太阳传厥阴，亦母传子，亦为虚邪，又为首尾传。夫伤寒传至厥阴，为尾厥，尽也。正将复而邪将解，水升火降，寒热作而大汗解也。若正不复，邪无从解，阴气胜极，则四肢厥冷、舌卷、耳聋、囊缩，不知人而死矣。

病不早治，必至相传，远则三月六月，近则三日六日，五脏传遍，亦名六传。若三月而传遍，一气一脏也；六月而传遍，一月一脏也；三日者，昼夜各一脏也；六日者，一日一脏也。脏唯五而传遍以六者，假令病始于肺，一也；肺传肝，二也；肝传脾，三也；脾传肾，四也；肾传心，五也；心复传肺，六也。

上第十二条，表明病传之类之有六也。

太阳病头痛，至七日以上自愈者，以行其经尽故也。若欲作再经者，针足阳明，使经不传则愈。

注： 伤寒病，六经皆有行有传，此特举太阳以为例耳。

治未病者，见肝之病，知肝传脾，当先实脾，余脏准此。

备考： 凡脏病，唯虚者受之，而实者不受；脏邪唯实则能传，而虚则不传。故治肝实者，先实脾土，以防其传；治肝虚者，直补本宫（《金匮》所谓肝之病，补用酸，助用焦苦，益用甘味之药调之，是直补本宫之义也）。以防外侮，非防其传也。

上第十三条、第十四条，表明预防病传之法也。

病变篇

病有传，复有变。知其传，不知其变，非法也。编病变篇。

东方肝木，其变动为握[1]。南方心火，其变动为忧[2]。中央脾土，其变动为哕[3]。西方肺金，其变动为咳。北方肾水，其变动为栗[4]。

注： [1]张志聪云：变动，脏气变动于经俞也。握者，拘急之象，筋之证也。[2]张志聪云：心独无俞，故变动在志，心气并于肺则忧。杨上善云：心之忧，在心变动。肺之忧，在肺之志，是则肺主于秋，忧为正也。心主夏，变而生忧也。[3]栎窗多纪云：按《说文》：哕，气牾也。杨上善解为气忤，盖同义。[4]王冰云：栗，谓战栗，甚寒大恐，而悉有之。

上第一条，表明五脏之病变也。

寒极生热，热极生寒。

注： 李中梓云：冬寒之极，将生春夏之热。冬至以后，自复而之干也。夏热之极，将生秋冬之寒。夏至以后，自姤而之坤也。马仲化云：吾人有寒，寒则生为热，如今伤寒而反为热证者，此其一端也。吾人有热，热极则生而为寒，如今内热已极，而反生寒栗者，此其一端也。

上第二条，表明寒热因极而生变也。

风成为寒热[1]，疸成为消中[2]，厥成为颠疾[3]，久风为飧泄[4]，脉同成为疠[5]，病之变化，不可胜数。

注：① 栎窗多纪云：寒热，盖虚劳寒热之谓，即后世所称风劳。本篇《脉要精微论》其下文云：沉细数散者，寒热也。《平人气象论》云：寸口沉而喘，曰寒热。《论疾诊尺》《寒热病》《风论》等篇，所论皆然。陈修园云：风者，善行而数变。腠理开则洒然寒，闭则热而闷，此风病已成而变为寒热者也。② 吴崑云：疸，热邪也。积热之久，善食而饥，名曰消中。③ 吴崑云：颠，癫同，古通用。气逆上而不已，则上实而下虚，故令忽然癫仆，今世所谓五痫也。④ 张志聪云：风乃木邪，久则内干脾土，而成飧泄矣。故曰：春伤于风，邪气留连，乃为洞泄。⑤ 启玄子云：《经风论》曰，风寒客于脉而不去，名曰疠风。又曰：疠者有荣气热胕，其气不清，故使其鼻柱坏而色败，皮肤疡溃，然此则癞也。夫如是者，皆脉风成结，变而为也。陈念祖云：风乃阳热之邪，血乃阴湿之液，湿热生虫，故风入于脉，久则变为麻瘢恶疠之虫疾。

上第三条，表明病之已成而生变者。

参考（卷一至卷六）

阴阳篇

阴阳二字，双声合为一音，则为央。故中央者，为阴阳交会之所。

五行篇

数起于一者，初也，始也，混沌初开，唯水先有。故曰：天一生水，然水气初生而未成也，必待火木金土之气皆生，水得兼借其气而后成，故历二三四五，至于六数，水乃成焉。火则继水而生，故地二生火，亦成于水之后，故天七成之，水火之气已具，乃化生木，故天三生木，地八成之，四九金，五十土，其理一也。生于阳者，成则为阴；生于阴者，成则为阳。圣人于生成之次序，而以数纪之，又以其数之阴阳，而于物验之，神矣。

脏腑篇

心于卦为离，离之内支，坎之水也。其外支，离本卦火也，故人身之心，必在下胞中肾阴之水津，循冲任上入于胃，合饮食所化之汁，上腾于肺部以入于心，得心火之化变为赤而为血，其上腾之路，由吸管返运至颈，会管而入心，血内有红白二轮，红多白少。红者已奉心化而赤者也。白者，内含养汁明汁二种，皆水液之本形也。西医谓心有出血管导血出，又有回血管导血入，西医名管，中医名脉，二而一也。西医云，心左房之血，由出血管导行于周身，心体跳动不休，每一跳则周身之脉应之而跳，血既行遍周身，则转入回血管，其色变紫，以受炭气也。紫血由回血管返传，复返于颈会管，得肺气呼出，则炭气出而紫色退，复变为赤，入心右房，转至左房，而又出也，此脉气流经，即血脉滋生之理也。炭气，即浊气之谓。心有左右房，左房生血，递出为总血管，分为众管，散于脏腑，周于身，于是入回血管，复循行，至心之右，为总回血管，递入心，为血一周。

以上各条，与本医书经释释血不合，录之，以备参考。

饮主化气，食主化血。食物在小肠皆化为液，以出于胰管，遂上奉心而生血，所以小肠为心之腑，乃心所取材处也。

小肠中物至大肠，精汁尽化，变为糟粕而出，然必须肺气下达，才能传道，故理大便，必须调肺气。

汗，乃膀胱化水之气，透出皮毛者也，故凡汗均归太阳经，因小肠为心之腑，与膀胱同是太阳经，同附着于连网之上。心火宣布，由小肠连网，并合膀胱，是为火交于水，乃能化气外达而为汗，故仲景无汗用麻黄，有汗用桂枝二方，均主桂枝以宣心阳也，此所以汗为心液。

涕出于鼻，故为肺之液。肺有寒则涕自出，有火则无涕。五液，皆肾所主之水也。脾土不能制水，则水溢而为涎。脾寒者，其涎清冷。脾热者，其涎稠黏。

肾络，上贯膈，入肺系，系舌本，舌下廉泉、玉泉穴，出液之道也。肾液上泛，则为唾。

魂者，阳之精，气之灵也。人身气为阳，血为阴，阳无阴不附，气无血不留。肝主血，而内含阳气，是谓魂。究魂之根源，则生于坎水之一阳，推魂之功用，则发为乾金之元气。不藏于肺而藏于肝者，阳潜于阴也。不藏于肾而藏于肝者，阴出之阳也。昼则魂游于目而为视，夜则魂归于肝而为寐。魂不安者梦多，魂不强者虚怯。

人身血肉块然，阴之质也。有是质，即有宰是质者。秉阴精之至灵，是谓魄。肝主血，本阴也，而藏阳魂。肺主气，本阳也，而藏阴魄。阴生于阳也，实指其物，即肺中清华润泽之气。西医所谓肺中只有膜沫是也，唯其有此沫，则散为膏液，降为精血，阴质由是而成。魂主动，而魄主静。百合病，慌惚不宁，魄受扰也。魇魔中恶，魄气所掩也，人死为鬼，魄气所变也。

心为君主，肺在心外以辅相之。心火太过，则肺有清气以保护之，如相傅之辅助其君也，故称相傅之官。盖心火太过，则气有余，而上逆下注。心火不足，则下泄，上为饮咳，皆不得其治节之故。唯肺节心火使不太过，治心火不使不足，则上气下便，无不合度。

髓者，肾精所生，精足则髓足，髓在骨内，髓足则骨强，所以能作强而才力过人也。西医谓人之才智出于脑髓，人之筋力出于脑气筋者，与此合。

肾为心主者，肾为心脏生化之主。心脏生血，必肾水上交心火，以水济火，火之功用乃成，其血始生，故心血虚者，必兼补肾水。

天之五行，火西流而后能秋。地之五行，火克金而后成器。人之五行，心火温肺，而后胸中阳和，无寒饮咳痹之证。故心火者，乃肺之主也，心火太甚则肺燥，心火不足则肺寒。

肝生血，主清阳之气，必得肺金制之，木不郁而为火，斯清气条达、血脉和畅。若金不能平木，则肝火上升，为虚劳咳血等证。

肝属木，能疏泄水谷。脾土得肝木之疏泄，则饮食化，故肝为脾之所主。西医谓肝生胆汁，入胃化谷，即木能疏土之义。

脾土能制水，所以封藏肾气也，故脾不制水，则肾水上泛而为痰饮。

西医谓心有运血管、回血管，外则散达周身，内则入于心中。心中有上下四房以存血，心体跳动不休，而周身血管应之而动，是为动脉，此说亦足以为心合脉之一证。

周身气管，外则散为毛窍，内则总统于肺，西法用数百倍显微镜照见毛形如树，其下有坑，坑内有许多虫或进或出，其实皆气之出入也。盖肺主行气，肺中尽是气孔。鼻者，直出之孔。毛者，横出之孔。鼻孔之气一出，则毛孔之气俱出。鼻孔之气一入，则毛孔之气俱入。皮毛与肺相连，皆是从毛窍相通，此所以肺合皮也。

肝中有大膈膜，内连肥网，外连皮肤。凡有瘦肉，皆有网膜包之。凡肉之膜网，其两头皆连于筋。肝之气，即从内膈膜发为外之网膜，由网膜而发为筋，筋所以为肝之后也。合者，相连之谓也。凡瘛疭筋抽，皆是内膜伸缩收放，因牵动其筋而然。

肉是人身之阴质。脾为太阴，主化水谷，以生肌肉。肌，是肥肉。肉，是瘦肉。肥肉是气所生，瘦肉是血所生。脾生连网之上，脾气足则内生膏油，透出于外则生肥肉。脾血足，则又从连网中凝结，而生瘦肉，亦由内生于外。肥肉包瘦肉者，气包血故也。脾阳虚则肉浮，脾阴虚则肉消。脾生膏油，从膏油而生出肌肉，其形迹之相连，最显然也。

骨内有髓。骨者，髓所生。周身之骨，以背脊为主。肾系贯脊，肾藏精，精生髓，髓生骨，故骨者，肾之所合也。

胃之五窍，当是贲门为一窍，幽门为一窍，胰管、胆管内合外分为二窍，喉头咽门为一窍。

咽喉居胃之上，传送而入，小肠居胃之下，传送而出，二者皆为胃之使，故治咽喉与小肠，宜以胃为主。

经脉篇

脑髓之生由于肾。欲补髓者，即从肾治。肝经入脑，交颠，目系贯髓。凡神昏、晕迷、风狂，皆从肝治之，即是治髓。脑又通鼻，可从肺治，髓筋入心，可从心治，髓筋聚于胃，又可从胃以治之。

目系入于脑中而通于脑后，经曰：裹结筋骨气血之精，而与脉并为系，上属于脑后，出于项中，可见五脏之精，全由脑入目，治目之路径，从可以知矣。凡治气轮、血轮、肉轮，药气可由喉管即上通于脑，治黑珠，必循肝脉而上入于脑，治瞳子，必由肾、督脉而上入于脑。

肝脉入脑，通于目系，故开窍于目。

脑气筋通各脏腑，各脏腑之精，循脑筋而上注于目。

瞳神属肾，病瞳子多是肾虚。

肝主筋。肝之精汁，上注为眼黑珠，眼科谓之风轮，以肝主风也。治黑珠，当以肝为主。

白珠外有红肉裹之，而结于大眼角内者，即络也，乃血之精，属心。凡起血翳，当治心血。

气属肺，白眼生病，多是肺受湿热。

眼皮为约束，乃阳明胃脉所绕，为脾经肌肉之精所结聚。凡肿烂涩痒，皆脾经风湿热也。

心火肾水，交会于脑，合肝脉注目中。肝者，心之母，肾之子，故并二脏之精，而开窍于目。

大肠者，肺之腑。肺开窍于鼻，而腑之经脉亦上挟于鼻。

气管总统于肺，而上通于鼻，以主呼吸，故为肺窍。

唐容川云：陈修园谓，肾脉不上头，肾与心交，假心小肠之脉，入耳为听宫，其说迂曲，岂有肾自开窍而无路上头之理。盖肾主脑髓，耳通于脑，路甚直捷，所以肾开窍于耳也。西人称耳深处之穴，曰耳鼓箱，有薄翳盖之，气搏则动，下有细骨如干，传其动于穴底，耳翳接细络，如琴瑟之有弦，稀密拉放，以外音传于脑，则耳亦琴也，巧妙之至。西人此说精矣，然不知耳是肾窍，不知司听者是何物也。盖髓是精神所会，而窍通于耳，故能辨声音。声气二者，皆空虚无形。然声速于气，气已至，则可呼吸而入口，声已至，不能招收而得，西学言空气布满天地。凡声音者，是击动空气而成也，据此则耳之辨音，亦以耳窍内之气，为外空气击动，故声传入耳。肾者，生气之源，而髓则肾精所化，则髓中之气，尤至灵气也，故外空气传声动之则应，又听有远近明暗之分，则又视乎髓中气有优劣也，西学尚未谈及此。容川又云：耳系肾窍，《经》又言心开窍于耳，盖心与肾相交。听音者，肾精也，而解语者，心神也。耳为肾窍，又为心窍者。耳通于脑髓，脑气筋又下通于心，是均由脑通也。三焦为肾腑，耳内为肾窍，故耳外则三焦之脉绕之。耳又为心窍，故耳外之小肠经脉，亦注于听宫，以见腑之应脏，有如是者，不得指小肠之脉，为耳窍通心之路也，修园之说犹差一黍。

喉咙，西医名为总气管，自肺以下，分支入肾，透入丹田，主吸天阳，熏蒸膀胱之水，化气上出，循腹至胸，从肺衣而复归于总气管。气从前面出，从后面入，而皆由总气管，故《内经》曰：喉咙者，气之所以上下者也。

咽喉上头，有会厌。会厌能张能收，食入则收，掩其喉，音出则开张，四围有数十小核，生涕以润声管。

口通五脏，然主于纳谷，先通于胃，而胃实脾之腑，故脾开窍于口。

阳明为阳之盛，故上于面以卫外。太阴为阴之至，故终于舌，下主布津液，使津液出于口，用济阳明之燥，此阳与阴所以互功用也。

《内经》云：舌者，声音之机也。所谓机者，谓其伸缩转掉。声，只是响出于喉。音，则分宫商徵角羽。其辨在舌，肾津上廉泉、玉英穴，以出于舌，则滑利声清。舌属心火，赖肾水济之，肾脉络舌，所以转舌也。

心之脉管，从肺系以上于舌，而辨五味，故心开窍于舌。

胸上属肺，胸膺之间属心，胸膺之下属胃。

膻中乃胸下一层膈膜，后着脊，左右连肋骨尽处，中连胸之鸠尾，其下层通腹中，其上层为胸内之薄膜，连心系。心系，名包络。包络，是心之外卫。膻中是包络外卫，膻之根，附脊骨，与肝系相连，而下乃连及肾系，是三焦少阳所发出，而布于膈也。

大腹与脐属脾，脐又属小肠，脐下属肾，膀胱亦当脐下，故脐下又属膀胱。大肠在膀胱之后，故脐下又属大肠。

按海都满解剖图，脐带静脉从大静脉经肝叶而结于脐，则脐与肝不能无关系矣。

腰为肾系所在，脊为髓筋所通，人身骨节皆主于肾而生于髓，故腰脊者为人身之大关节，而脊之所重又全在于腰，以全身大骨皆从腰发也。

腋所以生毛者，三阴皆出腋下。厥阴少阴之血，从太阴肺气之化，泄出于腋，故生毛也。

血室乃肝所司，血室大于膀胱，故小腹两旁，谓之少腹乃血室之边际也，属之于肝，少腹上连季胁，亦属肝，季胁上连肋骨，属胆。

《经》云：诸髓皆属于脑，西医言手足骨中之髓，与脑髓不同，不知实发源于脑髓，散走诸骨。每骨节有筋脉油膜相连，故诸骨中之髓，杂有油膜血丝，其实诸髓，皆属于脑，而脑髓又生于肾也。以海都满解剖图断之，脑髓之所由生，当仗三焦胰管所出之气血津液，不得专指为生于肾。

《经》云：诸筋皆属于节。节者，骨节也。骨属肾水，筋属肝木。水生木，故骨节之间亦生筋，而筋又为骨之使也。凡病骨节皆责于筋，西医详骨与髓，而于筋甚略，因彼但以运动属之脑气，不以为筋所主也，然使无筋则骨不联属，又焉能运动哉。

毛发皆血之余。肝主血，故肝经起于足大指，而其间即生丛毛，以为主血之验。

《经》云：肢胫者，身之管，以趋翔也。盖肢，是手节。胫，是足节。其骨最大，中空，故名管。管中有髓及脂，以主运动，故能趋翔，此髓及脂是由脑下行，散达肢胫，皆以筋肉相连。肉内有脂油，即附之而入骨，是以手足骨中，均杂脂油。脂，脾所司髓，是肾所司，兼脂油，是脾肾合致其功，故脾主四肢、肾主肢胫。

腰脊为主骨，四肢为辅骨。骨属肾水，而筋属肝木。筋着于骨者，水生木也。骨赖筋连者，母用子也。骨中之髓，又会于绝骨。齿又骨之余，故齿之生落，在男女老幼，无不下应肾气，而肾生髓，髓生骨，此又是不可不知。

《经》云：魄门上为五脏使，水谷不得久存。唐氏注云：魄门，肛门也。肺藏魄，肛门上合于肺，故名魄门。肺在上，总统五脏，而魄门在下，令五脏之浊物，从此而出，故为五脏使。即名魄门，便知为肺所司；既为五脏使，便知肺亦能统五脏也。

肝脉绕阴器，其生毛者，肝血发泄也。

冲脉者，出气之街冲也。气生于丹田，而其出路，则在脐下三寸，隔中行旁开五分，名气街穴，是气之出路，故名气街，后人因《灵枢》言胸气有街、腹气有街、头气有街、足气有街，遂不能指出气街穴在何处，然《内经》明言冲脉起于气街，挟脐上行，则明指气街穴，在脐之下也，今人改气街作气穴，大失经旨，由气街至脐旁，为肓俞。肓，即膜也。丹田之膜，上会于脐，故此穴名肓俞也，又上胸，至通谷穴而散。盖由膜上胸，则散为肺衣，而全包肺，故冲脉亦至此而散。肺衣会于咽，故冲脉又挟咽而止，总见气出于丹田，循脐旁，上胸中，走肺衣中，又上会于咽，则气从之出矣。

闻声篇

会厌在喉咽之两旁，能张能收，食入则收，掩其喉，音出则张开，故曰音声之户，乃喉之门也，当属肺，西医名为声管，前为会厌，后为瓢韧骨，两旁皆有内皮，中衬筋膜，收放出声，四围有数十小核，生涕以润声管。又云有上下二筋，下筋缓，上筋紧，收放出声。《内经》云：风寒客于会厌，则暴哑。正此筋不能收放也。

舌者，心之苗，言为心声，故舌能辨音。究音之所由生，则根于肾气。肾脉上挟舌本，故舌动而后发音，余义详经脉篇。

喉间之上腭，有如悬雍之下垂，俗名帝丁，音从此出，故曰音声之关。凡哑人，皆无上腭帝丁。盖会厌大张，无关闭则气不收束，气散而不能成音。帝丁又名咽舌，谓食入则掩其喉，不令水谷入内也。然哑人无帝丁，水谷亦不得入气管中，则帝丁者实主音声，而为之关键也。居气管之口，当属于肺。

颃颡，即上腭。气从此分出于口为唾，分出于鼻为涕，故曰分气之所泄也。

横骨在舌本，心存神而开窍于舌，故横骨为其所使，以为发舌之机。西人解剖图，名环韧骨，在会厌之下。当会厌，又有半边韧骨，名为会厌韧骨，与舌根相连，主发舌者也。韧骨以膜相连，又有筋牵之，最灵动，以供心神肺气之所使，神与气，当分论。

音声者，五音之声，嘹亮而有高下者也。语言者，分别清浊字面，发言而有语句也。在肺主声，心主言，肝主语，然由足少阴肾气之所发。又五者，音也。音主长夏，是音声之道，本于五脏之气全备，而后能音声响亮，语句清明，故善治者，审其音声而语言不清者，当责之心肝；能语言而无音声者，当责之脾肺；不能语言而无音声者，此肾气之逆也。

望色篇

言肝左者，举左以赅右，言肝应于鼻梁，其左右附鼻梁者，胆之应也。余按肝左者，为男子言也。男子从左而右，故言左以赅右，异位以观，则女子自在言下。

阙属肺，阙旁生眉，即当属肺，详风病篇。

《经》云：明堂者，鼻也。阙者，眉间也。蕃者，颊侧也。蔽者，耳门也。明堂骨，高以起，平以直。首面上于阙庭，王宫在于下极，五脏次于中央，六腑夹其两侧，此言人面之部位，分配脏腑，以诊其色也。面分三停，上为阙，阙下为下极，即山根也。以阙论则处下，合鼻言之，则适居于中，故称极焉，是为王宫，心之应也。鼻居王宫之下，故名明堂，其诊法则当以五脏从上而下，配于中央，亦六腑各随其脏，配于两侧。有诸内形诸外，亦各从其类也。明堂，今名准头。王宫，今名山根。阙，今名印堂。蕃，今名颊。蔽，今名耳。古人不剃须，故不诊颐下。今诊诀，有心额肾颐之说，是色出两颧，出于庭之义当参看。人身内肺系、心系、肝系着脊，肾系均着脊，唯脾在胃下不着脊，然脾膜之根，仍在脊，故脾俞穴在背，是五脏皆居于身中也。所以诊法，亦配于面之中央，而六腑则随其脏位，以配于侧。

《经》云：阙上，咽喉也。阙为眉间，阙之上则至高矣，咽喉之位，在诸脏腑之上，故应于阙上。

《经》云：阙中者，肺也。俗名印堂。肺居胸中，高于五脏，故应于此。

《经》云：下极者，心也。下极，即山根。心居肺之下，肺应于阙中，则心当应于此。

《经》云：直下者，肝也。相法称为年寿，即鼻梁也。肝配于此者，以肝在腹中，半在膈上，半在膈下，位实在心肺之下，故当配于此。唐宋后医，以肝配左颧，肺配右颧，此西金东木之义，然非五脏自具之位置也。且旧说以为肝在脾之下，故曰：下焦属肝肾，不知水木相生，肝固与肾相属，而究其形体所居，则肝半在膈上，半在膈下，脾在膈下，居于油膜之上，近胃，联小肠也。中医少见脏腑，多失其真，而西医笑之，并谓轩岐先谬，岂知古圣精核，更过西人，此等位次，便见圣人审定脏腑最精处。《经》云：下者，脾也。下者，指准头言。鼻梁在上，则准头在下，故称下焉。脾在腔内，实居肝之下，油膜之上，故应配于鼻梁之下，此名明堂，为脾之应。脾能总统五脏，故准头之诊最要。

《经》云：方上者，胃也。方字义，训两舟相并，殆指鼻之两孔，其形如方舟也。盖准头为明堂，则两孔即方上也，以脏腑言之，鼻准属脾，两孔旁自当属胃。

《经》云：中央者，大肠也。此中央字，当合颊侧与鼻计之，颊侧距鼻之中，为中央。盖颊侧为蕃，鼻准为明堂。其中，即可名为中央。胃近鼻，大肠连胃，位次亦宜。

《经》云：挟大肠者，肾也。肾有两枚，故配于面部颊侧两旁，是最下之两旁也。肾居于下，配此为宜，两枚分左右诊于义为合。

《经》云：当肾者，脐也。肾与脐前后相对，故当肾之下，即以诊脐。

《经》云：面王以上，小肠也。面王以下，膀胱子处也。明堂者，北面朝王之所，既认为鼻准矣。膀胱子处，即子宫二物皆在脐下，与肾位相等。肾两枚，居背后，故分配两旁，应肾在后也，膀胱子宫在前，则当次位于前，居鼻下，故曰面王以下，膀胱子处也。唯小肠与胃相接，而为心之腑，未易定其位次，且小肠之膜油，全连及肝胆脾也，故配于胆胃之交。肝脾之际，位在鼻准上边，两旁挟鼻之处，故曰面王以上小肠也。

《经》于三焦包络，未当分配，而其实已具于言下。盖三焦为肾之腑，肾位配于蕃，正当颊侧，则三焦当配于蔽，正当耳门也。肾开窍于耳，三焦之脉，又绕耳，护肾窍，以蔽诊三焦，自不爽也，至于包络配在山根两旁，其义更可类推。

余按方上者胃也，当承上下者脾也而言。下者，指鼻梁之下，则方上当指鼻梁之下口之上。口欲方，故云方上。方者胃，而先言下者脾，正脾与胃相连属之义也。

余按人身面部要方正，能方正则面部方可分出有中有外。中外之间，从额角透至地阁，自成直线，其直线所透处，正挟大肠者肾，当肾者脐之位。绳者，直也。挟绳而上，正从肾与脐位直下而言，而上者背也。背系督脉所在，督脉自背而上行，其云挟绳而上者背，正合督脉自背而上行之义，其对面为脐，附着为肾，故位与肾与脐接。

诊脉篇

《内经》诊脉必审其尺，故《脏腑邪气》篇曰：脉急者，尺之皮肤亦急。脉缓者，尺之皮肤亦缓。脉小者，尺之皮肤亦减而少。脉大者，尺之皮肤亦贲而起。脉滑者，尺之皮肤亦滑。脉涩者，尺之皮肤亦涩。《论疾诊尺》篇曰：尺肤滑，其淖泽者，风也。尺肉弱者，解㑊安卧脱肉者，寒热不治。尺肤滑而泽脂者，风也。尺肤涩者，风痹也。尺肤粗，如枯鱼之鳞者，水淡饮也。尺肤热甚，脉盛燥者，病温也。其脉盛而滑者，病且出也。尺肤寒，其脉小者，泄，少气。尺肤炬然，先热后寒者，寒热也。尺肤先寒，久大之而热者，亦寒热也。

《论疾诊尺》篇曰：肘所独热者，腰以上热。手所独热者，腰以下热。肘前独热者，膺前热。肘后独热者，肩背热。臂中独热者，腰腹热。肘后粗以下三四寸热者，肠中有虫。掌中热者，腹中热。掌中寒者，腹中寒。鱼上白肉有青血脉者，胃中有寒。张隐庵注曰：手太阴之脉，从指井之少商，过于输，行于经，而入于肘之尺泽。脉外之气血，从手阳明之五里，走尺以上鱼，相逆顺而行也。是以《脉要精微论》篇论两手之尺寸，上竟上者，胸喉中事也；下竟下者，少腹腰股膝胫足中事也。盖以尺上寸以候身半以上，寸下尺以候身半以下。夫身半以上为阳，身半以下为阴，故以寸之阳以候上、尺之阴以候下也。肘所自寸而下，尺也。手所自尺而上，寸也。肘所独热者，腰以上热。手所独热者，腰以下热。此诊尺肤以候形身之上下，故与脉候之上下，反其诊也。肘前乃手厥阴之曲泽处，肘后乃手少阳之天井处。盖以两手下垂，上以候上，下以候下，前以候前，后以候后也。夫所谓肘所手所者，论手臂之背面。臂中掌中鱼上，乃手臂之正面。背面为阳，故候形身之外。正面主阴，故候腰腹肠胃之内，即尺外以候季胁，尺里以候腹中之大义相同也。夫人生于天地六合之内，其血气之流行、升降出入，应天运之环转于上下四旁，是以《脉要精微论》以寸尺之外内前后上下，候形身之外内前后上下，此章以手臂皮肤之前后外内，候形身之上下前后外内。盖脉内之血气应地气之上腾于天，脉外之气血应天气之下流于地，人与天地参也。

西医知有荣血，不知有卫气，故于荣血之行，知其息息皆有出入，而无一息不有血出于心之左房，即无一息不有血回入心之右房。今以经义度之，其无一息不有血出血入者，正荣血之行无一息不返于肺以入心。正《难经》所谓：人一呼脉行三寸，一吸脉行三寸，呼吸定息，脉行六寸之义也。若卫气之行，必须行度一周，乃复于肺，而与荣血相会，是正二百七十息，气行十六丈二尺，交通于二十八脉之中，为一周于身者。故《经》云：持其脉口，数其至也。五十动而不一代者，五脏皆受气，详经释。

释气篇

夏胃微钩曰平，钩字极难解，或曰即洪，余按洪何以言钩。盖有钩连之势，其势必洪，故平心脉如连珠，病心脉喘喘连属，皆用连字以表之。

迟数是脉管中事，浮沉是管外事，余当以此类推之。呼出心与肺，吸入肾与肝，呼吸之间脾也，其脉在中。浮者，阳也。心肺俱浮，浮而大散者，心也。浮而短涩者，肺也。沉者，阴也。肝肾俱沉，牢而长者，肝也。按之濡，举指来实者，肾也。脾者中州，故其脉在中，是阴阳之法也。此以呼吸浮沉分五脏也，心肺在上部，出气由之，故呼出属心肺，一呼脉当二至也。肝肾在下部，入气归之，故吸入属肝肾。一吸脉当二至也，呼吸之间，脾主中宫，司出入，脉当一至，故呼吸定息，脉来五至者，为无病。若多一至则有一脏太过，若少一至则有一脏不足，此察至数之法，知此义则知至数迟速之故。其脉在中以下，是以浮中沉分别五脏也。言脉在人肌肉之中，轻按即见，为浮。浮为在外，属阳，心肺应之。浮而大散，其应在心；浮而短涩，其应甚在肺。重按乃见，为沉。沉为在里，属阴，肝肾应之。牢而长者，弦之象，属肝经。濡而实者，滑之象，属肾经。脾者中州，故其脉在中，是阴阳适中之地也。此以沉诊肝肾，浮诊心肺，中诊脾胃，取配之义，尔多方矣。

脉之跳动，出于心血之起落，属脉管中血之所主。心主火，血虚火少则动迟，血多火旺则动速。又凡脉之粗大细虚，皆脉管中事，当与迟数同断。脉法要辨脉管内是血分、脉管外是气分，则诊治自有分别。

西医但知脉是血管，而不知气附脉行。血管外，即气道。西医云：脉外有膜，名脉鞘，光滑而薄，分数层，中有小孔如筛，按此即附脉行之气孔也。脉管只是一条，动则俱动，故迟数无部位之分，气则上下异其轻重也，故浮沉有三部之别，以此类推，而气管血管，分诊合诊，则脉无遁情矣。

《难经》三部九候之法与《内经》不同，其所谓三部指寸关尺，三部各有浮中沉，即为九候。

合谷，俗名斧口，即虎口，是大肠脉与肺脉交会之所，此正肺与大肠相表里者也，故诊小儿以此。

方法篇

大方，病有兼证，邪有强盛，非大力不能克之。如仲景之大承气汤、大青龙汤，一汗一下，皆取其分两重、药味多，胜于小承气、小青龙也。按承气青龙之用大小等字，当另有深义，决不仅如此解法，阅者切勿拘执。

小方，病无兼证，邪气轻浅，药少，分两轻，中病而止，不伤正气。如仲景小承气之微下，小建中、小温经之微温，小柴胡之微散，皆取其中病而止，力不太过也。

缓方，虚延之证，剽劫不能成功，须缓药和之。有以甘缓之者，炙甘草汤、四君子汤，治虚劳是也。有以丸缓之者，乌梅丸，治久痢是也。有多其物以牵制，使性不得骋，而缓治之者，薯蓣丸。治风气百病，侯氏黑散，填补空窍，须服四十九日是也。有徐徐服以取效，如半夏苦酒煎徐徐呷之，甘蜜半夏汤徐徐咽下是也。

急方，病势急，则方求速效。如仲景急下之，宜大承气急救之，宜四逆汤之类。盖发表欲急则用汤散，攻下欲急则用猛峻。

奇方，单方也。病有定形，药无牵制，意取单锐，见功尤神。如仲景少阴病咽痛用猪肤汤，后世补虚用独参汤、独附汤，又如五苓、五物、三物、七气，皆以奇数名方，七枚五枚等，各有意义，然奇方总是药味少而锐利者也。

偶方，偶对单言，单行力孤不如多品力大。譬如仲景用桂枝麻黄则发表之力大，若单用一味则力弱矣。又如桂枝汤，单用桂枝，而必用生姜以助之，是仍存偶之意也。肾气丸桂附同用，大建中椒姜同用，大承气硝黄同用，皆是此意。

复方，重复之义，两证并见，则两方合用，数证相杂，则化合数方而为一方也。如桂枝二越婢一汤是两方相合，五积散是数方相合。又有本方之外，别加药品。如调胃承气汤，加连翘、薄荷、黄芩、栀子，为凉膈散；再加麻黄、防风、白术、枳壳、厚朴，为通圣散。病之繁重者，药亦繁重也。岐伯言：奇之不去，则偶之，是复方，乃大剂，期于去病矣。又云：偶之不去，则反佐以取之，所谓寒热温凉，反从其病也。夫微小寒热折之可也，若大寒热则必能与异气想格，是以反佐以同其气，复令寒热参合，使其始同终异，是七方之外，有反佐之法。（七方出于岐伯）

补可扶弱，重可镇怯，轻可祛实，宣可去壅，通可行滞，泄可去闭，滑可去着，涩可固脱，湿可润燥，燥可祛湿，寒可胜热，热可制寒，此十二剂之法也。北周徐之才创十剂以治病，后人又加寒热二剂为十二剂。按以湿润燥，此燥病乃内伤虚燥之燥，若外感秋燥之气而病燥者则当以辛凉治之，决不在此例。

竹木之根，主上升，故性升；子主下垂，故性降；茎身居中，能升能降，故性和；枝叶在旁，主宣发，故性散。每一药性，或重在根，或重在实，或重在茎，或重在叶，各就其性之所重，以为药之专长，然又必视其形色气味，参合而得其实，仍未可泛泛以议之也。

生物者，气也。成物者，味也。以奇生则成而偶，以偶生则成而奇。寒气坚，故其味咸，可用以软。热气实，故其味苦，可用以坚。风气散，故其味酸，可用以收。燥气收，故其味辛，可用以散。土者冲气，无所不和，故其味甘，可用以缓。用药之道，总调之使平而已。

药有升降浮沉，生长收藏，以配四时，春升夏浮，秋收冬藏。土居中化，是以味薄者升而生，气薄者降而收，气厚者浮而长，味厚者沉而藏，气味平者化而成。味薄者，甘平辛平，微温微苦之类是。气薄者，甘寒酸平、咸平淡凉之类是。气厚者，甘热辛热之类是。味厚者，苦寒咸寒之类是。气味平者，得土之性，能兼升降也。

酸咸无升，甘辛无降，寒无浮，热无沉。

附子气厚，为阳中之阳。大黄味厚，为阴中之阴。茯苓气薄，为阳中之阴，所以利小便，入手太阳，不离阳之体也。麻黄味薄，为阴中之阳，所以发汗，入手太阴，不离阴之体也。同气之物或味不同，同味之物或气不同，各有厚薄，故性用不等。味之薄者则通，酸苦咸平是也。味之厚者则泄，咸苦酸咸是也。气之厚者发热，辛甘温热是也。气之薄者渗泄，甘淡平凉是也。渗，谓小汗。泄，谓利小便。此辨药之大法，一定而不移者也。

发散是能升发外散，出汗温四肢也。涌是上吐，泄是下利，渗泄是利小便。

治法篇

寒者热之，热者寒之，微者逆之，甚者从之，坚者削之，客者除之，劳者温之，结者散之，留者攻之，燥者濡之，急者缓之，散者收之，损者益之，逸者行之，惊者平之。诸法以寒治热，以热治寒，攻散补平，皆易知之，唯微者逆之，甚者从之，此理极其微妙。盖微者如小贼，可以扑灭，甚者如巨盗，巢穴深固，非诱之不为功。西医治热证，则以冰压胸，此热者寒之之正法也。然热之微者，可以立除，若热之甚者，反逼激其热，使内伏入心而死。譬如被火伤甚重，则忌用冷水浇，恐火毒伏心而死也。然则逆从之法，可不讲耶。

逆者正治，从者反治，热因热用，寒因寒用，塞因塞用，通因通用，其始则同，其终则异，可使破积，可使溃坚，可使气和，可使必已。逆者，以寒治热，以热治寒，故为正治。从者，热病从热，寒病从寒，故为反治。反治之理，热药因寒而得其用，寒药因热而得其用，即所谓反佐之治也。塞因塞用，如满逆不下，从而吐越之。通因通用，如泻痢不止，从而润降之。其始则与病从，所以诱之，其终则与病各异，所以破之也。变幻莫测，故可以破坚积，而期其必愈。

病在下，取之上；病在上，取之下；病在中，旁取之。此言治病不可逐末，当求其原委所在。如大小便不利，病在下也，然多是心肺传移之病，故当取之上。头目耳喉间，病在上也，然多是肝肾之邪上犯，故当取之下。病在中，属脾胃，然多是少阳、厥阴之邪所犯，故宜旁取之。

客气者，天之六气也。同气者，吾身中亦有此六气，与天气之相同也。有客气之为病者，有本气之为病者，皆伤人之正气，伤则气不化，而二便不利矣。故大小便不利者，治其标；大小便利者，治其本。客气之病，从外而内；本气之病，从内而外。大小便不利者，病气皆入于内，故当治其标，而从下解；大小便利者，病气皆在于外，故当治其外之本病。

臭味篇

本于阳者，以气为主，而上行外达，故升而气浮，能走上焦以发表。本于阴者，以味为主，而内行下达，故降而气沉，能行里达下焦。气本于天，味成于地，本天亲上，本地亲下，此药所以分上下表里，而有升降浮沉之别也。

味薄者通，酸苦咸平是也。厚者泄，咸苦酸咸是也。气厚者发热，辛甘温热是也。薄者渗泄，甘淡平凉是也。渗，谓小汗。泄，谓利小便。

气管总统于肺，而上通于鼻，以主呼吸。心之脉管，从肺系以上于舌，而辨五味。

酸味篇

木之性散，其味反酸而主收，何则？相反相成，金木交合之理。得木之味者，皆得金之性，所以酸味皆主收敛。凡酸味皆能生津，何则？津生于肾，而散于肝，木能泄水，子发母气也，酸味引动肝气，故津散出。

酸主收敛，而酸之极者，又能发吐，何则？辛主升散，而辛之极者，则主温降。酸主收敛，而酸之极者则主涌吐。物上极则反下，物下极则反上也。观仲景大小柴胡汤治肝火之吐逆，吴茱萸汤治肝寒之吐逆。知凡吐者，必夹肝木上达之气，乃能发吐，则知导之使吐，亦必引其肝气上行，乃能吐也。二矾极酸，变为涩味，酸则收而引津，涩则遏而不流，肝气过急，反而上逆，故发吐也。且胆矾生铜中，有酸木之味，而正得铜中金收之性。金性缓则能平木气而下行，金性急则能遏木气上吐，金木常变之理，可以细参而得。故得木之味者，皆得金之性。阴阳互换，唯土之性不换，辨味辨药，当详究之。

吐酸有寒热二种，寒酸每吐清冷，热酸常带腐臭。

苦味篇

苦者，火之味，而味之苦者，均不补火，反能泻火，何则？物极则复，阳极阴生，以卦体论，离火之中爻，阴也，是离火中含坎水之象。凡药得火味者，亦即中含水性而能降火，此正水火互根之至理。

泻火之苦药，其色多黄，何则？黄者，土之色，五行之理，成功者退，火之色红，而生土之黄色，是黄者，火之退气所生也，故黄苦之药皆主退火。若味苦而色不黄，则又有兼性矣，当观其何色，辨其所兼何性而用之。

苦之极者，反得水之性，大黄、黄连之类是也。若微苦者，犹或存火之本性，而能补火，巴戟、故纸之类是也，然必微苦之中带辛温，或苦兼辛温，非纯苦也。盖有间味者即有间气，不得以纯于苦者论。

苦者，火之味。苦而兼辛则性温，而有生血之功。若但苦而不辛则性凉，而专主泄血。

甘味篇

药多以味为治。味之甘者，则入脾，故得甘之正味者，正入脾经；若兼苦兼酸兼咸兼辛，则皆甘之间味也，则兼入四脏矣。

土以稼穑作甘，而其实味淡。淡乃土之本味，故参苓白术散主入脾胃，或去头煎，而要其味淡者，有精义焉。

味淡者，皆利小便，土渗湿也。

辛味篇

辛者，金之味。金性主收，今考辛味之药，皆主散而不主收，何则？凡药气味，有体有用，相反而实相成，故得金之味者，皆得木之气，木气上达，所以辛味不主收而主散。木之气温，能去寒；木之气散，能去闭。

咸味篇

凡味之平者，不离其本性。味之极者，必变其本性。譬如微苦者，有温心火之药，而大苦则反寒。故微咸者皆秉寒水之气，而大咸则变热，离中有阴，坎中有阳，皆属一定之理。故微咸者则能引火下行。如旋覆花，味微咸，花色黄，滴露而生，得金之气多，得水之气少，故润利肺金。昆布、海藻，生于水中，味微咸，而具草之质，是秉水木二气之物，故能清火润肝木。即芒硝，咸味虽重，而未至于极，故犹是寒水之性，能大下其火，尚属咸水之本性，而非咸极变化之性。若大咸者，则能助火升发。观火硝咸甚，反为火性，而焚烧，是水中之火也。食盐太多，立时发渴，亦是走血生热之一验。以此类推，则味有本性、有变其本性之分别，不可不辨矣。

病传篇

臂手孙络之居也，浮而缓者，谓无力也。诊孙络之浮缓者，诊尺肤也。盖脉之急者，尺之皮肤亦急。脉缓者，尺之皮肤亦缓。胃府所出之气血，从阳明之五里而出于尺肤，是以诊孙络之浮缓，则知其无力而不能拘积也。不能拘束其积而止之，故往来移行于肠胃之间。胃府之水津，渗注于外，则濯濯有声，盖留滞于孙络，而不能注于大络也。

补五行篇

水火金木不得土，不能各成一器。如天一生水，一得五便为水之成；地二生火，二得五便为火之成；天三生木，三得五便为木之成；地四生金，四得五便为金之成。

五行，质具于地，气行于天。以质言，则曰水火木金土，取天地生成之序也；以气言，则曰木火土金水，取春夏秋冬运行之序也。

卷 七

太阳病篇

病有传变由于经脉，经脉之序准诸伤寒，首编太阳病篇。

太阳为开。

备考： 张介宾云：太阳为开，谓阳气发于外，为三阳之表也；阳明为阖，谓阳气存于内，为三阳之里也；少阳为枢，谓阳气在表里之间，可出可入，如枢转也。张志聪云：开阖者，如户之扉；枢者，扉之转牡也。舍枢不能开阖，舍开阖不能转枢，是以三经者，不得相失也。

上第一条，表明太阳之作用也。

太阳之上，寒气治之，中见少阴。

太阳为标，本为寒，中见少阴^①。太阳为标，本为小肠、为膀胱，中络心与肾。

注： ①六经之气，以风、寒、热、湿、火、燥为本，三阴三阳为标。本标之中见者为中气，如少阳厥阴为表里，阳明太阴为表里，太阳少阴为表里。表里相通，则彼此互为中气，此即上条之义。②脏腑经络之标本，脏腑为本，居里；十二经为标，居表；表里相络者，为中气，居中。所谓络者，乃表里互相为络。如足太阳膀胱经络于肾，足少阴肾亦络于膀胱。余仿此。

上第二条、第三条，表明太阳之本、太阳之标与太阳之中气也。

手太阳病，咽痛，颔肿，不可以顾，肩似拔，臑似折，复耳聋，目黄，颊肿，颈、颔、肩、臑、肘臂外后廉痛。足太阳病，冲头痛，目似脱，项如拔，脊痛，腰似折，髀不可以屈，腘如结，腨如裂，复痔、疟、狂、癫，头囟项痛，目黄，泪出，鼽衄，项、背、腰、尻、腘、腨、脚皆痛，小指不用。

备考： 《内经》分是动病、所生病。是动病，病系三阴三阳之气，转动不息，病因于外。所生病，病系经脉，生于脏腑，病因于内。条内又复以下皆所生病，其上皆是动病。余准此。

上第四条，太阳病之大纲也。

太阳从本从标。

注： 太阳本寒而标阳，标本异气，故或从本，或从标，而治之有先后也。然太阳

亦有中气，其不从中气者，以太阳之中，少阴火也。同于本，则异于标；同于标，则异于本。故不从中气。

上第五条，表明太阳病气之所从也。

太阳之为病，脉浮，头项强痛而恶寒。

注：人周身八万四千毛窍，太阳卫外之气也。若病太阳之气，则通体恶寒；若病太阳之经，则背恶寒。

上第六条，表明太阳之病伤寒者。

太阳病欲解时，从巳至未上。

注：巳未二时，日中而阳气隆，太阳之所主也。邪欲退，正欲复，得天气之助。值时旺而解，盖天之六淫能伤人之正气，而天之十二时能助人之正气也。

上第七条，表明太阳病欲解之时也。

太阳病，外证未解，不可下也，下之为逆。

备考：人病外证未解者，均不可下，不独伤寒太阳病为然，学者一隅三反可也。

太阳病，以火熏之，不得汗，其人必躁，到经不解，必清血，名为火邪。

注：清血，一作圊血。必圊血者，《内经》云：阴络伤则便血是也。

太阳伤寒者，加温针，必惊也。

上第八条、第九条、第十条，表明太阳病而逆治者。

太阳经脉，其终也，戴眼，反折，瘈疭，其色白，绝汗乃出，出乃死矣。

注：绝汗者，汗大如贯珠，转出不流。

上第十一条，表明太阳经脉终之候也。

阳明病篇

伤寒篇法，太阳之后，次以阳明，兹遵其法，编阳明病篇。

阳明为阖。

上第一条，表明阳明之作用也。

阳明之上，燥气治之，中见太阴。

阳明为标，本为燥，其中气为太阴。阳明为标，本为胃与大肠，中络脾肺。

上第二条、第三条，表明阳明之本、阳明之标与阳明之中气也。

手阳明病，齿痛，颈肿，复目黄，口干，鼽衄，喉痹，肩前臑痛，大指次指不用。气有余，则当脉所过者热肿，虚则寒栗不复。足阳明病，洒洒振寒，善呻，数欠，颜黑，病至则恶人与火，闻木声则惕然而惊，心欲动，独闭户塞牖而处，甚则欲上高而歌，弃衣而走，贲响腹胀。复狂疟温淫，汗出，鼽衄，口喎，唇胗，颈肿，喉痹，大腹水肿，膝膑肿痛，循膺、乳、气街、股、伏兔、骭外廉、足跗上皆痛，中指不用。

气盛则身以前皆热，其有余于胃，则消谷善饥、溺色黄。气不足，则身以前皆寒栗，胃中寒则胀满。

上第四条，表明阳明病之大纲也。

阳明不从标本，从乎中。

注： 阳明之中，太阴湿土也。以燥从湿，故不从标本而从中。

上第五条，表明阳明病气之所从也。

阳明之为病，胃家实也。

上第六条，表明阳明伤寒之内证也。

问曰：阳明病，外证云何？答曰：身热，汗自出，不恶寒反恶热也。

上第七条，表明阳明伤寒之外证也。

面目俱赤，语声重浊，呼吸俱粗，大便闭，小便涩，舌苔老黄，甚则黑，有芒刺，但恶热不恶寒，日晡益甚者，阳明温病也。

上第八条，表明阳明温病之候也。

阳明病，欲解时，从申至戌上。

注： 阳明旺于申酉，病气得天时之助，故欲解。而欲解者，特阳明之表证，从微汗而解。若胃家实之证，值旺时，更见发狂谵语矣。

上第九条，表明阳明病欲解之时也。

阳明病，不能食，攻其热，必哕。所以然者，胃中虚冷故也。以其人本虚，故攻其热，必哕。

上第十条，表明阳明伤寒中气虚候也。

阳明温病下后，热退，不可即食，食者必复。周十二时后，缓缓与食，先取清者，勿令饱，饱则必复，复必重也。

上第十一条，表明阳明温病，下后暴食之禁也。

伤寒三日，阳明脉大。

（说明：经脉脉象各条内，已有叙及者，不再赘，阅者当详审焉。）

上第十二条，表明阳明之脉象也。

阳明经脉，其终也。口目动作，喜惊，妄言，色黄，其上下经盛，不仁，则终矣。

注： 上下经者，谓手足阳明之经。盛者，盛于外而绝于内也。不仁者，肌肤不仁，而荣卫之气绝也。

上第十三条，表明阳明经脉终之候也。

少阳病篇

伤寒篇法，阳明之后，次以少阳，兹遵其法，编少阳病篇。

少阳为枢。

上第一条,表明少阳之作用也。

少阳之上,火气治之,中见厥阴。

少阳为标,本为火,其中气为厥阴;少阳为标,本为胆与三焦,中络肝与心包络。

上第二条、第三条,表明少阳之本、少阳之标与少阳之中气也。

手少阳病,耳聋,浑浑焞焞,嗌肿喉痹,又复汗出,目锐眦痛,颊肿,耳前、肩、臑、肘、臂外皆痛,小指次指不用。足少阳病,口苦,善太息,心胁痛,不能转侧,甚则面微有尘,体无膏泽,足外反热,又复头痛,颔痛,目锐眦痛,缺盆中肿痛,胁下肿,马刀侠瘿,汗出,振寒,疟,胸、胁、肋、髀、膝外至胫绝骨外踝前及诸节皆痛,小指次指不用。

注:浑浑,混浊貌。焞焞,无光耀貌。

上第四条,表明少阳病之大纲也。

少阳从本。

注:少阳本火而标阳,标本同气,故从本,而不从中气者,何哉?少阳以厥阴为中气,厥阴,木也,木火同气,木从火化矣,故不从乎中。

上第五条,表明少阳病气之所从也。

少阳之为病,口苦,咽干,目眩也。

注:太阳主表,阳明主里,少阳主半表半里之位。仲景特揭口苦、咽干、目眩为提纲,诚至当不易之理。盖口、咽、目三者,不可谓之表,亦不可谓之里,是表之入里,里之出表处,所谓半表半里也。三者能开能阖,恰合枢机之象。苦干眩者,皆相火上走空窍而为病也。

伤寒,脉弦细,头痛发热者,属少阳。

上第六条、第七条,表明少阳之病伤寒者也。

少阳病,欲解时,从寅至辰上。少阳之气,旺于寅卯,至辰上,而其气已化,阳气大旺,正可胜邪故也。

上第八条,表明少阳病欲解之时也。

少阳经脉,其终也,耳聋,百节皆纵,目𥆨绝系,绝系一日半死。其死也,色先青白,乃死矣。

注:目𥆨,目惊视也。绝系,目系绝也。

上第九条,表明少阳经脉终之候也。

太阴病篇

伤寒篇法,自阳入阴,则首先太阴,兹遵其法,编太阴病篇。

太阴为开。

上第一条，表明太阴之作用也。

太阴之上，湿气治之，中见阳明。

太阴为标，本为湿，中为阳明。太阴为标，本为脾肺，中络胃与大肠。

上第二条、第三条，表明太阴之本、太阴之标与太阴之中气也。

手太阴病，肺胀满，膨膨而喘咳，缺盆中痛，甚则交两手而瞀，又复咳，上气，喘渴烦心，胸满，臑、臂内前廉痛厥，掌中热。气盛有余则肩背痛，风寒汗出，中风，小便数而欠。气虚则肩背痛寒，少气不足以息，溺色变。足太阴病，舌本强，食则呕，胃脘痛，腹胀，善噫，得后与气，则快然如衰，身体皆重，又复舌本痛，体不能动摇，食不下，烦心，心下急痛，溏瘕泄，水闭，黄疸，不能卧，强立，股膝内肿厥，足大指不用。

上第四条，表明太阴病之大纲也。

太阴从本。

注：太阴本湿而标阴，标本同气，故从本，而不从中气。何哉？太阴以阳明为中气。阳明，金也。土金相生，燥从湿化矣，故不从乎中。

上第五条，表明太阴病气之所从也。

太阴之为病，腹满而吐，食不下，自利益甚，时腹自痛，若下之，必胸下结硬。

伤寒，脉浮而缓，手足自温者，系在太阴。

上第六条、第七条，表明太阴之病伤寒者也。

凡病温者，始于手太阴。

备考：手太阴之为病，脉不缓不紧而动数，或两寸独大，尺肤热，头痛，微恶风寒，身热自汗，口渴或不渴，而咳，午后热甚者，名曰温病。银翘散主之。

太阴风温，但咳，身不甚热，微渴，桑菊饮主之。

形似伤寒，但右脉洪大而数，左脉反小于右，口渴甚，面赤，汗大出者，名曰暑温，在手太阴。

头痛，微恶寒，面赤烦渴，舌白，脉濡而数者，虽在冬月，犹为太阴伏暑也。

上第八条，表明太阴之病温者。

太阴病，欲解时，从亥至丑上。

注：太阴为阴中之至阴，阴极于亥，阳生于子，至丑而阳气已增，阴得生阳之气而解也。

上第九条，表明太阴病欲解之时也。

太阴温病，不可发汗，发汗而汗不出者，必发斑疹，汗出过多者，必神昏谵语。

上第十条，表明太阴病温，不可发汗也。

太阴经脉，其终也，腹胀闭不得息，善噫，善呕，呕则逆，逆则面赤，不逆则上下不通，不通则面黑，皮毛焦而终矣。

注：张介宾云：足太阴脉，入腹属脾，故为腹胀闭。手太阴脉，上膈属肺，而主呼吸，故为不得息。胀闭则升降难，不得息则气道滞，故为噫为呕。呕则气逆于上，故为面赤。不逆则痞塞于中，故为上下不通。脾气败则无以制水，故黑色见于面。

上第十一条，表明太阴经脉终之候也。

少阴病篇

伤寒篇法，太阴之后，次以少阴，兹遵其法，编少阴病篇。

少阴为枢。

上第一条，表明少阴之作用也。

少阴之上，热气治之，中见太阳。

少阴为标，本为热，其中气为太阳。少阴为标，本为心肾，中络膀胱与小肠。

上第二条、第三条，表明少阴之本、少阴之标与少阴之中气也。

手少阴病，咽干，心痛，渴而欲饮，又复目黄，胁痛，臑臂内后廉痛厥，掌中热痛。足少阴病，饥不欲食，面如漆紫①，咳唾则有血，喝喝②而喘，坐而欲起，目䀮䀮③如无所见，心如悬若饥状。气不足则善恐，心惕惕如人将捕之，又复口热，舌干，咽肿，上气，嗌干及痛，烦心，心痛，黄疸，肠澼，脊股内后廉痛，痿厥，嗜卧，足下热而痛。

注：①漆紫，一作漆柴。②喝，音噎，噎塞貌。《后汉书·窦宪传》有"宪阴喝不得对"。注：阴喝，犹噎塞也。③䀮，音荒，目不明貌。

上第四条，表明少阴病之大纲也。

少阴从本从标。

注：少阴本热而标阴，标本异气，故或从本，或从标。而治之有先后也，而其不从中气者，以少阴之中，太阳水也，同于本则异于标，同于标则异于本，故不从中气。

上第五条，表明少阴病气之所从也。

少阴之为病，脉微细，但欲寐也。

注：柯韵伯云：仲景以微细之病脉，欲寐之病情，为伤寒少阴提纲，是立法于象外，使人求法于象中。凡证之寒热，与寒热之真假，仿此义以推之，真阴之虚实见矣。陈修园云：所以但欲寐者，少阴主枢转，出入于内外。今则入而不出，内而不外，故似睡非睡、似醒非醒，而神志昏愦也。陈古愚曰：心病于神则脉微，肾病于精则脉细。欲寐病于阴，不得寐病于阳。今欲寐而不得寐，故曰但欲寐。

上第六条，表明少阴伤寒之病候也。

温病耳聋，不卧者，属少阴也。

备考： 温病耳聋，病系少阴，与柴胡汤者，必死。

上第七条，表明少阴温病之候也。

少阴病，欲解时，从子至寅上。

注： 各经解于所旺之时，而少阴独解于夜半阳生之时者，盖阳进则阴退，阳长则阴消，此即所谓阴得阳则解也。

上第八条，表明少阴病欲解之时也。

少阴经脉，其终也。面黑，齿长而垢，腹胀闭，上下不通，而终矣。

注： 吴崑云：肾开窍于二阴，故合闭。既胀且闭则上不食，下不得便，上下不通，心肾隔绝而终矣。

上第九条，表明少阴脉终之候也。

厥阴病篇

伤寒篇法，少阴之后，次以厥阴，兹遵其法，编厥阴病篇。

厥阴为阖。

上第一条，表明厥阴之作用也。

厥阴之上，风气治之，中见少阳。

厥阴为标，本为风，其中气为少阳。厥阴为标，本为肝与心包络，中络胆与三焦。

上第二条、第三条，表明厥阴之本、厥阴之标与厥阴之中气也。

手厥阴病，心中热，臂肘挛急，腋肿，甚则胸胁支满，心中憺憺大动，面赤目黄，喜笑不休，又复烦心，心痛，掌中热。足厥阴病，腰痛不可以俯仰，丈夫㿉疝，妇人少腹肿，甚则嗌干，面尘脱色，又复胸满，呕逆，飧泄，狐疝，遗溺，闭癃。

上第四条，表明厥阴病之大纲也，憺憺动貌。

厥阴不从标本，从乎中。

注： 厥阴之中，少阳火也，木从火化，故不从标本而从中。

备考： 五行之气，以木遇火则从火化，以金遇土则从湿化，总不离于水流湿、火就燥，同气相求之义耳。

六气从化，未必皆为有余。知有余之为病，尤当知其不及之难化也。夫六经之气，时有盛衰，气有余则化生太过，气不及则化生不前。从其化者，化之常，得其常，则化生不息。逆其化者，化之变。值其变则强弱为灾，如木，从大化也。火盛则木从其化，此化之太过也。阳衰则木失其化，此化之不前也。燥，从湿化也。湿盛则燥从其化，此化之太过也。土衰则金失其化，亦化之不前也。五行之气，正对俱然，此标本生化之理。所必然者，化而过者，宜抑。化而不及者，不宜培耶。

上第五条，表明厥阴病气之所从也。

厥阴之为病，消渴，气上撞心，心中疼热，饥而不欲食，食则吐蛔。下之，利不止。

上第六条，表明厥阴之病伤寒者也。

温病，目闭痉厥者，属厥阴也。

上第七条，表明厥阴之病温者也。

厥阴病欲解时，从丑至卯上。

注：少阳旺于寅卯，从丑至卯。阴尽而阳生也。解于此时者，中见少阳之化也。

上第八条，表明厥阴病欲解之时也。

厥阴中风，脉微浮，为欲愈；不浮，为未愈。

上第九条，辨厥阴病欲愈未愈之脉也。

厥阴经脉，其终也，中热，嗌干善溺，心烦，甚则舌卷，卵上缩，而终矣。

上第十条，表明厥阴经脉终之候也。

冲脉病篇

既详十二正经矣，而正经之外，又不可不详其奇经。奇经有八，主身前之阴者，有冲脉，编冲脉病篇。

冲任皆起于胞中，上循脊里，为经络之海。其浮而外者，循腹右上行，会于咽喉，别而络唇口。血气盛则充肤热血，血独盛则淡渗皮肤，生毫毛。妇人有余于气，不足于血。月下，数脱血，任冲并伤，脉不荣其唇口，故须不生焉。宦者去其宗筋，伤其冲脉，血泻不复，皮肤内结，唇口不荣，故须亦不生。天宦未尝破伤，不脱于血，而任冲不盛，宗筋不成，有气无血，唇口不荣，故须亦不生。

上第一条，表明冲脉之作用也。

女子七岁，肾气盛，齿更发长；二七而天癸至，任脉通，太冲脉盛，月事以时下，故有子；七七，任脉虚，太冲脉衰少，天癸竭，地道不通，故形坏而无子也。

上第二条，表明冲脉盛衰之属女者。

冲脉为病，气逆而里急。

上第三条，表明冲脉病之大纲也。

冲为血海，即血室。热则迫血下行，男子亦有是证，不独妇人也。

上第四条，表明冲脉得热，而迫血下行也。

咳逆倚息不得卧，小青龙主之。青龙汤下已，多唾口燥，寸脉沉，尺脉微，手足厥逆，气从小腹上冲胸咽，手足痹，其面翕热如醉状，因复下流阴股，小便难，时复冒者，冲气动也。

病者苦水，面目、身体、四肢皆肿，小便不利。脉之，不言水，反言胸中痛，气上冲咽，状如炙肉者，冲气动也。

上第五条、第六条，表明冲脉气动之候也。

冲气上逆之系于寒者，阳不足也。脉来，中央实坚，径至关，尺寸俱牢，直上直下。证见胸中寒，少腹痛，中满，暴胀，疝瘕，遗溺，胁支满烦，女子绝孕。

上第七条，辨明冲气上逆之系于寒者。

冲气上逆之系于热者，阴不足也。脉来，阴阳俱盛，两手脉，浮之俱有阳，沉之俱有阴。证见咳唾，燥热上抢心，眩仆，四肢如火，心烦，恍惚，痴狂。

上第八条，辨明冲气上逆之系于热者。

气逆则阴精虚，阴精虚则阳气竭，为此病者，不可汗下。汗之下之，必右犯肺、左犯肝、上犯心、下犯肾矣。

上第九条，表明冲气上逆者，不可汗下也。

任脉病篇

奇经有八，主身前之阴者，不仅冲脉，任脉亦主身前之阴也，编任脉病篇。

任脉为病，男子内结七疝，女子带下瘕聚。

注：七疝者，冲疝、狐疝、厥疝、疝瘕、癀疝、㿉癃、癃疝。

任脉为病，苦少腹绕脐，下引横骨，阴中切痛。

任脉为病，苦腹中有气如指，上抢心，拘急，不得俯仰。

上第一条、第二条、第三条，表明任脉之为病也。

寸口脉来，紧细实长至关者，任脉也。

脉来丸丸，横于寸口者，任脉也。

上第四条、第五条，表明任脉之脉象也。

督脉病篇

冲任二脉主身前之阴，而主身后之阳者则为督脉，编督脉病篇。

督脉为病，脊强而厥。

注：此督脉之正脉病。

督脉生病，从小腹上冲心而痛，不得前后，为冲疝。女子不孕，癃闭，遗溺，嗌干。

注：此督脉之别络病也。启玄子云：此乃任冲二脉之病，不知何以属之督脉。李厥明云：督脉虽行于背，而别络，自长强走任脉者，则由小腹直上贯脐，中贯心，入喉，上颐，环唇，而入于目之内眦，故显此诸证。

上第一条、第二条，表明督脉之为病也。

尺寸俱浮，直上直下，此为督脉。腰脊强痛，不得俯仰，大人癫病，小儿风痫。

脉来中央浮，直上直下动者，督脉也，动苦腰背膝寒。

上第三条、第四条，表明督脉病之应于寸关尺者。

带脉病篇

冲任二脉与阳明合于宗筋，会于气街，皆属于带脉，而络于督脉。既详督脉，须详带脉，编带脉病篇。

带脉总束诸脉，使不妄行。如人束带而前垂，故名曰带。

注：人身大经十二，奇经又八，共二十道。而上下周流者，只十九道。缘带脉起于章门，环身一周，络腰而过，总束诸脉，使不妄行耳。

人身强力，亦赖带脉以出。

注：力出于膂，膂在季胁之下，即带脉所在也。《经》曰：身半以上，天气主之，身半以下，地气主之，中为天枢。天枢，在气交之分，正指带脉而言。

妇人恶露，随带脉而下，故谓之带下。

上第一条、第二条、第三条，表明带脉之作用也。

带之为病，溶溶如坐水中。

注：言其腰，溶溶然如坐水中也。

上第四条，表明带脉之为病也。

脉来关部左右弹者，带脉也。

上第五条，表明带脉脉象因病而见于关部也。

二维病篇

周围于身，总束诸脉者，为带脉，而维络于身，灌溉诸经者，则在二维。既详带脉，须详二维，编二维病篇。

人身阳脉既统于督，阴脉既统于任，而诸阳诸阴之散见而会者，又必有以维系而主持之。阳维阴维，为人身之纲维。维络于身，以灌溉诸经者也。

上第一条，表明二维之作用也。

阳维阴维者，维络于身，灌溉诸经者也。阴阳不能自相维，则怅然失志，溶溶不能自收持。

注：溶溶，缓慢貌。

阳维为病，苦寒热；阴维为病，苦心痛。

上第二条、第三条，表明二维之为病也。

寸口脉，从少阴斜至太阳，是阳维脉也。动，苦肌肉痹痒，皮肤痛，下部不仁，汗出而寒；又苦癫仆羊鸣，手足相引，甚者失音不能言。寸口脉，从少阳斜至厥阴，是阴维脉也。动，苦癫痫，僵仆，羊鸣；又苦僵仆，失音，肌肉痹痒，应时自发，汗出恶风，身洗洗然也。

诊得阳维脉浮者，暂起目眩，阳盛实，苦肩息，洒洒如寒。诊得阴维脉沉大而实者，苦胸中痛，胁下支满，心痛。其脉如贯珠者，男子两胁下实，腰中痛，女子阴中痛，如有疮状。

上第四条、第五条，表明二维之脉因病而见于寸口者。

二跷病篇

脉以维系为义者则有二维，而以跷举为义者则有二跷，编二跷病篇。

阳跷主人身左右之阳，阴跷主人身左右之阴，所以使机关跷捷也，故《难经》谓阴络者阴跷之络，阳络者阳跷之络。

注： 张洁古云：跷者，捷疾也。二脉起于足，使人跷疾也。阳跷在肌肉之上，阳脉所行，通贯六腑，主持诸表，故名为阳跷之络。阴跷在肌肉之下，阴脉所行，通贯五脏，主持诸里，故名为阴跷之络。

上第一条，表明二跷之作用也。

跷脉有阴阳，何者当其数。男子数其阳，女子数其阴。数其阳者，阳用事，其跷在阳。数其阴者，阴用事，其跷在阴。

注： 张志聪云：阴跷之脉，从足上行，应地气之上升，故女子数其阴。阴跷之上行者，属目内眦，合阳跷而上行，是阳跷受阴跷之气，复从发际而下行至足，应天气之下降，故男子数其阳。

备考： 尚御公曰：阴跷乃足少阴之别，阳跷乃足太阳之别。男子之宗气荣气，注于太阳之阳跷；女子之宗气荣气，注于少阴之阴跷。气之所注者，故为大经隧；气不荣者，为络脉也。按数其阳，数其阴者，数其大经隧也。

上第二条，表明跷脉以阴阳分男女之作用也。

阳跷病，阴缓而阳急，阳急则狂走、目不昧。

注： 阴缓者，阴脉缓也。阳急者，阳脉急也。目不昧者，目不合也。

阴跷病，阳缓而阴急。阴急，则阴厥，足胫直，五络不通。

人病目闭不得视者，卫气留于阴，不得行于阳。留于阴则阴气盛，阴气盛则阴跷满，不得入于阳，则阳气虚，故目闭也。病目不瞑者，卫气不得入于阴，常留于阳。留于阳则阳气满，阳气满则阳跷盛；不得入于阴则阴气虚，故目不瞑也。

上第三条、第四条、第五条，表明二跻之为病也。

寸口脉前部左右弹者，阳跻也。动，苦腰背痛，又为癫痫，僵仆，羊鸣，恶风，偏枯，瘨痹，身体强。寸口脉后部左右弹者，阴跻也。动，苦癫痫，寒热，皮肤淫痹，又为少腹痛，里急，腰及髋髎下相连，阴中痛，男子阴疝，女子漏下不止。

注：瘨，音顽，痹也。髋，髀骨也。髎，腰下穴也。

上第六条，表明二跻之脉因病而见于寸口者。

卷 八

脏病篇

既详经脉病，须详脏腑病，先编脏病篇。

志意和，则精神专直，魂魄不散，悔怒不起，五脏不受邪矣，反是者病。

食饮不节，起居不时者，阴受之。阴受之，则入五脏。入五脏，则䐜满闭塞，下为飧泄，久为肠澼。

注：阴，太阴脾，䐜胀也。脾气逆，则胀满，太阴为开。开者，则仓廪无所输，而为飧泄，久为肠澼矣。

上第一条、第二条，表明五脏致病之由也。

何谓脏结？答曰：如结胸状，饮食如故，时时下利，寸脉浮，关脉小细沉紧，名曰脏结。舌上白胎滑者，难治。

注：舌上白胎滑者，阴寒甚于下，君火衰于上也。

脏结无阳证，不往来寒热，其人反静。舌上胎滑者，不可攻也。

上第三条、第四条，表明脏结之为病也。

五脏气绝于内者，利不禁，下甚者，手足不仁。

上第五条，表明五脏气绝之候也。

五脏，主存精者也，不可伤。伤则失守而阴虚，阴虚则无气而死。

上第六条，表明五脏伤而气无者。

痹，入脏者，死。

备考：风寒湿气中其腧，其脏气实，则邪不动脏。若神气消亡，则痹聚在脏而死。

猝厥，唇口青，身冷，为入脏，即死。

上第七条、第八条，表明病之入脏而死者。

腑病篇

既详脏病，不可不知有腑病，编腑病篇。

犯贼风虚邪者，阳受之。阳受之，则入六腑，入六腑则身热。不时卧，上为喘呼。

注：入六腑者，谓阳明为之行气于三阳。阳明病，则六腑之气，皆为之病矣。阳明主肉，故身热。胃者，六腑之海，其气亦下行。阳明逆，不得从其故道，故不得以时卧，且上为喘呼。

上第一条，表明腑病之由也。

猝厥，身和，汗自出，为入腑，即愈。

上第二条，表明病之入腑，较入脏为轻而易愈也。

六腑气绝于外者，手足寒，上气，脚缩。

上第三条，表明六腑气绝之候也。

肝病篇

脏腑之病，既合言之，又当分而论之，先编肝病篇。

肝气通于目，肝和则目能辨五色矣。

上第一条，表明肝和而无病者也。

肝有邪，其气留于两腋。

注：人之神气，从血脉而游于机关之室。若五脏有邪，则气留于此，而不得布散矣。

上第二条，表明肝气之留于虚者也。

有所堕坠，恶血留内。若有所大怒，气上而不下，积于胁下而伤肝。

上第三条，表明肝伤之由也。

邪在肝，则两胁中痛，寒中①。恶血在内②，行善掣节③，时脚肿。

注：①两阴交尽，为厥阴。病则不能生阳，故寒中。②内，脉内也。③行则掣节而痛，此恶血留于脉内，脉度循于骨节也。

肝病者，两胁下痛引少腹，令人善怒，虚则目䀮䀮无所见，耳无所闻，善恐，如人将捕之。气逆则头痛，耳聋不聪，颊肿。

上第四条、第五条，表明肝病之大纲也。

肝之积，名曰肥气，在左胁下，如覆杯，有头足。久不愈，令人发咳逆、疟疾，连岁不已。以季夏戊己日得之。何以言之？肺病传肝，肝当传脾，脾季夏适旺，旺时不受邪，肝复欲还肺，肺不肯受，故留结为积。

上第六条，表明肝脏之积病也。

肝着，其人常欲蹈其胸上，先未苦时，但欲饮热。

上第七条，表明肝着之为病也。

肝胀者，胁下满而痛引小腹。

备考：《灵枢·胀论》曰：黄帝曰：脉之应于寸口，如何而胀？岐伯曰：其脉大坚，以涩者胀也。黄帝曰：何以知脏腑之胀也？岐伯曰：阴为脏，阳为腑（张志聪云：此言卫气之行于形身脏腑之外内，有顺有逆，逆顺不从，在外则为脉胀肤胀，在内则为脏腑之胀矣。寸口坚大为阳脉，涩为阴脉。阴为脏，阳为腑，以脉之阴阳，则知脏腑之胀矣）。黄帝曰：夫气之令人胀也，在于血脉之中耶，脏腑之内乎？岐伯曰：三者皆存焉，然非胀之舍也。黄帝曰：愿闻胀之舍。岐伯曰：夫胀者，皆在于脏腑之外，排脏腑，而郭胸胁，胀皮肤，故命曰胀（姚士因曰：此病在气，而及于脏腑血脉之有形，故三者皆存焉，然非胀之舍也。胀之舍，在内者，皆在于脏腑之外，空郭之中。在外者，胀于皮肤腠理之间，故命曰胀，谓胀在无形之气分也）。

夫胸腹，脏腑之郭也；膻中者，心主之宫城也；胃者，太仓也；咽喉、小肠者，传送也；胃之五窍者，闾里门户也；廉泉、玉英者，津液之道也。故五脏六腑者，各有畔界，其病各有形状。营气循脉，卫气逆为脉胀；卫气并脉循分，为肤胀。三里而泻，近者一下，远者三下，无问虚实，工在疾泻（张志聪云：此言卫气生于胃府水谷之精，日行于阳，夜行于阴，逆于阳则为脉胀肤胀，逆于阴则为空郭之胀，及五脏六腑之胀。夫胸腹者，脏腑之郭。膻中者，心主之宫城。胀者，皆在于脏腑之外。排脏腑而郭胸胁，此卫气逆于阴，而将为脏腑之胀矣。胃主纳水谷，为太仓而居中焦。在上为咽喉，主传气而送水谷，在下口为小肠，主传送糟粕津汁。胃之五窍，犹闾里之门户。盖水谷入胃，其味有五，津液各走其道，酸先入肝，苦先入心，甘先入脾，辛先入肺，咸先入肾。五脏，主藏水谷之精者也，其流溢于下焦之津液，从任脉而出于廉泉、玉英，以濡上之空窍，故五脏六腑，各有界畔，其病各有形状也。如营气循脉，卫气逆于脉中，则为脉胀。若并脉而循行于分肉，则为肤胀。盖卫气虽常然并脉循行于分肉，而行有逆顺。若并脉循行，而乘于脉中，则为脉胀。行于肤肉，则为肤胀，此皆卫气之逆行，当取足阳明胃经之三里而泻之。在于肤脉而近者，一泻，在于城郭而远者，三下，无问虚实，工在疾泻。盖留之，则为脏腑之胀矣。卫气出于太仓，故泻胃之主里。吴氏曰：卫气逆于空郭之中，则为鼓胀着于募原，而传送液道阻塞者，则为肠胃之胀。门户界畔不清者，则为五脏之胀，此皆胃府之门户道路，故泻足之三里。若病久而成虚者，泻之反伤胃气。故曰：工在疾泻。疾泻者，治其始蒙也。杨元如曰：逆则生长之机，渐消故久而未有不成虚者。审其传送阻塞者，泻之。门户液道不通者，通之。界畔不清者，理之。正气不足者，补之。补泻疏理兼用，斯为治胀之良法。若新病而不大虚者，急宜攻之，可一鼓而下。朱永年曰：医者只知泻以消胀，焉知其中之门户道路。知其门户道路，可以批却导窍矣。故本经乃端本澄源之学。倪冲之曰：廉泉、玉英者，津液之道也。液道不通，则空窍闭塞，而气逆于中矣，故治胀者，当先通其津液。故曰：若欲下之，必先举之）。黄帝曰：愿闻胀形。岐伯曰：夫心胀者，烦心短气，卧不安；肺胀者，虚满而喘咳；肝胀者，胁下满，而痛引小腹；脾胀者，善哕，四肢烦悗，体重不能胜衣，卧不安；肾胀者，腹满引背，央央然腰髀痛。六腑胀，胃胀者，腹满胃脘痛，鼻闻焦臭，妨于食，大便难；大肠胀者，肠鸣而痛濯濯，冬日重感于寒，则飧泄不化；小肠胀者，少腹䐜胀，引腰而痛；膀胱胀者，少腹满而气癃；三焦胀者，气满于皮肤中，轻轻然而不坚；胆胀者，胁下痛胀，口中苦，善太息。吴氏曰：此卫气逆于城郭之中，而为脏腑之胀也。愿闻胀形者，问五脏六腑之胀形，始在无形而及于有形也。

黄帝曰：胀者焉生，何因而有？岐伯曰：卫气之在身也，常然并脉，循分肉，行有逆顺，阴阳相随，乃得天和，五脏更始，四时有序，五谷乃化。然后厥气在下，荣卫留止，寒气逆上，真邪相攻，两气相搏，乃合为胀也（张志聪云：此言卫气逆行，因下焦寒气之所致也。夫卫气之在身也，常然并脉，循于分肉，而行有逆顺。盖卫气与脉内之荣气，相逆顺而行也。阴阳相随者，谓脉外之荣卫相将而行。阴阳清浊，有逆有顺，乃得天和。应天气之右旋而西转，经水皆归于东流，得天地自然之和气也。五脏更始者，谓荣行于脏腑经脉，外内出入，阴阳递更，终而复始也。四时有序者，谓卫气日行于阳、夜行于阴，应四时寒暑之往来也。阴阳和平，五谷乃化，而荣卫生焉。此先论其阴阳和调，然后论厥逆之因，乃厥逆在下，荣卫留止，寒气逆上，真邪相攻，两气相搏，乃合为胀也）。黄帝曰：善。何以解惑？岐伯曰：合之于真，三合而得。帝曰：善（张志聪云：真者，所受于天，与谷气并而充身者也。下焦先天之真元，上与阳明相合，化水谷之精微，生此荣卫二气。元真之气，通会于腠理，与荣卫合并而充行于形身者也。故荣卫二气，合之于真元，三合，而得其厥逆之因矣。如天真之气，厥逆在下，则荣卫之气，留止于上矣。下焦寒水之气上逆，则真邪相攻，荣卫两气相搏，乃合而为胀也。吴崑云：元真之气，太乙之真元也，与寒水之气相合，故真邪相搏，则真气反厥于下，而寒气反逆于上矣。真气不得上合于荣卫，则荣卫留止矣）。

上第八条，表明肝胀之为病也。

肝疟者，令人色苍苍然，太息，其状若死者。

备考：《疟论》曰：黄帝问曰：夫痎疟皆生于风（张介宾云：痎，皆也。疟，残疟之谓。疟证虽多，皆谓之虐，故曰痎疟）。其蓄作有时者，何也（马仲化云：蓄，即积之义。不发之谓蓄，发时之谓作）。岐伯对曰：疟之始发也，先起于毫毛，伸欠乃作，寒栗鼓颔，腰脊俱痛，塞去则内外皆热，头痛如破，渴欲冷饮（张介宾云：鼓者，振悚之谓。伸者，伸其四体，邪动于经也。欠者，呵欠也，阴阳争引而然）。帝曰：何气使然？愿闻其道。岐伯曰：阴阳上下交争，虚实更作，阴阳相移也（启玄子云：阳气者，下行极而上；阴气者，上行极而下，故曰阴阳上下交争也。阳虚则外寒，阴虚则内热；阳盛则外热，阴盛则内寒，由此寒去热生，则虚实更作，阴阳之气相移易也）。阳并于阴，则阴实而阳虚（高士宗云：相移者，相并之义，如阳气相移而并于阴，则阴实而阳虚，须知阴气相移而并于阳，则阳实而阴虚。不言者，省文也）。阳明虚，则寒栗鼓颔也，巨阳虚则腰背头项痛（《滑寿集》云：此下当有少阳虚一节。卢氏《疟疟论疏》云：不列少阳形证者，以太阳为开，阳明为阖，少阳为枢，而开之能开，阖之能阖，枢转之也）。三阳俱虚则阴气胜，阴气胜则骨寒而痛（张介宾云：阴胜则阳气不行，血脉凝滞，故骨寒而痛。《终始》篇曰：病痛者，阴也。）寒生于内，故中外皆寒。阳盛则外热，阴虚则内热，外内皆热则喘而渴，故欲冷饮也，此皆得之夏伤于暑。热气盛藏于皮肤之内、肠胃之外，此荣气之所舍也（张介宾云：皮肤之内、肠胃之外，盖即经脉间耳。荣行脉中，故曰此荣气之所舍也。张志聪云：舍，即经隧所历之界分。每有界分，必有其舍，如行人之有传舍也）。此令人汗空疏。（高士宗云：暑气伤荣，则肌表不和，此令人汗孔疏而腠理开也。空，孔也）。腠理开，因得秋气，汗出遇风，及得之以浴，水气舍于皮肤之内（马仲化云：夫暑热伏于荣，而风寒居于卫。荣专在内，无自而发，卫行于外，二邪随之，以出入焉）。与卫气并居，卫气者，昼日行于阳，夜行于阴，此气得阳而外出，得阴而内薄，内外相薄，是以日作。帝曰：其间日而作者，何也？岐伯曰：其气之舍深，内薄于阴，阳气独发。阴邪内着，阴与阳争，不得出，是以间日而作也（王冰云：不与卫气相逢会，故隔日发也）。帝曰：善。其作日晏与其日早者，何气使然？岐伯曰：邪气客于风府，循膂而下（王冰云：风府，穴名，在项上，入发际大筋内宛宛中。张介宾云：膂，吕同。脊骨曰吕，象形也。下者，下行至尾骶也）。卫气一日一夜，大会于风府，其明日，曰下一节，故其作也晏，此先客于脊背也。每至于风府则腠理开，腠理开则邪气入，邪气入则病作，以此日作稍益晏也。其出于风府，曰下一节，二十五日，下至骶骨（栎窗多纪云：骶骨，《岁露》篇作尾底，知是骶，即底会意）。二十六日，入于脊内，注于伏膂之脉（栎窗多纪云：《灵枢》《甲乙》《太素》，全元起、巢元方，二十五日作二十一日，二十六日作二十二日。马仲化云：此曰二十五日者，连风府之项骨三椎而言。彼曰二十一者，除项骨言，自大椎而始也，故二十六日与二十二日亦不同。张介宾云：项骨三节，脊骨二十一节，共二十四节。邪气自风府，曰下一节，故于二十五日下至尾骶，复自后而前，故于二十六日入脊内。按自风府始，则不除项骨者，化为有理）。其气上行九日，出于缺盆之中（吴崑云：气上行，无关节之窒，故九日出于缺盆。栎窗多纪云：缺盆，非阳明胃经之缺盆。《骨度》篇云：结喉以下，至缺盆中，长四寸，缺盆以下至髑骬，长九寸。《骨空论》云：治其喉中央，在缺盆中者。《本输》篇云：缺盆之中，任脉也，名曰天突，俱非胃经之缺盆，乃指任脉天突穴而言耳）。其气日高，故作日益早也。其间日发者，由邪气内薄于五脏，横连膜原也。其道远，其气深，其行迟，不能与卫气俱行，不得皆出，故间日乃作也。帝曰：夫子言卫气每至于风府，腠理乃发，发则邪气入，入则病作。今卫气日下一节，其气之发也，不当风府，其日作者奈何？岐伯曰：此邪气客于头项，循膂而下者也，故虚实不同，邪中异所，则不得当其风府也。故邪中于头项者，气至头项而病；中于背者，气至背而病；中于腰脊者，气至腰脊而病；中于手足者，气至手足而病。卫气之所在，与邪气相合，则病作。故风无常府，卫气之所发，必开其腠理，邪气之所合，则其府也（王冰云：虚实不同，邪中异所。卫邪相合，病则发焉，不必悉当风府而发作也）。帝曰：善。夫风之与疟也，相似同类，而风独常在。疟得有时而休者，何也？岐伯曰：风气留其处，故常在，疟气随经络，沉以内薄，故卫气应乃作。帝曰：疟先寒而后热者，何也？岐伯曰：夏伤于大暑，其汗大出，腠理开发，因遇夏气凄沧之水寒，藏于腠理皮肤之中，秋伤于风，则病成矣。夫寒者，阴气也；风者，阳气也。先伤于寒，而后伤于风，故先寒而后热也，病以时作，名曰寒疟（栎窗多纪云：按上文云，疟之始发也，先起于毫毛，伸欠乃作，寒栗鼓颔，腰脊俱痛。寒去则内外皆热，此乃疟之正证也。李中梓云：温疟瘅疟，皆非真疟也，知是寒疟，特真疟耳。帝曰：先热而后寒者，何也？岐伯曰：此先伤于风，而后伤于寒，故先热而后寒也，亦以时作，名曰温疟（马仲化云：据后以冬中于风而发于春者，为温疟，则温疟非夏感于暑而发于秋者比也，故今秋时之疟，唯先寒而后热者最多。要知温疟原非秋时有也）。其但热而不寒者，阴气先绝，阳气独发，则少气烦闷，手足热而欲呕，名曰瘅疟（王冰云：瘅，热也，极热为之也）。帝曰：夫《经》言（出《灵枢·逆顺》篇，下同）有余者泻之，不足者补之，今热为有余，寒为不足。夫疟者之寒，汤火不能温也，及其热，冰水不能寒也，此皆有余不足之类。当此之时，良工不能止，必须其自衰乃刺之，其故何也？愿闻其说。岐伯曰：《经》言无刺熇熇（热盛貌）之热，无刺浑浑之脉（脉以邪盛而乱，无端绪也。《文选·七发》注：浑浑，波相随貌）。无刺漉漉（汗大出貌）之汗，故为其病逆，未可治也。夫疟之始发也，阳气并于阴，当是之时，阳虚而阴盛，外无气，故先寒栗也。阴气逆极，则复出之阳，阳与阴复并于外，则阴虚而阳实，故先热而渴。夫疟气者，并于阳则阳胜，并于阴则阴胜。阴胜则寒，阳胜则热。疟者，风寒之气不常也。病极则复，至病之发也，如火之热，如风雨不可当也。故《经》言：方其盛时，必毁（《太素》作"勿敢必毁"。栎窗多纪云：按《灵枢·逆顺》篇云：方其盛也，勿敢毁伤，当从《太素》文）。因其衰也，事必大昌，此之谓也（王冰云：方，正也。正盛泻之，或伤真气，故必毁。病气衰已，补其经气，则邪气弥退，正气安平，故必大昌也）。夫疟之未发也，阴未并阳，阳未并阴，因而调之，真气得安，邪气乃亡。故工不能治其已发，为其气逆也（马仲化云：按后人用药，必常在疟气未发之前方有效，不但用针为然，若疟发而用药，则寒药助寒，热药助热，反无益而增其病势矣）。帝曰：善。攻之奈何？早晏何如？岐伯曰：疟之且发也，阴阳之且移也，必从四末始也。阳已伤，阴从之，故先其时，坚束其处，令邪气不得入，阴气不得出，审候见之，在孙络盛坚而血者，皆取之，此真往而未得并者也（王冰云：言牢缚四肢，令气各在其处，则邪所居处，必自见之。既见之则刺出其血，尔往，犹去也。《新校正》云：按《甲乙经》真往作"其往"。《太素》作"直往"。吴崑云：其处，谓臑上也，取血之法，今北人行之。张介宾云：其处，谓四关之上也。今北人多行此法，砭出其血，谓之放寒。张志聪云：坚束其四末，令邪在此经者，不得入于彼经。彼经之经气，不得出而并于此经。栎窗多纪云：志注为允当。《千金》作故气未并，先其时一食顷，用细条索坚束其手足十指，令邪气不得入，阴气不得出，过时乃解，此亦一法）。帝曰：疟不发，其应何如？岐伯曰：疟气者，必更盛更虚，当气之所在也。病在阳则热而脉躁，在阴则寒而脉静，极则阴阳俱衰，卫气相离，故病得休，卫气集则复病也。帝曰：时有间二日或至数日发，或渴或不渴，其故何也？岐伯曰：其间日者，邪气与卫气（栎窗多纪云：吴崑移"与卫气"三字于下句，作"邪气客于六腑，而有时与卫气相失"，文理始明。）客于六腑，而有时相失，不能相得，故休数日乃作也（李中梓云：客，犹会也。张志聪云：六腑者，谓六腑之膜原也。脏之膜原而间日发者，乃胸中之膈膜，其道近，六腑之膜原，更下而远，故有间二日，或至于数日也。栎窗多纪云：考上文并无客于六腑之说，疑是风府之讹）。疟者，阴阳更胜也，或甚或不甚，故或渴或不渴。帝曰：论言夏伤于暑，秋必病疟。今疟不必应者，何也？岐伯曰：此应四时者也（吴崑云：应，当也。张介宾云：夏伤于暑，秋必病疟，此应四时者也）。其病异形者，反四时也（吴崑云：谓春时应暖而反大凉，夏时应热而反大寒，秋时应凉而反大温，冬时应寒而反大热。疟病异形，职由此也。张志聪云：非留畜之邪，乃感四时之气而为病也）。其以秋病者，寒甚（王冰云：秋气清凉，阳气下降，热藏肌肉，故寒甚也）。以冬病者，寒不甚（王冰云：冬气严冽，阳气伏藏，不与寒争，故寒不甚）。以春病者，恶风（王冰云：春气温和，阳气外泄，腠理开发，故恶于风）。以夏病者，多汗（王冰云：夏气暑热，津液充盈，外泄皮肤，故多汗也）。帝曰：夫病温疟与寒疟而皆安舍，舍于何脏？岐伯曰：温疟者，得之冬中于风，寒气藏于骨髓之中，至春则阳气大发，邪气不能自出，因遇大暑，脑髓烁，肌肉消，腠理发泄，或有所用力，邪气与汗皆出。此病藏于肾，其气先后内出之于外也（王冰云：肾主于冬，冬主骨髓，脑为髓海，上下相应。厥热上熏，故脑髓消烁，消烁则热气外薄，故肌肉减削，而病藏于肾也）。如是者，阴虚而阳盛，阳盛则热矣，衰则气复反入（张介宾云：阳极而衰，故复入于阴分）。入则阳虚，阳虚则寒矣。故先热而后寒，名曰温疟（高士宗云：上文因寒疟而及温疟，故寒疟详而温疟略，此问温疟而兼寒疟，故下文但论温疟，而不复言寒疟也）。帝曰：瘅疟何如？岐伯曰：瘅疟者，肺素有热，气盛于身，厥热上冲，中气实而不外泄，因有所用力，腠理开，风寒舍于皮肤之内、分肉之间而发，发则阳气盛，阳气盛而不衰则病矣。其气不及于阴（高士宗据全本《太素》及作反，注云：上文温疟，气复反入，故先热后寒。瘅疟，其气不反于阴，故但热而不寒）。故但热而不寒，气内藏于心，而外舍于分肉之间，令人消烁肌肉，故命曰瘅疟（马仲化云：此热气者，内藏于心肺，而外合于分肉，令人消烁肌肉，病命曰瘅疟。由此观之，则瘅疟之所舍者，肺与心耳。李中梓云：肺素有热，气藏于心，即此二语。火来乘金，阴虚阳亢，明是不足之证，夹外邪而然，故温疟、瘅疟皆非真疟也）。帝曰：善。

《刺疟论》曰：足太阳之疟，令人腰痛头重，寒从背起，先寒后热，熇熇（甚热状）暍暍然（亦热盛也），热止汗出，难已，刺郄中出血。足少阳之疟，令人身体解㑊，（栎窗多纪注：解，即懈。㑊，即亦，与易通。解㑊者，懈惰易其平常之义）。寒不甚，热不甚（张介宾云：病在半表半里也）。恶见人，见人心惕惕然（胆与肝合也），热多汗出甚，刺足少阳。足阳明之疟，令人先寒洒淅，洒淅寒甚，久乃热，热去汗出，喜见日月光火气，乃快然（洒淅，寒惊貌。张介宾云：《经脉》篇曰：阳明病至，则恶人与火，今反喜见之者，阳明受阴邪，胃之虚也）。刺足阳明跗上。足太阴之疟，令人不乐，好太息，（吴崑云：脾脉病则不运，不运则膻中之气不化，故不乐，气塞于膻中，必嘘出之而后利，故好太息）。不嗜食，多寒热汗出，病至则善呕，呕已乃衰，即取之。足少阴之疟，令人呕吐甚，多寒热，热多寒少，欲闭户牖而处（张介宾云：肾病则阴虚，阴虚故热多寒少。病在阴者，喜静，故欲闭户牖而处）。其病难已（张介宾云：肾为至阴之脏，而邪居之，故病深难已）。足厥阴之疟，令人腰痛，少腹满，小便不利，如癃状，非癃也。数便，意恐惧（吴崑云：肝不足也）。气不足，腹中悒悒，刺足厥阴。肺疟者，令人心寒，寒甚，热，热间喜惊，如有所见者，刺手太阴、阳明（张介宾云：肺者，心之盖，以寒邪而乘所不胜，故肺疟者，令人心寒，心气受伤，故善惊如有所见）。心疟者，令人烦心甚，欲得清水，反寒多，不甚热（吴崑云：阳并于里则烦心，欲得清水，阴出之表，则无肌热而外寒）。刺手少阴。肝疟者，令人色苍苍然太息，其状若死者，刺足厥阴见血。脾疟者，令人寒，腹中痛。热则肠中鸣，鸣已汗出（张志聪云：湿热下行则肠鸣，上蒸则汗出也，鸣已汗出者，下行极而上也）。刺足太阴。肾疟者，令人洒洒然，腰脊痛，宛转大便难（栎窗多纪云：宛，屈也。转，运也。此状大便难也）。目眴眴然（张介宾云：眴，音眩。眴眴然，眩动貌，目视不明，水之亏也。栎窗多纪云：眴眩，古字通，见扬雄《剧秦美新》文，晕之状也）。手足寒，刺足太阳、少阴。胃疟者（张介宾云：腑有六而此独言胃者，以胃为六腑之长也），令人且病也，善饥而不能食，食而支满腹大，刺足阳明、太阴横脉出血。

上第九条，表明肝疟之病候也。

肝咳之状，咳则两胁下痛，甚则不可以转，转则胠下满。

备考：《咳论》篇（吴崑云：有声之谓咳，连声之谓嗽。不言嗽者，省文也。栎窗多纪云：按释名，咳，刻也，气奔至，出入不平调，若刻物也。嗽，促也，用力急促也，吴意正与此符，后人或以嗽为阳，咳为阴，无考据。刘完素谓无痰有声为咳，无声有痰为嗽，亦无考据）黄帝问曰：肺之令人咳，何也？岐伯对曰：五脏六腑，皆令人咳，非独肺也。帝曰：愿闻其状。岐伯曰：皮毛者，肺之合也。皮毛先受邪气，邪气以从其合也。其寒饮食入胃，从肺脉上至于肺则肺寒，肺寒则外内合邪，因而客之，则为肺咳（王冰云：肺脉起于中焦，下络大肠，还循胃口，上膈属肺，故云从肺脉上至于肺也。栎窗多纪云：《邪气脏腑病形》篇云：形寒寒饮则伤肺，以其两寒相感，中外皆伤，故逆而上行。汪昂云：皮毛受寒为外伤寒，食寒饮冷为内伤寒。今人唯知外伤寒，而不知有内伤寒，讹为阴证者，是也。不读《内经》，焉能知此，简按内伤寒固有之，然与阴证迥别）。五脏各以其时受病，非其时，各传以与之（王冰云：时，谓王月也，非王月则不受邪，故各传以与之。张介宾云：肝当受病于春，以其时也。然有非木令之时，而肝亦病者，正以肺先受邪，而能传以与之。凡诸脏腑之非时受邪者，其义皆然。汪昂云：马仲化注作肺传邪于五脏而咳。李士材宗之，谬。观篇首肺之令人咳，篇后关于肺二语，则咳之必由于肺，明矣）。人与天地相参，故五脏各以时治。感于寒则受病，微则为咳，甚者为泄、为痛（吴崑云：上文言外内合邪，故为病亦兼内外。咳，外证也。泄，里证也。寒在表则身痛，寒在里则腹痛，是兼乎内外者也）。乘秋，则肺先受邪；乘春，则肝先受之；乘夏，则心先受之；乘至阴，则脾先受之（高士宗云：脾为阴中之至阴，寄王四时，乘至阴，即其王时也）；乘冬，则肾先受（吴崑云：先受之，则次便及乎肺，而为咳矣）。帝曰：何以异之？岐伯曰：肺咳之状，咳而喘息有音，甚则唾血；心咳之状，咳则心痛，喉中介介如梗状，甚则咽肿喉痹（吴崑云：介介，坚硬而有妨碍之意）；肝咳之状，咳则两胁下痛，甚则不可以转侧，两胠下满；脾咳之状，咳则右胁下痛，阴阴引肩背，甚则不可以动，动则咳剧（王冰云：脾气连肺，故痛引肩背也。脾气主右，故右胠下，阴阴然深慢痛也）；肾咳之状，咳则腰背相引而痛，甚则咳涎。帝曰：六腑之咳奈何？安所受病？岐伯曰：五脏之久咳，乃移于六腑。脾咳不已，则胃受之，胃咳之状，咳而呕，呕甚则长虫出（王冰云：脾与胃合，寒则呕，呕甚则肠气逆上，故蚘出。东方朔《神异经》云：人腹中蚘虫，其状如蚓，此消谷虫也，多则伤人，少则谷不化）；肝咳不已，则胆受之，胆咳之状，咳呕胆汁；肺咳不已，则大肠受之，大肠咳状，咳而遗矢；心咳不已，则小肠受之，小肠咳状，咳而矢气，气与咳俱失；肾咳不已，则膀胱受之，膀胱咳状，咳而遗溺；久咳不已，则三焦受之，三焦咳状，咳而腹满，不欲食饮。此皆聚于胃，关于肺，使人多涕唾而面浮肿，气逆也（马仲化云：夫五脏六腑之咳如此，然皆受之于胃，以胃为五脏六腑之主也。关之于肺，以肺先受邪，而后传之于别脏别腑也，使人多涕唾而面浮肿，皆以气逆于上故耳，此乃脏腑咳疾之总语也）。

上第十条，表明肝咳之病状也。

肝痹者，夜卧则惊，多饮，数小便，上为引如怀。

肝痹，一名曰厥，胁痛，出食。

备考：《痹论》篇曰：黄帝问曰：痹之安生？岐伯对曰：风寒湿三气杂至，合而为痹也（痹，闭也。风寒湿三气杂至，则壅闭经络，血气不行，而病为痹，即痛风不仁之属。栎窗多纪云：按《经》中痹有四义：有为病在于阴之总称者，见于《寿夭刚柔》篇；有专为闭塞之义者，如食痹、喉痹是也；有为麻痹之痹，王注云尫痹是也；有为痛风历节之义，如本篇行痹、痛痹、着痹之类是也。此他总不离乎闭塞之义，学者宜细玩焉。又一切经音义，引《仓颉篇》云：痹，手足不仁也）。其风气胜者为行痹（马仲化曰：如虫行于头面四体也。张介宾云：凡走注历节疼痛之类皆是），寒气胜者为痛痹（张介宾云：阴寒之气，客于肌肉筋骨之间，则凝结不散，阳气不行，故痛不可当，即痛风也），湿气胜者为着痹也（张介宾云：着痹者，肢体重着不移，或为顽木不仁，湿从土化，病多发于肌肉）。帝曰：其有五者何也？岐伯曰：以冬遇此者为骨痹，以春遇此者为筋痹，以夏遇此者为脉痹，以至阴遇此者为肌痹，以秋遇此者为皮痹（楼氏云：凡风寒湿所为行痹、痛痹、着痹之病，冬遇此者为骨痹，春遇此者为筋痹，夏遇此者为脉痹，长夏遇此者为肌痹，秋遇此者为皮痹，皆以所遇之时，所客之处命名。非此行痹、痛痹、着痹之外，又别有骨痹、筋痹、脉痹、肌痹、皮痹也）。帝曰：内舍五脏六腑，何气使然？岐伯曰：五脏皆有合，病久而不去者，内舍于其合也。故骨痹不已，复感于邪，内舍于肾；筋痹不已，复感于邪，内舍于肝；脉痹不已，复感于邪，内舍于心；肌痹不已，复感于邪，内舍于脾；皮痹不已，复感于邪，内舍于肺。所谓痹者，各以其时重感于风寒湿之气也（王冰云：时，谓气王之月也。肝王春，心王夏，肺王秋，肾王冬，脾王四季之月。感，谓感应也）。凡痹之客五脏者，肺痹者，烦满喘而呕；心痹者，脉不通，烦则心下鼓，暴上气而喘，嗌干善噫，厥气上则恐；肝痹者，夜卧则惊，多饮，数小便，上为引如怀；肾痹者，善胀，尻以代踵，脊以代头；脾痹者，四肢解堕，发咳呕汁，上为大塞；肠痹者，数饮而出不得，中气喘争，时发飧泄；胞痹者，少腹膀胱按之内痛，若沃以汤，涩于小便，上为清涕。阴气者，静则神藏，躁则消亡。饮食自倍，肠胃乃伤（马仲化云：此言脏腑所以成痹者，以其内伤为本，而后外邪得以乘之也。阴气者，荣气也。阴气精专，随宗气以行于经脉之中。唯其静则五脏之神自藏而不消亡，若躁则五脏之神消亡而不能藏矣。所以有五痹者，必重感于邪，而成五脏之痹也。至于六腑之所以成痹者，何哉？饮食固以养人，而倍用适以害人，故饮食自倍，肠胃乃伤也。肠胃既伤，则邪得以乘俞入之，而为痹矣。按《生气通天论》云：阳气者，精则养神，柔则养筋。论卫气也，此节云云，论荣气也。王注分脏腑，看书有法，但不知阴气为荣气耳）。淫气喘息，痹聚在肺（马仲化云：邪气浸淫，喘息靡宁，正以肺主气，唯痹聚在肺，故喘息若是，下文意并同。《说文》：淫，浸淫随理也。徐春甫云：随其脉理而浸渍也）；淫气忧思，痹聚在心；淫气遗溺，痹聚在肾；淫气乏竭，痹聚在肝；淫气肌绝，痹聚在脾。诸痹不已，亦益内也（王冰云：从外不去，则益深至于身内）。其风气胜者，其人易已也（张介宾云：风为阳邪，可以散之，故易已。然则寒湿二痹，愈之较难，以阴邪留滞，不易行也）。帝曰：痹，其时有死者，或疼久者，或易已者，其故何也？岐伯曰：其入脏者死，其留连筋骨间者疼久，其留皮肤间者易已。帝曰：其客于六腑者何也？岐伯曰：此亦其食饮居处，为其病本也（王冰云：四方虽土地温凉高下不同，物性刚柔食居不异，但动

316

过其分，则六腑致伤。《阴阳应象大论》曰：水谷之寒热，感则害六腑。高士宗云：犹言食饮自倍，居处失宜，乃腑痹之病本也）。六腑亦各有俞，风寒湿气中其俞，而食饮应之，循俞而入，各舍其腑也（马仲化云：六腑之分肉，皆各有俞穴。风寒湿之三气，外中其俞，而内之饮食失节应之，则邪气循俞而入）。帝曰：以针治之奈何？岐伯曰：五脏有俞，六腑有合，循脉之分，各有所发，各随其过，则病瘳也（《甲乙经》"随"作"治"。张志聪云：各随其有过之处而取之也）。帝曰：荣卫之气亦令人痹乎？岐伯曰：荣者，水谷之精气也，和调于五脏，洒陈于六腑，乃能入于脉也，故循脉上下，贯五脏，络六腑也。卫者，水谷之悍气也（张介宾云：卫气者，阳气也。阳气之至，浮盛而疾，故曰悍气。悍，急也。《本脏》篇曰：卫气者，所以温分肉，充皮肤，肥腠理，司开阖者也。《卫气》篇曰：其浮气之不循经者，为卫气。《邪客》篇曰：卫气者，出其悍气之慓疾，而先行于四末分肉皮肤之间，而不休者也，皆与此节互有发明）。其气慓疾滑利，不能入于脉也，故循皮肤之中、分肉之间，熏于肓膜，散（《甲乙经》作聚）于胸腹（王冰云：皮肤之中，分肉之间，谓脉外也。肓膜，谓五脏之间，膈中膜也。以其浮盛，故能布散于胸腹之中、空虚之处。熏其肓膜，令气宣通也。张介宾云：肓者，凡腔腹肉理之间、上下空隙之处，皆谓之肓。《刺禁论》曰：膈肓之上，中有父母。《左传》曰：膏之上、肓之下者，是皆言膈上也。又《腹中论》曰：其气溢于大肠而着于肓，肓之原，在脐下。《九针十二原》篇曰：肓之原，出于脖胦。《胀论》曰：陷于肉肓，而中气穴，则肓之为气，不独以胸膈为言，可知也。膜，筋膜也。栎窗多纪云：《扁鹊传》"搦荒"，《说苑》作"肓莫"，即肓膜也）。逆其气则病，从其气则愈，不与风寒湿气合，故不为痹。帝曰：善。痹，或痛，或不痛，或不仁，或寒，或热，或燥，或湿，其故何也？岐伯曰：痛者，寒气多也，有寒故痛也。其不痛不仁者，病久入深，荣卫之行涩，经络时疏，故不通（《甲乙经》作不痛）。皮肤不荣，故为不仁。其寒者，阳气少，阴气多，与病相益，故寒也。其热者，阳气多，阴气少，病气胜，阳遭阴（《甲乙经》作阳乘阴，为近理），故为痹热。其多汗而濡者，此为逢湿甚也。阳气少，阴气盛，两气相感，故汗出而濡也。帝曰：夫痹之为病，不痛何也？岐伯曰：痹在于骨则重，在于脉则血凝而不流，在于筋则屈不伸，在于肉则不仁，在于皮则寒。故具此五者则不痛也（汪昂云：痛则血气犹能周流，五者为气血不足，皆重于痛，故不复作痛）。凡痹之类，逢寒则虫，逢热则纵（吴崑云：虫，《甲乙经》作急，王氏以为如虫行者非，盖风胜为行痹，非逢寒也。张介宾云：逢寒则筋挛，故急；逢热则筋弛，故纵）。帝曰：善。

上第十一条、第十二条，表明肝痹之为病也。

肝水者，其腹大，不能自转侧，胁下腹痛，时时津液微生，小便续通。

注：肝病喜归脾，脾受肝之水而不行，则腹大不能转侧也。肝之腑在胁，而气连少腹，故胁下腹痛也。时时津液微生，小便续通者，肝喜冲逆，而主疏泄，水液随之

而上下也。

上第十三条，表明肝水之病候也。

饮病，水在肝，胁下支满，嚏而痛。

注：肝脉上注肺，故嚏出于肺，则相引而痛也。

上第十四条，表明饮病之人，水在于肝之候也。

肝热筋痿者，色苍而爪枯。

备考：《痿论》篇曰：黄帝问曰：五脏使人痿，何也（吴崑云：痿与萎同，弱而不用之意。高士宗云：痿者，四肢委弱，举动不能，如委弃不用之意。潘氏《医灯续焰》云：痿者，委也，足痿不用，有委靡不振之义，故字从委。栎窗多纪云：痿专系于四肢委弱之疾，而有肺痿、阴痿等证。《巢源》作肺萎、阴萎，知痿之与萎同，吴为明确）。岐伯对曰：肺主身之皮毛，心主身之血脉，肝主身之筋膜，脾主身之肌肉，肾主身之骨髓。故肺热叶焦，则皮毛虚弱急薄，著则生痿躄也（汪昂云：肺主皮毛，传精布气，肺热叶焦，则不能输精于皮毛，故虚弱急薄，皮肤燥著，而痿躄不能行，犹木皮剥，则不能行津于枝干而枯也）。心气热则下脉厥而上，上则下脉虚，虚则生脉痿，枢折挈，胫纵而不任地也（王冰云：心热盛则火独光，火独光则内炎上。肾之脉常下行，今火盛而上炎用事，故肾脉亦随火炎烁，而逆上行也。阴气厥逆，火复内燔，阴上隔阳，下不守位，心气通脉，故生脉痿。肾气主足，故膝腕枢纽，如折去而不相提挈，胫筋纵缓而不能任用于地也。吴崑云：枢纽关节之处，或折或挈。张志聪本"挈"一字句，注云：枢折，即骨摇而不安于地。骨摇者，节缓而不收，故筋骨悬挈不收。汪昂云：枢纽之间，如折如挈。栎窗多纪云：按《说文》：挈，悬持也。推王意，谓膝腕之枢纽，失其悬持，如折去也，此注为长）。肝气热则胆泄，口苦，筋膜干，筋膜干则筋急而挛，发为筋痿。脾气热则胃干而渴，肌肉不仁，发为肉痿。肾气热则腰脊不举，骨枯而髓减，发为骨痿。帝曰：何以得之？岐伯曰：肺者，脏之长也，为心之盖也，有所失亡，所求不得，则发肺鸣，鸣则肺热叶焦（王冰云：志苦不畅，气郁故也。肺藏气，气郁不利，故喘息有声，而肺热叶焦也）。故曰：（吴崑云：以下，古语也。张志聪云：谓《下经·本病篇》有此语也。以上论肺热叶焦而成五脏之热，此下论五脏各有所因，而自成脉肉筋骨之痿）五脏因肺热叶焦，发为痿躄，此之谓也。悲哀太甚则胞络绝，胞络绝则阳气内动，发则心下崩，数溲血也（高士宗云：胞，是包，旧本讹胞，当改。悲哀太甚，则心气内伤，故包络绝。包络，心包之络也。包络绝则血外溢，而阳热之气内动，其发病也则心下崩，下崩则数溲血也。栎窗多纪云：绝字，宜从马崑山注：为阻绝之义）。故本病曰：大经空虚，发为肌痹，传为脉痿（王冰云：本病，古经论篇名也。大经，谓大经脉也。以心崩溲血，故大经空虚。脉空则热内薄，卫气盛，荣气微，故发为肌痹也。先见肌痹，后渐脉痿，故曰：传为脉痿也）。思想无穷，所愿不得，意淫于外，入房太甚，宗筋弛纵，发为筋痿，及为白淫（王冰云：思想所愿，为祈欲也。施泻劳损，故为筋痿及白淫也。白淫，谓白扬淫衍，如精之状，男子因溲而下，女子阴器中绵绵而下也）。故《下经》曰：筋痿者生于肝使内也（《下经》，上古之经名。生于肝使内，言生于所愿不遂而伤肝，兼之使内入房之太甚也）。有渐于湿（马仲化云：渐，音尖。《诗》云：渐车帷裳。注：渐，渍也），以水为事，若有所留，居处相湿，肌肉濡渍，痹而不仁，发为肉痿（吴崑云：留，久留于水也。相，伴也。言居处之间，或伴于湿也。张介宾云：相，并也。张志聪云：有湿浊之所留，而居处又兼卑下，外内相湿）。故《下经》曰：肉痿者，得之湿地也。有所远行劳倦，逢大热而渴，渴则阳气内伐，内伐则热舍于肾，肾者，水脏也；今水不胜火，则骨枯而髓虚。故足不任身，发为骨痿。故《下经》曰：骨痿者，生于大热也。帝曰：何以别之？岐伯曰：肺热者，色白而毛败；心热者，色赤而络脉益（栎窗多纪云：此以外候言，乃孙络浮见也）；肝热者，色苍而爪枯；脾热者，色黄而肉蠕动（张介宾云：蠕，音软，微动貌。又曰：虫行貌）；肾热者，色黑而齿槁。帝曰：如夫子言可矣。论言治痿者，独取阳明何也？岐伯曰：阳明者五脏六腑之海，主润宗筋，宗筋主束骨而利机关也（王冰云：宗筋，谓阴毛中横骨上下之竖筋也，上络胸膜，下贯髋尻，又经于背腹，上头项。故云：宗筋主束骨而利机关也。然腰者，身之大关节，所以司屈伸，故曰机关。马仲化云：宗筋在人，乃足之强弱所系也，但阳明实则宗筋润，阳明虚则宗筋纵。世疑宗筋即为前阴，按《厥阴论》有曰：前阴者，宗筋之所聚，则宗筋不可以前阴言。张介宾云：宗筋者，前阴所聚之筋也，为诸筋之会。凡腰脊溪谷之筋，皆属于此，故主束骨而利机关也。栎窗多纪云：按《五音五味》篇云：宦者去其宗筋，依此则张注是，然前阴是宗筋之所会，故言断其前阴，而为去其宗筋，但不可即谓宗筋为前阴也）。冲脉者，经脉之海也，主渗灌溪谷，与阳明合于宗筋（王冰云：寻此，则横骨上下脐两旁坚筋，正宗筋也。冲脉循腹，侠脐傍，各同身寸之五分而上，阳明脉亦侠脐旁，各同身寸之一寸五分而上。宗筋纵于中，故云与阳明合于宗筋也。以为十二经海，故主渗灌溪谷也。肉之大会为谷，小会为溪）。阴阳总宗筋之会，会于气街，而阳明为之长，皆属于带脉，而络于督脉（王冰云：宗筋脉会，会于横骨之中，从上而下，故云阴阳总宗筋之会也。宗筋侠脐，下合于横骨，阳明辅其外，冲脉居其中，故云会于气街，而阳明为之长也。气街，则阴毛两旁，脉动处也。带脉者，起于季胁，回身一周，而络于督脉也。督脉者，起于关元，上下循腹，故云皆属于带脉，而络于督脉也。冲任督三脉，同起而异行，故经文或参差而引之。张介宾云：宗筋聚于前阴。前阴者，足三阴、阳明、少阳及冲、任、督、跷九脉之所会也。九者之中，则阳明为五脏六腑之海，此一阴一阳，总乎其间，故曰：阴阳总宗筋之会也）。故阳明虚，则宗筋纵。

带脉不引，故足痿不用也。帝曰：治之奈何？岐伯曰：各补其荣而通其俞，调其虚实，和其逆顺，筋骨肉，各以其时受月，则病已矣（高士宗云：肝主之筋，心主之脉，肾主之骨，脾主之肉，各以其四时受气之月而施治之，则病已矣。受气者，筋受气于春，脉受气于夏，骨受气于冬，肉受气于长夏也）。帝曰：善。

上第十五条，表明筋痿之为肝病也。

青色小理者肝小，肝小则脏安，无胁下之痛；青色粗理者肝大，肝大则逼胃迫咽，迫咽则苦膈中，且胁下痛。

上第十六条，辨肝之小大也。

广胸反骹者肝高，肝高则上支贲切，胁悗为息贲；合胁兔骹者肝下，肝下则迫胃胁下空，胁下空则易受邪。

注：骹，音交，胸胁交分之扁骨。兔者，骨之藏伏也。

上第十七条，辨肝之高下也。

胸胁好者肝坚，肝坚则脏安难伤；胁骨弱者肝脆，肝脆则善病，消瘅易伤。

上第十八条，辨肝之坚脆也。

膺腹好相得者肝端正，肝端正则和利难伤；胁骨偏举者肝偏倾，肝偏倾则胁下痛也。

上第十九条，辨肝之端正与偏倾也。

肝郁宜升之，柴胡之类是也；肝虚宜补之，薏苡之类是也；肝急宜缓之，甘草之类是也；肝有余宜伐之，芍药之类是也；肝燥宜柔而滋之，阿胶之类是也；肝热宜清之，龙胆草之类是也；肝火不足宜温之，肉桂之类是也；肝气不疏宜疏之，以青皮之类是也；肝络不通宜通之，以新绛之类是也。

上第二十条，汇叙治肝之药也。

心病篇

五行以木生火，五脏当自肝而心，编心病篇。

心气通于舌，心和则舌能知五味矣。

上第一条，表明心和而无病者也。

心有邪，其气留于两肘。

上第二条，表明心气之留于虚者也。

心伤者，其人劳倦，即头面赤而下重，心中痛，而自烦发热，当脐跳，其脉弦，此为心脏伤所致也。

上第三条，表明心伤之候也。

愁忧恐惧则伤心。

上第四条，表明伤心之由也。

邪在心，则病心痛，喜悲，时眩仆。

注：心气实则喜，虚则悲。时眩仆者，神气伤也。张志聪曰：邪在心，即在于包络也，心之分也。沈亮宸曰：邪干脏则死，非独伤于心也。其曰邪在肺，在肝、在脾、在肾者，皆薄于五脏之分，病脏气而非伤脏真也。

心病者，胸中痛，胁支满，胁下痛，膺背肩胛间痛，两臂内痛，虚则胸腹大，胁下与腰相引而痛。

注：栎窗多纪云：《周语》注：支，挂也。

上第五条、第六条，表明心病之大纲也。

邪哭使魂魄不安者，血气少也。血气少者，属于心。心气虚者，其人则畏，合目欲眠，梦远行而精神离散，魂魄妄行。阴气衰者为癫，阳气衰者为狂。

注：尤在泾云：《经》云邪入于阳则狂，邪入于阴则癫。此云阴气衰者为癫，阳气衰者为狂。盖必正气虚而后邪气入，《经》言其为病之故，此言其致病之原也。

上第七条，表明心气虚之为病也。

心胀者，烦心，短气，卧不安。

上第八条，表明心胀之为病也。

心疟者，令人烦心，甚欲得清水，反寒多，不甚热。

热多昏狂，谵语烦渴，舌赤中黄，脉弱而数，名曰心疟。

上第九条、第十条，表明心疟之为病也。

心咳之状，咳则心痛，喉中介介如梗状，甚则咽肿喉痹。

上第十一条，表明心咳之病状也。

心痹者脉不通，烦则心下鼓，暴上气而喘，嗌干善噫，厥气上则恐。

上第十二条，表明心痹之为病也。

风寒自肾传心，病筋脉相引而急，名曰瘛。

上第十三条，表明心病名瘛者。

心之积名曰伏梁，起于脐上，大如臂，上至心下。久不愈，令人烦心。以秋庚辛日得之，何以言之。肾病传心，心当传肺，肺以秋适旺，旺者不受邪，心欲复还肾，肾不肯受，故留结为积。

备考：《经》称伏梁不一，《邪气脏腑病形》篇曰：心脉微缓为伏梁，在心下，上下行，时唾血。又《经筋》篇曰：手少阴之筋病，内急心承伏梁，此与本条心之积名曰伏梁合，是脏之阴气也。若《腹中论》，帝曰：病有少腹盛，上下左右皆有根，此为何病，可治不？岐伯曰：病名曰伏梁。此与本条心之积名曰伏梁不同，是聚脓血，阳之毒也。张介宾曰：伏，藏伏也。梁，强梁坚硬之谓。吴崑又注曰：伏梁，言如潜伏之梁桥，为患深著之名。

上第十四条，表明心脏之积病也。

饮病，水在心，心下坚筑，短气，恶水，不欲饮。

上第十五条，表明水在心者，由于饮病也。

心水者，其身重而少气，不得卧，烦而躁，其人阴肿。

注：阴肿者，水气随心气下交于肾也。

上第十六条，表明心水之为病也。

人之哀而泣涕出者，何气使然？曰：心者，五脏六腑之主也；目者，宗脉之所聚也，上液之道也；口鼻者，气之门户也。故悲哀愁忧则心动，心动则五脏六腑皆摇，摇则宗脉感，宗脉感则液道开，液道开故泣涕出焉。液者，所以灌精濡空窍者也，故上液之道开则泣，泣不止则液竭，液竭则精不灌，精不灌则目无所见矣，故命曰夺精。

上第十七条，表明病夺精者，由于心动也。

诊得心脉而急，此为何病，病形何如？曰：病名心疝，少腹当有形也。曰：何以言之？曰：心为牡脏，小肠为之使，故曰少腹当有形也。

注：《圣济总录》云：夫脏病必传于腑，今心不受邪，病传于腑，故小肠受之，为疝而痛，少腹当有形也。

上第十八条，表明心疝之为病也。

心热脉痿者，色赤而络脉溢。

上第十九条，表明脉痿之为心病也。

真心痛，手足青至节，心痛甚，旦发夕死，夕发旦死。

上第二十条，表明真心痛之病候也。

厥心痛，与背相控，善瘛，如从后触其心。伛偻者，肾心痛也。

注：脏真通于心，心藏血脉之气也。凡四脏厥逆之气，能为心痛者，皆从经脉而薄于心之分也。张志聪云：背为阳，心为阳中之太阳，故与背相控而痛，心与背相应也。心脉急甚为瘛疭。如从后触其心者，肾附于脊，肾气从背而上注于心也。心痛，故伛偻而不能仰，此肾脏之气，逆于心下，而为痛也。

厥心痛，腹胀胸满，心尤痛甚，胃心痛也。

注：张志聪云：胃气上逆，故腹胀胸满。胃气上通于心，故心痛尤甚。尚御公曰：五脏之血气，皆从胃腑而生，故《经》中凡论五脏，多兼论其胃焉。

厥心痛，痛如以锥针刺其心。心痛甚者，脾心痛也。

注：张志聪云：脾脉上膈注心中，故痛如以锥刺其心。

厥心痛，色苍苍如死状，终日不得太息，肝心痛也。

注：张志聪云：肝主色，而属春生之气。肝气厥逆，故色苍苍如死状。肝病则胆气亦逆，故终日不得太息，此肝气逆乘于心，而为肝心痛也。

厥心痛，卧若徒居，心痛间，动作痛益甚，色不变，肺心痛也。

注：张志聪云：肺主周身之气，卧若徒然居于此者，气逆于内，而不运用于形身也。动作，则逆气内动，故痛，或少间，而动则益甚也。夫心之合，脉也，其营色也。

肺者，心之盖，此从上而逆于下，故心气不上出于面，而色不变也。

上第二十一条、第二十二条、第二十三条、第二十四条、第二十五条，表明厥心痛而非真心痛者。

赤色小理者心小，心小则安，邪弗能伤，易伤以忧；赤色粗理者心大，心大则忧不能伤，易伤于邪。

上第二十六条，辨心之小大也。

无髑骬者心高，心高则满于肺中，悗而善忘，难开以言；髑骬小短举者心下，心下则脏外，易伤于寒，易恐以言。

注：髑骬，音结干。胸下蔽骨也。

上第二十七条，辨心之高下也。

髑骬长者心下坚，心坚则脏安守固；髑骬弱小以薄者心脆，心脆则善病消瘅热中。

备考：张志聪云：按《邪气脏腑》篇五脏脉微小为消瘅，盖五脏主藏精者也，五脏脆弱则津液微薄，故皆成消瘅。

上第二十八条，辨心之坚脆也。

髑骬直下不举者，心端正，心端正则和利难伤；髑骬倚一方者，心偏倾，心偏则操持不一，无守司也。

上第二十九条，辨心之端正与偏倾也。

备考：五脏皆小者，少病，苦焦心，大愁忧；五脏皆大者，缓于事，难使以忧；五脏皆高者，好高举措；五脏皆下者，好出人下；五脏皆坚者，无病；五脏皆脆者，不离于病；五脏皆端正者，和利得人心；五脏皆偏倾者，邪心而善盗，不可以为人平，反复言语也。

注：五脏者，所以藏精、神、血、气、魂、魄、志、意者也，故小则血气收藏而少病，小则神志畏怯，故苦焦心，大忧愁也。五脏皆大者，神志充足，故缓于事，难使以忧。五脏皆高者，好高举措。五脏皆下者，好出人下。此皆因形而情志随之也，和于中则著于外，故得人心。善盗者，贪取之小人。语言反复，不可以为平正人也。

心因扰乱而不乐，宜欢乐之，合欢皮之类是也；心失滋养而病燥，宜滋养之，小麦之类是也；心精不足，宜补其精，杞子之类是也；心液不足，宜培其液，桂圆肉之类是也；心志郁而不舒，宜畅以达之，远志之类是也；心气缓而不固，宜敛以藏之，枣仁之类是也；心神不安，宜镇之，丹砂之类是也；心窍不通，宜开之，菖蒲之类是也；心阳不振，宜壮之，桂枝之类是也；心血不足，宜滋之，当归之类是也；心火有余，宜泻之，黄连之类是也；心火属虚，宜清以补之，莲实之类是也。

上第三十条，汇叙治心之药也。

脾病篇

五行以火生土，五脏当自心而脾，编脾病篇。

脾气通于口，脾和则口能知五谷矣。

上第一条，表明脾和而无病者也。

脾有邪，其气留于两髀。

上第二条，表明脾气之留于虚者也。

有所击仆，若醉入房，汗出当风，则伤脾。

上第三条，表明脾伤之由也。

邪在脾则病肌肉痛。阳气有余，阴气不足，则热中善饥；阳气不足，阴气有余，则寒中肠鸣腹痛；阴阳俱有余，若俱不足，则有寒有热。

脾病者，身重，善肌肉痿，足不收，行善瘈，脚下痛，虚则腹满，肠鸣，飧泄，食不化。

上第四条、第五条，表明脾病之大纲也。

趺阳脉浮而涩，浮则胃气强，涩则小便数，浮涩相搏，大便则坚，其脾为约。

上第六条，表明脾约之为病也。

脾胀者善哕，四肢烦悗，体重不能胜衣，卧不安。

上第七条，表明脾胀之为病也。

脾泄者，腹胀满。泄注，食即呕吐逆。

上第八条，表明脾泄之为病也。

脾疟者，令人寒，腹中痛，热则肠中鸣，鸣已，汗出。

上第九条，表明脾疟之为病也。

脾咳之状，咳则右胁下痛，阴阴引肩背，甚则不可以动，动则咳剧。

上第十条，表明脾咳之病状也。

脾痹者，四肢懈惰，发咳呕汁，上为大塞。

注：上为大塞者，脾气养肺胃，其脉上膈侠咽也。

上第十一条，表明脾痹之为病也。

饮病，水在脾，少气身重。

上第十二条，表明水在脾者，由于饮病也。

脾水者，其腹大，四肢苦重，津液不生，但苦少气，小便难。

注：小便难者，脾不运，湿不行也。

上第十三条，表明脾水之病也。

脾之积，名曰痞气，在胃脘，覆大如盘，久不愈，令人四肢不收，发黄疸，饮食不为肌肤，以冬壬癸日得之，何以言之？肝病传脾，脾当传肾。以冬适旺，旺者不受邪，脾复欲还肝，肝不肯受，故留结为积。

上第十四条，表明脾脏之积病也。

脾病四肢不用何也？曰：四肢皆禀气于胃，而不得至经，必因于脾乃得禀也。今脾病不能为胃行其津液，四肢不得禀水谷气，气日以衰，脉道不利，筋骨肌肉皆无气以生，故不用也。

上第十五条，表明脾病而四肢不用也。

病口甘者，五气之溢也[①]，名曰脾瘅。夫五味入口，藏于胃，脾为之行其精气，津液在脾[②]，故令人口甘也。此肥美之所发也，此人必数食甘美而多肥也。肥者，令人内热。甘者，令人中满。故其气上溢，转为消渴[③]，治之以兰，除陈气也[④]。

注：① 张志聪云：五气者，土气也。土位中央，在数为五，在味为甘，在脏为脾。高士宗云：溢，泛溢也。② 王冰云：津液在脾，是脾之湿。③ 吴崑：转，作传。云，传，日久传变也。消渴，饮水善消，而渴不止也。王冰云：食肥则腠理密，阳气不得外泄，故肥，令人内热。甘者，性气和缓而发散，故逆则令人中满，然内热则阳气炎上，炎上则欲饮而嗌干，中满则陈气有余，有余则脾气上溢。故曰：其气上溢，转为消渴也。《阴阳应象大论》曰：辛甘发散为阳。《灵枢经》曰：甘，多食之，令人闷，然从中满以生之。④ 王冰云：兰，谓兰草也。《神农本经》：兰草，味辛热平，利水道，辟不祥，胸中痰癖。《新校正》云：按《本草》：兰性平，不言热也。《圣济总录》：治脾瘅口甘中满，兰草汤。兰叶一两，切，右一味，以水三盏，煎取一盏半，去滓，分温三服，不拘时候。张介宾云：兰草性味甘寒，其气清香，能生津止渴、润肌肉，故除陈积畜热之气。李杲试效方，有兰香饮子。《兰室秘藏》名甘兰膏，治消渴，饮水极甚，善食而瘦。王逊《药性纂要》云：《素问》所谓治之以兰除陈气者，幽兰建兰之叶，非兰草泽兰也。

上第十六条，表明脾瘅之为病也。

脾热肉痿者，色黄而肉蠕动。

上第十七条，表明肉痿之为脾病也。

脾气衰则鹜溏。

上第十八条，表明脾气衰之候也。

黄色小理者脾小，脾小则脏安，难伤于邪也；黄色粗理者脾大，脾大则苦凑䏚而痛，不能疾行。

注：䏚，音秒，与秒同，在季胁下侠胁两旁虚软处。

上第十九条，表明脾之小大也。

揭唇者脾高，脾高则䏚，引季胁而痛，唇下纵者脾下，脾下则下加于大肠，下加于大肠则脏苦受邪。

注：倪氏云：唇者，脾之候。故视唇之好恶，以知脾脏之吉凶。

上第二十条，辨脾之高下也。

唇坚者脾坚，脾坚则脏安难伤，唇大而不坚者脾脆，脾脆则善病消瘅易伤。

上第二十一条，辨脾之坚脆也。

唇上下好者脾端正，脾端正则和利难伤；唇偏举者脾偏倾，脾偏倾则善满善胀也。

上第二十二条，辨脾之端正与偏倾也。

脾郁宜夺之，大黄之类是也；脾虚宜补之，培其土者，白术之类是也，助其气者，黄芪之类是也；脾湿宜燥之，燥之于上，苍术之类是也，从中燥之，草果、蔻仁之类是也；脾不运宜鼓之，防风之类是也；脾阳不足宜温之，干姜之类是也；脾阴不转宜升之，葛根之类是也；脾气不和宜调之，广木香之类是也；脾气不和宜调之兼益之，益智仁之类是也；脾不统血宜以归之者养之，桂圆肉之类是也；脾失气化宜转输之，茯苓之类是也；脾受陈积，其津泛溢，宜以芳香清利之品除之，兰叶之类是也；脾土过燥，宜滋而润之，柏子仁之类是也。

上第二十三条，汇叙治脾之药也。

肺病篇

五行以土生金，五脏当自脾而肺，编肺病篇。

肺气通于鼻，肺和则鼻能知香臭矣。

上第一条，表明肺和而无病者也。

肺有邪，其气留于两肘。

上第二条，表明肺气之留于虚者也。

形寒饮冷则伤肺，以其两寒相感，中外皆伤，故气逆而上行。

上第三条，表明伤肺之由也。

邪在肺，则病皮肤痛，寒热，上气，喘，汗出，咳动肩背。

肺病者，喘咳气逆，肩背痛，汗出，尻阴股膝髀腨胻足皆痛，虚则少气不能报息，耳聋嗌干。

上第四条、第五条，表明肺病之大纲也。

肺胀者，虚满而喘咳。

咳而上气烦躁者，为肺胀，欲作风水，发汗自愈。

肺胀而嗽，或左或右不得眠，此痰夹瘀血，碍气而病也。

咳而喘，不渴者，为肺胀，其状如肿，发汗则愈。若渴而下利，小便数者，不可发汗。

上第六条、第七条、第八条、第九条，表明肺胀之为病也。

肺之积，名曰息贲，在右胁下，覆大如杯，久不已，令人洒淅寒热，喘咳发肺壅，以春甲乙日得之，何以言之？心病传肺，肺当传肝，肝以春适旺，旺者不受邪，肺复欲还心，心不肯受，故留结为积。

上第十条，表明肺脏之积病也。

肺疟者，令人心寒，寒甚热，热间善惊，如有所见者。

舌白，渴饮，咳嗽频仍，寒从背起，伏暑所致，名曰肺疟。

上第十一条、第十二条，表明肺疟之病候也。

肺咳之状，咳而喘息有音，甚则唾血。

上第十三条，表明肺咳之为病也。

肺饮，脉不弦，但苦喘，短气。

上第十四条，表明肺饮之为病也。

肺痹者，烦满，喘而呕。

上第十五条，表明肺痹之为病也。

饮病，水在肺，吐涎沫，欲饮水。

上第十六条，表明饮病而水在肺也。

肺水者，其身肿，小便难，时时鸭溏。

上第十七条，表明肺水之为病也。

久嗽，气虚，津烁，肺焦，热在上焦，则病肺痿。

注：痿，萎也，如草木之萎而不荣也。

上第十八条，表明肺痿之为病也。

土虚金弱，不能生水，阴火烁金，热聚而肺溃者，则为肺痈。

上第十九条，表明肺痈之为病也。肺痿肺痈，《金匮》详矣，不赘。

人有不得偃卧者，何也？曰：肺者，脏之盖也，肺气盛则脉大，脉大则不得偃卧。

上第二十条，表明病不得偃卧者，由于肺气盛也。

痿躄者，发于肺热，则色白而毛败。

上第二十一条，表明肺热而发为痿躄者也。

夫起居如故，而息有音者，此肺之络脉逆也，络脉不得随经上下，故留经而不行，络脉之病人也微，故起居如故，而息有音也。

注：张介宾云：病不在胃，亦不在脏，故起居如故，气逆于肺之络脉者，病浅而微，故但为息有音耳。凡起居如故，但因卧行而喘者，亦类此。

上第二十二条，表明肺之络脉逆也。

皮热则肺实，皮寒则肺虚。

上第二十三条，辨肺之虚实也。

白色小理者肺小，肺小则少饮，不病喘喝；白色粗理者肺大，肺大则多饮，善病胸痹、喉痹、逆气。

上第二十四条，辨肺之小大也。

巨肩反膺陷喉者肺高，肺高则上气肩息咳；合腋张胁者肺下，肺下则居贲迫肺，善胁下痛。

注：张志聪云：肺居肩膺之内、胁腋之上，故视其肩背膺腋，即知肺之高下坚脆端止偏倾。肺主气，故高则上气，息肩而咳。贲乃胃脘之贲门，在胃之上口，下则肺居贲间，而胃脘迫肺，血脉不通，故胁下痛。胁下，乃肺脉所出之云门、中府处也。

上第二十五条，辨肺之高下也。

好肩背厚者肺坚，肺坚则不病咳上气；肩背薄者肺脆，肺脆则苦病消瘅，易伤。

上第二十六条，辨肺之坚脆也。

背膺厚者肺端正，肺端正则和利难伤；胁偏疏者肺偏倾，肺偏倾则胸偏痛也。

上第二十七条，辨肺之端正与偏倾也。

肺郁，宜开提之，开提之法，不嫌于上升，桔梗之类是也；兼缓以泄之，茅苣参之类是也。肺实，宜泻之，泻之之法，不嫌苦降，葶苈之类是也；或咸以软之，旋覆花之类是也。肺虚，宜补之，补之之法，不嫌乎动，人参黄芪之类是也；若必须静以保之，则燕窝、冬虫夏草之类是也。肺壅，宜通之，通之之法，自豁顽痰以通之，莱菔子、白芥子之类是也；自降逆气以通之，紫菀、苏子之类是也。肺热，宜冷以利之，杏仁之类是也；宜清以润之，川贝母之类是也。肺寒，宜温以散之，麻黄生姜之类是也。肺成劳伤而内燥，宜滋以润之，燕窝、冬虫夏草之外，西洋人参之类是也。肺感时气而燥结，宜辛凉以解之，生石膏之类是也。余如肺宜降不宜升，治之以百合之类是也。肺宜开不宜敛，治之以百部之类是也。肺宜润又宜散，且散且润，治之以款冬花之类是也。肺宜清宜降又宜涌泄，且清且降且涌泄，马兜铃之类是也。肺之气分宜和之，枇杷叶之类是也。肺之血分宜清之，白茅根之类是也。肺之缺损宜补之，白及之类是也。至如肺结宜开，又幼弱之体，或不胜开，宜开之以草本小春花之类。草本小春花者，有麻黄之开，无麻黄之辛也。

上第二十八条，汇叙治肺之药也。

肾病篇

五行以金生水，五脏当自肺而肾，编肾病篇。

肾气通于耳，肾和则耳能闻五音矣。

上第一条，表明肾和而无病者也。

肾有邪，其气留于两腘。

上第二条，表明肾气之留于虚者也。

有所用力，举重，若入房过度，汗出入水，则伤肾。

上第三条，表明伤肾之由也。

邪在肾，则病骨痛阴痹。阴痹者，按之而不得，腹胀腰痛，大便难，肩前颈项痛，时眩。

注：阴痹者，病在骨也。按之而不得者，邪在骨髓也。

肾病者，腹大胫肿，喘咳身重，寝汗出，憎风，虚则胸中痛，大腹小腹痛，清厥意不乐。

上第四条、第五条，表明肾病之大纲也。

肾之积名曰奔豚，发于少腹，上至心下若豚状，或上或下无时，久不已，令人喘逆，骨痿少气，以夏丙丁日得之。何以言之？脾病传肾，肾传心，心以夏适旺，旺者不受邪，肾复欲还脾，脾不肯受，故留结为积。

上第六条，表明肾脏之积病也。

肾着之病，其人身体重，腰中冷，如坐水中，形如水状，反不渴，小便自利，饮食如故。

上第七条，表明肾着之为病也。

肾胀者，腹满引背，央央然腰髀痛。

上第八条，表明肾胀之为病也。

肾疟病者，令人洒洒然，腰脊痛，宛转大便难，目眴眴然，手足寒。

上第九条，表明肾疟之为病也。

肾咳之状，咳则腰背相引而痛，甚则咳涎。

上第十条，表明肾咳之病状也。

肾痹者，善胀，尻以代踵，脊以代头。

上第十一条，表明肾痹之为病也。

饮病，水在肾，心下悸。

上第十二条，表明水在肾者，由于饮病也。

肾水者，其腹大，脐肿，腰痛，不得溺，阴下湿，如牛鼻上汗，其足逆冷，面反瘦。

上第十三条，表明肾水之为病也。

勇而劳甚，则肾汗出。肾汗出，逢于风，内不得入于脏腑，外不得越于皮肤，客于玄府，行于皮里，传为胕肿，本之于肾，名曰风水。

备考：《水热穴论》云：黄帝问曰：少阴何以主肾，肾何以主水？岐伯对曰：肾者，至阴也。至阴者，盛水也。肺者，太阴也。少阴者，冬脉也，故其本在肾，其末在肺，皆积水也（王冰云：阴者，谓寒也。冬月至寒，肾气合应，故云肾者至阴也。水王于冬，故云至阴者盛水也。肾少阴脉，从肾上贯肝膈，入肺中，故云其本在肾，其末在肺也。肾气上逆，则水气客于肺中，故云皆积水也）。帝曰：肾何以能聚水而生病？岐伯曰：肾者，胃之关也，关门不利，故聚水而从其类也（王冰云：关者，所以司出入也。肾主下焦，膀胱为腑，主其分注关窍二阴，故肾气化则二阴通，二阴秘则肾填满。故云肾者，胃之关也。关闭则水积，水积则气停，气停则水生，水生积则气溢，气水同类，故云关门不利，聚水而从其类也。《灵枢》云：下焦溢为水，此之谓也），上下溢于皮肤，故为胕肿（吴崑云：浮肿曰胕。高士宗云：胕肿者，皮肤胀满，水气不行）。胕肿者，聚水而生病也（王冰云：上谓肺，下谓肾。肺肾俱溢，故聚水于腹中，而生病也）。帝曰：诸水皆生于肾乎。岐伯曰：肾者，牝脏也，地气上者属于肾，而生水液也，故曰至阴。勇而劳甚则肾汗出，肾汗出逢于风，内不得入于脏腑，外不得越于皮肤，客于玄府，行于皮里，传为胕肿，本之于肾，名曰风水（王冰云：勇而劳甚，谓力房也。劳勇汗出则玄府开，汗出逢风则玄府复闭。玄府闭已则余汗未出，内伏皮肤，传化为水，从风而水，故名风水）。所谓玄府者，汗空也（张介宾云：汗属水，水色玄，汗之所居，故曰玄府。从孔而出，故曰汗空。然汗由气化，出乎玄微，是亦玄府之义）。帝曰：水俞五十七处者，是何主也？岐伯曰：肾俞，五十七穴，积阴之所聚也，水所从出入也。尻上五行行五者，此肾俞。故水病，下为胕肿大腹，上为喘呼，不得卧者，标本俱病（肺为标，肾为本），故肺为喘呼，肾为水肿，肺为逆不得卧，分为相输俱受者，水气之所留也（高士宗云：肾气上升，肺气下降，上下分行，相为输布，今俱受病者，乃水气之所留聚也）。

《评热病论》云：帝曰：有病肾风者，面胕疣然（栎窗多纪云：马仲化本，疣作庞，庞又作疣。考《说文》：庞，石大貌，一曰厚也。《玉篇》：大也，知是疣然，即疣然为肿大貌），壅害于言（张介宾云：壅，重浊不清也。病风则肾脉不利，故壅害于言语），可刺不？岐伯曰：虚不当刺，不当刺而刺，后五日其气必至。帝曰：其至何如？岐伯曰：至必少气时热，时热从胸背上至头，汗出，手热，口干苦渴，小便黄，目下肿，腹中鸣，身重难以行，月事不来，烦而不能食，不能正偃，正偃则咳，病名曰风水。帝曰：愿闻其说。岐伯曰：邪之所凑，其气必虚，阴虚者，阳必凑之，故少气时热而汗出也。小便黄者，少腹中有热也。不能正偃者，胃中不和也。正偃则咳甚，上迫肺也。诸有水气者，微肿先见于目下也。帝曰：何以言之？岐伯曰：水者阴也，目下亦阴也，腹者至阴之所居，故水在腹者，必使目下肿也。真气上逆，故口苦舌干，卧不得正偃，正偃则咳出清水也。诸水病者，故不得卧，卧则惊（高士宗云：水气凌心也），惊则咳甚也。腹中鸣者，病本于胃也（张介宾云：脾胃属土，所以制水，土弱则寒，水反侮之，故腹中鸣，而食不下也）。薄脾则烦不能食，食不下者，胃脘隔也。身重难以行者，胃脉在足也（张介宾云：胃主肌肉，其脉行于足，水气居于肉中，故身重不能行）。月事不来者，胞脉闭也。胞脉者，属心而络于胞中。今气上迫肺，心气不得下通，故月事不来也。帝曰：善。

《奇病论》云：帝曰：有病疧然如有水状，切其脉大紧，身无痛者，形不瘦，不能食，食少，名为何病（王冰云：大紧谓如弓弦也。大即为气，紧即为寒，寒气内薄而反无痛，与众别异常，故问之也。吴崑云：以其病不系于表，故身无痛）。岐伯曰：病生在肾，名曰肾风（马仲化云：肾属水，故肾虚则水蓄。肾不宜感风，故风在则体浮，风热则脉大，风与水搏则脉紧，胀满则薄脾而不能食，虽食亦少《水热穴论》云：肾者，胃之关也，关门不利，故聚水而成其病，则欲其能食也难矣）。肾风而不能食，善惊，惊已心气痿者，死（吴崑云：肾邪凌心，令人善惊。若惊已而心气犹旺，是谓神旺，生之徒也；惊已而心气痿者，是谓神亡，死之属也。张志聪云：肾风非死证，此病生在肾，逆传其所胜，故死）。帝曰：善。

《论疾诊尺》篇云：视人之目窠上，微壅，如新卧起状，其颈脉动，时咳，按其手足上，窅而不起者，风水，肤胀也（张志聪云：足太阳之脉，起于两目，而下出于颈项，太阳之上，寒水主之，太阳之气，运行于肤表，此水随气而溢于皮肤之间，故目窠微肿，颈脉动而肤胀。咳者，水留于皮毛，而动其肺气也。风水者，因外受于风，风行而水涣也。窅，窍同）。

上第十四条，表明肾脏风水之为病也。风水，又名肾风。

肾热骨痿者，色黑而齿槁。

上第十五条，表明肾气热而骨痿者。

肾实则前后不通，肾虚则前后泄利。

上第十六条，辨肾之虚实也。

黑色小理者肾小，肾小则脏安难伤；黑色粗理者肾大，肾大则善病腰痛，不可以俯仰，易伤以邪。

上第十七条，辨肾之小大也。

高耳者肾高，肾高则苦背膂痛，不可以俯仰，耳后陷者肾下，肾下则腰尻痛，不可以俯仰，为狐疝。

注：张志聪云：狐疝者，偏有大小，时时上下。狐乃阴兽，善变化而藏。睾丸上下，如狐之出入无时，此肾脏之疝也。

上第十八条，辨肾之高下也。

耳坚者肾坚，肾坚则不病腰背痛；耳薄不坚者肾脆，肾脆则善病消瘅易伤。

上第十九条，辨肾之坚脆也。

耳好前居牙车者肾端正，肾端正则和利难伤；耳偏高者肾偏倾，肾偏倾则苦腰尻痛也。

上第二十条，辨肾之端正与偏倾也。

肾脉不通，宜桑螵蛸之类以通之；肾气不纳，宜沉香之类以纳之；肾火不足，宜肉桂、附子类以温之；肾水不足，宜知母、黄柏之类从权以救之；肾虚宜填之，熟地黄之类是也，偏于热者，干地黄之类是也；肾热宜凉之，地骨皮之类是也；肾之湿热，宜咸以泻之，泽泄之类是也；肾之精气，宜苦以坚之，何首乌之类是也；肾水泛于上而心悸，宜淡渗以利之，茯苓之类是也；肾脏风寒内伏，宜散之以细辛，搜之以独活之类是也；肾气不能上通于心，宜引之以远志之类是也；肾阴不足而精不固，宜静以养之，怀山药、莲子之类是也；肾阳就衰而阳事不兴，宜动以振之，韭菜子、赤蜻蜓、班雀卵之类是也；肾虚而血虚，宜补之以巴戟天之类是也；肾虚而关节虚，宜补之以金毛狗脊之类是也；肾虚而筋骨虚，宜补之以杜仲、牛膝之类是也。

上第二十一条，汇叙治肾之药也。

心包络病篇

脏有五，名以六者，加手心主包络之谓也，编心包络病篇。

心乃五脏六腑之君主，其包络为君主之外卫，代君主而行事者也。

上第一条，表明心包络之作用也。

心者，五脏六腑之大主，精神之所舍也，其脏坚固，邪弗能客之，客之则心伤，心伤则神去，神去则死矣。故诸邪之在于心者，苟未至于死，皆非在心也，在心之包络而已。

上第二条，表明包络代心而受邪者也。

凡药气温者，禀厥阴风木之气，则入于厥阴，兼苦味者则入于心包络。

上第三条，表明药之气味入于心包络者。

心包络虚，宜养之，当归之类是也；心包络实，宜泻之，犀角、牛黄之类是也；心包络之体不安，镇之以朱砂之类是也；心包络之用不足，补之以远志之类是也；心包络之火有余，清之以连翘甲、山栀皮之类是也；心包络之液不足，滋之以当归、麦冬之类是也。

上第四条，汇叙治心包络之药也。

胃病篇

既详六脏，须知六腑。六腑者，所以化水谷而行津液者也，莫先于胃，先编胃病篇。

胃者，天气之所生也。其气象天，故泻而不存，名曰传化之腑。

食气入胃，散精于肝，淫精于筋，食气入胃，浊气归心，淫精于脉。

注： 淫精于筋脉者，浸淫于筋脉也。

饮入于胃，游溢精气，上输于脾，脾气散精，上归于肺，通调水道，下输膀胱。

注：游，流行也。溢，涌溢也。

上第一条、第二条、第三条，表明胃之作用也。

邪在胃，则病肌肉痛，阳气有余，阴气不足，则热中善饥；阳气不足，阴气有余，则寒中肠鸣腹痛。阴阳俱有余，若俱不足，则有寒有热。

胃病者，腹䐜胀，胃脘当心而痛，上肢两胁膈咽不通，食饮不下。

上第四条、第五条，表明胃病之大纲也。

胃胀者，腹满胃脘痛，鼻闻焦臭，妨于食，大便难。

上第六条，表明胃胀之为病也。

脾咳不已，则胃受之，胃咳之状，咳而呕，呕甚则长虫出。

上第七条，表明胃咳之为病也。

人病胃脘痈者，诊当何如？曰：诊此者当候胃脉，其脉当沉细，沉细者气逆，逆者人迎甚盛，甚盛则热。人迎者，胃脉也，逆而盛，则热聚于胃口而不行，故胃脘为痈也。

注：王冰云：胃者，水谷之海，其血盛气壮，今反脉沉细者，是逆常平也，沉细为寒，寒气格阳，故人迎脉盛。人迎者，阳明之脉，故盛则热也。人迎，谓结喉旁脉动应手者，胃脉循喉咙而入缺盆。故云：人迎者，胃脉也，血气壮盛而热内薄之，两气合热，故结为痈也。

备考：中脘穴属胃，隐隐痛者，胃脘痛也。外证寒热如疟，胃浊则肺益失养，故身皮甲错，或咳，或呕，或唾脓血。若脉洪数，脓已成也，急用排脓之剂；脉迟紧，属瘀血也，急当议下，否则毒气内攻肠胃，病不可救矣。

上第八条，表明胃脘痛之为病也。

邪干胃脘痛者，为胃痛。

备考：沈再平云：胃禀中和之气，多气多血，壮者邪不能干，虚则着而为痛，偏寒偏热，水停食积，皆与真气相搏而痛。唯肝气相乘为尤甚，以木性暴，且正克也，痛必上支两胁里急，饮食不下，膈咽不通，名曰食痹，谓食入即痛，吐出乃止也。盖以肝木相乘为贼邪，肾寒厥逆为微邪，夹他脏而见证，与心痛相同，但胃经本病，或满，或䐜，或呕，或吐，或吞酸，或不食，或便难，或泻利，或面浮黄，四肢倦怠，此等本病，必与客邪参杂而见。盖胃病有因外吸凉风，内食冷物，猝然痛者，有因寒者，有因热者，有因瘀血者，有因气壅者，有因酒者，有因痰者，有因虫者，有因虚者，胃痛形证，有可历举如此，总之七情之由作心痛，食积、痰饮、瘀血作胃脘痛，二语正是分明，曷言乎是。如食积、痰饮、瘀血，皆贮于胃中者，故其病痛，为胃脘痛也。然胃痛必有虚实，总以按之痛止者为虚，按之痛反甚者为实，其大较也，至于痛甚脉必伏，是又不可不知。

朱丹溪云：凡心胃痛，须分新久。明知身受寒口吃冷而得者，初得时，即温散，或温利，稍久则郁，郁久则热，热久生火，便不可用温，必以山栀为热药向导。

上第九条，表明胃痛之为病也。

人之善饥而不嗜食者，何气使然？曰：精气并于脾，热气留于胃，胃热则消谷，谷消故善饥。胃气逆上，则胃脘寒，故不嗜食也。

上第十条，表明胃热而胃脘寒者，病善饥而不嗜食也。

人之軃者，何气使然？曰：胃不实则诸脉虚，诸脉虚则筋脉懈惰，筋脉懈惰则行阴用力，气不能复，故为軃。

注：軃，音朵，垂头斜倾，懈惰之态也。行阴用力者，谓阳明主润宗筋，阳明虚则宗筋纵而阴痿，阴痿而欲其强，故曰用力。

上第十一条，表明胃不实而病軃者。

人之耳中鸣者，何气使然？曰：耳中，宗脉之所聚也，故胃中空则宗脉虚，虚则下溜，脉有所竭者，故耳鸣。

上第十二条，表明胃中空而病耳鸣者。

胃疟者令人且病也，善饥而不能食，食而支满腹大。

备考：太素作瘅病，不作且病。

上第十三条，表明胃疟之为病也。

趺阳脉浮而涩，浮则为虚，涩则伤脾，脾伤则不磨，朝食暮吐，暮食朝吐，宿谷不化，名曰胃反。脉紧而涩，其病难治。

上第十四条，表明胃反之为病也。

已食，如饥者，胃疸。

注：栎窗多纪云：疸、瘅同，即所谓瘅成为消中，后世所称中消渴也，马崑山云谷疸，张志聪云黄疸，并非。

上第十五条，表明胃疸之为病也。

胃泄者，饮食不化，色黄。

上第十六条，表明胃泄之为病也。

胃气衰则气肿。

上第十七条，表明胃气衰之候也。

脐以下皮寒则胃中寒，胃中寒则腹胀。

上第十八条，表明胃中寒之候也。

胃中虚冷不能食者，饮水则哕。

上第十九条，表明胃中虚冷者，不宜饮水也。

病脉已解，而日暮微烦，以病新差，人强与谷，脾胃气尚弱，不能消谷，故令微烦，损谷则愈。

上第二十条，表明病后宜清淡以养胃也。

胃之大络，名曰虚里，贯膈络肺，出于左乳下，其动应衣，脉宗气也[1]。盛喘数绝者则病在中[2]；结而横有积矣[3]；绝不至，曰死。乳之下，其动应衣，宗气泄也[4]。

注：[1] 王冰云：宗，导也，主也，谓十二经脉之尊主也，贯膈络肺出于左乳下者，自膈而出于乳下，乃络肺也。栎窗多纪云：《甲乙经》衣作手，脉下有之字。沈氏《经络全书》曰：虚里，乳根穴分也，俗谓之气眼。顾英白曰：乳根二穴，左右皆有动气，《经》何独言左乳下？盖举其动之甚者耳，非左动而右不动也，其动应手，脉宗气也。《素问》本无二义。马玄基因坊刻之误，而谓应衣者，言病人肌肉瘦弱，其脉动甚而应衣也，亦通。始读《素问》则心窃疑之，至读《甲乙经》而疑遂释然，简按应衣，当从《甲乙经》而作应手，若应衣则与下文何别。[2] 张介宾云：若虚里动甚而如喘，或数急而兼断绝者，由中气不守而然，故曰病在中。[3] 吴崑云：脉来迟时一止，曰结。栎窗多纪云：横，谓其脉动，横及于右边。[4] 栎窗多纪云：张介宾云虚里跳动，最为虚损病本，故凡患阴虚劳怯，则心下多有跳动，及为惊悸慌张者，是即此证，人只知其心跳，而不知为虚里之动也。但动之微者病尚微，动之甚者病则甚，亦可因此以察病之轻重。凡患此者，当以纯甘壮水之剂，填补真阴。夫谷入于胃，以传于肺，五脏六腑皆以受气，是由胃气而上为宗气也。气为水母，气聚则水生，是由肺气而下生肾水也。今胃气传之肺，而肾虚不能纳，故宗气泄于上，则肾水竭于下，肾愈虚则气愈无所归，气不归则阴愈虚矣。气水同类，当求相济，故凡欲纳气归原者，唯有补阴以配阳一法，简按许氏《本事方》云。王思和云：今心怯，非心松也。胃之大络，名曰虚里，络胸膈及两乳间，虚而有痰则动，此张注所未论及，故表而出之。

上第二十一条，表明胃大络之动而应衣者。

两趺之上，脉竖坚者，胃脉也。

上第二十二条，表明胃脉之见于两趺上者。

饮食不下，膈塞不通，邪在胃脘，上脘则抑而下之，下脘则散而去之。

备考：食伤胃脘，陈蛰庐先生用枳实栀子豉汤加大黄，多效。

上第二十三条，表明邪在胃脘之治法也。

凡味之微辛者，为土中之金，专入足阳明胃经。

上第二十四条，表明专入胃经之味也。

胃实，宜泻之，大黄之类是也。胃虚宜补之，大枣之类是也。胃热，宜凉之，石膏之类是也。胃寒，宜温之，蔻仁之类是也。胃结，宜解而散之，柴胡之类是也。胃逆，宜宣而达之，生姜之类是也。胃阳不升，宜鼓之，葛根之类是也。胃阴不足，宜养而厚之，石斛、彼把先之类是也。彼把先，即猪肚内液。胃络绝，宜通之，连心麦冬之类是也。

上第二十五条，汇叙治胃之药也。

胆病篇

人以胃气为本，而十一脏则取决于胆，是胆与胃为并重，故次于胃，即编胆病篇。

胆者，地气之所生也，存于阴而象于地，故存而不泻，名曰奇恒之腑。

考论：脏者，存精气而不泻，故满而不能实。腑者，传化物而不存，故实而不能满。胆既存而不泻，何以不名为脏而为腑？盖其吸取精汁，以实胆囊，而输之于肝，仍然存而不泻，是与胃、大肠、小肠、三焦、膀胱之通利于前后者有别，故曰奇恒之腑。

上第一条，表明胆之作用也。

胆病者，善太息，口苦，呕宿汁，心下澹澹，恐人将捕之，嗌中吤吤然数唾。

上第二条，表明胆病之大纲也。

有病口苦者，病名为何，何以得之？曰：病名胆瘅。夫肝者，中正之将也，取决于胆，咽为之使。此人者，数谋虑不决，故胆虚，气上溢而口为之苦。

注：足少阳之脉，上挟咽。足厥阴之脉，循喉咙之后，上入颃颡，是肝胆之脉皆会于咽，故咽为之使。

上第三条，表明胆瘅之为病也。

善呕，呕有苦，长太息，心中憺憺，恐人将捕之；邪在胆，逆在胃，胆液泄则口苦，胃气逆则呕苦，故曰呕胆。

上第四条，表明呕胆之为病也。

胆胀者，胁下痛胀，口中苦，善太息。

上第五条，表明胆胀之为病也。

肝咳不已，则胆受之。胆咳之状，咳呕胆汁。

上第六条，表明胆咳之为病也。

面色脱青，胆腑受怖也。

上第七条，表明胆腑受怖之候也。

凡气微温者，禀少阳之气，则入胆。

上第八条，表明药之入胆者，必须其气之微温也。

胆寒，宜温之，生姜之类是也；胆热，宜凉之，龙胆草之类是也；胆实，宜和解之，柴胡之类是也；胆虚，宜补之，黄芪之类是也；胆气不升，宜升之，亦柴胡之类是也；胆气不和，宜和之，青皮之类是也。

上第九条，汇叙治胆之药也。

大肠病篇

《难经》谓小肠、赤肠、大肠、白肠、胆、青肠、胃、黄肠、膀胱、黑肠，今既详胃与胆矣，从肠之类，先叙大肠，编大肠病篇。

大肠者，天气之所生也，其气象天，故泻而不存，此受五脏浊气，名曰传化之腑，不能久留，而输泻者也。

上第一条，表明大肠之作用也。

大肠病者，肠中切痛，而鸣濯濯，冬日重感于寒即泄，当脐而痛，不能久立，与胃同候。

注： 大肠属胃，故与胃同候。

腹中常鸣，气上冲胸，喘不能久立，邪在大肠也。

上第二条、第三条，表明大肠病之大纲也。

大肠胀者，鸣而痛濯濯，冬日重感于寒，则飧泄不化。

上第四条，表明大肠胀之为病也。

肺咳不已，则大肠受之，大肠咳状，咳而遗矢。

上第五条，表明大肠咳之为病也。

食饮不节，起居不时者，阴受之，阴受之则入五脏，入五脏则䐜满闭塞，下为飧泄，久为肠澼。

上第六条，表明肠澼之病由也。

大肠泄者，食已窘迫，大便色白，肠鸣切痛。

上第七条，表明肠泄之为病也。

大肠痹者，中气喘争，时发飧泄。

上第八条，表明大肠痹之为病也。

肠虚则鸣。

中气不足，肠为之鸣。

阳气不足，阴气有余，则寒中肠鸣腹痛。

上第九条、第十条、第十一条，表明肠鸣之痛由也。

大肠痈者，少腹肿痞，按之即痛，如淋，小便自调，时时发热，自汗出，复恶寒。其脉迟紧者，脓未成，可下之；脉洪数者，脓已成，不可下也。

少阳厥逆，发肠痈，不可治，惊者死。

注： 惊者死，其毒连脏也。

上第十二条、第十三条，表明大肠痈之为病也。

其人素盛今瘦，水走肠间，沥沥有声，谓之痰饮。

上第十四条，表明水走肠间者，属痰饮之为病也。

大肠有寒者，多鹜溏；有热者，便肠垢。

肠中热，则出黄如糜，脐以上皮热；肠中寒，则肠鸣飧泄；胃中寒，肠中热，则胀而且泄；胃中热，肠中寒，则疾饥，小腹痛胀。

上第十五条、第十六条，辨肠之有寒热也。

凡味大辛者，属手阳明，而入于大肠。

上第十七条，表明味之入于大肠者。

大肠虚，宜补之，莲实之类是也；大肠实，宜泻之，大黄之类是也；大肠寒，宜温之，蔻仁之类是也；大肠热，宜凉之，条芩之类是也；大肠结，宜通之，大黄之类是也；大肠通，宜涩之，牡蛎、赤石脂之类是也；大肠燥，宜润之，麻仁之类是也。大肠引经之药，其上行者，葛根、升麻之类；其下行者，石膏之类是也。

上第十八条，汇叙治大肠之药也。

小肠病篇

肠有大小，既详大肠，必详小肠，编小肠病篇。

小肠者，天气之所生也，其气象天，故泻而不存，此受五脏浊气，名曰传化之腑。

上第一条，表明小肠之作用也。

邪在小肠者，病疝气，连睾系，属于脊，贯肝肺，络心系，气盛则厥逆，上冲肠胃，熏肝，散于肓，结于脐也。

小肠病者，小腹痛，腰脊控睾而痛，时窘之后，当耳前热。若寒甚者，独肩上热，甚及手小指、次指之间热。若脉陷者，此其候也，手太阳病也。

注： 病系腑气，故曰小肠病。痛窘之时，则入于经脉。手太阳脉，起于小指之端，循臂，出肩解，上颊，入耳中，至目内眦，脉陷者，此太阳之经脉病也。故结之曰：手太阳病，是腑气之从下而上，合于手太阳之经也。

上第二条、第三条，表明小肠病之大纲也。

小肠胀者，少腹䐜胀，引腰而痛。

上第四条，表明小肠胀之为病也。

心咳不已，则小肠受之，小肠咳状，咳而矢气，气与咳俱失。

上第五条，表明小肠咳之为病也。

小肠瘅者，数饮，而出不得。

上第六条，表明小肠瘅之为病也。

肠痈之为病，其身甲错，腹皮急，按之濡，如肿状，腹无积聚，身无热脉数，此为肠内有痈脓。

上第七条，表明小肠痛之为病也。

小肠泄者，溲而便脓血，少腹痛。

注：溲而便脓血者，每遇小便，则大便脓血亦随而下。盖其气不相摄，而直达于下，故前后相连属，小便甚利，而大便亦不禁也。又小肠属火，实与心为表里。心主血，故血亦受病而为脓血。

上第八条，表明小肠泄之为病也。

小肠有寒者，其人下重①，便血②。有热者，必痔。

注：① 能腐而不能代故也。② 阳不化，阴下溜也。

上第九条，辨小肠之寒热也。

凡气味苦而清者，入于脏则入心；气味苦而浊者，入于腑则入小肠。

上第十条，表明气味之宜于小肠者。

小肠虚，宜补之，石斛之类是也；小肠实，宜泻之，木通之类是也；小肠寒，宜温之，茴香之类是也；小肠热，宜凉之，苦参之类是也。固小肠之阴，牡蛎之类是也；通小肠之阳，葱白之类是也；行小肠之气，乌药之类是也。小肠引经之药，上行者，藁本之类是也；下行者，黄柏之类是也。

上第十一条，汇叙治小肠之药也。

三焦病篇

人身水谷之分，在于小肠，而小肠之所以分水谷者，专赖膲管。膲即三焦，编三焦病篇。

三焦者，天气之所生也，其气象天，故泻而不存，此受五脏浊气，名曰传化之腑，不能久留，而输泻者也。

上第一条，表明三焦之作用也。

三焦为丙火之腑，故其发也，为无根之相火。

上第二条，表明三焦所发之火也。

三焦病者，腹气满，小腹尤坚，不得小便，窘急，溢则水，留即为胀①。候在足太阳之外大络②，大络在太阳、少阳之间，亦见于脉③。

注：①《宣明五气》篇云：下焦溢为水。高士宗注云：下焦病，不能决渎，则汛溢为水。② 外，经外也。③ 谓其脉亦见于皮部也。

上第三条，表明三焦病之大纲也。

三焦胀者，气满于皮肤中，轻轻然而不坚。

上第四条，表明三焦胀之为病也。

久咳不已，则三焦受之。三焦咳状，咳而腹满，不欲食饮。

上第五条，表明三焦咳之为病也。

小腹痛肿，不得小便，邪在三焦约也。

上第六条，表明三焦约之为病也。

问曰：三焦竭部，上焦竭，善噫，何谓也？师曰：上焦受中焦气，未和，不能消谷，故能噫耳。下焦竭，即遗溺失便，其气不和，不能自禁止，不须治，久则愈。

注：详《三焦释迷》。

上第七条，表明三焦竭之为病也。

师曰：热在上焦者，因咳为肺痿；热在中焦者，则为坚；热在下焦者，则尿血，亦令淋闭不通。

注：详《三焦释迷》。

上第八条，辨热在三焦者。

凡药气微温者，禀少阳之气，则入胆与三焦。

上第九条，表明药之气宜于三焦者。

三焦虚，宜补之，黄芪之类是也；三焦实，宜泻之，射干、朴硝之类是也。通利三焦，桂枝之类是也；开提上焦，桔梗之类是也；滋养中焦，当归之类是也。行三焦之气，厚朴之类是也；行三焦之血，虻虫之类是也。泻上焦之火，栀皮之类是也；泻中焦之火，连翘之类是也；泻下焦之火，炒栀仁之类是也。温补中焦，山萸肉之类是也；温补下焦，石脂、余粮、血余之类是也。运三焦之气化，茯苓之类是也。通达焦管，补则黄芪、当归、附子之类，泻则柴胡、木通之类，或开之以樟脑之类是也。

上第十条，汇叙治三焦之药也。

膀胱病篇

三焦者，中渎之府，水道出焉，属膀胱，兹既详三焦矣，须详膀胱，编膀胱病篇。

膀胱者，天气之所生也，其气象天，故泻而不存，名曰传化之腑。

上第一条，表明膀胱之作用也。

小腹痛肿，不得小便，邪在三焦约也，即邪在膀胱也。

参考：膀胱气化，上承三焦，故邪在三焦约者，即在膀胱也。

膀胱病者，小腹偏肿而痛，以手按之，即欲小便而不得，肩上热若脉陷，及足小指外廉，及胫踵后，皆热。

注：热而脉陷，此病腑而及于经也。

上第二条、第三条，表明膀胱病之大纲也。

膀胱胀者，少腹满而气癃。

上第四条，表明膀胱胀之为病也。

肾咳不已，则膀胱受之，膀胱咳状，咳而遗溺。

上第五条，表明膀胱咳之为病也。

胞痹者，少腹膀胱，按之内痛。若沃以汤，涩于小便，上为清涕。

注：膀胱之室为胞，内居少腹，其脉从颠入脑，脑渗则为涕，上为清涕者，太阳之气，痹闭于下，不能循经而上引也。

上第六条，表明痹之交涉于膀胱者。

病者手足厥冷，言我不结胸，小腹满，按之痛者，此冷结在膀胱关元也。

注：关元位在脐下。

上第七条，表明膀胱冷结之候也。

膀胱不利为癃，不约为遗溺。

上第八条，表明膀胱不利不约之不同也。

药之气味淡渗者，能入膀胱。

上第九条，表明药之气味宜于膀胱者。

膀胱实，宜泻之，泽泻之类是也。膀胱虚，宜补之，益智仁之类是也。膀胱热，宜清之，黄柏之类是也。膀胱寒，宜温之，虚则附子，实则麻黄、桂枝之类是也。膀胱失其气化，宜转输之，茯苓之类是也。膀胱引经之药，上行羌活，下行黄柏之类是也。

上第十条，汇叙治膀胱之药也。

附录：经文：肺合大肠，皮其应；心合小肠，脉其应；肝合胆，筋其应；脾合胃，肉其应；肾合三焦膀胱，腠理毫毛其应。

肺应皮，皮厚者大肠厚，皮薄者大肠薄。皮缓腹裹大者，大肠大而长，皮急者，大肠急而短。皮滑者，人肠直，皮肉不相离者，大肠结（裹，音执，囊也）。

心应脉，皮厚者脉厚，脉厚者小肠厚；皮薄者脉薄，脉薄者小肠薄；皮缓者脉缓，脉缓者小肠大而长；皮薄而脉冲小者，小肠小而短。诸阳经脉皆多行屈者，小肠结（脉与皮相应者也）。

脾应肉，肉䐃坚大者，胃厚；肉䐃么者，胃薄。肉䐃小而么者，胃不坚；肉䐃不称身者胃下，胃下者下脘约不利。肉䐃不坚者，胃缓；肉䐃无小里累者，胃急。肉䐃多少里累者胃结，胃结者上脘约不利也（䐃，音窘，肥脂也。么，亦小也。约，约束也）。

肝应爪，爪厚色黄者，胆厚；爪薄色红者，胆薄；爪坚色青者，胆急；爪濡色赤者，胆缓；爪直色白无约者，胆直；爪恶色黑多纹者，胆结也。

肾应骨，密理厚皮者，三焦膀胱厚；粗理薄皮者，三焦膀胱薄。疏腠理者，三焦膀胱缓；皮急而无毫毛者，三焦膀胱急。毫毛美而粗者，三焦膀胱直，稀毫毛者，三焦膀胱结也（《经》云：溪谷属骨，是肌肉之属骨也。又曰：脾生肉，肉生肺，肺生皮毛，是骨肉皮毛，交相资生者也，故肾应骨，而验之腠理皮毛）。

时节录经文： 唇至齿，长九分，口广二寸半，齿以后至会厌，深三寸半，大容五合，舌重十两，长七寸，广二寸半，咽门重十两，广二寸半，至胃长一尺六寸。胃纡曲屈伸之，长二尺六寸，大一尺五寸，径五寸，大容三斗五升，小肠后附脊左，环回周叠，积其注于回肠者，外附于脐上，回运环十六曲，大二寸半，径八分分之少半，长三丈三尺，回肠当脐左环回周叶，积而下，回运环反十六曲，大四寸，径一寸寸之少半，长二丈一尺，广肠传脊，以受回肠，左环叶脊上下辟，大八寸，径二寸寸之大半，长二尺八寸，阳胃所入至所出，长六丈四寸四分，回曲环反，三十二曲也。

胃大一尺五寸，径五寸，长二尺六寸，横屈，受水谷三斗五升，其中之谷常留二斗，水一斗五升而满，上焦泄气，出其精微，慓悍滑疾，下焦下溉诸肠。小肠大二寸半，径八分分之少半，长三丈二尺，受谷二斗四升，水六升三合合之大半。回肠大四寸，径一寸寸之少半，长二丈一尺，受谷一斗，水七升半。广肠大八寸，径二寸，寸之大半，长二尺八寸，受谷九升三合八分合之一。肠胃之长，凡五丈八尺四寸，受水谷九斗二升一合合之大半，此肠胃所受水谷之数也。平人则不然，胃满则肠虚，肠满则胃虚，更虚更满，故气得上下，五脏安定，血脉和，则精神乃居，故神者，水谷之精气也，故肠胃之中，常留谷二斗，水一斗五升，故平人日再后，后二升半，一日中五升，七日五七，三斗五升，而留水谷尽矣，故平人不食饮七日而死者，水谷精气津液皆尽故也。

补注： 少半者，七分半也。叶，聚也。又，径一寸寸之少半者，径一寸五分也。辟，侧也。又，径二寸寸之大半者，径二寸七分半也。

卷　九

风病篇

脏腑详矣，而脏腑之病，有由于内伤，即有由于外感。外感之病，以风为百病长，编风病篇。

风者，百病之长也，至其变化，乃生他病。

上第一条，表明风为百病之长，而善于变化也。

诸风掉眩，皆属于肝。

诸暴强直，支病续戾，里急筋缩，皆属于风。

风病多因热盛，热者风之体，风生于热，以热为本，而风为标。

凡湿生痰，痰生热，热生风。

上第二条、第三条、第四条、第五条，表明风之自内动者，虚邪贼风，阳先受之。

风之伤人，先伤肤表，次及肌腠，又其次则入于经输，又其次则入于脏腑。

人之于风，或经络受之，或毛皮受之，由皮毛而入肌肉入腑，或口鼻受之，由口鼻而入胃入肠，或骨节受之，而入于骨空肢节之间。

上第六条、第七条、第八条，表明风之自外感者。

风有从西北方来者，乃触发之寒风，最善收引。

备考：寒风属阴，阴盛伤阳，首遏太阳经中之阳气，而为头痛身热，恶风恶寒等证。

上第九条，表明外感之风，有属寒者，即中风伤寒病也。

风有从东方来者，乃解冻之温风，最善发泄。

备考：温风属阳，阳盛伤阴，首郁太阴经中之阴气，而为咳嗽、自汗、口渴、头痛、身热、尺热等证。

上第十条，表明外感之风，有属温者，即温病之所由成也。

参考：天有八风，《灵枢·九宫八风》篇：大弱风，谋风，刚风，折风，大刚风，凶风，婴儿风，弱风。此篇特举西北风、东风言者，揭大要耳。

心火与风易合，肝木与风易引，肺金位在至高，尤易感风。

上第十一条，表明诸脏与风有关切者。

风气存于皮肤之间，内不得通，外不得泄。风者，善行而数变，腠理开则洒然寒，闭则热而闷，其寒也，则衰饮食，其热也，则消肌肉，故使人怢慄而不能食，名曰寒热。

注：楼氏云：怢陀骨切，忽忘也，慄惧也。

参考：栎窗多纪云：《脉要精微论》曰：风成为寒热，与此并谓虚劳寒热，即后世所谓风劳也。

上第十二条，表明风客于肤腠，而为寒热者。

风气与阳明入胃，循脉而上，至目内眦，其人肥则风气不得外泄，则为热中而目黄，人瘦则外泄而寒，则为寒中而泣出。

上第十三条，表明风客于脉中，而或热或寒也。

风气与太阳俱入，行诸脉俞，散于分肉之间，与卫气相干，其道不利，故使肌肉愤䐜而有疡，卫气有所凝而不利，故其肉有不仁疡者，荣卫热腐，其气不清，故使其鼻柱坏而色败，皮肤疡溃，名曰疠风。

注：吴崑云：疠，音利，又音赖。张介宾云：癞同。

上第十四条，表明风入脉俞而为疠者。

太阳病，发热汗出恶风脉缓者，名为中风。

阳明病，若能食，名中风。

少阳中风，两耳无所闻，目赤，胸中满而烦者，不可吐下，吐下则悸而惊。

太阴中风，四肢烦疼，阳微阴涩而长者，为欲愈。

少阴中风，脉阳微阴浮者，为欲愈。

备考：《伤寒论》于少阴厥阴，但详其中风之脉，不详中风之证者，缘二经受病，邪已深入，未易于形证上辨也。

厥阴中风，脉微浮为欲愈，不浮为未愈。

注：以上七条，《伤寒论》分别六经之中风也。

夫风之为病，当半身不遂，或但臂不遂者，此为痹，脉微而数，中风使然。

上第十五条、第十六条、第十七条、第十八条、第十九条、第二十条、第二十一条，表明中风之为病也。

脉浮而洪，浮则为风，洪则为气，风气相搏，风强则为瘾疹，身体为痒，痒者为泄风，久为痂癞，气强则为水，难以俯仰，风气相击，身体洪肿，汗出乃愈，恶风则虚，此为风水。

寸口脉沉滑者，中有水气，面目肿大，有热，名曰风水。视其人之目窠上微肿，如新卧起状，其颈脉动，时时咳，按其手足上，陷而不起者，风水。

太阳病，脉浮而紧，法当骨节疼痛，反不疼，身体反重而酸，其人不渴，汗出即愈，此为风水。

上第二十二条、第二十三条、第二十四条，表明风水之为病也。

有病身热，汗出烦满，烦满不为汗解，此为何病？曰：汗出而身热者风也，汗出而烦满不解者厥也，病名曰风厥。曰：愿卒闻之。曰：巨阳主气，故先受邪，少阴与其为表里也，得热则上从之，从则厥也。

注： 王冰云：上从之，谓少阴随从于太阳而上也。高士宗曰：风为阳邪，性主开发，凡汗出而身发热者，风也。汗乃阴液，外出于阳，今汗出而心烦胸满不解者，乃阴竭阳虚，不相交济，是为厥也。此因风致汗，因汗致厥，病名曰风厥。

参考： 张介宾云：按风厥之义不一，如本条者，言太阳少阴病也；其在《阴阳别论》云：二阳一阴发病，名曰风厥，言胃与肝也；在《五变》篇曰：人之善病风厥漉汗者，肉不坚，腠理疏也。

上第二十五条，表明风厥之为病也。

劳风为病何如？曰：劳风[1]，法[2]在肺下，其为病也，使人强上冥视[3]，唾出若涕，恶风而振寒，此为劳风之病[4]。帝曰：治之奈何？岐伯曰：以救俯仰[5]，巨阳引精者三日，中年者五日，不精者七日[6]，咳出青黄涕，其状如脓，大如弹丸，从口中若鼻中出[7]，不出则伤肺，伤肺则死也。

注： [1]张介宾云：因劳伤风也。王冰云：从劳风生，故曰劳风。劳，谓肾荣也。肾脉者，从肾上贯肝膈，入肺中，故肾劳风生，上居肺下也。栎窗多纪云：此一时劳而受风之证。[2]《素问》识作结。[3]《新校正》云：按杨上善云，强上，好仰也。冥视，谓合眼，视不明也。栎窗多纪云：按《脉解》篇云：所谓强上引背者，阳气大上而争，故强上也。王冰云：强上，谓头项禁强也，与此注同。《千金》作强上而目眩，盖冥视，即目眩之谓。[4]吴崑云：肺中津液，为风热蒸灼稠黏，故唾出若鼻中之涕，肺主皮毛，肺既受伤，则脏真之气，不足以充皮毛，故恶风而振寒也。栎窗多纪云：古无痰字，此云唾出若涕，谓吐黏痰也。[5]吴崑云：肺下有风热膜胀，俯与仰皆不利，故必救其俯仰。[6]吴崑云：巨阳与少阴肾为表里。肾者，精之府，精阴体也，不能自行，必巨阳之气引之，乃能施泄，故曰巨阳引精，是为少壮人也，水足以济火，故三日可愈。中年者，精虽未竭，比之少壮，则弱矣，故五日可愈。老年之人，天癸竭矣，故云不精，不精者，真阴里败，不足以济火，故治之七日始愈。张介宾云：风邪之病肺者，必由足太阳膀胱经风门、肺俞等穴，内入于脏。太阳者，水之府，三阳之表也，故当引精上行，则风从咳散。若巨阳气盛，引精速者，应在三日。中年精衰者，应在五日。衰年不精者，应在七日。[7]张介宾云：当咳出青黄痰涕而愈，此即引精之谓。张璐玉云：大如弹丸者，乃久已支塞肺窍之结痰，见邪畜之盛也。

上第二十六条，表明劳风之为病也。

以春甲乙伤于风者为肝风。肝风之状，多汗、恶风善悲，色微苍，嗌干善怒，时憎女子，诊在目下，其色青。

注：王冰云：春甲乙木，肝主之。肝病则心脏无养，心气虚故善悲。肝合木，木色苍，故色微苍也。肝脉者，循股阴，入髦中，环阴器，抵少腹，侠胃，属肝，络胆，上贯膈，布胁肋，循喉咙之后，入颃颡，上出额，与督脉会于颠。其支别者，从目系下，故嗌干善怒，时憎女子，诊在目下也。青，肝色也。吴昆云：肝脉环阴器，肝气治则悦色而欲女子，肝气衰则恶色而憎女子。

肝风，鼻闷，眼睛，两睑赤烂。

肝中风者，头目睛，两胁痛，行常伛，令人嗜甘。

注：中，作平声读，下同。

上第二十七条、第二十八条、第二十九条，表明风之在肝者。

以夏丙丁伤于风者，为心风。心风之状，多汗，恶风，焦绝，善怒吓，赤色，病甚则言不可快，诊在口，其色赤。

注：王冰云：夏丙丁火，心主之。焦绝者，谓唇焦而文理断绝也，何者？热则皮剥故也。风薄于心则神乱，故善怒而吓人也。

心脉支别者，从心系上侠咽喉而主舌。故病甚则言不可快也。口唇色赤，故诊在焉。赤者，心色也。口，高士宗本作舌，心风，多健忘多惊。

心中风者，翕翕发热，不能起，心中饥，食即呕吐。

上第三十条、第三十一条、第三十二条，表明风之在心者，以季夏戊己伤于邪者，为脾风。脾风之状，多汗恶风，身体怠惰，四肢不欲动，色薄微黄，不嗜食，诊在鼻上，其色黄。

注：王冰云：脾脉起于足，上循胕骨，又上膝股内前廉，入腹，属脾络胃，上膈，侠咽连舌本，散舌下，其支别者，复从胃别上膈，注心中。心脉出于手，循臂，故身体怠惰，四肢不欲动而不嗜食，脾气合土，主中央，鼻于面部，亦居中，故诊在焉。黄，脾色也。《新校正》云：按王注脾风，不当引心脉出于手，循臂七字，于义无取，脾主四肢，脾风，则四肢不欲动矣。

脾风，心多呕逆。

脾中风者，翕翕发热，形如醉人，腹中烦重，皮目睛睛而短气。

注：皮目，上下眼胞也，睛睛，空而无有之状。

上第三十三条、第三十四条、第三十五条，表明风之在脾者。

以秋庚辛中于邪者，为肺风。肺风之状，多汗恶风，色皏然白，时咳短气，昼日则差，暮则甚，诊在眉上，其色白。

注：王冰云：凡内多风气，则热有余，热则腠理开，故多汗也。风薄于内，故恶风焉。皏，谓薄白色也，肺色白，在变动为咳，主藏气，风内迫之。故色皏白，时咳短气也。昼则阳气在表，故差、暮则阳气入里，风内应之，故甚也。眉上，谓两眉之间，其上乃阙庭之部，所以外司肺候，故诊在焉。白，肺色也。张志聪云：始言皏然

白，而复曰诊在眉上，其色白，有似乎重见矣。所谓皏然白者，谓肺气受风，而脏气之见于外也。所谓诊在眉上，其色白者，谓五脏之病色，见于面也。栎窗多纪云：高士宗云，其诊视之部，在眉上阙庭之间，其色皏然白者是也，当从此注，余四脏义并同。

肺风，鼻塞项疼。

肺中风者，口燥而喘，身运而重，冒而肿胀。

上第三十六、第三十七条、第三十八条，表明风之在肺者。

以冬壬癸中于邪者，为肾风。肾风之状，多汗恶风，面痝然浮肿，脊痛不能正立，其色炲，隐曲不利，诊在肌上，其色黑。

注：王冰云：痝然，言肿起也。炲，黑色也。肾者，阴也，目下，亦阴也。

故肾脏受风，则面痝然而浮肿，肾脉者，起于足下，上循腨内，出腘内廉，上股内后廉，贯脊，故脊痛不能正立也。隐曲者，谓隐蔽委曲之处也。肾藏精，外应交接，今脏被风薄，精气内微，故隐蔽委曲之事，不通利所为也。张志聪云：炲，烟煤黑色也。高士宗本，肌作䏏。注云：䏏，旧本讹肌，今当改。䏏，两颊肉也，䏏上，颧也，颧，肾所主也。栎窗多纪云：按《说文》䏏，颊肉也，《五阅五使》篇云：肾病者，颧与颜黑。高注确有所据，然幾、几通，故饑作饥、機作机，则肌不必改作䏏。

肾风，耳内蝉鸣，阴间湿痒，寒湿脚气。

肾中风者，烦热心乱，恶寒，终日不欲饮食，或踞坐而腰痛。

上第三十九条、第四十条、第四十一条，表明风之在肾者。

胃风之状，颈多汗，恶风，食饮不下，膈塞不通，腹善满，失衣则䐜胀，食寒则泄，诊形瘦而腹大。

注：王冰云：胃之脉支别者，从颐后下廉，过人迎，循喉咙，入缺盆，下膈，属胃络脾。其直行者，从缺盆下乳内廉，下侠脐，入气街中，其支别者，起胃下口，循腹里，至气街中而合，故颈多汗食饮不下，膈塞不通，腹善满也。然失衣，则外寒而中热，故腹䐜胀，食寒，则寒物薄胃，而阳不内消，故泄利。胃合脾而主内，胃气不足，则肉不长，故瘦也。胃中风气蓄聚，故腹大也。孙思邈云：新食竟取风，为胃风。栎窗多纪云：按此，《腹中论》所谓鼓胀之属，与《和剂局方》胃风汤之胃风，《医说》不伏水土之胃风不同。吴崑云：风寒助邪，脉益凝涩，故令䐜胀。张介宾云：失衣，则阳明受寒于外，故为䐜胀。简按王注中热，恐误，食寒则泄，《千金》泄上有洞字，似是。高士宗云：诊形瘦而腹大，犹言诊其形色则瘦，诊其腹上则大，以明五脏诊色、六腑诊形之义。

胃风，不伏水土。

上第四十二条、四十三条，表明风之在胃者。

风中五脏六腑之俞，亦为脏腑之风，各入其门户，所中则为偏风[①]。风气循风府而上，则为脑风[②]。风入头系，则为目风眼寒[③]。饮酒中风，则为漏风[④]。入房汗出中风，则为内风⑤。新沐中风，则为首风⑥。久风入中，则为肠风飧泄⑦。外在腠理，则为泄风⑧。首风之状，头面多汗，恶风，当先风一日，则病甚头痛，不可以出内，至其风日，则病少愈⑨。漏风之状，或多汗，常不可单衣⑩，食则汗出，甚则身汗⑪，喘息恶风，衣常濡，口干善渴，不能劳事⑫。泄风之状，多汗，汗出泄衣上，口中干，不能劳事，身体尽痛则寒⑬。

注：①王冰云：随俞左右而偏中之，则为偏风。《神巧万全方》云：经有偏风候，又有半身不遂候，又有风偏枯候。此三者大要同，而古人别为之篇目，盖指风则谓之偏风，指疾则谓之半身不遂，其肌肉偏小者则呼为偏枯。②《医说》云：脑风，头旋偏痛。《圣济总录》云：脑户者，督脉足太阳之会也，风邪客搏其经，稽而不行，则脑髓内弱，故项背怯寒，而脑户多冷也。③头系，头中之目系也。目风候甚多，其最重者，头旋眼黑，不辨东西，谓之暗风；瞳人散大，谓之绿风；吐极青盲，谓之青风。吴崑云：目风，目痛也。张介宾云：或痛或痒，或眼寒而畏风羞涩。④张介宾云：酒性温散，善开玄府，酒后中风，则汗漏不止，故曰漏风。《病能论》谓之酒风。⑤《张氏医通》云：入房汗出中风，嗽而面赤。《内经》谓之内风。⑥吴崑云：沐，濯首也。栎窗多纪云：按《和剂局方》有洗头风，《证治要诀》于窗罅间梳洗，猝然如中，呼为檐风，此亦首风之属也。⑦马仲化云：风久入于其中，则为肠风，其食有时不化而出也。⑧王冰云：风居腠理，则玄府开通，风薄汗泄，故云泄风。⑨王冰云：头者，诸阳之会，风居之，则皮腠疏，故头面多风也。夫人阳气外合于风，故当先风一日，则病甚，以先风甚，故亦先衰，是以至其风日，则病少愈。内，谓室屋之内也。不可出室屋之内者，以头痛甚，而不喜外风故也。⑩汪昂云：汗多腠疏，故常畏寒。马仲化注作畏热，虽单衣，亦使却之。昂按既云畏热，下何以又言恶风乎。高士宗云：多汗表虚，欲著复衣，故常不可单衣也。⑪高士宗本身作自。⑫孙思邈云：因醉取风，其状恶风，多汗少气，口干善渴，近衣则身热如火，临食则汗流如雨，骨节懈惰，不欲自劳。⑬栎窗多纪云：《新校正》云，按孙思邈云，新房室竟取风为内风，其状恶风汗流沾衣裳，疑此泄风，乃内风也。按本论前文先云漏风、内风、首风，次言入中为肠风，在外为泄风，今有泄风而无内风，孙思邈载内风，乃此泄风之状，故疑此泄字，内之误也。

备考：吴崑云：此不及脑风、目风、肠风飧泄者，古亡之也。

头风，多白屑。毒风，面上生疮。刺风，状如针刺，腰痛如锥。痛风，急倒作声，发搐急缓。顽风，不识痛痒。疬风，颈项斑剥。楂风，面生米点。节风，肢节续断，指甲脱落。酒风，行步不前。胆风，令人不睡。气风，肉如虫行。瘫风，半身不遂。痪风，手足蜷挛。虚风，风寒湿痹。贼风，发声不响。产风，四肢疼痛。骨风，膝肿如槌。膝风，腿寒骨痛。盛风，言语謇謇。髓风，臂膊疼疼。脏风，夜多盗汗。血风，阴囊湿痒。乌风，头面肿块。皮风，赤白瘢癜。肌风，遍体瘙痒。体风，身体肿毒。

闭风，大便燥涩。软风，四肢不举。虎风，发吼羊叫。大风，骨节重，须眉堕，或成片烂疮。

上第四十四条、第四十五条，表明风病各异，风名不同也。

瘦人绕脐痛，必有风冷，谷气不行，而反下之，其气必冲，不冲者，心下则痞。

上第四十六条，表明风冷之为病也。

人有身体髀股胻皆肿，环脐而痛，是为何病？曰：病名曰伏梁，此风根也[①]。其气溢于大肠而著于肓，肓之原在脐下，故环脐而痛也[②]。不可动之，动之为水，溺涩之病也[③]。

注：① 张介宾云：即寒气也。如《百病始生》篇曰：积之始生，得寒乃生，厥乃成积，即此谓也。② 栎窗多纪云：心下有微脂，为膏，膈上有薄膜，为肓也。③ 王冰云：以冲脉起于肾下，出于气街，其上行者，起于胞中，上出脐下关元之分，故动之则为水，溺涩也。动之，谓齐其毒药，而击动之，使其大下也。

上第四十七条，表明风气溢于大肠而著于肓者。

痎疟皆生于风，故秋善病风疟。

上第四十八条，表明风能令人病疟也。

风伤筋。

上第四十九条，表明风之所伤者。

燥胜风。

上第五十条，表明气之胜风者。

风胜湿。

上第五十一条，表明风之所胜者。

风胜则动。

注：风胜则地动，故人风胜亦动。马仲化云：动，振掉摇动之类。

上第五十二条，表明风胜之候也。

风动则虫生。

参考：《说文》：风动虫生，故虫八日而化。风，从虫凡声。赵师古云：凡物露风则生虫，故风从虫、凡谐声。仲景《伤寒论》六经提纲于厥阴篇提出吐蛔二字，是亦风动虫生之一证。近时西医论疫有虫，又言人身有无数微生虫，皆能致病，其说似与风病无涉，而其究疫证流行，邪风使然，疮疡烂痒，皆感不正之风而生，《内经》言风为百病之长，而造字者遂寓虫于风，岂无意乎。

上第五十三条，表明物之感风而生者。

风家表解而不了了者，十二日愈。

上第五十四条，表明风病既愈之后，可定其痊愈之期也。

邪风之至，疾如风雨，故善治者治皮毛，其次治肌肤，其次治筋脉，其次治六腑，其次治五脏。治五脏者，半死半生也。

上第五十五条，表明治风之次第也。

中西北方来之寒风者，感冬气也，非辛温发散之剂，不足以解之。

感东方来之温风者，感春气也，非辛凉秋金之气，不足以平之，治中风者，法宜补虚以息其风，或宜清热以平其风，或宜养血除热，兼祛其风。

上第五十六条、第五十七条、第五十八条，表明治风之法也。

夫风病，下之则痉，复发汗，必拘急。

上第五十九条，表明治风病之所当禁者。

脉浮而大，曰风。

脉浮而数，中风使然。

脉浮主表，腑病所居，有力为风，无力血虚，浮迟表冷，浮数风热，浮紧风寒，浮缓风湿。

上第六十条、第六十一条、第六十二条，表明风病之脉也。

治风之药，风夹热者，宜平之以桑叶、菊花之类是也；风夹湿者，宜散之以苍术、苍耳子之类是也；风夹寒者，宜祛之以麻黄、桂枝之类是也；风夹暑者，宜清之以荷叶、荷梗之类是也。风寒伤脑则宜辛夷；风伤头目，则宜甘菊；风伤四肢，则宜桑枝；风伤皮毛，则宜麻黄；风伤肌腠，则宜桂枝；风伤经脉，则宜葛根；风伤络脉，则宜桑叶；风行周身，则宜防风。气分之风，则宜薄荷，宜前胡；血分之风，则宜桂枝，宜荆芥，宜紫苏叶。

上第六十三条，汇叙治风之药也。

寒病篇

风从地水中生，故《经》曰：风寒在下。风寒并在于下，故次于风者当为寒，编寒病篇。

诸病水液，澄澈清冷，皆属于寒。

上第一条，表明病属于寒者之大概也。

诸寒收引，皆属于肾。

上第二条，表明寒之所属也。

风从西北方来者，触发之寒风也，乃天地杀厉之气，受其气者，病寒而险，故曰伤。

附　参考

仲景《伤寒》提纲：太阳之为病，脉浮，头项强痛，而恶寒。阳明，胃家实。少阳，苦咽干，目眩。太阴，腹满而吐，食不下，自利益甚，时腹自痛，若下之，必胸下结硬。少阴，脉微细，但欲寐。厥阴，消渴，气上撞心，心中疼热，饥而不欲食，食则吐蛔，下之，利不止。

仲景《伤寒》病情：太阳恶寒，阳明恶热，少阳喜呕，太阴食不下，少阴但欲寐，厥阴不欲食。

《伤寒》发热之理由：太阳为先天之巨阳，其发热，发于荣卫，故一身手足壮热。阳明乃太少两阳相合之阳，其热发于肌肉，故蒸蒸发热。少阳为半表半里之阳，其热发于腠理，时开时阖，故往来寒热。太阴为至阴，无热可发，因为胃行津液，以灌四旁，故得主四肢，而发热于手足，所以太阴伤寒，手足自温，太阴中风，四肢烦疼耳。少阴为封蛰之本，若少阴不藏，则坎阳无蔽，故有始受风寒，而脉沉发热者，或始无表热，八九日来，热入膀胱，致一身手足热者。厥阴当两阴交尽，一阳初生，其伤寒也，有从阴而先厥后热者，有从阳而先热后厥者，有阳进而热多厥少者，有阳退而热少厥多者，有阴阳和而厥与热相应者。

《伤寒》恶寒之理由：热，阳气也；寒，阴气也。恶寒者，周身毛窍不得阳气之卫外，故皮毛啬啬然洒淅也。人周身八万四千毛窍，太阳卫外之气也。若病太阳之气，则通体恶寒，从头项而至背脊，太阳循行之经也。若病太阳之经，则其背恶寒，恶寒之外，又有身寒。身寒者，著衣重复而身常寒，乃三焦火热之气，不能温肌肉也。论曰：形冷恶寒者，此三焦伤也，即身寒之谓也。

《伤寒》首伤太阳与不必拘于首伤太阳之辨：《灵枢·本脏》篇云：三焦膀胱者，腠理毫毛其应，是太阳主通体之毫毛，而为肤表之第一层，故风寒必首伤太阳也。然亦有不从太阳，而竟至于阳明少阳，以及于三阴者，此又值三阴三阳所主之部位而受之也。《灵枢》病形篇云：中于面则下阳明，中于项则下太阳，中于颊则卜少阳，其中于膺背两胁，亦中其经。又曰：中于阴者，常从跖臂始，此皆不必拘于首伤太阳也。

《伤寒论》有岐伯中阳溜经、中阴溜腑之义：《伤寒论》太阳受邪，有中项中背之别，中项则头项强痛，中背则背强几几也（《韵会》云：有钩挑者，为几案之几，音寄；不钩挑者，为几，音朱，鸟短羽也。成无己释《伤寒论》，以为伸颈之貌。张志聪云：羽之鸟，背强欲舒之象）。阳明有中面中膺之别，中面则目痛鼻干，中膺则胸中痞硬也。少阳有中颊中胁之别，中颊则口苦咽干，中胁则胁下痞硬也，此即岐伯中阳溜经之义。若邪自经及脏，脏气实而不能容，则邪还于腑。故《伤寒论》三阴皆有自利证，是寒邪还腑也，三阴皆有下证，是热邪还腑也，此即岐伯中阴溜腑之义。

《伤寒》轻重辨：《经》曰：黄帝问曰：今夫热病者，皆伤寒之类也，或愈或死，其死皆以六七日之间，其愈皆以十日以上者，何也？不知其解，愿闻其故（张介宾云：伤寒者，中阴寒杀属之气也。寒盛于冬，中而即病者，是为伤寒；其不即病者，至春则名为温病，至夏则名为暑病，然则四时不正之气，随感随发者，亦曰伤寒。寒邪束于肌表则玄府闭，阳气不散越，乃郁而为热，故凡系外感发热者，皆伤寒之类）。岐伯对曰：巨阳者，诸阳之属也（张介宾云：太阳为六经之长，统摄阳分，故诸阳皆其所属。太阳经脉，覆于颠背之表，故主诸阳之气分）。其脉连于风府（栎窗多纪云：《资生经》云：风府者，固伤寒所自起也，此人皆以毛裹之。南人怯弱者，亦以帛护其项），故为诸阳主气也。人之伤于寒也，则为病热，热虽甚不死，其两感于寒而病者，必不免于死。帝曰：愿闻其状。岐伯曰：伤寒一日，巨阳受之，故头项痛，腰脊强。二日，阳明受之，阳明主肉，其脉挟鼻，络于目，故身热，目疼而鼻干，不得卧也（张介宾云：伤寒多发热，而此独云身热者，盖阳明主肌肉，身热尤甚也。邪热在胃则烦，故不得卧）。三日少阳受之，少阳主胆，其脉循胁络于耳，故胸胁痛而耳聋。（《新校正》云：按全元起本胆作骨。全元起注云：少阳者，肝之表，肝候筋，筋会于骨，是少阳之气所荣，故言主于骨。《甲乙经》《太素》等并作骨。栎窗多纪云：《新校正》引全元起《太素》、《甲乙经》并作主骨，简按《病源》亦作主骨，只《外台》作胆，盖王氏改骨作胆，而宋人依以改《外台》也，且《灵枢·经脉》篇云胆主骨，如阳明不云主胃而云主肉，则理宜于少阳亦云主骨。盖太阳主皮肤，阳明主肉，少阳主骨，从外而内，殆是半表半里之部分，故改胆作骨。于义为良，余按阳明主肉不云主胃者，肉专属足阳明胃也。少阳主胆不言主骨者，骨未必属于少阳，言主胆，所以别于手少阳也）。三阳经络皆受其病，而未入于脏者，故可汗而已（《太素》、《甲乙经》、全元起本脏并作府。张志聪云：脏者，里也，阴也。言三阳之经络，皆受三阳邪热之病，然在形身之外，而未入于里阴，可发汗而解也）。四日太阴受之（栎窗多纪云：按本经所论三阴病者，即仲景所谓阳明胃家实证，故下文云，其满三日者，可泄而已。仲景所论三阴病者，乃阴寒之证，此本经所未言及，下少阴厥阴亦同），太阴脉布胃中，络于嗌，故腹满而嗌干。五日，少阴受之，少阴脉贯肾，络于肺，系舌本，故口燥舌干而渴。六日厥阴受之（方氏《伤寒条辨》云：一日二日三四五六日，犹言第一第二第三四五六之次第也，大要譬如计程，如此立个前程的期式约莫耳，非计日以限病之谓。张介宾云：愚按伤寒传变只言足经，不言手经，其义本出此篇，如上文六节，是也。奈何草窗刘氏不明其理，遂谬创伤寒传足不传手之说。盖伤寒者，表邪也，欲求外证，但当察于周身，而周身上下脉络，唯足六经，则尽之矣。手经无能遍也，且手经所至，足经无不至者，故但言足经，则其左右前后，阴阳诸证，无不可按而得，而手经亦在其中，不必言矣，此本经所以止言足者，为周身之表证也），厥阴脉，循阴器而络于肝，故烦满而囊缩（栎窗多纪云：按满，懑同。《说文》懑，烦也。盖烦懑，乃烦闷也。缪氏《伤寒撮要》云：妇人亦有囊缩可辨，但其乳头缩者，即是也。李氏入门云：在女子则阴户急，痛引小腹）。三阴三阳，五脏六腑皆受病，荣卫不行，五脏不通则死矣（高士宗云：则，犹即也，结上文三阴受病，非必四日太阴，五日少阴，六日厥阴，故内之三阴，外之三阳，内之五脏，外之六腑，一日皆受其病，致荣卫不行，五脏不通，即死矣。较之两感于寒，不免于死者，更甚矣）。其不两感于寒者，七日巨阳病衰，头痛少愈。八日阳明病衰，身热少愈。九日少阳病衰，耳聋微闻。十日太阴病衰，腹减如故则思饮食。十一日少阴病衰，渴止，舌干已，而嚏。十二日厥阴病衰，囊纵，少腹微下。大气皆去，病日已矣（栎窗多纪云：《调经论》曰：泻实者，开其门而出，大气乃屈。《五色》篇曰：大气入脏腑者，不病而猝死。简按俱谓大邪之气）。帝曰：治之奈何？岐伯曰：治之各通其脏脉，病日衰已矣。其未满三日者，可汗而已；其满三日者，可泄而已（王冰云：此言表里之大体也。《正理伤寒论》曰：脉大浮数，病为在表，可发其汗；脉细沉数，病在里，可下之。由此则虽日过多，但有表证而脉大浮数，犹宜发汗；日数虽少，即有里证，而脉沉细数，犹宜下之，正应随脉证以汗下之）。帝曰：其病两感于寒者，其脉应与病形何如？岐伯曰：两感于寒者，病一日则巨阳与少阴俱病，则头痛口干而烦满；二日则阳明与太阴俱病，则腹满身热，不欲食，谵言；三日则少阳与厥阴俱病，则耳聋囊缩而厥，水浆不入，不知人，六日死（《滑寿集》云：六日当作三日，下文可见。栎窗多纪云：按下文云，如是之后，三日乃死，则作六日者，非字之讹，谓至三日，则少阳与厥阴俱病云云，三阴三阳俱受病，水浆不入，昏不知人，如是者三日，凡于六日之际，当死也）。帝曰：五脏已伤，六腑不通，荣卫不行，如是之后，三日乃死，何也（高士宗云：乃死，非即死矣）？岐伯曰：阳明者，十二经脉之长也，其血气盛，故不知人，三日其气乃尽，故死矣。

上第三条，表明伤寒之为病也。

寒温不节，将理失宜，乍暖脱衣，甚热饮冷，坐卧当风，居处暴露，冲冒霜雪，凌晨早起，呼吸冷气，久晴暴暖，忽变阴寒，久雨积寒，致生阴湿。如此之候，皆为邪厉侵伤肌肤，入于腠理，使人身体沉重，泪出气壅，胸膈凝滞，肢节酸疼，项背拘急，头目不清，鼻塞声重，饮食不入。凡此之证，本不过四时盛寒耳，若不便行解利，势必伏留经络，传变无已，其病亦危。

感寒证，亦头疼，亦发热，亦恶寒，探其舌本，必从喉咙内干出于外。多兼烦躁，不烦躁即感寒之轻者，又或不头疼而发热，不发热而头疼，虽渴，不欲引饮，至夜，或偶得寐，遇食，不好亦不恶，居处虽苦怔怯，而神气安静。凡若此者，皆感寒之候，与伤寒不同。

上第四条、第五条，表明感寒之为病也。

身体强直，口噤不语，四肢战掉，猝然眩晕，此寒毒所中也，病名中寒。

备考：中寒者寒邪直中三阴，猝然昏不省人，不急治，死在旦夕。

寒毒所中，其脉必沉而细，或紧涩，或阴阳俱盛，其为证，宜无汗，若有汗者，不治。

伤寒有即病，有不即病，必大发热，病邪循经而行，以渐而深。中寒则仓猝感受其病，即发而暴，一身受邪，难分经络，无热可发，温补自解，此气大虚也，不急治则死。

上第六条，表明中寒之为病也。

脏腑之中，停寒不散，谓之沉寒，积冷不解，谓之痼冷。

注： 此即《金匮》所叙腹满寒疝及五脏中寒之类是也。

备考： 肺中寒者，吐浊涕；肝中寒者，两臂不举，舌本燥，善太息，胸中痛，不得转侧，食则吐而汗出；心中寒者，其人苦病心如啖蒜状，剧者心痛彻背，背痛彻心，譬如虫注，其脉浮者，自吐乃愈；脾中寒者，自利，腹痛腹胀，食不下，肾中寒者，厥逆，下利，欲吐而不吐。

上第七条，表明脏腑中寒邪久伏之为病也。

肾移寒于脾，痈肿少气①。脾移寒于肝，痈肿筋挛。肝移寒于心，狂，隔中②。心移寒于肺，肺消。肺消者，饮一溲二，死不治③。肺移寒于肾，为涌水。涌水者，按腹不坚，水气客于大肠，疾行则鸣濯濯，如囊裹浆，水之病也④。

注： ①张介宾云：肾中寒气移于脾者，乃为痈肿。凡痈毒之病，寒热皆能为之。热者为阳毒，寒者为阴毒。盖脾主肌肉，得寒则气聚而坚，坚而不散，则为肿为痈也。一曰：痈者，壅也。肾以寒水之气，反传所胜，侵侮脾土，故壅为浮肿，其义尤通。少气者，寒盛，则阳虚于下，阳虚则无以化气也。栎窗多纪云：按张注后说，义为明晰。《甲乙经》悬壅作悬痈。《孟子》痈疽，韩非引作痈疽之类。古假借通用颇多。②王冰云：心为阳脏，神处其中，寒薄之，则神乱离，故狂也。阳气与寒相薄，故隔塞而中不通也。栎窗多纪云：《灵枢·邪气脏腑病形》篇云：隔中，食饮入而还出，后沃沫。③张介宾云：心火不足，则不能温养肺金，肺气不温，则不能行化津液，故饮虽一，而溲则倍之。夫肺者，水之母也，水去多，则肺气从而索矣，故曰肺消。门户失守，本元日竭，故死不治。④张介宾云：涌，湧同。涌水者，水自下而上，如泉之涌也。水者，阴气也，其本在肾，其末在肺。肺移寒于肾，则阳气不化于下，阳气不化则水泛为邪，而客于大肠，以大肠为肺之合也。

上第八条，表明寒气相移之为病也。

人之五脏猝痛，何气使然？曰：经脉流行不止，环周不休，寒气入经而稽迟①，涩而不行，客于脉外则血少，客于脉中则气不通，故猝然而痛。曰：其痛或猝然而止者，或痛甚不休者，或痛甚不可按者，或按之而痛止者，或按之无益者，或喘动应手者，或心与背相引而痛者，或胁肋与少腹相引而痛者，或腹痛引阴股者，或痛宿昔而成积者，或猝然痛，死不知人，少间，复生者，或痛而呕者，或腹痛而后泄者，或痛而闭不通者，凡此诸痛，各不同形，别之奈何？曰：寒气客于脉外则脉寒，脉寒则缩蜷②，缩蜷则脉绌急③，绌急则外引小络，故猝然而痛，得炅④则痛立止。因重中于寒，则痛久矣。寒气客于经脉之中，与炅气相薄则脉满，满则痛而不可按也。寒气稽留，炅气从上，则脉充大而气血乱，故痛甚不可按也。寒气客于肠胃之间，膜原之下，血不得散，小络急引，故痛，按之则血气散，故按之痛止⑤。寒气客于侠脊之脉则深，按之不能及，故按之无益也⑥。寒气客于冲脉，冲脉起于关元，随腹直上。寒气客则脉不通，脉不通则气因之，故喘动应手矣⑦。寒气客于背俞之脉则血脉涩，脉涩则血虚，血虚则痛，其俞注于心，故相引而痛，按之则热气至，热气至则痛止矣⑧。寒气客于厥阴之脉。厥阴之脉者，络阴器，系于肝，寒气客于脉中则血涩脉急，故胁肋与少腹相引痛矣。厥气客于阴股，寒气上及少腹，血涩，在下相引，故腹痛引阴股⑨。寒气客于小肠膜原之间⑩，络血之中，血涩，不得注于大经⑪，血气稽留不得行，故宿昔而成积矣⑫。寒气客于五脏，厥逆上泄⑬。阴气竭，阳气未入，故猝然痛，死不知人，气复反则生矣⑭。寒气客于肠胃，厥逆上出，故痛而呕也。寒气客于小肠，小肠不得成聚，故后泄腹痛矣⑮。热气留于小肠，肠中痛，瘅热焦渴，则坚干不得出，故痛而闭不通矣⑯。

注： ①《说文》：稽，留止也。②熊氏音：踡，贝员反，踡蹐不伸也。③释音：绌，丁骨切。张介宾云：绌，屈曲也。④高士宗云：炅，焖同，热也。⑤王冰云：膜，谓膈间之膜。原，谓膈肓之原。血不得散，谓膈膜之中，小络脉内血也，络满则急，故牵引而痛生也。手按之则寒气散，小络缓，故痛止。⑥张志聪云：侠脊者，伏冲之脉也。深者，谓邪客于侠脊之冲脉则深，在于腹之冲脉则浮于外而浅矣。栎窗多纪云：按冲脉有浮沉之别，见于《灵枢·五音五味》篇。⑦马仲化云：按《骨空论》云：冲脉起于气冲。今曰关元者，盖任脉当脐中而上行，冲脉侠脐两旁而上冲，则本起于气冲，而与任脉并行，故谓之起于关元亦可也。张介宾云：关元，任穴，在脐下三寸，冲脉起于胞中，即关元也。栎窗多纪云：喘动应手者，指腹中筑动而言。《灵枢·百病始生》篇云：其著于伏冲之脉者，揣之应手而动是也。喘，或是与瞤通。瞤，音輇。《说文》：动也。⑧王冰云：背俞，谓心俞，脉亦足太阳脉也。夫俞者，皆内通于脉，故曰其俞注于心，相引而痛也，按之则温气入，温气入则心气外发，故痛止。⑨王冰云：亦厥阴肝脉之气也。⑩此指肠胃之外，膜原之间，即皮里膜外也。⑪张志聪云：大经者，脏腑之大络也。⑫王冰云：言血为寒气之所凝结，而乃成积。张志聪云：宿昔，稽留久也。高士宗云：匪朝伊夕，故痛于宿昔。汪昂云：按此即今之小肠气也。⑬吴崑云：上泄，吐涌也。涌逆既甚，阴气必竭。⑭王冰云：言脏气被寒拥冒而不行，气复得通则已也。⑮王冰云：小肠为受盛之腑，中满则寒邪不居，故不得结聚而传下，入于回肠。回肠，广肠也，为传导之腑，物不得停留，故后泄而痛。⑯陈修园曰：结以热气者，谓寒邪久留，转能化热也。

上第九条，表明寒气入经则作痛，寒气久留则化热也。

人之振寒者，何气使然？曰：寒气客于皮肤，阴气盛，阳气虚，故为振寒寒栗。

上第十条，表明寒气客于皮肤，而病振寒者。

人身非衣寒也，中非有寒气也，寒从中生者何？曰：是人多痹气也，阳气少阴气多，故身寒如从水中出。

注：吴崑云：痹气者，气不流畅而痹著也。

上第十一条，表明寒因痹气而生者。

人有身寒，汤火不能热，厚衣不能温，然不冻栗，是为何病？曰：是人者，素肾气胜，以水为事^①，太阳气衰，肾脂枯不长，肾者水也，而生于骨，肾不生则髓不能满，故寒至骨也。所以不能冻栗者，肝，一阳也。心，二阳也。肾，孤脏也。一水不能胜二火，故不能冻栗，病名曰骨痹，是人当挛节也^②。

注：① 栎窗多纪云：肾气胜者，肾水之气胜也。以水为事者，膀胱之水胜也，谓其人水寒之气偏胜也。② 王冰云：肾不生则髓不满，髓不满则筋干缩，故筋挛拘。高士宗云：寒甚至骨，宜冻栗矣，所以不能冻栗者，肾水生肝木。肝为阴中之阳，故肝一阳也。少阴合心火，心为阳中之阳，故心二阳也。肾为阴中之阴，故肾孤脏也。一阳二阳，火也，孤脏，水也，今一水不能胜二火，故虽寒甚至骨，而不能冻栗也。寒在于骨，病名曰骨痹。骨痹者，骨节拘挛，是人当挛节也，此言水火逆调，而独阳不生则为肉烁，孤阴不长则为挛节也。

上第十二条，表明身寒由于骨痹者。

寒痹之为病，留而不去，时痛，而皮不仁。

上第十三条，表明寒痹之为病也。

阳气衰于下则为寒厥。

寒厥之为寒也，必从五指而上于膝者，何也？曰：阴气起于五指，而聚于膝上，故阴气胜，则从五指至膝上寒。其寒也，不从外，皆从内也。

阴胜则身寒，汗出，身常清，数栗而寒，寒而厥，厥则腹满，死，能夏不能冬。

上第十四条、第十五条、第十六条，表明寒厥之为病也。

病人身大热，反欲得近衣者，热在皮肤，寒在骨髓也；身大寒，反不欲近衣者，寒在皮肤，热在骨髓也。

上第十七条，辨寒在皮肤、在骨髓之不同也。

寒伤血。

寒伤形。

极寒伤经。

上第十八条、第十九条、第二十条，表明寒之所伤者。

寒气生浊，浊气在上，则生膜胀。

注：马仲化云：浊气主阴，宜在下，今反在上，则生膜胀，盖有升无降也。张介宾云：膜胀，胸膈满也。《广韵》：膜，昌真切，肉胀起也。

上第二十一条，表明寒气反作之为病也。

阳虚生外寒奈何？曰：阳受气于上焦，以温皮肤分肉之间，今寒气在外则上焦不通，上焦不通则寒气独留于外，故寒栗。

上第二十二条，表明阳虚生外寒者。

阴盛生内寒奈何？曰：厥气上逆，寒气积于胸中而不泻，不泻则温气去，寒气独留则血凝涩，凝则脉不通，其脉盛大以涩，故中寒。

上第二十三条，表明阴盛生内寒者。

重寒则热，重热则寒。

备考： 重寒则热，重热则寒，何以验之。如苦化火，酸化木，久服酸苦之味，则反有木火之热化矣。辛化金，甘化土，久服辛甘之味，则反有阴湿之寒化矣。

上第二十四条，表明寒之化气也。

寒胜则浮。

注： 寒伤形，形伤肿也，其在于地，寒以坚之，故寒则地裂，人则寒胜而浮。吴崑云：寒胜则阳气不运，故坚痞腹满，而为虚浮。

上第二十五条，表明寒胜之候也。

寒胜热。

上第二十六条，表明寒之所胜者。

燥胜寒。

上第二十七条，表明气之胜寒者。

紧脉为寒。

伤寒未得汗，宜阳脉，忌阴脉。已得汗，宜阴脉洪大，忌阳脉沉细。

感冒风寒，其发热恶寒，烦躁，手足温，为伤风候，脉浮紧，为伤寒脉，是伤风见寒脉也。若寒多热少，不烦躁，手足微厥，为伤寒候，脉浮缓，为伤风脉，是伤寒见风脉也。盖脉似桂枝反无汗，证似麻黄反烦躁也。

中寒之脉，虚而微细，甚则无脉。

上第二十八条、第二十九条、第三十条、第三十一条，辨寒脉也。

寒邪之在太阳者，寒郁其阳，阳不畅而成热，阳虽人身之正气，既郁而为邪，须用发表之药，以逐其寒邪，斯腠理通而郁热泄，故汗出而解，苟或不汗不解，其邪不得外泄，于是传入于里，或以次，或不以次，阳明也，少阳也，太阴也，少阴也，厥阴也，越之，泻之，下之，泄之，和解之，温补之，《伤寒论》全书，立法备矣。

备考： 朱肱云：大抵太阳病，必发热而恶寒。恶寒家，慎不可过当覆衣被，及近火气。寒热相薄，脉道沉伏，愈令病人寒不可当，但去衣被微火，兼与以和表之药，自然不恶寒矣。妇人恶寒，尤不可近火，寒气入腹，血室结聚，药不能治。

感冒风寒，四时之伤寒也，类伤寒而非寒时即病之伤寒，治法宜平和之药和解之，轻剂散之，足矣。

中寒毒者，中气必虚，中气虚者，阳气先竭，治宜急温以救其阳。若妄为发汗，则泄其真气，未有不致虚而生他病者矣。

上第三十二条、第三十三条、第三十四条，辨治寒之各法也。

治寒之药，寒自风而生者，宜治之以羌活、防风之类是也。寒自暑而来者，宜解之以香薷之类是也。寒自湿而成者，宜燥之以苍术、白术之类是也。寒凝于上，宜通之以薤白。寒积于中，宜运以干姜。寒结于下，宜温以附子。沉寒痼冷，宜行以巴豆。气分之寒，则宜蔻仁，宜砂仁。血分之寒，则宜当归，宜川芎。

上第三十五条，汇叙治寒之药也。

暑病篇

日月运行，一寒一暑，既详寒病，须详暑病，编暑病篇。

凡病伤寒而成温者，先夏至日为温病，后夏至日为暑病，当与汗皆出，勿止。

注：章虚谷云：此言凡病伤寒，则不独指冬时之寒也。盖寒邪化热，随时皆有也。栎窗多纪云：与，予也。《玉函经总例》云：仲景曰：不须汗而强与汗之者，夺其津液，又须汗而不与汗之者，使诸毛孔闭塞。

上第一条，表明暑之为病，有因伤寒而化成者。

太阳中热者，暍是也。汗出恶寒，身热而渴。

注：恶寒者，热气入则皮肤缓，腠理开，开则洒洒然，寒与伤寒之恶寒不同。暍，音谒。《说文》：伤暑也。

上第二条，表明暑之为病，有专因中热而成者。

太阳中暍，身热疼重，而脉微弱，此以夏月伤冷水，水行皮中所致也。

上第三条，表明暑之为病，有因伤湿而成者。

阳气者，卫外而为固者也。因于暑，汗，烦则喘喝，静则多言，体若燔炭，汗出而散。

上第四条，表明暑以天之阳邪，伤人之阳气也。

邪之入于脉也，寒则血凝涩，暑则气淖泽。

气盛身寒，得之伤寒；气虚身热，得之伤暑。

参考：林观子曰：伤寒虽云身寒，实指身发热言也，要以意得之。王士雄曰：伤寒虽发热而仍恶寒，不似伤暑之恶热，故曰身寒。

上第五条、第六条，辨伤暑之异于伤寒也。

暑胜则地热。

注：其在于地，暑以蒸之，故暑胜则地热。

上第七条，辨暑之气也。

暑之为言煮也，言热如煮物也，又暑从日，在日之下，谁云不热。

上第八条，辨暑之义也。

暑不伤形，而暑究无不伤形，热伤气，而暑究无不热，故真正受暑者，势必至于形气俱伤。

上第九条，表明暑之所伤者也。

温者，热之渐。热者，温之极。温盛为热，木生火也。热极湿动，火生土也。上热下湿，人居其中而暑成矣。

上第十条，表明暑之为病，所以兼热兼湿也。

夏月天气虽暑，地下则寒，井中之水，至夏而冷极，人身丹田之气，亦犹是也。故夏月人身，其上虽热，其下则寒。

上第十一条，表明暑时阳气外泄，须防其中气之寒也。

形似伤寒，但右脉洪大而数，左脉反小于右，口渴甚，舌赤，汗大出者，名曰暑温，在手太阴。

参考：暑兼湿热，偏于暑之热者暑温，多手太阴证而宜清；偏于暑之湿者为湿温，多足太阴证而宜燥；湿热平等者两解之。各宜分晓，不可混也。

上第十二条，表明暑温之在手太阴者。

脉虚，夜寐不安，烦渴，舌赤，时有谵语，目常开不闭，或常闭不开，暑入手厥阴也。

上第十三条，表明暑温之在手厥阴者。

脉洪滑，面赤身热，头晕，不恶寒，但恶热，舌上黄滑苔，渴欲凉饮，饮不解渴，得水则呕，按之胸下痛，小便短，大便闭者；阳明暑温，水结在胸也。

上第十四条，表明暑温之在阳明者。

暑温，寒热，舌白不渴，吐血者，名曰暑瘵，为难治。

上第十五条，表明暑瘵之为病也。

长夏受暑，过夏而发者，名曰伏暑。霜未降而发者少轻，霜既降而发者则重，冬日发者尤重，子午丑未之年为多也。

注：子午，君火司天，暑本于火也。丑未，湿土司天，暑得湿则留也。

头痛，微恶寒，面赤烦渴，舌白，脉濡而数者，虽在冬月，犹为太阴伏暑也。

上第十六条、第十七条，表明伏暑之为病也。

暑温，身热，猝然痉厥，名曰暑痫。

上第十八条，表明暑痫之为病也。

暑伤于气，所以脉虚，弦细芤迟，体状无余。

中暑之脉，阳弱阴虚，微迟似芤。

暑脉弦细芤迟，何也？曰：寒伤形，热伤气，气伤则气消而脉虚弱，所以弦细芤迟，皆虚脉也。

暑脉虚而微弱，或浮大而散，或隐而不见。

中暑热病相似，但热病脉盛，中暑脉虚，以此辨之。

温热病有一二部无脉，暑热病有三四部无脉，被火所逼而伏，非绝无也，于病无妨，攻之亦易，照经用辛寒药，火散脉起而病愈矣。

上第十九条、第二十条、第二十一条、第二十二条、第二十三条、第二十四条，表明暑病之脉也。

治暑之药，治暑风者莫如荷叶，欲其入络则用边；治暑湿者莫如扁豆，防其壅者当用皮或用花；暑而寒者莫如香薷；暑而燥者莫如石膏；暑而热者莫如竹叶，热在皮者莫如西瓜翠衣；暑在气分宜六一散；暑在血分宜益元散；暑在经络宜丝瓜卷须；暑气中滞而抑郁不升者，宜荷梗。

上第二十五条，汇叙治暑之药也。

燥病篇

暑乃夏之气，自夏而秋，则暑转为燥，爰编燥病篇。

燥，秋气也，而阳明司天之年，燥气之病尤多。

参考：燥气之系于秋者为主气，若客气则未必拘于秋也，况邪风之来又未必以客气拘矣。

上第一条，表明燥气之所由来也。

燥者，深秋清凄之气，火令之无权也，故谓之次寒。

备考：盛夏暑热熏蒸，则人身汗出溅溅，肌肉潮润而不燥，冬月寒凝肃杀而人身干槁燥冽，故深秋燥令气行，人体肺金应之，肌肤亦燥，乃火令无权，故燥属凉，性理大全，亦谓燥属次寒，后贤悉谓属热，甚非。

上第二条，表明燥属寒而非属热也。

燥统于寒，与寒最近，而非寒也。

上第三条，表明燥统于寒，而不得以寒指之也。

秋燥之气必夹湿，秋燥之气必夹火。

备考：秋八九月间，燥气流行，凡物之被其燥者，往往皮焦而皱揭，在人亦然，而其究焦燥在皮，未必彻骨而内燥，故人之感燥气者，其外虽燥，而未必大渴而喜饮。缘金生于土，湿土其母气也，至于火，乃燥金中自有之金火，观金与金击，或金石相击，其理自明，而与木火迥别。

上第四条，表明燥中应有之气也。

燥气寒化，燥气之正也。

备考：寒水乃燥金之子，故《素问》曰：燥极而泽，又冬月水结为冰，冰愈寒则气愈燥，故燥气之正，未有不为寒化者。

上第五条，表明燥之正气也。

燥气化湿，燥气之化气也。

注：金坚则燥，金烁则流，故其化气，易转而为湿。

上第六条，表明燥之化气也。

燥气化火，燥气之复气也。

参考：阳明所至，其气清劲，故燥为次寒，为小寒，为火令之无权，至化而为火，是其复气使然，故《伤寒论》之白虎承气证，皆寒之复气也，燥气亦有复气，不可不辨。

上第七条，表明燥之复气也。

其在于地，燥以干之，故燥胜则地干，人亦燥胜则干。

上第八条，表明燥胜之候也。

燥主杀，感其气者，无不病。

参考：六气之中，风寒暑湿火，俱主生，独燥主杀，感其气者焉有不病，前人有六气之中，唯燥不为病之说，甚非。

上第九条，表明燥气能令人病也。

燥伤皮毛。

备考：《内经》作热伤皮毛，此热字当作燥字解，故易之。

上第十条，表明燥之所伤者也。

秋日，暑湿踞于内，新凉燥气加于外，燥湿兼至，最易混淆，稍不加察，无不败坏。《经》曰：粗工治病，湿证未已，燥证复起，此之谓也。

上第十一条，表明燥气之至，每随暑湿之气而至也。

燥之由外感者，阳明所至，清劲之气也。燥之由内伤者，津液耗，荣卫枯，气血虚，或饥饱劳役损伤胃气，或食辛辣厚味而助火，或夹风、夹湿、夹火、夹实、夹虚，其见证或在上、在中、在下、在外、在内，种种原因，种种病形，不可不辨。

备考：阳明所至，清劲之气，秋气也，时行病也。若夫内伤之燥，其津液耗者，便秘而消渴，荣卫枯者，肌肤枯而毛发槁，气虚之燥，其证则为痿痹，以肺热不能管摄一身也。血虚之燥，其证则为噎膈，以胃槁不能收纳饮食也，饥饱劳役，损伤胃气，亦胃槁而饮食衰矣。食辛辣厚味而助火者，火邪伏于肺中，耗烁真阴，津液亏少而大便燥结矣。夹风夹实者多由外感，夹虚者多由内伤，夹湿夹火者外感居多，内伤亦复不少。至于燥气在上则咽鼻干焦，燥气在中则消渴，燥气在下则溲赤便难，燥在外则皮肤皱揭，燥在内则精血枯涸。

上第十二条，叙燥病之原因，与其品类也。

湿胜燥。

上第十三条，表明气之胜燥者。

燥胜寒。

上第十四条，表明燥之所胜者。

燥证初起，必在肺卫，法宜辛凉，以清其气分，以救其肺卫。

备考：轻剂有桑杏汤、桑菊饮之类，重剂有麻杏石甘汤之类。

上第十五条，表明燥证初起，病在肺卫之治法也。

感燥气之重者，必近于寒，法宜苦温甘辛，宣通其肺胃，调和其荣卫。

备考：轻剂有杏苏散之类，重剂有小青龙之类。

上第十六条，表明燥近于寒者之治法也。

燥之夹湿者，亦宜治以苦温甘辛法。

上第十七条，表明燥夹湿者之治法也。

燥之夹火者，实则宜治以辛凉法，虚则宜治以辛凉甘润法。

备考：辛凉法见上。辛凉甘润法，如喻氏清燥救肺汤是也，而麻仁、阿胶，有时当减，枇杷叶尤当露用。

上第十八条，表明燥夹火者之治法也。

阳明燥结，里实而坚，未从热化，下之以苦温；已从热化，下之以苦寒。

备考：苦温下法，如《金匮》大黄附子细辛汤之类。苦寒下法，如三承气汤之类，而小承气无芒硝，轻用大黄，或酒炒，重用枳朴，则微兼温矣。

上第十九条，表明阳明燥结，里实而坚者之治法也。

燥结血分而痛者，欲止其痛，须先通其络，宣其瘀或兼润其燥。

备考：轻剂可借用旋覆花汤之类，重剂可借用大黄䗪虫丸及化癥回生丹之类。

上第二十条，表明燥结于血分者之治法也。

备考：按津液耗，荣卫枯，气血虚，或饥饱劳役损伤胃气等证，虽亦属燥，究非秋燥之所致，其治法能养其津液，调其荣卫，补其气血，和其胃气，足矣，故不叙及。

伤燥脉涩。

脉紧而涩，或浮而弦，或芤而迟，皆燥脉也。

阳明燥结，未从热化，其脉必短而涩；既从热化，其脉必数而坚。

上第二十一条、第二十二条、第二十三条，辨燥病之脉也。

治燥之药，燥因风者宜桑枝，燥因湿者宜滑石，燥因火者宜石膏，燥因寒者宜当归，燥因暑者宜竹叶，内伤之燥宜麦冬，外感之燥宜石膏，气分之燥宜桑叶，血分之燥宜柏叶。

上第二十四条，汇叙治燥之药也。

湿病篇

金坚则燥，金铄则流，故燥之化气，即为湿，爰编湿病篇。

风雨则伤上，清湿则伤下。

注： 邪气之中人也高，故风雨伤于上，地气之中人也必从足始，故清湿伤于下。

湿伤于下，雾伤于上，雾伤皮腠，湿流关节。

身半以下者，湿中之也。

上第一条、第二条、第三条，表明湿之伤人，必从其类而有区处也。

诸湿肿满，皆属于脾。

诸痉项强，皆属于湿。

上第四条、第五条，表明湿病之关切者。

阳气者，卫外而为固者也，伤于湿，首如裹，湿热不攘，大筋缓短，小筋弛长，缓短为拘，弛长为痿。

注： 高士宗云：大筋连于骨内，缓短则屈而不伸，小筋络于骨外，弛长则伸而不屈。

上第六条，表明湿之所以伤阳气也。

火热拂郁，水液不能宣通，则停滞而生水湿。

注： 此湿因火热拂郁而生也。

火热能生湿土，故夏热则万物润，秋凉则万物燥。

注： 此言湿本土气，生于热也。

上第七条、第八条，表明湿之所以生也。

湿之属外因者，为天雨露，地泥水，人饮食与衣汗。

备考： 其为症状，头面如裹，滞重，骨节疼，手足酸软，腿膝胕肿，夹风痰则麻，兼死血则木，动邪火则肿疼，或疝气偏坠，目黄。

上第九条，表明湿之属外因者。

湿之属内因者，则本于脾土所化之湿，火盛化为湿热，水盛化为寒湿。

备考： 其为症状，发热恶寒，身重自汗，筋骨疼，小便秘，大便溏，腰疼胕肿，肉如泥，脚如石坠。

上第十条，表明湿之属内因者。

暑病多无身痛，盖伤气不伤形也。湿则伤形，形伤痛，故湿气感人则害人皮肉筋脉，其流入关节则一身尽痛，或关节不和，其与风相搏，则骨节烦疼。

上第十一条，表明湿病致痛之由也。

湿生痰，痰生热，热生风。

上第十二条，表明湿能生风生热也。

湿家之为病，一身尽疼，发热，身色如熏黄也。

上第十三条，表明湿郁于内而发为黄者。

头痛恶寒，身重疼痛，舌白不渴，脉弦细而濡，面色淡黄，胸闷不饥，午后身热，状若阴虚，病难速已，名曰湿温。汗之则神昏耳聋，甚则目瞑不欲言，下之洞泄，润之则病深不解。

备考： 湿温为暑、湿、温三气杂感，浊气弥漫，有寒有热传变不一，全要细察兼证，辨明经络脏腑，气血阴阳，湿热二气，偏多偏少，方可论治。

上第十四条，表明湿温之为病也。

湿之为病，小便赤，口渴，为热湿；小便清，口不渴，为寒湿。

上第十五条，表明热湿、寒湿之所以分也。

病者一身尽疼，发热，日晡所剧者，此名风湿，此病伤于汗出当风，或久伤取冷所致也。

上第十六条，表明风湿之为病也。

湿热证，始恶寒，后但热不寒，汗出，胸痞，舌白或黄，口渴不引饮。

备考： 薛南园《湿热条辨》甚详，凡先中湿而又伤风者，则病风湿，先中湿又中暑，暑湿相搏则病湿温，湿郁成热则病湿热。

上第十七条，表明湿热之为病也。

湿聚热蒸，蕴于经络，寒战热炽，骨骱烦疼，舌色灰滞，面目萎黄，病名湿痹。

上第十八条，表明湿痹之为病也。

湿有寒湿，有热湿，有自表传来，有水谷内蕴，有内外相合。其中伤也，有伤脾阳，有伤脾阴，有伤胃阳，有伤胃阴，有两伤脾胃。伤脾胃之阳者十常八九，伤脾胃之阴者十居一二。彼此混淆，治不中綮，遗患无穷，临证细推，不可泛论。

上第十九条，表明湿之自表传里者，其所伤有不同也。

湿之为物也，在天之阳时为雨露，阴时为霜雪；在山为泉，在川为水，包含于土中为湿；其在人身也，上与肺合，中与脾合；其流于下也，与少阴癸水合。

上第二十条，表明湿之为物在天地之间无处不有，在人身之上亦无处不有也。

湿伤脾胃两阳，既吐且利，寒热身痛，或不寒热，但腹中痛，名曰霍乱。

备考： 霍乱病，有阴阳二证，以欲饮不欲饮辨之。欲饮者阳，不欲饮者阴，至欲饮而不能饮，则仍属于阴。

霍乱病，有寒有热。若瘟疫之霍乱则悉属热，而寒者不过虚人百中之一耳。

上第二十一条，表明因湿而病霍乱者。

其在于地，湿以润之，故湿胜则地泥，人亦湿胜则濡泻。

注：《集韵》：濡，儒遇切，音孺，沾湿也。泻与泄有别。《赤水玄珠》云：粪出少

而势缓者，为泄，漏泄之谓也。粪大出而势直下不阻者，为泻，倾泻之谓也。

上第二十二条，表明湿胜之为病也。

湿伤肉。

上第二十三条，表明湿之所伤者。

风胜湿。

上第二十四条，表明气之能胜湿者。

脉浮而缓，湿在表也；脉沉而缓，湿在里也。

身痛脉沉为中湿，脉浮为风湿。

湿温之脉，阳濡而弱，阴小而急。

上第二十五条、第二十六条、第二十七条，辨湿病之脉也。

雾露之湿，清邪也；雨水之湿，浊邪也。浊邪中于下，清邪中于上。中于下者，当利其小便；中于上者，当以微似汗解之。

备考：浊邪中于下，名曰浑阴，令人足胫逆冷，小便妄出，故腹痛下利，宜理中四逆辈。清邪中于上，名曰洁阳，令人发热，头痛，项强，颈挛，腰痛，胫酸，宜九味羌活汤、藿香正气散之类。

湿之属内因者，其治法以燥脾利溲为主；属外因者，以燥湿祛风为主。

湿之为患于人身也，或在上，或在中，或在下，或在周身，或在两臂，或在两股，分其部位而治之，不容混也。

备考：湿在上，宜防风。风胜湿，犹湿衣悬透风处则干也。湿在中，宜苍术，犹地面有水灰多则渗干也。湿在下，宜利小便，犹欲地干，必开水沟。湿在周身，宜乌药、羌活等药。湿在两臂，宜桑枝、威灵仙等药。湿在两股，宜牛膝、防己、萆薢等药。

治寒湿者，宜运其脾胃，宣其阳气。治热湿者，宜清其热，开其郁，佐以芳香，以逐其秽。

上第二十八条、第二十九条、第三十条、第三十一条，表明治湿之法也。

风湿相搏，一身尽疼痛，法当汗出而解，值天阴雨不止，医云此可发其汗，汗之，病不愈者，何也？盖发其汗，汗大出者，但风气去，湿气在，是故不愈也。若治风湿者，但微微似欲汗出者，风湿俱去也。

上第三十二条，表明治风湿者，不可过于发汗也。

湿家，其人但头汗出，背强，欲得被覆向火，若下之早则哕，或胸满，小便不利，舌上如胎者，以丹田有热，胸中有寒，渴欲得饮而不能饮，则口燥烦也。

湿家下之，额上汗出，微喘，小便利者，死；若下利不止者，亦死。

上第三十三条、第三十四条，表明湿病而误下者。

治湿之药：风湿，宜苍术、苍耳子之类。寒湿，宜草果、厚朴、肉桂、干姜、白术、附子之类。湿火，宜黄连、炒山栀子之类。湿而燥者，宜鲜地龙、鲜苇茎之类。湿在表者，宜藿香叶、苍术皮之类。湿在里者，宜藿香梗、缩砂仁之类。湿在关节，宜金毛狗脊之类。湿夹暑气，宜香薷、白扁豆之类。气分之湿，宜茯苓、通草之类。血分之湿，宜赤苓、香附之类。

上第三十五条，汇叙治湿之药也。

火病篇（火与热同而不同处详参考）

风生多由于热极，是风有火也。寒郁湿郁，恒转化为热，是寒与湿有火也。暑气炎热，燥气焦烈，是暑与燥有火也。六气当总之以火，终编火病篇。

人身之火有三，一曰君火，二曰相火，三曰龙雷之火。

备考：何谓君火？沈再平云：人之心为君，以照临为德，故居神之物，唯火为之，所谓君火也。君火不以火用，唯建极于广明。广明，即膻中，为神明喜乐之官，广大清明之地，君主居之，以照临十二官，为生之本，营之居，初非以燔灼为令也。《经》故曰：君火以明，以明者言照临之不爽也，然君火虽不用，而无精以养之，则其神空飞，势将自焚，而亦有灼热之时。

何谓相火？沈再平云：相火者，心包代君行事，在三焦之中，处两阳合明之地，所以应天之夏令，而主腐熟水谷，故《经》曰：阳明者，午也，经以阳明当相火夏令，不言心包而心包在其中矣。盖人之相火，起少阳胆，游行三焦，督属于心包，为阳明胃腐熟水谷之主，故曰：少阳相火，火之能相，在少阳耳。丹溪诸公乃以龙雷之阴火为相火，后人多承袭其讹，其不知相火，先不知龙雷之阴火矣。

何谓龙雷之火？沈再平云：昙氏曰，性火真空，性空真火，遍满法界。《阴符》曰：火生于木，祸发必克，盖阳燧真形，即在阴物奠电之中，故此火隐胎于坎水，朕兆于风木，实在君相有形之外，是谓龙雷，无故则不现，虽激之亦不起，唯水涸木枯，气逆血沸，则势将焚巢燎原而不可止。此火一起，则反君灭相，岂君相治平之火乎。缘此火，不起于子午，不循行于少阳胆，猝犯之而猝起，所谓火生于木，祸发必克者也，何前人竟谓之相火哉。陈修园云：龙雷之火，潜伏阴中，方其未动，不知其为火也，及其一发，暴不可御。盖龙雷之性，必阴云四合，然后遂其升腾之性。若天清日朗，则退藏不动矣。

上第一条，表明人身固有之火也。

壮火之气衰，少火之气壮，壮火食气，气食少火，壮火散气，少火生气。

注：启玄子云：阳亢则火壮，而生气反衰。故曰：壮火之气衰，阳和则火平，而气自壮盛，故曰少火之气壮。食，犹入也。火壮于内则气并于火，气盛于内则火归于气，故曰壮火食气，气食少火。火壮于外则散气，火平于内则生气，故曰壮火散气，

少火生气。

上第二条，表明火有少壮，其散气、生气不同也。

夫精者，生之本也，故藏于精者，春不病温。

上第三条，表明火之所以不动者也。

火主动，凡动皆属火，醉饱胃火动，恚怒肝火动，悲哀肺火动，房劳肾火动，心火能自焚，是火无脏无有也。

上第四条，表明脏腑之中，凡有所为动者，皆属火也。

诸热瞀瘛，皆属于火。诸禁鼓栗，如丧神守，皆属于火。诸逆冲上，皆属于火。诸胀腹大，皆属于热。诸躁狂越，皆属于火。诸病有声，鼓之如鼓，皆属于热。诸病胕肿，疼酸惊骇，皆属于火。诸转反戾，水液浑浊，皆属于热。诸呕吐酸，暴注下迫，皆属于热。

上第五条，表明病之属大热者。

肝热病者，先小便黄，腹痛多卧，身热，热争则狂言及惊，胁满痛，手足躁，不得安卧。

注：腹痛多卧者，木气不达也。先者，内热未与外热交争也，争则内热已与外热交争矣。

肝之热，必按至肌肉之下，至骨上，寅卯时尤甚，其症必兼四肢满闷、便难、转筋、多怒多惊、筋疲、不能起于床。

上第六条、第七条，表明肝热之为病也。

心热病者，先不乐，数日乃热，热争则猝心痛，烦闷，善呕，头痛，面赤无汗。

心之热，必按至皮肤之下，肌肉之上，轻手乃得，微按至皮毛之下则热少加，力按之则全不热，是热在血脉也。日中尤甚，其症必兼烦心、心痛、掌中热而哕。

上第八条、第九条，表明心热之为病也。

脾热病者，先头重，颊痛，烦心，颜青，欲呕，身热，热争则腰痛不可以俯仰，腹满泄，两颌痛。

脾之热，轻手按，不热，重按至筋骨，亦不热，在不轻不重间，此热在肌肉也，夜尤甚，其症必兼怠惰嗜卧、四肢不收，无气以动，治之宜分其虚实。

上第十条、第十一条，表明脾热之为病也。

肺热病者，先淅然厥，起毫毛，恶风寒，舌上黄，身热，热争则喘咳，痛走胸膺背，不得太息，头痛不堪，汗出而寒。

肺之热，必轻手乃得，至略按之则全无，此热在皮毛也，日西尤甚。

上第十二条、第十三条，表明肺热之为病也。淅，《广韵》：淅米也，洒水之义。

肾热病者，先腰痛胻酸，苦渴数饮，身热，热争则项痛而强，胻寒且酸，足下热，不欲言，其逆则项痛员员澹澹然。

注： 员员，转貌。澹澹，水摇也，不定貌。

肾之热，必轻按不热，重按至骨其热炙手，亥子时尤甚，其症必兼骨苏苏然如虫蚀，其骨因热不任，亦不能起于床。

上第十四条、第十五条，表明肾热之为病也。

心肺居胸背，心热则胸热，肺热则背热。肝胆居胁，肝胆热则当胁热。肾居腰，肾热则当腰热。胃居脐上，胃热则脐以上热。肠居脐下，肠热则脐以下热。

胃中热则消谷，令人悬心善饥。脐以上皮热，肠中热，则出黄如糜。胃中寒，肠中热，则胀而且泄。胃中热，肠中寒，则疾饥，小腹痛胀。

热气留于小肠，肠中痛，瘅热焦竭，则坚干不得出，故痛而闭不通也。

病人身大热，反欲得近衣者，热在皮肤，寒在骨髓也。身大寒，反不欲近衣者，寒在皮肤，热在骨髓也。

上第十六条、第十七条、第十八条、第十九条，表明热之内外相应者。

脾移热于肝，则为惊衄①。肝移热于心，则死②。心移热于肺，传为膈消③。肺移热于肾，传为柔痓④。肾移热于脾，传为虚，肠澼，死，不可治⑤。胞移热于膀胱则癃，溺血⑥。膀胱移热于小肠，隔肠不便，上为口糜⑦。小肠移热于大肠，为虑瘕，为沉痔⑧。大肠移热于胃，善食而瘦，又谓之食㑊。胃移热于胆，亦曰食㑊⑨。胆移热于脑，则辛頞鼻渊。鼻渊者，浊涕下不止也⑩。传为衄衊瞑目⑪，故得之气厥也⑫。

注： ①王冰云：肝藏血，又主惊，故热薄之则惊，而鼻中血出。②王冰云：两阳相合，火木相燔，故肝热入心则当死也。③王冰云：心肺两间，中有斜膈膜，下际内连于横膈膜，故心热入肺，久久传化内为膈热，消渴而多饮也。季氏《兰室秘藏》云：上消者，舌上赤裂，大渴引饮。《经》云：心移热于肺，传为膈消是也。④王冰云：柔，谓筋柔而无力。痓，谓骨痓而不随，气骨皆热，髓不内充，故骨痓强而不举，筋柔缓而无力也。⑤张介宾云：肾移热于脾者，阴火上炎也。邪热在下，真阴必亏，故传为虚损。肾本水脏，而夹热侮脾，故名肠澼，下利脓血，阴虚反克，则水土俱败，故死。⑥王冰云：膀胱为津液之府，胞为受纳之司，故热入膀胱，胞中外热，阴络内溢，故不得小便而溺血也。吴崑云：胞，阴胞也，在男则为精室，在女则为血室。⑦王冰云：小肠脉，络心，循咽，下膈，抵胃，属小肠，故受热以下，令肠隔塞而不便，上则口生疮而糜烂也。糜，谓烂也。张志聪云：小肠之下，名曰阑门，济泌别汁，渗入膀胱，膀胱反移热于小肠，是以膈不能下渗，湿热之气反随经上逆，而口为之糜烂矣。⑧张介宾云：虑，与伏同，小肠之热下行，则移于大肠，热结不散，则或气或血，留聚于曲折之处，是为伏瘕。⑨栎窗多纪云：㑊，易也，即跛易、痿易、狂易之易。虽善食而不肥，与平常变易，故曰食易。⑩栎窗多纪云：脑受其热，故令鼻中辛辣，鼻液如渊之流，无止息也。按《玉篇》：頞，鼻茎也。《释名》：頞，鞍也，偃折如鞍也。《张氏医通》云：鼻渊鼻鼽，当分寒热。若涕浓而臭者，为渊，属热，清凉之药散之。若

涕清而不臭者，为鼽，属虚寒，辛温之剂调之。⑪王冰云：以足阳明脉交頞中，傍约太阳之脉，故耳热盛则阳络溢，阳络溢则衄出污血也。衊，谓污血也。血出甚，太阳阳明脉衰，不能荣养于目，故目瞑。瞑，暗也。栎窗多纪云：《甲乙经》衊，作瞙。《广韵》：瞙，目赤也。释音，衊，莫结切。简按王注污血，见《说文》。吴崐云：鼻中出血，谓之衄衊。盛者为衄，微者为衊，未详所据。《圣济总录》云：在鼻为衄，在汗空为衊，此误读王注，以污为汗，太疏。⑫厥者，气逆也，谓皆由气逆而得之。栎窗多纪云：按王以降诸家，以为总结一家之义，然癃溺血虑瘕食亦，恐不得之气厥，乃谓辛頞、鼻渊、衄衊、瞑目而已，似非总结之文也。

上第二十条，表明脏腑以热相移之为病也。

热气生清①，清气在下，则生飧泄②。

注：①清，清阳也。②有降无升也。《圣济总录》云：脾胃，土也，其气冲和，以化为事。今清浊相干，则冲气不能化，而食物完出。夕食谓之飧，以食之难出者，尤在于夕食，故不化而泄出也，谓之飧泄，此俗所谓水谷利也。

上第二十一条，表明热之变证，而为阴阳反作之病也。

人有四肢热，逢风寒如灸如火者①，何也？是人者，阴气虚，阳气盛。四肢者，阳也。两阳相得②而阴气虚少，少水不能灭盛火而阳独治。独治者不能生长也③，独胜而止耳④。逢风寒而如灸如火者，是人当肉烁也。

注：①吴崐云：如灸，自苦其热如熏灸也。如火，人探其热如探火也。《新校正》云：当从《太素》作如灸于火。②四肢属阳，风亦属阳。③独阳不长之义。④水为阴，火为阳，今阳气有余，阴气不足，故云少水不能灭盛火也。治者王也，胜者盛也，故云独胜而止。

上第二十二条，表明四肢热而为肉烁者。

太阳病，发热而渴，不恶寒者，为温病。

凡病温者，始于手太阴肺。

太阴之为病，脉不缓不紧而动数，或两寸独大，尺肤热，头痛，微恶风寒，身热自汗，口渴，或不渴而咳，午后热甚者，名曰温病。

面目俱赤，语声重浊，呼吸俱粗，大便闭，小便涩，舌苔老黄，甚则有芒刺，但恶热不恶寒，日晡益甚者，传至于胃，阳明温病也。

温病，最善伤精，三阴皆当其冲，故病久未有不累及肝肾者。

上第二十三条、第二十四条、第二十五条、第二十六条、第二十七条，辨温病也。

温病，若发汗已，身灼热者，名曰风温。风温为病，脉阴阳俱浮，自汗出，身重，多眠睡，鼻息必鼾，语言难出。若被下者，小便不利，直视失溲。若被火者，微发黄色，剧则如惊痫，时瘛疭，若火熏之，逆尚引日，再逆促命期。

注：《明理论》云：瘛者，筋脉急也。疭者，筋脉缓也。急者则引而缩，缓者则纵

而伸，或缩或伸，动而不止者，名曰瘛疭。

上第二十八条，表明风温病也。

热在上焦者，因咳为肺痿。热在中焦者，则为坚。热在下焦者，则尿血，亦令淋闭不通。

上第二十九条，表明热之在三焦者，注详《三焦释迷》。

脉浮，热甚，反灸之，实以虚治，因火而动，必咽燥唾血。

注：此火邪之逆于上也。

微数之脉，慎不可灸。因火为邪，则为烦逆，追虚逐实，血散脉中，火气虽微，内攻有力，焦骨伤筋，血难复也。

注：此火邪之逆于中也。

太阳病，以火熏之，不得汗，其人必躁，到经不解，必圊血，名为火邪。

注：此火邪之逆于下也。

脉浮，宜以汗解。因火灸之，邪无从出，因火而盛，病从腰以下，必重而痹，名曰火逆。

注：此火邪之结于外也。

烧针，令其汗，针处被寒，核起而赤者，必发奔豚，气从小腹上冲心。

注：此火邪之郁于内也。

上第三十条、第三十一条、第三十二条、第三十三条、第三十四条，表明火邪之为病也。

病人自言冷气从下而上，非真冷气也，此上升之气，自肝而出，中夹相火，自下而上，其热为甚，自觉其冷者，火极似水，积热之甚也。阳亢阴微，故见此证。

上第三十五条，表明火极似水之候也。

气从左边起者，肝火也。气从脐下起者，阴火也。气从足下起入腹者，阴火之极盛也。

上第三十六条，表明气之属火者，其所从起有不同也。

阴虚生内热，奈何？曰：有所劳倦，形气衰少，谷气不盛，上焦不行，下脘不通，胃气热，热气熏胸中，故内热。

上第三十七条，表明内热由于阴虚而生也。

阳盛生外热，奈何？曰：上焦不通利，则皮肤致密，腠理闭塞，玄府不通，卫气不得泄越，故外热。

上第三十八条，表明外热由于阳盛而生也。

其在于地，火以温之，故火胜则地固，人则热胜而肿。

上第三十九条，表明病肿由于热胜也。

极热伤络。

上第四十条，表明极热之所伤也。

热而能食，口舌干燥，大便难者，实热也。脉必洪盛而有力，热而不能食，自汗气短者，虚热也，脉必虚而无力。

五脏，阴也，所主皆有形，骨肉筋血皮毛是也，此五脏皆阴足。阴足而热反胜之，是为实热。若骨痿、肉烁、筋缓、血枯、皮聚、毛落者，阴不足。阴不足而有热，乃虚热也。

上第四十一条、第四十二条，辨热之虚实也。

火，有燥火，有湿火。燥火疼而不肿，湿火肿而不疼。燥火筋缩而疼，湿火肿胀而不疼。燥火口渴而便闭，湿火口不渴而大便滑。

上第四十三条，辨火之夹燥夹湿者也。

病有形者总是痰，红肿结核，或疼或不疼是也。病无形者总是火，但疼不肿是也。

上第四十四条，表明火之见症，异于痰之见症也。

热病，七日八日，脉微小，病有溲血，口中干，一日半而死，脉代者，一日死。

热病，已得汗，而脉尚躁，且复热而喘甚者，死。

热病，汗不出，大颧发赤，哕者死。泄而腹满甚者死。目不明，热不已者死。老人、婴儿，热而腹满者死。汗不出，呕下血者死。舌本烂，热不已者死。咳而衄，汗不出，出不至足者死。髓热者死。热而痉者死，腰折、瘈疭、齿噤齘也。

热病，已得汗，而脉尚躁盛，此阴脉之极也，死。其得汗，而脉静者生。热病，脉尚躁盛，而不得汗者，此阳脉之极也，死。脉躁盛，得汗静者生。

热病，不知所痛，耳聋，不能自收，口干，阳热甚，阴颇有寒者，热在髓，死，不可治。

太阳之脉，色荣颧骨，热病也，与厥阴脉争见者，死期不过三日。

少阳之脉，色荣颊前，热病也，与少阴脉争见者，死期不过三日。

病温，虚甚，死。

上第四十五条、第四十六条、第四十七条、第四十八条、第四十九条、第五十条、第五十一条、第五十二条，表明温热病之有死候者也。

热病已愈，时有所遗者，何也？曰：诸遗者，热甚而强食之，故有所遗也。若此者，皆病已衰而热有所存，因其谷气相薄，两热相合，故有所遗也。曰：治遗奈何？曰：视其虚实，调其逆从，可使必已也。

注：章虚谷曰：此热病初愈，余邪留藏于经络血气中而未净。因食助气，则两热相合而复炽，故食肉病必复发，多食谷则邪遗留，必淹缠难愈，故当戒口，清淡稀粥，渐为调养也。叶香岩曰：因食复、劳复、女劳复而发汗，必致亡阳而死。

病热，当何禁之？曰：病热少愈，食肉则复，多食则遗，此其禁也。

上第五十三条、第五十四条，表明病热少愈，而食不可不慎也。

伤寒，热少厥微，指头寒，默默不欲食，烦躁数日，小便利，色白者，此热除也。

上第五十五条，表明热除之候也。

脉洪盛而有力者，为实火；虚大而无力者，为虚火。

火脉洪数，虚则浮。

脉浮而洪数者为虚火，沉而实大者为实火，洪数见左寸为心火，右寸为肺火，左关为肝火，右关为脾火，两尺为肾火。男子两尺洪大，必遗精，阴火盛也。

尺肤热甚，脉盛躁者，病温也，其脉盛而滑者，病且出也。

上第五十六条、第五十七条、第五十八条、第五十九条，表明热病之脉也。

寒胜热。

上第六十条，表明气之胜热者。

火不妄动，动由于心，静之一字，其心中之水乎。

神静则心火自降，欲断则肾水自升。

上第六十一条、第六十二条，表明制火之道也。

凡治脏腑有余之火，宜苦寒之药泻之。若内伤劳倦，为阳虚而发热者，则以甘温除之。相火炽盛，日渐煎熬，是为血虚，则以甘寒降之。心火亢极，是为阳强，则以咸冷折之。肾水受伤，真阴失守，是为阴虚，则壮水之主以制之。肾元火衰，是为阳脱，则以温热济之。胃虚食冷，遏抑阳气，是为火郁，则升散以发之。

上第六十三条，表明火之盛衰虚实、强亢抑郁不同，而治之亦不同也。

退热之法，全在清心。盖心者，一身之宰，心不清，则妄动而热不退，热能伤血，血滞则气亦滞，而热愈不退。故退热之法，又在调血。若阳浮于外，则又当敛以降之。

上第六十四条，表明退热之法也。

日夜发热，日重夜轻，口中无味，阳虚证也。午后发热，夜半则止，口中有味，阴虚证也。阳虚之证，责在胃。阴虚之证，责在肾。盖饥饿伤胃则阳虚矣，房劳伤肾则阴虚矣。以药论治，甘温则能补阳气，苦寒则能补阴血。若气血两虚，但以甘温补气，气旺则能生血。若只血虚而气不虚，须用甘温补气，参以滋阴养血，则气旺而血自旺。

上第六十五条，辨虚热之治法也。

温病，上扰肺者，宜辛凉以解之，银翘散、桑菊饮之类是也。若自上而中，传至胃者，则用辛凉重剂以平之，白虎汤之类是也；或改用苦辛咸寒以下之，大承气汤之类是也；或咸寒甘苦以缓之，调胃承气汤、增液汤之类是也。自中而下，累及肝肾者，治之有甘润存津法，加减复脉汤之类是也；有咸寒兼涩法，一甲煎之类是也；有苦甘咸寒法，黄连阿胶汤之类是也；有辛凉合甘寒法，青蒿鳖甲汤之类是也；有咸寒甘润法，一甲复脉汤、二甲复脉汤、三甲复脉汤之类是也；有甘寒咸法，小定风珠之类是也；有酸甘咸法，大定风珠之类是也；有甘咸微苦法，犀角地黄汤之类是也；有苦辛咸寒法，桃仁承气汤之类是也；有飞走攻络苦咸法，抵当汤之类是也。

上第六十六条，表明上中下三部，温病之治法也。

治诸热病，以饮之寒水，乃刺之，必寒衣之，居之寒处，身寒而止。

上第六十七条，表明诸热病者之治法也。

黄连泻心火，黄芩泻肺火，白芍泻脾火，柴胡泻肝火、黄连佐之，知母泻肾火，木通泻小肠火，条芩泻大肠火，柴胡泻胆火、黄连佐之，龙胆草尤泻胆火，石膏泻胃火，黄柏泻膀胱火。

治火之药，肝之气宜柴胡，血宜黄芩；心之气宜麦冬，血宜黄连；脾之气宜白芍，血宜大黄；肺之气宜石膏，血宜山栀子；肾之气宜玄参，血宜黄柏；胆之气宜连翘，血宜柴胡；胃之气宜葛根，血宜大黄；大肠之气宜连翘，血宜大黄；小肠之气宜赤苓，血宜木通；膀胱之气宜滑石，血宜黄柏；心包络之气宜麦冬，血宜丹皮；三焦之气宜连翘，血宜地骨皮。

治火之药，火因风而煽者，宜息之以桑叶、天麻、钩藤之类是也；火因湿而化者，宜清之以竹叶、滑石之类是也；因火而燥，则宜石膏；火生于暑，亦宜竹叶；外来之火，宜葛根，宜连翘，宜蝉衣，宜栀皮；内动之火，宜玄参，宜地黄，宜白芍，宜知母、黄柏。

上第六十八条、第六十九条、第七十条，汇叙治火之药也。

卷 十

虫病篇

风寒暑湿燥火治法详矣，而生化之妙，不可胜纪，于是有风化、寒化、暑化、湿化、燥化、火化，遂令人身成一个小天地，而虫生焉，爰编虫病篇。

风动虫生。

上第一条，表明虫生由于风动也。

病人有寒，复发汗，胃中冷，必吐蛔。

蛔厥者，当吐蛔，今病者静而复时烦，此为脏寒，蛔上入膈，故烦，须臾复止，得食而呕，又烦者，蛔闻食臭出，其人当自吐蛔。

上第二条、第三条，表明虫因寒而动也。

暑邪深入厥阴，舌灰，消渴，心下板实，时或呕恶而吐蛔。

上第四条，表明虫因暑而动也。

饮食停滞，湿热蒸郁则生诸虫，虫耗精液则病消渴，虫伤气血则病黄肿，虫满则病胀，虫内啮则作痛，虫上行则吐清水，或滴水入口即吐。虫各有所嗜，则喜食生米、茶叶、土炭之类是也。

上第五条，表明虫因湿而成也。

蛔虫之为病，令人吐涎，心痛，发作有时，毒药不止者，脏燥而为蛔病也。

上第六条，表明虫因燥而扰也。

饮食者，皆入于胃，胃中有热则虫动，虫动则胃缓，胃缓则廉泉开，故涎下。

中热则胃中消谷，消谷则虫上下作，肠胃充廓，故胃缓，胃缓则气逆，故唾出。

备考：韩止轩本叶香岩说云：木朽为蠹，木因邪热熏蒸生虫。关尹子曰：人身内包蛔虫。又曰：蛔为人身所应有之虫。古人皆宗此说，大谬，岂知物必因败而生虫，虫生不已，则此物之生气尽，而人亦然。夫人身虽象天地，而脏腑之地无多，讵能如天地之包藏恶物耶。彼谓胃中本有蛔，乃妇孺之谈，非读书明理者所当言也。至前人以阴湿化虫，亦非，盖天令炎热则生虫，严寒则虫死。

上第七条、第八条，表明虫因热而动也。

短虫多则梦聚众，长虫多则梦相击毁伤。

上第九条，表明有虫病者，应之于梦也。

人身第一要害，莫如三虫，而尸虫与传尸痨虫，皆其类也。

注：三虫，一名三尸，从先天一气中来，匿人脏腑，夺人灵明，惑人贪妄，自有生以来，呼吸相通，几微相率，故能出无入有，为人身第一要害，六根中第一宿孽，造物中第一幻蠹，其形如虫，故名三虫。凡虫之为病，每致善惑多疑，有类癫痫。况三尸与人，本同一气，无分彼此，而欲刻意歼除，不亦难乎。是在清心寡欲，调其正气，以固其五脏耳。尸虫，状如马尾，或如薄筋，依脾而居，有头尾长三寸，传尸痨虫，使人病寒热，沉沉默默，不知所苦，而无处不恶，死后传人，乃至灭门。

备考：诸真玄奥，谓身中之神。一居脑，二居明堂，三居腹胃。能为人害，又柳宗元文：道士言：人皆有尸虫三，处腹中，伺人隐微失误，日庚申，出谗于帝。《太上三尸中经》：上尸，名彭倨，在人头中。中尸，名彭质，在人腹中。下尸，名彭矫，在人足中。《玉枢经》注：上尸，名青姑。中尸，名白姑。下尸，名血姑。

上第十条，表明虫之害人，有关于宿孽者。

九虫：一曰伏虫，二曰蚘虫，三曰白虫，四曰肉虫，五曰肺虫，六曰胃虫，七曰弱虫，八曰赤虫，九曰蛲虫。

注：伏虫，群虫之主也，长四分。

蚘虫，即图虫，俗名蛔虫，又名长虫，又名食虫，长一尺，体圆，色红黑，或紫黄，头尾皆细而中粗，头较尾略大，蟠时母则尾直上，公则尾曲，向腹里，如钩形。其卵最碍冷热，经久不坏，多由饮水而入人身，人所饮水近厕所，最易得之。身体不净，饮食不洁，亦常生此。虫数多少不等，有一条者，有三五条者，或二三十条者，甚有数百条者，多则蟠结成球，常有塞于小肠而不能大便者。凡患此虫，虫少无碍，虫多往往胃不消化，腹部胀闷，作呕作泄，大便溏多，兼有不化食物，小便略白，鼻孔与粪门瘙痒，甚至眼下皮黑紫，瞳人散大或缩小，脉乱筋抽，夜不能眠，或惊恐，或睡里咬牙。虫若钻入气管，便令人窒塞致死；若穿心，亦令人死；入胆囊，令人黄疸；入肝，令人肝本体发炎。

白虫，色白而细，故又名细虫，形如棉花线，故俗名线虫。线虫有公母之分，公短而母长，母长五分，公二分半为常，其子孙生旺转多，然亦有长一寸者，若长至四五寸，亦能杀人。虫体圆而头尾皆扁，头较尾略大，卵至经久不坏，多生于大肠直肠处，而在肛门处尤甚，其性专好藏匿粪门四边之罅，其藏匿粪门，则粪门甚痒，或甚痛，时由粪门串过肾囊，而匿于其罅。每于夜晚睡时，则痒甚，而粪门则更痒不可言。大便则胶溏而腥臭，甚或带血，更有令人抽筋作怪，阳动失精，妇女则藏匿阴户，至流白带。

肉虫，状如烂杏，令人烦懑。

肺虫，状如蚕，因劳热而生，令人咳嗽。

胃虫，状如虾蟆，令人呕吐，胃逆喜哕。

弱虫，又名膈虫，状如瓜瓣，令人多唾。

赤虫，状如生肉，令人肠鸣。

蛲虫，至细微，形如菜虫，居胴肠间，多则为痔，剧则为癞，因人疮痏，则生诸痈疽、癣瘘、疥疥、及为䘌虫。

上第十一条，表明虫类之有九也。

九虫之外，有扁虫，又有发虫、扁虫发虫，又有数种。

备考： 扁虫数种，皆形扁如带，每条有数十节，每节各有子囊，含有虫卵，断落之后，必由尾节断起。泻出时，其形扁方，具有子囊，且两边有脚爪，都缘各等肉类，最易有此种之虫卵。倘或半生熟食之，匿于肠内，生长日大而日繁，其病多肚痛，其肚痛又常于饭后而暂止，腹饥而又痛，而绕脐痛者尤多，然亦有腹内各处见痛者，此又非常常如是，盖随痛随止，及各处亦随有变迁。大肠结者必多，而泄泻者又少，粪门与鼻孔痒者更多，亦有只鼻孔痒者，而粪门痒者则常多，及其脑部亦常受害焉。如见头痛与手脚抽筋，或无故角弓反张，如发羊吊一般者，皆脑部受病之状也。又有自觉其身有一种臭恶难闻之气者，有怕闻音乐者，有一眼不清亮，或两眼皆朦者，其余或泻痢，或身软，或失音，或遗忘，或不能眠睡，或流鼻血，种种不一，虽未必定为此虫所致，而此虫实有能致此病者。

发虫，细硬如发，头细而尖，身无脚爪，而嘴亦尖细。南方热地极多，乃藏于猪肉。凡多食不熟猪肉，或腊肉者则常有之。自入腹内大肠处，则生长日繁，母则较公更多且大，随即穿肠入膜，由腰背而上，寻入肌肉，散处各处，或串腰背，或入胁缝，或入眼、气管与舌各处，皆寻肌肉以为巢，而于四肢，则入上截近身处者更多。凡肉有此虫寓后，则必硬塞不灵，其肉内则胀大而略圆，始薄而继厚，终成一结实之虫袋。若虫匿于肺之包膜或肺本体，与各脏腑之各部，则能令其炎肿，总之患此虫者，和必令其胃与大肠有所不安，胃不思食，或食后不舒，作闷作呕，胸胁肚腹胀痛，或泄泻或身体甚弱，时或随有此虫，随即起病，直如服毒一般，亦有初起时，只觉身软无力，感周身痛，与四肢拘挛不活等事。其入手脚之肉者，则必作痛，或肿，或硬，或板窒不活，即其骨，亦或屈而不能伸，倘用法以强其伸，则必痛甚。其入气管之内者，则喘促。入喉，则失声音。入头，则锁喉不能吞食。入舌，则舌硬而不能动。其余面肿、眼皮与手脚皆肿等事，皆此虫可致之患。又有身异常发热者，脉异常动数者，且常见汗者，若肺包膜或肺本体及各处发炎，则甚危险，致于死。然若肌肉之各病状已退，而后有汗者，则必愈，而于将愈，每觉身软无力与黄肿，尚须时日，而后方可复元。按此虫之病状，初时最易误认为服毒，又易误认为大热证，及至其肌肉病状发现，则明甚。又发虫之类，有旋毛虫，由食用含有旋毛虫之猪肉而起，有线虫类之绦虫，古名寸白虫，又名长虫，又称扁虫，其虫寸寸有节，色白，查其原因，凡一切食物含有绦虫所遗之虫囊，人若生食或食半熟之肉，虫囊入腹化虫，虫即寄生于肠内而为病，其病状不外乎发虫、线虫致病之状。

上第十二条，表明九虫之外，又有扁虫与发虫也。

心劳生虫，虫能应声。

注： 心乃虚灵之脏言者，心之声，故其所生之虫，亦能应声。脾劳发热者，有虫在脾中为病，令人好呕也。

上第十三条、第十四条，表明虫因病劳而生于心脾者。

虫生于脑，脑鸣而响。

备考： 俗名天白蚁，此必平时好嗅香花，花有虫卵，随嗅吸入于鼻，而移于脑，或即蛲虫之所为害。

上第十五条，表明虫之生于脑者。

十指节断坏，唯有筋连，虫出长数尺，遍身绿毛，病名曰血余。

上第十六条，表明虫之关于血余者。

狐蚀之为病，状如伤寒，默默欲眠，目不得闭，卧起不安。蚀于喉为蚀，蚀于阴为狐，不欲饮食，恶闻食臭，其面目乍赤，乍黑，乍白，蚀于上部则声嗄，蚀于下部则咽干。

备考： 痘后，上唇有疮，虫食其脏，名曰狐，下唇有疮，虫食其腑，名曰蚀，皆由里热生虫，内食脏腑，乃有此疮形也。必其人昏昏好睡，不思饮食，其声嘶哑而音不亮，此最恶之候，必致鼻崩毛落，失声而死。

病者困倦喜睡，齿暗无色，舌白，昏昏不知痛痒处，或下痢，或不下痢，此虫食肛门也。

妇人阴户生疮生虫，身发寒热，状似伤寒，又似疟病，此虫食脏腑也。

上第十七条，表明虫之为病，能使人惑乱而狐疑也。

病者皮肤手足间，有如蚯蚓鸣者，此必水湿生虫也。

备考： 病者身如蛇虫行走作咬，或腹中蛇虫鸣动，亦有系蛊毒所致，慎之。

上第十八条，表明虫在皮肤而能鸣者。

人有临睡，周身虱出数升，血肉俱坏，每宿渐多，痒极难言，舌尖血出不止，身齿俱黑，唇动鼻开，此必气血不通，肉体腐败之所致也。

瘤痒彻骨，破开，有虱无数，其内必有极大一虱，此虱瘤也。

上第十九条、第二十条，表明虫病之属于虱者。

经来，腹痛有白虫如鸡肠，此气虚血滞，寒湿积于子宫而成。

经行如禽兽形，欲来伤人，此系瘀血化虫而作怪也。

上第二十一条、第二十二条，表明虫之关于月经者。

产后，阴户生虫一对，长寸余，不治。每月每生一对，名子母虫。

备考： 此虫埋入土中，数日开视，其大如拳。

上第二十三条，表明虫生关于产后者。

误吞毛发而成虫者，为发瘕，好饮清油。

上第二十四条，表明虫之为害，因误吞毛发而成也。

人食生米，生米不消，受血气包养而成虫，则病米瘕，好食生米。

上第二十五条，表明虫之为害，因食生米而成也

人好啮虱，虱之遗卵入腹，受气血包养，则生成虱瘕。

上第二十六条，表明虫之为害，因啮虱而生也。

春秋二时，蛟龙、虺蛇、蜥蜴之类，遗精在芹菜中，人偶食之，得病。发则似痫，面色青黄，肚腹胀满，痛不可忍，须泄泻之，或吐之，愈。

上第二十七条，表明虫之为害，由误吞蛟龙、虺蛇、蜥蜴等之遗精而成也。

蛇瘕之为病，膈噎，饮食不下，或揣其心腹间，有蛇形者，是也。

注： 此必误吞蛇类之遗精，或种卵，或食蛇肉不消而成也。

上第二十八条，表明虫之为害，有所为蛇瘕者。

水毒之虫，毒有阴有阳，不知急治中人必死。

备考： 山水中有毒虫，乘人涉水，以毒中人，似射工而无物。初得之，恶寒，微头痛，目眶疼，心中烦懊，四肢振掉，腰背百节皆强，两膝痛，或翕翕而热，但欲眠，旦醒暮剧，手足逆冷至肘膝；二三日，腹中生虫，蚀人下部，脐中生疮，不痛不痒，令人不觉，不急治；过六七日，下部脓溃，虫上食五脏，热盛毒烦，下利不禁；八九日，虽良医不能治矣。其毒有阴阳之异，觉得之，急视其下部。若有疮，正赤如截肉者，阳毒，最急。若疮如鲤鱼齿者，为阴毒，犹少缓，要皆杀人，不过二十日也。欲知是中水毒与非者，当作五六升汤，以小蒜五升，切投汤中，消息，勿令太热，去滓，以浴之，是水毒身当发赤斑，无者非水毒也，当以他药治之。

上第三十条，表明虫有由于水毒者。

南方鬼蜮之乡多畜，百虫互相啖食，毒归其一，取以贼人，谓之曰蛊，蛊非真虫，而能变为有形无形之妖虫以杀人。凡入其乡者，须预为防之。

上第三十一条，表明蛊之为害，能变为有形无形之妖虫也。

脾脉微滑，为虫毒蚘蝎腹热。

问曰：病腹痛，有虫，其脉何以别之？师曰：腹中痛，其脉当沉，若弦反洪大，故有蛔虫。

上第三十二条、第三十三条，表明虫病之脉也。

虫生由于风动，则当制之以金。铅粉辛寒，鹤虱苦辛，生漆辛温，木通辛平，芜荑辛平，皂角刺、皂荚子辛温，皆禀金气，故铅粉去传尸劳虫，鹤虱去蛔虫、蛲虫，生漆去长虫，木通去恶虫，芜荑去三虫，皂角刺、皂荚子去风虫。虫生由于风胜，宜

疏通厥阴肝木之气，以和其风而杀其虫，故桃得二月春和之风之以生，其仁尤主疏通肝气，能杀小虫。虫虽厥阴风木之化，其是由木火气衰而生，须敛其火气，使火为少火，能生气以温中，少火生气，则虫自去，故山萸肉去三虫，乌梅去蚀虫。虫由火衰而生，故生虫者必脾虚不运，阴湿内聚，宜借火化以运脾阳而散阴湿，故厚朴苦温能去三虫，虫乃阴类，阳虚则生；五加皮益君火而下济其阴，故治阴蚀之虫；蔓荆子能得太阳标阳之气，故去白虫；麝香辛温香窜能从内透阴而消阴类，故去三虫；龟板能引阳入阴而平阴气，故除阴蚀之虫；雄黄禀火气而兼土气，能散阴邪而解百毒，毒得土则解，故杀百虫之毒；羚羊角亦禀火气而祛阴寒，故杀疥虫；巴豆具阳明两火之气，可以祛阴寒之痼结，故杀虫；蜈蚣色赤性温，双钳两尾，头尾咸红，生于南方，禀火毒之性，以火毒而攻阴毒，故去三虫；芫花禀火气而祛阴湿，故治虫毒；鬼臼禀太阳阳热之气，以阳毒而攻阴毒，故杀虫毒。虫之生也，或生于热，宜苦寒以除之，故青蒿、青葙、雷丸、贯众根、狼牙根、梓白皮、竹叶，并主杀虫；天冬味苦，可以祛湿，气平，可以清热，故杀湿热所化之三虫且能启水中之生阳，上通于天，而为去传尸劳虫之要药。凡治传尸之药，皆从阴达阳，由下升上也。槐花亦气味苦平，杀腹脏虫。藜芦辛寒胜湿热，故杀虫毒。地龙咸寒泄湿热，故去三虫，杀长虫，兼治传尸劳虫。至于石榴皮、矾石，味最酸涩，酸涩故主作虫。南瓜子虽平淡，调水绞汁，能杀扁虫，西医用之验矣。西医杀虫，又常用蓖麻子油、薄荷油、石榴根皮、甘汞之类，认证确斯取效多。又余如百部、乌药、使君子、白马尿、马尾、鸡屎之类，释药分类已详，则不能遍叙也。

上第三十四条，汇叙治虫之药也。

维新篇

余编《医学循循集》至此，医之大略，亦粗具矣，而又恐人心好异，厌故喜新，每有读中国医书而毫无心得，因窃取西医之皮毛，而巧为藏拙，其欺人欺己，可胜悼哉，予欲唤醒其梦梦而维持之，编维新篇。

肠窒扶斯，博医会译作瘄证，又名肠热证，旧译作肚肠热证，又作小肠坏热证，古名伤寒，吴又可谓之瘟疫。

考正：此照临床医典原文抄出，下同。查日本医学博士筒井八百珠，所定肠窒扶斯之诊候，其平均约十四日之潜伏期后，有全身倦怠、头重、食欲缺乏、睡眠不稳之先驱证，译者指此病，即吴又可所定之瘟疫病。但吴又可所定之瘟疫病，其先驱证，必恶寒，甚而厥逆，与肠窒扶斯之先驱证迥不相同，译者又指为古名伤寒，但古莫古于《内经》，《素问·热论》论伤寒详矣，其六七日间之先驱证，太阳受之，头痛腰脊强，阳明受之，身热、目疼、鼻干不得卧，少阳受之，胸胁痛，耳聋，太阴受之，腹满咽干，少阴受之，口燥舌干渴，厥阴受之，烦满囊缩，与肠窒扶斯之先驱证又不同，即张仲景《伤寒论》所定之伤寒病。当一日太阳主气之期，已无论其已发热未发热，必有恶寒、身痛、呕逆之先驱证，与肠窒扶斯之先驱证又不同，且伤寒病系六经相传，瘟疫病由口鼻传入膜原，病原不同，治法迥异，故正传谓治瘟疫，切不可作伤寒治，二病如何可混为一。至于博医会译作瘊证，又名肠热证，旧译作肚肠热证，又作小肠坏热证，此或外国医书命名之旨，与中国医书不合，不必强议。兹第就其已以中国医书病名为译者，详为辨别，原为后之学中医而未精，谬引外国医书以误人者，为之脑后一针耳。余按肠窒扶斯病，就中国医书上观之，其先驱证，不过是时行感冒之轻证耳，其后恶寒发热、大渴引饮、舌唇干燥等症，是感时气而发动者之所不免，至于脾肿下痢，及肠出血，及肺炎，及脑膜炎，甚至为肠穿孔，为心脏麻痹，未始非逆治之所致，治是病者慎之。

上第一条，传染病门之肠窒扶斯证也。

淋疾，博医会译作白浊证，又名瘊淋证，淋又谓之癃，又名尿道炎，尿道加答儿，传染性尿管黏膜炎，又名白浊，又名白淫，又名色淋。

考正： 按淋者，滴沥涩痛，专由尿管尿道而出。浊者，小便混浊不清，虽由尿道而出，必其精阜先有所阻滞，实与精管最有关切。白淫者，《内经》谓思想无穷，所愿不得，意淫于外，入房太甚，宗筋弛纵，发为筋痿，及为白淫。盖系真精不守，而白物游淫而出，甚则小便中推出髓条，其病亦关精管。由此辩论，可见白浊白淫与淋疾自有分别。译者乃谓淋疾又名白浊，又名白淫，辨证似未清切，且淋疾名尿道炎，尿管黏膜炎，甚确，缘尿道上头有输精管、输尿管共四条，输尿管自肾门直下行，插入膀胱，非如输精管插入膀胱，根由精系，结于睾丸而上，故淋疾应专属尿管尿道，但译者又谓淋疾又名瘊淋证，似未思白浊有输精管交涉，可名瘊淋证，若淋疾则专属尿管尿道，并未经过睾丸部位，决不得名为瘊淋证，又查肾脏疾患门之肾盂炎，译者谓包括淋疾，于义甚合。

上第二条，传染病门之淋疾也。

急性肺水肿，旧译作肺积血兼水，《金匮》有肺水之名，而未详病状，未知是此证否。

考正： 查《金匮》原文：肺水者，其身肿，小便难，时时鸭溏。译者乃谓其未详病状，似于《金匮》原文，不免失检。

上第三条，肺脏疾患门之急性肺水肿病也。

虎列拉病，博医会译作霍，又作亚西亚霍，又作霍乱证，旧译作亚西亚霍乱，一名真霍乱，一名霍乱吐泻，又名斗肠痧，《瘟疫论》谓之瓜瓤瘟，《医林改错》谓之瘟毒痢，俗名吊脚痧，霍乱转筋，又有暴泻猝霍乱、恶性虎列拉等名。

考正： 按译者叙虎列拉病原因，系千八百八十年古弗氏所发现之，点状菌之侵入体内所致，凡饮食不洁、饮水不良、寒冒等，之足以诱起肠加答儿者，皆其媒介也，窃谓如此详其原因。其原因尚未透彻，查虎列拉病与膵管胆管有切要之关系。膵胆二管，其管口合开于十二指肠内，胆管吸取精汁，以养肝而和筋。膵管吸取诸水，借气化之力，送入肾门，转从肾脏下达于输尿管，而出于膀胱尿道，以焦燥脾胃肠三脏，故膵名为三焦，人或饮食不良，被疫毒壅塞其膵胆合管之口，致令水失其道，留在胃者，壅于上为呕吐，溜在肠者，逼于下为泻利，精汁不行，肝胆失养，则转筋之候起，水道不通，输尿无权，则小便闭之候见，此虎列拉病之由来也。疗法非大开其管窍不可，所用甘汞、阿片、樟脑、薄荷油、酒精之类，诚亦足贵，病系险恶，不敢轻视，故特详之。

上第四条，传染病门之虎列拉病也。

间歇热，博医会译作瘴热证，又名疟证，旧译作疟热，又作瘴气，又名脾寒，俗名发疟子，南名打摆子，古名痁，又名痎，又名疟疾，又名寒热病，又名麻拉里亚，又名泥沿热，古书又有风疟、温疟、寒疟、湿疟、疟母、疟痢种种之名。

考正：按疟名间歇热，甚是，求其原因，有因瘴气而起，当名瘴疟；有因脾寒而起，当名脾疟，或寒疟；夹湿者，当名湿疟，故疟之命名，因其发作之情形，浑而名之曰间歇热；因其疟害人，浑而名之曰疟，两者均无不可。如译为瘴热证，及为瘴气，似瘴气瘴热外，无别原因。又作脾寒，似脾寒外，无别原因。更引古书之疟痢，为疟之一种。殊不思疟自疟，痢自痢，其名为疟痢者，并病也，并非疟之名称，应有此种，况疟之种类，更有时疟而非正疟，此种疟病更多，其为病变更杂。疟之原因，如何可不审慎而辨也。

上第五条，传染病门之间歇热病也。

赤痢，博医会译作稚痢证，旧译作痢疾，《素问》谓之肠澼，《难经》谓之火瘕泄，《伤寒论》谓之便脓血，《金匮》谓之下利，《千金方》谓之久痢热毒痢，《范汪方》谓之天行痢，《赤水玄珠》谓之疫毒痢，《本草纲目》谓之瘴痢，《三因方》谓之风痢，《秘方集验》谓之疫痢、禁痢，又有冷痢、热痢、噤口痢、五色痢等名。

考正：按《金匮》只有下利字样，并无下痢名目。唯白头翁汤证，热利下重，方与赤痢证相合，其余皆作大便滑利解。译云《金匮》谓之下利，当云《金匮》谓之热利下重。《难经》大瘕泄，作火瘕泄亦是，但不如大瘕泄之圆活而不拘执，至于疫痢、瘴痢、风痢、冷痢、热痢之类，各有病因，各有治法。观上条疟病，亦可以作三隅之反。又查赤痢疗法，令病者安卧静息病室内，令空气通畅，病者之周围务清洁，此皆至精之法，至于食物不避鸡卵，难免于湿热痢不合，又惯用鸦片，难免于毒热痢不合，学者慎之。

上第六条，传染病门之赤痢病也。

腺病，旧译作瘰疬恶核，又名颈胸吸核肿胀。《内经》谓之鼠瘘，《千金方》谓之气肿，后世谓之瘰病。

考正：按《千金方》有结风气肿四字连用，不可离去结风二字。

上第七条，新陈代谢疾患门之腺病也。

糖尿病，一作蜜尿病，旧译作尿变甜，又名肾消，即中消病。

考正：按糖尿病，译云，一作蜜尿病，旧译作尿变甜，又名肾消，甚合。但译者又云即中消病，殊不思肾消为下消，非中消，此乃铁板注脚，千古不易，译者何得自相矛盾如此。

上第八条，新陈代谢疾患门之糖尿病也。

萎黄病，一作处女病，旧译作室女经闭，又名女子初经血薄证，又名绿病，古名黄胖，又名食劳黄疸。

考正：按萎病，译云一作处女病，旧译作室女经闭，又名女子初经血薄证，译又云古名黄胖，又名食劳黄疸。但古称黄胖，系男女共有之病，多因虫与食积之所致，并不拘于女子身上，且黄胖与黄疸不同，黄疸病暴，黄胖病久，故《得效》有食劳黄、食劳疳黄之名，并不混入黄疸，此又不可不辨。

上第九条，血液疾患门之萎黄病也。

歇私的里，一作比斯的里，《儒门医学》译作烦懊善怒，《左传》谓之心疾，《素问》谓之心气痿，《金匮》谓之心气不足，唐宋之医籍称为心忪，《证治要诀》《古今医统》等谓之心风，《金匮》又谓之脏躁。《金匮》曰：妇人脏躁，喜悲伤欲哭，象如神灵所作，数欠伸，甘麦大枣汤主之。或以为此病之源，在子宫之动摇。脏者，子宫也，或又谓脏者，心脏也。有二说焉，又有气郁、郁证、痫证、因循病等病。

考正：按《金匮》各注家，脏躁多作脏燥，脏不必辨其何脏，其病燥，总是脏气不足所致，译者乃认作脏躁。脏虽有因不足而躁，而躁无不因燥而来，谓之脏燥，于义较圆。

上第十条，官能的神经疾患门之歇私的里病也。

实扶的里（咽头实扶的里），博医会译作疹证，又名假皮证，旧译作时疫白喉，又名喉咙发炎生假皮，又名假白皮，或假皮证，又名义膜性咽头炎，即锁喉风，又有马脾风、喉风、烂喉疹、喉风急证等名。

考正：按时疫白喉证，老弱少壮并有，译者详叙原因，谓本病专发于十岁未满之小儿，恐非确论。译者详叙疗法，有与以赤葡萄酒者，含漱料有石灰水、薄荷油之类，洗涤料有石碳酸、硼酸之类，吸入料有石碳酸、升汞之类，查诸药品，均白喉所忌。精西医者，或善为监制，用之无弊，否则难免伤人性命矣。

上第十一条，传染病门之实扶的里病也。

夜惊证，一名夜梦鬼交。

考正：按小儿科夜惊证，其断为夜惊者，是就眼前指点，于义原无不合。究其原因，多因日间有所感触，或痰火扰其包络，及其肝胆而起，而译者必规定以夜梦鬼交，是太拘执矣。

上第十二条，小儿科之夜惊证也。

参考（卷七至卷十）

太阳病篇

太阳膀胱，气化上行外达，充于皮毛，以卫外为固，故太阳主开。凡邪自外入，皆太阳不能主开之过。阳明胃经，主纳水谷，化精汁，洒行五脏六腑，化糟粕，传入大肠小肠，其气化主于内行下达，故阳明主阖。凡是呕逆自汗等病，皆阳明不能主阖之过。少阳三焦，内邻膈膜，外通腠理，内外出入之气，均从腠理往来，故有邪在腠理则寒热往来，太阳之气不得外达诸证，上下往来之气，均从膈膜行走，故有结胸陷胸，邪阻于胃，则呕或呕吐不止诸证，凡此皆少阳不能司其转枢之过也。太阴为开者，手太阳肺，主布散，足太阴脾，主运行。凡血脉之周流，津液之四达，皆太阴司之，故曰太阴为开也。厥阴为阖者，足厥阴肝，主藏阴气，阖于身半以下之阴气，使血脉潜而精不泄，手厥阴心包络，主藏阴气，阖于身半以上之阴气，使阴血敛而火不作，故曰厥阴为阖也。少阴为枢者，手少阴心经，内合包络，下生脾土，故能为二经之转枢，足少阴肾经，上济肺金，下生肝木，亦能为二经之转枢也。

病有是动、有所生。所生病者，脏腑五行之病生于内也。是动者，六气之运动于外而为病也。

中见，天有六气，人秉之而有六经，六经出于脏腑，脏腑各有一经脉，游行出入，以布其化，而经脉中所络之处，名为中见也。足少阳胆经，由胆走足，中络厥阴肝经。手少阳三焦经，由三焦走手，中络厥阴包络，故少阳经中见厥阴。手少阳三焦，足少阳胆，同司相火。是相火者，少阳之本气也，故曰，少阳之上，火气治之，谓二经之脏腑，以火为主，是本气也，中见厥阴，是其中有风气居之也，而其标为少阳经，则又主阳气之初动也。足阳明胃经属燥土，手阳明大肠经属燥金，此两经皆燥气主治。手阳明大肠经脉，循行络太阴肺，而后走手，足阳明胃经脉，循行络太阴脾，而后走足，故阳明经中见为太阴也。足太阳膀胱经属寒水，手太阳小肠经属君火。手从足化，以寒水为主，故太阳之上，统称寒水治之。手太阳经脉，循行络少阴心，而后走手，足太阳经脉，循行络少阴肾，而后走足，故二经中见少阴也。足厥阴肝经属风木，手厥阴包络经属相火，子从母化，以风为主，故厥阴之上，风气治之。手厥阴经，中络少阳三焦，足厥阴经中络少阳胆，故二经中见少阳也。足少阴肾经属水阴，手少阴心经属火热。心为君主，肾从其化，故少阴两经统是热气主治。手少阴心经中络太阳小肠，足少阴肾经中络太阳膀胱，故曰中见太阳。足太阴脾经属湿土，手太阴肺经属清金，二经子母同气，故太阴之上，湿气治之。手太阴肺经络手阳明大肠，足太阴脾经络足阳明胃，故曰中见阳明。所谓本也句，总结上文，谓六经之上，其主治者，皆其本气也。本气根于脏腑，是本气居经脉之上也，由本气循经下行，其中络者，中之见也。由中见之下，而经脉外走手足，以成六经，又各有太少阳明厥阴之不同，则又系六气之末，故曰气之标也，或标同于本，或标同于中，标本各有不同，而气化之应亦异象，故六经各有病情好恶之不一，仲景《伤寒论》全根于此。

少阳病篇

人身六气，热与火各不同。热是气分之热，故清热者，以石膏、花粉为主，以其入气分也。火是血分，故泻火者，必以黄连、黄芩为主，以其入血分也。又如补阳之药附子，与肉桂不同，肉桂益心火，为以木生火之专药，其实是温肝之品，肝为心之母，虚则补其母也，心肝皆司血分，故肉桂又为温血之要药。仲景肾气丸用之，是接引心肝之火，使归于肾，亦因有附子、熟地、茯苓，使肉桂之性，从之入肾，乃善用肉桂之妙，非桂自能入肾也。桂之补火，秉于地二之火者也，附子生于根下，与枝干不同，色纯黑，味辛烈，秉坎中一阳之气所生，纯入气分以助阳者助热，其热生于水中，而本诸先天，故附子为肾与膀胱之药，秉水中之阳，是正得天一之阳者也。观此可以知火与热之别矣。

冲脉病篇

先天所生之水，为阳为气，后天饮食所化之汁，为阴为血。血气会于胞中，上行循督脉入脊上脑，则生骨髓，循任脉上颊绕唇，则生髭须，出于皮肤，生毛。盖男子之血不下泻，化精气而上行外达，所以多须毛，毛较女子更重。血主下行，女子之水，从血化而为经，则内行下达，每月一泻其余，血气既下泻，所以上无髭须，外少毫毛。又女子之骨较弱，亦因经血下行，其上生骨髓者少也。

胞中名为气海，乃呼吸之根也。人之呼气，由气海上胸膈，入肺管，而出于喉，其路径全循冲脉而上，故《内经》云：冲为气街，盖指此也。凡是气逆，均责于冲，故仲景有降冲逆之法。胞中又名血海，胃中饮食之汁，奉心化血，下入胞中，即由冲脉导之使下，故《内经》云：女子二七而天癸至，太冲脉盛，月事以时下也。总之胞中为先天肾气，后天胃血交会之所。冲脉起于胞中，导先天肾气，而上行以交于胃，导后天阴血下行入胞中，以交于肾，导气而上，导血而下，通于肾，丽于阳明，冲脉之所司可知矣。

任脉病篇

督脉在背，总制诸阳，任脉在腹，总统诸阴。阴阳相贯，故任督两脉必相交，下则交于前后阴之间，上则交于唇之上下也。以先后天论之，督在脊，属肾，属先天；任在腹，属胃，属后天。先天主气，下交胞中，后天主血，下交胞中，全在此二脉也。以水火论，督脉属气属水，任脉属血属火，是任脉当又属之心，心肾相交，水火既济，皆由于此，故任脉者，阴脉之海也。

督脉病篇

督脉起于肾中，下至胞室。肾中天一所生之癸水，入于胞中，全在督脉导之使下也。肾气至胞，任脉应之，则心胃之血乃下，会于胞中，此为任督相交，心肾相济。道家坎离水火交媾之乡，即在于此。督脉络阴器，循二阴之间，与任脉会于下也，贯脊上项，交于人中，与任脉会于上也。今细察其脉，由鼻柱上脑，贯脊，抵肾，由肾入胞中，据此路道观之，乃知督脉主阳，主生肾气。盖气生于天阳，吸入鼻孔，至脑门下肺管，循背脊，而下入肾，又由肾入胞中，故吸入则胞中满也。吸入之气，实由鼻，由脑，由脊而下，故掩鼻张口，能出气而不能吸气。盖吸由脊下，非从鼻脑不能入也，呼由膈出，故张口能出气也。吸由脊下，督脉主之，知督脉之所主，乃知气之生化也。

督脉起于胞中，出会阴穴，至尾闾骨端，名长强穴，上至二十一椎，名腰俞穴，是腰肾筋膜所连也。再上十四椎，当肾正中，为命门穴，乃肾系贯脊之处，为督脉之主。盖任是心血所司，督是肾气所司，故命门为督脉之主穴也。又上至第三椎，为身柱穴，肺肾相交，为一身元气之宰，故称为柱。再上大柱，至发际一寸宛中，为风府，发上二寸五分，为脑户，即西医脑后叶之中缝也，至颠顶，为百会穴，与肝脉交会于此。前行当囟门为囟会穴，谓心神上照于髓以发知觉，是神与髓会之所也。又至额上发际，为神庭，亦是心神上出于此之义，下鼻准至齿缝龈交而终。盖人身吸天阳入鼻，循脊下肾系而入丹田，总归督脉所主，化气化精，为人身命之原，总督周身脏腑，故称督也。诸条论解，与《三焦释迷》微有不合，引之以备参考。龈交。穴名。

带脉病篇

带脉，后在十四椎，当肾之中，前在脐，绕腰一周。带脉一穴，则在季胁，当少阳部位，近圆带脉三穴，一带脉穴，在足少阳胆经季胁之下一寸八分，再下三寸，为五枢穴，又下为维道穴，似带脉绕行三匝，而有上中下三穴。然《难经》云：带脉起于季胁，回身一周，无三匝之说也。又《灵枢经》曰：足少阴脉，别走太阳，至十四椎，属带脉，后人遂以带为肾之别脉，非也。属带脉者，谓其为带脉所管束，非言带脉是肾之脉也。因其穴居少阳之界，以为少阳脉者，亦非也。肝胆能为带脉之病，盖带主管结前后。前束任而经心小肠之脐中，后束督而经肾系之中。人身唯脾主中州，交合水火。带脉适当腰腹之中，应归为脾之脉也，其穴在胁，亦以前不居任位，后不居督位，正见其管束前后也，或疑带脉不与脾连，岂知腹中膜油，皆脾之物，肾着汤治带脉，以脾为主。女科以妇人带下皆归于脾，良有以也。

督在背，总统诸阳，属先天。任在腹，总统诸阴，属后天。冲脉主丽于阳明，通于胞宫，是由后天以交于先天肾。带脉出于肾中，周行脾位，是由先天以交于后天脾，四脉盖互为功用。

肝病篇

肝系上连心包络，故同称厥阴，经系着脊处则为肝。俞穴系循腔子，一片，遮盖是为膈膜肝系下行前连腹中，统膜而后连肾系，为肝之根，通身之膜，内连外裹，包肉生筋，皆从肝系而发，旧说言肝居左，西说言肝居右，然其系实居脊间正中，至诊脉分部左右，亦从其气化而分，非以形而分也。

《内经》筋属肝，筋连于骨，骨属肾水，筋属肝木，乃水生木之义，以应天甲乙之象。究肝生筋之迹，实由肝膈连及周身之膜，由膜而连及于筋也。西医剖视，见白膜包裹瘦肉，而两头即生筋也，然彼但言筋之体，未言筋之根，唯《内经》以筋属肝，是从肝膈而发出膜网，然后生筋。若不寻出筋之源头，则于筋病不知治法。《内经》言肝，变动为握，盖支节运动，皆以筋所主，而手尤显然，故筋之变动则发为握。寒则拘急，热则缩挛，风火闭结则握拳透爪，搐搦瘈疭，皆筋之变。

《经》云：秋善病风疟。盖风属肝，疟属少阳，因风致疟，本系木火为病，而多发于秋令者，木火侮金也。盖秋当肺金主气之时，金气清肃，则皮毛自敛，膜腠自和。设风气鼓荡而皮毛不得敛，则发寒热，风火相煽，而膜腠不得和，则战栗溺赤，知此理者，可得治疟之法矣。

《经》云：冬善病痹厥。痹是骨节疼痛，厥是四肢逆冷。肾中阳气，能达于骨节，充于四末，则无此病，冬令寒水气盛，往往肾阳不足，故多此病。

痿有两证，一是肺痿，肺叶焦举，不能通调津液，则为虚劳咳嗽；一是足痿，胫枯不能行走，则为足痿。然未有足痿而不发于肺者，盖肺主津液，由阳明而下润宗筋，足乃能行，肺之津液不行，则宗筋失养，故足痿。虽见于下，而亦属之于上也，故《经》谓诸痿皆属于上也。此条不言肝而录于肝病篇内者，因集内详录经文，在肝病篇内故也，余仿此。

《经》云：悲怒气逆则伤肝。盖悲者，肺主之，过悲则金来克木，木不能达；怒者，肝主之，过怒则肝木横决，血不能静，二者皆逆气也。肝乃主血之脏，血之所以流行不滞，潜伏不动者，全赖气之和平，有以配养此血耳。今其气逆则血逆，肝木郁于下，肝火犯于上，而肝受伤矣。悲则肝木郁于上，宜辛以升散之，怒则肝火犯于上，宜苦以降解之，然总以养气和神，得其平为要。

心病篇

神乃生于肾中之精气，而上归于心，合于离卦中含坎水之象，唯其阴精内含，阳精外护。心脏之火，所以光明朗润而能烛物，盖神即心火，得肾阴济之，而心中湛然，神明出焉，故《经》曰心藏神。凡心血不足则神烦，心火不足则神怯，风痰入心则神昏，西医知心为生血回血之脏，而谓心不主知觉，主知觉者是脑髓筋，又言脑后筋只主运动，脑前筋主知觉，又言脑筋有通于心者，彼不知髓实心之所用，而非髓能知觉也。盖髓为水之精，得心火照之而光见，故生知觉矣，古文思字，从囟从心，即以心火照脑髓之义，髓如月魄，心如日光，相照为明，此神之所以为用也。

《经》云：忧愁思虑则伤心。盖心为火脏，火气宣明，则能化生血液，流畅筋脉，血脉流行，则其心常喜，若反乎喜而为忧愁思虑，则心气遏抑，火郁血滞，故伤心也，治宜宣达心阳，通畅血脉，又常以喜胜忧虑，斯愈矣。

脾病篇

《内经》言脾在体为肉。此肉字，实兼肌言之。盖肌是肥肉，肉是瘦肉，人身肥肉包瘦肉，外之肥肉又由腔内之油膜，透达而生者也。脾生油膜之上，脾气足，则油多而肥。膜上之油，即脾之物也，在内为膏油，在外为肥肉，非两物也。油膜中有赤脉，属脾血分。脾之血足，则此赤脉由内达外，是生瘦肉。盖土是天地之肉，脾亦应之，而生肌肉。

脾气血冲和则唇明润，脾热则唇枯，脾绝则唇缩。唇本不与脾连，而《内经》于脾谓其荣为唇者，因口为脾之窍，唇又为口之门户也。

《经》云：饮食劳倦则伤脾。夫饮所以润脾，过多则停饮为湿，发为胀泄痰饮之证，土能治水而反为水所困也，宜渗利。食以养脾，过多则停食，为泄为满，脾能化食而反为食所困也，宜消导。脾主肌肉，劳以运动肌肉使其活泼，乃益得安然，劳至于倦，必致消瘦发热。盖动而生阳，伤脾之阴，故肌肉反受其病，治宜填补静养。

肺病篇

天之阳气，人自外吸之，据西医说，从鼻入，其管入肺，历心系，循背脊，以下入肾系，又从肾系达连网，以至于脐下。其历心系者，引心火而并下也，至脐下者，至胞中而为气海也。至胞中气海，其吸入之天阳，合心火，遂蒸动其膀胱之水，化水而为气，既化为气，复循脐旁气冲，上膈入肺，而还出于口鼻。盖其吸入者，从脊入，督脉主之，呼出者，从膈出，任脉主之。吸入，阳也，火交于水也，呼出，阴也，气仍可返为水也，故为津液为汗，皆气之所化也，此肺气之确征也。

西医言肺从上覆，前两叶包心，在后有峡及肺根，此根即气管、肺脉、连网等包裹肺衣而成。每肺外有衣，薄而通明，包肺四面，肺有缩力，每叶藏气管。气管之末为气泡，肺脉至气泡而散，即包气泡，功用主呼吸也，此说于肺衣气泡，颇能详明，宋元后不知肺之功用，全在衣与泡也。

旧云肺八叶，非也。西医云五叶，右三左二，披离下垂，后附脊骨，前连胸腔，肺中有管窍，通于膈膜，而下达气海。肺质轻松，外有膜沫濡润，以助呼吸。

《经》云：诸气皆属于肺。属于肺者，以气之总管在肺，故肺主制节，司肾气之出纳，而又制节肝气，使不得逆，制节脾气，使不得泄，制节心气，使不得越。肺之气治，则各脏之气皆治矣。

肺金乾象，其体如天，天包于地之外，皮毛包于人身之外，故皮毛属肺，肺多孔窍以行气，而皮毛尽是孔窍，所以宣肺气使出于皮毛以卫外也。

《经》云：诸气膹郁，皆属于肺。盖五脏六腑之气，无不总统于肺，以肺为气之总管也，故凡治气，皆当治肺。肺主皮毛，膹，是气之乘于皮毛者。膹，臐也，《说文》谓形恶，如紫癜、斑瘤、黑痣、疱鼻之类，西医言毛孔下有油核，其管直通皮肤。若面生黑刺，即管塞之故，此即膹臐之谓。郁是气遏于内，不得舒发也，见症如气逆、痰滞、血结、便闭之类，是气之来于腹内者。郁与畅反，肺气不郁则畅，不畅则郁矣。

《经》云：形寒饮冷则伤肺。夫肺金畏火，自然惧热，此又云畏寒冷者，何也？盖肺之体虽是阴金，而肺之用实主阳气。气布于外，则为卫阳，以充皮毛。若衣服失宜，外形受寒，则皮毛洒淅，渐入腠理，发热动饮，为咳喘等证，治宜温散。气布于内，则为宗气，以司呼吸，散津于脾，下输膀胱。若饮水浆果瓜之属，多受冷气，则阳气不能布化，水饮停积，为咳喘癖痛等症，治宜温降。

《经》云：肺恶寒者，盖肺气如天，居至高，布阳气，故在外则皮毛恶寒，恐伤其卫外之阳，在内则胸膈恶寒，恐伤其布护之气。寒伤皮毛，发热咳嗽，寒伤胸膈，停饮痹痛。

肾病篇

《经》云：肾藏志。志者，专意而不移也。志本心之作用，而藏于肾中者，阳藏于阴中也。肾生精，为五脏之本，精生髓，为百骸之主。精髓充足，伎巧出焉。志之用也，又志，即古誌字，证也。事物所以不忘，赖此记性，记在何处，则在肾经。盖肾生精，化为髓，而藏于脑中。凡事物，经目入脑，经耳入脑，经心亦入脑。脑中之髓，即将事物印记不脱，久之，要思其事物，则心一思之，而脑中之事物立现。盖心火阳光，如照相之镜也，脑髓阴汁，如留影之药也。光照于阳，而形附于阴，与心神一照而事记髓中同义，西学留影妙矣，而西医则不知人身自有照影留声记事之妙质，虽剖割千万人，能得此理否。古思字，从囟从心。囟者，脑前也，以心神注囟，则得其事物矣。

《经》云：久坐湿地，强力入房则伤肾。夫肾中之阳，能化湿气，则水达膀胱，气行肢脊。若久坐湿地，则湿气太甚，而肾阳反受其伤，必生肢脊疼肿等症，治宜燥之。肾中阴精，充足无损，则能种子，入房乃其常事，若力已竭，而犹勉强入房，则肾精枯矣，治宜滋补，又当节欲。

胃病篇

胃若为天，统主前面，冲任皆归属之。

按心脏在胸腔内之肺脏间，其下部之尖端，稍偏于左，与前胸壁相接触，恰当左乳略下之处，故胃之大络，络肺而出于左乳下者，亦因接触而动。其动，每分时，平均七十二次，然其动自何而来。盖血液循环，心室心耳时有收缩，心有收缩。故动，心有所动，故心所接触之胃大络亦动。胃之大络，宗气之所从出，详《经释》释气篇，动而至于盛喘，是心脏之收缩，无休息期，是心室之血液，势必逆流于心耳，动脉之血液，势必逆流于心室，心之作用乱矣，再至于绝而不至，则心之收缩停矣，停则血液循环之机息，故死。心之收缩，虽西医之说，而亦可作《内经》之一助。

风病篇

《经》云：肝恶风。夫肝木主风，而即恶风者，盖血得和气则流畅，血得邪气则消灼凝结。老人中风，小儿惊风，一切风湿、麻木、瘙痒、痉痫，无一不当治肝，即无一不当养血，诚以风乃阴中之阳，血中之气，故唯风能鼓荡其血，亦唯血能调养其风。

肝为风脏，凡风病皆属于肝，诸风谓中风、伤风、惊风、疠风之类，所该之证多矣。掉，谓转动，凡猝倒、痉痫、抽掣、摇曳之类皆是。肝主筋，此皆筋之为病也。眩，是昏晕，凡昏花、妄见、头目旋转皆是。肝开窍于目，故有此病也。西医谓目眩感、昏花、痉痫抽掣，皆脑髓筋为病，谓目系通脑，故昏眩，脑气用力太过，则内缩伸抽掣。究问脑气何故病此，则西医茫然，岂知肝脉通于脑，开窍于目而主筋。凡西医所谓脑气，皆肝脉所司，而脉筋所以致病，则又肝风为政也，故凡掉眩皆属于风，而诸风为病，总属之肝。

强直僵仆，倒地暴者猝然发作。风性迅速，故能暴发。凡风均属之肝，肝属筋脉。风中筋脉，不能引动则强直矣。风者阳动而阴应之也，故风具阴阳两性，中风之阴则为寒风，中风之阳则为热风。无论寒热，均有强直之证，宜细辨之。

世多以眉属肝，不知眉实属肺。《经》云：肺风之状，诊在眉上者，足见眉实属肺气所发泄。然肝血若不交于肺，亦不能化生眉毛。凡毛皆是血化为气而发泄者也。单有血不能生毛，单有气亦不能生毛。目之部位统属肝窍所司，由肝目之部，上交阙旁，系肺之所司矣（《经》云：阙中肺也）。为肝血上交于肺气，所以化生眉毛。肺为华盖，相书称眉亦名华盖。肝木主怒，侮肺金而难制，故眉粗之人，性最刚烈。

寒病篇

肾司寒气，故凡寒证皆属之肾。肾又主骨，肾阳四达，则骨体舒展，举动轻便。若肢骨拘急而收曲，或弹缓而引长，皆骨不为用也。须知拘收引弹，与抽掣缩短者不同，一是寒证，一是风证当辨。

燥病篇

《内经》：燥生金。故秋日燥气用事，则草木黄落，即是生金之验。土之所以生金者，亦以其由湿返燥，凝而成质也。

燥有因火不蒸水，而津液不升者，如五苓散之有口渴证，用桂枝；理中汤有口渴证，用干姜；肾气丸治下消证，用桂附；他如西医用蓖麻油通大肠，亦是温润之法，皆治寒燥者也。

湿病篇

《经》云：脾恶湿者，飧泄、洞泄、痞满、肿胀、水饮等证，皆是湿气有余。脾土不能克化，五行唯土能制水，土胜则水受制，水胜则土无权，故脾能治湿而反恶湿。

脾居油膜之上，最与油膜相连，属人身油膜，主渗湿行水。腹部油膜，生出肌肉，由肌肉通出皮毛。脾主肌肉，即能渗湿行水，使水从肌肉皮毛外出而为汗。凡水遇油，即滑利不留者，即油膜渗湿，脾能制水之确证也。若水太多，则油反受其浸渍，当分寒湿热湿以燥利之。

肿在皮肤四肢，满在腹内胀塞，皆湿气壅滞，水不下行，停走于肠膜中也。然湿证尚不止此，故曰诸湿，或头目晕沉，或疟暑泄痢，或周身痹痛，或痰饮疢癖，皆属脾土不制水所致。盖脾生油膜之上，油是板油，膜是网油。网油生肌肉，通皮毛，出气渗湿利水，油不沾水，此脾所以利水。若油膜失其所主权，则湿气乃藏匿而为病，故治湿责之于脾，寒湿则筋脉凝，热湿则筋脉胀，故皆能发痉与项强之证。

热病篇

诸热，谓发热、恶热、瘟暑等症。瞀，谓眼目昏花、黑暗见鬼等症，瘛，谓筋不得伸、抽掣等症。皆属于火者，盖诸热是火伤气分，火克金也。瞀是心神扰惑，视物昏乱。火属心，心脏火，扰其神，故瞀瘛是肝筋为火所灼，无血养筋，故缩扯。瘛与弹缓不收有异，当辨之。

诸禁鼓栗，如丧神守，盖热极反寒之象，火扰心神之征。

诸逆冲上，皆系心肝之火，挟冲脉上行使然，宜抑之。

诸胀，谓腹内胀满。腹大，谓单腹胀。此症是肝不疏泄，脾不运化，肝不疏泄则小便不利，水停为胀，脾不运化则单腹胀。皆属于热者，属于肝木乘脾也。然此热字，与火字有别，火属血分，热属气分，热则气分之水多壅，故主胀大。

躁，谓烦躁。狂，谓癫狂。越，谓升高踰垣。凡此皆三焦与胃火太甚，而血气勃发也。

诸病有声，按之如鼓。此有声，与肠鸣不同，肠鸣则转气切痛下泄，属水渍入肠，发为洞泻，是寒非热也。此有声，乃在人皮里膜内，连网油膜之中。凡人身连网油膜，是外出肌肉皮肤，乃卫气所伸，水发为汗之道路也。气属火，化则为汗为水。若气未及化，而与已化之水，激于连网油膜之间，斯水火相激，发作有声，但其声绵绵与雷鸣切痛者有异，按之亦能作声，又拒之，如按鼓皮，以其在皮膜间，故按之如鼓，是正卫气原有之火气，抑郁而不伸。斯积气多，积气多则能鼓吹其膜中之管，使之有声，如西洋象皮人，搦之则出声是矣。

跗，足背。凡足肿，皆发于厥阴阳明两经。阳明之脉行足背，厥阴之脉起足大指丛毛，行内踝。肝木生热，壅遏胃经之湿，则循经下注，而发足肿，极酸疼也。酸字，颇有实义。西医云，凡脚气必胃中先酿酸水，继而尿中有蛋白形，尿味亦酸，乃发脚肿痛，但西医未言所以致酸与因酸致肿之故，唯《内经》理可互证。《经》云：肝木在味为酸。盖木能生火，木能克土，土不化水，火又蒸之，则变酸味。是酸者，湿与热合之味也。羹汤，夏月过夜则酸，湿过热也，冬月则否，有湿而无热也。知酸所以致疼肿，而脚气可治矣。又乍惊乍骇，皆是肝经，木郁火发，魂不能藏之故，是以皆属于火。

转者，左右扭掉也。反者，角弓反张也。戾者，如犬出户下，其身曲戾，即阳明痉病，头屈至膝也。水液浑浊，小便不清也。转在侧，反在后，戾在前，同属筋病。小便不清，属水道病，何以皆属于热？盖三焦热也。三焦热则膝管不利，膝管乃水道之所由来，而转反戾同属筋病者，究亦属于三焦之热。何以言之？三焦发生网膜，网膜由内达外，包裹赤肉，两头生筋，以贯赤肉，筋连于骨节，故利屈伸。观此，则知转反戾，是筋所牵引，即三焦所发生之网膜，有伸有缩使然，故《内经》与水液同论，以见皆属三焦之热。

呕，谓干呕，是火逆也。吐有寒证，吐酸则无寒证。暴注下迫，里急后重，逼塞不得畅，俗名痢证，皆属于热者，属于肝经之热也。肝火上逆，则呕吐酸，肝火下注，则痢下迫。因肝欲疏泄，肺欲收敛，金木不和，故欲泻不得，且痢多发于秋，金克木也。

《经》云：心恶热。而世传五脏辨法，谓肝热筋灼。惊痫瘛疭，肺热咳嗽，气上口渴，脾热肉消，便秘潮热，肾热骨蒸，精枯髓竭。又上焦热，则心烦口渴，头咽目痛；中焦热则饮食减少，肿胀痢疟；下焦热则小便不利，大便失调。热之见证虽不一，而总之归于心经。盖心为火脏，凡是火热皆心所司。心化血以养火，则火不亢而热除。若火太亢则心血受伤，故心恶热。凡治热证无不用苦药，所以治心之火也。西医见热病，即以冰置胸前，此热轻者，可以立刻撤去。若热重者外被冰阻，则热反内攻，为热毒伏心而死。现在香港疫疟，为西医十治九死，皆此之故也。

伤寒论读法

乞法老人编

凡　例

《伤寒论》如神龙变化，首尾不可窥测，读之诚非易易，因此特编《伤寒论读法》。所谓读法者，以吾人读书之法合古人著书之法，方为得之。

此编为读法起见，故不复为他注，况《伤寒论》名家注甚多，即不必再注。

录原文不录每方方药及方法者，因余所著《伤寒方论》已每方录其方药及方法，故删之以避重复，今仍旧补出。

汉·张仲景先生《伤寒论》

此论于风寒暑湿燥火无所不详，而以寒为主，故名伤寒。

太阳篇

太阳为人身最外之一层，寒气伤阳，故首揭太阳。

1. 太阳之为病，脉浮，头项强痛而恶寒。

此太阳之提纲。

2. 太阳病，发热，汗出，恶风，脉缓者，名为中风。

此节提出中风，是表明风乃寒之所由来。

3. 太阳病，或已发热，或未发热，必恶寒，体痛，呕逆，脉阴阳俱紧者，名为伤寒。

此节正叙伤寒。

4. 伤寒一日，太阳受之，脉若静者，为不传也；颇欲吐，若躁烦，脉数急者，为传也。

5. 伤寒二三日，阳明、少阳证不见者，为不传也。

此两节表明传与不传之所以分。其第一节论阴阳表里相传，第二节论六经之气相传。

6. 太阳病，发热而渴，不恶寒者，为温病。若发汗已，身灼热者，名曰风温。风温为病，脉阴阳俱浮，自汗出，身重，多眠睡，息必鼾，语言难出；若被下者，小便不利，直视失溲；若被火者，微发黄色，剧则如惊痫，时瘛疭；若火熏之，一逆尚引日，再逆促命期。

此承上中风伤寒，而提出其反面。

7. 病有发热恶寒者，发于阳也；无热恶寒者，发于阴也。发于阳者，七日愈；发于阴者，六日愈。以阳数七、阴数六故也。

此因伤寒有必恶寒之候，故提出恶寒以辨阴阳。

8. 太阳病，头痛至七日以上自愈者，以行其经尽故也。若欲作再经者，针足阳明，使经不传则愈。

此表明治病须防其传，举太阳以为例。

9. 太阳病欲解时，从巳至未上。

此表明太阳主气之时，正太阳正气复之时。

10. 风家，表解而不了了者，十二日愈。

此言病得一候而解，可再候而愈，隐示人以轻病不必强用药也。

以上通共四节，承上一逆再逆而止言之，表明伤寒非死证也，并点出风字，见中风、风温示在其内。

11. 病人身大热，反欲得近衣者，热在皮肤，寒在骨髓也；身大寒，反不欲近衣者，寒在皮肤，热在骨髓也。

此因伤寒有发热恶寒之候，故提出大寒大热，以辨其在皮肤、在骨髓之不同。

12. 太阳中风，阳浮而阴弱，阳浮者，热自发；阴弱者，汗自出。啬啬恶寒，淅淅恶风，翕翕发热，鼻鸣干呕者，桂枝汤主之。

此承上言太阳中风，因于缓脉外，补出阳浮阴弱，又于发热恶风外，补出鼻鸣干呕，方是桂枝汤之的证。

13. 太阳病，头痛发热，汗出恶风者，桂枝汤主之。

此又为桂枝汤证，补出头痛之的候。

14. 太阳病，项背强几几，反汗出恶风者，桂枝加葛根汤主之。

此因上言桂枝汤证之头痛，转从头推到项背，而以强几几者，为桂枝加葛根汤之的候。

15. 太阳病，下之后，其气上冲者，可与桂枝汤方，方用前法；若不上冲者，不可与之。

此为桂枝汤证，推到误下之后，有气未下陷其病仍在肌腠，有气已下陷其病不在肌腠之不同。

16. 太阳病三日，已发汗，若吐，若下，若温针，仍不解者，此为坏病，桂枝不中与也。视其脉证，知犯何逆，随证治之。

此承上节推言之，凡坏病不在肌腠者，皆非桂枝汤所能治。

桂枝本为解肌，若其人脉浮紧、发热、汗不出者，不可与之也。常须识此，勿令误也。

此为桂枝汤，点出解肌二字，即从解肌隐示人以解表之法。

17. 若酒客病，不可与桂枝汤，得之则呕，以酒客不喜甘故也。

18. 喘家作，桂枝汤，加厚朴、杏子佳。

19. 凡服桂枝汤吐者，其后必吐脓血也。

以上六节，示人用桂枝汤，须慎之又慎。

20. 太阳病，发汗，遂漏不止，其人恶风，小便难，四肢微急，难以屈伸者，桂枝加附子汤主之。

21. 太阳病，下之后，脉促胸满者，桂枝去芍药汤主之。

22. 若微恶寒者，桂枝去芍药方中加附子汤主之。

此两节言太阳病承上汗下，谓其势已至，为坏病，桂枝不中与也。故桂枝汤须加减治之。

23. 太阳病，得之八九日，如疟状，发热恶寒，热多寒少，其人不呕，清便欲自可，一日二三度发。脉微缓者，为欲愈也；脉微而恶寒者，此阴阳俱虚，不可更发汗、更下、更吐也；面色反有热色者，未欲解也，以其不能得小汗出，身必痒，宜桂枝麻黄各半汤。

此节为太阳病，辨出欲愈之候与虚之候，与未欲解之候，示医者须临证详审也。

24. 太阳病，初服桂枝汤，反烦不解者，先刺风池、风府，却与桂枝汤，则愈。

上节身必痒，是肌表并病，故以桂枝解肌，并以麻黄解表。此节不病表而病经，故通经须以针刺助桂枝之所不及，是烦较热色身痒，为涉于里矣。

25. 服桂枝汤，大汗出，脉洪大者，与桂枝汤，如前法。若形如疟，日再发者，汗出必解，宜桂枝二麻黄一汤。

此承上节，服桂枝汤于针后再服之法，变而为服桂枝汤于再服后，参以麻黄之法，又即为服桂枝麻黄各半之变法，而其所以异于桂枝麻黄各半者，彼脉微而恶寒，此脉洪大而汗出，脉微而恶寒者，卫外之悍气未伸，脉洪大而汗出者，其卫外之悍气已伸，不可过为之伸，故麻黄较桂枝只可二之一，而不可各半也。

26. 服桂枝汤，大汗出后，大烦渴不解，脉洪大者，白虎加人参汤主之。

此节承上，服桂枝汤，反烦不解，服桂枝汤大汗出，脉洪大二节并宜。再服桂枝汤者，点出一渴字，而燥证立见，桂枝不中与也。

27. 太阳病，发热恶寒，热多寒少，脉微弱者，此无阳也。不可发汗，宜桂枝二越婢一汤方。

此承上桂枝二麻黄一汤方及白虎加人参汤方，变而为桂枝二越婢一汤方，提出无阳不可发汗，则汤中之麻黄自异于桂枝二麻黄一汤之麻黄，汤中之石膏自异于白虎加人参汤中之石膏矣。

28. 服桂枝汤，或下之，仍头项强痛，翕翕发热，无汗，心下满微痛，小便不利者，桂枝去桂加茯苓白术汤主之。

此承上节，无阳不可发汗，宜桂枝二越婢一汤者，补出误下之后，表明同一不可发汗，而少却恶寒，添却小便不利，即当以救误下为急，方法非特不可用麻黄，即仍是桂枝汤亦不得拘用桂枝汤矣。

29. 伤寒，脉浮，自汗出，小便数，心烦，微恶寒，脚挛急，反与桂枝汤以欲攻其表，此误也。得之便厥，咽中干，烦躁吐逆者，作甘草干姜汤与之，以复其阳。若厥愈足温者，更作芍药甘草汤与之，其脚即伸；若胃气不和，谵语者，少与调胃承气汤；

若重发汗，复加烧针者，四逆汤主之。

此承上，桂枝本为解肌，因言其攻表之误，兼详其救误之法。

30. 问曰：证象阳旦，按法治之而增剧，厥逆，咽中干，两胫拘急而谵语。师言夜半手足当温，两脚当伸。后如师言，何以知此？答曰：寸口脉浮而大；浮则为风，大则为虚。风则生微热，虚则两胫挛。病证象桂枝，因加附子参其间，增桂令汗出，附子温经，亡阳故也。厥逆，咽中干，阳明内结，谵语烦乱，更饮甘草干姜汤，夜半阳气还，两足当温，胫尚微拘急，重与芍药甘草汤，尔乃胫伸；以承气汤微溏，则止其谵语，故病可愈。

此承上节，而重申其用药之误，与其病变之所由来，因详言其救误之法之所以然。

31. 太阳病，项背强几几，无汗恶风者，葛根汤主之。

此承上言，太阳病项背强几几恶风者，表明无汗之治法。

32. 太阳与阳明合病者，必自下利，葛根汤主之。

此承上节言葛根汤之用法，不仅治太阳病之项背强，且能治太阳与阳明合病之自下利。

33. 太阳与阳明合病，不下利，但呕者，葛根加半夏汤主之。

此承上节言太阳与阳明合病，有不必下利，而但呕者，葛根汤又须加味。

34. 太阳病，桂枝证，医反下之，利遂不止，脉促者，表未解也；喘而汗出者，葛根黄芩黄连汤主之。

此承上葛根汤，因推言葛根用法，以救桂枝证，而误下者。以上通共四节，先自上言之，为项背强，转自下言之，为自下利复转自上言之，为但呕，再转自下言之，兼自上言之，且自外言之，为利不止，为喘而汗出，总以葛根为立方治法之主。

35. 太阳病，头痛，发热，身疼，腰痛，骨节疼痛，恶风，无汗而喘者，麻黄汤主之。

此节与上脉阴阳俱紧名曰伤寒者，遥遥相承，因补出头痛，补出恶风，无汗而喘，而立麻黄汤方。

36. 太阳与阳明合病，喘而胸满者，不可下，宜麻黄汤主之。

此节表明麻黄汤不仅为太阳病方，且为太阳与阳明合病方，因即为麻黄汤证，补出喘而胸满之的候。

37. 太阳病，十日已去，脉浮细而嗜卧者，外已解也。设胸满胁痛者，与小柴胡汤；脉但浮者，与麻黄汤。

此节表明麻黄汤之所以异于小柴胡汤者，以脉但浮断之，且遥遥为上，脉阴阳俱紧，补出浮状。

38. 太阳中风，脉浮紧，发热恶寒，身疼痛，不得汗出而烦躁者，大青龙汤主之；若脉微弱，汗出恶风者，不可服。服之则厥逆，筋惕肉瞤，此为逆也。

此节从上所定中风脉浮缓，转而为脉浮紧，又从上所定中风自汗出，转而为不得汗出，隐隐为中风，写出风被燥结之的候。

39.伤寒，脉浮缓，身不疼，但重，乍有轻时，无少阴证者，大青龙汤发之。

此节从上所定伤寒脉浮紧，转而为脉浮缓，又从上所定伤寒身体疼痛，转而为身不疼，隐隐为伤寒，写出寒化为燥之的候。

上节提出脉微弱汗出恶风者不可服，下节提出无少阴证者，前后呼应，表明大青龙为内虚者所禁用。

40.伤寒，表不解，心下有水气，干呕，发热而咳，或渴，或利，或噎，或小便不利，少腹满，或喘者，小青龙汤主之。

此从上大青龙推到小青龙，即从治风治寒推到治水。

41.伤寒，心下有水气，咳而微喘，发热不渴。服汤已，渴者，此寒去欲解也，小青龙汤主之。

此承上，心下有水气而重申之。即从上表不解，推到其服汤已渴者，为寒去欲解之候。

42.太阳病，外证未解，脉浮弱者，当以汗解，宜桂枝汤。

43.太阳病，下之微喘者，表未解故也，桂枝加厚朴杏仁汤主之。

44.太阳病，外证未解，不可下也，下之为逆；欲解外者，宜桂枝汤主之。

45.太阳病，先发汗不解，而复下之，脉浮者不愈。浮为在外，而反下之，故令不愈。今脉浮，故知在外，当须解外则愈，宜桂枝汤主之。

此四节承上表字，补出外字，所以划清表与外之界。表者，皮肤外者肌腠。此第一节以桂枝汤定为解外之方。第二节以表证未解而误之，使表邪从表而入于肌，治法须从肌以达于表。第三节以外邪未解而未陷于里，治法仍当解外。第四节承上第一节，表明桂枝汤解外，以脉浮为断，而反复重申之。

46.太阳病，脉浮紧，无汗，发热，身疼痛，八九日不解，表证仍在，此当发其汗。服药已，微除，其人发烦目瞑，剧者必衄，衄乃愈。所以然者，阳气重故也，麻黄汤主之。

47.太阳病，脉浮紧，发热，身无汗，自衄者，愈。

此两节以脉浮紧，无汗，定伤寒之的证，与麻黄汤之主治，具第一节表明表证仍在，当发其汗，则其无汗显然，而汗有红汗，故由汗而推及衄。衄乃愈者，是以愈字表明其不必再服药之意。此证服药，在当发其汗之时，本论微除以下，特言其发汗之效。师恐人不解其旨，故第二节重申以明之，即不复言麻黄汤主之。

48.二阳并病，太阳初得病时，发其汗，汗先出不彻，因转属阳明，续自微汗出，不恶寒。若太阳病证不罢者，不可下，下之为逆，如此可小发汗。设面色缘缘正赤者，阳气怫郁在表，当解之熏之；若发汗不彻，不足言，阳气怫郁不得越，当汗不汗，其人烦躁，不知痛处，乍在腹中，乍在四肢，按之不可得，其人短气但坐，以汗出不彻故也，更发汗则愈。何以知汗出不彻，以脉涩故知也。

此承上当发其汗，而推广言之，言当发其汗者，不仅太阳病外证未解者为然，即二阳并病亦有之。

49.脉浮数者，法当汗出而愈。若下之，身重心悸者，不可发汗，当自汗出乃解。所以然者，尺中脉微，此里虚。须表里实，津液自和，便自汗出，愈。

此承上当发其汗而转言之，言有病当发汗，而里虚不可发汗者。

50.脉浮紧者，法当身疼痛，宜以汗解之；假令尺中迟者，不可发汗。何以知其然，以荣气不足，血少故也。

此承上节，当汗而不可发者，重申言之，故于当汗之脉，从浮数补出浮紧，即于不可发汗之脉，从尺中微补出尺中迟，即于不可发汗之候，从里虚补出荣气不足，补出血少。

51.脉浮者，病在表，可发汗，宜麻黄汤。

52.脉浮而数者，可发汗，宜麻黄汤。

此承上数节发汗而言，恐人有疑于发汗之证，故仍以上节之浮脉与浮数之脉断之。

53.病常自汗出者，此为荣气和。荣气和者，外不谐，以卫气不共荣气谐和故尔。以荣行脉中，卫行脉外，复发其汗，荣卫和则愈，宜桂枝汤。

此承上荣气不足，转言荣气和，即从不可发汗转言发汗，且转麻黄之发汗而为桂枝之发汗。

54.病人脏无他病，时发热，自汗出，而不愈者，此卫气不和也。先其时发汗则愈，宜桂枝汤主之。

此承上荣气、卫气，而单言卫气。因提出自汗出，而转麻黄之发汗为桂枝之发汗。

55.伤寒脉浮紧，不发汗，因致衄者，麻黄汤主之。

此节与上自衄者愈与衄乃愈两节，遥相承接，因补出不发汗因致衄者，仍用发汗法。

56.伤寒不大便六七日，头痛有热者，与承气汤；其小便清者，知不在里，仍在表也，当须发汗；若头痛者必衄，宜桂枝汤。

此因衄推及头痛，分别头痛治法。因即从头痛表而明之，曰若头痛者，必衄。

57.伤寒发汗解，半日许，复烦，脉浮数者，可更发汗，宜桂枝汤主之。

此与脉浮者，病在表，可发汗，宜麻黄汤，脉浮而数者，可发汗，宜麻黄汤节，遥相呼应。彼为未汗，宜麻黄汤发汗以解表，此为汗后宜桂枝汤发汗以解肌。

58.凡病，若发汗，若吐，若下，若亡津液，阴阳自和者，必自愈。

此节承上启下，示治病者以阴阳和为贵。

59.大下之后，复发汗，小便不利者，亡津液故也。勿治之，得小便利，必自愈。

此节承上节阴阳自和之义，而申明之。

60.下之后，复发汗，必振寒，脉微细。所以然者，以内外俱虚故也。

此节承上，言误汗、误下、亡津液而阴阳不和者。

61.下之后，复发汗，昼日烦躁不得眠，夜而安静，不呕不渴，无表证，脉沉微，身无大热者，干姜附子汤主之。

此节承上节，言误下误汗而虚，所虚在阳气也。

62.发汗后，身疼痛，脉沉迟者，桂枝加芍药生姜各一两人参三两新加汤主之。

此节承上节，言误汗而虚，所虚在阴血也。

63.发汗后，不可更行桂枝汤。汗出而喘，无大热者，可与麻黄杏仁甘草石膏汤主之。

此承上误汗，而言伤燥，提出汗出而喘，无表热，表明肺气之不和也。

64.发汗过多，其人叉手自冒心，心下悸欲得按者，桂枝甘草汤主之。

此承上误汗，而言伤液，提出心下悸欲得按，表明心气之不安也。

65.发汗后，其人脐下悸者，欲作奔豚，茯苓桂枝甘草大枣汤主之。

此承上误汗，而言下不镇而冲逆，提出脐下悸，欲作奔豚，表明肾气之不纳也。

66.发汗后，腹胀满者，厚朴生姜半夏甘草人参汤主之。

此承上误汗，而言中气虚则寒湿聚，提出腹胀满，表明脾气之不和也。

67.伤寒，若吐若下后，心下逆满，气上冲胸，起则头眩，脉沉紧，发汗则动经，身为振振摇者，茯苓桂枝白术甘草汤主之。

此承上误汗，而言其误吐、误下以后，经脉既已空虚，风木复为动摇，提出发汗则动经，身为振振摇，表明肝气之不和也。

68.发汗病不解，反恶寒者，虚故也，芍药甘草附子汤主之。

此节发汗致虚，与上所云若亡津液，阴阳自和者必自愈三句，遥相照应，且提出反恶寒，以补足其汗后阴阳不和之候，提出芍药甘草附子汤，为养津液和阴阳之法。

69.发汗，若下之，病仍不解，烦躁者，茯苓四逆汤主之。

此节承上言汗而兼言下，因上言虚而恶寒，转言其虚而烦躁，救治之法，亦在养津液、和阴阳也。

70.发汗后，恶寒者，虚故也；不恶寒，但热者，实也，当和胃气，与调胃承气汤。

此因上节对发汗病不解反恶寒，有芍药甘草附子汤，治虚之法，特补出治实之法，所谓当和胃气者，亦在养津液以和阴阳耳。

71.太阳病，发汗后，大汗出，胃中干，烦躁不得眠，欲得饮水者，少少与饮之，令胃气和则愈；若脉浮，小便不利，微热消渴者，五苓散主之。

此承上节言当和胃气，因兼论胃津，津生于气，故特表而明之曰，令胃气和则愈，胃气不和，有少少饮之以水之法，另有五苓散主之之法，法则不同，而同归于养津液以和阴阳耳。

72. 发汗已，脉浮数，烦渴者，五苓散主之。

此节承上节脉浮，补出数字，以足其义。

73. 伤寒，汗出而渴者，五苓散主之；不渴者，茯苓甘草汤主之。

此节结上二节五苓散主治，即从五苓散治汗出而渴，转出不渴之主治。

74. 中风，发热，六七日不解而烦，有表里证，渴欲饮水，水入则吐者，名曰水逆，五苓散主之。

此承上五苓散治渴，而推论其致渴之由，揭出水逆二字，隐与上文小便不利互相关合。

75. 未持脉时，病人叉手自冒心。师因教试令咳，而不咳者，此必两耳聋无闻也。所以然者，以重发汗，虚故如此。

此承上发汗过多，其人叉手自冒心，心下悸欲得按者，复补出两耳聋无闻，示人误汗伤心，复伤肾也。

发汗后，饮水多，必喘；以水灌之，亦喘。

此因上有发汗后，大汗出，胃中干，欲得饮水者，少少与饮之等语，因从少字翻出多字，示人少则和愈，多则病矣。

76. 发汗后，水药不得入口，为逆。若更发汗，必吐下不止。

此与上发汗后腹胀满者，隐隐互相关合，示人误汗伤脾，此复伤胃也。

发汗吐下后，虚烦不得眠；若剧者，必反复颠倒，心中懊侬，栀子豉汤主之；若少气者，栀子甘草豉汤主之；若呕者，栀子生姜豉汤主之。

此承上误吐、误下、误汗，因从桂枝汤、麻黄汤转而为栀子豉汤之证。自此以下六节，论栀子豉汤之证有热、有寒、有虚、有实之不同。

77. 发汗，若下之，而烦热胸中窒者，栀子豉汤主之。

78. 伤寒五六日，大下之后，身热不去，心中结痛者，未欲解也，栀子豉汤主之。

79. 伤寒下后，心烦腹满，卧起不安者，栀子厚朴汤主之。

80. 伤寒，医以丸药大下之，身热不去；微烦者，栀子干姜汤主之。

81. 凡用栀子汤，病人旧微溏者，不可与服之。

此皆栀子豉汤用法，示人以无伤胃气也。

82. 太阳病发汗，汗出不解，其人仍发热，心下悸，头眩，身𥆧动，振振欲擗地者，真武汤主之。

此承上发汗后恶寒者虚故也，不恶寒但热者实也一段。另提出心下悸，头眩，身𥆧动，振振欲擗地，为汗后发热，仍然是虚，示人勿以热者实也概之。

83. 咽喉干燥者，不可发汗。

此承上节发汗，汗出不解而成变证者，更推而言其不可发汗之证。

84. 淋家，不可发汗，发汗必便血。

85. 疮家，虽身疼痛，不可发汗，发汗，汗出则痉。

86. 衄家，不可发汗，汗出必额上陷，脉紧急，直视不能眴，不得眠。

87. 亡血家，不可发汗，发汗则寒栗而振。

88. 汗家，重发汗，必恍惚心乱，小便已，阴疼，与禹余粮丸（本方失传）。

以上六节，示人津液已伤者，不可再伤也。

89. 病人有寒，复发汗，胃中冷，必吐蛔。

此与上凡用栀子汤病人，旧微溏者，不可与服之一节，前后互参，立法虽殊，而用意则同，总以保胃气为主。

张全韶云：本论逐节之后，必结以胃气一条，以见不特吐下伤其胃气，即汗亦伤胃气也。

90. 本发汗，而复下之，此为逆也。若先发汗，治不为逆；本先下之，而反汗之，为逆；若先下之，治不为逆。

此节承上发汗，而言发汗之法。因兼言下之之法，与上太阳病外证未解不可下也，下之为逆一段，遥遥相承，以申明其治法。

91. 伤寒，医下之，续得下利清谷不止，身疼痛者，急当救里；后身疼痛，清便自调者，急当救表。救里宜四逆汤，救表宜桂枝汤。

此承上节先汗、先下而进言之，提出急当救里、急当救表，则急之为要，先又不必拘也。

92. 病发热，头痛，脉反沉，若不差，身体疼痛，当救其里，宜四逆汤。

此承上节身疼痛，清便自调者，因以发热头痛之表证。补出脉反沉之里脉，表明病在表而得里脉，则又当救里，不必如上文之身疼痛而只救其表也。

93. 太阳病，先下之而不愈，因复发汗，以此表里俱虚，其人因致冒，冒家汗出自愈。所以然者，汗出表和故也。得里未和，然后复下之。

此承上救表救里外，补出表里俱虚，及表和里未者之治法。

94. 太阳病未解，脉阴阳俱停，必先振栗，汗出而解；但阳脉微者，先汗出而解；但阴脉微者，下之而解。若欲下之，宜调胃承气汤主之。

此承上节先发汗、先下之，因补出阳脉阴脉，以为汗下之准的。

95. 太阳病，发热汗出者，此为荣弱卫强，故使汗出。欲救邪风者，宜桂枝汤。

此承上汗出，提出荣弱卫强，表明汗出之故。

96. 伤寒五六日中风，往来寒热，胸胁苦满，默默不欲饮食，心烦喜呕，或胸中烦而不呕，或渴，或腹中痛，或胁下痞硬，或心下悸，小便不利，或不渴，身有微热，或咳者，小柴胡汤主之。

此承上节荣弱卫强，因论及荣卫不调，往来寒热，而为小柴胡汤证。

97.血弱气尽，腠理开，邪气因入，与正气相搏，结于胁下。正邪分争，往来寒热，休作有时，默默不欲饮食，脏腑相连，其痛必下，邪高痛下，故使呕也，小柴胡汤主之。服柴胡汤已，渴者，属阳明也，以法治之。

此承上小柴胡汤证，而申明其病故，即从小柴胡汤服后，而辨其转属。

98.得病六七日，脉迟浮弱，恶风寒，手足温，医二三下之，不能食，而胁下满痛，面目及身黄，颈项强，小便难者，与柴胡汤，后必下重。本渴而饮水而呕者，柴胡汤不中与也，食谷者哕。

此提出柴胡汤之反面病，示人柴胡汤不可误用。

99.伤寒四五日，身热恶风，颈项强，胁下满，手足温而渴者，小柴胡汤主之。

此承上节，大同小异，而仍用小柴胡汤主之者，示人二三下后，与未下后，其里有虚不虚之当辨也。

100.伤寒，阳脉涩，阴脉弦，法当腹中急痛者，先与小建中汤；不差者，小柴胡汤主之。

此提出小柴胡汤之服法，而必以小建中汤先与者，隐隐与上文急当救里、急当救表之义，互相与发明。

101.伤寒中风，有柴胡证，但见一证便是，不必悉具。

此承上往来寒热，胸胁苦满，默默不欲饮食，心烦喜呕之柴胡证，推广小柴胡汤之用，提出但见一证不必悉具者，指七或而言，恐人有疑于七或之不能悉具而不用也。

凡柴胡汤病证而下之，若柴胡证不罢者，复与柴胡汤，必蒸蒸而振，却发热汗出而解。

此言柴胡证，凡下后未虚者，可仍用柴胡，隐隐与上文柴胡汤不中与也节互相关合。

102.伤寒二三日，心中悸而烦者，小建中汤主之。

此从上文腹中急痛，补出心中悸而烦，所以补小建中汤证之未备也。

103.太阳病，过经十余日，反二三下之。后四五日，柴胡证仍在者，先与小柴胡汤。呕不止，心下急，郁郁微烦者，为未解也，与大柴胡汤下之，则愈。

此从小柴胡引起大柴胡。

104.伤寒十三日不解，胸胁满而呕，日晡所发潮热，已而微利。此本柴胡证，下之而不得利；今反利者，知医以丸药下之，非其治也。潮热者，实也。先宜小柴胡汤以解外，后以柴胡加芒硝汤主之。

此从小柴胡，引起柴胡加芒硝。

105.伤寒十三日不解，过经谵语者，以有热也，当以汤下之。若小便利者，大便当硬，今反下利，脉调和者，知医以丸药下之，非其治也。若自下利者，脉当微厥，今反和者，此为内实也，调胃承气汤主之。

此承上文，言下后实者，从柴胡加芒硝汤推及调胃承气汤。

106.太阳病不解，热结膀胱，其人如狂，血自下，下者愈。其外不解者，尚未可攻，当先解其外；外解已，但少腹急结者，乃可攻之，宜桃核承气汤方。

此承上文，言太阳病不解，热结在胃，推论太阳病不解，热结膀胱。因从调胃承气汤转出桃核承气汤。

107.伤寒八九日，下之，胸满烦惊，小便不利，谵语，一身尽重，不可转侧者，柴胡加龙骨牡蛎汤主之。

此承上文言下，推及误下，因从大柴胡汤、柴胡加芒硝汤、调胃承气汤、桃核承气汤，引出柴胡加龙骨牡蛎汤。

108.伤寒，腹满谵语，寸口脉浮而紧，此肝乘脾也，名曰纵，刺期门。

109.伤寒发热，啬啬恶寒，大渴欲饮水，其腹必满，自汗出，小便利，其病欲解，此肝乘肺也，名曰横，刺期门。

此二节承上文，历叙柴胡汤主治，因示人以柴胡汤之所不及者。

110.太阳病二日，反躁，反熨其背而大汗出，火热入胃，胃中水竭，躁烦，必发谵语；十余日，振栗，自下利者，此为欲解也。故其汗从腰以下不得汗，欲小便不得，反呕，欲失溲，足下恶风，大便硬，小便当数，而反不数及不多；大便已，头卓然而痛，其人足心必热，谷气下流故也。

自此以下十一节，皆言火攻之误，表明太阳为诸阳主气，阳为火，故不可以火攻之。此节言火却以伤胃液。

111.太阳病中风，以火劫发汗。邪风被火热，血气流溢，失其常度，两阳相熏灼，其身发黄。阳盛则欲衄，阴虚则小便难。阴阳俱虚竭，身体则枯燥，但头汗出，剂颈而还。腹满微喘，口干咽烂，或不大便，久则谵语，甚者至哕，手足躁扰，捻衣摸床。小便利者，其人可治。

此节言火劫以亡阴。

112.伤寒脉浮，医以火迫劫之，亡阳，必惊狂，起卧不安者，桂枝去芍药加蜀漆牡蛎龙骨救逆汤主之。

此节言火劫以亡阳。

113.形作伤寒，其脉不弦紧而弱。弱者必渴，被火者必谵语。弱者发热，脉浮，解之，当汗出愈。

此节言脉弱者，不可以火攻。

114.太阳病，以火熏之，不得汗，其人必躁；到经不解，必清血，名曰火邪。

此节言火邪之逆于下。

115.脉浮，热甚，反灸之，此为实。实以虚治，因火而动，必咽燥唾血。

此节言火邪之逆于上。

116. 微数之脉，慎不可灸。因火为邪，则为烦逆；追虚逐实，血散脉中；火气虽微，内攻有力，焦骨伤筋，血难复也。

此节言火邪之逆于中。

脉浮，宜以汗解，用火灸之，邪无从出，因火而盛，病从腰以下，必重而痹，名火逆也。欲自解者，必当先烦，乃有汗而解。何以知之？脉浮，故知汗出解也。

此承上脉浮言火邪之逆于上者，势必兼逆于下，且申明其脉浮之治法。

117. 烧针令其汗，针处被寒，核起而赤者，必发奔豚。气从少腹上冲心者，灸其核上各一壮，与桂枝加桂汤，更加桂二两也。

此节言火被寒束者。

118. 火逆下之，因烧针烦躁者，桂枝甘草龙骨牡蛎汤主之。

此节言火逆，而阴阳乘离，心肾不交者。

119. 太阳伤寒者，加温针，必惊也。

此节言火逆以伤其经脉之气。

120. 太阳病，当恶寒发热，今自汗出，不恶寒发热，关上脉细数者，以医吐之过也。一二日吐之者，腹中饥，口不能食；三四日吐之者，不喜糜粥，欲食冷食，朝食暮吐，以医吐之所致也，此为小逆。

自此以下四节，皆言吐之失宜。此节言吐之失宜，而伤其脾胃。

121. 太阳病，吐之，但太阳病，当恶寒，今反不恶寒，不欲近衣者，此为吐之内烦也。

此节言吐之失宜，而扰其心气。

122. 病人脉数，数为热，当消谷引食，而反吐者，此以发汗，令阳气微，膈气虚，脉乃数也。数为客热，不能消谷；以胃中虚冷，故吐也。

陈修园云：上二节之吐，言以吐致吐。此节之吐，言不以吐而致吐也。

123. 太阳病，过经十余日，心下温温欲吐而胸中痛，大便反溏，腹微满，郁郁微烦。先此时自极吐下者，可与调胃承气汤；若不尔者，不可与；但欲呕，胸中痛，微溏，此非柴胡汤证，以呕故知极吐下也。

上节之吐是胃中虚冷吐，此节之吐是胃中实热吐，提出心下温温欲吐，与但欲呕，又于吐与呕外补出欲下情形，示人于疑似之间，病情关系，间证不可不详也。

124. 太阳病，六七日，表证仍在，脉微而沉，反不结胸；其人发狂者，以热在下焦，小腹当硬满，小便自利者，下血乃愈。所以然者，以太阳随经，瘀热在里故也，抵当汤主之。

此与上桃核承气汤证，隐隐互相关合，提出太阳随经，瘀热在里，表明太阳病不解，其人如狂者，不仅热结膀胱也。

125. 太阳病，身黄，脉沉结，少腹硬，小便不利者，为无血也；而小便自利，其人如狂者，血证谛也，抵当汤主之。

此承上节，申明小便自利之义，先提出小便不利为无血，是隐隐示人抵挡汤之不可以误用也。

126. 伤寒有热，少腹满，应小便不利，今反利者，为有血也，当下之，不可余药，宜抵当丸。

此从上抵当汤引出抵当丸，变汤为丸，法外法也。

127. 太阳病，小便利者，以饮水多，必心下悸；小便少者，必苦里急也。

张钱塘曰：上节以小便利不利，而辨其血之有无，此又以小便之多少，而驳其水之有无，并以结前三节之意，以见不可概认为血证，其章法之精密如此。

128. 问曰：病有结胸、脏结，其状何如？答曰：按之痛，寸脉浮，关脉沉，名曰结胸也。

此因上有脉微而沉，反不结胸等语。因从不结胸引出结胸，更从结胸引出脏结。

129. 何谓脏结？答曰：如结胸状，饮食如故，时时下利，寸脉浮，关脉小细沉紧，名曰脏结。舌上白苔滑者，难治。

130. 脏结，无阳证，不往来寒热，其人反静，舌上苔滑者，不可攻也。

此承上文而言脏结之证。

131. 病发于阳，而反下之，热入因作结胸；病发于阴，而反下之，因作痞。所以成结胸者，以下之太早故也。结胸者，项亦强，如柔痉状，下之则和，宜大陷胸丸方。

此承上脏结无阳证，因提出阴阳二病，而详其误治，因即从结胸而引及痞。

132. 结胸证，其脉浮大者，不可下，下之则死。

此从上寸脉浮、关脉沉，补出脉浮大之为危脉。

133. 结胸证悉具，烦躁者亦死。

此从上节危脉之外，补出危证。

134. 太阳病，脉浮而动数，浮则为风，数则为热，动则为痛，数则为虚；头痛发热，微盗汗出，而反恶寒者，表未解也。医反下之，动数变迟，膈内巨痛，胃中空虚，客气动膈，短气烦躁，心下懊憹，阳气内陷，心下因硬，则为结胸，大陷胸汤主之。若不结胸，但头汗出，余处无汗，剂颈而还，小便不利，身必发黄也。

此言中风误下而成结胸，因从结胸转出发黄。

135. 伤寒六七日，结胸热实，脉沉而紧，心下痛，按之石硬者，大陷胸汤主之。

上节阳气内陷而结胸，此节热实而结胸，彼此互相关合。

136. 伤寒十余日，热结在里，复往来寒热者，与大柴胡汤；但结胸，无大热者，此为水结在胸胁也；但头微汗出者，大陷胸汤主之。

此从上节热实结胸，因转而为无大热，而为水结在胸。

137. 太阳病，重发汗而复下之，不大便五六日，舌上燥而渴，日晡所小有潮热，从心下至少腹，硬满而痛不可近者，大陷胸汤主之。

此从上节水结转而言燥结。

138. 小结胸病，正在心下，按之则痛，脉浮滑者，小陷胸汤主之。

此从结胸证中，分出小结胸证。

139. 太阳病，二三日，不能卧，但欲起，心下必结，脉微弱者，此本有寒分也。反下之，若利止，必作结胸；未止者，四日复下之，此作协热利也。

此从结胸引出协热利，表明经气自上而通于下也。

140. 太阳病，下之，其脉促，不结胸者，此为欲解也；脉浮者，必结胸也；脉紧者，必咽痛；脉弦者，必两胁拘急；脉细数者，头痛未止；脉沉紧者，必欲呕；脉沉滑者，协热利；脉浮滑者，必下血。

此从上节太阳病下之作结胸者，转而言其不结胸，因从其不结胸之脉，推及其结胸之脉，与一切非结胸之脉。

141. 病在阳，应以汗解之，反以冷水潠之。若潠之，其热被却不得去，弥更益烦，肉上粟起，意欲饮水，反不渴者，服文蛤散；若不差者，与五苓散；寒实结胸，无热证者，与三物小陷胸汤，白散亦可服。

上节言脉浮结胸是下后而热尚在，此节言病在阳，因水逆结胸，是又从热而转到寒。

142. 太阳与少阳并病，头项强痛，或眩冒，时如结胸，心下痞硬者，当刺大椎第一间、肺俞、肝俞，慎不可发汗；发汗则谵语，脉弦，五六日谵语不止，当刺期门。

此从太阳病之结胸，推及太阳与少阳并病，非结胸而如结胸者。

143. 妇人中风，发热恶寒，经水适来，得之七八日，热除而脉迟身凉，胸胁下满，如结胸状，谵语者，此为热入血室，当刺期门，随其实而泻之。

此承上如结胸证，因推及妇人中风，热入血室，亦有胸胁下满，如结胸状。

144. 妇人中风七八日，续得寒热，发作有时，经水适断者，此为热入血室，其血必结，故使如疟状，发作有时，小柴胡汤主之。

此从上节妇人中风，经水适来，转出经水适断。

145. 妇人伤寒，发热，经水适来，昼日明了，暮则谵语，如见鬼状者，此为热入血室。无犯胃气及上二焦，必自愈。

此承上节妇人中风，热入血室。因论及妇人伤寒，热入血室。

146. 伤寒六七日，发热，微恶寒，肢节疼痛，微呕，心下支结，外证未去者，柴胡桂枝汤主之。

此承上结胸而论及支结。

147. 伤寒五六日，已发汗而复下之，胸胁满，微结，小便不利，渴而不呕，但头汗出，往来寒热，心烦者，此为未解也，柴胡桂枝干姜汤主之。

此从上心下支结，引出胸胁微结。

148.伤寒五六日，头汗出，微恶寒，手足冷，心下满，口不欲食，大便硬，脉细者，此为阳微结，必有表复有里也。脉沉，亦在里也。汗出为阳微；假令纯阴结，不得复有外证，悉入在里，此为半在里、半在外也。脉虽沉紧，不得为少阴病。所以然者，阴不得有汗，今头汗出，故知非少阴也，可与小柴胡汤；设不了了者，得屎而解。

此承上微结，引出阳微结，且表明阳微结之不同于阴结。

149.伤寒五六日，呕而发热者，柴胡汤证具，而以他药下之，柴胡证仍在者，复与柴胡汤。此虽已下之，不为逆，必蒸蒸而振，却发热汗出而解。若心下满而硬痛者，此为结胸也，大陷胸汤主之；但满而不痛者，此为痞，柴胡不中与也之，宜半夏泻心汤。

此承上结胸，引起痞证，即从柴胡汤、大陷胸汤，引出半夏泻心汤。

150.太阳、少阳并病，而反下之，成结胸；心下硬，下利不止，水浆不下，其人心烦。

此与上文太阳与少阳并病，时如结胸者，互相关合，而特附于此者，隐隐承半夏泻心汤主治而来。

151.脉浮而紧，而复下之，紧反入里，则作痞。按之自濡，但气痞耳。

此节提出脉浮而紧，承上太阳少阳并病而言，提出紧反入里，承上病发于阴而言，故从心下硬，别之以按之自濡，而断之为气痞。

152.太阳中风，下利呕逆，表解者，乃可攻之。其人漐漐汗出，发作有时，头痛，心下痞硬满，引胁下痛，干呕短气，汗出不恶寒者，此表解里未和也，十枣汤主之。

此承上气痞而言，言气痞以外，另有太阳中风，激动其寒水之气而成痞者。

153.太阳病，医发汗，遂发热恶寒；因复下之，心下痞。表里俱虚，阴阳气并竭，无阳则阴独。复加烧针，因胸烦，面色青黄肤瞤者，难治；今色微黄，手足温者，易愈。

此从上节寒水可攻之痞，转言其表里俱虚，阴阳气竭之痞，禁用烧针，即示人以不可攻之意，而十枣汤之不易用，已在言外矣。

154.心下痞，按之濡，其脉关上浮者，大黄黄连泻心汤主之。

此承上心下痞，提出按之濡，其脉关上浮，表明其痞感君火之气而成，因出其正治之方。

155.心下痞，而复恶寒汗出者，附子泻心汤主之。

此承上心下痞，提出复恶寒汗出，表明其痞因水火不交而成。

156.本以下之，故心下痞与泻心汤，痞不解。其人渴而口燥烦，小便不利者，五苓散主之。

此承上心下痞，提出下后与泻心汤，痞不解，及其人渴而口燥烦，小便不利，表明其痞因脾气不能转运而成者。

157.伤寒，汗出解之后，胃中不和，心下痞硬，干噫食臭，胁下有水气，腹中雷鸣下利者，生姜泻心汤主之。

此承上节，言脾不转运而成痞，因从脾而推及胃，提出胃中不和之为痞。

158.伤寒中风，医反下之，其人下利，日数十行，谷不化，腹中雷鸣，心下痞硬而满，干呕，心烦不得安。医见心下痞，谓病不尽，复下之，其痞益甚。此非热结，但以胃中虚，客气上逆，故使硬也。甘草泻心汤主之。

此承上节，言胃中不和之为痞，因推论胃中虚之为痞。

159.伤寒，服汤药，下利不止，心下痞硬，服泻心汤已，复以他药下之，利不止；医以理中与之，利益甚。理中者，理中焦，此利在下焦，赤石脂禹余粮汤主之。复利不止者，当利其小便。

上节痞证，自中而上，则客气上逆；此节痞证，自中而下，则当利其小便。

160.伤寒吐下后，发汗，虚烦，脉甚微，八九日心下痞硬，胁下痛，气上冲咽喉，眩冒，经脉动惕者，久而成痿。

上节痞证，由于水不从其道，故结之以行水之法，以利小便；此节痞证，由于水不能济其火，故隐隐示以养水为要，而防其痿。

161.伤寒发汗，若吐，若下，解后，心下痞硬，噫气不除者，旋覆代赭石汤主之。

上节痞成于伤寒误吐、误下、误汗后。此节痞成于伤寒汗、吐、下、病解后，而余邪尚未平者。

162.下后，不可更行桂枝汤；若汗出而喘，无大热者，可与麻黄杏子甘草石膏汤。

此承上文，言下后之痞，因推及下后之近于痞者，是即致痞之渐，提出汗出而喘。喘，即痞之渐也。

163.太阳病，外证未除而数下之，遂协热而利，利下不止，心下痞硬，表里不解者，桂枝人参汤主之。

上节言下后不可更行桂枝汤，此节提出外证未除，是可更行桂枝汤，可行不行，而数下之，故成痞。

164.伤寒大下后，复发汗，心下痞，恶寒者，表未解也，不可攻痞，当先解表，表解乃可攻痞，解表宜桂枝汤，攻痞宜大黄黄连泻心汤。

此承上言痞证表里不和，因推论治表治里，不可失先后之序也。上节痞证是偏于里寒，此节痞证是偏于里热。

165.伤寒发热，汗出不解，心中痞硬，呕吐而下利者，大柴胡汤主之。

此承上表里未和而推论之，表明治痞之法，不仅从里攻之，用泻心汤；亦有从表和之，用大柴胡汤，此大柴胡汤宜无大黄者。

166.病如桂枝证，头不痛，项不强，寸脉微浮，胸中痞硬，气上冲咽喉不得息者，此为胸有寒也。当吐之，宜瓜蒂散。

此承上结胸证、痞证，而推广言之，表明结胸用陷胸、痞用泻心以外，另有吐法，因提出胸中痞硬，即提出胸有寒当吐之。

167.病胁下素有痞，连在脐旁，痛引少腹，入阴筋者，此名脏结，死。

此从痞引出脏结之死证。

168.伤寒若吐、若下后，七八日不解，热结在里，表里俱热，时时恶风，大渴，舌上干燥而烦，欲饮水数升者，白虎加人参汤主之。

此下三节，表明伤寒而化为燥为热者，此节言误吐、误下，伤其胃津，而变为燥热者。

169.伤寒无大热，口燥渴，心烦，背微恶寒者，白虎加人参汤主之。

此节言未经吐下而内热内燥者。

170.伤寒脉浮，发热无汗，其表不解者，不可与白虎汤。渴欲饮水，无表证者，白虎加人参汤主之。

此承上言燥热，因表明其在表在里之不同，而治之不可不辨也。

171.太阳、少阳并病，心下硬，颈项强而眩者，当刺大椎、肺俞、肝俞，慎勿下之。

此因上文有太阳与少阳并病，头项强痛或眩冒，时如结胸，心下痞硬者，当刺大椎第一间、肺俞、肝俞，慎不可发汗一段，补出慎勿下之。

172.太阳与少阳合病，自下利者，与黄芩汤；若呕者，黄芩加半夏生姜汤主之。

此从太阳、少阳并病，而引出合病。并病者，彼并于此。合病者，合同为病。前后互参，治法自异。

173.伤寒，胸中有热，胃中有邪气，腹中痛，欲呕者，黄连汤主之。

此承上若呕之病形，引出欲呕之病情，即从上黄芩加半夏生姜汤，引出黄连汤之主治。

174.伤寒八九日，风湿相搏，身体疼烦，不能自转侧，不呕不渴，脉浮虚而涩者，桂枝附子汤主之。若其人大便硬，小便自利者，去桂枝加白术汤主之。

此以下两节，从伤寒引出风湿，表明风湿相搏，有从伤寒而致者。此节表明风湿相搏，有相搏于外者，有相搏于内者。

175.风湿相搏，骨节疼烦掣痛，不得屈伸，近之则痛剧，汗出短气，小便不利，恶风不欲去衣，或身微肿者，甘草附子汤主之。

此承上节，言风湿相搏之病，而见症较剧者。

176.伤寒脉浮滑，此表有热、里有寒，白虎汤主之。

此节特揭伤寒之要归，从《内经》凡伤于寒则为热病补出，故提出表有热、里有寒以为断。

177.伤寒脉结代，心动悸，炙甘草汤主之。

此承上节浮滑之脉，而言结代之脉，是从伤寒之实证，转出虚证。

178.脉按之来缓，而时一止复来者，名曰结。又脉来动而中止，更来小数中，有还者反动，名曰结，阴也；脉来动而中止，不能自还，因而复动者，名曰代，阴也，得此脉者必难治。

此承上节言结代之脉，而申明之。

阳明篇

寒之伤人，自经而腑。阳明，腑也，故次太阳以阳明。

179.问曰：病有太阳阳明，有正阳阳明，有少阳阳明，何谓也？答曰：太阳阳明者，脾约是也；正阳阳明者，胃家实是也；少阳阳明者，发汗，利小便，胃中燥，烦实，大便难是也。

此言阳明有太阳阳明、正阳阳明、少阳阳明之分。

180.阳明之为病，胃家实是也。

此正阳阳明之为病，乃阳明病之提纲也。

181.问曰：何缘得阳明病？答曰：太阳病，若发汗，若下，若利小便，此亡津液，胃中干燥，因转属阳明，不更衣，内实，大便难者，此名阳明也。

此叙太阳阳明之为病，亦即重申胃家实之旨，而为阳明病之因由。

182.问曰：阳明病外证云何？答曰：身热，汗自出，不恶寒反恶热也。

此承上两节，言阳明内证，而补出外证。

183.问曰：病有得之一日，不发热而恶寒者，何也？答曰：虽得之一日，恶寒将自罢，即自汗出而恶热也。

此从上节不恶寒，而转言其恶寒，即从恶寒而言其恶寒之自罢。

184.问曰：恶寒何故自罢？答曰：阳明居中土也，万物所归，无所复传，始虽恶寒，二日自止，此为阳明病也。

此承上节，申明恶寒自罢之故，并指出胃家实之所以然。

185.本太阳病，初得病时，发其汗，汗先出不彻，因转属阳明也。伤寒发热无汗，呕不能食，而反汗出濈濈然者，是转属阳明也。

此与上文何缘得阳明病问答一段，互相关照。彼为汗下，利小便，亡津液，致令太阳病转属阳明；此为汗出不彻，因转属阳明，又不发汗而汗出濈濈，是转属阳明，彼此互参，有常而复有变矣。

186.伤寒三日，阳明脉大。

此提出阳明之脉。

187.伤寒脉浮而缓，手足自温，是为系在太阴。太阴者，身当发黄；若小便自利者，不能发黄；至七八日，大便硬者，为阳明病也。

此从太阴辨明阳明，提出大便硬为阳明之的证。

188.伤寒转系阳明者，其人濈然微汗出也。

此申明上节大便硬之所以然，因补出濈然微汗出，与汗出濈濈然相应。

189.阳明中风，口苦咽干，腹满微喘，发热恶寒，脉浮而紧。若下之，则腹满小便难也。

此承上论阳明伤寒，因推及阳明中风。

190.阳明病，若能食，名中风；不能食，名中寒。

此承上中风引出中寒，因辨中风与中寒之分。

191.阳明病，若中寒，不能食，小便不利，手足濈然汗出，此欲作固瘕，必大便初硬后溏。所以然者，以胃中冷，水谷不别故也。

此承上节，从中寒不能食外，补出病候，且申明其病之所以然。

192.阳明病，欲食，小便反不利，大便自调，其人骨节疼，翕翕如有热状，奄然发狂，濈然汗出而解者，此水不胜谷气，与汗共并，脉紧则愈。

此与上阳明中风节，互相关合，彼言脉浮紧，误下而增病。此言大便自调，汗出而解，脉紧则愈。同中有异，异中有同。提出欲食，示人承上中风能食言之也。

193.阳明病欲解时，从申至戌上。

此表明阳明主气之时，正阳明正气复之时。

194.阳明病，不能食，攻其热必哕。所以然者，胃中虚冷故也。以其人本虚，故攻其热必哕。

此与上阳明病，若中寒不能食节，互相发明，提出不能食，示人承上中寒不能食言之也。

195.阳明病，脉迟，食难用饱。饱则微烦，头眩，必小便难，此欲作谷疸，虽下之，腹满如故。所以然者，脉迟故也。

此承上阳明中风，而言其病变，提出脉迟即浮紧之变脉，提出食难用饱，饱则微烦，即欲食能食之变证，提出谷疸即水不胜谷气之变候。

196.阳明病，法多汗，反无汗，其身如虫行皮中状者，此以久虚故也。

此承上胃中虚冷而言，因未攻其热，故不见其哕，而但见其痒。

197.阳明病，反无汗而小便利，二三日，呕而咳，手足厥者，必苦头痛；若不咳不呕，手足不厥者，头不痛。

此承上阳明病反无汗者，辨明其有寒气阻滞，与寒气既已消散之别。

198.阳明病，但头眩，不恶寒。故能食而咳，其人必咽痛；若不咳者，咽不痛。

上节以头痛论阳明之寒证，此节以头眩论阳明之风热证，而风热之邪又有上壅与不上壅之别。

199. 阳明病，无汗，小便不利，心中懊侬者，身必发黄。

此承阳明病反无汗，而言无汗，复小便不利者，乃阳明之气郁于中土，不得达于外输于下，而发为黄也。

200. 阳明病，被火，额上微汗出，而小便不利者，必发黄。

此承上阳明病无汗，小便不利而发黄者，复言其发黄由于被火，而额上微汗出，是汗出甚于无汗也。

201. 阳明病，脉浮而紧者，必潮热，发作有时；但浮者，必盗汗出。

此承上阳明中风，脉浮而紧者，后发热恶寒外，补出其候之潮热，又从浮紧之脉，单言其浮，补出其候之盗汗。

202. 阳明病，口燥，但欲漱水不欲咽者，此必衄。

此从上文阳明中风，口苦咽干之属胃中燥者，论及口燥，转从口燥而辨出其但欲漱水不欲咽者，非胃中燥，乃阳明之经脉热也。

203. 阳明病，本自汗出。医更重发汗，病已差，尚微烦不了了者，此大便必硬故也。以亡津液，胃中干燥，故令大便硬。当问其小便日几行，若本小便日三四行，今日再行，故知大便不久出。今为小便数少，以津液当还入胃中，故知不久必大便也。

此承上文何缘得阳明病，及阳明病外证云何二节，而重申之，且从大便硬而论其大便之所以出，示人津液入胃自然而大便出，不可误下以伤胃气也。

204. 伤寒呕多，虽有阳明证，不可攻之。

此承上文言大便硬，不可误下以伤胃气，因论及伤寒呕多，系于胃气已伤，更不可攻下以伤胃气也。

205. 阳明病，心下硬满者，不可攻之。攻之，利遂不止者死，利止者愈。

此从上文言胃气虚而呕多者，不可攻，因论及其胃气虚，而为虚硬虚满者，更不可攻也。

206. 阳明病，面令（一作合）赤色，不可攻之，必发热色黄，小便不利也。

此承上文言不可攻者，不仅见之于呕多与心下硬满，即面赤色，亦有关胃气虚者，是为外实内虚之不可攻下也。

207. 阳明病，不吐不下，心烦者，可与调胃承气汤。

此下三节，承上文言不可攻，而转言其可攻者。此节提出不吐不下，是表明其胃气之不虚也。

208. 阳明病，脉迟，虽汗出不恶寒者，其身必重，短气，腹满而喘，有潮热者，此外欲解，可攻里也。手足濈然而汗出者，此大便已硬也，大承气汤主之；若汗多，微发热恶寒者，外未解也；其热不潮，未可与承气汤；若腹大满不通者，可与小承气汤，微和胃气，勿令至大泄下。

此节提出外欲解，提出大便已硬，提出腹大满不通，表明可攻之准的。

209. 阳明病，潮热，大便微硬者，可与大承气汤；不硬者，不可与之。若不大便六七日，恐有燥屎，欲知之法，少与小承气汤。汤入，腹中转矢气者，此有燥屎也，乃可攻之；若不转矢气者，此但初头硬，后必溏，不可攻之，攻之必胀满不能食也。欲饮水者，与水则哕，其后发热者，必大便复硬而少也，以小承气汤和之；不能转矢气者，慎不可攻也。

此节提出欲知之法，表明攻下不可不慎也。

210. 夫实则谵语，虚则郑声。郑声，重语也；直视谵语，喘满者死，下利者亦死。

此承上文有欲知之之法，因推其法于望闻之间，故提出谵语、郑声、直视、喘满、下利，以辨虚实，以断生死。

211. 发汗多，若重发汗者，亡其阳。谵语脉短者，死；脉自和者，不死。

此承上谵语，即从望闻外提出切脉法，因以脉之短与和，决其死与不死。

212. 伤寒若吐若下后，不解，不大便五六日，上至十余日，日晡所发潮热，不恶寒，独语，如见鬼状；若剧者，发则不识人，循衣摸床，惕而不安，微喘直视，脉弦者生，涩者死。微者，但发热谵语者，大承气汤主之。若一服利，止后服。

上条谵语是亡阳，此条谵语是亡阴，仍仗切脉之法，以弦涩断死生。

213. 阳明病，其人多汗，以津液外出，胃中燥，大便必硬，硬则谵语，小承气汤主之。若一服谵语止，更莫复服。

此言其亡津液而谵语也，而必谆谆以示人曰，一服谵语止，更莫复服，与上节一服利，止后服，其救阴救津液之法，用权行之，诚非浅人所能识也。

214. 阳明病，谵语，发潮热，脉滑而疾者，小承气汤主之。因与承气汤一升，腹中转矢气者，更服一升；若不转矢气，勿更与之。明日不大便，脉反微涩者，里虚也，为难治，不可更与承气汤也。

此与上阳明病潮热，大便微硬者，可与大承气汤，不硬者不与之，全节互相发明，互相关合。其提出谵语，提出脉滑而疾，提出脉反微涩，皆补彼节所未及也。

215. 阳明病，谵语，有潮热，反不能食者，胃中必有燥屎五六枚也；若能食者，但硬尔，宜大承气汤下之。

此承上谵语，发潮热，而更辨其能食不能食，亦与上文阳明病，若能食名中风，不能食名中寒，表出同中之异、异中之同。

216. 阳明病，下血谵语者，此为热入血室。但头汗出者，刺期门，随其实而泻之，濈然汗出则愈。

此承上言胃中有燥屎而谵语，因言及热入血室而亦谵语。

217. 汗出谵语者，以有燥屎在胃中，此为风也。须下之，过经乃可下之；下之若早，语言必乱，以表虚里实故也。下之则愈，宜大承气汤。

上节言热入血室而谵语，此节言风燥胃液而谵语。

218.伤寒四五日，脉沉而喘满。沉为在里，而反发其汗，津液越出，大便为难；表虚里实，久则谵语。

此承上节，表虚里实，补出发汗后证，兼补出久则谵语。

219.三阳合病，腹满身重，难以转侧，口不仁而面垢，遗尿，发汗，则谵语；下之，则额上生汗，手足逆冷；若自汗出者，白虎汤主之。

此因类叙谵语，而推及三阳合病之谵语。

220.二阳并病，太阳证罢，但发潮热，手足漐漐汗出，大便难而谵语者，下之则愈，宜大承气汤。

此承上三阳合病而谵语，因推及二阳并病而谵语。

221.阳明病，脉浮而紧，咽燥口苦，腹满而喘，发热汗出，不恶寒反恶热，身重。若发汗则躁，心愦愦反谵语；若加烧针，必怵惕烦躁不得眠；若下之，则胃中空虚，客气动膈，心中懊憹，舌上苔者，宜栀子豉汤主之。

此节与前所叙阳明中风，口苦咽干，腹满微喘，发热恶寒，脉浮而紧者，遥遥相承。因补出误汗、误下、误加烧针之病形，而详其治法。

222.若渴欲饮水，口干舌燥者，白虎加人参汤主之。

此承上节栀子豉汤而进一步言之。

223.若脉浮，发热，渴欲饮水，小便不利者，猪苓汤主之。

此承上节白虎加人参汤，又进一步言之。

224.阳明病，汗出多而渴者，不可与猪苓汤。以汗多胃中燥，猪苓汤复利其小便故也。

此承上用猪苓汤而反结之，示人用药之宜慎也。

225.脉浮而迟，表热里寒，下利清谷者，四逆汤主之。

此承上文言胃中燥热，转而言胃中寒冷之证。

226.若胃中虚冷不能食者，饮水则哕。

上节言胃中虚冷，证见于下；此节言胃中虚冷，证见于中上。

227.脉浮，发热，口干，鼻燥，能食者则衄。

此承上两节言阳明之虚冷，转而言阳明之实热，且提出能食则衄，是又从阳明之胃腑，辨出阳明之经脉。

228.阳明病，下之，其外有热，手足温，不结胸，心中懊憹，饥不能食，但头汗出者，栀子豉汤主之。

此承上文，若下之则胃中空虚，客气动膈，心中懊憹，舌上苔者，宜栀子豉汤主之之证，而补其所未详。

229. 阳明病，发潮热，大便溏，小便自可，胸胁满不去者，小柴胡汤主之。

此承上节言栀子豉汤，主开阳明之阖，而复言其阖于胸胁之间，宜枢转以出之，而为小柴胡汤主治。

230. 阳明病，胁下硬满，不大便而呕，舌上白苔者，可与小柴胡汤。上焦得通，津液得下，胃气因和，身濈然汗出而解也。

此承上节言小柴胡汤主治，而推广之，言小柴胡之主治，不仅达阳明之气于外，更能调和上下之气，流通内外之津液也。

231. 阳明中风，脉弦浮大而短气，腹都满，胁下及心痛，久按之气不通，鼻干，不得汗，嗜卧，一身及面目悉黄，小便难，有潮热，时时哕，耳前后肿，刺之少差，外不解。病过十日，脉续浮者，与小柴胡汤。

232. 脉但浮，无余证者，与麻黄汤。若不尿，腹满加哕者，不治。

此承上文言，上焦得通，津液得下，胃气因和，身濈然而汗出解者，提出各种反候，以明其可治与不可治之处。

233. 阳明病，自汗出。若发汗，小便自利者，此为津液内竭，虽硬，不可攻之；当须自欲大便，宜蜜煎导而通之。若土瓜根及与大猪胆汁，皆可为导。

此承上文言津液得下，因转而言其津液内竭者。

234. 阳明病，脉迟，汗出多，微恶寒者，表未解也，可发汗，宜桂枝汤。

此承上文身濈然汗出解者，因合下节，言及阳明病汗出解之证。此节言邪在肌腠，而以汗解。

235. 阳明病，脉浮，无汗而喘者，发汗则愈，宜麻黄汤。

此节言邪在表，而以汗解。

236. 阳明病，发热汗出，此为热越，不能发黄也。但头汗出，身无汗，剂颈而还，小便不利，渴引水浆者，此为瘀热在里，身必发黄，茵陈蒿汤主之。

此承上文言津液得下，提出小便不利，表明其津液不下者，由阳明病热而郁于气分也，小便乃津液之一种也。

237. 阳明证，其人喜忘者，必有蓄血。所以然者，本有久瘀血，故令喜忘；屎虽硬，大便反易，其色必黑者，宜抵当汤下之。

此又承上文言津液得下，因提出蓄血瘀血，表明其有蓄血瘀血者，由阳明病热而郁于血分也，血乃津液之所成也。

238. 阳明病，下之，心中懊憹而烦，胃中有燥屎者，可攻。腹微满，初头硬，后必溏，不可攻之。若有燥屎者，宜大承气汤。

此与上文，若不转矢气者，此但初头硬后必溏，不可攻之，又下之，胃中空虚，客气动膈，心中懊憹，又欲知之法，少与小承气汤诸条，互相关合，皆所以示人胃实可攻，而胃虚不可攻也。

239.病人不大便五六日，绕脐痛，烦躁，发作有时者，此有燥屎，故使不大便也。

此承上文，胃中有燥屎者可攻，从心中懊憹而烦外，再补其候。

240.病人烦热，汗出则解；又如疟状，日晡所发热者，属阳明也。脉实者，宜下之；脉浮虚者，宜发汗。下之与大承气汤，发汗宜桂枝汤。

此因上言攻下，而表出下与汗之所以分，而断以脉。

241.大下后，六七日不大便，烦不解，腹满痛者，此有燥屎也。所以然者，本有宿食故也，宜大承气汤。

此承上文下之，而言大下之后，又当有再下者。

242.病人小便不利，大便乍难乍易，时有微热，喘冒不能卧者，有燥屎也，宜大承气汤。

此承上燥屎，而提出燥屎之变证。

243.食谷欲呕者属阳明也，吴茱萸汤主之。得汤反剧者，属上焦也。

前五节论阳明实热之证，此节转提出阳明虚寒之证，以结上文五节之意。

244.太阳病，寸缓，关浮，尺弱，其人发热汗出，复恶寒，不呕，但心下痞者，此以医下之也。如其不下者，病人不恶寒而渴者，此转属阳明也。小便数者，大便必硬，不更衣十日，无所苦也。渴欲饮水，少少与之，但以法救之。渴者，宜五苓散。

此与上文何缘得阳明病节及本太阳病初得病时发其汗节，互相关合，而补出治法。此以下七节皆论太阳阳明也。首节统论转属之意；次节申言津液之不可亡；三节、四节申言亡津液，遂成胃热脾约之证；五节言发汗后，转属阳明；六节言吐后，转属阳明；七节总言发汗吐下，皆能转属阳明，皆所以亡津液也。

245.脉阳微而汗出少者，为自和也；汗出多者，为太过；阳脉实，因发其汗，出多者，亦为太过，太过为阳绝于里，亡津液，大便因硬也。

上节言渴，渴不因下而来，又其汗，非因发汗而出，虽亡津液，不得以亡津液名之，故以五苓散为宜。此节发汗太过，故断之为止津液，而治法非五苓散所宜，自有不待言者。

246.脉浮而芤，浮为阳，芤为阴；浮芤相搏，胃气生热，其阳则绝。

此承上文而申言阳绝之脉。

247.趺阳脉浮而涩，浮则胃气强，涩则小便数；浮涩相搏，大便则难，其脾为约，麻子仁丸主之。

此承上节浮芤之脉，补出浮涩之趺阳脉；承上节之胃气生热，补出胃气强，小便数，大便难；承上节之阳绝，补出脾约，转五苓散为麻仁丸，正所以救津液之亡也。

248.太阳病三日，发汗不解，蒸蒸发热者，属胃也，调胃承气汤主之。

此太阳热邪，由汗后而属于胃，与上文伤寒转系阳明者，其人濈然微汗出也一节，互相关合，而补出外候与其主治。

249. 伤寒吐后，腹胀满者，与调胃承气汤。

此太阳病，热邪由吐后而属于胃。

250. 太阳病，若吐、若下、若发汗，微烦，小便数，大便因硬者，与小承气汤和之，愈。

此太阳热邪，经汗、吐、下后，皆转属阳明，皆亡津液。

251. 得病二三日，脉弱，无太阳柴胡证，烦躁，心下硬；至四五日，虽能食，以小承气汤少少与微和之，令小安；至六日，与承气汤一升。若不大便六七日，小便少者，虽不能食，但初头硬，后必溏，未定成硬，攻之必溏，须小便利，屎定硬，乃可攻之，宜大承气汤。

此承上太阳转属阳明病，而论阳明自病，与上文阳明病本自汗出，医更重发汗；又阳明病脉迟虽汗出不恶寒者，其身必重；又阳明病潮热，大便微硬者，可与大承气汤诸全节，互相关合，反复辩论，皆示人以不可轻攻之意。

252. 伤寒六七日，目中不了了，睛不和，无表里证，大便难，身微热者，此为实也，急下之，宜大承气汤。

此阳明悍热为病。

253. 阳明病，发热汗多者，急下之，宜大承气汤。

此阳明悍热之气从内而出，因迫其津液以外亡者。

254. 发汗不解，腹满痛者，急下之，宜大承气汤。

此阳明悍热之气，不上走于空窍，而下循于胸腹者。

255. 腹满不减，减不足言，当下之，宜大承气汤。

此阳明悍热之气，熏育膜而散于胸腹者。

256. 阳明少阳合病，必下利，其脉不负者，为顺也；负者，失也。互相克贼，名为负也。脉滑而数者，有宿食也，当下之，宜大承气汤。

此承上言阳明自病，因论及阳明与少阳病合病，合病必审脉，而知其顺与否，又必审脉而知其可下与否。

257. 病人无表里证，发热七八日，虽脉浮数者，可下之。假令已下，脉数不解，合热则消谷善饥，至六七日，不大便者，有瘀血，宜抵当汤。

258. 若脉数不解，而下不止，必协热便脓血也。

此承上节脉数而推论之，表明脉数之病，有不在阳明之经腑，而在阳明之络者。

259. 伤寒发汗已，身目为黄，所以然者，以寒湿在里不解故也。以为不可下也，于寒湿中求之。

此下四节，论阳明之热，合太阴之湿而发黄者。此节言寒湿发黄，不可误以湿热法治之。

260. 伤寒七八日，身黄如橘子色，小便不利，腹微满者，茵陈蒿汤主之。

此节提出小便不利，而示人以小便为湿热黄之出路。

261. 伤寒身黄发热者，栀子柏皮汤主之。

此从上节腹满，提出发热，而示人以别于寒湿也。

262. 伤寒瘀热在里，身必发黄，麻黄连翘赤小豆汤主之。

此以瘀热在里，为发黄之终结语，是示人以瘀热为发黄之病根也。

少阳篇

寒之伤人，自阳而阴，少阳则半属于阴，故次阳明而叙少阳。

263. 少阳之为病，口苦，咽干，目眩也。

此少阳病之提纲。

264. 少阳中风，两耳无所闻，目赤，胸中满而烦者，不可吐下，吐下则悸而惊。

上节言少阳气化之病，此节言少阳经脉之病，提出中风而禁用吐下，补上节之所不及也。

265. 伤寒，脉弦细，头痛发热者，属少阳。少阳不可发汗，发汗则谵语。此属胃，胃和则愈；胃不和，则烦而悸。

此节又言少阳之病脉，少阳之头痛，少阳之发热，少阳之不可发汗，而为伤寒提出，亦为上节而补其所不及也。

266. 本太阳病不解，转入少阳者，胁下硬满，干呕不能食，往来寒热，尚未吐下，脉沉紧者，与小柴胡汤。

此言太阳转属少阳，非少阳之自为病也。

267. 若已吐下、发汗、温针，谵语，柴胡汤证罢，此为坏病。知犯何逆，以法治之。

此承上节，而言已经吐下、发汗、温针，而成坏病者。

268. 三阳合病，脉浮大，上关上，但欲眠睡，目合则汗。

此节言三阳合病，而于少阳篇言之，则以少阳为主，提出脉浮大上关上。关上，乃少阳之部位也。

269. 伤寒六七日，无大热，其人躁烦者，此为阳去入阴故也。

270. 伤寒三日，三阳为尽，三阴当受邪。其人反能食而不呕，此为三阴不受邪也。

此两节与太阳篇，伤寒一日，太阳受之，合下节又太阳病，头痛，至七日以上自愈者全节，互相发明，以写传经与经不传之义。

271. 伤寒三日，少阳脉小者，欲已也。

此提出少阳病愈之脉。

272. 少阳病欲解时，从寅至辰上。

此提出少阳气旺之时。

太阴篇

伤寒阳去则入阴，故次少阳而叙太阴。

273.太阴之为病，腹满而吐，食不下，自利益甚，时腹自痛。若下之，必胸下结硬。

此太阴病之提纲。

274.太阴中风，四肢烦疼，阳微阴涩而长者，为欲愈。

上节言太阴病之内证，此节言太阴病之外证，又言其欲愈之脉，为中风提出，而实补上节之所不及也。

275.太阴病欲解时，从亥至丑上。

此提出太阴病欲解之时，是示人以阴极则复之理。

276.太阴病，脉浮者，可发汗，宜桂枝汤。

此太阴病之在外者，故以脉为断。

277.自利不渴者，属太阴，以其脏有寒故也，当温之，宜服四逆辈。

此太阴病之在内者，以自利不渴为准的。

278.伤寒脉浮而缓，手足自温者，系在太阴。太阴当发身黄，若小便自利者，不能发黄。至七八日，虽暴烦，下利日十余行，必自止。以脾家实，腐秽当去故也。

此太阴伤寒自利欲解之证。

279.本太阳病，医反下之，因而腹满时痛者，属太阴也，桂枝加芍药汤主之；大实痛者，桂枝加大黄汤主之。

此太阳转属太阴之病。

280.太阴为病，脉弱，其人续自便利，设当行大黄、芍药者，宜减之，以其人胃气弱，易动故也。

此承上节而言，示人减用大黄、芍药者，重胃气也。此伤寒每篇每章归结之旨也。

少阴篇

阴自太而少，故次太阴而叙少阴。

281.少阴之为病，脉微细，但欲寐也。

此少阴病之提纲。

282.少阴病，欲吐不吐，心烦，但欲寐，五六日自利而渴者，属少阴也。虚故引水自救，若小便色白者，少阴病形悉具，小便白者，以下焦虚有寒，不能制水，故令

421

色白也。

此承上节，复言欲吐不吐，复言心烦，复言自利而渴，复言小便色白，皆少阴上火下水之的候，以补上节所未及也。

283．病人脉阴阳俱紧，反汗出者，亡阳也。此属少阴，法当咽痛而复吐利。

此复承上节，补出少阴阴阳不交之的候。

284．少阴病，咳而下利，谵语者，被火气劫故也。小便必难，以强责少阴汗也。

此承上文反汗出，而言少阴病不可发汗之故。

285．少阴病，脉细沉数，病为在里，不可发汗。

此承上文言不可强责少阴汗者，复提出脉细沉数以为断。

286．少阴病，脉微，不可发汗，亡阳故也。阳已虚，尺脉弱涩者，复不可下之。

此承上文言不可发少阴汗者，因于脉之细沉数外，复补出脉微，且补出尺脉弱涩，兼表明其不可下。

287．少阴病，脉紧，至七八日自下利，脉暴微，手足反温，脉紧反去者，为欲解也，虽烦，下利必自愈。

此承上阳亡而言阳回，因提出少阴得阳气而解之的候与其的脉。

288．少阴病，下利，若利自止，恶寒而踡卧，手足温者，可治。

此承上文言脉暴微，手足反温者，复提示利自止，为少阴得中土之气，为可治也。

289．少阴病，恶寒而踡，时自烦，欲去衣被者，可治。

此承上文言恶寒踡卧，复提出时自烦，欲去衣被，是烦而非躁，有手足温之渐兆，是少阴得君火之气，为可治也。

290．少阴中风，脉阳微阴浮者，为欲愈。

此提出少阴中风欲愈之脉，而少阴伤寒之愈脉，自可类推。

291．少阴病欲解时，从子至寅上。

阳进则阴退，阳长则阴消，故少阴独解于阳生之时，特提出从子至寅上。

292．少阴病，吐利，手足不逆冷，反发热者，不死。脉不至者，灸少阴七壮。

此从上文，病属少阴而下利者，表明其不死之候，并言其脉不至之治法。

293．少阴病，八九日，一身手足尽热者，以热在膀胱，必便血也。

此承上文手足发热，而言一身尽热，提出必便血，表明少阴以得热为愈，而又不可热化大过也。

294．少阴病，但厥，无汗，而强发之，必动其血。未知从何道出，或从口鼻，或从目出者，是名下厥上竭，为难治。

此承上文言少阴热化太过，而动其血者，不仅便血而已。

295．少阴病，恶寒，身踡而利，手足逆冷者，不治。

此从上文少阴病下利，若利自止，恶寒而踡卧，手足温者可治节，反而言之，表明少阴不得中土之气，而难治也。

296.少阴病，吐利，躁烦，四逆者，死。

此从少阴病恶寒而蜷，时自烦欲去衣被者可治节，添出躁，添出四逆，即不得以可治望之，决之曰死。是非少阴得君火之吉兆，乃少阴阴阳离决不交之恶候，故较之上节逆冷不治者为甚。

297.少阴病，下利止而头眩，时时自冒者，死。

此因上文言利而死，转言利止而亦有死者。

298.少阴病，四逆，恶寒而身蜷，脉不至，不烦而躁者，死。

此从上文少阴病吐利，燥烦，四逆者死，而重申之。虽无吐利，虽不烦，是纯阴无阳。躁，乃纯阴无阳中呈出阴证似阳，为火将绝而暴张之状，故死。

299.少阴病六七日，息高者，死。

此少阴气从上脱之候，因从上文躁烦眩冒，而推及息高之死证。

300.少阴病，脉微细沉，但欲卧，汗出不烦，自欲吐，至五六日自利，复烦躁，不得卧寐者，死。

此少阴水火不交，而真阳飞越者，因从上文躁烦、眩冒及息高外，再提出不得卧寐之死候。

301.少阴病始得之，反发热，脉沉者，麻黄附子细辛汤主之。

此与上文少阴病脉细沉数，病为在里，不可发汗节，互相呼应，补出发热，即脉数之外候，补出麻黄附子细辛汤主之，即非发汗，是通阴阳法。

302.少阴病，得之二三日，麻黄附子甘草汤微发汗。以二三日无里证，故微发汗也。

此承上少阴病脉细沉数，病为在里，不可发汗节，因从在里，转出无里证，从不可发汗，转出微发汗。

303.少阴病，得之二三日以上，心中烦，不得卧，黄连阿胶汤主之。

上节言二三日得太阳之标病，此节言二三日得君火之本病，因承上节可微发汗以通阳者，转言壮水以制火。

304.少阴病，得之一二日，口中和，其背恶寒者，当灸之，附子汤主之。

此从上节少阴火气太过之治法，转而言少阴阳虚之治法。

305.少阴病，身体痛，手足寒，骨节痛，脉沉者，附子汤主之。

此节承上附子汤主治，而推广言之。

306.少阴病，下利便脓血者，桃花汤主之。

此言少阴感君火之热化，不病无形之气化，而病有形之经脉。

307.少阴病二三日，至四五日，腹痛，小便不利，下利不止，便脓血者，桃花汤主之。

此即上节之义，而复详其病候。

308.少阴病，下利便脓血者，可刺。

此承上节，而言其病在经脉，提出可刺，表明经脉之宜通也。

309.少阴病，吐利，手足厥冷，烦躁欲死者，吴茱萸汤主之。

此言少阴水火之气，皆本阳明之水谷以资生，而其气交会于中土，中土虚，故吐利，手足厥冷，烦躁欲死，提出吴茱萸汤主之，是示人以中土之当扶。即所以总结上文数节，少阴水火不交之治法也。

310.少阴病，下利，咽痛，胸满，心烦者，猪肤汤主之。

此与上文病人脉阴阳俱紧，反汗出者，亡阳也。此属少阴法当咽痛而复吐利节，互相关合。三节同此言少阴上火下水不能交济而和。

311.少阴病二三日，咽痛者，可与甘草汤；不差者，与桔梗汤。

此言少阴之气，循经而上逆于咽。

312.少阴病，咽中伤，生疮，不能语言，声不出者，苦酒汤主之。

此言肾为肺子，水由金生，肾阳不纳，则虚焰上腾，气不下降，子累及母。

313.少阴病，咽中痛，半夏散及汤主之。

此言君火无权，少阴之枢不利。

314.少阴病，下利，白通汤主之。

此因上文有此属少阴法当咽痛而复吐利，故上数节言咽痛，而此复言下，以启下五节之意。

315.少阴病，下利，脉微者，与白通汤；利不止，厥逆无脉，干呕烦者，白通加猪胆汁汤主之。服汤，脉暴出者死，微续者生。

此承上言下利而补出脉微，又从脉微补出厥逆无脉，又从厥逆无脉辨出服汤后脉之暴出与微续，以决死生。

316.少阴病，二三日不已，至四五日，腹痛，小便不利，四肢沉重疼痛，自下利者，此为有水气，其人或咳，或小便利，或下利，或呕者，真武汤主之。

此承上言下利，因推论少阴之生阳虚，其中土受病而有水气者。

317.少阴病，下利清谷，里寒外热，手足厥热，脉微欲绝，身反不恶寒，其人面赤色，或腹痛，或干呕，或咽痛，或利止脉不出者，通脉四逆汤主之。

此承上言下利，因推论少阴内真寒而外假热者。

318.少阴病，四逆，其人或咳，或悸，或小便不利，或腹中痛，或泄利下重者，四逆散主之。

此因上节四逆，因推论少阴四逆，亦有由火郁而成者。

319.少阴病，下利六七日，咳而呕渴，心烦，不得眠者，猪苓汤主之。

上条言少阴四逆有不由寒，此条因推论少阴下利，亦有不由于寒，提出猪苓汤主之，表明脾不输转，水津不布之为病也。

320.少阴病，得之二三日，口燥咽干者，急下之，宜大承气汤。

此以下三节，承上节言少阴下利，不仅不由于寒，且有由火热而宜急下者，此节论君火亢于上。

321.少阴病，自利清水，色纯青，心下必痛，口干燥者，急下之，宜大承气汤。

此节论木火亢于中。

322.少阴病六七日，腹胀不大便者，急下之，宜大承气汤。

此节言少阴君火，枢转不出，逆于地中。

323.少阴病，脉沉者，急温之，宜四逆汤。

此节承上数节大承气汤治法，转而言四逆汤治法，提出脉沉二字，转急下而为急温，所以勉医者见微知著，不致失毫厘而差千里也。

324.少阴病，饮食入口则吐，心中温温欲吐，复不能吐。始得之，手足寒，脉弦迟者，此胸中实，不可下也，当吐之；若膈上有寒饮，干呕者，不可吐也，急温之，宜四逆汤。

此承上节温宜四逆汤，更推广言之，而亦因上文有此属少阴法当咽痛而复吐利，故前数节既言咽痛，既言下利，而此复言吐以结之。

325.少阴病，下利，脉微涩，呕而汗出，必数更衣，反少者，当温其上，灸之。

此承上两节言急温之，因推论少阴病之当温者，不仅温以血逆之类而已，更引出当温其上而为灸者以结之。

厥阴篇

阴自少而厥，故次少阴而叙厥阴。

326.厥阴之为病，消渴，气上撞心，心中疼热，饥而不欲食，食则吐蛔，下之利不止。

此厥阴之提纲。

327.厥阴中风，脉微浮为欲愈，不浮为未愈。

此承上节，补出厥阴病欲愈未愈之脉，言中风，而伤寒可类推矣。

328.厥阴病欲解时，从丑至卯上。

此言厥阴得中见少阳之化而解，少阳旺于寅卯也。

329.厥阴病，渴欲饮水者，少少与之愈。

此于厥阴提纲外，补出渴欲饮水之病情。

330.诸四逆厥者，不可下之，虚家亦然。

此从厥阴引起四逆厥，即从四逆厥指出不可下，则厥阴病之不可下，已在言下矣。

331. 伤寒先厥，后发热而利者，必自止，见厥复利。

此承上言四逆厥，因推论阴阳寒热互换之理。

332. 伤寒，始发热六日，厥反九日而利。凡厥利者，当不能食，今反能食者，恐为除中，食以索饼。不发热者，知胃气尚在，必愈。恐暴热来出而复去也。后三日脉之，其热续在者，期之旦日夜半愈。所以然者，本发热六日，厥反九日，复发热三日，并前六日，亦为九日，与厥相应，故期之旦日夜半愈。后三日脉之，而脉数，其热不罢者，此为热气有余，必发痈脓也。

此承上言四逆厥，回推论寒热胜复之理，而归重胃气。

333. 伤寒脉迟六七日，而反与黄芩汤彻其热。脉迟为寒，今与黄芩汤复除其热，腹中应冷，当不能食，今反能食，此名除中，必死。

此承上胃气而言除中，即从上脉数而推及脉迟。

334. 伤寒，先厥后发热，下利必自止，而反汗出，咽中痛者，其喉为痹。发热无汗，而利必自止，若不止，必便脓血，便脓血者，其喉不痹。

此承上文伤寒先厥后发热而利者，必自止，因推言止后之病情，且承其见厥复利，因推言其不见厥而利不止之病情，盖其热化太过，非复如前之寒热互换者矣。

335. 伤寒一二日至四五日而厥者，必发热；前热者，后必厥。厥深者热亦深，厥微者热亦微。厥应下之，而反发汗者，必口伤烂赤。

此与上文诸四逆厥者不可下之之意，互相关合，恐人泥其说，而应下不下，因提出厥应下之，并提出反发汗者，必口伤烂赤，以为戒。

336. 伤寒病，厥五日，热亦五日，设六日当复厥，不厥者自愈。厥终不过五日，以热五日，故知自愈。

此承上厥热，而言厥热相应者，其阴阳和，当自愈也。

337. 凡厥者，阴阳气不相顺接，便为厥。厥者，手足逆冷是也。

此承上言厥，因申明致厥之由，并启下文诸厥之病。

338. 伤寒脉微而厥，至七八日肤冷，其人躁，无暂安时者，此为脏厥，非为蛔厥也。蛔厥者，其人当吐蛔。今病者静，而复时烦者，此为脏寒。蛔上入其膈，故烦，须臾复止；得食而呕，又烦者，蛔闻食臭出，其人当自吐蛔。蛔厥者，乌梅丸主之。又主久利方。

此承上文食则吐蛔，因推论蛔厥，而先借少阴之脏厥，以托出蛔厥，又补出久利，表明本经厥利相因，隐托出厥阴病之全体。

339. 伤寒热少厥微，指头寒，默默不欲食，烦躁数日，小便利，色白者，此热除也，欲得食，其病为愈；若厥而呕，胸胁烦满者，其后必便血。

此承上文胃气尚在而言，因表明热除欲得食，与上文除其热而反能食者不同。若厥而呕，胸胁烦满者，其后必便血，则又热气有余必发疮脓之变局也。

340. 病者手足厥冷，言我不结胸，小腹满，按之痛者，此冷结在膀胱关元也。

上节言热邪内陷，为其后必便血证。此节转言寒邪内陷，为冷结膀胱关元证。

341. 伤寒发热四日，厥反三日，复热四日。厥少热多者，其病当愈；四日至七日热不除者，其后必便脓血。

此承上言厥热，因推论伤寒以热为贵，其热不及者病，而其热太过者亦病。

342. 伤寒厥四日，热反三日，复厥五日，其病为进。寒多热少，阳气退，故为进也。

上节言热胜于厥而伤阴，此节言厥胜于热而伤阳。

343. 伤寒六七日，脉微，手足厥冷，烦躁，灸厥阴。厥不还者，死。

此下六节皆论厥阴不治之证。此节是上下水火不交之死证，故提出厥冷烦躁以为断。

344. 伤寒发热，下利，厥逆，躁不得卧者，死。

上节以厥不还者死，似乎发热者不死，然发热亦有死证，故从上节之厥冷，转出发热之厥逆，而以躁不得卧，断为死证。

345. 伤寒发热，下利至甚，厥不止者，死。

此承上节言发热之死证，以厥不止为断。

346. 伤寒六七日不利，便发热而利，其人汗出不止者，死，有阴无阳故也。

此承上节言发热之死证，以汗出不止为断。

347. 伤寒五六日，不结胸，腹濡，脉虚，复厥者，不可下；此为亡血，下之死。

上节言亡阳而死，此节言亡阴而死。

348. 发热而厥，七日下利者，为难治。

此承上言死证，因推论证虽未至于死，而已难治者。

349. 伤寒脉促，手足厥逆者可灸之。

此下八节，皆承上言厥，而推论之。此节言厥之寒者，热厥忌火，故提出灸之以为别，其脉之促又当按之而无力者。

350. 伤寒脉滑而厥者，里有热也，白虎汤主之。

此厥之热者，故提出脉滑以为断。

351. 手足厥寒，脉细欲绝者，当归四逆汤主之。若其人内有久寒者，宜当归四逆加吴茱萸生姜汤主之。

此经脉内虚而寒厥者，故提出手足寒、脉细欲绝以为断。

353. 大汗出，热不去，内拘急，四肢疼，又下利厥逆而恶寒者，四逆汤主之。

此阳虚而厥，反作假热之象，提出下利恶寒是表明阳虚之的候。

354. 大汗，若大下利而厥冷者，四逆汤主之。

上节阳虚而厥，有假热；此节阳虚而厥，无假热，而所以异于死证者，阴寒骤中，

427

可急温以救之，故不言五六日、六七日以别之。

355.病人手足厥冷，脉乍紧者，邪结在胸中，心下满而烦，饥不能食者，病在胸中，当须吐之，宜瓜蒂散。

此言痰之为厥。

356.伤寒厥而心下悸者，宜先治水，当服茯苓甘草汤，却治其厥，不尔，水渍入胃，必作利也。

此从上节痰厥而推言水厥。

357.伤寒六七日，大下后，寸脉沉而迟，手足厥逆，下部脉不至，咽喉不利，唾脓血，泄利不止者，为难治，麻黄升麻汤主之。

此承上节必作利，因推言大下后之剧证。

358.伤寒四五日，腹中痛，若转气下趋少腹者，此欲自利也。

此承上下利，因推言厥阴下利各证之不同。此言厥阴寒利之初起状。

359.伤寒，本自寒下，医复吐下之，寒格，更逆吐下；若食入口即吐，干姜黄连黄芩人参汤主之。

此承上寒利，因言寒下复经误吐，致成为格阳证者。

360.下利有微热而渴，脉弱者，令自愈。

此言下利得中见之化而自愈。

361.下利脉数，有微热汗出，今自愈；设复紧，为未解。

此承上节言下利得中见之化而愈者，得厥阴之气而仍为未解，提出脉数，表明中见之化也。提出复紧，表明厥阴之气也。

362.下利，手足厥冷，无脉者，灸之不温。若脉不还，反微喘者，死；少阴负趺阳者，为顺也。

此言厥阴下利阳陷之死证，而提出少阴趺阳以示人者，欲人于死中以求活也。

363.下利，寸脉反浮数，尺中自涩者，必清脓血。

上节言阴盛伤阳，此节言阳盛伤阴。

364.下利清谷，不可攻表，汗出必胀满。

此言厥阴脏气虚寒而下利者，不可发汗也。

365.下利，脉沉弦者，下重也；脉大者，为未止；脉微弱数者，为欲自止，虽发热不死。

此言厥阴下利，以得中见之气为要。得中见之气，则脉弦而不沉，其太过者则大，其微弱而数者，正阴中有阳，合乎少阳之象，故于此反复而详言之。

366.下利脉沉而迟，其人面少赤，身有微热，下利清谷者，必郁冒汗出而解，病人必微厥，所以然者，其面戴阳，下虚故也。

此言厥阴阴寒下利，而三阳之气上格不通，提出郁冒汗出而解，亦于死中求活也。

367.下利脉数而渴者，今自愈；设不差，必清脓血，以有热故也。

此与上文下利，有微热而渴，脉弱者，今自愈，又下利，脉数，有微热汗出，今自愈，设复紧为未解，又下利，寸脉反浮数，尺中自涩者，必清脓血三节，互相关合。

368.下利后，脉绝，手足厥冷，晬时脉还，手足温者生，脉不还者死。

此于下利后，凭脉以断生死。

369.伤寒下利日十余行，脉反实者，死。

此从上节脉不还者之死证，反而推之，而言其脉实者之死证。

370.下利清谷，里寒外热，汗出而厥者，通脉四逆汤主之。

此与上下利，脉沉而迟，其人面少赤，身有微热，下利清谷者，必郁冒，汗出而解，病人必微厥，所以然者，其面戴阳下虚故也一节，互相关合，而补其方治。

371.热利下重者，白头翁汤主之。

上节言里寒下利而清谷，此节言里热下利而下重。

372.下利腹胀满，身体疼痛者，先温其里，乃攻其表；温里宜四逆汤，攻表宜桂枝汤。

此言下利之病，有表里关系，而治之当知缓急之分也。

373.下利欲饮水者，以有热故也，白头翁汤主之。

此与热利下重节，互相关合，且补出其病情。

374.下利谵语者，有燥屎也，宜小承气汤。

此乃中见火化，上合燥气，为胃气不和而可下者，表明厥阴忌下，而有燥屎，则不得不下也。

375.下利后更烦，按之心下濡者，为虚烦也，宜栀子豉汤。

此言下利后，水液下竭，火热上盛，不得相济而烦者之治法，不得援太阳篇。凡用栀子汤，病人旧微溏，不可与服之之条，以为例。

376.呕家有痈脓者，不可治呕，脓尽自愈。

上文有得食则呕与厥而呕，知厥阴病，本有呕候，因以呕象之呕，引起诸呕。

377.呕而脉弱，小便复利，身有微热，见厥者，难治，四逆汤主之。

此阴阳之气不相顺接，而为呕者。

378.干呕吐涎沫，头痛者，吴茱萸汤主之。

此从呕而推及干呕。

379.呕而发热者，小柴胡汤主之。

上节言呕，其见厥者，阴阳之气不相顺接，其头痛者，厥阴阴寒盛极而上冲，皆呕之重病。此节言呕，乃呕之轻证，提出发热，是呕而有转机也。

380.伤寒，大吐大下之，极虚，复极汗出者，以其人外气怫郁，复与之水以发其汗，因得哕。所以然者，胃中寒冷故也。

此言伤寒以胃气为本，故特结以胃气一条，以终厥阴之义，盖汗、吐、下，皆所以伤胃气，故于此总发明之。

381.伤寒哕而腹满，视其前后，知何部不利，利之则即愈。

此承上言哕，以通结六经之证，不特结厥阴一篇，且表明凡病皆有虚实，特举一哕以为例耳。

霍乱篇

阴阳不和则霍乱，故次六经而叙霍乱。

382.问曰：病有霍乱者何？答曰：呕吐而利，名曰霍乱。

此节提出呕吐而利，正所以上承厥阴篇之呕吐利，为一气相贯。

383.问曰：病发热头痛，身疼恶寒，吐利者，此属何病？答曰：此名霍乱。霍乱自吐下，又利止，复更发热也。

此言霍乱之邪，自内而远于外也。

384.伤寒，其脉微涩者，本是霍乱，今是伤寒，却四五日，至阴经上，转入阴必利。本呕下利者，不可治也；欲似大便，而反矢气，仍不利者，此属阳明也，便必硬，十三日愈，所以然者，经尽故也。

此言霍乱之邪，自内而外者，顺；内而益内，转入于阴者，凶。

下利后，当便硬，硬则能食者愈。今反不能食，到后经中，颇能食，复过一经，能食，过之一日当愈；不愈者，不属阳明也。

此表明胃气和为顺。

385.恶寒，脉微而复利，利止，亡血也，四逆加人参汤主之。

此表明中焦取汁之义。

386.霍乱，头痛发热，身疼痛，热多欲饮水者，五苓散主之；寒多不用水者，理中丸主之。

此表明运养脾土之义。

387.吐利止，而身痛不休者，当消息和解其外，宜桂枝汤小和之。

此表明调和荣卫之义。

388.吐利汗出，发热恶寒，四肢拘急，手足厥冷者，四逆汤主之。

此言助阳气以生阴液。

389.既吐且利，小便复利而大汗出，下利清谷，内寒外热，脉微欲绝者，四逆汤主之。

此里寒已甚，生阳不升，寒真热假，急宜回阳以救之。

390.吐已下断，汗出而厥，四肢拘急不解，脉微欲绝者，通脉四逆加猪胆汁汤主之。

此言阴阳气血俱虚，水谷津液已竭，中焦取汁，非寻常之剂所能取效也。

391.吐、利、发汗，脉平，小烦者，以新虚不胜谷气故也。

此节以胃气结之。

阴阳易差后劳复篇

此为伤寒病后而叙。

392.伤寒阴阳易之为病，其人身体重，少气，少腹里急，或引阴中拘挛，热上冲胸，头重不欲举，眼中生花，膝胫拘急者，烧裈散主之。

上阴阳易。

393.大病差后劳复者，枳实栀子豉汤主之。若有宿食者，加大黄如博棋子大五六枚。

上劳复。

394.伤寒差以后更发热，小柴胡汤主之；脉浮者，以汗解之；脉沉实者，以下解之。

上病后更发热。

395.大病差后，从腰以下有水气者，牡蛎泽泻散主之。

上病后有水气。

396.大病差后，喜唾，久不了了，胸上有寒，当以丸药温之，宜理中丸。

上病后喜唾。

397.伤寒解后，虚羸少气，气逆欲吐者，竹叶石膏汤主之。

上病后虚羸少气，气逆欲吐。

398.病人脉已解，而日暮微烦。以病新差，人强与谷，脾胃气尚弱，不能消谷，故令微烦，损谷则愈。

上以胃气结之。

痉湿暍篇

此篇为辨似而设痉，当作痉，旧本传写之误也。

伤寒所致太阳病，痉湿暍此三种，宜应别论，以为与伤寒相似，故此见之。

此节承上伤寒而言其相似。

太阳病，发热无汗，反恶寒者，名曰刚痉。

上刚痉。

太阳病，发热汗出，不恶寒者，名曰柔痉。

上柔痉。

此两节承伤寒太阳病而言痉。

太阳病，发热，脉沉而细者，名曰痉。

此节为痉，而补出其脉象。

太阳病，发汗太多，因致痉。

此节为痉，而言其致病之因。

病身热足寒，颈项强急，恶寒，时头热，面赤，目脉赤，独头面摇，卒口噤，背反张者，痉病也。

此节为痉，而补出病状。

太阳病，关节疼痛而烦，脉沉而细者，此名湿痹。湿痹之候，其人小便不利，大便反快，但当利其小便。

此节承伤寒太阳病而言湿。

湿家之为病，一身尽疼，发热，身色如熏黄。

上节言湿凝于内，不能化热；此节言湿化为热，发于外而为黄。

湿家，其人但头汗出，背强，欲得被覆向火。若下之早则哕，胸满，小便不利，舌上如苔者，以丹田有热，胸中有寒，渴欲得水而不能饮，则口燥烦也。

此节言湿邪误下，逆于胸，而为下热中寒之证。

湿家下之，额上汗出，微喘，小便利者死。若下利不止者亦死。

此节言湿因误下，而为上脱下泄之死证。

问曰：风湿相搏，一身尽疼痛，法当汗出而解。值天阴雨不止，医云此可发汗，汗之病不愈者，何也？答曰：发其汗，汗大出者，但风气去，湿气在，是故不愈也。若治风湿者，发其汗，但微微似欲出汗者，风湿俱去也。

此节论风湿。

湿家病，身上疼痛，发热，面黄而喘，头痛鼻塞而烦，其脉大，自能饮食，腹中和无病，病在头中寒湿，故鼻塞。内药鼻中则愈。

此节论寒湿。

病者一身尽疼，发热，日晡所剧者，此名风湿。此病伤于汗出当风，或久伤取冷所致也。

此节论致湿之由，举风湿，而寒湿可类推矣。

太阳中热者，暍是也。其人汗出恶寒，身热而渴也。

此节承太阳而言暍，提出中热，是表明暑之属热者。

太阳中暍者，身热疼重，而脉微弱，此亦夏月伤冷水，水行皮中所致也。

此节不言中热，而言中暍，提出夏月伤冷水，水行皮中所致，是表明暑之夹湿者。

太阳中暍者，发热，恶寒，身重而疼痛，其脉弦细芤迟，小便已，洒洒然毛耸，手足逆冷，小有劳身即热，口开，前板齿燥。若发汗则恶寒甚，加温针则发热甚，数下之则淋甚。

此节表明暑之夹虚，而湿火内伏，清阳不宣者。

伤寒论读法

（附方药方解）

桂枝汤

桂枝三两（去皮） 芍药三两 甘草二两（炙） 生姜三两（切） 大枣十二枚（擘）

上五味，㕮咀，以水七升，微火煮取三升，去滓，适寒温，服一升。服已须臾，啜热稀粥一升余，以助药力，温覆令一时许，遍身漐漐微似有汗者益佳，不可令如水流漓，病必不除。若一服汗出病差，停后服，不必尽剂；若不汗，更服，依前法；又不汗，后服小促，使其间半日许，令三服尽。若病重者，一日一夜服，周时观之，服一剂尽，病证犹在者，更作服；若汗不出者，乃服至二三剂。禁生冷、黏滑、肉面、五辛、酒酪、臭恶等物。

桂枝加葛根汤

桂枝三两（去皮） 芍药三两 甘草二两（炙） 生姜三两（切） 大枣十二枚（擘） 葛根四两

上六味，以水七升，纳诸药，煮取三升，去滓，温服一升。不须啜粥，余如桂枝法将息及禁忌。

桂枝加附子汤

即桂枝汤原方加附子一枚（炮）。

桂枝去芍药汤、桂枝去芍药加附子汤

即桂枝汤原方去芍药加附子者，加一枚（炮）。

桂枝麻黄各半汤

桂枝一两十六铢（去皮） 芍药 生姜（切） 甘草（炙） 麻黄（去节）各一两 大枣四枚（擘） 杏仁二十四枚（汤浸，去皮尖及双仁者）

上七味，以水五升，先煮麻黄一二沸，去上沫，纳诸药，煮取一升八合，去滓，温服六合。

桂枝二麻黄一汤

桂枝一两十七铢（去皮） 芍药一两六铢 麻黄十六铢（去节） 生姜一两（切） 杏仁十六个（去皮尖） 甘草一两二铢（炙） 大枣五枚（擘）

上七味，以水五升，先煮麻黄一二沸，去上沫，纳诸药，煮取二升，去滓，温服一升，日再服。

白虎加人参汤

知母六两　石膏一斤（碎，绵裹）　甘草二两（炙）　粳米六合　人参二两

上五味，以水一斗，煮米熟汤成，去滓，温服一升，日三服。

桂枝二越婢一汤

桂枝（去皮）　芍药　甘草各十八铢　大枣四枚（擘）　生姜二两二铢　麻黄十八株（去节）　石膏二十四铢（碎，绵裹）

上七味，㕮咀，以五升水，煮麻黄一二沸，去上沫，纳诸药，煮取二升，去滓，温服一升。本方当裁为越婢汤、桂枝汤，合饮一升。今合为一方，桂枝二、越婢一。

桂枝去桂加茯苓白术汤

芍药三两　甘草二两（炙）　生姜　白术　茯苓各三两　大枣十二枚（擘）

上六味，㕮咀，以水八升，煮取三升，去滓，温服一升，小便利则愈。

甘草干姜汤

甘草四两（炙）　干姜二两（炮）

上㕮咀，以水三升，煮取一升五合，去滓，分温再服。

芍药甘草汤

白芍药四两　甘草四两（炙）

上二味，㕮咀，以水三升，煮取一升半，去滓，分温再服。

调胃承气汤

大黄四两（去皮，清酒浸）　甘草二两（炙）　芒硝半升

上三味，㕮咀，以水三升，煮取一升，去滓，纳芒硝，更上火微煮令沸，少少温服之。

四逆汤

甘草二两（炙）　干姜一两半　附子一枚（生用，去皮，破八片）

上三味，㕮咀，以水三升，煮取一升二合，去滓，分温再服。强人可大附子一枚，干姜三两。

葛根汤

葛根四两　麻黄三两（去节）　桂枝二两（去皮）　芍药二两（切）　甘草二两（炙）　生姜三两（切）　大枣十二枚（擘）

上七味，㕮咀，以水一斗，先煮麻黄、葛根，减二升，去沫，纳诸药，煮取三升，去滓，温服一升，覆取微似汗。不须啜粥，余如桂枝法将息及禁忌。

葛根黄芩黄连汤

葛根半斤　甘草二两（炙）　黄芩三两　黄连三两

上四味，以水八升，先煮葛根，减二升，纳诸药，煮取二升，去滓，分温再服。

麻黄汤

麻黄三两　桂枝三两（去皮）　甘草一两（炙）　杏仁七十个（去皮尖）

上四味，以水九升，先煮麻黄，减二升，去上沫，纳诸药，煮取二升半，去滓，温服八合，覆取微似汗，不须啜粥，余如桂枝法将息。

大青龙汤

麻黄六两（去节）　桂枝三两（去皮）　甘草二两（炙）　杏仁五十个（去皮尖）生姜三两（切）　大枣十二枚（擘）　石膏如鸡子大（碎）

上七味，以水九升，先煮麻黄，减二升，去上沫，纳诸药，煮取三升，去滓，温服一升，取微似汗。汗出多者，温粉扑之。一服汗者，停后服；汗多亡阳，遂虚，恶风烦躁，不得眠也。

小青龙汤

麻黄三两（去节）　芍药三两　五味子半升　干姜三两　甘草三两（炙）　细辛三两　桂枝三两　半夏半升（汤洗）

上八味，以水一斗，先煮麻黄，减二升，去上沫，纳诸药，煮取三升，去滓，温服一升。

葛根加半夏汤

即葛根汤原方加半夏半升（洗）。

桂枝加厚朴杏仁汤

即桂枝汤加杏仁五十枚　厚朴二两（炙，去皮）

上七味，以水七升，微火煮取三升，去滓，温服一升，覆取微似汗。

干姜附子汤

干姜一两　附子二枚（生用，去皮，切八片）

上二味，以水三升，煮取一升，去滓，顿服。

桂枝加芍药生姜人参新加汤

桂枝三两（去皮）　芍药四两　甘草二两（炙）　人参三两　大枣十二枚（擘）　生姜四两（切）

上六味，以水一斗二升，微火煮取三升，去滓，温服一升。余如桂枝汤法。

麻黄杏仁甘草石膏汤

麻黄四两（去节）　杏仁五十个（去皮尖）　甘草二两（炙）　石膏半斤（碎，绵裹）

上四味，以水七升，先煮麻黄，去上沫，纳诸药，煮取二升，去滓，温服一升。

桂枝甘草汤

桂枝四两（去皮）　甘草二两（炙）

上二味，以水三升，煮取一升，去滓，顿服。

茯苓桂枝甘草大枣汤

茯苓半斤　桂枝四两（去皮）　甘草二两（炙）　大枣十五枚（擘）

上四味，以甘澜水一斗，先煮茯苓，减二升，纳诸药，煮取三升，去滓，温服一升，日三服。

作甘澜水法：取水二斗，置大盆内，以勺扬之，俟水面结大泡用之。

厚朴生姜甘草半夏人参汤

厚朴半斤（炙，去皮）　生姜半斤（切）　人参一两　半夏半升（洗）　甘草二两（炙）

上五味，以水一斗，煮取三升，去滓，温服一升，日三服。

茯苓桂枝白术甘草汤

茯苓四两　桂枝三两（去皮）　白术二两　甘草二两（炙）

上四味，以水六升，煮取三升，去滓，分温三服。

芍药甘草附子汤

芍药三两　甘草三两（炙）　附子二枚（炮，去皮，破八片）

以上三味，以水五升，煮取一升五合，去滓，分温服。

茯苓四逆汤

茯苓六两　人参一两　附子一枚（生用，去皮，破八片）　甘草二两（炙）　干姜一两半

上五味，以水五升，煮取三升，去滓，温服七合，日三服。

五苓散

猪苓十八铢　泽泻一两六铢　白术十八铢　茯苓十八铢　桂枝半两（去皮）

上五味，为末，以白饮和服方寸匕，日三服，多饮暖水，汗出愈。

茯苓甘草汤

茯苓二两　桂枝二两（去皮）　甘草一两（炙）　生姜三两（切）

上四味，以水四升，煮取二升，去滓，分温三服。

栀子豉汤

栀子十四枚（擘）　香豉四合（绵裹）

上二味，以水四升，先煮栀子，得二升半，纳豉，煮取一升半，去滓，分为两服，温进一服，得吐者，止后服。

栀子甘草豉汤

即栀子豉汤加甘草二两，煎法同。

栀子生姜豉汤

即栀子豉汤加生姜五两，煎法同。

栀子厚朴汤

栀子十四枚（擘） 厚朴四两（炙） 枳实四枚（水浸，去瓤炒）

上三味，以水三升半，煮取一升半，去滓，分二服，温进一服，得吐者，止后服。

栀子干姜汤

栀子十四枚（擘） 干姜二两

上二味，以水三升半，煮取一升半，去滓，分二服，温进一服。得吐者，止后服。

真武汤

茯苓三两 芍药三两 生姜三两 白术二两 附子一枚（炮）

上五味，以水八升，煮取三升，去滓，温服七合，日三服。

咳，加五味子半升，干姜、细辛各一两，或去生姜；小便利，去茯苓；下利，去芍药加干姜二两；呕，去附子，加生姜足前半斤。

小柴胡汤

柴胡半斤 黄芩三两 人参三两 甘草三两 半夏半升（洗） 生姜三两（切） 大枣十二枚（擘）

上七味，以水一斗二升，煮取六升，去滓，再煎取三升，温服一升，日三服。若胸中烦而不呕，去半夏、人参，加瓜蒌实一枚；若渴者，去半夏，加人参，合前成四两半，瓜蒌根四两；若腹中痛者，去黄芩，加芍药三两；若胁下痞硬，去大枣，加牡蛎四两；若心下悸，小便不利者，去黄芩，加茯苓四两；若不渴，外有微热者，去人参，加桂三两，温覆取微汗愈；若咳者，去人参、大枣、生姜，加五味子半升，干姜二两。

小建中汤

桂枝三两（去皮） 甘草二两（炙） 大枣十二枚（擘） 芍药六两 生姜三两（切） 胶饴一升

上六味，以水七升，煮取三升，去滓，纳胶饴，更上微火消解，温服一升，日三服。呕家不可用建中汤，以甜故也。

大柴胡汤

柴胡半斤 黄芩三两 芍药三两 半夏半升（洗） 生姜五两（切） 枳实四枚（炙） 大枣十二枚（擘）

上七味，以水一斗二升，煮取六升，去滓，再煎，温服一升，日三服。一方用大黄二两，若不加大黄，恐不为大柴胡汤也。此方原有两法，长沙辨而均用之，少阳之枢并于阳明之阖，故用大黄以调胃。

柴胡加芒硝汤

柴胡二两六铢 半夏二十铢 黄芩一两 甘草一两 生姜一两 人参一两 大枣四枚 芒硝二两

上八味，以水四升，煮取二升，去滓，纳芒硝，更煮微沸，分温再服。

桃核承气汤

桃仁五十个（去皮尖）　桂枝二两　大黄四两　芒硝二两　甘草二两（炙）

上五味，以水七升，煮取二升半，去滓，纳芒硝，更上火，微沸下火，先食温服五合，日三服，当微利。先食，言先于食而服药也。

柴胡加龙骨牡蛎汤

柴胡四两　龙骨　黄芩　生姜　铅丹　人参　桂枝（去皮）　茯苓　牡蛎各一两半　半夏二合（洗）　大黄一两　大枣六枚

上十二味，以水八升，煮取四升，纳大黄，切如棋子，更煮一二沸，去滓，温服一升。

桂枝去芍药加蜀漆龙骨牡蛎救逆汤

桂枝三两（去皮）　甘草二两（炙）　生姜三两（切）　大枣十二枚（擘）　牡蛎五两　蜀漆四两（洗，去腥）　龙骨四两

上为末，以水一斗二升，先煮蜀漆，减二升，纳诸药，煮取三升，去滓，温服一升。

桂枝加桂汤

桂枝三两　芍药三两　生姜三两　甘草二两　大枣十二枚　牡桂二两

上六味，以水七升，煮取三升，去滓，温服一升。

桂枝甘草龙骨牡蛎汤

桂枝一两　甘草二两　牡蛎二两（熬）　龙骨二两

上为末，以水五升，煮取二升半，去滓，温服八合，日三服。

抵当汤

水蛭三十个（熬）　虻虫三十个（去足翅，熬）　桃仁三十个（去皮尖）　大黄三两（酒浸）

上四味，剉如麻豆，以水五升，煮取三升，去滓，温服一升，不下再服。

抵当丸

水蛭二十个（熬）　虻虫二十五个（去足翅，熬）　桃仁二十个（去皮尖）　大黄三两（酒浸）

上四味，杵分为四丸，以水一升，煮一丸，取七合服之。晬时当下血，若不下者，更服。

大陷胸丸

大黄半斤　葶苈子半升（熬）　芒硝半升　杏仁半升（去皮尖，熬黑）

上四味，捣筛二味，次纳杏仁、芒硝，合研如脂，和散，取如弹丸一枚，别捣甘遂末一钱匕、白蜜二合，水二升，煮取一升，温顿服之。一宿乃下，如不下，更服，

439

取下为效。禁如药法。

大陷胸汤

大黄六两（去皮）　芒硝一升　甘遂一钱匕

上三味，以水六升，先煮大黄，取二升，去滓，纳芒硝，煮一两沸，纳甘遂末，温服一升，得快利，止后服。

小陷胸汤

黄连一两　半夏半升（洗）　瓜蒌实大者一枚

上三味，以水六升，先煮瓜蒌，取三升，去滓，纳诸药，煎取二升，去滓，分温三服。

文蛤散

文蛤五两

上一味为散，以沸汤和一钱匕服，汤用五合。

白散

桔梗二分　贝母三分　巴豆二分（去皮心，熬黑研如脂）

上三味为散，纳巴豆，更于臼中杵之，以白饮和服，强人半钱匕，羸者减之。病在膈上必吐，在膈下必利。不利，进热粥一杯；利不止，进冷粥一杯。

柴胡桂枝汤

柴胡四两　黄芩一两半　人参一两半　半夏二合半　甘草二两半（炙）　桂枝一两半（去皮尖）　芍药一两半　生姜二两（切）　大枣十二枚（擘）

上九味，以水七升，煮取三升，去滓，温服。

柴胡桂枝干姜汤

柴胡半斤　桂枝三两（去皮）　干姜二两　黄芩三两　牡蛎二两　甘草二两（炙）花粉四两

上七味，以水一斗二升，煮取六升，去滓，再煎取三升，温服一升。日三服，初服微烦，复服，汗出便愈。

半夏泻心汤

半夏半升（洗）　黄芩三两　干姜三两　甘草三两（炙）　人参三两　黄连一两大枣十二枚（擘）

上七味，以水一斗，煮取六升，去滓，再煎取三升，温服一升，日三服。

十枣汤

芫花（熬）　甘遂　大戟　大枣十枚（擘）

上三味等分，各别捣为散，以水一升半，先煮大枣肥者十枚，取八合，去滓，纳药末，强人服一钱匕，羸人服半钱，温服之。平旦服。若下少，病不除者，明日更服，加半钱，得快下利后，糜粥自养。

大黄黄连泻心汤

大黄二两　黄连一两

上二味，以麻沸汤二升渍之，须臾绞去滓。分温再服。麻沸汤，或云即百沸汤，薛南园谓麻黄沸汤较是。

附子泻心汤

大黄二两　黄连　黄芩各一两　附子一枚（炮，去皮，破，别煮取汁）

上四味，切三味，以麻沸汤二升渍之，须臾绞去滓，纳附子汁，分温再服。

生姜泻心汤

生姜四两（切）　甘草三两（少炙）　人参三两　干姜一两　黄芩三两　半夏半升（洗）　黄连一两　大枣十二枚（擘）

上八味，以水一斗，煮取六升，去滓，再煎取二升，温服一升，日三服。

甘草泻心汤

甘草四两　黄芩三两　干姜三两　半夏半升（洗）　大枣十二枚（擘）　黄连一两

上六味，以水一斗，煮取六升，去滓，再煎取三升，温服一升，日三服。

赤石脂禹余粮汤

赤石脂一斤　禹余粮一斤（碎）

以上二味，以水六升，煮取二升，去滓，分三服。

旋覆代赭石汤

旋覆花三两　人参二两　生姜五两（切）　代赭石一两　大枣十二枚（擘）　甘草三两（炙）　半夏半升

十十味，以水一斗，煮取六升，去滓，再煎取三升。温服一升，日三服。

桂枝人参汤

桂枝四两　甘草四两（少炙）　白术三两　人参三两　干姜三两

上五味，以水九升，先煮四味，取五升，纳桂，更煮取三升，温服一升，日再服，夜一服。

瓜蒂散

瓜蒂一分（熬黄）　赤小豆一分

上二味，各别捣筛，为散已，合治之，取一钱匕，以香豉一合，用热汤七合，煮作稀粥，去滓，取汁和散，温顿服之。不吐者，少少加，得快吐乃止。诸亡血虚家，不可与瓜蒂散。

黄芩汤

黄芩三两　甘草二两（少炙）　芍药二两　大枣十二枚（擘）

上四味，以水一斗，煮取三升，去滓，温服一升，日再夜一服。

黄芩加半夏生姜汤

即黄芩汤原方加半夏半升、生姜三两（切）。

黄连汤

黄连三两　甘草三两（少炙）　干姜三两　人参二两　桂枝三两　半夏半升（洗）大枣十二枚（擘）

上七味，以水一斗，煮取六升，去滓，温服一升，日三服，夜二服。

桂枝附子汤

桂枝四两　附子三枚（去皮，炮，破八片）　生姜三两（切）　甘草二两（少炙）大枣十二枚（擘）

上五味，以水六升，煮取二升，去滓，分温三服。

桂枝去桂加白术汤

白术四两　甘草二两（少炙）　附子三枚（炮）　大枣十二枚（擘）　生姜三两

上五味，以水七升，煮取三升，去滓，分温三服。初服，其人身如痹，半日许复服之，三服尽，其人如冒状，勿怪。此以附子、术，并走皮肉，逐水气未得除，故使之尔。当加桂枝四两，此本一方二法也。

甘草附子汤

甘草二两（炙）　附子二枚（炮，去皮，破）　白术三两　桂枝四两

上四味，以水六升，煮取三升，去滓，温服一升，日三服。初服得微汗则解，能食，汗止复烦者，服五合，恐一升多者，宜服六合为始。

白虎汤

知母六两　石膏一斤（碎，绵裹）　甘草二两　粳米六合

上四味，以水一斗，煮米熟汤成，去滓，温服一升，日三服。

炙甘草汤

甘草四两（炙）　生姜三两（切）　桂枝三两　人参二两　生地黄一斤　阿胶二两麦门冬半升　麻子仁半升　大枣三十枚（擘）

上九味，以清酒七升，水八升，先煮八味，取三升，去滓，纳胶，烊消尽，温服一升，日三服。一名复脉汤。

大承气汤

大黄四两（酒洗）　厚朴半斤（炙，去皮）　枳实五枚（炙）　芒硝三合

上四味，以水一斗，先煮二物，取五升，去滓，纳大黄，煮取二升，去滓，纳芒硝，更上火微煮一两沸，分温再服，得下，余勿服。

小承气汤

大黄四两　厚朴二两（炙，去皮）　枳实三枚（大者，炙）

上三味，以水四升，煮取一升二合，去滓，分温二服。初服汤，当更衣，不尔者，

尽饮之，若更衣者，勿服之。

猪苓汤

猪苓（去皮）　茯苓　阿胶　滑石（碎）　泽泻各一两

上五味，以水四升，先煮四味，取二升，去滓，纳下阿胶，烊消，温服七合，日三服。

蜜煎导

蜜七合

一味，纳铜器中，微火煎之，稍凝似饴状，搅之勿令焦著，欲可丸，并手捻作挺，令头锐，大如指，长二寸许。当热时急作，冷则硬。以纳谷道中，以手急抱，欲大便时，乃去之。

附：《内台方》云：将蜜于铜器内，微火煎之，稍凝似饴状，搅之勿令焦，滴水中坚凝，可用，蘸皂角末，捻作梃，以猪胆汁或油，润谷道纳之，少顷，欲大便乃去之。

土瓜根方

附：《内台方》云：用土瓜根，削如指状，蘸猪胆汁，纳谷道中。

猪胆汁方

大猪胆汁一枚

泻汁，和醋少许，以灌谷道中，如一食顷，当大便出，宿食恶物，甚效。

附：《内台方》云：以猪胆汁二枚，以小竹管插入胆口，留一截，用油润，纳入谷道，以手将胆捻之，其汁自内出，一食顷，当大便下。

茵陈蒿汤

茵陈蒿六两　栀子十四枚　大黄二两（去皮）

上三味，以水一斗，先煮茵陈，减六升，纳二味，煎取三升，去滓，分温三服。小便当利，尿如皂角汁状，色正赤，一宿腹减，黄从小便去也。

吴茱萸汤

吴茱萸一升（酒洗）　人参三两　生姜六两（切）　大枣十二枚（擘）

上四味，以水七升，煮取二升，去滓，温服七合，日三服。

麻仁丸

麻子仁二升　芍药半斤　枳实半斤（炙）　大黄一斤（去皮）　厚朴一斤（炙，去皮）　杏仁一升（去皮尖，别作脂）

上六味为末，炼蜜为丸桐子大，每服十丸，日三服，渐加，以知为度。

栀子柏皮汤

栀子十五枚（擘）　甘草一两（炙）　黄柏二两

上三味，以水四升，煮取一升半，去滓，分温再服。

麻黄连翘赤小豆汤

麻黄二两（去节）　连翘二两　杏仁四十个（去皮尖）　赤小豆一升　大枣十二枚（擘）　生梓白皮一升　生姜二两　甘草二两（炙）

上八味，以潦水一斗，先煮麻黄，再沸，去上沫，纳诸药，煮取三升，分温三服，半日服尽。

桂枝加芍药汤

桂枝三两　芍药六两　甘草二两　生姜三两　大枣十二枚（擘）

上五味，以水七升，煮取三升，去滓，分温三服。

桂枝加大黄汤

即前方加大黄二两。

麻黄附子细辛汤

麻黄二两（去节）　细辛二两　附子一枚（炮，去皮，破八片）

上三味，以水一斗，先煮麻黄，减二升，去上沫，纳诸药，煮取三升，去滓，温服一升，日三服。

麻黄附子甘草汤

麻黄二两（去节）　甘草二两（炙）　附子一枚（炮，去皮）

上三味，以水七升，先煮麻黄一二沸，去上沫，纳诸药，煮取三升，去滓，温服一升，日三服。

黄连阿胶汤

黄连四两　黄芩一两　芍药二两　鸡子黄二枚　阿胶三两

上五味，以水五升，先煮三物，取二升，去滓，纳胶烊尽，小冷，纳鸡子黄，搅令相得，温服七合，日三服。

附子汤

附子二枚（炮，破八片，去皮）　茯苓二两　人参二两　白术四两　芍药三两

上五味，以水八升，煮取三升，去滓，温服一升，日三服。

桃花汤

赤石脂一斤（一半全用，一半筛末）　干姜一两　粳米一升

上三味，以水七升，煮米令熟，去滓，温服七合，纳赤石脂末方寸匕，日三服。若一服愈，余勿服。

猪肤汤

猪肤一斤

上一味，以水一斗，煮取五升，去滓，加白蜜一升，白粉五合，熬香，和令相得，温分六服。

甘草汤

甘草二两

上一味，以水三升，煮取一升半，去滓，温服七合，日二服。

桔梗汤

桔梗一两　甘草二两

上二味，以水三升，煮取一升，去滓，分温再服。

苦酒汤

半夏（洗，破，十四枚）　鸡子白一枚（去黄）

上二味，纳半夏，著苦酒中，以鸡子壳置刀环中，安火上，令三沸，去滓，少少含咽之；不差，更作三剂。

半夏散及汤

半夏（洗）　桂枝（去皮）　甘草（炙）　以上各等分

以上三味，分别捣筛已，合治之，白饮和服方寸匕，日三服。若不能散服者，以水一升，煎七沸，纳散两方寸匕，更煎三沸，下火，令小冷，少少咽之。

白通汤

葱白四茎　干姜一两　附子一枚（生用，去皮，破八片）

上三味，以水三升，煮取一升，去滓，分温再服。

白通加猪胆汁汤

白通汤中加猪胆汁一合，人尿五合。无猪胆汁亦可。

上如法，汤成纳猪胆汁、人尿，和令相得，温服。

通脉四逆汤

甘草二两（炙）　附子大者一枚（生用，去皮，破八片）　干姜三两

上三味，以水三升，煮取一升二合，去滓，分温再服，其脉即渐而出者愈。非若暴出者之自无而忽有、既有而仍无，如灯火之回焰也。面赤色者，加葱九茎；腹中痛者，去葱，加芍药二两；呕者，加生姜二两；咽痛者，去芍药，加桔梗一两；利止脉不出者，去桔梗，加人参二两。

四逆散

甘草（炙）　枳实（破，水渍，炙）　柴胡　芍药

上四味，各十分，捣筛，白饮和服方寸匕，日三服。咳者，加五味子、干姜各五分，并主下利；悸者，加桂枝五分；小便不利者，加茯苓五分；腹中痛者，加附子一枚，炮令坼；泄利下重者，先以水五升，煮薤白三升。煮取三升，去滓，以散三方寸匕，纳汤中，煮取一升半，分温再服。

乌梅丸

乌梅三百个　细辛六两　干姜十两　黄连一斤　当归四两　附子六两（炮）　蜀椒

四两（炒，去汗）　桂枝六两　人参六两　黄柏六两

上十味，异捣筛，合治之，以苦酒渍乌梅一宿，去核，蒸之五升米下，饭熟捣成泥，和药令相得。纳臼中，与蜜杵二千下，丸如梧桐子大。先食饮服十丸，日三服，稍加至二十丸。禁生冷、滑物、臭食等。

当归四逆汤

当归　桂枝　芍药　细辛各三两　甘草二两（炙）　木通二两　大枣二十五枚（擘）

上七味，以水八升，煮取三升，去滓，温服一升，日三服。

当归四逆加吴茱萸生姜汤

即前方加生姜二两，吴茱萸半升。以水六升，清酒六升，和煮取五升，去滓，温分五服。

麻黄升麻汤

麻黄一两半（去节）　升麻一两一分　当归一两一分　知母　黄芩　葳蕤各十八铢　石膏（碎，绵裹）　白术　干姜　芍药　天门冬（去心）　桂枝　茯苓　甘草（炙）各六铢

上十四味，以水一斗，先煮麻黄一两沸，去上沫，纳诸药，煮取三升，去滓，分温三服，相去如炊三斗米顷，令尽汗出愈。

干姜黄芩黄连人参汤

干姜　黄芩　黄连　人参各三两

上四味，以水六升，煮取二升，去滓，分温再服。

白头翁汤

白头翁二两　黄柏　黄连　秦皮各三两

上四味，以水七升，煮取二升，去滓，温服一升，不愈，更服一升。

四逆加人参汤

即于四逆汤方内加人参一两。

理中丸

人参　干姜　甘草（炙）　白术各三两

上四味，捣筛为末，蜜丸如鸡子黄大，以沸汤数合，和一丸，研碎，温服之，日三服，夜二服。腹中未热，益至三四丸，然不及汤。汤法：以四物，依两数切，用水八升，煮取三升，去滓，温服一升，日三服。若脐上筑者，肾气动也，去术，加桂四两。吐多者，去术，加生姜三两。下多者，还用术。悸者，加茯苓二两；渴欲得水者，加术，足前成四两半；腹中痛者，加人参，足前成四两半；寒者，加干姜，足前成四两半；腹满者，去术，加附子一枚。服汤后，如食顷，饮热粥一升许，微自温，勿发揭衣被。

服汤后法五句，总结服汤后法。

通脉四逆加猪胆汁汤

通脉四逆原方加猪胆汁四合。通脉四逆汤煎如前法，煎成纳胆汁，分温再服，其脉即出。

烧裈散

取妇人中裈近隐处，剪烧灰，以水和服方寸匕，七日三服，小便即利，阴头微肿则愈。妇人病，取男子裈裆烧灰。

枳实栀子豉汤

枳实三枚（炙）　栀子十四枚（擘）　香豉一升（绵裹）

上三味，以清浆水七升，空煮取四升，纳枳实、栀子，煮取二升，下豉，更煮五六沸，去滓，温分再服。覆令微似汗。

清浆水是淘米水二三日外，味微酸者，取其安胃兼清肝火一说。取新净黄土，以水搅匀，澄之，取其水之清者，盖欲借土气以入胃耳。

牡蛎泽泻散

牡蛎　泽泻　蜀漆（洗，去腥）　葶苈（熬）　商陆根（熬）　海藻（洗，去咸）瓜蒌根　以上各等分

上七味，异捣，下筛为散，更入臼中治之，白饮和服方寸匕，小便利，止后服，日三。

竹叶石膏汤

竹叶二把　石膏一斤　半夏半升（洗）　麦门冬一升　人参三两　甘草二两（炙）粳米半升

上七味，以水一斗，煮取六升，去滓，纳粳米，煮米熟汤成，去米，温服一升，日三服。

伤寒方论

乞法老人编

男郑崧叔岳、重养峰参订

凡　例

　　是编方论以《内经》为根据。须先阅余经释，方可阅余方论，否则，反疑余方论多穿鉴处。

　　是编方论分上下两卷。上卷以桂枝汤始，以炙甘草汤结之；下卷以大承气汤始，以竹叶石膏汤结之。分法似与《伤寒论》。六经分篇又分霍乱篇，又分阴阳易、差后劳复等篇。立法不合，然注重胃气，《伤寒论》一定结法余于此处，亦自信为深得仲师之心法焉。

　　是编本于每方下兼详主治及禁忌，但续编补出。《伤寒论》读法一册，则主治禁忌自极分明，此编不应蛇足，故删之。

　　是编方论引前人方论甚少，非敢谓前人少精妙议论，特与余所见不合，不得不为之割爱。

孙诒让先生序

同邑郑君缉甫，以儒而精于医，次以所著《伤寒方论》相予而属为叙其嵩，余受而读之，则缉甫自叙述其篡例已略具，而余友王啸牧大令叙论医理尤详。盖大令亦精于医者也，余于医懵无所解，愧不能替一辞矣。浏览旧籍和中西古今医家夰流间，诚一二请与辑夫扬样论之可乎！盖中国古医家疠病之方有三：一曰祝由，其原见于《素问》，而术秘无传书。二曰针灸，则备于九针，今所传《灵枢经》是也。三曰汤液，则仲景所论著致□□卷，今医家所以历诵习者也。祝由之术，神妙奇论，令西儒以太人□活心免病之说，大致略同。针灸、拟导、经络诊辨腧穴，与西国生理学家所论脑气筋、动静血管，理亦相通。毋灸，则借热力涨缩，以收荡涤疏通之用，斯皆与西儒技论，多冥符遥契。唯汤液，则取金不动枯，万物以为用，以示质七十有奇，论之，其性质殊异，辨爱拒于微蓝校，今斋丁抄忽，其理万变，而不能寓中医，则一切以阴阳、五行、气味、形色分别，所属味咸者，必属水而主肾，色黄者必属土而主脾，录用之亦或奇效，□揆之科学之理固少疏矣。今皆祝由针灸之学，研究者殊鲜，而汤液则通行于天，壤间咸奉长沙《伤寒论》为鼻祖，其书作专论伤寒，而实则通赅百病，宋元以来，笺校者逾百家。缉甫皆博综而精择之，而盖以平日所心得者，以成长篇，重其精审得实，以饷世之医者，其至以针肯起废，可无疑也。而余窍影返之，以欧美化学之说。仅文研□质然爱拒兮，斋之妙，以裨长沙之远闻，则其狡效必有不可思议者，管窥所及辄者，而以□缉甫，并质之啸牧大令，或当以为不缪乎。

光绪丙子腊月籍□孙诒让叙

王啸牧先生序

　　《内经》揭伤寒之症，未详伤寒之变。自仲景作《伤寒杂病论》，析六经，立方治，为医家之鼻祖。唯历年已久，书缺有间，王叔和编次伤寒、杂病，分为两书。林亿梭刊六，仍其旧，真伪混淆，遂失本来面目。成无己锐意创注踵之者百余家，皆因生林亿之后，拘泥前人专事应文，世裨实用。柯韵伯好学深思，矫然特出，以六经为百病立法，不专为伤寒一科，独得仲景之真传，尽澜诸家之谬说。其后，沈金鳌作《伤寒论纲目》，六经条款皆依柯本。陈修园六谓韵伯大有□，于仲景《内经》之旨，赖之以彰，是伤寒成法得以不坠□□者，皆柯氏之力也。郑君缉甫为吾邑，纯儒而旁通于医，所著《伤寒方论》上下卷，彰明隐奥不落前人，窠四方法之辨厘然各当。予因思历代注疏，诸家不堕于王叔和之蒙医，即惑于方中行之歧说。奠不以桂枝汤主风伤卫，麻黄汤主寒伤营，大青龙主风寒病伤营卫，三方分立，古法因以败坏。缉甫于《伤寒论》究心有年，独能自出心裁，不袭方氏三纲之谬，其识不在柯氏下。而于每方必审究立方主治之意，区别阴阳之理，调陈脉理之微，为前贤所未言，后学所未识，非儒而兼医者不致此。昔贤有言曰，读书而不能医者有之矣，未有不读书而能医者也，信乎？医者之必须读书人也。方今欧势东渐，欧美医士至华者踵相接，生理、卫生、解剖诸新学输入中国者不鲜。吾国虽向有《甲乙》《灵枢》《明堂图》诸书，于经络府俞非不详备，而一经柯韪良辩驳之后，初学惑于异说，渐有抑中扬西之意。究之西人内科医治未中肯綮，人皆谓西医不明中土中医，众失真传，二者交讥焉。中国医道始自轩岐，兴经方总而伊尹造汤液，至仲景独得心传。伤寒一部为罗方祖，数千余年以迄今日，人心见异思迁，几乎有千钧一发之危矣。缉甫以西医所研究者在形质，中医所讲求者在气化，精中学而旁及西学，则可舍气化而专求形质，则不可不忍视仲景之道不明，取伤寒之方详加论说，以保国粹而启后学。所愿后人之视缉甫众，犹缉甫之视仲景，则是书将与柯氏之书并行。谁谓缉甫非仲景之功臣也哉。

啸牧王岳崧叙于水心退思窝

卷 上

目 录

桂枝汤

桂枝三两（去皮）　芍药三两　甘草二两（炙）　生姜三两　大枣十二枚（擘）

上五味，㕮咀，以水七升，微火煮取三升，去滓，适寒温，服一升。服已，须臾，啜热稀粥一升余，以助药力，温覆令一时许，遍身漐漐微似有汗者，益佳；不可令如水流漓，病必不除。若一服，汗出病差，停后服，不必尽剂；若不汗，更服，依前法；又不汗，后服小促，其间，半日许，令三服尽。若病重者，一日一夜服，周时观之，服一剂尽，病证犹在者，更作服；若汗不出者，乃服至二三剂。禁生冷、黏滑、肉面、五辛、酒酪、臭恶等物。

中焦出气如露，乃水谷之菁华，气味所生之津液也。酸先入肝，苦先入心，甘先入脾，辛先入肺，咸先入肾。各从其脏腑之膏肓，外注于溪谷而渗于孙络。孙络之津液，与血和合，则受血化，而并成为血。血脉调和，则脉外之血，自然留于脉中，脉中之血，自然输诸脉外，病亦何由而有哉。兹经太阳中风，其太阳关切部之溪谷孙络，均被风寒阻碍而不通，其津液即不与血和合而外泄。此阳浮阴弱，热发汗出、恶寒恶风及身疼痛诸证，所由起也。治之以桂枝汤，缘中焦所出之气，即荣气也。桂枝色赤入荣，味辛主通，溪谷孙络受风寒阴碍而不通者，借桂枝入荣以通之，通则自阳和阴，斯脉之浮者静，弱者和。病因溪谷孙络阻碍不通，而热发汗出、恶风恶寒及身体疼痛者，自无一而不除。即鼻鸣干呕，亦由荣气之行，必出于胃之大络，其行于经遂，必先传之于手太阴，一经中风，胃与肺先受窒碍矣。此桂枝通荣，即所以通肺胃也。又必辅以甘草者，助中焦而生津液也。臣以芍药者，约桂枝使和于荣，不作虚阳之上僭也。姜以助桂，枣以助草，更啜稀粥，接济其津液之所不及。此皆以中焦出气而立法，故服后只宜微似有汗，取其外内通调，无所阻碍耳。若汗出如水流漓，是津液仍不能与血和合，其溪谷孙络受风寒阻碍而不通者，仍未能通，病亦何由而除乎？此黄帝之法，《灵枢》详之，仲师宗之。仲师所以为医中之圣，而桂枝汤所以为开章明义之第一方也。

补注：桂枝汤证。所谓阳浮者，寸脉浮也，主卫阳之气阻于外。所谓阴弱者，尺脉弱也，主荣血之气阻于内。此当就脉气上诊之，则两脉可无疑义。热自发者，卫不得荣气以守之，则热是浮热。汗自出者，荣不得卫气卫外以为固，则汗非真汗。鼻鸣者，卫气上通于肺，卫气被风寒阻滞则不得上通，故鼻鸣。干呕者，卫气不伸，荣气不和，水气不行，三焦被风寒阻滞之所致。余条证治，能从此条反复推之，无了不了了。

水谷入口，化于肠胃之中。凡已经化成之精血水液，则从三焦之膜管而出，其酸先入肝、苦先入心、甘先入脾、辛先入肺、咸先入肾者，皆从膜管出后，分道渗入于各脏腑之膏肓者也。方中桂枝，通荣；生姜，伸卫；大枣、炙甘草，养胃以培荣卫；芍药，约姜、桂以和三焦。稀粥，引诸经入胃，以助三焦之源，三焦为荣卫之所从出。荣卫发现则以太阳为人身之第一层，此所以谓伤寒一日太阳也。

桂枝加葛根汤

桂枝三两（去皮） 芍药三两 甘草三两（炙） 生姜三两 大枣十二枚（擘） 葛根四两

上六味，㕮咀，以水一斗，煮葛根，减二升，去上沫，纳诸药，煮取三升，温服一升，覆取微似汗。不须啜粥，余如桂枝法将息及禁忌。

桂枝汤立方之法，前已详矣，而于项背强几几，又必加以葛根者。缘足太阳之筋，其别者，上挟脊，上项。其支者，从腋后外廉，结于肩髃。其支者，入腋下，上出缺盆。手太阳之筋，结于腋下，其支者，走腋后廉，上绕肩胛，循颈。今项背强几几然，如鸟之欲举其翼而不能，是必项背之筋不和，牵连其肩腋。筋者非经，经外之络也。葛根蔓延似络，故加之，以通其筋。而不须啜粥者，因葛根能鼓胃气以生津液，故不待啜粥以生津液也，须待也。

桂枝加附子汤

即桂枝汤原方加附子一枚，炮、去皮、破八片。

上六味，以水七升，煮取三升，去渣，温服一升。

伤寒，脉浮，自汗出，小便数，心烦，微恶寒，脚挛急，反与桂枝汤以攻其表，此误也。本经原有明文，兹云太阳病发汗、遂漏不止当与伤寒脉浮、自汗出为近似，其人恶风当与微恶寒为近似，四肢微急难以屈伸当与脚挛急为近似，乃彼用桂枝汤，则为误。而此用桂枝汤，若犹以为未足，复加辛温之附子，何哉？盖无心烦一候也。无心烦一候，可见其汗出恶风，乃桂枝证之本来面目，为太阳部之溪谷孙络被风寒阻碍，而不得内通于经之的候，而与少阴之本热无干，只因漏而不止，则津液无所内输，经脉自然失养。其肾脏之输尿管，亦无所上承而输尿于尿道，故此添出小便难、四肢微急之假热象，治以桂枝加附子，为桂枝犹未足以开其阻碍，必加附子之大辛，以大开之。斯风寒未阻碍，除络为经通，液与血合，津不外泄，而汗自止，小便自和，经得所养，而肢自调矣。

桂枝去芍药汤

即桂枝汤原方去芍药。

上四味，㕮咀，以水七升，煮取三升，温服一升。

桂枝去芍药加附子汤

即前方加附子一枚，炮、去皮、破八片。

上五味，㕮咀，以水七升，煮取三升，去滓，温服一升，恶寒止，停后服。

桂枝汤何为而去芍药？证非自汗，其孙络尚与经通，津液尚与血合，无须芍药约桂枝以和于荣。且芍药泄脾，更非下后所宜。唯脉促胸满，其从胃络传之于太阴者，显系风寒所阻碍，桂枝汤不得不用，而必去芍药之泄脾，方为丝丝入扣。若加恶寒，是下后阳衰，有心者自有履霜坚冰之虑，故见证虽微，既去芍药以防脾泄，必加附子以扶其阳。特此阳衰之候，亦下后偶然所致耳。不然，何必谆谆为之戒曰：恶寒止，停后服。

桂枝麻黄各半汤

桂枝一两十六铢（去皮）　芍药一两　生姜一两　炙甘草一两　麻黄一两（去节）大枣四枚　杏仁二十四枚（汤浸，去皮尖及双仁者）

上七味，以水五升，先煮麻黄一二沸，去上沫，纳诸药，煮取一升八合，去滓，温服六合。

太阳病，得之八九日，以传经之日计之，已过经矣。所幸热多寒少，风寒已逐渐而退。其人不呕，圊便自可，是胃之火络已和。虽如疟状，发热恶寒，一日二三度发，而脉之微者尚缓。其太阳部之孙络，已与经隧通调，而无所阻碍矣，故为欲愈。若其脉但微而不缓，其候又偏于恶寒而不发热，是中焦之荣不荣，上焦之卫不卫，内外之阴阳俱虚，故不可更发汗、更吐、更下，以犯虚虚之戒。若脉微，恶寒，面色反有热色者，是荣自荣、卫自卫，特荣卫不相将而行，故内外不通调。其阻于外者，面有热色，而郁久必发，遂成其为小汗出、身必痒之的候，治之以桂枝麻黄各半汤。桂枝通荣，麻黄发卫，荣卫和谐，则诸病解矣。

补论：所谓脉微而恶寒者，脉微则荣气不足，恶寒则卫气不充，故为阴阳俱虚，不可更发汗、更吐、更下，以伤其荣卫之气。若脉微恶寒而面色反有热色，是荣卫之气虽不充足，而其所以不充足者，抑郁之故居多。故于面上有欲汗出而未得汗出之热色，身上有欲汗出而未得汗出之痒候。

桂枝二麻黄一汤

桂枝一两十七铢　芍药一两六铢　麻黄十六铢（去节）　生姜一两六铢（切）　杏仁十六枚（去皮尖）　甘草一两二铢（炙）　大枣五枚（擘）

上七味，以水五升，先煮麻黄一二沸，去上沫，纳诸药，煮取二升，去滓，温服一升，日再服。

凡服桂枝汤，服已，须臾，啜粥温覆，令一时许，遍身漐漐微似有汗，不可令如水流漓，病必不除。兹服桂枝汤，大汗出，脉洪大，正所谓病不除也。病不除，是桂枝之证仍在，故必再与桂枝汤以除其病。而啜粥温覆，须如前法，不当因病不除而变法也。若形如疟，日再发者，是无疟之弦脉，而唯有疟之忽寒、忽热、忽汗之形状而已，是荣未与卫和谐故耳。方用桂枝二麻黄一汤者，证已大汗出矣，则治之当后有汗之例，以通荣之桂枝汤为主剂，而如疟必须再汗乃解，则又当后无汗之例，以调卫之麻黄汤为辅剂。一轻一重，斟酌咸宜，较之桂枝麻黄各半汤，是又一法也，此圣方所以移步而换形也。

白虎加人参汤

知母六两　石膏一斤（碎，绵裹）　甘草二两（炙）　粳米六合　人参三两

上五味，以水一斗，煮米熟汤成，去滓，温服一升，日三服。

此汤主治之证，无不夹渴。盖渴者，阳明燥金之气之所致也，白虎治燥方论详后。兹加人参，则又为汗后、吐下后，或表证解后，燥证夹虚之治法矣。

桂枝二越婢一汤

桂枝十八铢（去皮）　芍药十八铢　麻黄十八株（去节）　甘草十八铢（炙）　大枣四枚（擘）　生姜一两二铢　石膏二十四铢（碎，绵裹）

上七味，㕮咀，以水五升，先煮麻黄一二沸，去上沫，纳诸药，煮取二升，去滓，温服一升。

论不云乎太阳病，得之八九日，如疟状，发热恶寒，热多寒少，其人不呕，圊便欲自可，一日二三度发，脉微缓者，为欲愈也。兹又云：太阳病，发热恶寒，热多寒

少，脉微弱者，此无阳也，不可发汗。彼此相较，大同小异，以彼欲愈而此无阳，间尝于同中求异，谓其异不在他，只在其脉之一缓一弱耳。盖太阳病，脉微缓，是太阳部之孙络，已与经隧通调，而无所阻碍，故为欲愈。若脉微弱，是中焦之荣，无阳以生之，故曰无阳，不可再汗以伤其荣，所幸发热恶寒，热多寒少。其上焦之卫，虽受风寒阻碍，尚有不可抑遏之势，治以桂枝汤，通荣中之阳，参以麻黄，易犯发汗之禁。唯越婢之麻黄，监以清燥之石膏，则唯清卫中之热而已，其于发汗无干也，此仲师所以减其本方为一小剂，以作桂枝汤之辅佐焉。

松按：此汤较大青龙，只以芍药易杏仁，而何以大青龙治发热恶寒，主发汗，若脉微弱者，不可服。此汤治发热恶寒，主不可汗，正为脉微弱而设。一味之异，治法迥殊，不可不辨。益芍药入荣，所以约桂枝使和于内，故为不可汗者宜杏仁利气，所以助麻黄、桂枝，使阳达于外，故为发汗者宜。

桂枝去桂加茯苓白术汤

芍药三两　炙甘草二两　生姜三两　茯苓三两　白术三两　大枣十二枚（擘）

上六味，吹咀，以水八升，煮取三升，去滓，温服一升，小便利，则愈。

服桂枝汤，汗出，病差，停后服，不汗，更服，可加至二三剂，论有明训。今桂枝汤证，服桂枝汤，一时不愈，照法施治，可更服。乃误而下之，以致桂枝证之头项强痛、翕翕发热诸候虽在，而桂枝证之汗出恶寒，确像风寒阻碍太阳部之的候，被误下而不克复存，故用桂枝汤，而桂枝不中与也。此即本论所谓桂枝本为解肌，若其人脉浮紧，发热汗不出者，不可与之之义。但仲师用药，病不由于水湿及太阴者，不用白术。非汗出者，不用茯苓，兹何以加法独异。盖此证是误下后，太阳之邪，陷入于脾，失其转输之用，以致膀胱不得气化而外出，三焦不得决渎而下出。陷入于脾，故心下为脾之部位，即满而微痛。失其转输之用，以致膀胱不得气化而外出，故无汗。三焦不得决渎而下出，故小便不利。方用桂枝去桂加茯苓白术汤，各存桂枝，不背本也。桂枝去桂，不犯无汗之禁也。茯苓之加，行气化也。白术之加，和脾土也。脾土和，则脾之部位无满痛。气化行，则膀胱、三焦任其职，况且膀胱、三焦者，腠理毫毛其应，是小便利，即可以得汗而解。此用药之法，实有法外法也。

补论：水谷入口，化于肠胃，其已经化成之卫气、荣气、水气。由肠胃而达出于三焦膵管以外者，全仗气化之力转运之、输送之。今服桂枝汤，既已培其荣卫之气，故恶风恶寒之候悉除。而膵管外气化之力，被误下而阻滞，故卫气仍不得伸，而有难开难合翕翕然之状，而发热，而无汗。荣气不得输，滞于膵管外之部位，故心下满而微痛。水气不得输，故不得蒸入肾门送入输尿管，达膀胱，而小便不利。

苓术二物，出土以后，必先经过发汗才可入药。观发汗之作用，其有关于气化显然，故此证为气化阻滞，须借其气化，为调气化者所必需。

重按：白术，《本经》以"作煎饵"三字另提，言多脂也，实能治脾土之燥。此证因服桂枝汤或下之而得，则诸证皆系脾土燥结显然，故以茯苓化其气，必以白术滋其燥，盖燥不解则气亦不行，此所以桂枝之证虽在，而桂枝不得再用也。

甘草干姜汤

甘草四两　干姜二两（炮）

上二味，㕮咀，以水三升，煮取一升五合，去滓，分温再服。

论中所谓复其阳及阳气还，两阳字指少阴之阳而言。少阴乃太阳之底面，故少阴病，二三日，咽痛，可与甘草汤。此汤之重用甘草，实即此意，而必加以干姜者，治吐逆也。细绎方意，可指为桔梗汤之变法。桔梗汤，主以甘草之甘，以缓少阴之火；佐以桔梗之辛温，开提肺气以散痛。甘草干姜汤，亦主以甘草之甘，以缓少阴之火；辅以干姜之辛，炮之使苦，通降肺气，以止吐逆，故本论所谓复其阳者，即复其阳于少阴之本位也。所谓阳气还者，即少阴之阳气还于本位也。少阴之阳，被误服桂枝而上炎，故厥为热厥，而足反不温，唯有以缓之，可使之不复炎，且无以阻之，可使之顺而下，斯逆者降、厥者愈，而足温焉。而注家乃谓干姜之用，是感以同气，使之易入，为后治法，恐亦鉴矣。况甘草干姜汤之治吐逆，实非臆说，观《金匮》治肺痿吐涎沫，自明。

芍药甘草汤

芍药四两　甘草四两（炙）

上二味，㕮咀，以水三升，煮取一升半，去滓，分温再服之。

此方重用芍药、甘草。论者谓芍药味苦，甘草味甘，苦甘合用，有人参之气味，所以大补阴血，血得补则筋有所养而舒，安有拘挛之患哉。余谓此说诚是，而其实仅知此方为桂枝汤之反面方，而未知此方即桂枝汤之加减方也。桂枝汤姜桂辛温，祛孙络间风寒之阻碍也。辅以大甘之枣味，补助中焦出气之源，接济孙络间之津液也。臣以芍药，约桂枝使不上僭，而领中焦生成之津液，入于络而和为血也。此证两足当温，其络之风寒已去可知，唯挛急未伸，则络之津液尚亏，故减辛通之姜桂，君以生津之甘草，臣以入荣之芍药，使中焦所出之津液，即时尽化为血。从孙络而入经隧，其拘挛可不转瞬而除。其不用大枣者，枣入心脾，草入肝脾，拘挛，肝脾病也，且吐逆之后，甘味太过，防壅满也，此又用药之慎而不滥也。

调胃承气汤

大黄四两（去皮，清酒浸）　甘草二两（炙）　芒硝半升

上三味，㕮咀，以水三升，煮取一升，去滓，纳芒硝，更上火微煮，令沸，少少温服之。

大凡误服桂枝汤，以致胃气不和而谵语者，热也，而其实姜桂之燥结于胃也。太阳之阳盛，以致肌热而汗不出者，热也，而其实燥未化也。阳明证，微结不解者，热也，而其实阳明固有之燥气也。仲师统以调胃承气治之者，承气解燥，方论详后。兹

去枳朴气胜之药，转加甘草甘以缓之，且少少温服，更有缓之之意。缓之，斯有以调之矣。

四逆汤

甘草二两（炙）　干姜一两五钱　附子一枚（生用，去皮，切八片）

上三味，㕮咀，以水三升，煮取一升二合，去滓，分温再服。强人可用大附子一枚，干姜三两。

此汤所治诸病，不病于上，唯病于中下，故以干姜理中以祛寒，附子温经以回阳，而必君以甘草者，盖温而不烈，则得冲和之气，而阳春有脚矣。

葛根汤

葛根四两　麻黄三两（去节）　甘草二两（炙）　芍药二两　桂枝二两（去皮）　生姜三两（切）　大枣十二枚（擘）

上七味，㕮咀，以水一斗，先煮葛根、麻黄，减二升，去滓，纳诸药，煮取二升，去滓，温服一升，覆取微似汗。不须啜粥，余如桂枝法将息及禁忌。

风寒阻碍太阳之筋，应用桂枝加葛根。唯无汗恶风，则阳明水谷所生之悍气，又被风寒阻其皮毛，使不得伸，方用桂枝加葛根，以和太阳之筋。参以麻黄，以解皮毛之郁。君以葛根，主张宣通筋络，兼升胃阳，以伸阳明所生之悍气。方名不列桂枝，重无汗也；不列麻黄，重太阳之筋也。此立方之旨，命名之严也。至于太阳与阳明合病自下利者，亦用此汤，是开太阳以麻桂、升阳明以葛根，寒邪外解，胃阳上宣，而下利未有不止者矣。

葛根加半夏汤

即葛根汤原方加半夏半升、洗，同法煎服。

太阳与阳明合病自下利者用葛根汤，其法在开太阳、升阳明。兹太阳与阳明合病不下利而但呕，是太阳部被风寒阻碍，固不待言，而阳明所生之悍气，亦被风寒阻碍而不通。不通者，浊不降也，故呕作。而浊不降者，而清万无升理，故仍用葛根升胃之清气，遂即用半夏降胃之浊气。一升一降，斯阳明所生之气，其清浊自分，而呕自止矣。

葛根黄芩黄连汤

葛根半斤　甘草二两（炙）　黄芩三两　黄连三两

上四味，以水八升，先煮葛根，减二升，纳诸药，煮取二升，去滓，分温再服。

太阳病桂枝证，被误下而下陷，斯阳明水谷所生之津液，前被风寒阻碍，不得输入经隧，反从溪谷外泄而自汗者，今则未注溪谷，即自胃而下行，而下利不止。促者，脉数而有止之谓，即络脉尚被风寒阻碍之征也，故知其为表未解也。此时风寒郁于肠胃而化热，故脉于止中见数，而候复喘而汗出。其喘也，肠胃之热上壅也，非麻黄之喘也。其汗出也，胃津受热逼而出也，非复桂枝之汗也，故方以葛根为君，鼓动胃阳，使阳明水谷所生之津液，不热而下行。其已下行而化热者，即以黄芩、黄连之大苦大寒清之于肠胃之间，且以甘草之大甘补助其阳明所生之津液。此立方之神圣而不可知之谓也。

麻黄汤

麻黄三两（去节）　桂枝二两（去节）　杏仁七十枚（去皮尖）　甘草一两（炙）

上四味，以水九升，先煮麻黄，减二升，去上沫，纳诸药，煮取二升半，去滓，温服八合，覆取微似汗。不须啜粥，余如桂枝法将息。

卫出上焦，乃阳明水谷所生之悍气也。阳明属表，为之行气于三阳。风寒束之，则行于三阳者，不得伸其悍气，故发热恶风。其脉以属表而见浮，以气悍而见数，以寒束而见紧。卫与阳明合于颔脉之人迎，与荣大会于手太阴，故悍气受束，其证候即有时而喘，有时而胸满。卫从指井而出于皮肤之气分，故气分被束而不解，其皮肤之汗孔不通，即井指之荣输并滞，斯汗不得出者，骨亦因之而疼痛。卫会督脉于风府，循脊而下，至于尾骶入脊内，注伏冲。伏冲者，冲脉伏于背里，为经络之海，即血海也，故见证有时头痛，有时腰痛，有时衄。卫气平旦出于阳而合于目，夜则入于阴而复合于目，故见证有时目瞑。治以麻黄汤者，麻黄空细如毛，直达肤表，气味辛温，开发毛孔，以散风寒，而伸阳明所生之悍气，俾其气得行于三阳而为君；桂枝从肌达表，为之应按不窍而为臣；佐以甘草，从阳明输精，以作汗源。桂枝汤原有其法，使以杏仁，取杏仁之性湿，与其质之冷利以制麻桂之温，而助甘草以收全效，此即桂枝汤芍药之用法也。特较之芍药，有入荣入卫之殊，且入荣者，必须啜粥生津，从孙络输于经隧以为血；若入卫者，则伸其悍气，使有微汗，即足以奏效矣，啜粥生津，转置于无用之地，故不须也。

补论： 卫出上焦，乃阳明水谷所生之悍气也。悍气被风寒收束而不伸，故不得上达则头痛，不得外达则发热无汗而复恶风。卫气通于肺，故喘。卫气主外，故脉浮，浮者，脉之气使然也。恶风而兼身疼腰痛、骨节疼痛者，卫气被阻，不得卫外以为固也。其余麻黄各证治可类推。

大青龙汤

麻黄六两（去节）　桂枝二两（去皮）　甘草二两（炙）　杏仁五十枚（去皮尖）石膏如鸡子大（碎，绵裹）　生姜三两（切）　大枣十二枚（擘）

上七味，以水九升，先煮麻黄，减二升，去上沫，纳诸药，煮取三升，去滓，温服一升，取微似汗。汗出多者，温粉扑之。一服汗者，停后服。汗多亡阳，遂虚，恶风烦躁，不得眠也。

温粉，用白术、藁本、川芎、白芷各一两，米粉三两为末。

论前云：太阳病，发热，汗出，恶风，脉缓者，名为中风。太阳病，或已发热，或未发热，必恶寒，体痛，呕逆，脉阴阳俱紧者，名曰伤寒。兹云：太阳中风，脉浮紧，发热，恶寒，身疼痛，不得汗出而烦躁者，大青龙汤主之。若脉微弱，汗出恶风者，不可服，服之则厥逆，筋惕肉瞤，此为逆也。伤寒，脉浮缓，身不疼，但重，乍有轻时，无少阴证者，大青龙汤发之。前后互参，不无疑义，因就脉论之。中风脉缓，而大青龙所治之中风，何为而脉紧；伤寒脉紧，而大青龙所治之伤寒，何为而脉缓。又尝就证辨之。中风有汗，而大青龙所治之中风，何为不得汗而烦躁；伤寒必恶寒、体痛、呕逆，而大青龙所治之伤寒，何为无恶寒、体痛、呕逆等候。千思万想，知其中已交涉阳明燥金之气矣。盖风化燥则愈重，寒化燥则渐轻，故大青龙所治之证，在中风为重，在伤寒为轻。中风重，故中风之脉本浮缓，而此则浮紧；中风之候本自汗，而此则无汗。紧与无汗，皆风被燥结也。伤寒轻，故伤寒之脉本浮紧，而此则浮缓。伤寒之候，本恶寒，本体痛，本呕逆，而此则寒不恶，体不痛，呕逆不见。不恶寒，不体痛，不呕逆，皆寒化为燥也，治以大青龙汤者。病之原委，明明为中风、为伤寒，则桂枝汤、麻黄汤，其本来之面目也，故立方不出二方之范围焉。必去芍药者，芍药苦平，入荣而益阴，观小建中汤之重用，可知。倘照原方而不知去，是只令其燥之已结者，得芍药益阴之品而为之助，势必愈结而不解矣。何以言之？燥，次寒也，冰象也，凄清之气也。但阳明金中不能无火耳，仲师去芍药而加石膏，原取石膏之色白，白，金色也；石膏之味辛，辛，金味也；石膏之质轻松，轻松所以解结，石膏之气微寒，微寒所以化燥。置之麻桂二方之中，斯麻桂解其本病，而石膏治其化气。况且次寒之结，非麻桂之辛不能解；金中之火，非石膏之寒而辛者不能制。至于命名之义，青龙云者，取东方之宿，生气之所发，变化之用灵焉。况大龙，最能兴云致雨，解两间燥烈之气，而转为春和，此正所谓得汗而燥解之谓也。

小青龙汤

麻黄三两（去节）　芍药三两　细辛三两　干姜三两　甘草三两（炙）　桂枝三两　半夏半升　五味子半升

上八味，以水一斗，先煮麻黄，减二升，去上沫，纳诸药，煮取三升，去滓，温服一升。若微利者，去麻黄，加芫花，如鸡子大，熬令赤色；若渴者，去半夏，加栝楼根三两；若噎者，去麻黄，加附子一枚；若小便不利，少腹满，去麻黄，加茯苓四两；若喘者，加杏仁半升。

太阳病，麻黄证，表证也。麻黄证不解而成水气，故特以"表不解"三字，提出其致病之由。盖卫出上焦，阳明水谷所生之悍气也；荣出中焦，阳明水谷所生之津液也。表不解者，风寒阻其阳明水谷所生之悍气也。阳明水谷所生之悍气不伸，即阳明水谷所生之津液，亦无所借赖以输送于经而为血，因留于卫所后出之分而为水。由是气不化，决渎不通，而小青龙之诸病作焉。治之以小青龙汤者，专取东方生发之义，鼓运脾阳，以助阳明之悍气，故麻黄、桂枝，治病源也，运气化也，通决渎也，即东方生发之作用也，仗此以鼓脾阳，故必易桂枝汤中之生姜为干姜，同甘草入脾，而鼓之运之之力更足。又必去麻黄汤中滑利兼湿之杏仁，改用燥湿降逆之半夏，以去水而和胃，更用细辛拨动其全方之神机，兼留桂枝汤中之芍药，以约姜、桂、麻、辛之性，使不上僣。犹恐以为未足，更用五味之酸，合芍药之苦，俾姜、桂、麻、辛、半夏所治之水，得苦酸涌泄而下行，斯阳明之悍气益伸。此水平而土治，亦土治而水无不平矣。至于龙以小名，正如喻嘉言所云，取其翻波逐浪以归江海，不欲其兴云升天而为淫雨之意也。

松按： 东方生发气，首在麻黄。去麻黄，即不成青龙。方后加减法，恐是前人不得已之心，决非青龙之本来面目也。

桂枝加厚朴杏仁汤

即桂枝汤加杏仁五十枚，厚朴二两炙、去皮。

上七味，以水七升，微火煮取三升，去滓，温服一升，覆取微似汗。

桂枝汤之用，在太阳为解肌，在太阴为解表。何以言之？太阳以皮毛为表，而太阴以肌腠为表也。兹太阳病，解表宜麻黄汤，解肌宜桂枝汤。乃医者不知而误下之，使太阳之邪，从太阳而陷于太阴，因变而为太阴病矣。真微喘者，尚能从太阴而转出太阳，唯未得遽转而微喘，故曰表未解故也。此表字，当从下后为太阴病立论，方用桂枝加厚朴杏仁汤者。桂枝本太阴解表方也，加厚朴，更有以运足太阴脾；加杏仁，更有以宣手太阴肺。太阴宣运，斯顺其势，转出于太阳，是表未有不解，喘亦未有不平者矣。

论前云：喘家作，桂枝汤加厚朴杏子佳。似即桂枝加厚朴杏仁汤法也，而不遽称加厚朴杏仁汤者，是有斟酌之意。存乎其间，盖如果恶寒有汗、脉浮缓，是桂枝证悉具。纵有喘之旧病，当先治桂枝之新病，桂枝汤可以无加，特曲为之防。治新必顾其旧，故特笔以表之曰加厚朴杏子佳。可见加之固佳，而临时亦许其再斟酌也。至立而为汤，则厚朴杏仁是其汤中固有之物。凡遇此证，即用此汤。用此汤，即加杏朴佳，亦不必言矣。

干姜附子汤

干姜一两　附子二枚（生用，去皮，擘，破八片）

上二味，以水五升，煮取一升，去滓，顿服。

下之后，则虚其里；复发汗，则虚其表。昼日烦躁不得眠，是虚故而阳动矣，夜而安静，是阴尚和也。不呕不渴，可见其烦躁者，非痰火之扰于内也。无表证，脉沉微，身无大热，可见其烦躁者，非风邪之扰于外也，治以干姜附子汤者。干姜乃手足太阴之温品，可用之以鼓脾阳而补其里。附子禀大热之气，可用之以益太阳之标阳而补其表。表里补，斯阳安其宅，而烦躁止，眠亦可得顺其常矣。

桂枝加芍药生姜人参新加汤

桂枝三两（去皮）　芍药四两　甘草二两（炙）　人参三两　大枣十二枚（擘）　生

姜四两（切）

上六味，以水一斗二升，微火煮取三升，去滓，分温服一升，余如桂枝汤法。

此方系桂枝汤之加味，则其病之原委为桂枝汤证无疑。只因发汗过多或如水流漓，使阳明水谷所生之津液，尽从溪谷孙络而外泄，于是经隧之血渐薄，而筋骨渐失所濡，此身疼痛、脉沉迟所由来也。方用桂枝加芍药、生姜、人参，虽桂枝之加味，乃建中之权与也。小建中汤，原于桂枝汤中，重用芍药，复加胶饴。此汤芍药虽不及小建中汤之重用，而已非桂枝汤分两之所能敌，其出桂枝汤之范围也，明甚。人参补血，胶饴补土，此证血液就衰，故不用胶饴补土，而用人参补血，最为对证之药。至于重用生姜，则助桂枝以散寒而温经，而枣、草、参、芍之用益灵焉。

麻黄杏仁甘草石膏汤

麻黄四两（去节） 杏仁五十枚（去皮尖） 甘草二两（炙） 石膏半斤（碎，绵裹）

上四味，以水七升，先煮麻黄，去上沫，纳诸药，煮取二升，去滓，温服一升。

此方治气分之燥而夹热者。盖误汗伤肺，误下伤胃，肺胃被误汗、误下而伤，是虽不明言燥，而不可更行桂枝汤，是其燥可知。然其燥在气分，不在血分，故并汗出而喘。而汗出而喘，又为燥中夹热、金中夹火之的候。特凄清之气乃燥金之本相，故虽燥中夹热、金中夹火，而火热未发，则亦无大热，治以麻黄杏仁甘草石膏汤。石膏色白，味辛，气微寒，最能平燥中之热、金中之火。而仲师恐其微寒之气，终无以破其凄清之气，故借麻黄汤以监之，而又恐金中之火，其发必暴（观金与金击或金石击，自明），故于麻黄汤中，冷利之杏仁，甘平之甘草，仍用之。而辛温入荣之桂枝，则必去焉，而注家泥于习惯之说，动云此方为风温而设，恐仍是识见不到处。

桂枝甘草汤

桂枝四两（去皮） 甘草二两（炙）

上二味，以水三升，煮取一升，去滓，顿服。

心下部位，膈间也。膈间，正三焦膜管之所在，与胃为最近。胃所生之津液被发汗过多而伤，故其人叉手自冒心，心下悸欲得按。所按者心下而不在心，与炙甘草汤证之心动悸，自有部位高下之分。治以桂枝为君，则能通膜管之荣者，兼能伸膜管之卫，兼能行膜管之水，辅以甘草以养胃中所生之液。若亦用炙甘草汤之冬、地、胶、参，是治在心，不在心下。虽能养荣，反有碍于卫气之行，与水气之调矣。此仲师立方之旨，诚分寸之不可乱者也。

茯苓桂枝甘草大枣汤

茯苓半斤 桂枝四两（去皮） 甘草二两（炙） 大枣十五枚（擘）

上四味，以甘澜水一斗，先煮茯苓，减二升，纳诸药，煮取三升，去滓，温服一升，日三服。

作甘澜水法：取长流水一斗，置盆内，以勺扬之，俾水面结大泡，用之。

发汗后，其人脐下悸者，肾气伤而水病也。故仲师曰：欲作奔豚，盖豚为水畜，肾为水脏，发汗之后，升发太过。斯两肾之水，不能从两肾之输尿管通入于膀胱，而转将旧积于膀胱者，有逆流而上之势，故悸。治以茯苓桂枝甘草大枣汤者，茯苓乃气化之药，潜伏于松木之根，主引水气下行。桂枝具辛温之用，为诸药先聘通使，兼能降逆气、破结气，而利关节，故取之以佐。茯苓之下行，使输尿管通，而膀胱之气化顺，是悸未有不除者。至于大枣、甘草，辅苓桂之所不及也。盖发汗之后，液已虚矣，后用引水下行之药，与大辛温破结之品，是液虚非仅无补，且有害焉。故取大枣、甘草之甘，以补至阴之脾，斯液有来路矣。甘澜水者，劳水也。水性本咸而体重，劳之则淡而轻，最能不助肾邪，抑且有益于脾胃也。

厚朴生姜甘草半夏人参汤

厚朴半斤（炙，去皮）　生姜半斤　人参一两　半夏半斤（洗）　甘草二两

上五味，以水一斗，煮取三升，去滓，温服一升，日三服。

太阳病，宜发汗者，发汗必解。兹发汗后而腹胀满，必其不当汗而汗，抑发其汗而太过。盖阳气因汗而外泄，则其中愈虚而愈寒。中者，脾胃之位，故《经脉》篇曰：足太阴虚则鼓胀，胃中寒则胀满。治以厚朴生姜甘草半夏人参汤者，厚朴温能散寒，炙香更能运土而助脾，故以为君。姜性温，亦主散寒，生者更能宣达胃气，故以为臣。参草补虚，联合有情，半夏降逆，驾驭有力，故以为佐使。此补虚消寒之法，亦即宣运脾胃之法，而腹之胀满，何患不除乎？

茯苓桂枝白术甘草汤

茯苓四两　桂枝二两（去皮）　白术二两　甘草二两（炙）

上四味，以水六升，煮取三升，去滓，分温三服。

伤寒病当吐，则吐之，愈；当下，则下之，愈。兹吐下后，心下逆满，气上冲胸，是误吐、误下而伤脾土。盖心下为脾之部位，脾运中焦水谷之气，自吐下有以伤之，故中焦不治，水气动膈，而逆满气冲诸候作矣。起则头眩，与夫发汗则动经，身为振振摇者，此皆脾伤而不能制水，水势盛而不能下镇也，以真武汤参看，自明。沉紧之脉，《金匮》云沉为水、紧为寒，可见其伤寒未愈，而水又凑之，治以茯苓桂枝白术甘草汤。桂枝、甘草，桂枝汤治寒之法也；茯苓、白术，真武汤治水之法也。参二法以立方，此方之所以有成法而无死法也。

芍药甘草附子汤

芍药三两　甘草三两（炙）　附子一枚（炮，去皮，切八片）

上三味，以水五升，煮取一升五合，去滓，温服。

伤寒病，当发汗，发汗则病愈。不当发汗，发汗则病剧，乃兹不云愈，又不云剧，只云病不解。可见其发汗非误，不过发汗亦徒然耳。反恶寒者，言不当恶寒而反恶寒，

亦非发汗之误也，表之曰虚故也。盖追言其素体，而于病究无干涉矣。便素体之虚，以脉参之，始可辨其为阳虚、为阴虚、为气虚、为血虚。阴阳气血之虚，各有恶寒之候，兹浑而言之，而以芍药甘草附子汤主之。芍药、甘草，即芍药甘草汤法也，附子虽回阳之药，而辛润以补水脏，自能从芍药、甘草以入阴分，而为补阴药中所必须之品。可见此所谓虚，专指阴虚而言。仲师不显言脉，而其阴虚之脉，有必然者，否则，阳虚、气虚、血虚，断非此方芍草重、附子轻者之所能治。注家或指为发汗虚其表阳，或指阴阳双补，均非恰当之谈。读《伤寒论》者，能于言中思其义，尤当于言外穷其理乎。

茯苓四逆汤

茯苓四两　人参一两　附子一枚（生用）　甘草二两（炙）　干姜一两半

上五味，以水五升，煮取三升，去滓，温服七合，日三服。

伤寒病，当发汗则发汗，当下则下。兹云发汗若下之，是医无定见，而治无定法也。病仍不解烦躁者，汗下乱投，医何由解。况汗则气上而不能下，下则气下而不能上，上下不交，则阳不能通于阴，阴不能通于阳，而烦躁作矣。治以茯苓四逆汤者，茯苓所以治误汗，使之自上而下，阳可通之于阴；四逆所以治误下，使之自下而上，阴可通之于阳。阴阳通，即上下和，则烦躁除。而误汗、误下之后，气血未有不虚，故复加人参以补气血，且茯苓四逆得人参以补气血，则其交通上下者，益有力而兼有情焉。

五苓散

猪苓十八铢　泽泻一两六铢　白术十八铢　桂枝半两（去皮）　茯苓十八铢

上五味，捣为末，以白饮和服方寸匕，日三服，多饮暖水，汗出愈。

本论称五苓散证，称其脉浮，犹以为未足。复称之曰浮数，称其烦渴，犹以为未足。复称之曰渴欲饮水、水入则吐，详推脉数之故，《金匮》云：数则为出，出则为阳实，阳实云者，肺被热而治不行也。又推其渴欲饮水、水入则吐之故，可见其渴欲饮水者，本异于白虎证之渴欲饮水、口干舌燥也。盖为水气致燥，犹水结冰而燥耳。散中猪苓、茯苓、泽泻皆气化之品，最能降肺以行治节。白术，《本经》以"作煎饵"三字另提，言多脂也，最能滋燥。五苓证，皆因发汗后水逆而得，则其烦渴诸候为燥结无疑。师以猪苓、茯苓、泽泻行治节，即以白术滋其燥。盖燥不得滋，则治节亦碍而不行矣。用桂枝者，水入则吐，水气非阳而不化也。盖白术只能滋燥，必借桂枝之阳，始可以化其水气而解燥结。犹火之热，才能解冰而解燥也。况桂枝为诸药先聘通使，《本经》确有明文。用之，则猪苓、茯苓、白术、泽泻，其行治节与其滋燥之效益彰。至于作散以散之，多饮暖水以润之。是专从事于气化之上，以速其治节之行，白饮和服，则以桂枝汤啜粥取汗之义推之，可也。

补论：五苓散证，言其得饮水令胃中和者，则其微热消渴之故，非关胃中干。显然，盖卫阳发泄，蒸水之火气不足，故外微热。而内之水气停积，不得蒸腾而上，故消渴，或渴欲饮水，水入则吐。师恐人不解其故，复揭出"脉浮"二字，揭出"小便不利"四字。其所以脉浮者，脉气被水气壅止而不降。所以小便不利者，系胃中所饮水，从膵管吸出，不得气化输运，无以送入肾门，输入输尿管，通入膀胱也。故此五苓散证内，复有所谓心下痞者。心下部位，正三焦膵管所在之部位，痞则失气化之权也。

茯苓甘草汤

茯苓二两　桂枝二两（去皮）　甘草一两（炙）　生姜三两

上四味，以水四升，煮取三升，去滓，分温三服。

伤寒汗出，桂枝汤证也。此方于桂枝汤，则去芍药、大枣，而减桂枝、甘草之分两，转稍稍参以真武汤之茯苓，其意安在。盖桂枝汤之汗，汗自出也，故仍用啜粥温覆，取微汗以和荣气。此汤之汗，承上数节发汗而言，是汗因发而出也，故直救其发汗之误，而不欲其再汗。且较桂枝汤证，无恶寒之候，故桂枝在所当轻，故辅桂枝之甘草，亦不得不轻。生姜在桂枝汤中，取其辛以和肺胃，得枣之甘以养荣，此汤取其辛能利肺气，气行则水利汗止。肺为水之上源，是真武汤法也，故去枣以防其壅碍，加茯苓以合真武而镇水。而真武镇水之法，此方所取药味，除生姜外，独用茯苓。而茯苓又复少用，曷故。盖其证并无真武之重候，唯防微杜渐，令水利而汗止，即心下悸亦可以止。又桂枝、真武二汤，并有芍药，此方之不用芍药，以桂枝、真武二汤例之。彼皆有发热之一候，此则非特不发热，且明明因伤寒而不渴，或因伤寒而厥，阴寒之芍药，决非所宜也。

栀子豉汤

栀子十四枚（擘）　香豉四合（绵裹）

上二味，以水四升，先煮栀子，得二升半，纳豉，煮取一升半，去滓，分为两服，温进一服，得吐者，止后服。

发汗吐下后，其气机被药所扰，不和极矣，故此阴阳暌，水火离，而虚烦不得眠，以及反覆颠倒，心中懊憹，诸候作焉。其有烦热，胸中窒者，表不通，而里不和也。身热不去，心中结痛者，表不通，而里之不和愈甚也。概以栀子豉汤主之者，栀子主用，最能起水阴之气以上行，既上行矣，复能导火热以下行，是推荡之力居多。黑豆入肾，应下行，造为豉，是轻浮升散之力不少，亦能起水阴之气以上行。师取黑豆豉轻浮升散之力，自下而上行，助栀子推荡于心胸之间，转导火热之气以下行，使病者上下和，而阴阳自然而调，水火自然而济，虚烦诸候，自然而除。而黑豆豉轻浮升散之力，兼能达表，表气通，斯里气和，则烦热、胸中窒，与夫身热不去、心中结痛诸病，更无有不愈者矣。

补论：栀子豉汤证内，所以心中懊憹，心中结痛，心下濡，心愦愦，胸中窒者，皆其三焦腠管所关系之处。被汗、吐、下而失其调和之度也。此处用调和法，不宜专为之升，不宜专为之降，故仍以汗、吐、下为治法。香豉自下而上升，有发汗之义。栀子自上而下行，有下之之义。方后言温进一服，得吐者，止后服，则自有吐之之义。

栀子甘草豉汤

栀子十四枚　甘草二两　香豉四合（绵裹）

上三味，以水四升，先煮栀子、甘草，取二升半，纳豉，煮取一升半，去滓，分温二服。

栀子生姜豉汤

栀子十四枚　生姜五两　香豉四合

上三味，以水四升，先煮栀子、生姜，取二升半，纳香豉，煮取一升半，去滓，分温二服。

栀子豉解见上，而少气何为仅加甘草乎？盖汗吐下后，中气虚矣，而反复懊憹不得眠等候，则皆余热未清之故。此时遽用参芪，而不免于助热，唯用甘草之甘，缓栀豉苦寒之味，使苦寒得甘，能清余热，而不至于再伤其气，故气虽少，而上下和，气亦自然逐渐而生。呕加生姜者，辛通降逆之意也。而注家或指为胃阳伤则呕，加生姜，意在暖胃，恐非正解。观仲师所云，凡用栀子汤病人旧微溏者不可与之三句，可见病至胃阳伤，决不用栀子汤加减也。

栀子厚朴汤

栀子十四枚（擘）　厚朴四两（炙）　枳实四枚（水浸去瓤，炒）

上三味，以水三升半，煮取一升半，去滓，分二服，温进一服，得吐者，止后服。

伤寒下后，其心烦者，有余热也。其腹满者，热因下而陷于脾，斯脾之转输不利，卧起不安者，乃心烦腹满之的候。盖心烦则卧不安，腹满则起不安，治以栀子厚朴汤。栀子清余热；枳朴香燥，运太阴。余热清斯烦除，太阴运斯满消矣。

栀子干姜汤

栀子十四枚（擘）　干姜二两

上二味，以水三升半，煮取一升半，去滓，分二服，温进一服，得吐者，止后服。

伤寒，医以丸药大下之，是非寻常下之者比矣。所幸其病候身热不去，其病情微烦，则白通、四逆、理中辈，不中与也。治以栀子干姜汤者，烦虽微，非栀子不能清其心；下既大，非干姜不能温其脾。心脾并治，是干姜之合栀子，实有火土相生之妙矣。

真武汤

茯苓三两　芍药三两　生姜三两　白术二两　附子一枚（炮）

上五味，以水八升，煮取三升，去滓，温服七合，日三服。咳，加五味子半升，干姜、细辛各一两，或去生姜；小便利，去茯苓；下利，去芍药，加干姜二两；呕，去附子，加生姜足前半斤。

真武汤证，其治法以水气不能下行为要点，而水气之所以不能下行者，由蒸水之火气不足也。蒸水之火气，人身卫阳之气也。故真武汤证，于太阳见心下悸，头眩，身瞤动，振振欲擗地；于少阴见腹痛，小便不利，四肢沉重疼痛，自下利者，无一而非水气停滞之显象，无一而非卫气不能卫外以为固之候。卫气不能卫外以为固，故汗出不解，其人仍发热。方中苓术，即桂枝去桂加茯苓白术汤中苓术，借苓术之气化，以调气化之义。又于桂枝去桂加茯苓白术汤中，减姜草留姜药加附子者，因证系水气停滞，即不宜枣草留中滞胃以碍水。生姜宣胃气，通膵管，能散水之蓄滞，故留之。芍药下泄，能约姜附之性，使水从水道，故亦留之。若下利则去芍药，正防芍药之下泄，故复加干姜以温其中气，正与芍药为反对用法。咳，加细辛、干姜、五味子者，咳亦水饮蓄滞之所致，加细辛拨动其神机，加干姜鼓散其寒气，则水之蓄滞者散，复加五味子收以敛之，以防其散之太过，则水气散而肺气仍得收敛而安。或去生姜者，因既用干姜、细辛之散，则生姜或不再用之。小便利，去茯苓者，因病在卫气之滞，不在输尿管间输泄之不顺，故去茯苓以防输泄之太过。呕，去附子重加生姜者，治在宣胃以散水，不在暖胃以培火。方名真武，真武者，北方司水之神，病在治水，故以司水者名之。

小柴胡汤

柴胡半斤　黄芩三两　人参三两　甘草三两（炙）　生姜三两　半夏半斤　大枣十二枚

上七味，以水一斗二升，煮取六升，去滓，再煎取三升，温服一升，日三服。若胸中烦而不呕，去半夏、人参，加瓜蒌实一枚；若渴者，去半夏，加人参合前成四两半，栝楼根四两；若腹中痛者，去黄芩，加芍药三两；若胁下痞硬，去大枣，加牡蛎四两；若心下悸，小便不利者，去黄芩，加茯苓四两；若不渴，外有微热者，去人参，加桂枝三两，温覆取微汗愈；若咳者，去人参、大枣、生姜，加五味子半升，干姜二两。

小柴胡汤证，总不外乎上焦不通，液不下，胃气不和之所致也。盖卫出上焦，荣出中焦。津液者，即中焦水谷之所生，出而如露者也。上焦不通，则阳明之悍气不伸，津液不下，则如露者，不能输于经隧以为血，此正荣卫不调之为病，故往来寒热为荣卫不调之外候，即小柴胡之的证。而荣卫皆本于胃，荣卫不调，胃气焉得而和，种种小柴胡证，所由起也。治以柴胡为君，伸阳明所生之悍气，以通上焦之不通，此即麻黄汤君以麻黄之义也。但麻黄证在伤寒之一日，而小柴胡证则远以十余日计，近亦五六日或四五日，风寒已郁久而化热。故麻黄之辛温，非其所宜。改用柴胡，又必佐以轻清解热之黄芩。而为日已久，荣气易虚，故又必佐以养荣之参草。生姜合半夏，善宣胃气，合大枣善安胃气。宣之安之，斯有以和之矣，故特表而明之曰：上焦得通，津液得下，胃气因和。此三语乃小柴胡之铁板注脚，惜读者略而不悟耳。去滓再煎，是使药之气味力抵于和，以成其和胃之全功。汤以小名，益见其功用在和，非如大柴胡汤之能下也。

小建中汤

芍药六两　桂枝三两（去皮）　甘草二两（炙）　生姜三两（切）　胶饴一升　大枣十二枚（擘）

上六味，以水七升，煮取三升，去滓，纳胶饴，更上微火消解，温服一升，日三服。

仲师用桂枝汤以通荣，兹倍芍药，加胶饴，改名之为小建中汤，非离乎荣而为言也，建立中焦之义也。盖荣出中焦，乃阳明水谷所生之津液，从孙络变化为血，以输于经。今寒气阻之，使不得输入于经以养经。故经不通，则阳脉涩；经失养，则阴脉弦，腹中并为之急痛。心主血，包络主脉，经不通而失养，则血薄而脉不濡，故心中悸而烦。建中汤君以芍药，入于荣也；臣以桂枝，祛寒而通经也；生姜、枣、草，皆不出桂枝汤立方之法也；加以胶饴，即桂枝汤啜粥之旨也。胶饴乃水谷精专之汁，较之于粥，实已化成为液，其补中焦之液，更神矣。

重按： 建中法，此方特露其端倪，先定其模范，故谓之为小。

大柴胡汤

柴胡半斤　半夏半升（洗）　芍药三两　黄芩三两　生姜五两　枳实四枚（炙）大枣十二枚（擘）

上七味，以水一斗二升，煮取六升，去滓，更煎，温服一升，日三服。一方，用大黄二两，若不加大黄，恐不为大柴胡汤也。

仲师论小柴胡证，则曰心烦，或胸中烦，或心下悸，或胁下苦满；若大柴胡证，则不仅心烦，不仅胸中烦，不仅心下悸，不仅胁下苦满，明明心下急，心中痞硬矣。论小柴胡证，则曰喜呕，或胸中烦而不呕；若大柴胡证，则不独不呕，而且呕吐。不独喜呕，而且呕不止，以此辨论。烦者，悸者，满者，喜呕者，和之足矣。至于急与痞硬，与呕不止，则非和之所能济。且有屎在，不仅有干于津液，方用柴胡、黄芩、生姜、大枣、半夏，其通上焦和胃气之旨。原不外于小柴胡之法，而去生津之参草，加芍药、枳实、大黄以下泻，且生姜加至五两，其辛通之力，超过于大枣之甘缓。立方之旨，原不仅和之为贵，故特表而明之曰，下之则愈。

柴胡加芒硝汤

柴胡二两六铢　半夏二十铢　黄芩一两　甘草一两　生姜一两　人参一两　大枣四枚　芒硝二两

上七味，以水四升，煮取二升，去滓，纳芒硝，更煮，微沸，分温再服。

伤寒，十三日不解，胸胁满而呕，日晡所发潮热，此胃气之不和已甚。故当阳明旺时，申酉戌期间，而见证益显。医得法者，可以大柴胡下之，乃不用大柴胡，而另用丸药，发令阳明水谷所生之悍气，因丸药误下而不伸，则上焦不通。阳明水谷所生如露之津液，因丸药误下，而生源衰薄，则津液不下。此时若仍以大柴胡为救治之方，其无参草以补助中焦之津液，唯有芍药、枳实、大黄以苦寒而下泻，则阳明所生之气，与阳明所生之津液，既因误下而受伤者，未有不再受其伤者矣。师以小柴胡加芒硝治之，芒硝虽亦寒泻，而清明之质与朴硝之重浊不同，取其润下而不伤液，其方法仍不外乎上焦得通，津液得下，胃气因和之谓也。

重按：芒硝，取朴硝白者，以水煎化，澄去渣，入莱菔自然汁同煮。经宿，结成锋芒，体质清明，苦咸已化，仲师用之，亦足以见选药之慎矣。

桃核承气汤

桃仁五十个（去皮，尖）　大黄四两　甘草二两（炙）　桂枝二两　芒硝二两

上四味，以水七升，煮取二升半，去滓，纳芒硝，更上火，微沸，下火，先食，温服五合，日三服，当微利。

阳明水谷所生之津液，有从脏腑之膏肓外注于溪谷而渗于孙络，自孙络化血而入经隧者，有流溢于中，变化为赤，伏于胞中，贮为血海者。溪谷孙络，太阳关切之部分也。受风寒阻碍，不得内与经隧通，于是未成血之津液，即从溪谷孙络而外泄，此桂枝证之自汗所由来也。兹太阳病不解，又不能如桂枝证之自汗，则溪谷孙络间之津液，内不得通于经隧，外不得泄为汗，仍自胃而流溢于中，郁而化热，而结于血海之膀胱，此热结膀胱所由来也。但热而成结，其热来有不至于燥者，妇人脏躁，喜悲伤欲哭，象如神灵所作。今热结膀胱，其人如狂，谓非脏躁而何故。血自下，下者愈，即躁解，而热亦因之而解。设不俟燥热之气，并归于脏，而遽攻之，势不至于外邪内陷不止，故必俟其外邪患除。少腹急结，而后攻之。盖少腹者，膀胱之分，血海之所在也。急结者，热之象，乃燥之明征也，治以桃核承气汤。其承气汤，即调胃承气之法。加桃核，以桃得三月春和之气以生，其花最鲜明似血，而仁又生气最全。凡血瘀血结之疾，不能调和畅达者，此能入于其中，而和散之、流通之，实为血中解结之妙品。又加桂枝者，病已燥结，非辛不通。通之则燥化，燥化则急结平矣。从前注家只知此方治热伤血，而不思仅热伤血，则承气加桃仁，足矣，何必又取热象，忌用最辛温之桂枝，作诸药之先聘通使也。

柴胡加龙骨牡蛎汤

柴胡四两　龙骨一两半　黄芩一两半　生姜一两半　人参一两半　茯苓一两半
铅丹一两半　牡蛎一两半　桂枝一两半　半夏二合　大枣六枚　大黄二两

上十二味，以水八升，煮取四升，纳大黄，切如棋子，更煮一二沸，去滓，温服一升。

阳明水谷所生之悍气，为卫气。卫出上焦，寒气阻之，使不得伸。至八九日之久，

正太阳再传阳明少阳之期，医以误药下之，斯阳明之悍气以抑郁而不得伸者，而病胸满，即足少阳之胆火，亦被扰而病烦惊、病谵语。足太阳之膀胱，并以郁久化热，而病小便不利。是时卫不卫、枢不枢，一身尽重，不可转侧，有必然者，治以柴胡加龙骨牡蛎汤。取小柴胡以伸阳明之悍气，并转少阳之枢，而助太阳之开。去甘草，妨碍于胸满；加桂枝，力扶其太阳；大黄分两，较承气稍轻，只借之以泻胆火；犹恐以为未足，故辅之以龙、牡、铅丹，静而镇之；茯苓禀土气最厚，助参、枣、姜、夏以和中，则大黄不至为下后之忌药。总之，立方之法，在于悍气伸，胆腑清，枢转利，开阖顺，而病未有不恍然失矣。

桂枝去芍药加蜀漆牡蛎龙骨救逆汤

桂枝三两（去皮） 甘草二两（炙） 大枣十二枚 生姜三两 煅牡蛎五两 龙骨四两 蜀漆三两（洗，去腥）

上为末，以水一斗二升，先煮蜀漆，减二升，纳诸药，煮取三升，去滓，温服一升。一本，蜀漆四两。

据张令韶注：伤寒浮，病在阳也，太阳与君火相合而主神。心为阳中之太阳，医以火迫劫亡阳，是亡其君主心脏之阳。心为火迫，则神气外浮，故惊狂而不安。桂枝色赤入心，取之以保全心气；佐以龙牡者，取水族之物以制火邪，取重镇之品以治浮越；芍药苦平，非亡阳所宜，故去之；蜀漆取通泄阳热，故先煮之。神气生于中焦水谷之精，故用甘草、大枣、生姜以资助中焦之气。病在阳，复以火劫，此为逆，故曰救逆。愚按：张氏谓芍药苦平，非亡阳所宜，故去之，说亦近是。但蜀漆乃常山苗，其气味本不出于苦、寒、辛、平之间，亦断非亡阳所宜，何仲师转从而加之。想及此，因知此证亡阳，是阳气逃亡不得制之谓，并非阳气亡灭不可存之谓。若张氏谓芍药苦平，非亡阳所宜，其于"亡阳"二字，确以阳气亡灭解，故于蜀漆之加，令读者终生疑窦。唯于阳气逃亡不得制上曲思病势，乃可断其所以惊狂，所以起卧不安者。当时必有痰火随亡阳而上，扰于包络，结于胸中，因成此惊狂与起卧不安之候。故桂枝汤中之芍药，虽《本经》称为苦平，而苦中实带微酸，不能不有碍于痰火。唯常山能吐胸中痰结，蜀漆功用相等，况其味更辛，故加之于桂枝汤中。俾桂枝汤既有以治太阳之本病，而蜀漆遂从而越之。蜀漆越之于上，龙牡镇之于下，一升一降，以通金水之气，而救火逆，此其所以为救逆也。而陈修园乃欲以茯苓代蜀漆，是亦以张氏之见解亡阳，而未知仲师之用蜀漆，原有越之之义在也，甚矣。古方立意之深，虽良医不能尽识，何况庸俗人乎。

桂枝加桂汤

桂枝三两 芍药三两 生姜三两 甘草二两 大枣十二枚 牡桂二两

上六味，以水七升，煮取三升，去滓，温服一升。

太阳中风，汗自出者，主以桂枝汤。此证汗非自出，乃烧针令其汗，是烧针而逼之使出耳。是时阳明水谷所生之津液既渗于溪谷孙络间者，不及化血以濡经，故经脉空虚，针处被寒，核起而赤。其流溢于中而伏于胞者，亦因强汗伤液，而来路衰薄，致令胞中不安，而冲气动，故发奔豚。气从少腹上冲心，治以桂枝汤，调孙络与经隧，使液不外泄。仍从孙络化血而通于经，更加桂者，伏冲气也，不须啜粥，证非自汗，其津液本自足耳。

桂枝甘草龙骨牡蛎汤

桂枝一两　甘草二两　龙骨二两　牡蛎二两

上为末，以水五升，煮取二升半，去滓，温服八合，日三服。

论曰：脉浮，宜以汗解，用火灸之，邪无从出，因火而盛，病从腰以下，必重而痹，名曰火逆也。欲自解者，必当先烦，乃有汗而解。何以知之？脉浮，故知汗出解也。兹乃不知脉浮当汗出而解，而以误下抑其向外之机，又以烧针助其火逆之势，其火愈逆，其抑益甚，欲不烦躁，得乎！治以桂枝甘草龙骨牡蛎汤者，节取桂枝汤之桂枝以通荣，甘草以助液，加龙牡抑其亢阳以交于阴。阴阳交，抑郁伸，其烦躁未有不除者矣。

抵当汤

虻虫三十个（去足翅，熬）　水蛭三十个（熬）　大黄三两（酒洗）　桃仁三十个

上四味，到如麻豆，以水五升，煮取三升，去滓，温服一升，不下，再服。

阳明水谷之津，流溢于中，变化为赤，伏于胞中，贮为血海。其血随冲任行于脉中，半随冲任散于脉外。今太阳病，其风寒和气，循经入里，搏于血海，血海被其阻碍，亦瘀而不行，此抵当汤证所由成也。其证异于桃核承气汤证者，在于小便自利，与膀胱无涉。此其病已深入，故表其脉曰沉结，曰微而沉，其干涉在经，故复表之曰太阳随经，方用虻虫、水蛭，取其飞潜蠕动之力，带同桃核之仁，将军之勇，穿经入络，以抵于海。庶几血通热解，虽海之深，实有以抵而当之矣。

抵当丸

虻虫二十五个（去足翅，熬）　水蛭二十个（熬）　桃仁三十五个（去皮尖）大黄三两

上四味，捣分为四丸。以水一升，煮一丸，取七合服，不可余药。晬时当下血，若不下者，更服。

抵当汤证，论以太阳病六七日，表证仍在为原因。抵当丸证，论以伤寒有热为原因。二证似以此别，而其实太阳病表证仍在，即伤寒有热之谓。伤寒有热，即太阳病表证仍在之谓，彼此特互文耳。而抵当丸方法，着眼究竟何在？细心论之，当在"少腹满"三字。盖抵当汤证，论云：少腹当硬满，下一当字，其硬满亦按法而言耳，似或有未必然者。又云：少腹硬，下一硬字，则又未必满也，唯抵当丸证则确确乎少腹满矣。而又恐人不知其满之甚，故又申明其情状曰，应小便不利。应小便不利，则其

满之情状，为何如乎？此其证较重，其结更甚，非连渣滓留于病所，逐渐而解之。则汤者，荡也，一时易过之药力，易退之药气，断不能解其固结而不可解之病矣。此仲师所以另立丸法也。

大陷胸丸

大黄半斤　葶苈子半斤（熬）　杏仁半升（去皮尖，炒黑）　芒硝半斤

上四味，捣筛二味，次纳杏仁、芒硝，合研如脂，和散，取如弹丸一枚，别捣甘遂末一钱匕，白蜜二合，水二升，煮取一升，温顿服之，一宿乃下。如不下，更服，取下为效。禁如药法。

病之发于阳也，发于太阳之分也。太阳之筋，从脊背上循项，风寒中之，必借汗以解之者和之。乃不以汗解之，而反误药以下之，于是太阳之筋不和，上焦之卫不和，其中焦所出如露之液，本自胃而行于肺者，亦郁于肺胃之分而不和，此胸结项强所由来也。师用大黄、芒硝调胃之药，顺其势以导之；即用葶苈、杏仁泻肺之药，宣其气以行之。而又恐其气结为水，其结难破，故另捣甘遂末，较诸药而重用。俾水气行，斯肺胃和，而太阳之筋亦无不行矣。故曰：下之则和。但此证由于误下，不宜再下以伤胃气，故热入不得不下，而必作丸以缓之。又恐作丸虽缓，而峻药未必即缓，故复以大甘之蜜，缓其丸中诸药通泄之性，且欲其从容不迫，留于肠胃之间，逐渐以除病。斯病不因急下而遗矣，故方后特表而明之曰，一宿乃下。

大陷胸汤

大黄六两（去皮）　芒硝一升　甘遂一钱匕

上三味，以水六升，先煮大黄，取二升，去滓，纳芒硝，煮一两沸，纳甘遂末，温服一升，得快利，止后服。

人身部位，胸间膈上，病则越之，瓜蒂散、栀子豉汤是也。兹结胸证所定方法，并无越之之义，而汤较丸药力更甚。于义何居？盖结胸者，由下之太早而来，故论中"阳气内陷"四字最着眼，其立方亦不得离此以命名。是以结胸者，其病根在于内陷，故论中论证，每云心下痛，按之石硬，或从心下至少腹硬满而痛不可近。心下部位，非胸间膈上矣，其或腹，或少腹，邪在其间，非下之，则泄之。陷胸，皆下之、泄之之法也。但大陷胸丸，从上以泄之，故取葶苈、杏仁宣气而利肺。小陷胸汤，从中以下之，故取黄连、半夏抑脾而和土。唯此汤急从下以下之、泄之，故大黄、芒硝均非上中之药，改丸为汤，恐下与泄之力不大，而必借甘遂以行水气、通隧道者。病始于结胸，终未离于心下，决非承气之所能制胜也。

小陷胸汤

黄连一两　半夏半升（洗）　瓜蒌实大者一枚

上三味，以水六升，先煮瓜蒌，取三升，去滓，纳诸药，煎取二升，去滓，分温三服。

荣出中焦，心下，其部位也。小结胸证，正在心下，按之则痛，是阳明所出如露之荣液，以不得外达而结。脉浮滑者，浮为阳，滑为痰，痰即液之所结，其质水也，其气寒也。而脉见浮滑，则寒非真寒，结乃实结，表亦无热证之可言。治之以小陷胸汤者，取黄连之苦降，半夏之辛通，以解其荣液之结。但二药皆过燥，而结未易解，故又取瓜蒌实之熟而如柿者，为液最足，以辅黄连、半夏之辛通苦降。俾其滑而不着，克成利导之势，且其性自上而下，虽异于大陷胸中大黄、芒硝之下泄，而仍不离乎下之、泄之之为义也。

文蛤散

文蛤五两

上一味，为散，以沸汤和一钱匕服，汤用五合。

太阳病，不发汗，而以冷水潠之。若灌之，斯阳明之悍气被郁，即太阳之标阳不伸，故热郁而烦，意欲饮水。阳明之悍气郁，斯阳明所出如露之津不布，即太阳之寒水不化，故肉上粟起，欲饮水而反不渴。师取文蛤之质刚而燥，气平而寒者，杵散泡服，以散皮肤之水湿，兼平内郁之热气。不加佐使，欲其力专而用灵也。其后病势不差，始改而用五苓，此中有次第焉。而柯韵伯乃指文蛤散为轻剂，欲以文蛤汤易之，而实未思文蛤汤中之麻杏姜石，治重病也。仲师此番，已推到重病治法，曾立三物小陷胸汤及白散二方，倘遽以文蛤汤易文蛤散，毋乃过剂乎。

白散

桔梗二分　贝母三分　巴豆二分（去皮心，熬黑，研如脂）

上二味为散，纳巴豆，更于臼中杵之，以白饮和服，强人半钱匕，羸者减之。病在膈上，必吐；在膈下，必利。不利，进热粥一杯；利不止，进冷粥一杯。

寒实结胸无热证者，非无热证也，热被却而内结，无外证之可见耳。与以三物小陷胸汤者，辛通苦降以解结。与以白散者，开提辛散以解结。二方立法不同，总在于医者心灵手敏，能确见其结，须通降而解，则以三物小陷胸汤与之。确见其结，须开提辛散而解，则以白散与之。白散方解，陈氏最切。至于方名之义，非仅取桔梗、贝母之形色而已，取开肺以解结。盖肺主白，必辛以散之，故不作汤而作散，命之曰白散。犹《金匮》赤丸，为朱砂命名，而实为保心起见也。陈氏蔚曰：巴豆辛热，能散寒实而破水饮。贝母开胸结，桔硬开肺气。不作汤而作散，取散以散之之义也。进热粥者，助巴豆之热势，以行之也；进冷粥者，制巴豆之热势，以止之也。不用水而用粥者，借谷气以保胃气之无伤也。

柴胡桂枝汤

柴胡四两　黄芩一两半　人参一两半　半夏二合半（洗）　桂枝一两半（去皮）
芍药一两半　生姜二两　大枣十二枚　甘草二两半（炙）

上九味，以水七升，煮取三升，去滓温服。

474

伤寒六七日，一经已周，又值太阳主气之期矣。太阳病，发热恶寒，正桂枝汤证也。但肢节疼痛，微呕，心下支结，则断非一桂枝汤即能了事。盖太阳主开，其卫气被阻而不开，斯郁久化热，而扰其络，肢节未有不痛。卫出上焦，胸气之所主也，风寒阻之，气不得自胸而出，则心下未有不结。气不得自胸而出，即不得自胸而入，其结于心下者，即隔于胸上而微呕。师用桂枝汤以治本病，借小柴胡以伸其卫气。斯郁者伸，结者解，开者开，卫者卫，而气之出入利矣。

柴胡桂枝干姜汤

柴胡半斤　桂枝三两　干姜二两　黄芩三两　牡蛎二两　甘草二两（炙）　花粉四两

上七味，以水一斗二升，煮取六升，去渣，再煎取三升，温服一升，日三服。初服，微烦。复服，汗出，便愈。

伤寒五六日，正厥阴主气之期，厥阴之上，中见少阳。少阳胆管与三焦膜管，外分而内合，其外出之部位，正在心之下、胸胁之间。其作用，胆管引出精汗以养肝，膜管引出水液以下行，肝得养自无烦结之候，水下行自无胸胁满及小便不利之候，此少阳之所以成枢转也。今被误汗、误下而阻其枢转之权，故膜管所吸出之水，不能水从水道，而滞于膜管所列之部位，则胸胁满微结，不能水从水道，而送入于肾门，输入于输尿管，以达于膀胱，则小便不利。但头汗出者，水气因误汗而上壅，而其上壅者，仍非能蒸腾于上而为露，故渴。又因误下，使其气不得开发于上，故渴而不呕。往来寒热者，其膜管所列之部位，被水气阻滞，则所出荣卫之气，亦不能流通畅达，而交争于肌肉间也。心烦者，胆汁被汗下伤而缺乏，则厥阴肝木，遂失所和养而烦。是心烦者，肝扰之也。治以柴胡桂枝干姜汤者，柴胡入少阳以通胆管以达膜管，桂枝从而辅助之，干姜温中，辅以甘草补中，则中气生而气化有权。气化有权则膜管所吸出者，不至于郁结而为病，即胆汁之来路，亦因之得所培补，而肝木舒顺矣。黄芩中空色黄，主阳明肌肉。阳明为膜管、胆管所从出之地，肌肉为膜管吸出津液所宣布之路。且黄芩力能逐水以解结，气能除热以止烦。花粉能引水液以上升则止渴，能入肾与膀胱则利小便，且蔓延入络，尤有关于膜管吸出津液所宣布之路。牡蛎性寒敛阴，可以制姜、桂、柴胡之暴；气平，可以制甘草之满；味咸软坚，可以破结，故并用之以为佐使。方后注：初服微烦，复服汗出便愈者。其初服之时，卫气尚郁而未伸。至于复服，则卫气伸而水气平矣。

半夏泻心汤

半夏半升（洗）　黄芩三两　干姜三两　甘草三两（炙）　人参三两　黄连一两　大枣十二枚

上七味，以水一斗，煮取六升，去滓，再煎，取三升，温服一升，日三服。

此方乃小陷胸汤去蒌实，参以小柴胡汤去柴胡，复以干姜易生姜，特移步换形，而命名即分天壤也。盖陷胸方法在下，故大陷胸，汤、丸并用大黄、芒硝，小陷胸则不再用之，故易以蒌实。若泻心方法则在泻而不在下，故取小陷胸之黄连、半夏并用者，辛通苦降以泻之。泻之，斯呕止而满平，痞即除矣。但此证原因，本柴胡证具，而以他药下之。下之则中气虚，故取柴胡汤之人参、大枣、甘草以补中气。又发热系其原有，故又取柴胡汤之黄芩以清外热。去柴胡者，证痞满而不痛，是中气虚，上下之升降不利也。故虽五六日厥阴主气之期，本来中见少阳，而亦不宜再借少阳之枢，转太阳之气以上出，使痞而上升者，愈升而不降，此所以去渣再煎，尚不离小柴胡法。而上升如柴胡，则在所必去，生姜易以干姜者，辅半夏、黄芩、黄连以祛痞，助人参、大枣、甘草以运中。盖中气运，斯地气升而天气亦得率其常而降矣。

半夏泻心汤证承上结胸证及柴胡汤证而来，故其所谓满者亦指心下满而言。心下部位，正三焦膜管宣气之路，其有满必有滞，但不至于硬，故不用大陷胸汤，唯用小陷胸汤中辛通苦降之连夏，以开通其膜管宣气之路。斯满可平，而满又无小陷胸汤证之痛，故滑以去着之蒌实不再用之，而离不开柴胡汤证，故其膜管宣气之路虽滞，而其管则并无滞象。凡管以内，肠胃间中土之气，必力为之养，即肠胃间留作寒热之余邪，必兼为之顾。故柴胡汤中之参枣草，辅中气也；黄芩清肠胃之余邪，故并用之；柴胡、生姜专开膜管，则不再用；干姜补火以生土，故必加入，以助参枣草补胃之力。

十枣汤

芫花（熬）　甘遂　大戟等分　大枣肥者十枚（擘）

上三味，各别捣为散，以水一升半，先煮大枣，取八合，去滓，纳药末。强人服一钱匕，羸者服半钱匕，温服之，平旦服。若下少，病不除者，明日更服，加半钱匕，得快下利后，糜粥自养。

按十枣汤证，《伤寒论》未详其脉，而其实无有不详也。盖上节明明言脉浮而紧矣。浮而紧者，太阳表证之脉也，而复下之，紧反入里。是言脉之浮而紧者，被误下而变为沉紧矣。沉紧之脉，类乎沉弦。《金匮》云：脉沉而弦者，悬饮内痛。病悬饮者，十枣汤主之。可见沉紧之脉，当为十枣汤一定而不可易之脉，《金匮》详之。《伤寒论》实于言外传之，方解陈氏甚是。但所称恶寒为表未解不可攻之，不恶寒为表解而里未和宜用此汤等云，当更就其脉而补之曰：恶寒脉浮紧，为表未解，不可攻之；若不恶寒，脉沉紧，为表解而里未和，宜用此汤。陈氏蔚云：太阳为天，天连于水，太阳中风，风动水气。水气淫于上，则呕逆；水气淫于下，则下利；水气聚于心下，则为痞，且硬满，引胁下痛也。其人漐漐汗出、头痛、干呕、短气、汗出等证，宜辨。若恶寒，为表未解，不可攻之；若不恶寒，为表解而里未和，宜用此汤。第三味皆辛苦寒毒之品，直决水邪，大伤元气。柯韵伯谓：参术所不能君，甘草又与之相反，故选十枣以君之，一以顾其脾胃，一以缓其峻毒。得快利后糜粥自养，一以使谷气内充，一以使邪不复作。此仲景用毒攻病之法，尽美又尽善也。

补论：十枣汤证当承上节脉紧而来，脉紧由于水气结，水气结于三焦膜管之所在，则下不能输水送入于肾门，输入于输尿管，通入于膀胱。凡未及外出之水气，直从膜管以内，趋入大肠而下泄，故下利，而小便不利，自在言外。水气不行于下，则上壅，故呕逆。既已下利呕逆，故表解以后，其水气结于三焦膜管所在之位者，其部位关于肌肉以内、脏腑以外，正半表半里之界。仍不得因表解而病痊愈，故漐漐汗出，发作有时，水气壅滞，而枢转不利也。其头痛者，水气壅滞，少阳之清阳不升也。心下痞硬满引胁下痛者，正三焦膜管所在之位，被水结而气不通调也，不通调则硬满而痞痛矣。干呕短气者，水气结而肺气不伸也。汗出不恶寒者，正所以证明其表解也。十枣汤大破水结，故病已下利，而服药则不妨快下利以泄水也。

大黄黄连泻心汤

大黄三两　黄连一两

上二味，以麻沸汤二升，渍之，须臾，绞去滓，分温再服。

麻沸汤，或云即百沸汤，薛南园谓麻黄沸汤，较是。陈氏蔚云：心下痞，按之濡而不硬，是内陷之邪与无形之气，抟聚而不散也。脉浮在关以上，其势甚高，是君火亢于上，不能下交于阴也，此感君火之化而为热痞也。方用大黄、黄连大苦大寒以降之。火降，而水自升，亦所以转痞为泰也。最妙在不用煮而用渍，仅得其无形之气，不重其有形之味，使气味俱薄，能降而即能升，所谓圣而不可知之谓神也。余谓陈氏方解甚是，唯不用煮而用渍。余又有说，心下部位，身半以上之部位也，关上脉浮，其身半以上之气血被风寒阻滞，有不得下行之象。麻沸汤，以麻黄少许，置滚汤中，略一二沸，即去渣取用。师用麻沸汤渍大黄、黄连以为治，诚恐大苦大寒之药，经过浓煎，一直趋下，反过病所矣，故以麻沸汤渍之，使其气味俱轻，专从上治。况麻沸汤宣通阻滞，为诸药先导，可使诸药得尽其长。且大黄分两较承气只得其半，黄连分两较黄连汤只三之一，无不为上而为治。读《内经》自知其法之严，其义之精也。

按：结胸之胸，泻心之心，及一切胸胁满结之胸胁，其部位都关于三焦膜管所列之部位，此部位间正卫气、荣气、水气所从出之地。卫气、荣气、水气，由膜管而出肠胃外，稍有阻滞即生痞结等证。故治痞结者，须清肃其胸膈，使卫气顺，荣气通，水气行，不为水火寒热所阻滞。前柴胡桂枝干姜汤泻寒气于胸膈间也，十枣汤破水结于胸膈间，此处大黄黄连泻心汤则泻火结于胸膈间也。故以大黄黄连以泻火，取麻沸汤以破结。

附子泻心汤

大黄二两　黄芩一两　黄连一两　附子一枚（炮，去皮，破，别煮取汁）

上四味，切三味，以麻沸汤二升渍之，须臾，绞去滓，纳附子汁，分温再服。

此证之心下痞，即承上节大黄黄连泻心汤证之心下痞而言。同是火结于胸膈间，故用大黄黄连麻沸汤，与大黄黄连泻心汤一样用法。而加黄芩，又加附子熟汁者，此证之心下痞，亦必按之濡，与脉关上浮，无异于大黄黄连泻心汤证。但添出恶寒汗出，故用一复字以表之。恶寒汗出是于卫气与肌肉上最有关系。盖恶寒者，卫气不伸之故；汗出者，卫气不伸，而标阳外扰之故。黄芩中空色黄，有表无里，主阳明肌肉，加入大黄黄连泻心汤内，正所以和卫气走入阳明肌肉。阳明为膵管所从出之地，肌肉为膵管吸出津液所宣布之路，且黄芩力能逐水以消痞，气能助大黄、黄连以泻热。其泻热者，兼泻肌肉之热，尤为丝丝入扣。附子壮卫气，通走周身肌肉，力能卫外以为固，故取其熟以温卫，三黄则取其生以降火而已。

生姜泻心汤

生姜四两　甘草三两（炙）　人参三两　干姜一两　黄芩三两　半夏半升　大枣十二枚　黄连一两

上八味，以水一斗，煮六升，去滓，再煎取三升，温服一升，日三服。

此方即半夏泻心加生姜而减干姜之分两也。加生姜者，生姜辛味浑全，主宣达阳明胃土之气，此证由胃土不和而成痞，故取以为君。减干姜之分两者，生姜和胃，干姜运脾，脾虽以胃为腑，而胃病重，脾病轻，不得不重用生姜而减干姜。干姜用母姜，生姜用子姜，故主治不同如此。至于余义，当以半夏泻心汤方论参看。

补论：生姜泻心汤证，其所以胃中不和者，出气出水之膵管有所阻滞，而伸出不灵也，故水与气因阻滞而应出不出，留于肠胃而上壅，于是化物不净，则干噫而复食臭。水夹气不能分出于膵管，因随渣滓直趋于大肠，则下利。且其水与气激于肠胃之间而成声，则腹中雷鸣。其水与气已出于膵管以外，因阻滞而不得气化以输运之，而膵管所列之部位，被水停气滞而成结，故心下痞硬。又胁下有水气，治以半夏泻心加生姜而减干姜之分两者，此方主治在通膵管，散阻滞，不仅补火生土以运脾阳，故君以生姜之辛通。而干姜之运脾阳，不过作为辅佐之药而已。

甘草泻心汤

甘草四两（炙）　黄芩三两　干姜三两　半夏半升　大枣十二枚　黄连一两

上六味，以水一斗，煮取六升，去滓，再煎，取三升，温服一升，日三服。

此方在《金匮》本有人参，盖即半夏泻心而加甘草一两耳。何以此处独去人参？窃谓人参气味甘微寒，补五脏阴。此证下利日数十行，谷不化，其非热病，显然，未易投以阴寒之人参，且痞满干呕，由于客气，更非大补脏阴之人参所宜。仲师恐人不解其故，故特笔以表之曰：此非热结。又曰：客气上逆。又恐人不解其重用甘草之故，故特笔以表之曰：但以胃中虚。胃中虚，则重用甘草之大甘以补之，此经方立法之严也。

补论：此证以干呕、谷不化、心烦不得安，为大眼目。盖干呕、谷不化及心烦不得安，在误下后，下利日数十行，其为胃中虚已极。故其谷不化者，胃气无约束之力，其干呕者，胃津无转运之机，与生姜泻心汤证之食臭干噫，关于胃中不和，水与气因阻滞而上壅者，虚实不同。即如腹中雷鸣，亦是肠虚则鸣，与生姜泻心汤证，由气与水激而鸣者，又有虚实之不同。更如心下痞硬而满，尤其下后胃虚，膈间干燥，不能舒畅使然，与生姜泻心汤证之心下痞硬，由于水停气滞而成者又不同。故此心烦不得安，非大甘以缓之不可，而必去人参者，避客气也。客气者，伤寒中风固有之邪气也，是时心烦不得安，唯因胃虚而来，故甘草入胃，重用之，人参助邪则去之。

赤石脂禹余粮汤

赤石脂一斤　太乙禹余粮一斤

上二味，以水六升，煮取二升，去滓，分三服。

此方主治就柯韵伯方论推之，似防脂膏之脱，而余谓不然。利证至于脂膏之脱，则桃花粥之类，尚恐力量不及，岂有石脂、禹余粮两味，即可以了事乎。间尝致求其故，盖三焦者，以焦燥脾胃肠为义，脾胃肠三者，不得焦燥之化，则利作焉。此证之利，不在脾胃失焦燥之化，而在肠失焦燥之化，故燥脾胃湿之姜术无效，必改用燥肠之石脂、禹余粮为对证药。曰中焦，曰下焦，脾胃仗中焦所出之荣气以温之，肠则为下焦济泌别汁之来路，故复利不止。而必利其小便者，济泌别汁之义，是专从事于膀管，使湿有出路，而不仅从事其来路而已。设系脂膏之脱，而再利其小便，是犯虚虚之禁，仲师岂如是矛盾乎。且仲师用药，岂有未辨明其为脱为湿，而姑以固脱之药试之，俟试之不效，而后利之乎。

补论：按此条前后施治，原非仲师自称其施治如是也。盖所谓伤寒服汤药下利不止者，已是医者下之之误。服泻心汤以治心下痞硬，是救其误下之法，复以他药下之，是医者再下之误。利不止即以理中与之，又是医者不知下焦与中焦治法不同而误。复利不止者，当利其小便，方是仲师揭出下焦治法之不可易，故于上句特表而明之曰：此利在下焦。用一此字，其示人之意，益明而益切矣。

旋覆代赭石汤

旋覆三两　赭石一两　人参二两　甘草三两（炙）　半夏半升　生姜五两　大枣十二枚

上七味，以水一斗，煮取六升，去滓，再煎，取三升，温服一升，日三服。

此证所以心下痞硬、噫气不除者，虽在病解以后，而膀管出气出水之部位，仍有风寒阻滞之，使不能畅达自如也，故以人参、枣、草补胃虚者，以治其汗吐下后之虚。虚既补矣，又必软坚以旋覆，降逆以半夏，宣滞以生姜，则胃虚得补者，不至更成阻滞。而赭石入肾，与旋覆同为方中主要之药者，欲旋覆软坚消痞以后，引水与气顺入肾门，输入输尿管，通入膀胱，使痞噫因水与气而成者，水与气有所出路矣。去滓再煎，义与小柴胡汤同，当参看。

补论：此方俞麟州指为生姜泻心汤之变法，而余则指为小柴胡汤之变法。盖小柴胡证喜呕，此则噫气不除，其同为胃虚无疑，故同用人参、枣、草以补胃气之虚，同用半夏以降胃气之逆，同用生姜以宣胃气之滞。而必去柴胡、黄芩加旋覆、代赭者，柴胡证之痞硬在胁下，非柴胡、黄芩之力，以转其少阳之枢，则参草等药，留于中而不能达于外。此证之痞硬在心下，若用柴胡、黄芩以转枢，则参草等药将随其从中达外之势，而不能降，病斯危矣。唯旋覆味咸而下行，代赭气寒而入肾，牵引诸药，而维系其胃气，自然噫除而痞消。此方所以与小柴胡同体而异用也，且去滓再煎，本不出小柴胡之范围焉。

桂枝人参汤

桂枝四两　人参三两　白术三两　干姜三两　甘草四两（炙）

上五味，以水九升，先煮四味，取五升，纳桂枝，更煮取三升，去滓，温服一升，日再夜一服。

此方明明是理中加桂枝，而不言理中加桂枝汤者，重用桂枝故也。桂枝在治里方中，本有用之，如小建中、炙甘草、桂苓术甘等汤是也，特用之实有手法。在小建中、炙甘草二汤，桂枝之分两，必轻于治里之药。桂苓术甘汤亦只与苓术并，实未有如此方之重用桂枝，而于治里之药，分两反轻者。仲师恐人不喻其旨，故别立桂枝人参汤之名，示人以此方之设，不得遽然标定理中名目，使桂枝治表之功用不彰。此表里并治，无少偏重之微意，已寓之于命名间矣，陈氏方解亦详。陈氏蔚曰：太阳外证未除，而数下之，未有不致虚者。里虚，则外热内陷，故为协热利不止。协，合也，同也。言但热不虚，但虚不热，皆不足以致此。太阳之气，出入于心胸，今太阳主阳之气，因误下而陷于下，则寒水之阴气反居于阳位，故为心下痞硬，可与甘草泻心汤条，此非热结，但以胃中虚，客气上逆故使硬句互参。方用人参汤以治虚，桂枝以解表邪，而煮法桂枝后纳者，欲其于治里药中，越出于表以解邪也。

补论：此证下利虽云协热，而既关于数下，既至于下利不止，其胃中虚，实有不待言者，故参术草为证内所必需之药。而其所以心下痞硬者，由误下以后，卫气被阻滞而不伸，水气因失气化之输运，而不能水从水道，故此补虚以外，必重用桂枝、干姜，以壮卫气，以运水气，而不必畏其所协者热，而减姜桂也。

瓜蒂散

瓜蒂一分（熬黄）　赤小豆一分

上二味，各别捣筛为散，已，合治之。取一钱匕，以香豉一合，用熟汤七合，煮作稀粥，去滓，取汁和散，温顿服之。不吐者，少少加，得快吐乃止。

人身部位，胸膈居上，邪在上者，则从而越之。越之奈何？升而散之之谓也。瓜蒂散证，诚如徐灵胎所云：邪在胸中，阳气不能四达，故升散之法最宜。方用瓜蒂散者，瓜蒂以瓜甘而蒂苦，苦为阴，甘为阳，瓜系蔓草，性唯上延，以极苦之蒂，生极甜之瓜，直从下而上，从阴而阳，为吐剂之专药。而必辅以赤豆者，赤豆味酸，且生食，合人呕，合瓜蒂之苦，自然苦酸作涌。又和以豆汁，豉系黑豆而入肾，经过制造则轻浮而上升，取其汁者，是使之先下行而入肾，后从下而上升，始得一吐而无遗邪，此吐剂之最重者也，故仲师有诸亡血虚家之禁。而注家乃指二豆为防护神志之用，恐未识瓜蒂散致吐之有专力也。

补论：瓜蒂散证不仅三焦膜管外出之部位有所阻滞，在管以内关于胃脘之间，最下至于膜管开窍之地，已先不能无所阻滞矣。阻滞者何？所谓寒者，乃寒水壅滞之气也，与风寒之寒不同。风寒之寒，伤荣伤卫，必须麻桂以散之。若寒水壅滞于胃脘之间，最下至于膜管开窍之地，因累及膜管外出之部位，一时下不得下，散不得散，唯有吐之一法，使阻滞之气从胃脘上出而解。然何以认定其为寒水之气阻滞于胃脘之间，最下至于膜管开窍之地，因累及膜管外出之部位。盖其寸脉微浮，病在上也，或乍紧者，滞也。胸中痞硬气上冲咽喉不得息，或心下满而烦饥不能食者，胃脘阻而不得降也；或手足厥冷者，膜管不能无闭塞之危也。

黄芩汤

黄芩三两　甘草二两（炙）　芍药二两　大枣十二枚

上四味，以水一斗，煮取三升，去滓，温服一升，日再夜一服。

黄芩加半夏生姜汤

黄芩三两　甘草二两（炙）　芍药二两　半夏半升　生姜三两　大枣十二枚

上六味，以水一斗，煮取三升，去滓，温服一升，日再夜一服。

陈氏蔚云：仲景凡下利证，俱不用芍药，唯此方权用之。以泄陷里之热，非定法也，余谓陈氏立论甚是。而进一层思之，黄芩汤证虽太阳与少阳合病，而其究病太阳之标热，非病太阳之本寒，故用桂枝汤。去桂枝、生姜之辛温，专取芍药、大枣、甘草之苦甘，盖苦甘合化，以滋阴液，则太阳之标热自除。而必君以黄芩者，取黄芩内空外实，自能从内达外，以转少阳之枢，而达之于太阳。转少阳之枢则利止，达之于太阳则芍药只能理太阳之标热，而不至于内陷。而陈氏所云泄陷里之热，恐犹未识仲师方法之严也。至于呕而加半夏、生姜者，缘黄芩汤之黄芩，即小柴胡汤之黄芩。小柴胡证本有喜呕一条，故方中半夏、生姜为要药。此证因呕而加半夏、生姜，即其义也，当参看。

黄连汤

黄连三两　甘草二两（炙）　干姜三两　人参二两　桂枝三两　半夏半升　大枣十二枚

上七味，以水一斗，煮取五升，去滓，温服一升，日三夜二服。

此方王晋三谓即小柴胡汤之变法，而余谓即半夏泻心汤之变法，盖去黄芩倍黄连而加桂枝者也。半夏泻心汤治呕，此方治欲呕。半夏泻心汤之黄连为心下痞而设，其部位较上，故分两轻。此方黄连为胃中有邪气，腹中痛而设，其部位较下，故分两较重。彼此互参，证不相远，方药所以有大同也。但半夏泻心汤治发热，此方治胸中有热，热而在胸中，可见其热之未发。热未发者，则用桂枝之辛以达之；热已发者，则用黄芩之苦以清之，而此方去黄芩之苦、不去黄连之苦者，黄连之苦治中热，黄芩内空外实，从内达外，其苦本清外热也。

补论：黄连汤所治胸中部位，即一切泻心汤所治心下之部位也，其部位正在三焦膜管所横列之地。三焦膜管与胃通内外，一经伤寒，则水谷所化之荣气、卫气、水气不能伸布自如，于是抑郁化热，致令胸中有热，而内外不和，致令胃中有邪气。胃中有邪气，则气逆不调，其在胃以内十二指肠之间，膜管开窍之部位，气即不能顺行于下，而腹中痛，胃以上，胃脘之间，气即不能畅达而行，而欲呕。治以黄连汤者，黄连清气分之郁火以平热，半夏降逆气，桂枝通阻滞之气，干姜助气化，参枣草助生气之源。气调，病斯除矣。

桂枝附子汤

桂枝四两　附子三枚（炮）　大枣十二枚　生姜三两　甘草三两（炙）

上五味，以水六升，煮取二升，去滓，分温三服。

此方药品与桂枝去芍药加附子汤同，但分两之轻重不同，其主治即异，何则。桂枝去芍药加附子汤是治太阳证，医误下之，以伤其脾阳。此汤所治是伤寒八九日，风湿邪伤其脾阳，均是脾阳受伤，故均去阴寒之芍药，均加扶阳之附子。而寒为阴邪，脾又恶湿，此证伤寒八九日，风湿相搏，伤其脾阳。其脾阳之伤，必较太阳证误下为尤甚，故祛风寒之桂枝与除寒湿之附子，更倍用之，以表同中之异也。

桂枝附子去桂枝加白术汤

白术四两　甘草二两（炙）　附子三枚（炮）　大枣十二枚　生姜三两

上五味，以水七升，煮取三升，去滓，分温三服。初服，其人身如痹。半日许，复服之，三服尽，其人如冒状，勿怪。此以附子、术并走皮肉，逐水气，未得除，故使之尔法，当加桂枝四两，此本一方二法也。

太阴脾土，恶湿而主肌肉。今伤寒八九日，本少阳主气之期，而风湿相搏，身体疼烦，不能自转侧，是少阳之气，将传之于太阴，而肌肉受邪，其枢转仍不利也。且少阳喜呕，今将离于少阳，故不呕。脾恶湿，开窍于口，今湿伤之，故不渴。湿伤脾，则脾阳虚，故脉浮虚而涩。涩者，主血未和。盖脾阳不运，枢转不利，其肌肉间孙络之血，仍未通于经隧，故脉浮虚者而滞涩。治以桂枝附子汤，扶脾阳，祛风湿，而决不能舍桂枝之通经也。若其人大便硬，小便自利，则湿伤脾阳。脾阳不运，不能输液以入胃，故必去辛温伤液之桂枝，而加甘温运脾之白术，俾其转运健，斯风湿去，而津液顺，圊便无有不调矣。设服药已，其人如痹如冒，而法必加桂枝者，仍为通经起见也。故特表而明之曰：附子、术并走皮肉，逐水气，足见走入于经而通荣者，则桂枝有专责矣。

甘草附子汤

甘草二两（炙）　白术二两　桂枝四两　附子二枚（炮，去皮，破）

上四味，以水六升，煮取三升，去滓，温服一升，日三服。初服，得微汗则解，能食，汗止。复烦者，服五合，恐一升多者，宜服六合为始。

风湿相搏，其外之溪谷孙络，多所阻碍，不得输其血液，而通入于经。其内之阳明悍气亦被阻碍，而不得伸之于外，以转运其气化，故骨节烦疼掣痛，不得屈伸，近之则痛剧者，溪谷孙络之阻碍甚矣。汗出者，溪谷孙络之津液，不内输于经也。气短，小便不利者，气化失转运之机也。恶风不欲去衣，或身微肿者，悍气不伸，而卫外无权也。治以甘草附子汤，甘草为君，专补中焦，以生溪谷孙络之液；附子为臣，专助阳明之悍气。二者所以培其本根，故方名特表之。桂枝祛风而通荣，助甘草使不至于壅滞，白术理湿而养胃，辅附子使不至于下坠。此仲师立方之法，所以面面周到也。

白虎汤

知母六两　石膏一斤（碎，绵裹）　甘草二两（炙）　粳米六合

上四味，以水一斗，煮米熟，汤成，去滓，温服一升，日三服。

按：白虎汤证未有不交涉阳明者。阳明燥金之气，本次寒之气，必借辛以解之，而其实金中不能无火，即燥中不能无热。白虎汤证，盖燥而偏于热者也，故列太阳篇为表有热，阳明篇为自汗出，厥阴篇为里有热。方中知母之寒，人只知其禀水气而入肾，而不知其皮毛而肉白，实禀秋金清肃之气，能解阳明之燥。石膏色白味辛，尤能解阳明之燥。粳米色白而秋成，甘草属土而生金，皆能卫护阳明之气。俾知母、石膏治阳明，而阳明不至于大伤也，故方名白虎，取西方金神之名，即取阳明燥金之义，岂秋金得令而炎暑自解之谓乎。

炙甘草汤

甘草四两（炙）　桂枝三两　生姜三两　人参二两　阿胶二两　大枣三十枚　麻子仁半升　生地黄一斤　麦冬半斤

上九味，以清酒七升，水八升，先煮八味，取三升，去滓，纳胶，烊消尽，温服一升，日三服，一名复脉汤。

人受水谷之益，其精专者，奉心神化，即时取汁而赤，以奉生身，为血莫贵于此。此血必得胃气之助，因出于胃之大络，而行于经隧，先传于手太阴。自手太阴，而手阳明，而足阳明，而足太阴，而手少阴，而手太阳，而足太阳，而足少阴，而手厥阴，而手少阳，而足少阳，而足厥阴，复手太阴，流通不息，周而复始。其次不能即时化血者，先有气如露，自中焦出，各从脏腑之膏肓，外注于溪谷，而渗于孙络，从孙络间，受血变化，输入于合，而亦行于经隧。一经风寒阻之，则胃之悍气不伸。胃之悍气不伸，则精专之血，先无所凭借。而出于胃之大络者，渐以薄，即如露之津，亦渐以衰。血液衰，则行于经隧者，将有不克继续之势，故脉结代。心之位，正当荣出中焦之分，与胃大络之间，故血液衰，则心焦灼，而无水以济之。斯动悸之候起，方用人参、地黄、阿胶、麦冬、大枣、麻子仁，皆柔润之品，以培其血液，必得桂枝、生

姜之辛，以破风寒而伸悍气，使血液得流行于脉而不滞。君以甘草，补助中焦之荣，以资血液之所由生。佐以清酒，使其捷行于脉。煮法：用酒七升，水八升，只取三升者，以煎良久，方得炉底变化之功。斯药之湿者滞者，尽化为灵活，而脉结代，焉有不通，心动悸，焉有不平者哉。

　　《伤寒论》方当分两截。上截，自桂枝汤始，以炙甘草汤结之。下截，自大承气汤始，以竹叶石膏汤结之。盖方法莫备于太阳，太阳方法，涵盖诸经，故其终篇，不能无结。诸经方法，各承太阳，故至终卷，才为之结。结之奈何？为胃气而结也。《伤寒论》证，每章必以胃气结之，故其立方之法，亦必以胃气结之。结之以炙甘草汤者，主持胃气，调和阴阳，佐以清酒，健行不息，天道也。结之以竹叶石膏汤者，滋养胃阴，静而不动，地道也。天地之道，统归于胃，而仲师不显言之，而唯以法行之，以方传之。盖《金匮》之秘，有不轻示人之意欤。

（上太阳篇方）

卷 下

目 录

大承气汤

芒硝三合　大黄四两（酒洗）　枳实五枚（炙）　厚朴半斤（去皮，炙）

上四味，以水一斗，先煮二物，取五升，去滓，纳大黄，煮取二升，去滓，纳芒硝，更上微火一两沸，分温再服，得下，余勿服。

太阳之上，寒气主之，故桂枝汤虽用芍药，而不以芍药等列于方名，必专以桂枝命名者，其着眼在寒气也。阳明之上，燥气主之，故承气汤虽重用大黄，而不以大黄命名，必另立承气名目者，其着眼在燥气也。燥本次寒，其气必结，枳朴所以解结；燥中夹火，其气必热，硝黄所以泄热，故方名承气。承者，即承上之谓；气，即燥气之谓。盖阳明之病，必承其上之燥气以治之。若谓大承气上承热气，小承气上承胃气，调胃承气上承君火之气，及张愚公谓承者以卑承尊诸说，恐是议论空阔，断非仲师见病知源之道也。

小承气汤

大黄四两　厚朴二两（炙，去皮）　枳实三枚（炙）

上三味，以水四升，煮取一升二合，去滓，分温二服。初服汤，当更衣，不尔者，尽饮之。若更衣者，勿服之。

大承气汤治燥结重。燥火甚，为燥气病之最重者，非枳朴硝黄则无以解其结，无以平其火，故必并用之，必重用之，而为承气之大剂。若此汤则减枳朴即可以解燥结，去芒硝尚可以平燥火，是燥气病之较轻者，故不曰大而曰小。若调胃承气汤，治燥结已解，其燥气已化为火，而并归于胃者，故删去解结之枳朴，专用平火之硝黄，且用甘草监之，防硝黄之苦咸，平火不免伤燥也，此调之之法也。煎法，柯韵伯论最超。柯韵伯曰：大承气，用水一斗，煮枳朴，取五升，纳大黄，再煎，取二升，去滓，纳芒硝。何哉？盖生者，气锐而先行；熟者，气钝而和缓。仲景欲使芒硝先化其燥屎，大黄继通其地道，而后枳朴除其痞满。若小承气，以三味同煎，不分次第，同一大黄而煎法不同，此可见微和之义也。

猪苓汤

猪苓一两（去皮）　茯苓一两　泽泻一两　滑石一两　阿胶一两

上五味，以水四升，先煮四味，取二升，去滓，纳下阿胶，烊消尽，温服七合，日三服。

此方是利水而寓育阴之法者也，而其实庸浅之论，尽人而知。今试进一层辨之，燥有结燥，有焦燥。结燥之燥，阳明金气固有之燥也，气化则金流而为水。焦燥之燥，津液被热销铄而燥也，无转化为水之理。此方实兼治之，故以猪苓、茯苓、泽泻、滑石诸气化之药。俾气化，即燥解而水流，斯小便利，下利止而渴除矣。但阳明发热，少阴心烦，又系津液焦燥之病，故于利水方中，又必借阿胶以滋其焦燥。至于汗多，胃燥之燥，是焦燥已极，与结燥无干，故猪苓汤不可与也。

蜜煎导方

蜜七合

上一味，于铜器内，微火煎之，稍凝如饴状，搅之，勿令焦著，欲可丸，并手捻作挺，令头锐，大如指，长二寸许。当热时，急作，冷则硬。以纳谷道中，以手急抱。欲大便时，乃去之。《内台方》：煎蜜，蘸皂角末，捻作挺，以猪胆汁或油润谷道，纳之。

土瓜根方

《内台方》云：用土瓜根，削如指状，蘸猪胆汁，纳谷道中。

猪胆汁方

大猪胆一枚

泻汁，和醋少许，以灌谷道中。如一食顷，当大便，出宿食恶物，甚效。《内台方》：用猪胆汁二枚，以小竹管插入胆口，留一截，用油润，纳入谷道，以手将胆捻之，其汁自内出。一食顷，当大便下。

阳明病，津液内竭，则燥矣。取蜜煎导以通大便者，润燥之法也。用土瓜根者，苦寒解燥，盖其燥较重，非润之所能取效矣。用猪胆汁和醋者，取苦酸涌泄以下行，盖下行则燥化，其燥更重，又非苦寒之所能解矣。

重按：《伤寒论》方，如麻杏石甘汤，治燥之结于上者也；大、小承气汤，治燥之结于下者也；猪苓汤，治燥之结于前者也；蜜煎导、土瓜根、猪胆汁，治燥之结于后者也。他如大青龙，治燥中之水；白虎，治燥中之火；炙甘草汤，化燥而偏于滋燥；麻黄升麻汤，滋燥而偏于化燥。仲师治燥之法，周矣，密矣，读《伤寒论》者审之。

茵陈蒿汤

茵陈六两　栀子十四枚　大黄二两（去皮）

上三味，以水一斗，先煮茵陈，减六升，纳二味，煎取三升，去滓，分温三服。小便当利，尿如皂角汁状，色正赤。一宿腹减，黄从小便去也。

茵陈气香而平，香能解结，平乃金气，正阳明燥金之药，而其经冬不凋，因陈生新，尤具阳春生发之气，用之为君所以解燥结，达阳气，治身无汗，而除发黄之病根也。而必辅以栀子、大黄者，师于此证之瘀热在里，原不自空中着想，盖确有见证在也。观其论证，提出腹微满，方后表出腹减，可见其未服药前，未有不腹满者。推其腹满之故，乃知其瘀热之在里。推其瘀热在里之故，乃知其由身无汗，由小便不利，由渴引水浆，皆气化不通之病。此方轻用大黄，即重用茵陈以发其阳气，则大黄不陷入于大肠而作利，自能解其燥中之火，使之弗结于身。又重栀子以通气化之路，则大黄不逗留于大肠而作利，自能泻其燥中之火，使从小便而出。此方之所以入乎神也。

补论： 此证究其发黄之故，其三焦膜管与胆管合管而开者，其部位在小肠内之上口，正近胃内之下口。胆管吸精汁以养肝，膜管吸取水以下渗而通小便。今阳明胃病，则膜管、胆管即不能无所牵累，故胆管内之精汁与膜管内之水不能顺从其道，散布于身而为黄，其候必兼头汗出，身无汗，齐颈而还，及小便不利。渴引水浆或腹微满者，水不能顺从其道，因而塞于上，阻于下，且无蒸腾之气，能为露以滋养也。瘀即胆汁之所结成者，胆汁者，血之类，黄其色也，故或称发黄为胆溢。今既结成为瘀，则已是腐败之物，非下不可。而下之，唯当从小便去耳。

吴茱萸汤

吴茱萸一升（酒洗）　人参三两　生姜六两　大枣十二枚

上四味，以水七升，煮取二升，去渣，温服七合，日三服。

人之所恃以生者，胃阳之气也。此方在阳明篇中，治食谷欲呕者，扶胃阳之正法也。在少阴篇中，治吐利、手足厥冷、烦躁欲死者，扶胃阳则中土旺，中土旺则生气布，即上下之水火交，而关纽坠矣。在厥阴篇中，治干呕、吐涎沫、头痛者，扶胃阳则土能养木，木得养则和矣。方取吴茱萸、生姜辛温之品，温中以安胃，补火以生土，而祛寒犹其余事，故必辅以微寒之人参及甘平之大枣，以化吴茱萸、生姜之温，使其温而不烈，成一番冲和之气，专归中土，此其所以为胃阳衰败之神方也。

麻仁丸

麻仁二升　芍药半斤　枳实半斤（炙）　大黄一斤（去皮）　厚朴一斤（去皮，炙）杏仁一升（去皮尖，别作脂）

上六味，为末，炼蜜为丸，桐子大，每服十丸，渐加，以知为度。

阳明之上，燥气主之，中见太阴。太阴脾土，喜燥而恶湿，令燥气太过而化火，则土亦成焦土矣。故取麻仁、杏仁多脂之物以润之，而又必加大黄、芍药以泻燥中之火，枳实、厚朴以解燥中之结，更蜜丸以济麻仁、杏仁之所不及，兼化大黄、芍药之苦，使苦不伤燥，且化枳实、厚朴之燥，使燥不碍燥，此所以脾过燥而约者，自然而转为舒缓矣。

补论：此证所称趺阳之脉，胃脉也。胃之下口，为膵管所从出之地。胃脉浮，则火势上炎，唯焦土而不能养土，故胃气强。强者，焦燥之气也。趺阳脉浮而涩，涩亦由焦燥而来。盖胃之火势上炎，其下口膵管之所以吸水者，处此焦土之下，即不得上气蒸腾，唯下泄而无所交济，故小便数。胃气强，复小便数，则大便未有不难，而不指为胃燥而必指为脾约者，脾与胃相表里也。脾能运气化以生胃土蒸腾之气，而节制膵管吸水之力，则水火济，土无焦燥之患矣。故求其病之所由来，此在于脾气太为束约，不能鼓荡其气化，调和其水火，故称为脾约。治以麻仁丸者，大黄、杏仁泻火势之上炎，芍药约水势之下趋，枳朴气香运脾，使约者舒。君以麻仁，丸以白蜜，是尤其滋燥而不助水也。

栀子柏皮汤

栀子十五枚（擘）　甘草一两（炙）　黄柏二两

上三味，以水四升，煮取一升半，去滓，分温再服。

卫出上焦，乃阳明水谷所生之悍气也。荣出中焦，乃阳明水谷所生之津液也。风寒伤之，则卫外之悍气，以郁而不伸。溪谷之津液，以滞而不通，郁久必发，故寒而化热，滞而湿生，故液以白而变为黄。治以栀子为君者，因湿热之滞，必自中焦始，故从中焦引之，使尽从小便而出。辅以黄柏，是借柏皮之皮以走皮，复借柏皮之黄，协同栀子之黄以引黄。不仅苦寒泄热而已，且甘草亦色黄，复甘以缓之。正所以调和其气，使不为热，兼助阳明之津，使有一番新气象也。

补论：此证何以身黄发热？盖人身胆管，从胃以内，吸取精汁以养肝，又仗气化之力，从肝之胆汁管，输养各络脉，并润肌肉及皮肤。一经风寒伤其气化，则胆汁之输及皮肤者，即不得气化之运，并碍滞而为病，此身黄之所由成也。其发热者，肌肉皮肤不得胆汁之输润而焦燥也。治以栀子柏皮汤者，治病必求其出路也。盖胆管与膵管，内合而外分。胆管之汁，凝结而成为病，则必引膵管之水，混合而成，但胆无出路，治之必须借三焦为出路。三焦膵管之水，从肾门输入输尿管，通入膀胱而出，故用栀子从胃引入三焦，柏皮引入肾与膀胱，并皆外通肌肉与皮肤。甘草专从胃以补其精汁之所从来，又与栀子、柏皮，皆色黄引黄，使黄从小便而出。此方之所以入神也。

麻黄连翘赤小豆汤

麻黄二两（去节）　连翘二两　赤小豆一升　甘草二两（炙）　生姜二两　生梓白

488

皮一斤　杏仁四十枚（去皮尖）　大枣十二枚

上八味，以潦水一斗，先煎麻黄，再沸，去上沫，纳诸药，煮取三升，去滓，分温三服。半日服尽。

仲师方法，治阳明证必顾燥气。燥夹火者，必清之，故栀子柏皮汤治身黄发热而无瘀，取栀子、柏皮，气寒泄热，色黄治黄。监以甘草以缓苦，使苦不伤燥也。此汤治瘀热在里。盖热而曰瘀，正燥中次寒之气，固结而不化，与身黄发热而无瘀者，治法迥异。故必借麻黄汤中之麻杏草以通阳，借桂枝汤中之姜枣草以和阳，俾阳得所运，而次寒之气解矣。连翘、赤小豆气平，并入阳明燥金，《本草》并主痈肿，其治瘀热可知。梓为楸类，楸从秋，梓从辛，禀金气也。《本草》主治热毒，其治瘀热又可知。此方之治瘀热，原在连翘、赤小豆、梓白皮三味，而次寒不解，瘀热亦结而不化，故方名首重解寒之麻黄，而参以治瘀热之连翘、梓白皮、赤小豆。不然，见证明明曰热，而方名反冠以辛温之麻黄，何哉？

补论：此证之所谓里者，肌肉之地，皮毛以内也，故其见证。与栀子柏皮汤证之身黄发热者不同，身黄发热，其黄则已形于外矣。若瘀热在里，是黄之病根已萌，而黄尚在将发未发之间，故用一"必"字，以表明其病势当如是耳。治者若能预为之防，先从肌肉间杜绝其病根，则病或即愈，而黄或不发，然何以辨明其为瘀热在里，则当从茵陈汤证之，但头汗出，身无汗，齐颈而还，小便不利，渴引水浆上辨之。然何以彼用茵陈汤，此用麻黄连翘赤小豆汤，彼有头汗，此则并头汗而亦无之。故用麻黄、杏仁以达汗，生姜祛寒以助麻黄、杏仁达汗之力，甘草、大枣以养汗源，连翘、赤小豆以消瘀，梓白皮以入肌肉，潦水系道上无源之水，正是以浊治浊，为治黄对证之要药。

（上阳明篇方）

补少阳经论

少阳一经，仲师所以无专方者。缘少阳经与诸经咸有关系，何以言之？少阳三焦膵管与胆管，外分内合，开窍于胃之下口、小肠之上口，是手足少阳与足阳明、手太阳有密切之关系。胆管运胆汁以养肝，是足厥阴与足少阳互相有成。膵管头连肠胃、尾连脾，是足太阴与手少阳实互相为用。膵管吸水，蒸入肾门，输入输尿管，送入膀胱，是手少阳与足少阴，与足太阳有实质上输送之关系。上焦如雾，为卫、为气，主肺。中焦如沤，为荣、为血，主心，兼主心包络。下焦如渎，主通水道，而济泌别汁，即输糟粕于大肠，是足少阳与手太阴、手厥阴、手少阴、手阳明，更于气化上有联合之关系。故少阳方法，须于《伤寒论》诸方会通而得之，此仲师所以无专方也。

桂枝加芍药汤

桂枝三两　芍药六两　甘草二两（炙）　生姜三两　大枣十二枚

上五味，以水七升，煮取三升，去滓，分温三服。

桂枝加大黄汤

即前方加大黄二两

荣出中焦，乃阳明水谷所生之津液，各从其脏腑之膏肓，渗于溪谷，化于孙络，输于经隧。风寒阻之，其太阳部之溪谷孙络，不能化血以输经，必借桂枝汤为主方。医不知用，而误下之，其溪谷孙络之液，不能化血输经者，转自胃腑而下滞，此腹满时痛所由来也。师以桂枝汤治之，是通孙络于经隧，自然通则不痛，而满自消。加芍药者，因证以误下而伤液，若仅用桂枝汤之芍药，其力量只能和荣，不能敛其液之。已下滞者，仍输入于经，故参用建中汤之芍药，分两倍于桂枝，其力量自不止于和荣，此节即建中汤主治腹中急痛之义也。但满者不宜于甜，故不用建中汤之胶饴，必另立桂枝加芍药汤方。又加大黄，因其液之滞于胃者，将成瘀结，为大实痛，非于通之、敛之之外。另有以下之，彼瘀结之物，岂有再输入于经之理乎。总之，芍药、大黄皆为太阳下滞而加，若太阴自利，则芍药入阴，大黄伤土决非其所宜，故篇内特为之戒曰：太阴为病，脉弱，其人续自便利，设当行大黄、芍药者，宜减之。足见其不当行者，则不得不严为之禁矣。

（上太阴篇方）

麻黄附子细辛汤

麻黄二两（去节）　细辛二两　附子一枚（炮，去皮，破八片）

上三味，以水一斗，先煮麻黄，减二升，去上沫，纳诸药，煮取三升，去滓，温服一升，日三服。

少阴为人身之本根，故伤寒提纲叙少阴病，脉微细，但欲寐，皆言其正气夺则虚，与他经多言邪气盛者不同。兹麻黄附子细辛证，所幸在始得之，犹为受病未久，正虚未甚。其发热一候，正少阴不死之候，故用一"反"字，似乎喜出望外。方用麻黄、细辛，通君火之气，所以驱少阴之寒，附子夹君火之气，所以培少阴之虚。虚者培之，使之内安；寒煮驱之，使之外散。斯麻黄、细辛，用之于早，而不嫌其峻。附子虽系单独能于虚之未甚而用之，力亦不嫌其薄矣。

补论：少阴病，虽始得之，而脉已沉矣。脉既沉矣，不应发热，而反发热者，系卫气虚，不能卫外以为固也。治以麻黄附子细辛汤者，麻黄达卫，附子辅之以为固，细辛辛窜，因其病系始得，正气未伤，取之以升其脉气之沉。此兵所以速战而取胜也。

麻黄附子甘草汤

麻黄二两（去节）　附子一枚（炮，去皮）　甘草二两（炙）

上三味，以水七升，先煮麻黄一二沸，去上沫，纳诸药，煮取三升，去滓，温服一升，日三服。

此方即前方去细辛而加甘草。究其所以去细辛而加甘草之故，原为少阴病，得之二三日，非始得之矣。非始得之，则受病深，而正虚甚，若仍用细辛气胜之药，以助麻黄，则虽有附子保护少阴，而杯水焉能救车薪之火，其汗漏也，必矣。故以去细辛者，防其漏，而又加甘草以缓之，且助附子以固之也。

黄连阿胶汤

黄连四两　黄芩一两　芍药二两　阿胶三两　鸡子黄二枚

上五味，以水五升，先煎三物，取二升，去滓，纳胶，烊尽，小冷，纳鸡子黄，搅令相得，温服七合，日三服。

少阴病，以但欲寐为提纲。兹心中烦不得卧，是少阴之上，君火主之，君火太过则变其但欲寐之病情，而为心中烦不得卧矣。治法，君火本不可衰，而太过亦当少抑。譬人君失道，则匡救之不容稍缓也。故此方之连芩，正所谓犯颜而诤之；芍药、阿胶，所谓闭邪而陈以善；至于鸡子黄以补离火，是匡救之余，仍有以保君威也。陈灵石云：鸡子黄补离中之气，阿胶补坎中之精，俾气血有情之物，交媾其水火。说亦通。

附子汤

附子二枚（生用）　茯苓三两　人参二两　白术四两　芍药三两

上五味，以水八升，煮取三升，去滓，温服一升，日三服。

《经》云：少阴之上，君火主之。又云：阴中之阳，肾也。兹附子汤是治肾阳之虚，非治君火之衰。故方法即真武汤去生姜加人参而倍术附。真武，北方之水神，以之名汤，治肾水之上凌也。此方不治水，而治肾阳之虚，故重用扶阳之附子，而即附子以名其汤，亦足见命名之各有其义矣。至于用附子而不用生姜，证非水，无取生姜之辛散。而茯苓仍用之，白术倍用之者，补阳虚，必须补至阴之脾土以生之。芍药之用，在真武方中，原防真阳之飞越，此方所治正少阴阳虚之候，虚则真阳之飞越更易，故亦用芍药以防之。而苦泄之味，不免乎虚虚，故又加人参之甘润以济之。仲师立方之法，周密至矣。

桃花汤

赤石脂一斤（一半全用，一半节末）　干姜一两　粳米一升

上三味，以水七升，煮米，令熟，去滓，纳脂末，方寸匕，温服七合，日三服。若一服愈，余勿服。

阴中之阳，肾也。今肾阳就衰，少阴之脉微细，但欲寐，诸病情著矣。故虽便脓血，虽小便不利，而见证并无心烦、不得卧等候，即不得指为君火太过之病，而以黄连之类折之，且业已下利，即不得以胶芍之类滋之、泄之。方用赤石脂、干姜、粳米者，因此证肾阳之衰，不在肾之中脏，而在肾之外腑，故方法不在温肾以止利，专在

燠土以胜水。若用桂附辈以温肾之中脏，则反伤肾之阴矣。

松按： 赤石脂半全用、半节末者，取其末入肠胃，即着于肠胃之间以止利。盖汤者，荡也，其气易行而易过。此方取一半全用者，俾其同姜米之性以燠土；一半节末和服者，恐汤性一过，下利复作，唯得此末而着于肠胃之间，是借土以补土，斯燠土之功效长矣。

补论： 少阴病，以脉微细为提纲者，言少阴之血气衰也。以但欲寐为提纲者，言少阴之水火不交也。兹桃花汤证，既称其为少阴病，则脉微细，但欲寐，有必然者，故治以桃花汤，亦是急则治标之法。利止以后，即当速养其气血，调济其水火，使不变生他病，故方后特表而明之曰：若一服愈，余勿服。

猪肤汤

猪肤一斤

上一味，以水一斗，煮取五升，去滓，加白蜜一升，白粉五合，熬香，和令相得，温分六服。

猪肤汤证及其用药，极难分晓，今以麻仁丸所治脾约证参之，似可从旁面而得。猪肤汤证，既明明提出少阴病，则少阴之气血衰而脉微细，及其水火不交而但欲寐者，在所必有。脾约证之胃气强小便数，原因火势上炎，焦土之下不得上气蒸腾，水唯下泄，而无所交济。麻仁丸方论，已详言之。今猪肤汤证之咽痛、胸满、心烦亦是气血衰，水火不交，致令水不济火，犹脾约证之胃气强也。何以辨之？咽乃胃之上口，心胸乃胃之外部，其痛、其烦满者，皆胃气强之所致。而何以反下利，亦焦土之下不得上气蒸腾，水唯下泄使然，何以异于脾约证之小便数。盖脾约证，其根本关于脾胃，此则原于心肾，心虚火炎，引起胃火，水之积于胃者，因膵管被火烁焦燥，阻碍其吸力，肾门亦即无吸收之能，于是积于胃者，遂从大小肠下泄为下利证，而异于脾约证之小便数。治以猪肤汤者，猪系水畜，肤乃外皮最薄之皮，色黑味咸，能平虚火而入于肾。白粉熬香以醒肠胃，白蜜则从肠胃而引入三焦，使焦之膵管调和，水火交济，肾门有吸收之力，而大小便无混淆之弊矣。

甘草汤

生甘草二两

上一味，以水三升，煮取一升半，去滓，温服七合，日二服。

桔梗汤

桔梗一两　甘草二两

上二味，以水三升，煮取一升，去滓，分温再服。

陈修园云：甘草生用，能清上焦之火。此说虽是，亦是老生常谈，况清火之药甚多，何为独取甘草。余于此间推求其故，盖少阴之君火，如果属实，则必用黄连阿胶汤苦咸寒以熄火。兹少阴之君火夹虚之候，则专用甘草以缓之。缓之者，非徒清之而已，能于清之之中，兼有以养之矣。不差，而配以桔梗者，少阴之火郁，必辛以发之也。若仅言开提肺气，恐是泛论。

苦酒汤

半夏洗破十四枚　鸡子白一枚（去黄）

上二味，纳半夏著苦酒中，以鸡子壳置刀环中，安火上，令三沸，去滓，少少含咽之。不差，更作三剂。

阴中之阳，肾也。肾为肺子，水由金生，今肾阳不纳，虚火上腾，气不下交，子累及母，于是咽中伤，生疮，不能语言，声不出，治以苦酒汤。取半夏味辛以开结，气平以降逆，而数必定以十四枚者，阳数七，七而偶之，正合手阴中之阳。辅以鸡子白者，鸡子乃鸡精所结，精属肾，白属肺，使之引半夏之辛平，自结开逆降以后，能清肺，兼能入肾。复加苦酒者，缓半夏之辛，化鸡子之滞，敛肺金而约虚火，尤为全方归结之大要用，故即取之以名其汤。至于置刀环中，安火上，令三沸，不过为鸡子壳起见耳。盖去壳而煎用锅，则鸡子成饼而已，白之真性必失。唯用壳置之刀环中，安火上，则火势易周，仅令三沸，则真性自存，较蛋茶而略为熟煎。彼谓刀环之用，取金声转环之义太凿。

重按：陈修园云：一鸡子壳之小，安能纳半夏十四枚之多。又云：半夏洗破十四枚，谓取半夏一枚，洗去其涎，而破为十四枚。但一枚半夏，如何治病？即为上部设法，亦未闻有如是之轻。况且半夏十四枚合为一团，亦不过一鸡子黄之大，如何谓一鸡子壳之小，不能纳半夏十四枚之多。盖"半夏洗破"四字，当作一气读，"十四枚"三字，当另提。

补论：论中凡言少阴病者，则必少阴之气血衰而脉微细，少阴之水火不交，但欲寐也。体既气血衰，水火不交，而复咽中伤、生疮、不能语言，声不出者，是少阴之火上郁，少阴之水不能自下济之。于是胃腑被其熏蒸，而火毒上结为疮伤，疮无不肿，肿而至于语声不出，是其夹疮显然。而胃火复引起肺火，即自咽而累及喉矣。治以苦酒汤者，苦酒散瘀以消肿，半夏降逆以除痰，皆开郁之要药。辅以鸡子白则防其气血之虚，即养以气血有情之物，且鸡子白入肺、入肾，兼能以水济火，是养其气血，而不助其火毒也。

半夏散及汤

半夏（洗）　桂枝（去皮）　甘草（炙）

上三味，等分，各别捣筛，已合治之，白饮和服方寸匕，日三服。不能散服者，以水一升，煎七沸，纳散两方寸匕，更煎三沸，下火，令少冷，少少咽之。

上言少阴病二三日，咽痛者可与甘草汤。盖二三日，正厥阴太阳主气之期，厥阴阴尽而阳生，太阳本寒而标热，故用甘草甘平以缓火。兹言少阴病，咽中痛，半夏散及汤主之。盖不言二三日，莫专系少阴病可知。少阴之上，君火主之，少阴病则君火无权。君火无权，则少阴之枢亦不利，且足少阴经上循喉咙，手少阴经上行挟咽，少阴之枢不利，故脉微细、但欲寐。而成为少阴之的病者，其经所循之咽中，亦被其结而痛。治以散及汤者，半夏解结以连枢，桂枝伸阳以助火，甘草则和解之、监制之，以防半夏之辛散太过、桂枝之辛温太过也。至于白饮和服，前人注谓即桂枝汤啜粥之义，余亦谓可以五苓散之例推之，而其实桂枝五苓取米液以作汗源，此证不在作汗，其白饮之用唯防少阴之虚而已。而病虽少阴，痛犹在上，宜用散以散之，不能服散，则改而为汤。究竟汤仅七沸，纳散后，又仅三沸，更令少冷少咽，可见与别汤有异，虽汤而散之，意仍在焉。

少阴病，既以脉微细、但欲寐为提纲矣，则此半夏散证，决离不开脉微细、但欲寐。而唐容川乃指为外感，风寒客于会厌，于少阴经而咽痛，殊失"少阴病"三字之旨。少阴病已深入于里，若风寒而属外感，岂有遽然入里而关于少阴病者。以"少阴病"三字推之，则所谓咽中痛者，决是少阴之火郁于上，不得少阴之水以上济，但火郁之势偏重，故治以半夏散及汤。半夏专为开郁，桂枝作先聘通使，辅半夏以开郁，加甘草，甘以缓之，正所以养其水以济其火也。

白通汤

葱白四茎　干姜一两　附子一枚（生用，去皮，破八片）

上三味，以水三升，煮取一升，去滓，分温再服。

白通加猪胆汁汤

前方加猪胆汁一合，人尿五合，无胆汁亦可。

上如法，汤成，纳胆汁、人尿，和令相得，温服。

《经》曰：少阴之上，君火主之。又云：阴中之阳，肾也。肾通三焦，三焦作用，仗君火以连其气化。今少阴病而君火无权，则三焦所依赖之气化不运，斯焦管滞，输尿管不灵，肾阳亦何由而振。其累及脾胃肠者，脾胃肠亦因水不归其水道，即失焦燥之化，而下利之病起焉。其脉微者，少阴病之本来面目也。治以白通汤者，葱白能通焦管，即从焦管以通君火，仗君火以通气化，仗气化以通肾阳，兼通水道。辅以干姜，则君火通而旺矣。助以附子，则肾阳通而壮矣。由是脾胃肠因焦管之通，水道之通，得心火肾火之助，不失其焦燥之用，而利止矣。其仍利不止，又厥逆无脉、干呕烦者，焦管之不通更甚。盖焦管与胆管，外分为二，内于十二指肠间，其开窍实合而为一。若少阴君火无权，至于焦管失气化而不通，即胆管亦失气化而不通矣。其厥逆无脉者，管窍不通，气机将息也。其干呕者，焦管不通，肠胃之水逗留于肠胃间而下利者，势将泛溢而上逆也。烦者，胆管不通，胆汁不行，肝失所养也。白通汤加人尿、猪胆汁者，尿通尿道，通焦管也，兼通输尿管也。胆汁通胆，通胆管也，兼通焦管也。管窍通，则水行，斯利止而呕平，脉亦未有不复，烦亦未有不除。其有脉暴出者，是管窍虽通，其真脏已见，故死。唯微续者，乃少阴应有之脉，且胃气尚存也，故生。

通脉四逆汤

甘草二两（炙） 干姜三两（强人四两） 附子一枚（生用，大者去皮，破八片）

上三味，以水三升，煮取一升二合，去滓，分温再服。其脉即渐而出者，愈。非若暴出者之自无而忽有，既有而仍无，如灯火之回焰也。面色赤者，加葱九茎；腹中痛者，去葱，加芍药二两；呕者，加生姜二两；咽痛者，去芍药，加桔梗一两；利止，脉不出者，去桔梗，加人参二两。

此方即四逆汤倍干姜。而不专以四逆名者，盖四逆汤证，其脉不过沉弱弦迟，甚者亦不过脉微欲绝，立方之法，在急温之以救里。若通脉四逆汤证，轻者脉微欲绝，重者即脉不出，立方之法，故不仅温之以救里，必须通其脉之不通者而使之通，通则出矣。夫温里以冲和之气为贵，通脉以强悍之性为主，故四逆汤干姜、附子不及甘草之重，求其气不失为冲和而已，而干姜不出于理中之范围。此汤干姜倍于甘草，附子须用大者，是力增其强悍之性。干姜不仅作理中之用，能带领附子，以作冲城突围之健将。而甘草又节制之，使不为暴，故方后特表而明之曰，其脉即渐而出者愈。盖出者姜附通之之力，渐而出者则又甘草之功。至于面赤加葱白，是参以白通之法；腹中痛去葱白，加芍药，是参以小建中之法；呕加生姜，是参以真武之法；咽痛去芍药，加桔梗，是参以桔梗汤之法；利止、脉不出去桔梗，加人参，是又参以人参新加汤之法矣。

四逆散

甘草（炙） 枳实（破水，渍炙） 柴胡 芍药

上四味，各十分，捣筛，白饮和服方寸匕，日三服。咳者，加五味子、干姜各五分，并主下利；悸者，加桂枝五分；小便不利者，加茯苓五分；腹中痛者，加附子一枚，炮，令坼；泄利下重者，先以水五升，煮薤白三升，煮取三升，去滓，以散三方寸匕，纳汤中，煮取一升半，分温再服。

少阴病四逆，焉知非四逆汤证，而其所以辨明为四逆散证者，以其有五或证也。五或者，皆火郁之病。郁于肺者，咳；郁于心者，悸；郁于膀胱者，小便不利；郁于脾者，腹中痛；郁于肠者，泄利下重。治以四逆散者，散者，散也，所以解郁者也。方用柴胡疏以达之，枳实香以宣之，皆治郁之妙品。辅以芍草，和以白饮，防少阴火虚，恐郁一解，而火之虚者无以为根也。至于加法，五味，酸以涌之；姜薤桂附，辛以通之；茯苓，气化以行之。盖能涌，能通，能气化行，斯郁解而诸病已矣。

（上少阴篇方）

乌梅丸

乌梅三百枚 细辛六两 干姜十两 黄连一斤 蜀椒四两（炒，去汗） 当归四两 桂枝六两 附子六两（炮） 人参六两 黄柏六两

上十味，异捣筛，合治之，以苦酒浸乌梅一宿，去核，蒸五升米下，饭熟，捣成泥，和药，令相得。纳臼中，与蜜杵二千下，丸如梧桐子大。先食，服十丸，日三服，稍加至二十丸，禁生冷、滑物、臭食等。

厥阴风木主令，胎于癸水而孕丁火。母气胜则寒，子气胜则热，热则烦，寒则静，此病者所以静而复时烦也。而仲师不言脏热，独称为脏寒者，盖谓其中气已虚，乙木必至于泄气，木既泄气，即无以孕其丁火，而唯有母气盛而已，故称之曰：此为脏寒。寒则风夹湿而不夹火，风湿相感，则生蛔蚘，此物理之常。至于人身，斯未有不成为蛔厥者矣。治以乌梅丸者，取大辛大温之桂、椒、辛、附，以平其母气；取大苦大寒之连、柏，以平其子气；取理中之干姜、人参，以补其中气；取最能生汁之当归，以滋其肝阴；取得春气最先之乌梅，以还其肝气。复浸乌梅以苦酒者，助乌梅之酸也。蒸乌梅以米饭者，厥阴不治，取之阳明也。况乎桂枝、蜀椒、细辛、附子得黄连、黄柏，则辛而凉矣，黄连、黄柏得人参则苦而甘矣。此方之法，正合乎平以辛凉，佐以苦甘，以甘缓之、酸泻之之法，诚治厥阴风木之总方也。谓治蛔厥，不过于厥阴病中，指出一证而言耳，岂谓此方仅治蛔厥哉。

当归四逆汤

当归三两　桂枝三两　芍药三两　细辛三两　大枣二十五枚　甘草二两（炙）木通二两

上七味，以水八升，煮取三升，去滓，温服一升，日三服。

当归四逆加吴茱萸生姜汤

即前方加生姜二两，吴茱萸半升。

上九味，以水六升，清酒六升，煮取五升，去滓，温分五服。

荣出中焦，从脏腑之膏肓，外注于溪谷，而渗于孙络，自孙络间变成为血，回自手足之指井，流入于脉中。脉中之血，运行于手足十二经隧，复自手足之指井，溢出于脉外。外内通调，则手足自温，而脉自和。兹经风寒伤之，为日已久，其血之出入于指井者，有外内断绝之势，故手足寒必至于厥，脉之细必至于欲绝。治以当归四逆汤者，当归最能生中焦之汁，《本经》特称煮汁饮之，原非泛论，故以为君。桂芍枣草，即桂枝汤通荣补液之义也。细辛拨动神机，以祛其阻滞。木通善通关窍，以调其络脉。斯外内流通，无所断绝，而手足自然而温，脉自然而续而和矣。至于其人内有久寒，是胃之津液，流溢于中，变化为赤。输于气冲，伏于胞中者，又不能无所阻滞，故又必加生姜以和胃，加吴茱萸以达于冲，加清酒以运冲任之血。冲任之血，肝实主之，其与厥阴不能无干，明甚。此其所以为厥阴之方也。

麻黄升麻汤

麻黄一两半（去节）　升麻一两一分　当归一两一分　知母十八铢　黄芩十八铢　葳蕤十八铢　石膏六铢（碎，绵里裹）　白术六铢　干姜六铢　芍药六铢　桂枝六铢

茯苓六铢　甘草六铢（炙）　天冬六铢（去心）

上十四味，以水一斗，先煮麻黄一两沸，去上沫，纳诸药，煮取三升，去滓，分温三服，相去如炊三斗米顷，令尽汗出，愈。

伤寒病，有一经独病者，有两经合病者，有三五经并病者，故其治法，有一经独治者，有两经合治者，有三五经并治者。如麻黄升麻汤，正三五经并治之法也。故其所谓伤寒六七日，正厥阴太阳主气之期，病当由阴而出于阳，医不知而误下之，则当出于阳者，反陷入于阴，故寸脉未有不沉而迟者矣。四肢为诸阳之本，兹阳陷于阴，则阳不能遂其欲达之机，故手足未有不厥逆者矣，而其究非少阴之厥逆也。盖大下之后，交涉太阴，则厥逆亦太阴之厥逆而已，故其下部脉不至者，亦不得指为四逆、白通辈少阴之危证，而为大下后之偶脱而已。咽喉乃舌本所在，太阴脾脉络舌本，阳明胃脉循咽喉，二经实相表里。兹因误下而脾伤，即因误下而燥见，故咽喉因之不利而吐脓血也。推其吐脓血之故，是阳明燥气所致，为咽喉生疮之类。而从前注家，每引厥后热不除者必便脓血，及热气有余必发痈脓，及口伤烂赤之类解之，殊不思厥后热不除者必便脓血。其证明明热不除矣，兹则唯云厥逆，并未云热也，热气有余必发痈脓。其证明明脉数矣，兹则唯云沉迟，唯云不至，并未云数也。口伤烂赤证，因误汗所致，原云厥应下之，兹因误下所致，原云尽汗出愈，可见毫厘千里，只强为附会耳。况且泄利不止，其为太阴脾证，本确然也。仲师治以麻黄升麻汤者，麻黄、桂枝，太阳药也；苓、术、姜、草，太阴药也；当归、芍药，厥阴药也。石膏解阳明之燥，葳蕤滋太阴之土，知母从手太阴以滋燥，天冬引水精而上通于太阳，升麻、黄芩并从中土而达之于太阳，从中土而达之于太阳，则病因误下而陷于阴者，自然有欲达之势。病将从汗而解，而莫为之应不可，故用麻桂以接之。而误下之势已甚，其欲达之势亦不易，故用苓、术、姜、草，理太阴中土，以堵截其下陷之路，实隐助其欲达之势。但此证之陷，不仅达之而已，既大下而伤液，必救液以作汗，况交涉厥阴，证成脓血，虽曰燥气所致，而不得不兼厥阴之药，故加当归、芍药，以养厥阴，则汗之源作矣。再加天冬，取水精之气，上通太阳，则汗之来路润矣。而汗出必须燥解，故以石膏清阳明之燥，而即以葳蕤、知母滋太阴以助阳明。俾阳明之燥解，斯尽汗出而病愈，此正所谓有制之师也。而注家乃以驳杂疑之，浅甚。

干姜黄连黄芩人参汤

干姜三两　黄连三两　黄芩三两　人参三两

上四味，以水六升，煮取二升，去滓，分温再服。

师陈氏蛰庐夫子云：干姜黄连黄芩人参汤，本治厥阴寒格吐逆之方，王叔和原编入厥阴篇中，后人不解方义，或以为泻心汤之变剂，或疑为太阴篇之原文，于是厥阴本来之面目尽隐。厥阴以风木主令，胎于癸水而孕丁火，母气胜则寒，子气胜则热，故证多寒热互见，方亦温清并用，此实厥阴正治法也。此方原治伤寒本自寒，复误吐下，而寒格吐下之方，请畅论其旨。盖人中气不虚，则脏真充足，经腑互相挹注涵固，故阴阳和平而无偏胜之病。今中气既虚，则乙木泄气而行疏泄之令，于是上吐下利之证见矣。木既泄气，无以胎孕丁火，而手厥阴包络之火，遂横飞旁烁，大肆其炎上之威，于是心中疼热、消渴之证起矣。今火欲上，而寒格之使下，故不见消渴；寒格之使下，而火仍欲逆上，故见格逆。格者，一上一下，如两人相格关也，故曰格逆。方以干姜之辛温祛其寒，而即以人参补中宫之虚，己土得补则乙木自安其脏。土木无忤，震坤合德，而吐利止，复以芩、连泻君相之火势。盖火虽生于木，火盛反以刑焚其木，所谓反刑也；火平，而格逆自安。此病之起，由于中之虚寒，木肆而火炽，故只与温补中脏，而木自敛押，所谓木得土而平也。证属厥阴，而不入肝药一味，无怪二千余年，无人悟及也。世医仅知乌梅丸厥阴主方，岂知其即此方脱化而出哉。

白头翁汤

白头翁二两　黄连三两　黄柏三两　秦皮三两

上四味，以水七升，煮取二升，去滓，温服一升，不愈，更服一升。

厥阴以风木为本，以阴寒为标，中见少阳，故厥阴篇中，下利宜四逆汤辈者，皆标阴之为病也。以白头翁汤主之者，中见之为病也。中见病则相火煽，相火煽则木火横。热利而云下重者，木火横而肝性急也。复云：欲饮水者，以有热故也。正所以形容相火之为病，而泻《本经》热利之病情，隐引提纲中之消渴，而示医者以热利之定例也。是虽分为二证，而其实二而一矣。师以白头翁汤为主治者，以白头翁临风偏静，得西方庚辛之气，先制《本经》之木火，而制木火之药尚多。其必选用白头翁者，白头翁之禀金气，实能破积行瘀。以之为君，是制《本经》木火者，即除《本经》之热利下重矣。秦木生于水旁，其皮气寒味苦，色青碧，盖受水泽之精以除热，且青碧之色以入肝。以之为臣，正所以除厥阴经之热，而非泛治热也，而木火息矣。不清相火，又非所以治中见之为病，故必佐以黄连，以清相火，复加黄柏自下制之。俾木火既息、相火既清以后，得黄柏自下制之，则木火不至为复炎，相火不至为再动，是并善后之法而备之矣。况且黄连治下痢，黄柏止泄痢，神农《本经》云然，仲师真信而好古之圣人也。

（上厥阴篇方）

四逆加人参汤

四逆汤原方加人参一两。

此方明明是理中汤去术加附子，而仲师不名之为理中去术加附子，而必名以四逆加人参汤者，明此方不偏为理中设也。盖恶寒，脉浮而复利，是病中寒兼下寒矣。中寒以干姜温之，下寒以附子温之，和以甘草，使温而不烈，而利止。无血之躯，脏阴之虚已极，虽得甘草，终不能胜此姜附之烈，故加人参，借其气味甘寒，专补五脏，以助甘草之和，而制姜附之烈，此所谓阴阳并顾、中下兼治之法也。然以治霍乱，乃温补之力居多，当偏于善后而设。若正当其吐利方作，脉微欲绝之时，则非白通汤及白通加猪胆汁汤不可，此又不可不知。

重按： 近时有以附子理中名汤者，是不知加附子，即非理中，当以此方法正之。

理中丸

人参三两　甘草三两（炙）　白术三两　干姜三两

上四味，捣筛为末，蜜丸如鸡子黄大，以沸汤数合，和一丸，研碎，温服之，日三服，夜二服。腹中未热，益至三四丸，然不及汤。汤法：以四物依两数，切，用水八升，煮取三升，去滓，温服一升，日三服。若脐上筑者，肾气动也，去术，加桂四两；吐多者，去术，加生姜三两；下多者，还用术；悸者，加茯苓二两；渴欲得水者，加术，足前成四两半；腹中痛者，加人参，足前成四两半；寒者，加干姜，足前成四两半；腹满者，去术，加附子一枚。服汤后，如食顷，饮热粥一升许，微自温，勿揭衣被。

霍乱，头痛发热身疼痛，是太阴伤寒之为病也。热多欲饮水者，用五苓散，助气化以转运其脾土。寒多不用水者，用理中丸，助脾土以转运其气化。是二方，就近而为对待矣。大病差后，喜唾，久不了了者，胃上有寒，当以圆药温之，宜理中丸。此明理中丸为温中之剂，实与伤寒差后所列虚羸少气、气逆欲吐者，用竹叶石膏汤以平胃热，亦就近而为对待之方矣。方中人参补中，故腹中痛者重加之。盖此痛，必喜按而虚，非谓拒按而实也。干姜温中，故寒者重加之；白术守中，且滋润之质，故下多者必用之，渴欲得水者，重加之；甘草和中，总而名之以理中，可见其功任分担，其效能并奏矣。蜜丸缓服，病后调养之善法，而方后转注丸不及汤者，恐医者胶柱鼓瑟，遇重病而仍用缓剂也。服后饮热粥，是与竹叶石膏汤之用粳米，同为引入脾胃之法，而为理中之一助也。至于其余加减法，去术加桂，去术加参，去术加附，是皆从中而达于下，去术加生姜，是先从上而后达于中。方虽理中，而又不拘于理中之一法，此又不可不知。

通脉四逆加猪胆汁汤

通脉四逆汤原方加猪胆汁四合。

上通脉四逆汤，煎如前法，煎成，纳胆汁，分温再服，其脉即出。

此方立方用意，当与白通加猪胆汁汤参看。但白通加猪胆汁汤证，原为君火不通，肾阳不通，气化不通，管窍不通而设。而此则吐已已矣，下已断矣，虽脉欲绝，而脉尚微而非无，故参以通脉四逆之法，而葱白之通管窍，则不再用之。

（上霍乱方）

烧裈散

上取妇人中裈近隐处，剪，烧灰，以水和服方寸匕，日三服。小便即利，阴头微肿，则愈。妇人病，取男子裈裆烧灰。

此方张隐庵注云：裈裆乃阴吹注精之的，盖取彼之余气，却彼之余邪，邪毒原从阴入，复使之从阴以出，故曰小便利，阴头微肿，即愈。余谓此说固是，但邪从阴入，使之从阴出，治法原不外"小便利"三字，《神农本草经》所列药品，能致小便利者，不下数十，仲师何苦独出奇思，取此裈裆，余谓此中奥义，尤当深究。盖诸药利小便者，往往泄精，唯裈裆乃精之所注，服之当能保精。此证虽在利小便，而交涉房劳，保精亦是急务，故以裈裆能保精而利小便者为专剂。至于烧灰之义，原为膀胱须气化而出，烧之则得其气化矣。

枳实栀子豉汤

枳实三枚（炙） 栀子十四枚（擘） 香豉一升（绵裹）

上三味，以清浆水七升，空煮，取四升，纳枳实、栀子，煮取二升，下豉，更煮五六沸，去滓，温分再服。覆，令微似汗。若有宿食者，加大黄如博棋子大五六枚。

此方即发汗吐下后，虚烦不得眠。若剧者，必反覆颠倒，心中懊憹，栀子豉汤主之之义。盖交会其水火，通调其上下，加枳实以宣运其中气，加大黄以推荡其积滞，全为大病差后，经过发汗吐下，尚有虚烦不得眠等候者。立法，而其究大病差后，气血易虚，用药不宜过峻。所谓劳复，亦因劳而旧邪转复，并非因劳而生别病之谓，故着眼当重复字，而劳字则较轻也。若谓大病差矣后，因劳而生别病，即当以此方统治之，则谬矣。《伤寒论》一字一珠，读者慎毋忽焉。

牡蛎泽泻散

牡蛎 泽泻 蜀漆（洗去腥） 海藻（洗去咸） 栝楼根 商陆根（熬） 葶苈子（熬）

上七味，等分，异捣，下，筛为散，更入臼中治之，白饮和方寸匕，小便利，止后服，日三。

凡病穷必及肾，兹云大病，原不与寻常小病比矣。其及肾，有必然者，差后，仍从腰以下有水气，腰乃肾之府，其交涉于肾，明甚。治以牡蛎泽泻散者，牡蛎味咸性寒，能通肾阴，故以为君。泽泻、海藻，并生于水，水证用之，求其属也，故以为臣。葶苈利肺气，导水之源。商陆改水积，疏水之流。栝楼蔓延，根应入络，大病差后，腰以下有水气，难免久病入络之候，故用栝楼根合葶苈、商陆以为佐，原为祛邪而不留其余地。至于蜀漆，乃常山苗，常山生用能吐，加之苗性轻扬，其能开发伏气，必矣。大病差后，腰以下有水气，是必邪气结伏于肾阴之位，以致肾阳郁遏而不通。今思有以通之，必先有以扬之，故以蜀漆为使，是利水之用倍有力，杵散饮和，则五苓散之范围也。且此方宜于散不宜于汤，以商陆水煮服，能杀人。

竹叶石膏汤

竹叶二把　石膏一斤　半夏半升　人参三两　甘草二两（炙）　粳米半升　麦冬一升

上七味，以水一斗，煮取六升，去滓，纳粳米，煮，米熟，汤成，去米，温服一升，日三服。

凡病伤寒，则必治以辛温，此桂枝汤所以为开章明义之第一方也。兹云伤寒解后，可见其前此入胃之药，必辛温之味居多，其仍虚羸少气、气逆欲吐者，必辛温之味，入胃而留于胃。因结为阳明燥气之为病，治以竹叶石膏汤者，竹叶轻清，解热结；石膏辛凉，解燥结；麦冬通胃络，治羸瘦。所以辅竹叶之所不及，半夏禀燥化，治逆吐；所以辅石膏之所不及，人参、甘草调和中气，以补其虚；所以辅竹叶、石膏、麦冬、半夏之所不及，而实能使竹叶、石膏、麦冬、半夏之用，相与有情也。至于去滓、纳米、再煮，是恐诸药性味不同，难免所趋异路，故约之以米，使同归于胃。抑亦可以悟用米之法，以桂枝汤啜粥例之，而有移步换形之妙矣。

金匮读法

乞法老人编

凡 例

《金匮要略》为张仲景治杂病之要书，兹仍宋林亿所定旧本，而编金匮读法。

《金匮要略》于妇人杂病篇后，有小儿疳虫蚀齿方及杂疗方，疑后人所附，并删之。

《金匮要略》二十二篇自有先后次序，故编读法以明之。

此编为读法起见，故不复为他注。

是编读法与余所编方论，每互相发明阅者，合而参之可也。

脏腑经络先后病脉证第一

此第一篇，为医者立法。

问曰：上工治未病，何也？师曰：夫治未病者，见肝之病，知肝传脾，当先实脾，四季脾王不受邪，即勿补之。中工不晓相传，见肝之病，不解实脾，唯治肝也。夫肝之病，补用酸，助用焦苦，益用甘味之药调之。酸入肝，焦苦入心，甘入脾。脾能伤肾，肾气微弱，则水不行；水不行，则心火气盛；心火气盛，则伤肺；肺被伤，则金气不行；金气不行，则肝气盛，则肝自愈，此治肝补脾之要妙也。肝虚则用此法，实则不再用之。《经》曰：虚虚实实，补不足，损有余，是其义也。余脏准此。

此条言医者治病，当知病前之预防也。

夫人禀五常，因风气而生长，风气虽能生万物，亦能害万物，如水能浮舟，亦能覆舟。若五脏元真通畅，人即安和。客气邪风，中人多死。千般疢难，不越三条：一者，经络受邪，入脏腑，为内所因也；二者，四肢九窍，血脉相传，壅塞不通，为外皮肤所中也；三者，房室、金刃、虫兽所伤。以此详之，病由都尽。若人能养慎，不令邪风干忤经络；适中经络，未流传腑脏，即医治之。四肢才觉重滞，即导引、吐纳、针灸、膏摩，勿令九窍闭塞；更能无犯王法、禽兽灾伤，房室勿令竭乏，服食节其冷热苦酸辛甘，不遗形体有衰，病则无由入其腠理。腠者，是三焦通会元真之处；理者，是皮肤脏腑之文理也。

此条承上未病，因分叙致病之因。

问曰：病人有气色见于面部，愿闻其说。师曰：鼻头色青，腹中痛，苦冷者，死；鼻头色微黑者，有水气；色黄者，胸上有寒；色白者，亡血也。设微赤非时者，死；其目正圆者，痉，不治。又色青为痛，色黑为劳，色赤为风，色黄者便难，色鲜明者有留饮。

此条承上既病，因表明病之形于气色者，示医者贵有望法也。

师曰：病人语声寂寂然，喜惊呼者，骨节间病；语声喑喑然不彻者，心膈间病；语声啾啾然细而长者，头中痛。

此条合下二条，从上望法而转言闻法，示医者贵有闻法焉。

师曰：息摇肩者，心下坚；息引胸中上气者，咳；息张口短气者，肺痿吐沫。

师曰：吸而微数，其病在中焦实也，当下之则愈，虚者不治。在上焦者其吸促，在下焦者其吸远，此皆难治。呼吸动摇振振者，不治。

此三条先言语，次言息，再次言吸言呼，示医者闻声之法，须从显明处逐渐而臻于微妙也。

师曰：寸口脉动者，因其王时而动，假令肝王色青，四时各随其色。肝色青而反色白，非其时色脉，皆当病。

此条言医者治病，既已望闻，当继之以切脉，而脉有一定之色，与一定之时，若脉与时与色不合者，病。

问曰：有未至而至，有至而不至，有至而不去，有至而太过，何谓也？师曰：冬至之后，甲子夜半少阳起，少阳之时，阳始生，天得温和。以未得甲子，天因温和，此为未至而至也；以得甲子，而天未温和，为至而不至也；以得甲子，而天大寒不解，此为至而不去也；以得甲子，而天温如盛夏五六时，此为至而太过也。

此条承上言时而申明之。

师曰：病人脉，浮者在前，其病在表；浮者在后，其病在里，腰痛背强不能行，必短气而极也。

此条合下三条，承上言脉而详申之。其第一条，从脉而辨病之有表里；第二条，从脉而辨病之有阴阳；第三条，从脉而辨病之关于生死；第四条，承第三条而申言之。

问曰：《经》云"厥阳独行"，何谓也？师曰：此为有阳无阴，故称厥阳。

问曰：寸脉沉大而滑，沉则为实，滑则为气，实气相搏，血气入脏即死，入腑即愈，此为卒厥，何谓也？师曰：唇口青，身冷，为入脏即死；如身和，汗自出，为入腑即愈。

问曰：脉脱，入脏即死，入腑即愈，何谓也？师曰：非为一病，百病皆然。譬如浸淫疮，从口起流向四肢者，可治；从四肢流来入口者，不可治。病在外者可治；入里者即死。

问曰：阳病十八，何谓也？师曰：头痛，项、腰、脊、臂、脚掣痛。阴病十八，何谓也？师曰：咳、上气、喘、哕、咽、肠鸣、胀满、心痛、拘急。五脏病各有十八，合为九十病。人又有六微，微有十八病，合为一百八病。五劳、七伤、六极、妇人三十六病，不在其中。清邪居上，浊邪居下，大邪中表，小邪中里，谷饪之邪，从口入者，宿食也。五邪中人，各有法度，风中于前，寒中于后，湿伤于下，雾伤于上，风令脉浮，寒令脉急，雾伤皮腠，湿流关节，食伤脾胃，极寒伤经，极热伤络。

此条总揭病之大纲。

问曰：病由急当救里救表者，何谓也？师曰：病，医下之，续得下利清谷不止，身体疼痛者，急当救里；后身疼痛，清便自调者，急当救表也。

此条合下三条，言医者治病，既已望闻切矣，又当参以问法。其第一条，言当问其大便与其身体之痛否，以辨表里；第二条，言当问其有无宿疾，以辨病之新旧；第三条，言当问病者好恶如何，以辨病情；第四条，承上第三条而申明之，即从发热证上，辨出有攻之、滋之两法不同之极，是示治病者贵有临时斟酌之妙用，不可有胶柱鼓瑟之成见，故结之以"余皆仿此"四字，以概医病之一切。

夫病痼疾，加以卒病，当先治其卒病，后乃治其痼疾也。

师曰：五脏病各有所得者愈，五脏病各有所恶，各随其所不喜者为病。病者素不应食，而反暴思之，必发热也。

夫诸病在脏，欲攻之，当随其所得而攻之。如渴者与猪苓汤，余皆仿此。

痉湿暍病脉证治第二

第二篇表明《金匮》承《伤寒论》而作，故篇内提出太阳病三字，与《伤寒论》相呼应。

太阳病，发热无汗，反恶寒者，名曰刚痉。

此条从《伤寒论》之太阳病，表明刚痉。

太阳病，发热汗出，而不恶寒，名曰柔痉。

此条从《伤寒论》之太阳病，表明柔痉。

太阳病，发热，脉沉而细者，名曰痉，为难治。

此条从《伤寒论》之太阳病，表明痉之难治者。

太阳病，发汗太多，因致痉。

此条合下二条，从伤寒太阳病，表明误汗致痉者。其第一条单言误汗，第二条兼言误下，第三条推到疮家。

夫风病，下之则痉，复发汗，必拘急。

疮家，虽身疼痛，不可发汗，汗出则痉。

病者，身热足寒，颈项强急，恶寒，时头热，面赤，目赤，独头动摇，卒口噤，背反张者，痉病也。若发其汗者，寒湿相得，其表益虚，即恶寒甚，发其汗已，其脉如蛇。

此条承上痉病之误汗，因从痉病之的候，推到其汗后之证与脉。

暴腹胀大者，为欲解。脉如故，反伏弦者，痉。

此条承上汗后之证脉，因推到其变证变脉。

夫痉脉，按之紧如弦，直上下行。

此条承上病者身热足寒，头项强急，恶寒，时头热，面赤，目赤，独头动摇，卒口噤，背反张者，补出痉病之的脉。

痉病有灸疮，难治。

此条从痉病之误汗，因推到痉病之误灸。

太阳病，其证备，身体强，几几然，脉反沉迟，此为痉，瓜蒌桂枝汤主之。

此条为柔痉补出脉证，而详其方治。

瓜蒌桂枝汤方

栝楼根二两　桂枝三两　芍药三两　甘草二两　生姜三两　大枣十二枚

上六味，以水九升，煮取三升，分温三服，微汗。汗不出，食顷，啜热粥发。

太阳病，无汗，而小便反少，气上冲胸，口噤不得语，欲作刚痉，葛根汤主之。

此条为刚痉补出证候，而详其方治，不言脉者，已于刚字内，隐寓紧如弦之义矣。

葛根汤方

葛根四两　麻黄三两（去节）　桂枝二两　甘草二两（炙）　芍药二两　生姜三两　大枣十二枚

上七味，以水一斗，先煮麻黄、葛根，减二升，去沫，纳诸药，煮取三升，去滓，温服一升，覆取微似汗，不须啜粥，余如桂枝汤法将息及禁忌。

痉为病，胸满，口噤，卧不着席，脚挛急，必齘齿，可与大承气汤。

此条承上风寒湿痉病，转到热燥痉病，而详其方治。

大承气汤方

大黄四两（酒洗）　厚朴半斤（去皮）　枳实五枚（炙）　芒硝三合

上四味，以水一斗，先煮枳朴，取五升，去滓，纳大黄，煮二升，去滓，纳芒硝，更上微火一两沸，分温再服，得下，余勿服。

太阳病，关节疼痛而烦，脉沉而细者，此名中湿，亦名湿痹。湿痹之候，小便不利，大便反快，但当利其小便。

此条从《伤寒论》太阳病中，提出湿病。

湿家之为病，一身尽疼，发热，身色如熏黄也。

此条承上条湿郁于内，因推到郁于内而发于外也。

湿家，其人但头汗出，背强，欲得被覆向火。若下之早，则哕，或胸满，小便不利，舌上如苔者，以丹田有热，胸上有寒，渴欲得饮而不能饮，则口燥烦也。

此条戒治湿者，毋轻为之下也。

湿家，下之，额上汗出，微喘，小便利者，死。若下利不止者，亦死。

此条承上“若下之”三字，而备言误下之死证也。

风湿相搏，一身尽疼痛，法当汗出而解，值天阴雨不止，医云此可发其汗，汗之病不愈者，何也？盖发其汗，汗大出者，但风气去、湿气在，是故不愈也。若治风湿者，但微微似欲汗出者，风湿俱去也。

此条承上言湿家误治，不仅下之有误，即当汗而汗之太过，亦误治也。

湿家病，身疼发热，面黄而喘，头痛鼻塞而烦，其脉大，自能饮食，腹中和，无病。病在头中寒湿，故鼻塞，纳药鼻中，则愈。

此条承上言治湿，不仅不可误下，不可过汗，并有不可服药入腹，而仅可纳药鼻中者。

湿家身烦疼，可与麻黄加术汤发其汗为宜，慎不可以火攻之。

此条合下二条，承上治风湿者，但微微似欲汗出，而详其方治。其第一条为湿兼内烦，而表实无汗者立法，故治湿而不可以火攻；第二条为湿兼风冷，而表实无汗者立法，故服药必勉以避风；第三条为风湿在表，而表虚自汗者立法，故服药后，特著温令微汗语。

麻黄加术汤方

麻黄三两（去节）　桂枝二两　甘草一两（炙）　白术四两　杏仁七十个（去皮尖）

上五味，以水九升，先煮麻黄，减二升，去上沫，纳诸药。煮取二升，去滓，温服八合，覆取微汗。

病者一身尽疼，发热，日晡所剧者，此名风湿。此病伤于汗出当风，或久伤取冷所致也，与麻黄杏仁薏苡甘草汤。

麻黄杏仁薏苡甘草汤方

麻黄半两　杏仁十个（去皮尖）　薏苡半两　甘草一两（炙）

上剉麻豆大，每服四钱匕，水一盏半，煎八分，去滓，温服。有微汗，避风。

风湿，脉浮、身重，汗出恶风者，防己黄芪汤主之。

防己黄芪汤方

防己一两　甘草半两（炙）　白术七钱半　黄芪一两一分

上剉麻豆大，每抄五钱匕，生姜四片，大枣一枚，水盏半，煎八分，去滓，温服。喘者，加麻黄半两；胃中不和者，加芍药三分；气上冲者，加桂枝三分；下有陈寒者，加细辛三分。服后，当如虫行皮中，从腰下如冰，后坐被上，又以一被绕腰下。温令微汗，差。

伤寒八九日，风湿相搏，身体疼烦，不能自转侧，不呕不渴，脉浮虚而涩者，桂枝附子汤主之。若大便坚，小便自利者，去桂枝加白术汤主之。

此条承上风湿病而详悉之，盖治风湿病，不可仅辨其表之虚实，又当辨其风多于湿，或湿多于风，故立桂枝附子汤治风多于湿，立白术附子汤治湿多于风。

桂枝附子汤方

桂枝四两　附子三枚（炮，去皮，破八片）　生姜三两（切）　甘草二两（炙）　大枣十二枚（擘）

上五味，以水六升，煮取二升，去滓，分温三服。

白术附子汤方

白术一两　附子一枚（炮，去皮）　甘草二两（炙）　生姜一两半　大枣六枚

上五味，以水三升，煮取一升，去滓，分温三服。一服觉身痹，半日许再服，三服都尽，其人如冒状，勿怪，即是术附并走皮中，逐水气，未得除故耳。

风湿相搏，骨节疼烦掣痛，不得屈伸，近之则痛剧，汗出短气，小便不利，恶风不欲去衣，或身微肿者，甘草附子汤主之。

此条承上风湿病，再详悉之。盖治风湿病，不可仅辨其表之虚实，与其风湿之有偏多偏少，又当辨其病之在外与其深入，病在外者利在速去，病深入者妙在缓攻，故前数方，或用麻黄，或用生姜，或防己、黄芪，或重用附子，皆利在速去。此甘草附子汤，重用甘草、白术，以配桂附，是补中以为散，是妙在缓攻。方后注云，恐一升多者，宜服六七合为妙，意可知矣。

甘草附子汤方

甘草二两（炙）　附子二枚（炮，去皮）　白术二两　桂枝四两

上四味，以水六升，煮取三升，去滓。温服一升，日三服。初服，得微汗则解，能食。汗出复烦者，服五合。恐一升多者，宜服六七合为妙。

太阳中暍，发热恶寒，身重而疼痛，其脉弦细芤迟。小便已，洒洒然毛耸，手足逆冷，小有劳，身即热，口开，前板齿燥。若发其汗，则恶寒甚；加温针，则发热甚；数下之，则淋甚。

此条合下二条，从《伤寒论》太阳例，提出暑病。其第一条表明暑病之脉证与其禁忌；第二条为暑热夹燥者，详其方治；第三条为暑湿夹冷者，详其方治。

太阳中热者，暍是也。汗出恶寒，身热而渴，白虎加人参汤主之。

白虎加人参汤方

知母六两　石膏一斤（碎，绵裹）　甘草二两（炙）　粳米六合　人参三两

上五味，以水一斗，煮米熟汤成，去滓。温服一升，日三服。

太阳中暍，身热疼重，而脉微弱，此以夏月伤冷水，水行皮中所致也。一物瓜蒂汤主之。

瓜蒂汤方

瓜蒂二七个

上剉，以水一升，煮取五合，去滓。顿服。

百合狐蜮阴阳毒病证治第三

第三篇为邪气扰乱经脉而未有确定者立法，篇内所谓百脉一宗，悉致其病，其眼目也。

论曰：百合病者，百脉一宗，悉致其病也。意欲食复不能食，常默然，欲卧不能卧，欲行不能行，饮食或有美时，或有不用闻食臭时，如寒无寒，如热无热，口苦，小便赤，诸药不能治，得药则剧吐利，如有神灵者，身形如和，其脉微数。每溺时头痛者，六十日乃愈；若溺时头不痛，淅淅然者，四十日愈；若溺快然，但头眩者，二十日愈。其证或未病而预见，或病四五日而出，或二十日或一月微见者，各随证治之。

此条从百脉一宗，悉致其病，写出病邪散漫，未绕于经之的候，此病所以称百合也。

百合病，发汗后者，百合知母汤主之。

此条为百合病，发于发汗后伤津者立法。

百合知母汤方

百合七枚　知母三两

上先以水洗百合，渍一宿，当白沫出，去其水，别以泉水二升，煎取一升，去滓，别以泉水二升煎知母，取一升，后合煎，取一升五合，分温再服。

百合病下之后者，百合滑石代赭汤主之。

此条为百合病发于下后，而水谷不分，胃气不安者立法。

百合滑石代赭汤方

百合七枚（擘）　滑石三两（碎，绵裹）　代赭石如弹丸大一枚（碎，绵裹）

上先煎百合如前法，别以泉水二升，煎滑石、代赭，取一升，去滓，后合和重煎，取一升五合，分温再服。

百合病，吐之后者，百合鸡子汤主之。

此条为百合病，发于吐后，而脏气不安者立法。

百合鸡子汤方

百合七枚（擘）　鸡子黄一枚

上先煎百合如前法，了，纳鸡子黄，搅匀，煎五分，温服。

百合病，不经吐、下、发汗，病形如初者，百合地黄汤主之。

此条补出百合病正治之方。

百合地黄汤方

百合七枚（擘） 生地黄汁一升

上先煎百合如前法，了，纳地黄汁，煎取一升五合，温分再服。中病，勿更服。大便当如漆。

百合病一月不解，变成渴者，百合洗方主之。

此条补出百合病外治之方。

百合洗方

百合一升，以水一升，渍之一宿，以洗身。洗已，食煮饼，勿以咸豉也。

百合病，渴不差者，瓜蒌牡蛎散主之。

此条承上百合病渴补出内服之方。

瓜蒌牡蛎散方

瓜蒌根 牡蛎（熬）等分

上为细末，饮服方寸匕，日三服。

百合病变发热者，百合滑石散主之。

此条承上百合病不解，不仅成渴，而且发热者，出其方治也。

百合滑石散方

百合一两（炙） 滑石三两

上二味，为散，饮服方寸匕，日三服。当微利者，止服，热则除。百合病见于阴者，以阳法救之；见于阳者，以阴法救之。见阳攻阴，复发其汗，此为逆；见阴攻阳，乃复下之，此亦为逆。

此条因前数条皆用阴和阳法，恐后人误执一偏，故本《内经》用阴和阳、用阳和阴之道，而并举之，此仲师用思精密处也。

狐蜜之为病，状如伤寒，默默欲眠，目不得闭，卧起不安。蚀于喉为惑，蚀于阴为狐，不欲饮食，恶闻食臭，其面目乍赤、乍黑、乍白。蚀于上部则声嗄，甘草泻心汤主之；蚀于下部则咽干，苦参汤洗之；蚀于肛者，雄黄熏之。

此条病证与百合病相似，盖状如伤寒，即如寒无寒、如热无热之谓。默默欲眠，目不得闭，卧起不安，即常默然，欲卧不能卧，欲行不能行之类。不欲饮食，恶闻食臭，即意欲食复不能食，饮食或有美时，或有不用闻食臭时之类。因其扰乱神志，故名以狐蜜，此详狐蜜之病状，并详其方治。

甘草泻心汤方

甘草四两（炙） 黄芩 干姜 人参各三两 半夏半升 黄连一两 大枣十二枚

上七味，以水一升，煮取六升，去滓再煎，取三升，温服一升，日三服。

苦参汤方

苦参一升，以水一斗，煎取七升，去滓，熏洗，日三。

雄黄熏法

雄黄一味为末，筒瓦二枚合之，烧，向肛熏之。

病者脉数，无热，微烦，默默但欲卧，汗出，初得之三四日，目赤如鸠眼；七八日，四眦黑，若能食者，脓已成也，赤豆当归散主之。

此承上狐蜮病而言，故默默但欲卧，即默默欲眠之候，即从面目乍赤、乍黑、乍白，病进而为目赤如鸠眼，甚且目四眦黑，盖自蚀而成脓，而出其方治。

赤豆当归散方

赤小豆三升（浸令芽出，曝干） 当归十分

上二味，杵为散，浆水服方寸匕，日三服。

阳毒之为病，面赤斑斑如锦纹，咽喉痛，吐脓血。五日可治，七日不可治，升麻鳖甲汤主之。

阴毒之为病，面目青，身痛如被杖，咽喉痛。五日可治，七日不可治，升麻鳖甲汤去雄黄、蜀椒主之。

此二条承上面目乍赤、乍黑、乍白，推到面赤，面目青；承上咽干，推到咽喉痛；承上脓成，推到吐脓；承上六十日愈，四十日愈，二十日愈，推到五日可治，七日不可治。因定其病为阳毒阴毒，而出方治。

升麻鳖甲汤方

升麻 当归 甘草各二两 蜀椒一两（炒去汗） 鳖甲半指大一片（炙） 雄黄半两（研）

上六味，以水四升，煮取一升，顿服之，老小再服，取汗。

疟病脉证并治第四

第四篇单叙疟病者，因伤寒有五，疟亦有五，疟与伤寒相对待也。盖除第一篇为医者立法外，其第二篇承《伤寒论》而作，第三篇隐隐为百合病多发于伤寒病后，此篇显为疟病与伤寒相对待，故其次如此。

师曰：疟脉自弦，弦数者多热，弦迟者多寒。弦小紧者下之差，弦迟者可温之，弦紧者可发汗、针灸也，浮大者可吐之，弦数者风发也，以饮食消息止之。

此条表明疟病不离少阳，以弦脉为主，随其兼见而明治法。

病疟，以月一日发，当十五日愈，设不差，当月尽解；如其不差，当云何？师曰：此结为癥瘕，名曰疟母，急治之，宜鳖甲煎丸。

此条表明疟邪之行，随卫气为消长（义详"经释释气"第九篇），因承上饮食消息之，转而为急治之法，盖久疟虚疟，又不可执，饮食消息之之法，坐视而误事也。

鳖甲煎丸方

鳖甲十二分（炙） 乌扇即射干三分（烧） 黄芩三分 柴胡六分 鼠妇三分（熬）干姜 大黄 桂枝 石韦（去毛） 厚朴 紫葳即凌霄花 半夏 阿胶 芍药 牡丹䗪虫各五分 葶苈 人参各一分 瞿麦二分 蜂窠四分（炙） 赤硝十二分 蜣螂六分（熬） 桃仁二分

上二十三味，为末，取灶下灰一斗，清酒一斛五升，浸灰，俟酒尽一半，着鳖甲于中，煮令泛烂如胶漆，绞取汁，纳诸药，煎为丸，如梧子大，空心服七丸，日三服。

师曰：阴气孤绝，阳气独发，则热而少气烦冤，手足热而欲呕，名曰瘅疟。若但热不寒者，邪气内藏于心，外舍分肉之间，令人消烁肌肉。

此条仍承上饮食消息之，而表明瘅疟之候。

温疟者，其脉如平，身无寒，但热，骨节烦疼，时呕，白虎加桂枝汤主之。

此条从上条瘅疟，推到温疟，瘅疟少气烦冤，病系阴气内虚，故饮食消息之为宜。温疟骨节烦疼，病系热邪内蓄，并非阴气内虚，故同系热病，而特立方治以异之。

白虎加桂枝汤方

知母六两 石膏一斤 甘草二两（炙） 粳米二合 桂枝三两

上五味，以水一斗，煮米熟汤成，去滓，温服一升，日三。

疟多寒者，名曰牡疟，蜀漆散主之。

此条从上条不寒无寒，转到多寒。多寒云者，亦身多寒，并非寒病，故特表之曰牡疟。牡属阳，其脏心，故略为宣通心阳，而立其方治。

蜀漆散方

蜀漆（烧去腥） 云母（烧二日夜） 龙骨等分

上三味，杵为散，未发前，以浆水服半钱匕。

中风历节病脉并治第五

第五篇因《伤寒论》有中风病，即从中风而推广之，表明中风病不得拘于《伤寒论》之中风已也，且咳疟皆生于风，《内经》确有明文，故从上篇疟病，以中风继之。

夫风之为病，当半身不遂，或但臂不遂者，此为痹，脉微而数，中风使然。

此条表明风之为病，因从风病分出痹病，并于《伤寒论》中风阳浮缓阴弱之脉外，特表明微数为中风之的脉。

《金匮》所详中风病证与治法，较《伤寒论》所详中风病证与治法多不相同，其故安在。按《内经》"风论"曰：风之伤人也，或为寒热，或为热中，或为寒中，或为属风，或为偏枯，或为风也。《伤寒论》中风，为寒热，为热中，为寒中。《金匮》中风，为厉风，为偏枯，为风。故其病证，其治法，有不同者，以此。

寸口脉浮而紧，紧则为寒，浮则为虚，寒虚相搏，邪在皮肤；浮者血虚，络脉空虚，贼邪不泻，或左或右；邪气反缓，正气即急，正气引邪，喎僻不遂。邪在于络，肌肤不仁；邪在于经，即重不胜；邪入于腑，即不识人；邪入于脏，舌即难言，口吐涎。

此条为初病中风之偏于寒者，而详叙其证之递深也。

侯氏黑散

治大风，四肢烦重，心中恶寒，不足者。

此为中风夹寒而未变热者，立法治之准的。

菊花四十分　白术　防风各十分　桔梗八分　黄芩五分　细辛　干姜　人参　茯苓　当归　川芎　牡蛎　矾石　桂枝各三分

上十四味，杵为散，酒服方寸匕，日一服，初服二十日，温酒调服，禁一切鱼肉大蒜，常宜冷食，六十日止，服药积腹中不下也。热食即下矣，冷食自能助药力。

寸口脉迟而缓，迟则为寒，缓则为虚；营缓则为亡血，卫缓则为中风。邪气中经，则身痒而瘾疹；心气不足，邪气入中，则胸满而短气。

此条为中风之偏于风者，而详其证治递深也。

风引汤

除热瘫痫。

此为风邪内并，火热内生者，立治法之准的。

大黄　干姜　龙骨各四两　桂枝三两　甘草　牡蛎各二两　寒水石　滑石　赤石脂　白石脂　紫石英　石膏各六两

上十二味，杵，粗筛，以韦囊盛之，取三指撮，井华水三升，煮三沸，温服一升。治大人风引，少小惊痫瘛疭，日数发，医所不疗，除热方。

防己地黄汤

治病如狂状，妄行，独语不休，无热，其脉浮。

此条乃治血中之风，而为风并入心之治法。

防己　甘草各一分　桂枝　防风各三分

上四味，以酒一杯，渍之，绞取汁，生地黄二斤，咬咀，蒸之如斗米饭久，以铜器盛药汁，更绞地黄汁，和分再服。

头风摩散

此为头中风，而出其方法。

大附子一枚　盐等分

上二味为散，沐了，以方寸匕，摩疾上，令药力行。

寸口脉沉而弱，沉即主骨，弱即主筋，沉即为肾，弱即为肝。汗出入水中，如水伤心，历节痛，黄汗出，故曰历节。

此条从风痹之相似者，推到历节，因详其脉证与其病因。

趺阳脉浮而滑，滑则谷气实，浮则汗自出。少阴脉浮而弱，弱则血不足，浮则为风，风血相搏，即疼痛如掣。盛人脉涩小，短气，自汗出，历节疼，不可屈伸，此皆饮酒汗出当风而致。

此条承上条为对待文字，盖上条提出水字，凡热为湿郁者准此；此条提出风字，凡风湿相合者准此。

诸肢节疼痛，身体魁羸，脚肿如脱，头眩短气，温温欲吐，桂枝芍药知母汤主之。

此条承上脉沉弱，脉浮滑，脉浮弱，脉涩小。因表明历节之最重者，故以一诸字盖之，而出其方治。

桂枝芍药知母汤方

桂枝四两　芍药三两　甘草　麻黄　附子各二两　白术　知母　防风各四两　生姜五两

上九味，以水七升，煮取二升，温服七合，日三服。

味酸则伤筋，筋伤则缓，名曰泄。咸则伤骨，骨伤则痿，名曰枯。枯泄相搏，名曰断泄。营气不通，卫不独行，营卫俱微，三焦无所御，四属断绝，身体羸瘦，独足肿大。黄汗出，胫冷。假令发热，便为历节也。

此条与前条黄汗出相呼应，因即为历节黄汗详为之辨。而叙其致病之由，并勉人滋味之不可不节也。

病历节不可屈伸，疼痛，乌头汤主之。

此条从上湿热历节，转到寒湿历节，而出其方治。

乌头汤

亦治脚气疼痛，不可屈伸。

麻黄　芍药　黄芪　甘草（炙）各三两　乌头五枚（咬咀，以蜜二升，煎取一升，即出乌头）

上五味，以水三升，煮取一升，去滓，纳蜜煎中，更煎之，服七合。不知，尽服之。

此从历节兼及脚气。

矾石汤

治脚气冲心。

矾石二两

上一味，以浆水一斗五升，煎三五沸，浸脚良。

此因脚气汤服之方，推及其外治之方。

血痹虚劳病脉证并治第六

第六篇，从上风痹分出血痹，示人以痹病不得拘于风痹已也。

问曰：血痹之病从何得之？师曰：夫尊荣人，骨弱肌肤盛，重困疲劳汗出，卧不时动摇，加被微风，遂得之。但以脉自微，涩在寸口，关上小紧，宜针引阳气，令脉和紧去则愈。

此条叙血痹之病因与其病脉，而示以治法。

血痹阴阳俱微，寸口关上微，尺中小紧，外证身体不仁，如风痹状，黄芪桂枝五物汤主之。

此条承上治法用针，补出汤药方法，并加详其脉象与其外证，且补出风痹二字，正所以应前篇风痹之痹，而划清其不同处之。

黄芪桂枝五物汤方

黄芪三两　芍药三两　桂枝三两　生姜六两　大枣十二枚

上五味，以水六升，煮取二升，温服七合，日三服。

夫男子平人，脉大为劳，极虚亦为劳。

此条承上疲劳，而揭出劳之脉象。

男子面色薄，主渴及亡血，卒喘悸，脉浮者，里虚也。

此条承上劳字，补出虚字。盖劳者病因，虚者病证，因从里虚以定其虚之外候，且补出浮字，以定其虚大之脉，无不于浮中见之。

男子脉虚沉弦，无寒热，短气里急，小便不利，面色白，时目瞑，兼衄，小腹满，此为劳使之然。

此条合下二条，辨虚劳之不同处。其第一条，从上条浮大脉转出沉弦，而定其为阳虚；第二条，从第一条沉弦转出浮大，而定其为阴虚；第三条，从第二条浮大转推到浮弱涩，而定其为阴阳俱虚。

劳之为病，其脉浮大，手足烦，春夏剧，秋冬差，阴寒精自出，酸削不能行。

男子脉浮弱而涩，为无子，精气清冷。

夫失精家，少腹弦急，阴头寒，目眩发落，脉极虚芤迟，为清谷、亡血、失精。脉得诸芤动微紧，男子失精，女子梦交，桂枝龙骨牡蛎汤主之。

此条承上精气清冷，精自出，指定为失精家，而补出阴头寒，即从男子失精补出女子梦交，即从目瞑补出目眩，从衄补出亡血，从里急补出少腹弦急，从面色白补出发落，从小便不利、小腹满补出清谷，因即补出方治。

桂枝龙骨牡蛎汤方

桂枝　芍药　生姜各三两　甘草二两　大枣十二枚　龙骨　牡蛎各三两

上七味，以水七升，煮取三升，分温三服。

天雄散方

天雄三两（炮）　白术八两　桂枝六两　龙骨三两

上四味，杵为散，酒服半钱匕，日三服，不知，稍增之。

此方恐前方力量不及，特表而出之。而不发明用法者，非常方法，不得轻易用之。俟有识者自为领会耳。

男子平人，脉虚弱细微者，喜盗汗也。人年五六十，其病脉大者，痹侠背行，若肠鸣、马刀侠瘿者，皆为劳得之。脉沉小迟，名脱气，其人疾行则喘喝，手足逆寒，腹满，甚则溏泄，食不消化也。脉弦而大，弦则为减，大则为芤，减则为寒，芤则为虚，虚寒相搏，此名为革。妇人则半产漏下，男子则亡血失精。

此条分四小节，承上虚劳、虚弱、浮大、沉迟、弦涩、微紧、芤动脉，补出细小革脉。因即补出盗汗证，痹侠背行，肠鸣、马刀侠瘿证，脱气溏泄证，虚寒相搏，妇人半产漏下证。

虚劳里急，悸，衄，腹中痛，梦失精，四肢酸疼，手足烦热，咽干口燥，小建中汤主之。

此条承上虚劳里急，而出其方治，不言脉者，脉虚沉弦，有显然者。

小建中汤方

桂枝三两　甘草二两　芍药六两　大枣十二枚　生姜三两　饴糖一升

上六味，以水七升，煮取三升，去滓，纳胶饴，更上微火消解，温服一升，日三服。

虚劳里急，诸不足，黄芪建中汤主之。

此条从前条之证、前条之方，而推广言之。

黄芪建中汤方

即小建中汤加黄芪一两半，余依上法。气短胸满者，加生姜；腹满者，去枣，加茯苓一两半；及疗肺虚损不足，补气加半夏三两。

虚劳腰痛，少腹拘急，小便不利者，八味肾气丸主之。

此条亦承上虚劳里急，因从建中治法，推到利下治法，详其证候，而出其方药。

八味肾气丸方

见妇人杂病。

虚劳诸不足，风气百疾，薯蓣丸主之。

此条从上条建中治中、八味治下，因从风自外来者，推到风气致虚之疾，而立其方治。

薯蓣丸方

薯蓣三十分　人参七分　白术六分　茯苓五分　甘草二十分　当归十分　干地黄十分　芍药六分　川芎六分　麦冬六分　阿胶七分　干姜三分　大枣百枚为膏　桔梗五分　杏仁六分　桂枝十分　防风六分　神曲十分　豆黄卷十分　柴胡五分　白敛二分

上二十一味，末之，炼蜜和丸，如弹子大，空腹，酒服一丸，一百丸为剂。

虚劳虚烦不得眠，酸枣仁汤主之。

此条从上条虚因风自外来者，推到虚病在肝，肝属风，故连类及之，而详其方治。

酸枣仁汤方

酸枣仁二升　甘草一两　知母　茯苓各二两　川芎一两

上五味，以水八升，煮酸枣仁，得六升，纳诸药，煮取三升，分温三服。

五劳虚极羸瘦，腹满不能饮食，食伤、忧伤、饮伤、房室伤、饥伤、劳伤、经络荣卫气伤，内有干血，肌肤甲错，两目黯黑。缓中补虚，大黄䗪虫丸主之。

此条承上而推广言之，盖虚劳证，有夹外邪者，如上条所谓风气百疾是也，有夹瘀者，则此条所谓五劳诸伤内有干血是也。因为干血而立其方治，此亦为虚劳病作背城一战之义，且应上血痹二字，为一篇终结文字。

大黄䗪虫丸方

大黄十分（蒸）　黄芩二两　甘草三两　桃仁一升　杏仁一升　芍药四两　干地黄十两　干漆一两　虻虫一升　水蛭百枚　蛴螬百枚　䗪虫半升

上十二味，末之，炼蜜和丸小豆大，酒服五丸，日三服。

肺痿肺痈咳嗽上气病脉证治第七

第七篇，承上血痹而来，盖肺痿、肺痈，非肺脏之痹结则不成，故次及之。

问曰：热在上焦者，因咳为肺痿。肺痿之病，从何得之？师曰：或从汗出，或从呕吐，或从消渴，小便利数，或从便难，又被快药下利，重亡津液，故得之。曰：寸口脉数，其人咳，口中反有浊唾涎沫者何？师曰：为肺痿之病，若口中辟辟燥，咳即胸中隐隐痛，脉反滑数，此为肺痈，咳唾脓血。脉数虚者为肺痿，数实者为肺痈。

此条表明肺痿、肺痈皆因肺热而痹。但所谓痿者，萎也，由肺热津枯，如草木之萎而不荣，则肺焦而痹。所谓痈者，壅也，由热壅而不通，则不通而痹，故设为问答，以辨其脉与候之不同。

问曰：病咳逆，脉之何以知此为肺痈？当有脓血，吐之则死，其脉何类？师曰：寸口脉微而数，微则为风，数则为热，微则汗出，数则恶寒，风中于卫，呼气不入；热过于营，吸而不出。风伤皮毛，热伤血脉。风舍于肺，其人则咳，口干喘满，咽燥不渴，多唾浊沫，时时振寒。热之所过，血为之凝滞，蓄结痈脓，吐如米粥。始萌可救，脓成则死。

此条承上肺痈，即从滑数、数实之脉，补出微数，即从热补出风，从脓血补出血凝滞，遥遥与前篇血痹相呼应，因叙其病因，并辨其可救与不可救之处。

上气，面浮肿，肩息，其脉浮大，不治。又加利，尤甚。

上气，喘而燥者，此为肺胀，欲作风水，发汗则愈。

此二条从上咳逆补出上气。其第一条，即从上气补出浮肿，转添出利病，而表明其病之不治；第二条，从上气补出喘燥，遂即点明风水，而定以肺胀之治法。

肺痿，吐涎沫而不咳者，其人不渴，必遗尿，小便数，所以然者，以上虚不能制下故也。此为肺中冷，必眩，多涎唾，甘草干姜汤以温之。若服汤已渴者，属消渴。

此条从上热字转过冷字，即从咳转过不咳，并添出必眩及多吐涎唾，而定其为非热在上焦之肺痿，更从服汤后，以渴不渴，辨其证之不同处。

甘草干姜汤方

甘草四两（炙）　干姜二两（炮）

上㕮咀，以水三升，煮取一升五合，去滓，分温再服。

咳而上气，喉中水鸡声，射干麻黄汤主之。

此条承上上气欲作风水者，而出其方治。

射干麻黄汤方

射干三两　麻黄　生姜各四两　细辛　紫菀　款冬花各三两　大枣七枚　半夏半升　五味子半升

上九味，以水一斗二升，先煮麻黄两沸，去上沫，纳诸药，煮取三升，分温三服。

咳逆上气，时时吐浊，但坐不得眠，皂荚丸主之。

此承上条上气病之加重者，而出其方治。

皂荚丸方

皂荚八两（刮去皮，酥炙）

上一味，末之，蜜丸梧子大，以枣膏和汤服三丸，日三夜一服。

咳而脉浮者，厚朴麻黄汤主之；咳而脉沉者，泽漆汤主之。

此条从上条咳逆上气病，转过咳而不逆者，而以脉之浮沉，分辨其方治。

厚朴麻黄汤方

厚朴五两　麻黄四两　石膏如鸡子大　杏仁半升　半夏六升　干姜　细辛各二两 小麦一升　五味子半升

上九味，以水一斗二升，先煮小麦熟，去滓，纳诸药，煮取三升，温服一升，日三服。

泽漆汤方

半夏半升　泽漆三升（以东流水五斗，煮取一斗五升）　紫参（一本做紫菀）　生姜　白前各五两　甘草　黄芪　人参　桂枝各三两

上九味，㕮咀，纳泽漆汤中，煮取五升，温服五合，至夜尽。

火逆上气，咽喉不利，止逆下气，麦门冬汤主之。

此条从上各条上气属水者，转过火逆上气，而出其方治。

麦门冬汤方

麦门冬七升　半夏一升　人参　甘草各三两　粳米三合　大枣十二枚

上六味，以水一斗二升，煮取六升，温服一升，日三夜一服。

肺痈，喘不得卧，葶苈大枣泻肺汤主之。

此条承上肺痈，而补出方法，言肺痈始萌，病势渐进，当乘其未集而击之。

葶苈大枣泻肺汤方

葶苈（熬令黄色，捣丸如弹子大）　大枣十二枚

上先以水三升，煮枣取二升，去枣，纳葶苈，煮取一升，顿服。

咳而胸满，振寒脉数。咽干不渴，时出浊唾腥臭，久久吐脓如米粥者，为肺痈，桔梗汤主之。

此条承上条峻剂转过轻剂，正所谓始萌可救，脓成则死，盖正伤毒溃之时，有非峻剂所可排出者，故千万苦心而出此方法耳。

桔梗汤方

桔梗一两　甘草二两

上以水三升，煮取一升，分温再服，则吐脓血也。

咳而上气，此为肺胀，其人喘，目如脱状，脉浮大者，越婢加半夏汤主之。

此条承上肺胀，点明脉浮大，而出其正治之方法。

越婢加半夏汤方

麻黄六两　石膏半斤　生姜三两　大枣十五枚　甘草二两　半夏半升

上六味，以水六升，先煮麻黄，去上沫，纳诸药，煮取三升，分温三服。

肺胀，咳而上气，烦躁而喘，脉浮者，心下有水，小青龙加石膏汤主之。

此条承上肺胀，点明心下有水，因单言脉浮而不言大，治法寒温并进，水热俱损，两不相碍，周矣密矣。

小青龙加石膏汤方

麻黄　芍药　桂枝　细辛　干姜　甘草各三两　五味子　半夏各半升　石膏二两

上九味，以水一斗，先煮麻黄，去上沫，纳诸药，煮取三升。强人服一升，羸者减之，日三服，小儿服四合。

奔豚气病脉证治第八

第八篇，承上篇上气，而言奔豚气。

师曰：病有奔豚，有吐脓，有惊怖，有火邪，此四部病，皆从惊发得之。

此条论奔豚气之发于心者，类及吐脓、惊怖、火邪，而提出惊字，以表明病因。

师曰：奔豚病，从少腹上冲咽喉，发作欲死，复还止，皆从惊恐得之。

此条承上惊字补出恐字，表明奔豚气发于心，兼发于肾，盖惊伤心，恐伤肾，故定其病因，而详其病候。

奔豚气上冲胸，腹痛，往来寒热，奔豚汤主之。

此条奔豚由肝邪而发，故立其方治。必补出往来寒热，盖肝脏有邪，其气通于少阳也。

奔豚汤方

甘草　川芎　当归　黄芩　芍药各二两　半夏　生姜各四两　生葛五两　甘李根白皮一升

上九味，以水二升，煮取五升，温服一升，日三夜一服。

发汗后，烧针令其汗，针处被寒，核起而赤者，必发奔豚，气从少腹上至心，灸其核上各一壮，与桂枝加桂汤主之。

此条奔豚，由发汗后复汗，荣卫俱虚，外寒内袭，心肾不安，因出奔豚正治之法。

桂枝加桂汤方

桂枝五两　芍药　生姜各三两　甘草二两（炙）　大枣十二枚

上五味，以水七升，微火煮取三升，去滓，服一升。

发汗后，脐下悸者，欲作奔豚，茯苓桂枝甘草大枣汤主之。

此条为发汗后欲作奔豚者，点出脐下悸，而立预防之方法。

茯苓桂枝甘草大枣汤方

茯苓半斤　甘草二两　大枣十五枚　桂枝四两

上四味，以甘澜水一斗，先煮茯苓，减二升，纳诸药，煮取三升，去滓，温服一升，日三服。

胸痹心痛短气病脉证治第九

第九篇，承上篇奔豚病气上冲胸，因推及胸痹，心痛短气。

师曰：夫脉当取太过不及，阳微阴弦，即胸痹而痛，所以然者，责其极虚也。今阳虚知在上焦，所以胸痹、心痛者，以其阴弦故也。

此条表明胸痹、心痛之病，皆由虚处容邪，因从其脉象而探其病源。

平人无寒热，短气不足以息者，实也。

此条从平人点出短气，即从上条虚字转出实字，是为对勘文字。

胸痹之病，喘息咳唾，胸背痛，短气，寸口脉沉而迟，关上小紧数，瓜蒌薤白白酒汤主之。

此条承上胸痹病，于胸痹而痛外，补出喘息咳唾，胸背痛，短气，即于阳微阴弦外，补出寸口脉沉迟，关上小紧数，指定胸痹之主症，因出胸痹之主方。

瓜蒌薤白白酒汤方

瓜蒌实一枚（捣）　薤白半升　白酒七升

上三味，同煮，取二升，分温再服。

胸痹不得卧，心痛彻背者，瓜蒌薤白半夏汤主之。

此条承上条加以不得卧，于胸背痛处，特别指为心痛彻背，是痹甚于前，故方药亦加重于前方。又此条为胸痹立法，亦即为心痛立法。

瓜蒌薤白半夏汤方

瓜蒌实一枚（捣）　薤白三两　半夏半升　白酒一斗

上四味，同煮，取四升，温服一升，日三服。

胸痹，心中痞气，气结在胸，胸满，胁下逆抢心，枳实薤白桂枝汤主之；人参汤亦主之。

此条为胸痹一病而两出其方，盖病有久暂，气有虚实。一则急通其痞结之气，一则速复其不振之阳，是在医者细心择用，而临时活泼耳。

枳实薤白桂枝汤方

枳实四枚　薤白半斤　桂枝一两　厚朴四两　瓜蒌实一枚（捣）

上五味，以水五升，先煮枳实、厚朴，取二升，去滓，纳诸药，煮数沸，分温三服。

人参汤方

人参　甘草　干姜　白术各三两

上四味，以水八升，煮取三升，温服一升，日三服。

胸痹，胸中气塞，短气，茯苓杏仁甘草汤主之；橘枳生姜汤亦主之。

此条亦为胸痹一病而两出其方，而一则下气，一则散结，亦在医者酌其强弱而善用之。又此条为胸痹立法，亦即为短气立法。

茯苓杏仁甘草汤方

茯苓三两　杏仁五十个　甘草一两

上三味，以水一斗，煮取五升，温服一升，日三服。不差，更服。

橘枳生姜汤方

橘皮一斤　枳实三两　生姜半斤

上三味，以水五升，煮取二升，分温再服。

胸痹缓急者，薏苡附子散主之。

此条为胸痹而兼筋病者，出其方治。

薏苡附子散方

薏苡仁十五两　大附子十枚（炮）

上二味，杵为散，服方寸匕，日三服。

心中痞，诸逆心悬痛，桂枝生姜枳实汤主之。

此条从胸痹、心痛，推到心中痞，是不待胸痹心痛之的证，即出散逆方治，犹前篇奔豚病，不待奔豚，有欲作奔豚之方治。

桂枝生姜枳实汤方

桂枝　生姜各三两　枳实五两

上三味，以水六升，煮取三升，分温三服。

心痛彻背，背痛彻心，乌头赤石脂丸主之。

此条为心痛之的证，出其方治。

乌头赤石脂丸方

乌头一分（炮）　蜀椒　干姜各一两　附子半两（炮）　赤石脂一两

上五味，末之，蜜丸如桐子大，先食服一丸，日三服。不知，稍加服。

腹满寒疝宿食病脉证治第十

第十篇，从上篇言胸而推到腹。

跌阳脉微弦，法当腹满，不满者必便难，两胠疼痛，此虚寒欲下上也，当以温药服之。

此条为中寒而腹满者，详其脉而定其治法，而又反复为之详辨，以尽其义。

病者腹满，按之不痛为虚，痛者为实，可下之。舌黄未下者，下之黄自去。

此条从上条腹满，两胠痛，属虚寒从下上者，补出按字，坐实虚字，添出实字，即从实上添出观舌法，即从上条温法补出下法。

腹满时减，复如故，此为寒，当与温药。

此条腹满，从上条"按之不痛"四字，补出减字，即从实字转出寒字，而定其治法。

病者萎黄，燥而不渴，胸中寒实，而利不止者，死。

此条从上条腹满，补出外相之萎黄，即从上条舌黄补出燥不渴，又从腹痛进而推到胸中寒实，更从上条必便难转点出利不止，而定其为虚实两极之死证。

寸口脉弦者，即胁下拘急而痛，其人啬啬恶寒也。

此条承上条跌阳脉弦，补出寸口脉弦，表明同属阴寒，而彼两胠疼痛者必便难，此胁下拘急而痛者有恶寒，阴寒同处而有内外之别也。

夫中寒家，喜欠，其人清涕出，发热色和者，善嚏。

此条从上虚寒、寒实及恶寒各寒字，兼推及外中寒之轻病。

中寒，其人下利，以里虚也，欲嚏不能，此人肚中寒。

此条从上条善嚏，转到欲嚏不能，即从清嚏出极而推到下利，而为寒气从外入里而里虚者。

夫瘦人绕脐痛，必有风冷，谷气不行，而反下之，其气必冲；不冲者，心下则痞。

此条承上条中寒，推及风冷，即从上条言两胠痛，或腹痛，或胁下痛者，推及绕脐痛；更即从其人下利，推及不应下而反下之。因补出其气之冲与不冲之病故。

病腹满，发热十日，脉浮而数，饮食如故，厚朴七物汤主之。

此条腹满从上虚寒，或寒实，或中寒，或风冷，转过发热，即从脉弦，或微弦，转过浮数，更从谷气不行，转过饮食如故，而出表里两解之方法。

厚朴七物汤方

厚朴半斤　甘草　大黄各三两　大枣十枚　枳实五枚　桂枝二两　生姜五两

上七味，以水一斗，煮取四升，温服八合，日三服。呕者加半夏五合，下利去大黄，寒多者加生姜至半斤。

腹中寒气，雷鸣切痛，胸胁逆满，呕吐，附子粳米汤主之。

此条从上条腹满发热，转出腹中寒气，较前诸条寒证，添出雷鸣、逆满、呕吐，而出暖胃阳兼补肾阳之方治。

附子粳米汤方

附子一枚（炮）　半夏　粳米各半升　甘草一两　大枣十枚

上五味，以水八升，煮米熟汤成，去滓，温服一升，日三服。

痛而闭者，厚朴三物汤主之。

此条合下二条，从上条寒气转过热气，即从上条温补转过下泄，此条下泄是重气滞边，故点出痛而闭以明之。

厚朴三物汤方

厚朴八两　大黄四两　枳实五枚

上三味，以水一斗二升，先煮二味，取五升，纳大黄，煮取三升，温服一升，以利为度。

按之心下满痛者，此为实也，当下之，宜大柴胡汤。

此条从上条痛闭推到满痛，而补出实字，则气所注重者，不仅在气闭，故特表之曰当下之，又补出心下则结处尚高，与腹中满痛不同。故立方治法，兼通其阳痹。

大柴胡汤方

柴胡半斤　黄芩　芍药各三两　半夏半斤　枳实四枚　大黄二两　大枣十二枚　生姜五两

上八味，以水一斗二升，煮取六升，去滓，再煎，温服一升，日三服。

腹满不减，减不足言，当下之，宜大承气汤。

此条腹满与仅属气闭、仅在心下者不同，故特表之曰不减，又重申之曰减不足言，故出急攻之方法。

大承气汤方

见痉病。

心胸中大寒痛，呕不能饮食，腹中满，上冲皮起，出见有头足，上下痛而不可触近者，大建中汤主之。

此条承上三方下法，转而为大建中法。

大建中汤方

蜀椒二合（炒去汗）　干姜四两　人参一两

上三味，以水四升，煮取二升，去滓，纳胶饴一升，微火煎取二升，分温再服，如一炊顷，可饮粥二升，后更服，当一日食糜粥，温覆之。

胁下偏痛，发热，其脉紧弦，此寒也，以温药下之，宜大黄附子汤。

此条与上条腹满发热，脉浮而数者，遥相呼应，因点出其脉紧弦，表明彼以脉浮数为表有邪而发热，此以脉紧弦难发热而实则寒，因出温下之方法。

大黄附子汤方

大黄三两　附子三枚　细辛二两

上三味，以水五升，煮取二升，分温三服；若强人煮取二升半，分温三服。服后如人行四五里，进一服。

寒气厥逆，赤丸主之。

此条承上腹满，而不言腹满者，为其寒气不止于腹满也，因点出厥逆，而立救治之方法。

赤丸方

乌头二两（炮）　茯苓四两　细辛一两　半夏四两

上四味，末之，纳真朱为色，炼蜜为丸如麻子大，先食，饮酒下三丸，日再夜一服；不知，稍增之，以知为度。

腹满，脉弦而紧，弦则卫气不行，即恶寒，紧则不欲食，邪正相搏，即为寒疝。寒疝绕脐痛，若发则白津出，手足厥冷，其脉沉紧者，大乌头煎主之。

此条承上其脉紧弦，补出紧弦之病候，因即从胁下偏痛极而推到寒疝，即从寒疝推到白津出，手足厥冷，遂从紧弦脉，坐实其为沉紧，因以大辛大热，表示复阳散阴之峻治法。

大乌头煎方

乌头大者五枚（熬，去皮，不㕮咀）

上以水三升，煮取一升，去滓，纳蜜二升，煎令水气尽，取二升，强人服七合，弱人五合。不差，明日更服，不可一日更服。

寒疝腹中痛及胁痛里急者，当归生姜羊肉汤主之。

此条承上寒疝而点出胁痛里急，表明血虚不能濡筋，不仅寒痛而已，因出散寒补血之方法。

当归生姜羊肉汤方

当归三两　生姜五两　羊肉一斤

上三味，以水八升，煮取三升，温服七合，日三服。若寒多，加生姜成一斤；痛多而呕者，加橘皮二两，白术一两。加生姜者，亦加水五升，煮取三升二合，服之。

寒疝腹中痛，逆冷，手足不仁，若身疼痛，灸刺诸药不能治，抵当乌头桂枝汤主之。

此条承上寒疝腹中痛，补出逆冷，复补出手足不仁，身疼痛。表明其为表里并病而并剧者，因出其方治。

乌头桂枝汤方

乌头

上一味，以水二升，煎减半，去滓，以桂枝汤五合解之，令得一升，后初服五合，不知，即服三合；又不知，复加至五合。其知者，如醉状，得吐者，为中病。

其脉数而紧乃弦，状如弓弦，按之不移。脉数弦者，当下其寒；脉紧大而迟者，必心下坚；脉大而紧者，阳中有阴，可下之。

此条承上其脉紧弦此寒也，而详申之，而补出迟与数大者，是数大从紧弦，非紧弦从数大。故点出寒字，点出阳中有阴四字，点出下字。下用温下法，无疑。但不得如前以温药下之，可直决耳。故下一当字，下一可字，示人斟酌之意深矣。

问曰：人病有宿食，何以别之？师曰：寸口脉浮而大，按之反涩，尺中亦微而涩，故知有宿食，大承气汤主之。

此条合下二条，当承上腹满而言，其不言腹满者，以腹不满则无下法，既为之下，是腹满不待言矣。而下证，又须从脉辨其寒热虚实，前之脉以数大从紧弦者，则当以温药下之。此处第一条，点出寸口浮大，按之反涩，尺中亦微涩，是以谷气滞于上而浮大，精气不能逮于下而微涩，下虽脉似虚寒，而其上谷气之实已甚；第二条，点出脉数滑为谷气之有余，更明第三条下利，当承上条脉数滑而来，故总以消导谷气为下法。

脉数而滑者，实也，此有宿食，下之愈，宜大承气汤。

下利不欲食者，此有宿食，当下之，宜大承气汤。

大承气汤方

见痉病。

宿食在上脘，当吐之，宜瓜蒂散。

此条从上条下法，转出吐法。

瓜蒂散方

瓜蒂一分（熬黄）　赤小豆三分（煮）

上二味，杵为散，以香豉七合煮取汁，和散一钱匕，温服之，不吐者，少加之，以快吐为度而止。

脉紧如转索无常者，宿食也。

此条合下一条，承上宿食，而详言脉象。脉紧如转索无常，与紧弦状如弓弦，按之不动之寒脉不同。脉紧头痛风寒，与紧弦胁下偏痛发热，及寒疝绕脐痛，白津出，手足厥冷不同。故定其为宿食不化之的脉。

脉紧，头痛风寒，腹中有宿食不化也。

五脏风寒积聚病脉证并治第十一

第十一篇，承上篇腹满宿食，从腑而推及脏。

肺中风者，口燥而喘，身运而重，冒而肿胀。

此条详肺中风之病候。

肺中寒，吐浊涕。

此条详肺中寒之病候。

肺死脏，浮之虚，按之弱，如葱叶，下无根者，死。

此条详肺死脏之脉象。

肝中风者，头目眴，两胁痛，行常伛，令人嗜甘。

此条详肝中风之病候。

肝中寒者，两臂不举，舌本燥，善太息，胸中痛，不得转侧，食则吐，而汗出也。

此条详肝中寒之病候。

肝死脏，浮之弱，按之如索不来，或曲如蛇行者，死。

此条详肝死脏之脉象。

肝着，其人常欲蹈其胸上，先未苦时，但欲饮热，旋覆花汤主之。

此条表出肝着之病，即表出肝中风寒之病。而其实，从上肺中风寒，而交互言之。盖胸者，肺之位，点出其人常欲蹈其胸上，其交涉于肺，显甚。

旋覆花汤方

旋覆花三两　葱十四茎　新绛少许

上三味，以水三升，煮取一升，顿服。

心中风者，翕翕发热，不能起，心中饥，食即呕吐。

此条详心中风之病候。

心中寒者，其人苦病心如啖蒜状，剧者心痛彻背，背痛彻心，譬如蛊注。其脉浮者，自吐乃愈。

此条详心中寒之病候。先叙其轻，点出如啖蒜状，由轻而重，与第九篇心痛出其方治者，遥遥相呼应。更由重而轻，补出吐法，而治中寒之大略备矣，即可由心而推诸脏矣。

心伤者，其人劳倦，即头面赤而下重，心中痛而自烦，发热，当脐跳，其脉弦，此为心脏伤所致也。

此条表明心伤之病候，提出劳倦为致伤之由，举一脏而余脏可类推矣。

心死脏，浮之实如麻豆，按之益躁疾者，死。

此条详心死脏之脉象。

邪哭使魂魂不安者，血气少也；血气少者属于心，心气虚者，其人则畏，合目欲眠，梦远行而精神离散，魂魄妄行。阴气衰者为癫，阳气衰者为狂。

此条承上心伤之病候，而推广言之。点出魂魄不安，则兼伤此肝肺矣。从脐跳补出精神离散，则心肾不交矣。心脏伤而诸脏皆伤，此心脏较诸脏为独重也。

脾中风，翕翕发热，形如醉人，腹中烦重，皮目瞤瞤而短气。

此条详脾中风之病候，而不及脾中寒者。其腹中重，即寒湿滞也；皮目瞤瞤，即目下有卧蚕之义，寒水象也；短气，亦寒气阻也。故不言脾中寒，而脾中寒即可于脾中风参见之。

脾死脏，浮之大坚，按之如覆杯洁洁状如摇者，死。

此条详脾死脏之脉象。

跌阳脉浮而涩，浮则胃气强，涩则小便数，浮涩相搏，大便则坚，其脾为约，麻仁丸主之。

此条承上脾死脏之脉，而言脾约之脉，因详其病证与其方治。

麻仁丸方

麻仁二升　芍药半斤　大黄（去皮）　枳实各一斤　厚朴一尺（去皮）　杏仁一升（去皮尖，熬，别作脂）

上六味，末之，炼蜜和丸桐子大，饮服十丸，日三服，渐加，以知为度。

肾着之病，其人身体重，腰中冷，如坐水中，形如水状，反不渴，小便自利，饮食如故，病属下焦。身劳汗出，衣里冷湿，久久得之，腰以下冷痛，腹重如带五千钱，甘姜苓术汤主之

此条表明肾着之病，而详其方治。不言肾中风寒者，其人身体重，腰中冷，如坐水中，形如水状，反不渴，小便自利，饮食如故，即可作肾中风观；身劳汗出，衣里冷湿，久久得之，腰以下冷痛，腰重如带五千钱，即可作肾中寒观。故无肾中风、肾中寒之另起文字。

甘姜苓术汤方，一名肾着汤

甘草　白术各二两　干姜　茯苓各四两

上四味，以水五升，煮取三升，分温三服，腰中即温。

肾死脏，浮之坚，按之乱如转丸，益下入尺中者，死。

此条详肾死脏之脉象。

问曰：三焦竭部，上焦竭善噫，何谓也？师曰：上焦受中焦气未和，不能消谷，故能噫耳。下焦竭，即遗溺失便，其气不和，不能自禁止，不须治，久则愈。

此条承上五脏，而揭出三焦者，以三焦为腑中之最要部，故因其竭而特详之。

师曰：热在上焦者，因咳为肺痿；热在中焦者，则为坚；热在下焦者，则尿血，亦令淋闭不通，大肠有寒者，多鹜溏；有热者，便肠垢。小肠有寒者，其人下重便血；有热者，必痔。

此条承上而详言三焦之作用。三焦之作用，其上焦如雾，气化之作用也，与肺为关切；中焦如枢，荣主之，与津液为关切；下焦如渎，水谷之所由分也，与水道为关切。水道之来源与大小肠为关切，故复从三焦详及大小肠。

问曰：病有积、有聚、有谷气，何谓也？师曰：积者，脏病也，终不移；聚者，腑病也，发作有时，展转痛移，为可治；谷气者，胁下痛，按之则愈，复发为谷气。

此条承上五脏三焦及大肠、小肠，而详辨积聚与谷气。

诸积大法，脉来细而附骨者，乃积也。寸口，积在胸中；微出寸口，积在喉中；关上，积在脐旁；上关上，积在心下；微下关，积在少腹；尺中，积在气冲。脉出左，积在左；脉出右，积在右；脉两出，积在中央。各以其部处之。

此条承上言积，而详积脉。

痰饮咳嗽病脉证治第十二

第十二篇，承上篇言积，推及痰饮。痰饮者，水积之一种也。

问曰：夫饮有四，何谓也？师曰：有痰饮，有悬饮，有溢饮，有支饮。

此条从痰饮而推广之，分别四饮之名目。

问曰：四饮何以为异？师曰：其人素盛今瘦，水走肠间，沥沥有声，谓之痰饮；饮后水流在胁下，咳唾引痛，谓之悬饮；饮水流行，归于四肢，当汗出而不汗出，身体疼重，谓之溢饮；咳逆倚息不得卧，其形如肿，谓之支饮。

此条分详四饮之病证。

水在心，心下坚筑，短气，恶水不欲饮。水在肺，吐涎沫，欲饮水。水在脾，少气身重。水在肝，胁下支满，嚏而痛。水在肾，心下悸。

此条承上四饮，而推及五脏之水积，即与上篇积者脏病句，遥相呼应。

夫心下有留饮，其人背寒冷如掌大。

此条合下二条，承上四饮，而点出留饮，非另有所谓留饮者，盖表明饮之病因，必起于水留而不行也。其第一条，魏念庭云：背为太阳，在易为艮止之象，一身皆动，背独常静，静处，阴和常客之，所以风寒自外入，多中于背，而阴寒自内生，亦多踞于背也；第二条，从第一条背冷，进而推到胁下痛引缺盆，即从冷推到咳嗽；第三条，从第二条胁下痛引缺盆，推到四肢历节痛，从咳嗽推到短气而渴，皆病势递加之象，总点出沉字，表明留饮之脉。

留饮者，胁下痛引缺盆，咳嗽则辄已。

胸中有留饮，其人短气而渴，四肢历节痛。脉沉者，有留饮。

膈上病痰，满喘咳唾，发则寒热，背痛腰疼，目泣自出，其人振振身瞤剧，必有伏饮。

此条承上四饮，而点出伏饮，非另有所谓伏饮，是表明饮之极重者，必伏而不出也。因言其剧，而详其病发之状。

夫病人饮水多，必暴喘满。凡食少饮多，水停心下，甚者则悸，微者短气。脉双弦者寒也，皆大下后里虚，脉偏弦者饮也。

此条从上膈上病痰，推到水停心下；即从满喘，补出悸；从悸为病甚，补出微者短气；更从上脉沉者有留饮，补出偏弦者饮，即为偏弦；先叙双弦为虚寒，论证辨脉，周且详矣。

肺饮不弦，但苦喘短气。

支饮亦喘而不能卧，加短气，其脉平也。

此二条，从上条饮水多，以喘与短气定饮之的候，其补出不能卧者，则喘加重矣。两条之脉，是从上条弦而转属不弦与平。表明饮病尚微，与下短气有微饮当从小便去之之条相呼应。

病痰饮者，当以温药和之。

此条合下条，补出痰饮治法。下条更从前所详痰饮病证。水走肠间，沥沥有声外，补出胸胁支满，为痰饮以形碍虚之的候；补出目眩，为痰饮以阴冒阳之的候。盖痰饮，阴邪也，有形者也，故治法以温药和之，其治效在利小便。

心下有痰饮，胸胁支满，目眩，苓桂术甘汤主之。

苓桂术甘汤方

茯苓　桂枝　白术各三两　甘草二两

上四味，以水六升，煮取三升，分温三服，小便则利。

夫短气有微饮，当从小便去之，苓桂术甘汤主之；肾气丸亦主之。

此条为肺饮不弦与支饮脉平，点出短气有微饮，而补出方治二法。一为呼之气短，是心肺之阳有碍，宜苓桂术甘汤以通其阳，阳通则膀胱之窍利；一为吸之气短，是肝肾之阴有碍，宜肾气丸以通其阴，阴通则小便之关开。故特笔以表之曰，当从小便去之。

苓桂术甘汤方见上。

肾气丸方见妇人杂病。

病者脉伏，其人欲自利，利反快，虽利，心下续坚满，此为留饮欲去故也，甘遂半夏汤主之。

此条从前脉沉者有留饮，因补出脉伏，因补出自利，而立乘势利导之方法。

甘遂半夏汤方

甘遂大者三枚　半夏十二枚（以水一升，煮取半升，去滓）　芍药五枚　甘草如指大一枚（炙）

上四味，以水二升，煮取半升，去滓，以蜜半升，和药汁，煎取八合，顿服之。

脉浮而细滑，伤饮。

此条合下二条，承前所详悬饮之病证，而再详其脉，兼补其方治。其第一条，欲言沉弦之悬饮脉，先言脉浮而细滑者为伤饮，是提出饮证之第一步。其第二条，由脉浮细滑补出弦数，由弦数转出寒饮。饮寒而弦数之脉热，夏则时热助脉，欲以寒治，则寒饮为凝；冬则时寒助饮，欲以热攻，则脉数必甚。故点出冬夏难治，为饮之逆证。其第三条，从浮细滑之脉而病势加重，从弦数之脉而病势较定，因直点出沉弦之悬饮脉，兼补出内痛，而立蠲饮破癖之猛法。

脉弦数，有寒饮，冬夏难治。

脉沉而弦者，悬饮内痛，病悬饮者，十枣汤主之。

十枣汤方

芫花（熬）　甘遂　大戟各等分

上三味，捣筛，以水一升五合，先煮肥大枣十枚，取八合，去滓，纳药末，强人服一钱匕，羸人服半钱，平旦温服之；不下者，明日更加半钱。得快利后，糜粥自养。

病溢饮者，当发其汗，大青龙汤主之；小青龙汤亦主之。

此条承前所详溢饮之病证，当汗出而不汗出者，仍以当发其汗，而两出其方。盖汗有寒热之别，热者，以辛凉发之，大青龙汤是也；寒者，以辛温发之，小青龙汤是也。

大青龙汤方

麻黄六两　桂枝　甘草各二两　生姜三两　杏仁四十个　大枣十二枚　石膏如鸡子大一枚

上七味，以水九升，先煮麻黄，减二升，去上沫，纳诸药，煮取三升，去滓，温服一升，取微似汗，汗多者，温粉粉之。

小青龙汤方

麻黄三两（去节）　芍药三两　五味子半升　干姜三两　甘草（炙）　细辛　桂枝各三两　半夏半升

上八味，以水一斗，先煮麻黄，减二升，去上沫，纳诸药，煮取三升，去滓，温服一升。

膈间支饮，其人喘满，心下痞坚，面色黧黑，其脉沉紧，得之数十日，医吐下之不愈，木防己汤主之。虚者即愈，实者三日复发，复与不愈者，宜木防己汤去石膏加茯苓芒硝汤主之。

此条承前所详支饮之病证，从咳逆倚息不得卧，补出其脉沉紧，与其经过之候，虚实之别而两出其方。

木防己汤方

木防己三两　石膏如鸡子大二枚　桂枝二两　人参四两

上四味，以水六升，煮取二升，分温再服。

木防己去石膏加茯苓芒硝汤方

木防己　桂枝各二两　茯苓　人参各四两　芒硝三合

上五味，以水六升，煮取二升，去滓，纳芒硝，再微煎，分温再服，微利则愈。

心下有支饮，其人苦冒眩，泽泻汤主之。

此条承上支饮，因为饮邪上乘清阳之位而苦冒眩者，出其方治。

泽泻汤方

泽泻五两　白术二两

上二味，以水二升，煮取一升，分温再服。

支饮胸满者，厚朴大黄汤主之。

此条承上支饮，因从心下，而言其逆行渐高而为胸满者，出其方治。

厚朴大黄汤方

厚朴一尺　大黄六两　枳实四枚

上三味，以水五升，煮取二升，分温再服。

支饮不得息，葶苈大枣泻肺汤主之。

此条承上支饮，即从上胸满，而言其不仅胸满，气将由满而闭，因特表之曰不得息，而出其方治。

葶苈大枣泻肺方，见肺痈。

呕家本渴，渴者为欲解，今反不渴，心下有支饮故也，小半夏汤主之。

此条从上支饮，而推及呕家之饮，因详其候，而出其方治。

小半夏汤方

半夏一升　生姜半斤

上二味，以水七升，煮取一升半，分温再服。

腹满，口舌干燥，此肠间有水气，己椒苈黄丸主之。

此条承前所详水在心，水在肺，水在脾，水在肝，水在肾，因从脏积，推及腑聚，而表明肠间有水气之病状，与其方治。

己椒苈黄丸方

防己　椒目　葶苈　大黄各一两

上四味，末之，蜜丸如梧子大，先食服一丸，日三服，稍增，口中有津液。渴者，加芒硝半两。

卒呕吐，心下痞，膈间有水，眩悸者，小半夏加茯苓汤主之。

此条从上条肠间有水，推到肠外有水。肠外有水故谓之膈间有水，因详其病证，而出其方治。

小半夏加茯苓汤方

半夏一升　生姜半斤　茯苓四两

上三味，以水七升，煮取一升五合，分温再服。

假令瘦人脐下有悸，吐涎沫而癫眩，此水也，五苓散主之。

此条因水而推到病机之变，盖瘦人不应有水，而竟水动于下而脐下悸，水逆于中而吐涎沫，水犯于上而癫眩，故不得以形体拘之，而缺治水之方法。

五苓散方

泽泻一两一分　猪苓　茯苓　白术各三分　桂枝二分

上五味，为末，白饮服方寸匕，日三服，多服暖水，汗出愈。

咳家，其脉弦，为有水，十枣汤主之。

此条承上有水，点出咳家，因即定其脉象，出其方治，与悬饮方治相呼应。

十枣汤方，见上。

夫有支饮家，咳烦，胸中痛者，不卒死，至一百日或一岁，宜十枣汤。

此条承上咳家，补出支饮家。因详其病候，定其死期，而坐实前方之不可易。

久咳数岁，其脉弱者，可治；实大数者，死；其脉虚者，必苦冒。其人本有支饮在胸中故也，治属饮家。

此条承上一百日或一岁，而补出久咳数岁。因详其脉，而定其生死，决其证候。表明治咳法，不外治饮法，当从饮家辨其寒热虚实以治之。

咳逆倚息不得卧，小青龙汤主之。

此条从上条专于治饮，推到内饮外寒之治法，而出其方治，与前治溢饮当发其汗相呼应。

青龙汤下已，多唾口燥，寸脉沉，尺脉微，手足厥逆，气从小腹上冲胸咽，手足痹，其面翕热如醉状，因复下流阴股，小便难，时复冒者，与茯苓桂枝五味甘草汤，治其气冲。

此条为误服青龙，动其冲气，因出救逆之方法。

苓桂五味甘草汤方

桂枝　茯苓各四两　五味半升　甘草三两（炙）

上四味，以水八升，煮取三升，去滓，分温三服。

冲气即低，而反更咳、胸满者，用桂苓五味甘草汤去桂加干姜、细辛，以治其咳满。

此条承上条，言服药有效，其冲气即低，而寒饮内发，故注重其寒饮，而出方法。

苓甘五味姜辛汤方

茯苓四两　甘草　干姜　细辛各三两　五味子半升

上五味，以水八升，煮取三升，去滓，温服半升，日三。

咳满即止，而更复渴，冲气复发者，以细辛、干姜为热药也。服之当遂渴，而渴反止者，为支饮也。支饮者法当冒，冒者必呕，呕者复纳半夏，以去其水。

此条承上条言服药有效，其寒饮即散，而冲气复发者，则仍属药之故，非药之误，故又辨服药后之病候，注重寒饮，而出其方法。

苓甘五味姜辛半夏汤方

茯苓四两　甘草　细辛　干姜各二两　半夏　五味子各半升

上六味，以水八升，煮取三升，去滓，温服半升，日三服。

水去呕止，其人形肿者，加杏仁主之。其证应纳麻黄，以其人遂痹，故不纳之。若逆而纳之者，必厥，所以然者，以其人血虚，麻黄发其阳故也。

此条承上条言服药有效，其水在胃者散，故呕止，但胃气和，而肺气之壅未通，故仍用宣通肺气法，而药须斟酌用之。

苓甘五味加姜辛半夏杏仁汤方

茯苓四两　甘草　干姜　细辛各三两　五味　半夏　杏仁各半升

上七味，以水一斗，煮取三升，去滓，温服半升，日三服。

若面热如醉，此为胃热上冲熏其面，加大黄以利之。

此条承上条言服药有效，胃中之寒水已散，但寒水虽散，而药之热气留于肺胃者上熏，故点出面热如醉四字，与上条面翕热如醉，关于冲气上逆者不同。故于治饮药内，兼顾肺胃之热，而出其方法。

苓甘五味加姜辛半杏大黄汤方

茯苓四两　甘草二两　干姜　细辛各三两　五味　半夏　杏仁各半升　大黄三两

上八味，以水一斗，煮取三升，去滓，温服半升，日三服。

先渴后呕，为水停心下，此属饮家，小半夏加茯苓汤主之。

此条承上苓甘五味姜辛半夏汤证，从渴反止为支饮，转出先渴；从支饮者法当冒，冒者必呕，点出后呕。因表明其为水停心下，此属饮家，遥遥与篇首痰饮相呼应，而示人以水饮为咳嗽之根，故不厌其复，而出方治。

小半夏加茯苓汤方，见上。

消渴小便不利淋病脉证治第十三

第十三篇，承上篇末条渴字，而推广言之。

厥阴之为病，消渴，气上冲心，心中疼热，饥而不欲食，食则吐蛔，下之利不止。

此条为消渴而言厥阴之为病，犹第二篇痉病承《伤寒论》而言太阳病，故照《伤寒论》原文，而叙其病状。

寸口脉浮而迟，浮即为虚，迟即为劳；虚则卫气不足，劳则荣气竭。趺阳脉浮而数，浮即为气，数即消谷而大坚；气盛则溲数，溲数则坚，坚数相搏，即为消渴。

此条承上消渴，而详病脉与其病因。

男子消渴，小便反多，以饮一斗，小便亦一斗，肾气丸主之。

此条承上消渴，而特点出男子者，因男子之小便为最著，故特详其病候，而出其方治，非谓男子独有此病专用此方也。

肾气丸方，见妇人杂病。

脉浮，小便不利，微热消渴者，宜利小便发汗，五苓散主之。

此条从上条消渴，小便反多，转出小便不利。因指定其脉浮，其候微热，而出方治。

五苓散方，见痰饮。

渴欲饮水，水入则吐者，名曰水逆，五苓散主之。

此条承上五苓散用法，推到水逆病。因表明渴欲饮水，水入则吐者，非真消渴也。

渴欲饮水不止者，文蛤散主之。

此条从上条渴欲饮水，水入则吐，转出饮水不止，虽未点明病名，而以独味文蛤治之，清热利湿，显系湿热之证，又非真消渴也。

文蛤散方

文蛤五两

上一味，杵为散，以沸汤五合，和服方寸匕。

淋之为病，小便如粟状，小腹弦急，痛引脐中。

此条承上条，从隐隐中湿热而来，提出淋病。淋乃湿热之一种也，因叙其病之大略。

趺阳脉数，胃中有热，即消谷引饮，大便必坚，小便则数。

此条为淋病，补出趺阳脉数，胃中有热，是与趺阳脉浮而数因成消渴者，遥相呼应。表明淋病由于胃热下注，与消渴异流而同源也。

淋家不可发汗，发汗则便血。

此条承上言淋病胃热而心虚，发汗在所当禁也。

小便不利者，有水气，其人若渴，瓜蒌瞿麦丸主之。

此条承上淋病，而言小便不利者，由于气化之不运，故因下之不运，而点出有水气；因上之不运，而点出其人若渴。立方治法，注明以小便利，腹中温为知，盖小便利，腹中温，则气化运而上下调矣。

瓜蒌瞿麦丸方

薯蓣　茯苓各三两　瓜蒌根二两　附子一枚（炮）　瞿麦一两

上五味，末之，炼蜜丸如梧子大，饮服二丸，日三服；不知，增至七八丸，以小便利，腹中温为知。

小便不利，蒲灰散主之；滑石白鱼散、茯苓戎盐汤并主之。

此条承上条，单为小便不利者，并出三方，听人随证择用。

蒲灰散方

蒲灰半分　滑石三分

上二味，杵为散，饮服方寸匕，日三服。

滑石白鱼散方

滑石　乱发（烧）　白鱼各二分

上三味，杵为散，饮服方寸匕，日三服。

茯苓戎盐汤方

茯苓半斤　白术二两　戎盐弹丸大一枚

上三味，先将茯苓、白术煎成，入戎盐再煎，分温三服。

渴欲饮水，口干燥者，白虎加人参汤主之。

此条与上文消渴各条及五苓散二条，及瓜蒌瞿麦丸条互相比较，补出肺胃热伤之证，而立方治。

白虎加人参汤方，见暍病。

脉浮发热，渴欲饮水，小便不利者，猪苓汤主之。

此条着眼发热二字，自与微热者有别。前五苓散行阳之化，热初入者宜之，故点出微热二字；此猪苓汤行阴之化，热入久而阴伤者宜之，故点出发热二字。

猪苓汤方

猪苓（去皮）　茯苓　阿胶　滑石　泽泻各一两

上五味，以水四升，先煮四味，取二升，去滓，纳胶烊消，温服七合，日三服。

水气病脉证并治第十四

第十四篇，承上十二篇所论水气，而详辨水气病，亦即承上篇消渴，小便不利，淋病，而类及之。盖消渴，小便不利，淋病，皆水气不调之为病也。

师曰：病有风水、有皮水、有正水、有石水、有黄汗。风水其脉自浮，外证骨节疼痛，恶风；皮水其脉亦浮，外证胕肿，按之没指，不恶风，其腹如鼓，不渴，当发其汗。正水其脉沉迟，外证自喘；石水其脉自沉，外证腹满不喘。黄汗其脉沉迟，身发热，胸满，四肢头面肿，久不愈，必致痈脓。

此条详水气病名，因辨其脉与其病证。

脉浮而洪，浮则为风，洪则为气，风气相搏，风强则为瘾疹，身体为痒，痒者，为泄风，久为痂癞；气强则为水，难以俯仰。风气相击，身体洪肿，汗出乃愈。恶风则虚，此为风水；不恶风者，小便通利，上焦有寒，其口多涎，此为黄汗。

此条承上条，先言风水，即从风水脉浮，补出脉洪，注重洪脉，坐实水病；又从风水，外证骨节疼痛，补出身体洪肿，以别泄风；更从恶风，以别不恶风之黄汗。而黄汗之脉沉迟，前已详之，故不复与风水辨。

寸口脉沉滑者，中有水气，面目肿大，有热，名曰风水；视人之目窠上微肿，如蚕新卧起状，其颈脉动，时时咳，按其手足上，陷而不起者，风水。

此条承上条风水脉浮，转出脉沉者，必补出滑字，隐隐与黄汗之沉迟脉有别。又从上条身体洪肿，系风气相击者，变而言其面目肿大，为关于热气上熏，见证似有不同，而真相终不可掩。故特笔以补之曰：视人之目窠上微肿，如蚕新卧起状，其颈脉动，时时咳，按其手足上，陷而不起者，风水。

太阳病，脉浮而紧，法当骨节疼痛，反不疼，身体反重而酸，其人不渴，汗出即愈，此为风水。恶寒者，此为极虚发汗得之。渴而不恶寒者，此为皮水。身肿而冷，状如周痹，胸中窒，不能食，反聚痛，暮躁不得眠，此为黄汗。痛在骨节。咳而喘，不渴者，此为肺胀，其状如肿，发汗则愈。然诸病此者，渴而下利，小便数者，皆不可发汗。

此条从伤寒太阳病脉浮而紧，先坐实脉浮紧之病状，即从首条臂节疼痛，转出反不疼，身体反重而酸，其人不渴，汗出即愈者为风水，似伤寒而非伤寒。更从汗后虚恶寒，转出渴而不恶寒，为似风水，而实皮水，更从身肿，补出冷，状如周痹，胸中窒，不能食，反聚痛，暮躁不得眠，为似风水，而实黄汗。更从骨节痛，补出咳而喘，

539

为似风水，而实肺胀。总结之以可发汗与不可发汗之病状，仲师叮咛之意，亦可见矣。

里水者，一身面目黄肿，其脉沉，小便不利，故令病水。假令小便自利，此亡津液，故令渴，越婢加术汤主之。

此条从上条风水，转出里水；即从上条脉浮，转点出脉沉；更从上条其状如肿，发汗则愈，然诸病此者，渴而下利，小便数者，皆不可发汗数语，补出此亡津液，故令渴，而出清热除湿之方法。

越婢加术汤方

麻黄六两　石膏半斤　生姜二两　甘草二两　白术四两　大枣十五枚

上六味，以水六升，先煮麻黄，去上沫，纳诸药，煮取三升，分温三服。恶风加附子一枚，炮。

跌阳脉当伏，今反紧，本自有寒，疝瘕，腹中痛，医反下之，即胸满短气。

跌阳脉当伏，今反数，本自有热，消谷，小便数，今反不利，此欲作水。

此两条从上条其脉沉，因推到跌阳脉当伏，伏则与沉相似，而伏中有紧、有数，表明病水者，或本有寒、有热，须于其脉详辨同中之异，而兼顾其凤疾，不可以见肿治肿为能事。

寸口脉浮而迟，浮脉则热，迟脉则潜，热潜相搏，名曰沉。跌阳脉浮而数，浮脉即热，数脉即止，热止相搏，名曰伏。沉伏相搏，名曰水。沉则络脉虚，伏则小便难，虚难相搏，水走皮肤，即为水矣。

此条承上里水脉沉，跌阳脉伏，而推言之，表明正水所成之由也。

寸口脉弦而紧，弦则卫气不行，即恶寒，水不沾流，走于肠间。

少阴脉紧而沉，紧则为痛，沉则为水，小便即难。

此两条承上言寸口脉，因从寸口推到少阴，寸口主卫气，少阴主肾阳。主卫气者，寒从外得，阳气被抑，水之所由成也；主肾阳者，寒自内生，气化不速，水之所由盛也。

脉得诸沉，当责有水，身体肿重。水病脉出者，死。

此条承上沉则为水，而详正水之脉，因推到其脉之反常者。

夫水病人，目下有卧蚕，面目鲜泽，脉伏，其人消渴。病水，腹大，小便不利，其脉沉绝者，有水，可下之。

此条与上寸口脉沉滑条、里水条、跌阳脉当伏两条、寸口脉浮而迟条、少阴脉紧而沉条、脉得诸沉条，互相关照，而表明其可下之的候。

问曰：病下利后，渴饮水，小便不利，腹满因肿者，何也？答曰：此法当病水，若小便自利及汗出者，自当愈。

此条从上条水可下之重证，转到水之易成而易愈者。

心水者，其身重而少气，不得卧，烦而躁，其人阴肿。肝水者，其腹大，不能自转侧，胁下腹痛，时时津液微生，小便续通。肺水者，其身肿，小便难，时时鸭溏。脾水者，其腹大，四肢苦重，津液不生，但苦少气，小便难。肾水者，其腹大，脐肿腰痛，不得溺，阴下湿如牛鼻上汗，其足逆冷，面反瘦。

此条承上病水，因分析五脏之水，而详其病状。

师曰：诸有水者，腰以下肿，当利小便；腰以上肿，当发汗乃愈。

此条从上五脏分析，转而总其大略，分以上下，仍从上条小便自利及汗出，推广其治法。

师曰：寸口脉沉而迟，沉则为水，迟则为寒，寒水相搏。趺阳脉伏，水谷不化，脾气衰则鹜溏，胃阳衰则身肿。少阳脉卑，少阴脉细，男子则小便不利，妇人则经水不通；经为血，血不利则为水，名曰血分。

此条从上寸口脉浮而迟条、少阴脉紧而沉条，再补出少阳为其生气之源，反复辩论。寻出阳气不行，阴气被结之故，而于水中补出血字，因详其病证，而定其病名。

师曰：寸口脉沉而数，数则为出，沉则为入，出则为阳实，入则为阴结。趺阳脉微而弦，微则无胃气，弦则不得息。少阴脉沉而滑，沉则为在里，滑则为实，沉滑相搏，血结胞门，其瘕不泻，经络不通，名曰血分。

此条承上条血分而言，因复从寸口趺阳少阳，反复详辨，而表明其气壅于阳，胃虚于中，血结于阴，名曰血分。亦如上条血分，病于水而实出于血。但上条为血气虚少，行之不利，其结系于全虚者；此条为阴阳壅郁，欲行不能，其结有关于虚中之实者。

问曰：病有血分、水分，何也？师曰：经水前断，后病水，名曰血分，此病难治。先病水，后经水断，名曰水分，此病易治。何以故？去水，其经自下。

此条承上两条血分，因从血分补出水分，辨明血分水分之所以别，而兼辨其治之难易。

问曰：病者苦水，面目身体四肢皆肿，小便不利，脉之，不言水，反言胸中痛，气上冲咽，状如炙肉，当微咳喘，审如师言，其脉何类？

师曰：寸口脉沉而紧，沉为水，紧为寒，沉紧相搏，结在关元，始时尚微，年盛不觉，阳衰之后，荣卫相干，阳损阴盛，结寒微动，肾气上冲，咽喉塞噎，胁下急痛。医以为留饮而大下之，气击不去，其病不除。复重吐之，胃家虚烦，咽燥欲饮水，小便不利，水谷不化，面目手足浮肿。又与葶苈丸下水，当时如小差，食饮过度，肿复如前，胸胁苦痛，象若奔豚，其水扬溢，则咳喘逆，当先攻击冲气，令止，乃治咳；咳止，其喘自差。先治新病，病当在后。

此条承上言水，因推到水之渍渐而成，与其成后而生新病者，隐隐详其治法，与上第十二篇久咳数岁以下各条，互相关照。

风水脉浮身重，汗出恶风者，防己黄芪汤主之。腹痛者加芍药。

此条承上脉浮而洪，浮则为风，及汗出乃愈，恶风则虚，及身体反重而酸。各条风水病，互相关照，且与第二篇风湿条互相通用，更于治方补出腹痛加法，以盖其义。

防己黄芪汤方

见湿病。

风水恶风，一身悉肿，脉浮不渴，续自汗出，无大热，越婢汤主之。

此条与上条风水证，大同小异。但上条身重则湿多，此条一身悉肿则风多，故另立方治。

越婢汤方

麻黄六两　石膏半斤　生姜三两　甘草二两　大枣十二枚

上五味，以水六升，先煮麻黄，去上沫，纳诸药，煮取三升，分温三服。恶风加附子一枚，风水加术四两。

皮水为病，四肢肿，水气在皮肤中，四肢聂聂动者，防己茯苓汤主之。

此条为皮水证出其方治，其证较前所详皮水外证无其腹如鼓，而补出水气在皮肤中，四肢聂聂动，则于皮水益切矣。

防己茯苓汤方

防己　黄芪　桂枝各三两　茯苓六两　甘草二两

上五味，以水六升，煮取二升，分温三服。

里水，越婢加术汤主之，甘草麻黄汤亦主之。

此条为上所详里水病，恐一方不足以尽其妙，故连出两方，以听用者择之。

越婢加术汤方，见上。

甘草麻黄汤方

甘草二两　麻黄四两

上二味，以水五升，先煮麻黄，去上沫，纳甘草，煮取三升，温服一升，重覆汗出。不汗，再服。慎风寒。

水之为病，其脉沉小，属少阴；浮者为风，无水虚胀者为气。水，发其汗即已。脉沉者，宜麻黄附子汤；浮者，宜杏子汤。

此条仍承上里水，而辨别其是否。盖里水脉沉，前已详之，浮则其反面也。提出虚胀，则隐隐从里之一字上，亦反面写出，因此认定里水治法。恐前条所详二方，尚未足以尽其义，因再立方治，更从反面之浮脉，立一方治，以杜混淆。

麻黄附子汤方

麻黄三两　甘草二两　附子一枚

上三味，以水七升，先煮麻黄，去上沫，纳诸药，煮取二升半，温服八合，日三服。

杏子汤方

缺。

厥而皮水者，蒲灰散主之。

此条从上所详里水，转出皮水，言水系于皮，虽至于厥，亦不必以附子桂枝之属，助其内伏之阳，故从上文防己茯苓汤外，补足其方法。

蒲灰散方

见消渴。

问曰：黄汗之为病，身体肿，发热汗出而渴，状如风水，汗沾衣，色正黄如柏汁，脉自沉，何从得之？师曰：以汗出入水中浴，水从汗孔入得之，宜芪芍桂酒汤主之。

此条从上所详黄汗病，重申其病状，而出其方治。

芪芍桂酒汤方

黄芪五两　芍药　桂枝各三两

上三味，以苦酒一升，水七升，相合，煮取三升，温服一升，当心烦，服至六七日乃解。若心烦不止者，以苦酒阻故也。

黄汗之病，两胫自冷；假令发热，此属历节。食已汗出，又身常暮盗汗出者，此荣气也。苦汗出已，反发热者，久久其身必甲错；发热不止者，必生恶疮。若身重，汗出已，辄轻者，久久必身𣊾，𣊾即胸中痛，又从腰以上汗出，下无汗。腰髋弛痛，如有物在皮中状，剧者不能食，身疼重，烦躁，小便不利，此为黄汗，桂枝加黄芪汤主之。

此条承上所详黄汗病，补出两胫自冷，因即辨明其与历节不同处，又补出荣气二字，表明黄汗病，不仅有关于卫气；又补出身必甲错，必生恶疮，即久不愈，必致痈脓之义；又补出各种变证。总缘黄汗本为郁病，得汗不能透彻，因之郁热不得外达，故从前方加味，而立其治法。

桂枝加黄芪汤方

桂枝　芍药　甘草　黄芪各二两　生姜三两　大枣十二枚

上六味，以水八升，煮取三升，温服一升，须臾啜热稀粥一升余，以助药力，温覆取微汗，若不汗，更服。

师曰：寸口脉迟而涩，迟则为寒，涩为血不足，趺阳脉微而迟，微则为气，迟则为寒，寒气不足，即手足逆冷，手足逆冷，则荣卫不利。荣卫不利，则腹满胁鸣相逐，气转膀胱，荣卫俱劳。阳气不通，即身冷；阴气不通，即骨疼。阳前通，则恶寒；阴前通，则痹不仁。阴阳相得，其气乃行，大气一转，其气乃散，实则矢气，虚则遗溺，名曰气分。

此条从上血分、水分，而补出气分，因详其证，详其脉，而兼详其虚实。

气分，心下坚大如盘，边如旋盘，桂甘姜枣麻辛附子汤主之。

此条承上条气分病，因言其结势，而详其方治。

桂甘姜枣麻辛附子汤方

桂枝　生姜各三两　细辛二两　甘草　麻黄各二两　附子一枚（炮）　大枣十二枚

上七味，以水七升，先煮麻黄，去上沫，纳诸药，煮取二升，分温三服，当汗出，如虫行皮中，即愈。

心下坚大如盘，边如旋盘，水饮所作，枳术汤主之。

此条从上条气分病而转到水饮病，因出方治，示人以病证虽同，而用药不同也。

枳术汤方

枳实七枚　白术二两

上二味，以水五升，煮取三升，分温三服，腹中实，即当散也。

黄疸病证并治第十五

第十五篇，从上篇黄汗，而推到黄疸。

寸口脉浮而缓，浮则为风，缓则为痹。痹非中风，四肢苦烦，脾色必黄，瘀热以行。

此条表明黄疸之脉，而叙其初时之病因。

趺阳脉紧而数，数则为热，热则消谷，紧则为寒，食即为满。尺脉浮为伤肾，趺阳脉紧为伤脾。风寒相搏，食谷即眩，谷气不消，胃中苦浊，浊气下流，小便不通，阴被其寒，热流膀胱，身体尽黄，名曰谷疸。

此条从上条寸口脉，推到趺阳脉与尺脉，而注重趺阳，示人以脾胃为主，因详其病状，即从黄疸病内分出谷疸病。额上黑，微汗出，手足中热，薄暮即发，膀胱急，小便自利，名曰女劳疸。腹如水状，不治。

此条从黄疸黄字，极而推言其黑，因详其病状病候，而定其名曰女劳疸。

心中懊侬而热，不能食，时欲吐，名曰酒疸。

此条从黄疸内分出酒疸，而详其病状。

阳明病，脉迟，食难用饱，饱则发烦，头眩，小便必难，此欲作谷疸。虽下之，腹满如故，所以然者，脉迟故也。

此条承上趺阳紧数脉，转出迟脉，因详补出各候，皆由胃虚之故，以重申谷疸之所由作。

夫病酒黄疸，必小便不利，其候心中热，足下热，是其证也。

酒黄疸者，或无热，靖言了了，腹满欲吐，鼻燥，其脉浮者先吐之，沉弦者先下之。

酒疸，心中热，欲吐者，吐之愈。

此三条承上酒疸病，而重申焉。其第一条，因前有未详处，而为之补，故断曰，是其证也；第二条，补出其候其脉及其治法之有不同处；第三条，单言病候之当吐者。

酒疸下之，久久为黑疸，目青面黑，心中如啖蒜状，大便正黑，皮肤爪之不仁，其脉浮弱，虽黑微黄，故知之。

此条表明酒疸变为黑疸者，因详其证其脉与其黑之所以异于女劳疸黑者。

师曰：病黄疸，发热烦渴，胸满口燥者，以病发时火劫其汗，两热所得。然黄家所得，从湿得之。一身尽发热而黄，肚热，热在里，当下之。

此条概言黄疸病，有因误火而得者，又从火而分别其湿多，火多，表多，里多。其夹湿而表证多者，黄疸之常；夹火而里证多者，黄疸之变，故又从常变而分别其治法。

脉沉，渴欲饮水，小便不利者，皆发黄。

腹满，舌痿黄，躁不得睡，属黄家。

此二条承上湿火，而言黄疸病之将成者。其第一条系热多而不外泄；第二条系湿多热郁，而脾不能运，故分别其候而详之。

黄疸之病，当以十八日为期，治之十日以上差。反剧，为难治。

此条为黄疸病，而定其病愈之期，十八日者，土旺于四季之末各十八日也。十日者，土成数也，谓当乘土旺而病愈。疸而渴者，其疸难治；疸而不渴者，其疸可治。发于阴部，其人必呕；阳部，其人振寒而发热也。

此条又辨黄疸病之湿多，热多，表多，里多。盖疸而渴，则热多；疸而不渴，则湿多；发于阴部，其人呕，则里多；发于阳部，其人振寒发热，则表多。

谷疸之病，寒热不食，食即头眩，心胸不安，久久发黄为谷疸，茵陈蒿汤主之。

此条承上各条所言谷疸病，而出其方治。

茵陈蒿汤方

茵陈蒿六两　栀子十四枚　大黄二两

上三味，以水一斗，先煮茵陈，减六升，纳二味，煮取三升，去滓，分温三服。小便当利，尿如皂角汁状，色正赤，一宿腹减，黄从小便去也。

腹满，身尽黄，额上黑，足下热，因作黑疸，其腹胀如水状，大便必黑，时溏，此女劳之病，非水病也。腹满者难治，硝石矾石散主之。

此条为上女劳疸病候未能周备，因详叙其病因，补其病状，辨其深浅，而出其方治。

硝石矾石散方

硝石（熬黄）　矾石（烧）等分

上二味，为散，大麦粥汁和服方寸匕，日三服。病随大小便去，小便正黄，大便正黑，是其候也。

酒疸，心中懊忱，或热痛，栀子大黄汤主之。

此条为上酒疸病，补出懊忱热痛，而出其方治。

栀子大黄汤方

栀子十四枚　大黄二两　枳实五枚　豆豉一升

上四味，以水六升，煮取三升，分温三服。

诸病黄家，但利其小便，假令脉浮，当以汗解之，宜桂枝加黄芪汤主之。

此条辨别治黄疸病之法，利小便者，其常，前已叙过其变，谓脉浮者先吐之，此又从吐补出汗解，同属脉浮，而治法不同，故出其方治。

桂枝加黄芪汤方，见水气。

诸黄，猪膏发煎主之。

此条承上诸病黄家，但利其小便，因出方法，故条内只点出诸黄，不详其证，而方后注明病从小便出。

猪膏发煎方

猪膏半斤　乱发如鸡子大三枚

上二味，和膏中煎之，发消药成，分再服。病从小便出。

黄疸病，茵陈五苓散主之。

此条从上条诸黄，补出疸字。疸，湿热病也。湿热病，亦当利其小便，但利小便之法不同，前条仅提出黄字，黄而燥者，故利小便，不得用利湿热法，此条补出疸字，则利小便，但当利湿热，故为之另出方法。

茵陈五苓散方

茵陈十分末　五苓散五分

上二味，和，先食，饮服方寸匕，日三服。

黄疸腹满，小便不利而赤，自汗出，此为表和里实，当下之，宜大黄硝石汤。

此条从前所叙黄疸病，热在里当下之者，补出方法。

大黄硝石汤方

大黄　黄柏　硝石各四两　栀子十五枚

上四味，以水六升，煮取二升，去滓，内硝，更煮，取一升，顿服。

黄疸病，小便色不变，欲自利，腹满而喘，不可除热，热除必哕。哕者，小半夏汤主之。

此条为黄疸虚证，误治增病，因权宜而出救治之方，方非为黄疸设也。

小半夏汤方，见痰饮。

诸黄，腹痛而呕者，宜柴胡汤。

此条为病黄而脾胃之气不伸，亦为之权宜而出救治之方。

柴胡汤方，缺。

男子黄，小便自利，当与虚劳小建中汤。

此条为病黄而阳气易为不足者，亦权宜而出其方治。

惊悸吐衄下血胸满瘀血第十六

第十六篇，承前篇首条瘀热以行，而推广之。

寸口脉动而弱，动即为惊，弱即为悸。

此条从前篇首条寸口脉浮而缓，推到寸口脉动而弱，即从浮为风，推到动为惊，惊风病也。又从缓为痹，推到弱为悸，悸，痹气也。一外一内，示人以病根，明甚。

师曰：尺脉浮，目睛晕黄，衄未止。晕黄去，目睛慧了，知衄今止。

此条从寸口推到尺脉，更参以目睛，辨其有无瘀热，以断衄之止与未止。

又曰：从春至夏衄者太阳，从秋至冬衄者阳明。

此条承上条言衄，因推及其发动之时与关系之经。

衄家不可汗，汗出必额上陷，脉紧急，直视不能眴，不得眠。

此条承上言衄，因示人以衄之所当禁者，且示人以犯禁之候。

病人面无色，无寒热。脉沉弦者，衄；脉浮弱，手按之绝者，下血；烦咳者，必吐血。

此条从上所详目睛晕黄，显有外热之候，转而为面无色，无寒热，唯有内虚之象。因即从脉浮，转过脉沉，唯补出弦字，坐实阴伤之衄脉，即从脉浮，添出脉弱，添出手按之绝，坐实阴脉不充，血下过多之的脉，更添出烦咳，为心肺上炎，必吐血之的候，辨脉论证，周矣详矣。

夫吐血，咳逆上气，其脉数而有热，不得卧者，死。

此条承上条烦咳吐血，因推到血后真阴亏极而难复也。

夫酒客咳者，必致吐血，此因极饮过度所致也。

此条从上条烦咳吐血，推出酒客，因指定其为极饮过度所致，则治其吐血者，当治其酒热病，明甚。

寸口脉弦而大，弦则为减，大则为芤，减则为寒，芤则为虚，虚寒相搏，此名为革，妇人则半产漏下，男子则亡血。

此条承上三条，而言亡血病因之不同。脉沉弦而衄者，阴不靖也；浮弱下血者，阴盛而无阳以维系之也；烦咳吐血者，血随虚火而上涌也，咳逆上气；脉数有热者，真阴亏极也；酒客咳血者，阳盛而湿热也。此则阳气微而递减，虚而中空，提出寸口，提出男子，为有关于阳气虚寒之亡血，故不嫌与虚劳篇重复而补之。

亡血不可发其表，汗出即寒栗而振。

此条承上言亡血，因示人以亡血之所当禁者，且示人以犯禁之候。病人胸满唇痿，舌青口燥，但欲漱水不欲咽，无寒热，脉微大，来迟，腹不满，其人言我满，为有瘀血。

病者如有热状，烦满，口干燥而渴，其脉反无热，此为阴伏，是瘀血也，当下之。

此二条承上所详各种血证，因推到瘀血，而详其病证与其病脉，且详其病甚之治法。其第一条病未甚，故其候仅欲漱水不欲咽；第二条病已甚，故其候干燥而渴。

火邪者，桂枝去芍药加蜀漆牡蛎龙骨救逆汤主之。

此条承上条瘀血，何为突言火邪，按《伤寒论》伤寒脉浮，医以火迫劫之，亡阳，必惊狂，起卧不安。是火邪者，乃动则为惊之病因，且风火交煽，血液易于燥结，其证最有关于瘀血，故承瘀血而详其方治。方中蜀漆先煮，《本经》称其主治腹中癥瘕积聚，义可知矣。

桂枝去芍药加蜀漆牡蛎龙骨救逆汤方

桂枝三两（去皮）甘草二两（炙）龙骨四两牡蛎五两（熬）生姜三两大枣十二枚蜀漆三两（烧去腥）

上为末，以水一斗二升，先煮蜀漆，减二升，纳诸药，煮取三升，去滓，温服一升。

心下悸者，半夏麻黄丸主之。

此条承上条隐隐言惊，因即明揭悸字，以醒人眼目，且弱即为悸，本从缓为痹推出，故此治悸方法，不专于虚弱上立方。如炙甘草汤治悸之类，其义亦可想见。

半夏麻黄丸方

半夏麻黄各等分

上二味，末之，炼蜜和丸小豆大，饮服三丸，日三服。

吐血不止者，柏叶汤主之。

此条为吐血初起而不止者立方，其防微杜渐之意深矣。故其方不列于烦咳及咳逆上气条下。

柏叶汤方

柏叶干姜各三两艾三把

上三味，以水五升，取马通汁一升，合煮取一升，分温再服。

下血，先便后血，此远血也，黄土汤主之。

此条合下条为下血，而辨血之远近，因分别其治方。

黄土汤方

甘草　干地黄　白术　附子（炮）各三两　阿胶　黄芩各二两　灶中黄土半斤

上七味，以水八升，煮取三升，分温三服。

下血，先血后便，此近血也，赤豆当归散主之。

赤豆当归散方，见狐蜮中。

心气不足，吐血、衄血，泻心汤主之。

此条示人治血之法，须防瘀血，虽心气不足，亦不得专务补涩，以贻后患。

泻心汤方

大黄二两　黄连　黄芩各一两

上三味，以水三升，煮取一升，顿服之。

呕吐哕下利病脉证治第十七

第十七篇，从上篇吐血，推及呕吐，亦以类相从之意也。

夫呕家有痈脓，不可治呕，脓尽自愈。

此条欲治呕者，先识不可治呕之法，以清界限。

先呕却渴者，此为欲解，先渴却呕者，为水停心下，此属饮家。呕家本渴，今反不渴者，心下有支饮故也，此属支饮。

此条从呕转出渴字，分出呕后作渴为欲解，先渴后呕为停饮，呕而不渴为支饮，治法治方当于十二篇内参考。

问曰：病人脉数，数为热，当消谷引饮，而反吐者，何也？师曰：以发其汗，令阳微，膈气虚，脉乃数，数为客热，不能消谷，胃中虚冷故也。脉弦者，虚也，胃气无余，朝食暮吐，变为胃反。寒在于上，医反下之，今脉反弦，故名曰虚。

此条从上条呕字引起吐字，即从水饮二字引起虚寒二字。因于误汗之数脉，误下之弦脉中，表出虚寒为胃反之本。

寸口脉微而数，微则无气，无气则荣虚，荣虚则血不足，血不足则胸中冷。

此条合上条言之客热固非真热，不可以寒治之，胸中冷亦非真冷，不可以热治之，是皆当以温养真气为主。真气，冲和纯粹之气，此气浮则生热，沉则生冷，温之则浮焰自收养之，则虚冷自化。故治吐者，既知客热之故，又当知胸中冷之故。

跌阳脉浮而涩，浮则为虚，涩则伤脾，脾伤则不磨，朝食暮吐，暮食朝吐，宿谷不化，名曰胃反，脉紧而涩，其病难治。

此条承上二条胃虚荣虚而推及脾虚，其脉上从弦数推到微数，从微数推到浮涩，此复从浮涩推到紧涩，而定其病为难治。

病人欲吐者，不可下之。

此条合下条，言病势之欲上欲下，宜顺其势而利导之，故两条作对而并出。

哕而腹满，视其前后，知何部不利，利之，愈。

呕而胸满者，吴茱萸汤主之。

此条从上条哕引起呕病，即从上条腹满引出胸满，而详其方治。

吴茱萸汤方

吴茱萸一升　人参三两　生姜六两　大枣十二枚

上四味，以水五升，煮取三升，温服七合，日三服。

干呕，吐涎沫，头痛者，吴茱萸汤主之。

此条承上条病及其治方，而补其候。

呕而肠鸣，心下痞者，半夏泻心汤主之。

此条承上呕病关于阴邪上逆者，因推到上逆而复下迫，更复中气无权而不宣，故从前方而另立辛通苦降，补养中气，以交阴阳而和上下之方法。

半夏泻心汤方

半夏半斤（洗）　黄芩　干姜　人参　甘草（炙）各三两　黄连一两　大枣十二枚

上七味，以水一斗，煮取六升，去滓，再煮取三升，温服一升，日三服。

干呕而利者，黄芩加半夏生姜汤主之。

此条承上条而言呕病利较肠鸣为重，而不见心下痞为轻，故另立散逆除热，安中正气之方法。

黄芩加半夏生姜汤方

黄芩　生姜各三两　甘草二两　芍药一两　半夏半升　大枣十二枚

上六味，以水一斗，煮取三升，去滓，温服一升，日再夜一服。

诸呕吐，谷不得下者，小半夏汤主之。

此条遥承上先呕却渴条，补出病候，补出方法，与胃虚不能消谷、脾虚宿谷不化有别。

小半夏汤方，见痰饮。

呕吐，而病在膈上，后思水者，解，急与之。思水者，猪苓散主之。

此条遥承上先呕却渴者，此为欲解二句，而重申之。病在膈上，病肺间有痰饮也，后思水者，饮已去也，故曰解。饮已去，津液必为暴亡，思得水以救津液，故当急与。而呕吐之余，中气不复，不能胜水，设过与之，则旧饮才去，新饮复生，故方宜崇土逐水立法。

猪苓散方

猪苓　茯苓　白术各等分

上三味，杵为散，饮服方寸匕，日三服。

呕而脉弱，小便复利，身有微热，见厥者，难治，四逆汤主之。

此条从上条呕之欲解，转而推到呕之难治，因详其脉与其证，及其阴阳离决之势，而出其方治。

四逆汤方

附子一枚（生用）　干姜一两半　甘草二两（炙）

上三味，以水三升，煮取一升三合，去滓，分温再服。强人，可大附子一枚，干姜三两。

呕而发热者，小柴胡汤主之。

此条与上条为一阴一阳之对子。上条少阴厥而热微，故立方以回其始绝之阳；此条少阳不厥而发热，故立方以清其游行之火。

小柴胡汤方

柴胡半斤　半夏一升　黄芩　人参　甘草　生姜各三两　大枣十二枚

上七味，以水一斗，煮取六升，去滓，再煎，取三升，温服一升，日三服。

胃反呕吐者，大半夏汤主之。

此条为胃反病而出其正治之方治。

大半夏汤方

半夏二升　人参三两　白蜜一升

上三味，以水一斗二升，和蜜，扬之二百四十遍，煮药，取二升半，温服一升，余分再服。

食已即吐者，大黄甘草汤主之。

此条与上条为一虚一实之对子。上条胃虚不能消谷，故立方以降逆益虚而安中；此条浊道闭塞，气机不调，故降浊通窍为立方之要旨。

大黄甘草汤方

大黄四两　甘草一两

上二味，以水三升，煮取一升，分温再服。

胃反吐，而渴欲饮水者，茯苓泽泻汤主之。

此条从上呕吐病在膈上，后思水者解，因推及其解而不得解者，补出方治。

茯苓泽泻汤方

茯苓半斤　泽泻四两　甘草　桂枝各二两　白术三两　生姜四两

上六味，以水一斗，煮取三升，纳泽泻，再煮取二升半，温服八合，日三服。

吐后，渴欲得水而贪饮者，文蛤汤主之。兼主微风，脉紧，头痛。

此条与上条亦可作对子看。上条胃反吐而渴欲饮水者，病由于脾不运，气化不行，水滞而燥结，故立方以运脾为主；此条吐后渴欲得水而贪饮者，病由于肺不宣，气化不行，水滞而燥结，故立方以宣肺为主。师恐人不解其意，故于汤之主治，注明兼主微风脉紧头痛，盖微风则伤肺，此方治肺已在言下，方后注明汗出即愈，盖汗出即肺气宣也。

文蛤汤方

文蛤五两　麻黄　甘草　生姜各三两　石膏五两　杏仁五十粒　大枣十二枚

上七味，以水六升，煮取二升，温服一升，汗出即愈。

干呕，吐逆，吐涎沫，半夏干姜散主之。

此条遥承上干呕、吐涎沫、头痛条，而推出治法之不同。盖干呕、吐涎沫而加头痛，为厥阴阴气上逆，此虽吐逆而无头痛，不过阳明寒涎，逆气不下而已，故须另出方治。

半夏干姜散方

半夏　干姜各等分

上二味，杵为散，取方寸匕，浆水一升半，煮取七合，顿服之。

病人胸中，似喘不喘，似呕不呕，似哕不哕，彻心中愦愦然无奈者，生姜半夏汤主之。

此条承上条而推言之，谓之胸中，谓之心中，至高之分，非关于胃也。谓之愦愦无奈，结象也，非逆象也。谓之似喘不喘，则未至于逆，似呕不呕，则未至于呕吐，似哕不哕，则未至于吐涎沫，较之上条关于胃中寒气上逆者，此则唯关客邪搏饮于至高之分，故同用半夏，而必以姜汁易干姜，以散结于至高之分为要务。

生姜半夏汤方

半夏半升　生姜汁一升

上二味，以水三升，煮半夏，取二升，纳生姜汁，煮取一升半，小冷，分四服，日三夜一服。呕止，停后食。

干呕、哕，若手足厥者，橘皮汤主之。

此条承上呕而脉弱，小便复利，身有微热见厥者难治条，翻出呕见厥而易治者，为胃不和，则气不至于四肢，因反前方而另出方治。

橘皮汤方

橘皮四两　生姜半斤

上二味，以水七升，煮取三升，温服一升，下咽即愈。

哕逆者，橘皮竹茹汤主之。

此条与上条作对待文字。上条实而似虚，不可因见厥而认为虚，故方法不外散逆行气；此条虚而似实，不可因哕逆认为壅塞，故方法和胃散逆，必参以益虚安中。

橘皮竹茹汤方

橘皮二斤　竹茹二升　大枣三十枚　生姜半斤　甘草五两　人参一两

上六味，以水一斗，煮取三升，温服一升，日三服。

夫六腑气绝于外者，手足寒，上气，脚缩；五脏气绝于内者，利不禁，下甚者，手足不仁。

此条提出脏腑以阳绝阴绝为危笃证，点出两个气字，总结上文呕吐、哕等证，无不由阴阳脏腑气逆而来，并起下文利证。

下利，脉沉弦者，下重；脉大者，为未止，脉微弱数者，为欲自止，虽发热，不死。

此条承上下利，因以脉而别下利之轻重。

下利，手足厥冷，无脉者，灸之不温。若脉不还，反微喘者，死。少阴负趺阳者，为顺也。

此条从上条不死之下利证，转点出其死证，因详叙其死而不顺之候，转论其顺脉。

下利，有微热而渴，脉弱者，令自愈。

下利，脉数，有微热，汗出，令自愈；设脉紧为未解。

下利，脉数而渴者，令自愈；设不差，必圊脓血，以有热故也。

下利，脉反弦，发热身汗者，愈。

此四条承上脉微弱数者为欲自止，虽发热不死句，而详申之。其第一条，即从脉微弱数，提出弱字，渴则其发热之固有，令自愈，即是欲自止；第二条，承第一条弱字，补出数字，又从微热，补出汗出，为阳气振，而病势有外达之机，又从其自愈，转而点出其未解之紧脉，为邪尚盛，而与正争之象；第三条，又从其自愈，转而推到其不差之候，仍从脉数而渴而来，表明下利病，得阳复者吉，而太过者亦伤其阴；第四条，从弱数脉，转而推到弦脉，而弦与发热身汗并见，则弦亦阳脉，与数同，故曰愈。

下利，气者，当利其小便。

此条为治气利者，示以急开支河之法。

下利，寸脉反浮数，尺中自涩者，必圊脓血。

此条为下利而阳邪强、阴气弱者，详其脉而表其候，即从前脉数，补出涩字以示人。

下利清谷，不可攻其表，汗出必胀满。

此条言下利清谷，关于里气虚寒，决不可以误汗。

下利，脉沉而迟，其人面少赤，身有微热，下利清谷者，必郁冒，汗出而解，病人必微厥。所以然者，其面戴阳，下虚故也。

此条承上条而推言之，同系下利清谷，上条言汗出必胀满者，由攻表而然，此条言汗出而解者，由身有微热，又兼郁冒而来，并不由攻而然，治法当在白通汤或白通加猪胆汁汤之类，师不出方，唯详其脉，表其候，揭其故，且指之为戴阳，为下虚，义可知矣。

下利后脉绝，手足厥冷，时时脉还，手足温者生，脉不还者死。

此条从脉沉迟推到利后脉绝，即从微厥推到手足厥冷，更从脉绝肢厥后，以晬时定其生死。

下利后，腹胀满，身体疼痛者，先温其里，乃攻其表，温里宜四逆汤，攻表宜桂枝汤。

此条从上条下利清谷，不可攻其表，汗出必胀满者，推到下利后腹胀满，又从下利脉沉而迟，其人面少赤，身有假热者，推到身体疼痛，因分出其病之有表里，用方之有温攻，治法之有先后，而先后二方，四逆用生附，则寓发散于温补之中，桂枝有甘芍枣，则兼固里于散邪之内，此又用方治之周密者也。

四遂汤方，见上。

桂枝汤方

桂枝　白芍　甘草　生姜各三两　大枣十枚

上五味，㕮咀，以水七升，微火煮取三升，去滓，适寒温服一升，服已，须臾，啜稀热粥一升，以助药力，温覆，令一时许，遍身漐漐微似有汗者，益佳。不可令如水淋漓，病必不除。若一服，汗出病差，停后服。

下利，三部脉皆平，按之，心下坚者，急下之，宜大承气汤。

下利，脉迟而滑者，实也，利未欲止，急下之，宜大承气汤。

下利，脉反滑者，当有所去，下乃愈，宜大承气汤。

下利已差，至其年月日时复发者，以病不尽故也，当下之，宜大承气汤。

大承气汤方，见痉。

此四条言下利有实邪者，不问体之虚实，病之久暂，皆当去其实邪，不得迁延养患也。

下利，谵语者，有燥屎也，小承气汤主之。

此条从上所详下利病宜急下者，因推到其不必急下，而出其方法。

小承气汤方

大黄四两　积实三枚　厚朴三两（炙）

上三味，以水四升，煮取一升二合，去滓，分温二服，得利，则止。

下利便脓血者，桃花汤主之。

此条承上所详下利而有实邪者，转推及利伤中土，致令脏气不固，脓血不止，而出其方治。

桃花汤方

赤石脂一斤（一半全用，一半筛末）　干姜一两　粳米一升

上三味，以水七升，煮米熟，去滓，温服七合，纳赤石脂末方寸匕，日三服，若

一服愈，余勿服。

热利下重者，白头翁汤主之。

此条从上条所详脏气不固之下利，转而推及湿热下注之下利，而详其方治。

白头翁汤方

白头翁　黄连　黄柏　秦皮各三两

上四味，以水七升，煮取三升，去滓，温服一升；不愈，更服。

下利后，更烦，按之心下濡者，为虚烦也，栀子豉汤主之。

此条与上所详下利后两条互相关照，以尽其治法之妙。盖下利后，脉绝，手足厥冷者，阴阳俱竭也。下利后，腹胀满，身体疼痛者，里有寒，非表有邪也。此条下利后，烦与厥冷有别，心下濡与腹胀满有别，谓之虚烦，则不宜于温里，又不宜于攻表，故另出撤热除烦，因其高而越之之方法。

栀子豉汤方

栀子十四枚（擘）　香豉四合（绵裹）

上二味，以水四升，先煮栀子，得二升半，纳豉，煮取一升半，去滓，分二服，温进一服，得吐则愈。

下利清谷，里寒外热，汗出而厥，通脉四逆汤主之。

此条为上条反面文字，上条烦虽虚烦，仍当以烦治之，此条热系假热，不得作热治之。故因其外热，先点出里寒，因其汗出，即补出厥字，阴内盛而阳外亡，故急用大温之剂，以立治法。

通脉四逆汤方

附子一枚（生用）　干姜三两（强人可四两）　甘草二两（炙）

上二味，以水三升，煮取一升二合，去滓，分温再服。

下利肺痈，紫参汤主之。

此条遥从上所详下利气者，补出下利肺痈，即从上所称当利小便外，另补出降肺调气治痛方法。

紫参汤方

紫参半斤　甘草三两

上二味，以水五升，先煮紫参，取二升，纳甘草，煮取一升半，分温三服。

气利，诃梨勒散主之。

此条为前所云下利气者而补出方法，但前云当利小便，此以诃梨勒味涩性温，反固肺与大肠之气，何则？盖欲大肠之气，不从下泄，则肺旺木平，气走膀胱，使小便自利，正为此通而彼塞，不用淡渗药而小便自利之妙法也。

诃梨勒散方

诃梨勒十枚（煨）

555

上一味，为散，粥饮和，顿服。

疮痈肠痈浸淫病脉证并治第十八

第十八篇，从上诸篇气血内病，因推到气血外病。

诸浮数脉，应当发热，而反洒淅恶寒，若有痛处，当发其痈。师曰：诸痈肿，欲知有脓无脓，以手掩肿上，热者为有脓，不热者为无脓。

此条言痈之所由成，而并辨其有脓无脓也。

肠痈之为病，其身甲错，腹皮急，按之濡，如肿状，腹无积聚，身无热，脉数，此为肠内有痈脓，薏苡附子败酱散主之。

此条承上痈肿，先从内痈说起，因为肠内有痈，详其脉候，而出其方治。

薏苡附子败酱散方

薏苡仁十分　附子二分　败酱五分

上三味，杵为散，取方寸匕，以水二升，煎减半，顿服，小便当下。

肿痈者，少腹肿痞，按之即痛如淋，小便自调，时时发热，自汗出，复恶寒。其脉迟紧者，脓未成，可下之。脉洪数者，脓已成，不可下也。大黄牡丹汤主之。

此条承上条肠内有痈，因推及痈之不在肠内者，详其脉候，而出其方治。

大黄牡丹汤方

大黄四两　牡丹皮一两　桃仁五十个　冬瓜仁半升　芒硝三合

上五味，以水六升，煮取一升，去滓，纳芒硝，再煎沸，顿服之，有脓当下，如无脓，当下血。

问曰：寸口脉浮微而涩，法当亡血，若汗出。设不出汗者，云何？答曰：若身有疮，被刀斧所伤，亡血故也。

此条承上脓推及血，因为金疮亡血，而辨其脉。

病金疮，王不留行散主之。

此条承上刀斧伤而病金疮者，因出其总治之方。

王不留行散方

王不留行十分（八月八日采）　蒴藋细叶十分（七月七日采）　甘草十八分　桑东南根白皮十分（三月三日采）　黄芩二分　川椒三分　厚朴二分　干姜二分　芍药二分

上九味，王不留行、蒴藋、桑皮三味烧灰存性，各别杵筛，合治之，为散，服方寸匕。小疮即粉之，大疮但服之，产后亦可服。

排脓散方

枳实十六枚　芍药六分　桔梗二分

上三味，杵为散，取鸡子黄一枚，以药散与鸡黄相等，揉和令相得，饮和服之，日三服。

排脓汤方

甘草二两　桔梗三两　生姜一两　大枣十枚

上四味，以水三升，煮取一升，温服五合，日再服。

此散此汤，恐前王不留行散有不足用之处，而特为之补。

浸淫疮，从口起流向四肢者，可治；从四肢流来入口者，不可治。

浸淫疮，黄连粉主之。

黄连粉方，未见。

此条为浸淫疮而出其方治，合上数条言之，肠痈，内痈也；金疮，不外不内也；浸淫疮，则专形于外矣。此仲师立法之有序也。

趺蹶手指臂肿转筋阴狐疝蛔虫病脉证治第十九

第十九篇，承上篇外科，而推其余。

师曰：病趺蹶，其人但能前不能却，刺腨，入二寸，此太阳经伤也。

此条详趺蹶病之病状病因与其治法。

病人常以手指臂肿动，此人身体𥊙𥊙者，藜芦甘草汤主之。

此条为手指臂肿动，致令身体𥊙𥊙者，出其方治。

藜芦甘草汤方，未见。

转筋之为病，其人臂脚直，脉上下行，微弦。转筋入腹者，鸡屎白散主之。

此条为转筋入腹者，详其病状，而出其方治。

鸡屎白散方

鸡屎白为散，取方寸匕，以水六合，和，温服。

阴狐疝气者，偏有小大，时时上下，蜘蛛散主之。

此条为阴狐疝气者，详其病状，而出其方治也。凡痛连少腹，皆谓之疝，古有心疝、肝疝等名，第十篇寒疝，皆是也。而此独见之外肾，睾丸肿大，因前阴之间，有狐臭之气，遂别其名为阴狐疝气。

蜘蛛散方

蜘蛛十四枚（熬焦） 桂枝半两

上二味，为散，取八分一匕，饮和服，日再，蜜丸亦可。

问曰：病腹痛有虫，其脉何以别之？师曰：腹中痛，其脉当沉若弦，反洪大，故有蛔虫。

此条详蛔虫腹痛之脉也。

蛔虫之为病，令人吐涎，心痛发作有时，毒药不止者，甘草粉蜜汤主之。

此条为脏燥而病蛔痛者，出其方治。

甘草粉蜜汤方

甘草二两 白粉一两 白蜜四两

上三味，以水三升，先煮甘草，取二升，去滓，纳粉蜜，搅令和，煎如薄粥，温服一升，差，即止。

蛔厥者，当吐蛔，今病者静而复时烦，此为脏寒。蛔上入其膈，故烦，须臾复止，得食而呕，又烦者，蛔闻食臭出，其人当自吐蛔。蛔厥者，乌梅丸主之。

此条为脏寒之蛔厥，详其病状，而出其方治。

乌梅丸方

乌梅三百个 细辛六两 干姜十两 黄连一斤 当归 川椒各四两 附子（炮）桂枝 人参 黄柏各六两

上十味，异捣筛，合治之，以苦酒渍乌梅一宿，去核，蒸之五升米下，饭熟捣成泥，和药令相得，纳臼中，与蜜杵二千下，丸如梧子大。先食饮服十丸，日三服，稍增至二十丸。禁生冷滑臭等食。

妇人妊娠病脉证治第二十

第二十篇，合下二篇，因妇人较之男人，有特别病。此篇以妇人妊娠为最要，故先详之。

师曰：妇人得平脉，阴脉小弱，其人渴，不能食，无寒热，名妊娠，桂枝汤主之。于法，六十日当有此证，设有医治逆者，却一月加吐下者，则绝之。渴，一作呕。

此条为妊娠初得者，写出非病之病，因示治者所当重慎也。

妇人宿有癥病，经断未及三月，而得漏下不止，胎动在脐上者，此为癥痼害。妊娠六月动者，前三月经水利时，胎也。下血者，后断三月，衃也。所以血不止者，其癥不去故也，当下其癥，桂枝茯苓丸主之。

此条承上条妊娠，推到妇人宿有癥病，因详辨其为胎为癥，而出其方治。

桂枝茯苓丸方

桂枝　茯苓　丹皮　桃仁（去皮尖，熬）　芍药各等分

上五味，末之，炼蜜丸，如兔屎大，每日食前服一丸。不知，加至三丸。

妇人怀妊六七月，脉弦发热，其胎愈胀，腹痛恶寒，少腹如扇，所以然者，子脏开故也，当以附子汤温其脏。

此条承上妊娠六十日，或一月三月，因推到六七月，子脏开而风寒入之之候，而详其治法也。

附子汤方，未见。

师曰：妇人有漏下者，有半产后，因续下血，都不绝者，有妊娠下血者，假令妊娠腹中痛，为胞阻，胶艾汤主之。

此条从上妊娠下血，因推到胎前产后，妇人种种下血不止之故，断定其病因，而出方治。

胶艾汤方

干地黄六两　川芎　阿胶　甘草各二两　艾叶　当归各三两　芍药四两

上七味，以水五升，清酒三升，合煮取三升，去滓，纳胶，令消尽，温服一升，日三服。不差，更作。

妇人怀妊，腹中绞痛，当归芍药散主之。

此条从上条妊娠腹中痛为胞阻者，推到腹中绞痛。绞痛者，痛而绵绵不绝之谓，乃血不足而水侵之之故。故立方以益血之虚，而并扶脾以除水。

当归芍药散方

当归　川芎各三两　芍药一斤　茯苓　白术各四两　泽泻半斤

上六味，杵为散，取方寸匕，酒和，日三服。

妊娠呕吐不止，干姜人参半夏丸主之。

此条从上条妇人怀妊，因血虚夹水，而腹中绞痛者，推到中虚有寒饮而呕吐不止者，出其方治。

干姜人参半夏丸方

干姜　人参各一两　半夏二两

上三味，末之，以生姜汁糊为丸，梧子大，饮服十丸，日三服。

妊娠，小便难，饮食如故，当归贝母苦参丸主之。

此条承上所详妇人妊娠，而言其下无下血病，中无腹中痛及绞痛病，上无呕吐病，饮食如故，不过血虚热郁，而小便难耳，故立方法，略为补血，而除其郁热。

当归贝母苦参丸方

当归　贝母　苦参各四两

上三味，末之，炼蜜丸，如小豆大，饮服三丸，加至十丸。

妊娠有水气，身重，小便不利，洒淅恶寒，起即头眩，葵子茯苓散主之。

此条从上条妊娠，同为小便不利，而决不能饮食如故，因点出身重洒淅恶寒，起即头眩，各种之水气病，而出其方治。

葵子茯苓散方

葵子一升　茯苓三两

上二味，杵为散，饮服方寸匕，日二服，小便利，则愈。

妇人妊娠，宜常服当归散主之。

此条为妊娠，补出常服方。

当归散方

当归　黄芩　芍药　川芎各一斤　白术半斤

上五味，杵为散，酒服方寸匕，日再服。妊娠常服，即易产，胎无疾苦。产后百病悉主之。

妊娠养胎，白术散主之。

此条又为妊娠补出养胎方。

白术散方

白术　川芎　蜀椒三分（去汗）　牡蛎

上四味，杵为散，酒服一钱匕，日三服，夜一服。但苦痛，加芍药；心下毒痛，倍加川芎；心烦吐痛，不能食饮，加细辛一两，半夏大者二十枚。服之后，更以醋浆水服之。若呕，以醋浆水服之；复不解者，小麦汁服之。已后渴者，大麦粥服之。病虽愈，服之勿置。

妇人伤胎，怀身腹满，不得小便，从腰以下重，如有水状，怀身七月，太阴当养不养，此心气实，当刺泻劳宫及关元，小便微利，则愈。

此条为妇人伤胎，详其病状，而出针刺法。

妇人产后病脉证治第二十一

第二十一篇，从妇人妊娠病，推到妇人产后病。

问曰：新产妇人有三病，一者病痉，二者病郁冒，三者大便难，何谓也？师曰：

新产血虚，多汗出，喜中风，故令病痉；亡血复汗，寒多，故令郁冒；亡津液，胃燥，故大便难。

此条为产后提出三病以为纲，非谓产后止此三病，三病不同，其为亡血伤津则同。故特详其病因，与其病状，定为产后所易有之要病。

产妇郁冒，其脉微弱，呕不能食，大便反坚，但头汗出。所以然者，血虚而厥，厥而必冒。冒家欲解，必大汗出。以血虚下厥，孤阳上出，故头汗出。所以产妇喜汗出者，亡阴血虚，阳气独盛，故当汗出，阴阳乃复。大便坚，呕不能食，小柴胡汤主之。

此条承上条产妇郁冒，兼及大便难，并推到汗出之故，而详其病因，叙其病状，与其方治。

小柴胡汤方，见上呕吐。

病解能食，七八日更发热者，此为胃实，宜大承气汤主之。

此条承上条言病解后，而证实者即当以实治之，不可拘执产后血虚而误事也。仲师勉人之意深矣。

大承气汤方，见痉。

产后腹中绞痛，当归生姜羊肉汤主之；兼主腹中寒疝，虚劳不足。

此条从上条产后实热，转出产后虚寒，又与前篇妊娠腹中绞痛，遥相关照。盖彼为血虚而湿扰于内，此为血虚而寒动于中，故此处立方，必表而出之曰，兼主腹中寒疝，虚劳不足。

当归生姜羊肉汤方，见寒疝。

产后腹痛，烦满不得卧，枳实芍药散主之。

此条从上条虚寒之腹痛，转而推出郁热之腹痛，因详其病状，而出其方治。

枳实芍药散方

枳实（烧令黑，勿太过） 芍药等分

上二味，杵为散，服方寸匕，日三服。并主痈脓，大麦粥下之。

师曰：产妇腹痛，法当以枳实芍药散，假令不愈者，此为腹中有瘀血着脐下，宜下瘀血汤主之；亦主经水不利。

此条承上条郁热之腹痛，推及瘀血滞着之腹痛，因详其病候，而出其方治。

下瘀血汤方

大黄三两 桃仁二十个 䗪虫二十枚（去足熬）

上三味，末之，炼蜜和为丸，以酒一升，煮一丸，取八合顿服之。新血下如豚肝。

产后七八日，无太阳证，少腹坚痛，此恶露不尽；不大便，烦躁发热，切脉微实，再倍发热，日晡时烦躁者，不食，食则谵语，至夜即愈，宜大承气汤主之。热在里，结在膀胱也。

此条承上条言瘀血着滞之腹痛，因推及其血结于下，而热复聚于中，故特点出不大便，点出脉微实，点出发热烦躁，点出谵语，至夜即愈，而出去血去热，为一举两得之方法。

产后风，续之数十日不解，头微疼，恶寒，时时有热，心下闷，干呕，汗出，虽久，阳旦证续在者，可与阳旦汤。

此条与上条为一表一里之对子。上条里热成实，虽产后七八日，与大承气，而不伤于峻；此条表邪不解，虽数十日之久，与阳旦汤，而不虑其散。审证用药，不拘日数，表里既分，汗下斯判，非达于权变者，不足以语此。

阳旦汤方

即桂枝汤加黄芩。

产后中风，发热，面正赤，喘而头痛，竹叶汤主之。

此条承上条产后风，而为正虚邪盛者，补出病状，而立方法。

竹叶汤方

竹叶一把　葛根三两　防风　桔梗　桂枝　人参　甘草各一两　附子一枚（炮）生姜五两　大枣十五枚

上十味，以水一升，煮取二升半，分温三服。覆使汗出，头项强，用大附子一枚，破之如豆大，煎药扬去沫。呕者，加半夏半升洗。

妇人乳中虚，烦乱呕逆，安中益气，竹皮大丸主之。

此条从妇人产后，推到妇人乳子之时，气虚火胜，内乱上逆，因叙其病状，而出其方治。

竹皮大丸方

生竹茹　石膏各二分　桂枝　白薇各一分　甘草七分

上五味，末之，枣肉和丸，弹子大，饮服一丸，日三夜二服。有热，倍白薇；烦喘者，加柏实一分。

产后下利虚极，白头翁加甘草阿胶汤主之。

此条从上条呕逆转到下利，即从上条乳中虚，为关于乳汁去而胃虚者，借之，以陪出此条产后虚极，为专关于产后血虚，因立胜热燥湿，重加补中救阴之方法。

白头翁加甘草阿胶汤方

白头翁　甘草　阿胶各二两　秦皮　黄连　黄柏各三两

上六味，以水七升，煮取二升半，纳胶，令消尽，分温三服。

妇人杂病脉证并治第二十二

第二十二篇，从上篇妇人胎前产后，推到妇人杂病。

妇人中风七八日，续来寒热，发作有时，经水适断者，此为热入血室，其血必结，故使如疟状，发作有时，小柴胡汤主之。

此条为妇人中风，关于经水适断而热入血室者，详其病候，而出其方治。

小柴胡汤方，见上。

妇人伤寒发热，经水适来，尽日明了，暮则谵语，如见鬼状者，此为热入血室，治之，无犯胃气及上二焦，必自愈。

此条承上条妇人中风，推到妇人伤寒，关于经水适来而热入血室者，详其证治也。师不出方，盖以热虽入，而血未结，其邪必将自解，不可以发热认为表邪未解而汗之，不可谓谵语为胃实而下之，禁而止之。其无方之治，深于方矣。

妇人中风，发热恶寒，经水适来，得之七八日，热除脉迟，身凉和，胸胁满，如结胸状，谵语者，此为热入血室也，当刺期门，随其实而取之。

此条承上条妇人中风，关于经水适断而热入血室者，推到妇人中风，关于经水适来而热入血室者，详其证治。

阳明病，下血谵语者，此为热入血室，但头汗出，当刺期门，随其实而泻之，濈然汗出者，愈。

此条承上所详热入血室，推到热入血室不拘于经水之来与断者，详其证候，仍照上条治法治之。乃不曰取而曰泻，因此条但头汗出，其阳通，而其闭在阴，必有以泻之，则阴之闭者亦通，故特著其效曰，濈然汗出者愈。

妇人咽中如有炙脔，半夏厚朴汤主之。

此条为妇人冲气动者，详其证治，男子非无是证，而必属之妇人者，以冲脉于妇人有特切之关系也。

半夏厚朴汤方

半夏一升　厚朴三两　茯苓四两　生姜五两　苏叶二两

上五味，以水一斗，煮取四升，分温四服，日三夜一服。

妇人脏躁，喜悲伤欲哭，象如神灵所作，数欠伸，甘麦大枣汤主之。

此条为妇人脏躁，而详其证治，男子亦有是证，而必属之妇人者，以妇人去血多，而易得此病也。

甘麦大枣汤方

甘草三两　小麦一升　大枣十枚

上三味，以水六升，煮取三升，分温三服，亦补脾气。

妇人吐涎沫，医反下之，心下即痞，当先治其吐涎沫，小青龙汤主之；涎沫止，乃治痞，泻心汤主之。

此条为吐涎沫与痞兼见，而出先后之方也，吐涎沫与痞，亦决不仅妇人有之，而此属之妇人者，为其气易为郁，而心易为扰耳。

小青龙汤方，见上。

泻心汤方，见上。

妇人之病，因虚、积冷、结气，为诸经水断绝。至有历年，血寒积结胞门，寒伤经络，凝坚在上，呕吐涎唾，久成肺痈，形体损分；在中盘结，绕脐寒疝，或两胁疼痛，与脏相连，或结热中，痛在关元，脉数无疮，肌若鱼鳞，时着男子，非止女身；在下未多，经候不匀，令阴掣痛，少腹恶寒，或引腰脊，下根气街，气冲急痛，膝胫疼烦，奄忽眩冒，状如厥癫，或有忧惨，悲伤多嗔，此皆带下，非有鬼神。久则羸瘦，脉虚多寒，三十六病，千变万端，审脉阴阳，虚实紧弦，行其针药，治危得安，其虽同病，脉各异源，子当辨记，勿谓不然。

此条承上各条，言妇人之病，多因虚、积冷、结气而成。而因虚、积冷、结气以成病者，又不止如上数条而已。特表而出之曰，为诸经水断绝，至有历年，因详叙在上、在中、在下之病状，与其病源及其病脉，而总之以带下，因勉医者，审阴阳虚实，而急施针药焉。

问曰：妇人年五十所，病下利，数十日不止，暮即发热，少腹里急，腹满，手掌烦热，唇口干燥，何也？此病属带下，何以故？曾经半产，瘀血在少腹不去。何以知之？其证唇口干燥，故知之。当以温经汤主之。

此条承上条所详经水断绝，推到经水已断之妇人。借下利而看出其瘀血，因详其病源与其病状，而立方法。

温经汤方

吴茱萸三两　当归　川芎　芍药　人参　桂枝　阿胶　丹皮　生姜　甘草各二两　半夏半升　麦冬一升

上十二味，以水一斗，煮取三升，分温三服，亦主妇人少腹寒，久不受胎，兼治崩中去血，或月水来过多，及至期不来。

带下经水不利，少腹满痛，经一月再见者，土瓜根散主之。

此条承上所详带下，因即从经水断绝，转而推出经水一月再见之病因、病状，而详其方治。

土瓜根散方

土瓜根　芍药　桂枝　䗪虫各三分

上四味，杵为散，酒服方寸匕，日三服。

寸口脉弦而大，弦则为减，大则为芤，减则为寒，芤则为虚，寒虚相搏，此名为革，妇人则半产漏下，旋覆花汤主之。

此条为妇人半产漏下者，详其脉而出其方治，亦所以补第六篇男子失精，第十六篇男子亡血方之未备者也。

旋覆花汤方

旋覆花三两　葱十四茎　新绛少许

上三味，以水三升，煮取一升，顿服之。

妇人陷经，漏下黑不解，胶姜汤主之。

此条承上条妇人漏下，推到妇人陷经，因详其证治。

胶姜汤方，未见。

妇人少腹满如敦状，小便微难而不渴，生后者，此为水与血俱结在血室也，大黄甘遂汤主之。

此条从上所详妇人半产漏下，因推到妇人生后，水血并结之证治。

大黄甘遂汤方

大黄四两　甘遂　阿胶各二两

上三味，以水三升，煮取一升，顿服，其血当下。

妇人经水不利下，抵当汤主之。

此条与上条并系血结，而上条病关生后血虽结，而仍属血虚，故用药须兼和剂，此系不言生后，单言经水不利，病当属实，故立方专在攻逐，而其究妇人经闭，多有血枯脉绝者，虽养冲任，犹恐不至，而岂可专任攻逐哉，仲师特举其凡耳。

抵当汤方

水蛭（熬）　䗪虫（熬）各三十个　桃仁二十个　大黄三两（酒浸）

上四味，为末，水五升，煮取三升，去滓，温服一升。

妇人经水闭不利，脏坚癖不止，中有干血，下白物，矾石丸主之。

此条承上条经水不利，推到经水不利，由子脏有干血，胞宫复生湿热者，详其证治。

矾石丸方

矾石三分（烧）　杏仁一分

上二味，末之，炼蜜丸枣核大，纳脏中，剧者再纳之。

妇人六十二种风，腹中血气刺痛，红蓝花酒主之。

此条承上所详妇人中风及妇人经水不利，推到妇人六十二种风，腹中血气刺痛，而详其方药。

红蓝花酒方

红蓝花一两

上一味，酒一大升，煎减半，顿服一半，未止，再服。

妇人腹中诸疾痛，当归芍药散主之。

此条承上条妇人腹中血气刺痛，推到妇人腹中诸疾痛，而详其方药。

妇人腹中痛，小建中汤主之。

此条与上条同为腹中痛，上条因血虚夹湿则腹痛，此条因血虚经失所养而腹痛。师恐治妇人者不知通变，故复出此条以补之，非谓妇人始有此腹痛证也。

小建中汤方，见虚劳。

问曰：妇人病饮食如故，烦热不得卧，而反倚息者，何也？师曰：此名转胞不得溺也，以胞系了戾，故致此病，肾气丸主之。

此条为妇人转胞病，详其病状，与其方治一本，故致此病句下，有"但当利小便则愈"七字。

肾气丸方

干地黄八两　山药　山茱萸各四两　泽泻　丹皮　茯苓各三两　桂枝　附子（炮）各一两

上八味，末之，炼蜜和丸梧子大，酒下十五丸，加至二十丸，日再服。

妇人阴寒，温阴中坐药，蛇床子散主之。

此条从上条妇人转胞，推到妇人阴寒，而出其方药。

蛇床子散方

蛇床子

上一味，末之，以白粉少许，和合相得，如枣大，绵裹纳之，自然温。

少阴脉滑而数者，阴中即生疮，阴中蚀疮烂者，狼牙汤洗之。

此条从上条阴寒，转而推到阴中生疮蚀烂，非关寒而关湿热者，出其方治。

狼牙汤方

狼牙三两

上一味，以水四升，煮取半升，以绵缠筋如茧，浸汤沥阴中，日四遍。

胃气下泄，阴吹而正喧，此谷气之实也，猪膏发煎主之。

此条承上所详阴中各病，推及阴吹，详其病源，与其病状，而出其方治。妇人阴吹，亦有因与男子交接无道，或元气下陷者，谷气之实，特其一端耳。

猪膏发煎方，见上。

小儿疳虫蚀齿方

雄黄　葶苈

上二味，末之，取腊月猪脂，熔，以槐枝绵裹头四五枚，点药烙之。

此条承上妇人而言小儿耳。

金匮方论

乞法老人编

目　录

茵陈五苓散、大黄硝石汤、小半夏汤、柴胡汤、小建中汤。

惊悸吐衄下血胸满瘀血病篇方：桂枝去芍药加蜀漆龙骨牡蛎救逆汤、半夏麻黄丸、柏叶汤、黄土汤、赤豆当归散、泻心汤。

呕吐哕下利病篇方：吴茱萸汤、半夏泻心汤、黄芩加半夏生姜汤、小半夏汤、猪苓汤、四逆汤、小柴胡汤、大半夏汤、大黄甘草汤、茯苓泽泻汤、文蛤汤、半夏干姜散、生姜半夏汤、橘皮汤、橘皮竹茹汤、四逆汤、桂枝汤、大承气汤、小承气汤、桃花汤、白头翁汤、栀子豉汤、通脉四逆汤、紫参汤、诃黎勒散。

疮痈肠痈浸淫病篇方：薏苡附子败酱散、大黄牡丹汤、王不留行散、排脓散、排脓汤、黄连粉。

趺蹶手指臂肿转筋狐疝蚘虫病篇方：藜芦甘草汤、鸡屎白散、蜘蛛散、甘草粉蜜汤、乌梅丸。

妇人妊娠病篇方：桂枝汤、桂枝茯苓丸、附子汤、胶艾汤、当归芍药散、干姜人参半夏丸、当归贝母苦参丸、葵子茯苓散、当归散、白术散。

妇人产后病篇方：小柴胡汤、大承气汤、当归生姜羊肉汤、枳实芍药散、下瘀血汤、大承气汤、阳旦汤、竹叶汤、竹皮大丸、白头翁加甘草阿胶汤。

妇人杂病篇方：小柴胡汤、半夏厚朴汤、甘麦大枣汤、小青龙汤、泻心汤、温经汤、土瓜根散、旋覆花汤、胶姜汤、大黄甘遂汤、抵当汤、矾石丸、红蓝花酒、当归芍药散、小建中汤、肾气丸、蛇床子散、狼牙汤、猪膏发煎。

痉湿暍病篇方

栝楼桂枝汤

桂枝汤立方之旨，已详于《伤寒方论》。此方加栝楼根，即《伤寒论》桂枝加葛根汤之义。而用栝楼根不用葛根者，因此证身体强几几，与《伤寒论》桂枝加葛根汤证仅项背强几几者不同，又脉反沉迟，与太阳病脉浮不同。盖身体者，举全身而言，全身筋络不和，而脉反沉迟，其溪谷孙络受风寒阻碍而不通者，荣液之养又缺，则不仅风寒阻碍使之不通而已，故不宜葛根蔓藤之辛通，宜用栝楼根蔓藤之苦寒，养液以资经脉，斯液足筋舒而痉平。其汗不出食顷啜粥发者，仍不出《伤寒论》服桂枝汤后以粥接济津液之所不及，为中焦出气立法，而与桂枝加葛根汤，自有分别也。

葛根汤

葛根汤立方之旨，已详余《伤寒方论》。此证用之，其欲作刚痉，既已气上冲胸，口噤不得语，则身体未有不几几然强者，故用桂枝加葛根以和太阳之筋，参麻黄以解皮毛之郁，特必君以葛根，注重宣通其经络，参以麻黄以解皮毛之郁，使皮毛之郁解则汗出。斯应于上者，肺气宣而气不上冲，肺合皮毛也。应于下者，脬管通，膀胱顺，即小便利。三焦膀胱者，腠理毫毛其应也，况君以葛根以宣通其筋络，使筋络和，则身体强者舒，其口噤不得语者，未有不愈。此即《伤寒论》太阳病项背强几几无汗恶风者葛根汤主之之义。而不用栝楼桂枝汤者，以脉得太阳病本来之浮脉，故不复言脉而脉浮显然，此其所以与栝楼桂枝汤证。注重津液不足，于脉沉迟上，必用一反字，以别太阳病之本脉者，自不可得而同也。

大承气汤

大承气汤立方之旨，已详于《伤寒方论》。此证用之，正所以着眼其燥气也。燥气结于胃，则胸满燥气结，则阳明之筋络不舒，故口噤卧不着席，脚挛急必龄齿。曰可与而不曰主之者，即《伤寒论》言急下之或当下之宜大承气汤之义。盖危急之时，舍此实无别法，特不敢言主之，以操必胜之权耳。

麻黄加术汤

麻黄汤立方之旨，已详于《伤寒方论》。此方加术，似专为湿家立法，而身烦疼属阳，风乃阳邪，故其主治。明明承上风湿相搏而言，即其发汗，亦承上治风湿者，但微微似欲汗出者，风湿俱去也之旨。因补出阳邪治法，慎不可以火攻之，喻氏谓麻黄得术难发汗而不至多汗，术得麻黄行里而并可行表湿。此语论方虽合，而犹仅知其为湿家立法，未能知其为风湿相搏言也。

麻黄杏仁薏苡甘草汤

此方立法，与前方麻黄加术汤同为治风湿以取微汗，而前方麻黄、杏仁重用，又必夹同桂枝、白术，为其身疼，仅系烦疼，发汗法偏重湿家，唯不可以火攻之。此方所治一身尽疼，加以日晡发热显系阳明燥热已甚，不仅有烦而已，不可火攻，已不待言，即麻黄之辛通，亦不宜重用桂枝之辛温，白术之温补更不可加入。故点出热字，即补出风字，表明湿由风来，风已化热，即云取冷所致，亦是冷风已化为热。方用麻黄少许，取辛以通之，亦即少佐以冷利之杏仁，正所以解阳明燥结而热者。辅以补中之甘草，以作汗源。佐以淡渗之薏苡，以泄阳明之湿。泄湿即所以泄热，泄热即所以泄风，风湿并治，不偏重于治湿，湿用麻黄加术汤，不曰主之而曰可与，防湿火也。湿火重，即不可与。此方治风湿亦不曰主之而曰可与，防湿重也。湿重，即与之亦无所益，可与云者，未定之词也，此仲师审慎之至也。

防己黄芪汤

风，阳邪也，病之则脉浮。湿，阴气也，病之则身重。此风湿病之大较也，而有实邪虚邪之不同。病实邪风者，湿阻其毛窍，则湿郁而火生，故脉浮身重，必兼烦，或兼发热，不言无汗，其无汗显然。方用麻黄加术汤或麻黄杏仁薏苡甘草汤，在斟酌其轻重以适宜耳。病虚邪者，卫气无权，悍气不伸，无以卫外以为固，则肌肉不温。风不外散而恶风，荣气不足，津液不与血和合，以输入于经隧唯外泄，与湿混为一家而为汗。故脉浮身重，即复汗出恶风，治以防己黄芪汤。防己中空藤蔓，能通在内之经脉，而外达于筋络，络脉通调，则津液自能与血和合，输入经遂而汗止。黄芪助三焦出气以温肌肉，实能卫外以为固，则恶风止。白术补中以祛湿，生姜祛湿以助卫。甘草、大枣养荣以调卫。皆所以辅防己以通经，辅黄芪以温肌表，不治风湿而风湿无有不除者也。喘加麻黄，为风湿病伤于汗出当风，即不得不兼治其风。胃中不和加芍药，即慎不可以火攻之之义。陈寒加细辛，即所谓久伤取冷之治法，服后如虫行及腰下如冰，皆风湿阻其络脉而偶然通之之象。被绕腰下，恐其势不下通，必温以助之，而使之通也。温覆令微汗，则取其内外通调，荣卫和谐。观《伤寒论》服桂枝汤法自明。

桂枝附子汤

已详《伤寒方论》。

白术附子汤

白术附子汤，已详于《伤寒方论》。而此证用之，其分两较轻者。因此证病系风湿，非专为伤寒立法。且湿多于风，稍稍运其脾阳足矣。故分两必为之较轻，方后不复言加桂者，亦所以别于伤寒之治法也。

甘草附子汤

已详《伤寒方论》。

白虎加人参汤

白虎加人参汤，已详于《伤寒方论》。此证用之，为暑热而夹燥夹虚也。燥热宜用白虎，太阳中热，身热而渴，则燥热矣。汗出恶寒则又以暑伤肌表，而表气已虚矣。白虎解燥热，人参补气虚，燥热夹虚，自应如此治法。

一物瓜蒂汤

太阳中暍，暑病也。身热疼重，暑夹湿也。身热疼重而脉微弱，其微弱之脉，非真虚寒之脉，盖身热则非寒，疼重则非虚，此乃暑居湿中，以阴包阳，而使之然也。故详其致病之由曰：此乃夏月伤冷水，水行皮中所致。治以一物瓜蒂汤者。瓜蒂以瓜甘而蒂苦，苦为阴，甘为阳，瓜系蔓草，唯上延，以极苦之蒂生极甜之瓜，直从下而上，从阴而阳，取之为散，助以赤豆、香豉为吐剂之专方。此方用之，减赤豆、香豉不欲其吐，而专欲其从下而上，从阴而阳，自有吐之之义在焉。所谓宣之、散之、鼓荡之，以消其阴而复其阳，是不治暑，而专于治湿，而又不治湿，而专于治暑，之所以伏暑者，夏月固有之气也，阳气也，处夏月阳气正盛之时，阳气得伸而不伏，斯无病矣。

百合狐惑阴阳毒病篇方

百合知母汤

百合病之所谓百脉一宗者，其部位在于三焦，三焦在膈与胃以下，正百脉会合之所，盖百脉者，统脏腑肌肉及骨节间之脉络而言。脉络由网油而生，网油由板油而生，板油由三焦而生，三焦上连胃，头连小肠，尾连脾。其膵管与胆管外分而内合，其所出荣气通心，卫气通肺，水气通肾与膀胱，实无一不从脉络而连，故此间发病，则一切脏腑荣卫气血及经脉骨节肌肉皮肤，实无一不受其累。是以意欲食复不能食者，胃受其累也。当默默欲卧不能卧者，心受其累也。欲行不能行者，肝与肾受其累，而经脉骨节并受其累也。饮食或有美时，或有不欲闻食臭时者，脾胃受累而肺兼受累也。如寒无寒，如热无热者，荣卫气血肌肉皮肤并受累也。口苦者，胆受累。小便赤者，膀胱受累也。诸药不能治，得药则剧吐利者，肠胃受累，而上胃口、下肛门，其筋脉无吸收与约束二力也。如有神灵者，肝肺受累，胆受累。因而魂魂不灵，断决无权也。身形如和，其脉微数者，病在胸膈，属在上而不属下也。溺时头痛者，余邪盛而水气不下行也，故重溺时头不痛渐渐然者。余邪较轻，水气有下行之势也，故轻溺快然。但头眩者，余邪将净，水气亦顺而下行，故愈。治以百合为主药者，取百合根上空覆而下瓣垂，又分出多瓣而总合为一，有居膈上而为百脉一宗之象，且性味甘敛，能收敛诸脉散漫之气，而清淡以为养，故主治百合病为最宜。医者乃不知治法，而误发其汗，师以知母辅助百合治气，是以百合治主病。知母肾药，引水气以入肾，所以治误汗，而使水从水道而行也。至于煎法先后必以百合为主先，而辅助者为后从，所以别清浊而分上下治法之序也。

百合滑石代赭汤

百合病，不应下而下之，势必至于水谷不分，胃气不安，方用百合以治其本病，加滑石以通利水道者，分利其水谷。代赭石，即《伤寒论》旋覆代赭汤中之代赭石，使下后而胃气虚者，得所维系，可转不安而为安也。

补论：治百合病者，当从胸膈间收敛其散漫之气，而勿使之扰兹，乃误下而扰之，是其最下之肠胃，先因下而不能济泌别汗，通水于膵管以分水谷，而胃气即因下而受虚，是时散漫极矣。治以百合滑石代赭汤者，百合治本病，滑石通水道分水谷，代赭石维系胃气，皆所以收敛其散漫之气，使安于胸膈间而勿扰耳。

百合鸡子黄汤

百合病，不应吐而吐之，势必至于胸膈不安，因而扰其心气，燥其胃气。方用百合治本病，以安胸膈，辅以鸡子黄补离火以安心气，补胃液以安胃气。此方之所以丝丝入扣也。

百合地黄汤

百合病，不经吐下发汗病形如初者，是其病非一日，即有可吐、可下、可发汗之时候，并未尝以吐之、下之、汗之，变易其初状，而其百脉之所以不安者，只见其为日已久而已。久则郁，郁则热，热久则脉中之血燥。方用百合以治本病，即用地黄以治血燥，地黄用汁，即《本经》生者尤良之义，生者尤良，原为其多汁也。中病勿更服，防地黄多用难免黏滞矣。大便当如漆，则药力下行之明征也。

百合洗方

百合病，一月不解，变成渴者，其胸膈不安，自然而累及于肺，肺不能清肃下降，则郁久而生热，热则肺气不通津不布。肺合皮毛，治以百合洗方者，从皮毛以通肺气，即从肺气以转输其肺津。此与《内经》渍形以为汗者，义异而意通也，洗已食煮饼，即桂枝汤服已，啜热稀粥以接济其津液之义，勿以咸豉，咸走血，食咸转令人渴也。

瓜蒌牡蛎散

百合病，渴不差者，是百合病一月不解，已变成渴，已经过百合洗方，而百合洗方，特于肺与皮毛上施治法。若此证为时已久，郁极生热，热从皮毛上入于络，将从肺移于肾，故治以栝楼根气寒入肾，蔓延入络。辅以牡蛎，味咸、入肾，气平又兼入肺，则肺气自然清肃下行，而热之从皮毛转入于络，将从肺移之于肾者，即无有不除。渴亦无有不止，方用散者，因百合病既累及肺，肺与皮毛相合，散所以散皮毛也。饮服者，接济津液之所不及，桂枝汤啜粥之义也。

百合滑石散

百合病久即从胸膈而上扰肺气，肺气不能清肃下行，则郁而生热，故变发热，不能如初病之如热无热者矣。方用百合治本病，兼清肺气，辅以滑石滑润之质，阴和之性，主身热兼主利小便。此正于本病上，溺时头痛者难愈，溺时快然者易愈，而施其治法也。微利止服者，防泄利太过，亦能伤液也。

甘草泻心汤

甘草泻心汤立方旨，已详于《伤寒方论》。而此证用之，其立方之旨，又详于伤寒半夏泻心汤方论，是使其天气降，地气升，中气运，虫不得扰乱其心志。狐蜜，虫病也，而甘草泻心较半夏泻心重用甘草者，因虫生于胃，胃气必虚，重用甘草以补胃虚。较伤寒甘草泻心，又添用人参，因虫吸津液，脏阴必伤，添用人参以补脏阴，蚀于上则声嗄，此正脏阴被伤之的候也。而其实治狐蜜病之内服方，自应如是，并非专为声嗄设者。

苦参汤

虫由湿热化生，吸伤肝肾阴液，故蚀于下部则咽干。盖足厥阴经过阴器，上循喉咙之后，足少阴筋结于阴器，上循喉咙。治以苦参汤洗之，苦能燥湿，寒能清热。治前阴，正所以清肝肾，而外治正所以辅甘草泻心汤内治之不及者。

雄黄熏法

虫蚀于肛，则聚于广肠、直肠之间，较之前阴不可以火熏者，此可以熏之者，深入其肠，而散其阴毒之气，此亦以外治法，辅甘草泻心汤之所以不及者也。

赤豆当归散

病者脉数，无热，微烦，汗出，此即狐蜜病状如伤寒之谓也。默默但欲卧，此即默默欲眠之谓也。初得之三四日，目赤如鸠眼，七八日四眦黑，此即面目乍赤乍黑乍白之加重者也。狐蜜病若仅蚀于上部，蚀于下部，蚀于肛肠，犹可用甘草泻心汤主之，苦参汤洗之，雄黄熏之。至蚀之已化为脓，则非排脓活血不可。排脓则腐秽去，斯虫灭。活血则新血旺，斯虫不复生。方用赤豆当归散，赤豆主排痈肿脓血，当归主诸恶疮金疮，皆排脓之要药。且赤豆又主下水肿，其能去腐秽，有必然者。当归煮汁饮之，有生血之特效，与寻常血分药，更有不同。杵散者，取散以散之之义，浆水平肝以息风，即以散散肝风之郁。此立方用意之最深切者也。

升麻鳖甲汤、升麻鳖甲汤去雄黄蜀椒

阳毒阴毒，乃天地之疠气中人也。疠气中人，在岁时，有风寒暑湿燥火、司天在泉之不同；在地方，有高原卑湿、近山近海之不同；在人身，有老弱少壮虚实之不同。

治斯病者，自应准诸天时，酌诸地宜，参以人身立方，方有把握。仲师立方时代，正当伤寒盛行之时，故治阳毒阴毒，其方法仍从伤寒而来，学者勿胶柱鼓瑟可也。方论姑照陈氏、王氏录出。

陈灵石云：非常灾疠之气，从口鼻而入咽喉，故阴阳二毒皆咽痛也。阴阳二证不以寒热脏腑分之，但以面赤斑纹，吐脓血，其邪着于表者，谓之阳。面目青身痛如被杖，其邪隐于表中之里者为阴。

王晋三云：升麻入阳明太阳二经，升清逐秽，辟百邪，解百毒，统治温疠阴阳二病。如阳毒为病，面赤斑如锦纹，阴毒为病，面青身如被杖，咽喉痛，毋论阴阳二毒皆已入营矣，但升麻仅走二经气分，故必佐以当归通络中之血，甘草解络中之毒，微加鳖甲守护营神，俾椒黄猛劣之品，攻毒透表，不能乱其神明。阴毒去椒黄者，太阴主内，不能透表恐反动厉毒也。《肘后》《千金方》阳毒无鳖甲者，不欲其守，亦恐留恋疠毒也。

疟病篇方

鳖甲煎丸

卫气之行，以月朔计。一日一夜大会督脉于风府，其明日循脊而下，日下一节。二十一日下至尾骶，二十二日入脊内注于伏冲之脉。伏冲者，冲脉伏于背里，为经络之海者也。其行九日，从内而上出于缺盆，其明日又出大会于风府，又月朔之平旦也。兹病疟以月一日发者，正邪气客于风府之初期也，当十五日愈者，其邪气客于风府，循脊而行，其卫气能鼓之以外出，不陷入于伏冲之脉也。设不差当月尽解者，其邪气从内而上出于缺盆，又大会于风府，能从阴而出于阳也。如其不差，结为癥瘕名疟母者，其邪气随卫气循脊而下至于尾骶，入脊内注于伏冲，即着于伏冲之脉，假伏冲之血结，为癥瘕。势已不能自阴而出于阳矣。治以鳖甲煎丸者，主治心腹癥瘕，直入伏冲之脉，以为君，参以小柴胡汤之柴胡、半夏、黄芩，以伸卫而宣胃气，则少阳之往来寒热可除也。复参以桂枝汤之桂枝、芍药，以通荣使血脉得以调和而无所阻滞。又参以桃核承气汤之桃核、硝、黄，大承气汤之硝、黄、厚朴，大黄䗪虫丸之大黄、黄芩、桃仁、芍药、䗪虫，软坚解结，率领诸药直入瘀血之中而和散之、流通之。再参以半夏泻心汤之半夏、黄芩、干姜、人参，辛通苦降，兼辅其气而运其中。复参以炙甘草汤之桂枝、人参、阿胶、清酒，通其荣，培其液，使诸药相互有情，得以捷行于脉而癥瘕自无有不除。而犹恐其力有未周，故辅以乌扇散血结，鼠妇通血闭，而血之闭结发为寒热疟者，其中必有伏火，故以丹皮、紫薇去血中伏火而通之。又血之闭结，皆因气不流，动窍不流利使然。故以葶苈泻气闭。瞿麦利窍，石韦通气化之不通者，而为之助。而癥瘕已结，其毒邪已根深而蒂固矣，非以毒攻毒未可以奏全效。故以蜣螂动而性升，蜂巢引而下垂者，皆毒性之物，为之直上直下，尽量以逐其邪，而肃清无遗，已于灰汁以预防之。盖灰有碱质，碱能去垢，和酒走血，则洗刷极净，而癥瘕自无容留之余地矣。此仲师有制之方，多多益善。汉淮侯所以操必胜之权也。

白虎加桂枝汤

白虎汤立方之旨，已详于《伤寒方论》。此方加桂枝者，着眼在"其脉如平"四字。盖《金匮》论温疟，其证无寒但热疼呕，本即《内经》瘅疟之证，即《金匮》论瘅疟亦然。但瘅疟是阴气孤绝，阳气独发，其脉当然浮大而兼弦数，若温疟先伤于风，后伤于寒，寒则滞，风则燥，无寒但热疼呕者，风夹燥也，其脉如平而不见浮大弦数者，寒阻滞也。白虎清燥，加桂枝以通其阻滞，斯先伤于风后伤于寒者，可因之而两解矣。

蜀漆散

尤在泾云：疟多寒者，非真寒也。阳气为痰饮所遏，不得外出肌表，而但内伏心间。心，牡脏也，故名牡疟，蜀漆能吐疟痰，痰去则阳伸而寒愈。取云母、龙骨者，以蜀漆上越之猛，恐并动心中之神与气也。按尤注诚是，但未能彻底说出明白，余因参以王晋三说，并附以己意解之。蜀漆乃常山苗，苗性轻扬，生用能吐，故取以为君，云母在土中蒸地气上升而为云，故能入阴分，助蜀漆逐邪外出以为臣，龙骨逐痰降逆，主治癥瘕坚结，取为辅佐，有预防其为疟母之微意焉。且散者，散也。浆水者，米泔酸水，亦能涌吐杵散浆水和服，欲其宣散涌吐有显然矣。

中风历节病篇方

侯氏黑散

徐忠可云：此为中风家夹寒而未变热者，治法之准则也。谓风从外入，夹寒作势，此为大风。证见四肢烦重，岂非四肢为诸阳之本，为邪所痹而阳气不运乎。然但见于四肢，不犹愈体重不胜乎。证又见心中恶寒不足，岂非渐欲凌心乎，然燥热犹未乘心，不犹愈于不识人乎。故侯氏黑散用参苓归芎补其气血，为君；菊花、白术、牡蛎养肝脾肾，为臣；而加防风、桂枝以行痹着之气，细辛、干姜以驱内伏之寒，兼桔梗、黄芩以开提肺热，为佐；矾石所至，除湿解毒，收涩心气，酒力运行周身，为使，庶旧风尽出，新风不受，且必为散。酒服至六十日止，又常冷食，使药积腹中不下，盖邪渐侵心，不恶热而恶寒，其由阴寒可知。若胸中之阳不治，风必不出（太阳之气，行于胸中，徐氏此注，精细之至）。故先以药填塞胸中之空窍，壮其中气，而邪不内入，势必外消。此即《内经》所谓塞其空窍，是为良工之理。若专治其表里，风邪非不外出，而重门洞开而复入，势将莫御耳。

风引汤

徐忠可云：风邪内并，则火热内生，五脏亢甚，迸归入心，故以桂甘龙牡通阳气，安心肾，为君；然厥阴风木，与少阳相火同居，火发必风生，风生必夹木势侮其脾土，故脾气不行，聚液成痰，流注四末，因成瘫痪，故用大黄以荡涤风火湿热之邪，为臣；随用干姜之止而不行者，以补之，为反佐；又取滑石、石膏，清金以伐其木，赤、白石脂，厚土以除其湿，寒水石以助肾水之阴，紫石英以补心神之虚，为使。故大人小儿风引惊痫，皆主之。何后世以为石药过多而不用，反用脑麝以散其气，花蛇以增恶毒耶。

防己地黄汤

陈修园云：此风并入心之治法也。徐灵胎云：此方他药轻而生地独重，乃治血中之风也。此等法最宜细玩。愚按《金匮》书寥寥数语，读者疑其未备，然而所包者广也。中风以少阴为主，此节言风并手少阴之证，出其方治，曰病如狂状，妄行独语不休者，盖以手少阴心火也。阳邪并之，则风乘火势，火借风威，其见证无非动象，曰无热者，热归于内，外反无热，即《伤寒论》桂枝二越婢一汤证外无大热之例也。曰其脉浮者，风火属阳之本象也，然有正面，即有对面，手足少阴，可一而二之、实二而一之者也。考之唐宋后各家之论中风，曰昏迷不醒等证，其不为狂状可知曰猝倒、口噤等证，其不为妄行独语可知。曰面如妆朱，可知寒盛于下，格阳于上，不能无热也。曰冷汗不止，可知其四肢厥逆，不止无热也。曰脉脱，曰无脉，又将何以言浮乎。盖以足少阴肾水也，阴邪并之，则寒水相遭，寒冰彻骨，其见证无非静象，方书用三生饮一两，薛立斋又加人参一两者，盖指此也。若痰涎如涌，《三因》白散可用。真阳上脱，气喘痰鸣，黑锡丹可用。凡此，皆为四逆证之例，究非中风之本证。其证散见于《伤寒论》中，《金匮》辟之于中风门外。所以示立法之统也。

徐灵胎云：生渍取清汁，归之于阳，以散邪热，蒸取浓汁，归之于阴，以养血。此皆治风邪归附于心，而为癫痫惊狂之病，与中风痹自当另看。

头风摩散

陈修园云：此言偏头风之治法也。附子辛热以却之，盐之咸寒以清之，内服恐助其火，火动而风愈乘其势矣。兹用外摩之法，法捷而无他弊，且躯壳之病，《内经》多用外法，如马膏桑钩及熨法，皆是今人不讲，久矣。

桂枝芍药知母汤

诸肢节疼痛者，统一切历节而言也。身体尪羸脚肿如脱，头眩短气，温温欲吐者。《内经》"五癃津液别"篇曰：五谷之精液，和合而为膏者，内渗入于骨空，补益脑髓，而下流于阴股。合被风邪阻其液道，则精液不得渗入骨空，以补益脑髓，以下流于阴股，斯身体尪羸脚肿如脱及头眩病作焉。精液不得渗入于骨空，则阻碍其气道，斯气短，不得渗入于骨空，则聚沫。斯温温欲吐焉，治以桂枝芍药知母汤者，桂枝、芍药、生姜、甘草，即桂枝汤通荣之法，所以开荣液之来路也，去枣与粥，防枣粥之胶黏，妨凝其精液之来路耳。参用麻黄汤之麻黄，以伸其卫气，斯外入之风，无容留之余地矣。更参用甘草附子汤之甘草、白术、桂枝、附子，祛风湿，助悍气，运脾阳，通荣血，以辅助桂枝汤之所不及。复加防风、知母者，防风主大风、头眩痛，知母主肢体浮肿，《神农本经》已有明文，即此亦足见仲师立法之严，一准诸《神农本经》与黄帝之《内经》也。

乌头汤

"五癃津液别"篇曰：五谷之精液，和合而为膏者，内渗入于骨空，补益脑髓，而下流于阴股，又曰寒留于分肉之间，聚沫则为痛。病历节不可屈伸，疼痛及脚气疼痛不可屈伸者，皆五谷之精液不能和合为膏，以渗入于骨空，以下流于阴股。唯寒留于分肉之间，聚沫而为痛耳。治以为乌头汤者，乌头主治诸风，风痹除寒冷，故以为君，而风从外入，故以麻黄、黄芪，性具走表，因得相助为理，以伸卫气，使风无容留之余地。风寒除则五谷之精液自能渗于骨空流于阴股，不至留于分肉之间，聚沫而为痛。加以芍药、甘草，即《伤寒论》作芍药甘草汤与之其脚即伸之义。此治风寒脚病而兼善后之法者，纳蜜煎中更煎之，不仅解乌头毒，亦使诸药得以和合而有情，《神农本经》所谓和百药者，即此义也。

矾石汤

脚气冲心之为病，不外水湿上泛，秽浊上冲，下不坚固之所致。若以矾石煎服，本可却其水，燥其湿，肃清其秽浊，坚固其在下。此侯氏黑散所以取之为常服也。况浆水更能平肝，脚气病无不与肝有交涉者，谓之浸脚良，特防微杜渐，姑且试之以外治耳。

血痹虚劳病篇方

黄芪桂枝五物汤

"决气"篇曰：上焦开发，宣五谷味，熏肤、充身、泽毛，若雾露之溉，是谓气。又曰中焦受气取汁，变化而赤，是谓血。又曰谷入气满，淖泽注于骨，骨属屈伸，泄泽，补益脑髓。皮肤润泽，是谓液，今血痹之人，不仅中焦受气变化而赤者，有所不足，其上焦开发，宣五谷味、熏肤、充身、泽毛，若雾露之溉者，已先为之不足矣。故其阴阳俱微，因血不足见尺中小紧，即因气不足，见寸口关上微而其气血不足。其补益脑髓、润泽皮肤之液，更无有不足。故外证身体不仁，如风痹状，治以黄芪桂枝五物汤者，桂枝、芍药、生姜、大枣，即桂枝汤通荣法也。倍生姜者，鼓荡其阳气，寓针引阳气之义。不用甘草，不须啜粥，因病血痹者，是骨弱肌肤盛，难免痰气壅滞矣，故不用甘草，不须啜粥，所以防痰之壅滞也。加黄芪者，黄芪甘温，能助三焦出气，以温肌肉。得桂枝汤通荣之力以助之，斯卫气伸，荣血调，肌肉因得温而津液通，自无身体不仁之患矣。而治在荣卫肌肉之间，故立方之法，黄芪、芍药之分两，远不及黄芪建中汤之分两也。

桂枝加龙骨牡蛎汤

人未有气不足而精足者，又未有血不足而精足者，精与气血流异而源同者也。盖人受水谷之益，其精微者，仗三焦气化之力，通于经隧为荣血，熏肤热肉，为卫气，补益脑髓，连络筋系，则为精。今失精家，其少腹弦急，阴头寒及脉之极虚。芤迟脉之芤动微紧，及清谷亡血，皆其连络筋系之精有缺。即其经隧之荣血有缺，肤肉之卫气有缺，其目眩发落则又补益脑髓者有缺，失精梦交则又脑髓不灵筋系不安之所致，且精系从腹部经过少腹部之耻骨缝前，从睾丸分出输精管及射精管，至阴茎之精阜而精泄。今失精家之少腹弦急及阴头寒，皆其部位与精最有交涉者也。治以桂枝龙骨牡蛎汤者，桂枝、芍药、生姜、甘草、大枣，即桂枝汤通荣之法也。通荣即所以和卫，卫和荣通则精不患无来路矣，则少腹不患其不和，阴头不患其不温，目与发不患其不安定与增长，而佐以龙骨、牡蛎者，龙具变化之灵，斯神而化之，其脑髓不复不灵，牡蛎具坚刚之质，斯坚以固之，其筋系不复不安。用桂枝汤而不须啜粥者，乃接济其汗源。此特防其失精而非得汗而解之病，故不复啜粥，唯加龙骨牡蛎兼寓守之之义。

天雄散

此方恐前方力量不及，特表而出之，而不发明用法者，非常方法，不得轻易用之矣，有识者自为领会耳。天雄气味辛温，主强筋骨，其尖向下，气唯下行，于失精家之少腹弦急及阴头寒者为最宜，故取为君。辅以桂枝通荣之义也。其脉极虚芤迟及其脉得诸芤动微紧者为宜。加白术以运脾，使精有来路，即清谷者得脾醒而愈，亡血者得脾不失其所统而止，复加龙骨，则失精梦交可除也。而尤在泾乃疑为后人所附，陈修园乃移于八味肾气丸方之后，恐皆识见有未到处。

小建中汤

小建中汤方法，已详《伤寒方论》。此处虚劳病之腹中痛，即《伤寒论》伤寒，阳脉涩，阴脉弦，法当腹中急痛之谓也。虚劳病悸，与手足烦热，即《伤寒论》"伤寒二三日，心中悸而烦"之谓也。建立中焦通荣摄血、舒经养液，故衄与失精及四肢酸疼，亦无不并治焉。

黄芪建中汤

虚劳里急诸不足，乃其荣出中焦，输于经隧者，有缺也。方用小建中汤加黄芪者，黄芪助三焦出气，和芍药以生荣血，故以为君。气短胸满加生姜，生姜能宣达胃气，胃气宣则可以治气短胸满者，即膵管无阻滞之患。而荣出中焦者，滋益王焉，腹满去枣，枣乃果核，肉坚而结，性系下坠，偏于入腹而补气，故去之。加茯苓所以运气化也，兼疗肺虚损不足，系气化运。斯肺气清，自无虚损不足之患矣。补气加半夏，恐是下气二字传写之误，何则半夏主咳逆下气。《神农本经》原有明文，仲师于《伤寒》《金匮》方中，悉遵用之，断无于此方独言补气也。

八味肾气丸

三焦出气，化生荣卫，其部位前为少腹，后为腰。蒸气入肾，肾气上承而下行，输入膀胱为小便。兹病虚劳，腰痛少腹拘急，小便不利者，皆三焦失气化之权，而肾气之作用，即因之有缺也。治以八味肾气丸者，干地黄味质润，和中焦所出之荣血也；附子益太阳之标阳，助少阳之火热，壮上焦所出之卫气也；山药强阴，助干地黄以生血，山萸温中，助附子以壮气；丹皮除瘀，防中焦荣血之有滞；桂枝解结，防上焦卫气之有抑郁；茯苓、泽泻以化气之药，复自下而通调之，使三焦得伸其气化之权，而荣卫之行无少阻碍也。此调和三焦之法，即交通其肾气，即治虚劳之妙术，彼雀氏只知有肾气，而不知肾气作用本诸三焦，乃以熟地之凝滞易干地之和润，以桂心之温补易桂枝之辛通，此亦肾气丸之门外汉也。

薯蓣丸

人身气血精液，皆生于胃，胃受水谷之益。其所生本无不足也，而风气外袭，亦能阻其气血精液之行而伤之，使成为虚劳不足病。故曰虚劳诸不足，风气百疾，治以薯蓣丸者。薯蓣丸补益胃土以为君，注重气血精液之所由生者也。辅以参苓术草以和气，归芎芍地以和血，驴胶益精，麦冬养液，干姜、大枣醒脾以助胃，则气血精液其生也。强杏仁利气，桂枝通荣则气血精液之来路顺矣。桔梗入气分以解郁，柴胡入气分以解结，白蔹入荣分以散结，则气血精液自无所阻滞矣。神曲化水谷之积，大豆黄卷具生化之气，则胃之用益灵。防风主大风，具拨乱反正之力，则气血精液自不受风气百疾之累。而胃之作用，得以尽其长。蜜丸酒服则所以补不足者，其性和，祛风者其行健。此方药以多为贵，而不得嫌其为多者也。

酸枣仁汤

虚劳诸不足，风气百疾，既以薯蓣丸主之。而风能生热，故又病虚烦不得眠，而其所以虚烦不得眠者，风使之热扰之，而其实肝主之也。何则人寤则魂寓于目，寐则魂藏于肝。今虚劳之人其肝血被热扰而不和，则魂亦被扰而不安，魂不安，斯烦而不得眠。治以酸枣仁汤，酸枣仁能助脾气以和肝血，以为君；甘草甘以缓肝，以杜虚；

知母补肾水以助肝之所由生，以除烦；茯苓安魂以致眠；芎劳疏肝而力能祛风，效能活血，使病虚劳而虚烦者，其病根无容留之余地。陈修园谓其上承风气，下起瘀血，此亦识见有独到处。

大黄䗪虫丸

五劳虚极羸瘦，腹满不能饮食，食伤，忧伤，饮伤，房室伤，饥伤，劳伤，经络荣卫气伤。内有干血，肌肤甲错，两目黯黑，病势至此，危已甚矣，救治之法似非大补阴阳不可，乃缓中补虚而以大黄䗪虫丸主之。其故安在，盖不拨乱则无以反正，不去暴则无以扶良。大黄䗪虫丸乃拨乱反正、去暴扶良之大作用也。方以大黄、䗪虫为君，取大黄去血瘀，峻利猛烈，长驱直捣；䗪虫逐瘀积，通利血脉，搜剔极周，辅以䗪虫攻血，遍行经络。水蛭破积兼咸能软坚，蛴螬咸能软坚兼消痹气。干漆行血，破年深凝结之积滞，是治干血，能不使干血有容留之余地矣。而又辅以杏仁之甘温冷利，润燥消聚而去着。桃仁生气在仁，凡已败之血，借此以通之，是去败血之力量益周。更辅以芍药之破坚，兼收阴气。入峻剂以缓正气，干地黄生新血，以补血之空虚，是又使干血去后，其中得以缓，其虚得以补，缓补者益补，而劳伤之病根自除，劳伤之病候自去，蜜丸酒服则其缓者益缓，补者益补。大争战后，才有太平时局，盖武臣奏功而文臣因得而敷治也。

肺痿肺痈咳嗽上气病篇方

甘草干姜汤

甘草干姜汤立方之旨，已详于《伤寒方论》。而此治肺痿者，肺痿则气化无权，气化无权则脾亦不运，脾不运则吐涎沫，涎出于口，脾之窍也。脾不运则肺之气化无权者，愈不灵，不灵故不咳而肺中冷吐涎沫，故多涎唾而不渴。肺失其气化之权，斯输尿管无输尿之力，而水反上泛，故眩。眩由于水之上泛，斯在上之真气虚，气即火也，在上之真气虚，斯在下之水，益无所统制，故谓之上虚不能制下。治以甘草干姜汤者，甘草甘以入脾，辅以干姜辛温以运脾，使脾运则肺之气化灵。干姜炮之使苦，恐肺气虚者，不胜其辛散，故炮之，稍稍减其辛散之气味耳。

射干麻黄汤

此为欲作风水者出其方治也。盖咳而上气，则内有水气，外有风邪，风水相激，故喉中作水鸡声。治以射干麻黄汤者，射干降逆以消水气，麻黄解表以祛风邪，故为君。紫菀、款冬开肺润肺，辅射干以降逆，生姜、细辛并气胜而辛散，故辅麻黄以解表，半夏和胃气，使水气之扰肺者，先自胃而化。大枣安中，五味敛肺，则又防诸药之辛散者不至于伤肺。此防微杜渐之法，为治风水之初起者，用法已周密矣。

皂荚丸

咳逆上气，时时吐浊，是不仅无形之气，扰其肺管，其胃脘之间必有固结不解之顽痰，壅塞之，阻碍之，故使其但坐而不得眠。治以皂荚丸者，皂荚味辛，入肺，除痰之力最猛，而咸能软坚，其功用又长于去垢，善于利窍，单独用之，必能入胃脘间，去其固结之已甚者。酥炙蜜丸则缓其毒，饮以枣膏则又安其正也。

厚朴麻黄汤

风伤皮毛，舍于肺，其人则咳，咳而脉浮，此正肺合皮毛之的候也，治以厚朴麻黄汤者。厚朴行气力能达表，麻黄达表即能祛风，故为君。石膏味辛，气寒，解肺气之燥热。杏仁质性冷利，祛肺气之壅结，故为臣。佐以半夏和胃，干姜运脾，使肺之气化有所资生，斯灵而不痿。细辛利窍，使肺之气管得以通调，斯行而不滞。小麦滋脏燥，五味敛肺气则又防姜、辛、半夏其气味辛散，易于伤肺者，得所监制，而不至于伤肺矣。

泽漆汤

风舍于肺，其人则咳，咳而脉沉，其咳不由气分之风痰，而在荣分之风水，治以泽漆汤者。泽漆，《本经》主治大腹水气，丈夫阴气不足，取以为君，其所主治不在阳气而在阴水可知。辅以紫参，紫参《本经》主治心腹积聚，寒热邪气，通大小便，亦取其在下而不在上可知。更辅以白前之降逆，以降肺气之逆；半夏之散结，以散水气之结；生姜之散满，以散水气之满；黄芩逐水，水留在大肠者也。肺与大肠相表里；桂枝主治风水，以平咳逆。皆所以助泽漆之驱水，兼助紫参以下行者。甘草甘以缓之，人参安精神、定魂魄，则又防诸药之劫散太过，于祛邪气中即有以安其正气也。

麦门冬汤

火逆上气，其所逆者，火非水也。其所上者气，即非痰也。咽喉不利，其所以使之不利者，亦气与火，非痰非水也。止逆下气，以麦门冬汤主之者。麦门冬气味甘平，质性滋润，和胃土以调气，补肾水以制火，故为君。参草米枣，皆所以助麦冬以补胃，胃气足则肾水所资生者益厚。而必加入半夏者，半夏辛能开结，平能降逆，用之于生津补液队中，则生津补液之药用之益灵。而无碍滞之患，此亦治肺气虚者之妙术矣；且半夏主治咽喉肿痛，主治下气，《本经》本有明文，读者须善为领会耳。

葶苈大枣泻肺汤

病肺痈者，其痰涎脓血俱蕴蓄结聚于肺叶之间，阻其气管，故使其喘而不得卧。此有形之积，如癥瘕然，必须峻药顿服，以破其坚，始可以和其肺。葶苈泻肺，正所以和肺，盖破其坚结，泻其痰涎脓血，方可保其清肃。而剥劫之余，中气不能无伤。大枣安中，斯攻与补并奏其效。此方虽泻肺，而葶苈、大枣则并著而难为偏设也。

桔梗汤

此汤即葶苈大枣泻肺汤之变法也。盖咳而胸满，振寒脉数，咽干不渴，时出浊唾腥臭，久久吐脓如米粥者。此即上文所云风伤皮毛，热传血脉。风舍于肺，其人则咳，口干喘满咽燥不渴，多唾浊沫，时时振寒，热之所遏，血为之凝滞，蓄结痈脓，吐如米粥，始萌可救，脓成则死之谓也。桔梗汤，桔梗分两虽轻于甘草，而实以桔梗为君，犹葶苈大枣泻肺汤，葶苈熬令黄色捣丸如鸡子大，较之大枣十二枚，其分两当少于大枣，而必以葶苈居方首者，以攻邪为先务也。桔梗攻邪，不若葶苈之猛，气味辛温，主治胸胁痛如刀刺腹满。《本经》确有明文，今病肺痈非始萌之时，其脓已成，有非峻剂所可排击者，故缓为之攻，亦设计以救万一耳。故方后注云：分温再服，则吐脓血。此即血之凝滞得药而散，不至为脓成则死也，然其危亦已甚矣。

越婢加半夏汤

上气喘而躁者，此为肺胀，欲作风水，发汗则愈。风水恶风，一身悉肿，脉浮不渴，续自汗出，无大热，越婢汤主之。越婢汤以麻黄为君，入肺以发汗，祛风而逐水，生姜辛散以辅之。石膏监制麻黄、生姜二者之辛散，平其上逆之气，归之于清肃，使其当发汗者，不因自汗而漏不止。而甘草之加，又甘以缓之，大枣安中以预防之。今肺胀，至于喘而目如脱，脉浮而又大，是其风水入肺，肺结已甚。气之上逆，亦已甚，加半夏味辛以开结，气平以降逆，则石膏之清、枣草之补，不患其有碍于气而难于下行矣。

小青龙加石膏汤

小青龙汤立方之旨，已详于《伤寒方论》。此证用之，其肺胀者亦气化不运，决渎不通，有以致之也。故心下有水，为小青龙汤确不可易之病因，而加以石膏者，石膏之色白，白，金色也，石膏之味辛，辛，金味也，石膏之质轻松，轻松所以解结，石膏之气微寒，微寒所以化燥。此证肺胀由于风水而烦躁而喘，其肺脏不能不夹燥气，故以小青龙治水，必稍稍加石膏以化其燥，此石膏之分两，与越婢汤之石膏自有不同也。

奔豚气病篇方

奔豚汤

奔豚病，从少腹上冲咽喉，发作欲死，复还止，皆从惊恐得之。兹奔豚病气上冲胸腹，痛是即从少腹上冲咽喉之候也。复往来寒热者，奔豚病从惊恐得之，惊伤心，恐伤肾，心肾有邪，扰及厥阴肝脏，厥阴有邪，其气通于少阳，往来寒热，少阳病也。奔豚汤以甘草为君，肝苦急，急食甘以缓之之义也。芎劳辛能散肝，当归入肝养血，芍药疏通经络，禀木气以入肝，故辅甘草以为臣。半夏下气，生姜散满，是即辅入肝诸药以治奔豚。黄芩清肌表，生葛和经脉，是又于治奔豚诸药外，另引入少阳，以解寒热。李根白皮，大寒下行，止烦逆，防其病从惊恐得之者，心肝肾之火已动，芎归姜之性又烈，设非大寒下行，恐难以制之也。

桂枝加桂汤

桂枝加桂汤，其立方之旨已详于《伤寒方论》。加桂，当照《伤寒论》加牡桂二两，于法为合。

茯苓桂枝甘草大枣汤

立方之旨已详于《伤寒方论》。

胸痹心痛短气病篇方

瓜蒌薤白白酒汤

胸痹之病，胸气痹结不能下降之为病也。喘息咳唾，气不下降，而迫液上行也。胸背痛气不下降，而着于胸，应于背也，短气，气着于胸，而呼吸不能自如也。寸口脉沉而迟，关上小紧数，皆气着于胸之的脉也，治以瓜蒌薤白白酒汤者。瓜蒌实，其熟如柿，其液最足，其性又最滑，滑以去着，不仅其气甘寒润肺，苦寒降气而已，取以为君。辅以薤白之辛散苦泄，而性亦温滑以去着，着去则胸痹自解，而诸证自除。更佐以白酒散痹通阳，使其滑而不着者，得以环转周身，而气无稍滞，则胸痹无容留之余地矣。

补论：胸乃三焦膜管所横列之地，其部位上连膈膜，其左右即板油、网油。其膜管出气，源自肠胃上蒸于肺，兼仗肺之气化，送水入以于肾。兹瓜蒌薤白白酒汤证，其所称喘息咳唾短气，皆肺病也。盖胸部痹结，其膜管所出之气，不能畅达自如，斯蒸于肺者，不能无所阻滞。故有喘息咳唾气短之候，而水气亦因痹结而阻滞于胸，不能送入于肾，故脉见寸口沉迟，关上小紧数，皆水凝于胸之确征也。胸背痛者，其上所连之膈膜及左右所连之板油、网油，因胸部痹结涩着而不通也，治以瓜蒌薤白白酒汤者。瓜蒌滑以去滑，为去痹结立先锋；薤白辛散以行气，亦兼滑以去着；白酒以气行气，兼通膜管以行水，水行气通，兼油膜间以滑去其着，斯胸痹无有不除者矣。

瓜蒌薤白半夏汤

胸痹不得卧，则不仅喘息咳唾而已，心痛彻背，则不仅胸背痛短气而已，治以瓜蒌薤白半夏汤。瓜蒌、薤白滑以去着，已于瓜蒌薤白白酒汤中详论之矣。半夏辛能开结，平能降逆，《本经》主治心下坚，实为心痛彻背之要药，且阴阳和得，使其卧立至者，《内经》小半夏汤亦注重半夏而用之，故取之为瓜蒌、薤白之助，白酒较重用者，由其心痛彻背，则痹结益甚，散痹通阳，尤不可以稍缓也。

瓜蒌薤白桂枝汤（即枳实薤白桂枝汤）

胸痹而曰心中痞气，是不仅喘息而已；曰气结在胸，是其喘息者，并难为咳唾矣；曰胸满，胁下逆抢心，是其气结在胸者，不仅胸背痛，或心痛彻背而已。此时当察其寸口脉之沉迟，关上脉之小紧数者，夹实夹虚以别之。脉夹实者，速破其结，结破则痹留之气消，而正气复。脉夹虚者，速振其阳，阳振则阴霾散而痹留之气消，此仲师所以两出其方法。枳实瓜蒌薤白桂枝汤，其方法注重消痹，方用枳实开结，厚朴散满，助以瓜蒌实、薤白之滑而不着者，则枳实、厚朴之苦，益能开结散满，不至为苦涩而不行，桂枝作诸药之先聘通使，则诸药之用益利，而白酒可以不再加也。

人参汤

此方振其阳气，散其阴霾，消其痹留之气，盖虚而胸痹者，其本先亏，人参安神，甘草缓中，白术运脾，则致痹之由可得而治也。干姜温以消滞，辛以散结，《本经》主治胸满咳逆上气，逐风湿痹。护参草术以扶正气，则正气复而邪气自无容留之余地矣。

陈修园谓人参汤即《伤寒论》之桂枝人参汤，余谓不然。桂枝人参汤，桂枝、甘草各四两，人参、干姜、白术各三两，其方法自应注重桂枝，故方名以桂枝冠首，且伤寒主治桂枝人参汤证，因太阳病外邪未除，而数下之之所致，故立方必须重用桂枝，煮法亦注重桂枝，《伤寒方论》已详。此人参汤注重正虚阴盛，正虚以参草术补之，阴盛以干姜祛之足矣，桂枝则不必用也。

茯苓杏仁甘草汤

胸痹，胸中气塞短气，其无胸背痛及心痛彻背之候，则不必用瓜蒌薤白白酒汤及瓜蒌薤白半夏汤矣，又无气结在胸，胸满胁下逆抢心之险候，则不必用枳实薤白桂枝汤或人参汤矣。仲师两出其方，一为肺不通调以致痹，其为脉也必数，一为脾胃不能宣达以致痹，其为脉也或迟。茯苓杏仁甘草汤为通调肺气而设，茯苓平入肺，主治胸肺逆气，心下结痛，《本经》原有明文，杏仁冷利滋润以助之，甘草和中以调之，则肺气下行，而胸中气塞短气，由于肺不通调而成者，自无不除矣。

补论：此证是其膵管吸出之气，上阻于肺，不能伸其气化，气即滞于肾门，不能蒸入以输水，故以杏仁滑利润肺降肺，茯苓输水以通肾，甘草养中以调和之，则气塞者通，气短者舒矣。

橘枳生姜汤

此汤治脾胃不能宣达而病胸痹者。橘皮温能行气，辛能散结，香能运脾。枳实亦香运脾，以助橘。生姜宣胃，主治胸满咳逆上气，逐风湿痹，则又能助橘枳以收全效者也。

补论：此证是其膜管吸出之气，上阻于肺，不能伸其气化，气即滞于脾胃之间而不能畅达自如，治以橘枳生姜汤者。生姜开肺气以伸气化，橘枳宣脾气以开胸膈，斯痹塞者通，气短者舒矣。

薏苡附子散

胸痹缓急治以薏苡附子散者，缘荣气、卫气，仗气化之力，自肠胃出于膜管，通遇油膜以舒筋脉。今因胸痹阻其气化，滞其荣卫，使其筋脉失养不能舒畅自如，故以薏苡舒筋节，以附子伸其卫气，以调其荣气，以健其气化。气化健，荣卫调，则薏苡舒筋益得有效矣。不作汤而作散者，正不欲附子下达，唯欲附子从胸部以伸卫气调荣气、健气化而已，此用附子之入神而化者也。

桂枝生姜枳实汤

心中痞者，病非胸痹，而与胸痹不甚相远者也。逆而曰诸逆不外气结气塞不足以息之候。心悬痛者，经脉不通，气逆而上行也，治以桂枝生姜枳实汤者，亦必其脉夹实，于寸口沉迟、关上小紧数中见之。仲师于胸痹心中痞气留结在胸，胸满胁下逆抢心，及胸痹胸中气塞短气，各出两方，此亦当犹是也。而此单为夹实者言，盖其不愤不启不悱不发，一隅三反，欲学者善为领会耳。桂枝生姜枳实汤以桂枝为君，取其宣通经脉，且为诸药先聘通使，辅以生姜消滞，枳实开结，则桂枝之宣通益利，而疼者无有不平，逆者无有不顺，痛者无有不和者矣。

乌头赤石脂丸

心痛彻背，背痛彻心，仲师未详其脉，其脉当阳微阴弦，责其极虚也，见之寸口当沉而迟，关上当小紧数，方用乌头赤石脂丸者。乌头治标寒，直捣坚结之处，以平其痛。附子治本寒，以接济乌头之力。蜀椒解郁，干姜治逆，则乌头得以尽其力，而无所阻碍。赤石脂养心气，而行堵截，使痛以复不至于再作。此祛邪气而兼扶正气，治现病而即能善后者。蜜丸如桐子大，先服食一丸，日三服，不知稍加服，是因其所痛在上，必少与之，以防其力之大反遇病所而下行也。

补论：心之部位，近于三焦膜管吸水之部位。背之部位，近于肾门，受三焦膜管运水之部位。三焦膜管所吸之水，必水气无所郁结，能从肠胃吸出，而送入于肾门。斯三焦膜管接近之部位，畅达自如，而无所痛苦。今因胸痹而郁结其水气，则近心之部位与肾门受水之部位，安得而不痛。治以乌头赤石脂丸者，乌头破水结，蜀椒解气郁，干姜伸其气于心下，附子纳其气于肾门，赤石脂则堵截之，使痛止以后其病不至于再作。

腹满寒疝宿食病篇方

厚朴七物汤

腹满发热，宜承气汤。脉浮发热，宜桂枝汤。腹满不见多汗，是病非津液外出，胃中干燥，大便必硬，宜承气汤，偏于行气，脉浮而数，而饮食又如故，虽经十日之久，其病未入于荣，不过气分未和。芍药专走荣分，稀粥补助荣液，皆不再用之。大黄分两轻于枳朴，此正注重行气，以平腹满。而桂枝汤去芍药，仍得大黄以监制之，则桂枝汤之治发热，亦无不应手而效。呕加半夏者，半夏辛能开结，平能降逆，且下气有专长也。下利去大黄者，其腹满不在大便而在气，且发热浮数，其表邪又未解，即不宜大黄以攻里。寒多加倍生姜者，温中以行气也。

附子粳米汤

腹中，胃部也。腹中寒气，雷鸣切痛，是胃之寒已甚矣。胸胁逆满呕吐是胃之寒气自下而上者，不能安其本位，治以附子粳米汤。附子补火以驱寒，半夏和胃以降逆，粳米引附子以入胃，故附子、粳米特表之以名其汤。甘草、大枣甘以补脾，脾得补而运，斯胃之寒气因附子而散者，得脾之健运以助之，自不至于再聚，此亦祛邪而兼养正之法也。

厚朴三物汤

此方即小承气汤加厚朴、枳实，而方名不用承气而用厚朴冠首者，注重其气滞也。气滞，故痛而闭，厚朴辛散苦泄，香能宣运，助以枳实，其消滞之力益健。佐以大黄，使之下利，其积滞之气自因下利而不复有所留遗矣，故曰以利为度。

大柴胡汤

立方之旨已详《伤寒方论》。

大承气汤

立方之旨已详《伤寒方论》。

大建中汤

仲师用桂枝汤以通荣，转从桂枝汤倍芍药加胶饴，改名为小建中汤，非离乎荣而为言也，建立中焦之义也。此说已详于《伤寒论》之小建中汤方。小建中汤证之腹中痛，其腹中正荣出中焦之部位也。今荣出中焦之部位，被阴寒绕乱，而为腹中满，上冲皮起，出见有头足，上下痛而不可触近，甚且阴寒自下而上犯，心胸中大寒痛，呕不能饮食，治以大建中汤。不仅取蜀椒散寒以止呕，干姜温中以驱寒，盖蜀椒大辛热，能通血脉，干姜大辛热能宣诸络脉。脉者，中焦荣气所通行之径路也，此证阴寒已甚，络脉不通，凝结成坚，其中焦积滞之气，非芍药、桂枝、甘草、生姜、大枣诸药品小为之建所能治。故必以大辛大热之蜀椒、干姜大为之建，始克有成，人参补中，防辛热之太过，而祛邪气，必兼扶其正气。胶饴之加，仍不出小建中汤之范围焉，啜粥温覆，则又桂枝汤之定法也。

大黄附子汤

紧弦之脉，阴寒之脉也。得此脉而胁下偏痛，是其一偏之络脉，被阴寒阻碍而不通。不通故痛，虽发热似非寒象，而其阳气仍然被郁而不伸。治以大黄附子汤者，大黄通其不通，附子护之，以破其阴寒，此所谓以温药下之也。细辛又以气胜辛散之，以伸其郁，则大黄附子不至于直下，而遗其表热矣。

赤丸

寒气厥逆，其寒气之自下而上者，不仅能为腹满胁痛而已，有岌岌乎上犯心脏之危，主以赤丸者，乌头能去心下坚痞，半夏亦主心下坚而下气，辅以细辛辛散，又能无微不入，无处不到，则寒气之厥逆平矣。更护以茯苓、朱砂，茯苓主治心下结痛，即能安魂养神；朱砂色赤入心，又质重，有镇坠气血之能力。取治厥逆，则厥逆平，即寒气除而心神亦得所养。方名赤丸，赤，心象也，先食饮酒下者，酒通脉，脉者，心包络之所主也。

大乌头煎

胁下偏痛发热，其脉紧弦，此寒也，以温药下之，宜大黄附子汤。兹同得弦紧之寒脉，乃其候不仅胁下偏痛，而为腹满绕脐痛之寒疝，又不见发热，而为恶寒，为手足厥冷。且其脉之紧弦，于沉脉见之，就大黄附子汤论，下泄之大黄已非所宜。又发则白津出，则辛散之细辛，又非所宜。附子、乌头同类，而又不用附子，专用乌头者，卫气不行，强悍之气不伸也。不欲食者，脏腑失温养之用也。乌头主治诸风，正所以伸悍气，又能温养脏腑，与此证最为对药。和蜜浓煎，不仅消药毒，且甘以缓之也。

当归生姜羊肉汤

病寒疝者，其寒已甚，其血必凝而不行，其脉必结而不伸。腹中痛及胁痛里急正其候也，治以当归生姜羊肉汤。当归温中止痛，除客血内塞，为驱寒活血之要药。辅以生姜宣达胃气，斯寒气除而血之来路自通。盖血生于阳明胃腑，水谷之所化也。重加羊肉者，羊肉乃血肉有情之物，味甘，性大热，除寒冷，主缓中，中缓则不仅痛止，于里急更为合宜。此所以助当归、生姜以补血，而尤能引当归、生姜以入血也。寒多，重加生姜者，偏重治寒也。痛多而呕，加橘皮、白术者，橘皮降逆气，白术和脾气也。

抵当乌头桂枝汤

寒疝，腹中痛，逆冷，手足不仁，即寒疝绕脐痛，手足厥冷，大乌头煎主之之候也。身疼痛，即《伤寒论》所云身体疼痛当攻其表宜桂枝汤之谓也，主以抵当乌头桂枝汤者。乌头伸悍气，温脏腑，以治其里，桂枝汤通荣解肌，以攻其表，表里并病，非灸刺诸药所能治者，而此独抵挡之。服汤后知者如醉状，表里病解，而瞑眩也。得吐者，寒气抑郁而得伸，不复互为牵制也。

大承气汤

大承气汤立方之法，已详上痉病。而此处用之，其寸口脉浮而大，按之反涩，尺中亦微而涩，涩亦燥结使然也。脉数而滑者，实也，实亦因燥结而实也。下利不欲食者，胃脘燥也，下之则燥解，而食得以降，故并用之。

瓜蒂散

瓜蒂散立方之旨，已详于《伤寒方论》。此处用之，原为上脘在贲门以上，其地狭小而非宽大，宿食阻滞于此而不行，势必闭结气厥，危在旦夕，而离下部尚远，又非下剂所宜，故当吐之，以求速效。吾师陈蛰庐夫子用枳实栀子豉汤加大黄，往往取效，是从其法，而少为之变通者也。

五脏风寒积聚病篇方

旋覆花汤

病肝着者，病在肝气，而累及肝络，其人常欲蹈其胸上，气因按摩而宽，其络即因按摩而和，先未苦时，但欲饮热，气因饮热而散，络即因气散而舒，主以旋覆花汤者。旋覆花体轻气芳，主治在上，咸能软坚，主散结气，故散胸上坚着之结气，以为君。葱白通阳，葱叶散血气，葱须行经络，能助旋覆花散结软坚之力，而兼入于络，故为臣。新绛丝本主血而通络，加以茜草或红花行血之药染之，复以乌梅、黄柏酸苦之味和之，仅得其气，化尽其雄烈之味，故和血有专长，取以为佐，则肝气和，而肝络益舒矣。

麻仁丸

趺阳，胃脉也。趺阳脉浮而涩，犹之寸口脉浮而大，按之反涩，尺中亦微而涩之义。浮则胃气强，涩则小便数，浮涩相搏，大便则坚。大便坚者，犹有宿食之义，乃彼则以大承气汤主之，而此则以麻仁丸主之。当知麻仁丸之大黄、厚朴、枳实，即大承气汤之大黄、厚朴、枳实也。大承气汤有芒硝，而麻仁丸去芒硝，而君麻仁，复加芍药、杏仁，求其立方之旨。病不在宿食之不下，而在阴精之不足。阴精不足，则无以输送其大便，而气化因之而不灵。气化不灵，则水失转运之权，而小便反数，脾失其所输精。脾气愈受约而不运，麻仁足于油，主补中益气，为滋润中脏之要药。芍药收阴气以养之，杏仁更冷以利之，复加蜜以调和之，甘缓之，则脾之约自舒。即大便之坚，因燥结而成者，得大承气汤之大黄、厚朴、枳实，无有不解，自不待芒硝之苦咸，而始为之软也，麻仁丸本详于《伤寒方论》，今因其义未尽充足，特补之。

甘姜苓术汤

肾上连肺，肺之气化灵，则膵管吸水之力足，肾脏运水之力亦足，肾无滞着之病矣。病肾着者，其人身体重，失气化之权也，腰中冷，如坐水中，形如水状，水不运也。不渴，而小便自利，是上不能化水，下不能制水也。病不属胃而属肾，故饮食如故，病属下焦。下焦者，正肾连膀胱之输尿管也，身劳汗出，衣里冷湿，久久得之。腰以下冷痛，腰重如带五千钱，是皆气化被湿寒阻滞之的因的候也。治以甘姜苓术汤者，病属下焦，而治法必须健运其气化，故仍以中焦之法治之。甘姜苓术，理中法也。所以化水而兼能制水者也，于理中法中，去人参之微寒，防阻碍其冷湿，加茯苓之淡渗，助甘姜术以运其气化，而仍不滞其下行，故冷湿去，而身重、腰痛、腰重无有不除，此仲师治肾着病，已露出三焦有形之作用矣。而尤在泾辈，谓其治寒湿邪不在肾之中脏而在肾之外府，恐亦识见有未到处。

痰饮咳嗽病篇方

苓桂术甘汤

心下及胸胁，正膵管吸水之部位也。水从其道，则水自膵管出，即无水走肠间沥沥有声之候，即无支满之患，即阴无冒阳，而目不眩，且气化运，自无短气之患，主以苓桂术甘汤者。桂枝为诸药先聘通使，则开膵管之力最足；茯苓为君，淡渗以通水道；白术燥湿以补脾；甘草甘缓以和胃。脾胃得养和健运，则气化有权而不滞，斯膵管之开，水道之通，益无所阻碍，故小便利而痰饮除矣。

肾气丸（即八味肾气丸）

短气有微饮，当从小便去之，其法不外乎运气化以消饮，而师两出其方者，苓桂术甘汤健脾胃，使气化运，盖脾胃不健，气化不运，则膵管吸水之力有碍，其呼气因之而短，立方之旨已详于本方；肾气丸振其肾阳，运其气化，使肾门吸水，肾脏运水，输尿管输水，一无所阻滞，其吸气因之而顺，故短气平，方法亦详于前。

甘遂半夏汤

脉沉者，有留饮。今病者脉伏，则不仅沉而已，其留饮之势已甚。幸而欲自利，利反快，是其饮有欲去之机，但其病根固结，饮囊未消，尚能继续而为膨胀，故心下续坚满，治以甘遂半夏汤者。甘遂泄土气而行隧道，有破留积之专力，故以为君。半夏治心下坚，芍药破坚积，《本经》各有明文，取之为臣，以助甘遂，则饮囊破而饮之根蒂拔矣。甘草之加，尤在泾谓其与甘遂相反，同用之欲其一战而留饮尽去，因相激而相成也。蜜和煎服，缓药毒而益助其利耳。

十枣汤

饮后，水流在胁下，咳唾引痛，谓之悬饮。悬饮之病，其候内痛，其病以偶尔得之，其脉以沉弦辨之。沉主里，弦主饮，主痛，偶尔而病饮痛。若不急治，势必以一时伤饮，经久留结于里，成为冬夏难治之痼疾。十枣汤已详于《伤寒方论》，兹再言其立方之旨，芫花辛温有毒，《本经》名曰去水，言其功也；甘遂苦寒有毒，主破留饮积聚；大戟亦苦寒有毒，主治十二水而去积聚。仲师寒温并用以大张其攻击之势，且借毒性以益其暴，使得以一战而必胜。制以大枣，祛邪兼和药性，而复能安中养脾平胃也。利后糜粥自养，则又接济大枣之力，以安中养脾平胃矣。

大青龙汤、小青龙汤

二方并详《伤寒方论》。仲师为溢饮而两出之，为病溢饮而夹燥气者，宜化其燥气。燥气解则汗出而饮消，大青龙汤主之。病溢饮而由于脾阳不运者，宜运其脾阳。脾阳运则阳明之悍气伸，亦汗出而饮消，小青龙汤主之。

木防己汤

咳逆倚息不得卧，其形如肿，谓之支饮。支饮上附于肺，其较轻者，同于肺饮。肺饮不弦，但苦喘短气，支饮之较轻者，亦喘短气不能卧，其脉平，其重者，溢于膈间，则为膈间支饮。膈间支饮，其人喘满，心下痞坚，肺不清肃已甚，则不仅短气，不仅咳逆倚息不得卧矣。面色黧黑，其燥气已著，正《内经》所云燥淫所胜、民病面尘，则不仅形如肿矣。其脉沉紧，此饮结之脉已甚，则不复其脉平矣。加之病日已久，为得之数十日，又医不得法，为医吐下之不愈。治以木防己汤者，支饮上附于肺，仍从肺治。木防己气平，禀金之气，味辛，无毒，得金之味，入手太阴肺经，为主药。既入肺经，而辛能破结，平能降逆，则其治支饮之附肺者，自能无结不破，无逆不降矣。而误吐误下之后，势必扰其清气，伤其津液，动其虚燥。石膏色白，气辛微寒，最得阳明燥金之化，故取之以平其虚。桂枝之加作诸药先聘通使，兼有以破其饮。人参安中则治邪者得所助，而治虚者益为之，为有情矣。

补论：膈间部位乃三焦膜管从肠胃出水气之地。其所以成支饮者，由于水气凝滞，不能送入肾门，输入输尿管，通入膀胱而使然。故积于膈间，上扰肺气，而病喘满，甚至心下痞坚，而卫气复因水气凝滞，即抑郁而不伸，故形于面者黧黑色，见于脉者沉紧脉，更得之数十日，则水气之凝滞益甚。医不得法而吐下之，其水气之凝滞于膈间者，上不在胃脘以内，非吐法所能愈。饮已结于肠胃以外，非下肠胃之法所能愈，治以木防己汤。木防己中通有孔，正所以行膜管所吸之水；桂枝作诸药先聘通使，兼有以破其饮；石膏色白质松，可以外通肌腠。支饮其行如肿，则肌腠不能无病，故以石膏助桂枝以行肌腠。人参防吐下后，难免气体之虚，故加入之。

木防己去石膏加茯苓芒硝汤

膈间支饮，既以木防己汤主之，何以虚者即愈，实者三日复发。盖所谓实者，非谓吐之下之，其人必实也，实在饮也。虚者非谓吐之下之，其人甚虚也，关于饮也，饮虚则顺其势以导之，斯愈矣，故实者不愈。主以木防己汤去石膏加茯苓、芒硝者，石膏清燥，非饮实者所宜，故去之。茯苓降逆气，利小便，使饮有所从出。芒硝咸软坚，逐留癖，使饮不至于再结。此所以治效在于微利，而顾其吐下，则仍在于人参之安中也。

泽泻汤

心下部位，膵管吸水之部位也。水不从其道，则水不行，而上凌头目。头目为之冒眩，冒者头昏不清，如有物冒蔽之。眩者目眩转，而视物不定，见色不明也。主以泽泻汤者，泽泻《本经》名水泻，言其能泻水也，水泻则头清目明矣。而必辅以白术者，白术补益脾土，土气运行，则水有防堤，自无泛滥之患矣。

厚朴大黄汤

此方与厚朴三物汤俱以厚朴为君，以行气为主，与小承气汤自有异义。而此方与厚朴三物汤何以又异。厚朴三物汤证，痛而闭，故行气药中复重用枳实之主下者，以利为度，此方主治支饮胸满。胸之部位，不在下，其满又非痛而闭者，故虽大黄泻满，较重用之。而枳实主下，则较厚朴必少用焉。

葶苈大枣泻肺汤

支饮上附于肺，其不得卧者，肺叶之间，饮囊坚结。若肺痈然，故治法与肺痈同，方见上。

小半夏汤

呕家本渴，渴者为欲解，今反不渴是其有余于水，呕而夹饮者也。夹饮而呕是阳明之胃腑病，胃在心下，故知其心下有支饮。心下乃三焦膵管从胃吸水之地，水结于此，由于膵管外面胸膈之气不降，膵管里面胃腑之气不宣，故以半夏辛以开结，平以降逆，主治心下坚，下气以为君。生姜宣达胃气，直入胃腑，以为臣。则饮破，胃自安，呕自止矣。方专为胃立法，半夏亦仅用一升，其规模浅狭，与大半夏汤不同，故曰小半夏汤。

己椒苈黄丸

肺主气化，气化生于胃腑。病腹满者，肺胃之气化无权，而水滞于其中，口舌干燥，乃水滞而气化不能宣布也。由是膵管失其所通调，而三焦无吸水之力，故肠间有水气焉。主以己椒苈黄丸者，防己气平，禀金气，味辛无毒，得金味入手太阴肺经，以运其气化，故为君。椒目不行谷道，专行渗道，为通调膵管之妙用，能行积水以平胀满，以为臣。佐以葶苈上从肺泻之，大黄复下，从肠胃泻之，助防己以消胀满。斯肠间之水气平，而腹满及口舌干燥诸候无有不愈矣。服后口中有津液，渴者加芒硝。陈修园谓渴不应有津液，今津液多而又渴，故知胃有实热，加芒硝以下之，所以救胃也。

补论：此证乃水气所由出之膵管有所阻滞，不能畅达其吸水之力，使水积于肠间而腹满。水既积于肠间，即不能蒸腾其气使上生滋润，故口舌干燥，治之已椒苈黄丸者。防己中通有孔，通达膵管之阻滞，使之吸水有力。椒目不行谷道，专行渗道，助防己以通调膵管，膵管通则水无容留之地。葶苈泻水，辅助大黄以行肠间旧积之水，使之自肠而下。双方分治，自并行而不悖矣。

小半夏加茯苓汤

呕家不渴，心下有支饮故也，小半夏汤主之。今猝呕吐，虽不见不渴，而心下已痞，亦当心下有支饮矣。乃不谓心下有支饮，而谓膈间有水，其故何哉。盖水即饮也，膈间即心下也，心下有支饮，其人苦冒眩，泽泻汤主之。今已眩矣，而复悸，悸则水气上凌，而心主不安，与其心下痞，皆非泽泻汤之白术所宜，故以小半夏汤加茯苓主之。小半夏汤既治呕家心下有支饮，眩悸加茯苓，以茯苓主治逆气惊悸，心下结痛，而利小便又其治水之有专长也。

五苓散

瘦人不应有水，乃脐下悸，是水动于下也，吐涎沫是水涌于中也，癫眩是水逆而上也，虽瘦人，亦当以五苓散主之，则肥人不待言矣。五苓散立方之旨，已详《伤寒方论》。

十枣汤

饮后水流在胁下，咳唾引痛，谓之悬饮。咳逆倚息不得卧，其形如肿，谓之支饮。饮即水，饮脉弦，其候多咳，多胸中痛，多成为痼疾。故因咳家脉弦断为有水，因其胸中痛，勉其速治，宜十枣汤。立方之旨已详于前。

小青龙汤

小青龙汤之治溢饮，在发其汗，而支饮咳逆倚息不得卧者，本有其形如肿之候。其形如肿，正当发其汗，故支饮亦以小青龙汤主之。立方之旨已详于前。

苓桂五味甘草汤

青龙汤下已，多唾口燥，寸脉沉，尺脉微，手足厥逆，气从小腹上冲胸咽，手足痹，其面翕热如醉状。因复下流阴股，小便难，时复冒者，此误服小青龙汤而动其卫气也。与以茯苓桂枝五味甘草汤者，茯苓降逆气，除烦满，安魂养神，运气化，利水道，而专主下行，故治其气冲，以为君。桂枝诸药先聘通使，五味子复酸以敛之，甘草更甘以缓之，则卫气无有不平者矣。

苓甘五味姜辛汤

冲气即低，而反更咳胸满者，此服苓桂五味甘草汤，治气卫为有效，而支饮之在胸中者，转因之而续出也。用桂苓五味甘草汤去桂加干姜、细辛，以治其咳满者。茯苓降逆而利水，干姜温中以运之，细辛开窍以通之，皆主咳逆上气。干咳而胸满者，为对证之要药。甘草甘以缓之，五味子酸以收之，防卫气之再动也，而必去桂枝者。在桂苓五味甘草汤取桂枝为诸药先聘通使，使诸药不至为饮所碍，此汤之去桂枝为桂枝性最上行，既有干姜、细辛以破饮，即不宜再用桂枝，使桂枝得干姜、细辛辛温之助，而上行之性益暴，反能动其冲气而为祸更烈也。

苓甘五味姜辛半夏汤

咳满即止，是服苓甘五味姜辛汤为有效矣。而更复渴，冲气复发者，以细辛、干姜为热药也，服之当遂渴。而渴反止者，为支饮也。支饮者法当冒，冒者必呕者，复纳半夏以去其水，方立苓甘五味姜辛半夏汤。仗苓以利小便，而开水之去路。干姜运脾，细辛开窍，为其为热药动冲，故少用之。而甘草何为亦少用之，味过于甘，心气喘满，既少用干姜、细辛，故亦必少用甘草，以防其味过于甘也。五味子气温，以遂木气之发荣，味酸以敛木气而归根，木气调和则冒止。冒者，饮邪上乘清阳之位，而木气为之不和也，故不复少用之，以调和其木气。半夏治呕以去水，非去水也，辛能开，平能降，能开能降，以佐茯苓之利水，则水无容留之余地矣。

苓甘五味加姜辛半夏杏仁汤

水去呕吐止，是其服苓甘五味姜辛半夏汤为有效矣。而其人复形肿者，水欲散而荣与卫未和也，其证应纳麻黄，使同甘草之缓，五味子之敛，干姜之温，细辛之辛散，以调和其荣卫。以其人遂痹，故不纳之，若逆而纳之者，必厥。所以然者，以其人血虚，麻黄发其阳故也，为偏于卫而伤其荣也。因为其形肿，立苓甘五味加姜辛半夏杏仁汤。苓以利水治饮也；甘草甘以缓之；五味子酸以敛之，和卫以通荣也；半夏开结降逆以助之；干姜温中，助荣气之所由生；细辛开窍助卫气之所由伸，故不复少用之；杏仁冷利具滋润之质，无滞着之性，调和荣卫而疏通其痹肿，且滋润之质，于血虚为尤宜，故虽与麻黄同为解肌解表之药，自不同麻黄之伤其荣液也。

苓甘五味加姜辛半杏大黄汤

服苓甘五味加姜辛半夏杏仁汤矣，而面热如醉，此则寒饮欲散，而所服之药其热性留遗于胃者，复上冲而重于面，与冲气上逆其面之翕热如醉，自有各脉各候之不同。因加大黄以利之，方立苓甘五味加姜辛半杏大黄汤。苓甘五味加姜辛半夏杏仁汤原为利水兼调荣卫而设，而加大黄以利之者，非利其大便，利其气也。利其气者，化其燥也，化其燥者，平其热也，此大黄安和五脏之妙用也。

小半夏加茯苓汤

呕家本渴，渴者为欲解，今反不渴，心下有支饮故也，小半夏汤主之。猝呕吐，心下痞，膈间有水，眩悸者，小半夏加茯苓汤主之。今不必呕家本渴，不必猝呕吐，不必眩悸，而为先渴后呕，呕因病渴饮水而作，水因呕而断，为停于心下，是不必因其先渴为非饮家，即指为非饮，而忽视之。故特笔以警之曰，此属饮家小半夏加茯苓汤主之。仲师勉人预防之意，亦深切矣。

消渴小便不利淋病篇方

肾气丸

肾气丸立方之旨，已详于前。此证用之，亦由于气化之无权。气化之权在肺，肾上连肺，故气化无权者，上不能为雨露之施，则消渴，下无收吸之力，则不能制水。而必属之于男子者，自输尿管上连肾，下入膀胱而通尿道，于男子为最著。此三焦有形之实验，仲师已于言外传之矣。

五苓散

方详《伤寒方论》。总之《伤寒》《金匮》，凡五苓散证，不外治节不行，气化不调，故脉之浮及浮数，口之燥烦，小便之不利，及欲饮水，或吐水者，皆由于治节不行，则肺气不降，气化不调则上下不运，宜利小便发汗以降之运之，其大旨也。

文蛤散

文蛤散立方之旨，已详于《伤寒方论》，而何以彼所治者，在欲饮水而反不渴，此所治者，在渴欲饮水不止。二处似乎见证不同而其实总归于内郁之热，文蛤散平内郁之热气耳。

栝楼瞿麦丸

肾上连肺，肺司气化之权，气化无权则肺津不布，即肾脏吸水输水之力亦因之而阻，水遂滞于三焦，水滞于三焦则腹中即有水气而不温，治以栝楼瞿麦丸者。栝楼根色白入肺以补液，使肺伸气化之权而肺津布。瞿者，如道路，通衢，有四通八达之义；麦者，肝之谷，有东方生发之意。故瞿麦主治关格诸癃结，为小便不通之要药。薯蓣补中益气，能健运其气化，助栝楼根以入肺。茯苓主利小便，助瞿麦以行水。附子温中，大观本本有是文，温中则水气行，水气行者气化有健运之权也。是上能助栝楼根、薯蓣以布水津，下能助瞿麦、茯苓以通水道，三焦自无水滞之患，故曰以小便利腹中温为知。炼蜜丸服，则缓药毒亦偏于向下也。

蒲灰散

此为清利小便之正法。蒲香，蒲也，香蒲祛湿热且开窍，《本经》谓其止小便利者，能止正所以能利也，烧为灰则得气化之妙用矣。滑石滑窍渗湿清热，合而为散。散者，散也，故为散湿热而清利小便之正法。

滑石白鱼散

滑石利窍渗湿，白鱼即衣鱼，生衣帛书画中，碎之有粉如银者真，色白味咸，禀金水之化，故《本经》主治小便不利，发乃血余，心之所主，肾之所荣，为毛之类。又肺之所合，烧之仍自还神化，奉心神而生血，助肺肾以健运。《本经》主治五癃利水道，合而为散，为散湿热而滋阴血，调肺肾而利小便之方药。

茯苓戎盐汤

此为运脾肺、泻肾火以祛水湿之方法。茯苓色白入肺，先升后降，擅气化之能事，能通心气于肾，能从肾而输入于膀胱，《本经》主利小便。白术质多脂液，为调和脾土之药。脾土调和，则土能生金，气化之运行益健。食盐入肾，以泻肾火，肾为输尿管之来路，肾火泻则输尿管通，合而为汤则脾肺运而气化灵，输尿管通而湿热降，小便无有不利者矣。

白虎加人参汤、猪苓汤

两方详《伤寒方论》，此处用之与《伤寒论》阳明病证大同小异，当参考。

水气病篇方

越婢加术汤

里水者，湿热之气郁于里而酿为水，湿热之气郁于里而酿为水，则卫气亦必被郁而不伸。卫气不伸，故一身面目黄肿，而脉转因之而沉，而在里之水转因热结而小便不利，此当治之以越婢汤。麻黄伸卫气也，石膏清热也，生姜破水也，甘草、大枣则缓之、安之。以盐制之，使麻黄、生姜不至为暴，而小便自利。而渴为亡津液，何为而加白术？白术甘温而多脂液，《本经》作煎饵，三字另提，是燥而能润，温而能和，为调和脾土之要药，脾土调和则津液生，小便利而渴自止矣。

补论：唐容川云：此里字，对皮言，谓皮内之白膜，即腠理也。居皮之内，故名曰里。腠理之膏油，是脾所司，水渍膏油，发现脾土之色，则肿而黄。上节所谓黄汗，与此节所谓黄肿，皆属膜腠之中，皆属脾。

防己黄芪汤、防己黄芪汤加芍药

防己黄芪汤详上，腹痛加芍药，即上胃中不和加芍药之义。

越婢汤

此证因风气阻其卫气，故恶风。风气阻其卫气，则气化无权，不能运水气以输水，于是水应从膵管吸处而蒸入于肾门，输入于输尿管者，反散布于油膜间而浸及肌肉，此身肿之所由来也。其脉浮者，风气壅于上，不渴者以水气溢于上，自汗者水失其道，从肌肉间而溢于皮肤也，无大熟者，风气阻其卫气，而卫气不能宣其水气，于是水气郁于肌肉之间，使强悍之卫气亦郁而不伸。治以越婢汤者，麻黄伸其卫气以祛风，生姜通其膵管以行水。石膏色白质松，纹同肌肉，以解肌肉间所郁之强悍气。和以枣草是调其卫气者，即所以安其肌肉。恶风加附子，助麻黄以壮卫气。风水加术，节制麻黄、生姜，卫外以为固也。

防己茯苓汤

药亦同防己黄芪汤，但去术加桂苓者。风湿身重，汗出恶风，必须用白术以补脾土，脾土补则湿自中而消。皮水为病，四肢肿，水气在皮肤中，四肢聂聂动，故但以茯苓色白入肺者，以伸治节。桂枝走肢节通经脉以助之，则皮水去而诸病自减。不用姜枣，病关于肺，肺主皮毛，生姜宣胃，大枣安中，则不再用之。

补论：风水、里水、皮水，皆是膵管从肠胃吸出之水，不能从水道送入肾门，于是散布油膜间浸及肌肉身肿，为风水，为里水。里水者，对皮而言，皮水则从肌肉而溢于皮肤，仍不离于风，风淫末疾，故四肢肿，且风性动，故聂聂动，治以防己茯苓汤者。防己中通有孔，所以通膵管以开水之去路。茯苓下渗，所以引水入于肾门，使输入于输尿管。桂枝伸卫气，祛风水，得甘草和中，黄芪达表，以辅助之，且堵截之，即可于皮肤上，卫外为固矣。

越婢加术汤、甘草麻黄汤

里水用越婢加术汤，已详十上矣。越婢加术汤伸卫气兼清热气，破气兼和脾气，而伸卫气有不必兼清热，破水气有不必兼和脾气者，是其湿热之气，郁于里而酿为水，水气盛则卫气郁而不伸，卫气虽郁，而未尝热结使小便不利，又未尝津液亡使小便自利而渴，治宜发汗，以伸卫气，以破水气。甘草麻黄汤专为发汗而设，汗出则卫气伸而水去，故麻黄为独重，而方名必首列甘草者，监制麻黄使不为暴也。

麻黄附子汤、杏子汤

水之为病，发其汗即已，此定法也。脉沉属少阴，宜麻黄附子汤。麻黄发汗以驱水，附子入少阴以散寒，甘草甘以缓之，使麻黄、附子不至为暴。脉浮宜杏子汤。脉浮身肿，由于肺气不和，治节不行，行治节以和肺气，杏子有专长矣。方虽缺，在善为佐使而用之耳。

蒲灰散

立方之旨已详于上。此证用之，陈修园照钱太医定之，谓此言皮水溃烂谓之厥，因出其外治之方。而余谓不然，厥者必开其窍。皮水者，必利其小便，调其气化，此证此方，正其内治之大作用也。

黄芪芍药桂枝苦酒汤

仲师于黄汗病，已言其脉沉迟，身发热，胸满，四肢头面肿。又言其不恶风，小便通利，上焦有寒，其口多涎。又言其身肿而冷，状如周痹，胸中窒，不能食，反聚痛，暮躁不得眠。兹言黄汗病，身体肿，发热，汗出而渴，状如风水，汗沾衣，色正黄，如柏汁，脉自沉，以汗出入水中浴，水从汗孔入得之。较上诸条，其所异者，一则为胸满，一则为上焦有寒口多涎，一则为冷如周痹，胸中窒，不能食反聚痛，暮躁不得眠。随证斟酌，特出芪芍桂酒汤治之。黄芪助三焦以行气化，得桂枝以调经脉，而逐客水，使水因浴而入于汗孔，扰于经脉者，随气化健运而消，而于胸满及胸中窒则不宜。芍药苦平入阴，助黄芪、桂枝以止汗止渴，而于冷如周痹及上焦有寒口多涎者不宜。仲师上叙黄汗而不出方，至此，始详方药，慎之至也。至于苦酒之加，尤在泾谓黄芪、桂枝、芍药行阳益阴，得苦酒则气益和而行愈周。盖欲使荣卫通行，而邪气毕达耳。而余谓不然，苦酒味酸入肝，肝与胆连，胆汁溢则病黄疸，黄汗黄疸相近。黄汗，汗色之黄，亦胆溢之类也。故以苦酒入肝者，引黄芪、桂枝、芍药，自肝入胆以和之，此治法之最精者也。温服一升，当心烦者，肝气动也。服至六七日乃解者，黄芪、芍药、桂枝之力，有以和肝气而制苦酒耳。

桂枝加黄芪汤

黄汗之病，膵管病而累及胆管者也。膵管病则卫气、荣气、水气失其气化之权而不运。卫气不运则身重、身𣚀之病起。荣气不运，则胫冷汗出甲错恶疮之病起。水气不运，则腰以上汗出，下无汗，及腰髋弛痛，如有物在皮中，及一切烦躁小便不利之病起。膵管与胆管开窍于小肠，外分而内实合。今膵管病，不得不累及胆管而汗黄。汗黄者，胆汁溢也，此其大略也，治之以桂枝加黄芪汤。桂枝通荣，其立方之旨已详于《伤寒方论》。此证用之，通荣即所以行水，桂枝、生姜辛散之力，行水是其专长。黄芪之加助三焦出气，行肌肤以伸卫，卫伸则桂枝汤之通荣益健，其行水之力益无所阻滞矣。此治黄汗之神方也。

桂甘姜枣麻辛附子汤

宗气积于胸中，出于肺，循喉咙，因呼而出因吸而入，入八万四千毛窍，因之而开合者，宗气之散于脉外也，出于喉咙，以贯心脉而行呼吸，吸定息，脉行六寸，昼夜一万三千五百息，脉行八百一十丈，此宗气之行于脉中者也。今气分心下坚大如盘，边加旋盘者，乃宗气积于胸中，而不能散于脉外，行于脉中也。宗气积于胸中，胸中正在心下，治以桂甘姜枣麻辛附子汤者。桂枝行于脉中，麻黄行于脉外，附子助桂枝自中而运之，生姜助麻黄自外而宣之，细辛以气胜，兼中外而通调之，甘草甘缓，大枣安中，监制之，使诸药不至为暴。服后，当汗出如虫行皮中者，正所谓大气一转，其气乃散也。

枳术汤

心下坚大如盘，边如旋盘，亦有不关于气分者，必辨其候，察其脉而得之，断之为水饮所作，以枳术汤主之。枳实苦降而行气，气行则水无不行，臭香而散结，结散则饮无不散；助以白术运脾，使脾土旺而水饮不复作矣。

黄疸病篇方

茵陈蒿汤

方详于《伤寒方论》，但此处用之，专为谷疸而设，与《伤寒论》稍有分别，当遵陈氏解。陈氏灵石云：太阴，湿土也；阳明，燥土也。《经》云谷入于胃，游溢精气，其上输下转，借脾气之能也。谷疸者，食谷入胃，脾气不输，湿与热并，久则熏蒸成黄，黄成则荣卫流行之机为之阻而不利，故有寒热不食之病。《经》云食入于阴，长气于阳，食即头眩心胸不安者，谷入于胃，夹浊气以上干也。主以茵陈蒿汤者，茵陈禀冬令寒水之气，寒能胜热；佐以栀子味苦泻火，色黄入胃；协大黄以涤胃肠之郁热，使之屈曲下行，则谷疸之邪悉从二便而解矣。

硝石矾石散

女劳疸者，不仅伤精，而交媾之时，又必有秽毒之气自外而侵入也。额上黑者，黑色出于庭之候也。黑色出于庭，大如拇指，必不病而猝死。而此不猝死者，其额上黑，以额上全部言，其毒犹散而未聚，非若大如拇指，为毒已坚结而不可解也。微汗出者，汗乃心液，肾水下伤，不能上济其心火也。手足中热，薄暮即发者，手心劳宫属心，足心涌泉属肾，水火不交则热。水精被伤则入阴之时而发，足下热者，《经》云五谷之精液和合而为膏者，内渗入于骨空，补益腰髓而下流于阴股，阴阳不和则使液溢而下流于阴髓，液皆减而下流过度则虚，虚故腰背痛而胫酸，足下热者，胫酸之已甚也。膀胱急者，输精管之不安也。小便自利者，非湿热病也。腹胀满如水状者，下虚而气不能上举也。大便黑而溏者，精伤而血瘀也。《伤寒论》阳明病本有是候，治之以硝石矾石散者。硝石遇火焰烧，能补助其火气，矾石遇水降浊能之玄妙入神者也。杵散和以大麦粥汁者，散者散也，散其满兼散其身之尽黄，而大麦又补虚除热之品也。

栀子大黄汤

此方即《伤寒论》枳实栀子豉汤加大黄，如博棋子大五六枚，立方之旨已详《伤寒方论》。此处用之，大黄兼能破饮，枳实兼能除结，酒疸病，酒已结为饮矣。

桂枝加黄芪汤

诸病黄家，总由于气化之无权。气化无权则膵管病，膵管病则卫气、荣气、水气不运，荣卫不运则内外不通调，故脉浮，当以汗解。水气不运则小便不通，故当利其小便。利小便以猪膏发煎主之，以汗解，则桂枝加黄芪汤主之。桂枝加黄芪汤立方之旨详上。

猪膏发煎

肾上连肺，肺司气化而运三焦。三焦之膵管与胆管本合而枝分，肺失气化之权则三焦不健运，且胆汁不安于其管，唯被水湿滞着，斯黄成矣。而其所以水滞成黄者，三焦之膵管与胆管，与肾脏吸水之肾门，与肾连膀胱之输尿管，俱有所滞着而不得通调。故诸病黄家，但利其小便，使水湿无滞着成黄之余地。兹云诸黄猪膏发煎主之。虽未言及利小便，而猪膏润肺，主通小便，发亦毛类属手太阴肺，《本经》主治五癃，利小便水道，则润肺肾连气化而利小便，可决定为治诸黄之要药。故方后特表而明之曰，病从小便出。

茵陈五苓散

诸病黄家，但利其小便，假令脉浮，当以汗解。以汗解，宜桂枝加黄芪汤至利小便，又当有别猪膏发煎润燥以利小便。兹云黄疸，疸者湿热病也，湿热病当利小便，不当润燥。另立茵陈五苓散，茵陈具阳春生发之气，主治风湿寒热邪气。热结黄疸，五苓散宣肺气以行治节，运脾土以伸气化，《伤寒方论》已详。合而为散，行水而兼发散，利小便而解湿热之蕴结为黄者也。

大黄硝石汤

黄疸腹满是里实也，小便不利而赤是里实而又有热在里之的候，自汗出则非病发时火劫其汗之故，故为表和里实之确证。里实当下之，宜大黄硝石汤。大黄破积聚以治满，黄柏清热而兼燥湿，以治疸。栀子导热下行以通小便，复皆以黄引黄，以尽治黄之妙用。加硝石者，硝石遇火即焰，能补助其火气，火气补则三焦运，而三黄之用益灵，即黄之来路，不复患其不清矣。

小半夏汤

《经》曰：胃为气逆，为哕。启玄子曰：寒盛则哕起，故以小半夏汤治之。小半夏汤立方之旨详上。

柴胡汤

诸黄腹痛而呕者，总不外上焦不通，津液不下，胃气不和之所致。小柴胡汤可用，而大柴胡汤亦或可用。当随证而消息之，故浑而言之曰宜柴胡汤。

小建中汤

黄而小便自利者，是其三焦气化无权，唯有水趋于下，不能荣运于中，故以虚劳小建中汤与之，而必属之男子者。男子小便自输尿管输入膀胱，较之妇人为类著耳。

惊悸吐衄下血胸满瘀血病篇方

桂枝去芍药加蜀漆龙骨牡蛎救逆汤

立方之旨已详《伤寒方论》及《金匮读法》。

半夏麻黄丸

尤在泾谓：半夏蠲饮气，麻黄发阳气，妙在作丸与服，缓以图之，则麻黄不能发越津气，而但能引阳气。半夏不特蠲除饮气，并能和养中气。陈修园谓：悸病有心包络血虚火旺者，有肾水虚而不交于心者，有肾邪凌心者，有心脏自虚者，有痰饮所致者，此则别无虚证，唯饮气之为病。余又谓仲师治悸，单治饮气所致者，示人有饮而不知治，势必拖延日久而成虚，此不治虚而治饮，正所以教人治虚之第一步。

柏叶汤

吐血不止者，血之出入于经隧，运行于络脉，不从其道而上溢也，主之以柏叶汤。柏叶状胜强劲以走血，干姜味胜辛辣以温血，艾叶气胜芳香以散血。妙在取马通汁和煮，使诸热药之入血者，得马通汁之辛寒下降，则血非温而不行，得马通汁之辛寒下降，斯顺行而不上溢矣。

黄土汤

人受水谷之益，酿成胃之津液，流溢于中，变化为赤，输于气冲，贮为血海。血海之血，半随冲脉、任脉行于脉内，半随冲脉、任脉散于脉外，其所以能行于脉内与散于脉外者，大气举之之力也。今不得大气举之之力，于是用力大便，而气遂因之而下坠，气坠则血亦因之而坠。此血本不在肛门，因用力气坠而出于肛门之宗眼，故曰远血，治以黄土汤者。窑中黄土得火土之气以温中，中温则气旺，白术又从而健运之，附子又从而振动之，皆所以助之而使之举也。而其用力大便，便后见血者，又必其大便燥热使然，故又必缓之以甘草，滋之以胶、地，清之以黄芩，此治远血而面面周到者也。

赤豆当归散

下血先血后便者，其血海之血半随冲任散于脉外，半随冲任行于脉中者，不得大气举之之力，早留滞于肛门之宗眼，因大便而推荡之，使之先大便而出。此血不在远，而近在宗眼，故曰近血。治以赤豆当归散者，赤豆散瘀积，而当归气温养血，养血而气温，其气温入血，血即可因温而举矣。方详上。

泻心汤

人本先天所生之精，与后天水谷所生之精，而生神。神者，体水而用火，心所藏也。心气不足即其神气之不足，神气不足则水无以制其火而火动，吐血、衄血，火动之甚也。治之以泻心汤者，大黄抑阳养阴，有安和五脏之能力；黄连气寒，禀天冬寒之水气，味苦无毒，得地南方之火味，阴中有阳，能济君火而养神；黄芩下血闭，《本经》确有明文，合为一方以泻心。心即火，火泻则水安，水安则火可得而制，而火不复动，血斯止矣。

呕吐哕下利病篇方

吴茱萸汤

呕而胸满者，胃阳里微，而阴邪上逆也。吴茱萸汤立方之旨已详《伤寒方论》。

补论：呕而胸满者，膵管所吸之水不得气化之力，送入于肾门，输入于输尿管，因阻于胸膈间而上壅。干呕吐涎沫、头痛者，亦其水不从水道而泛滥上行，因弥浸其脾阳。涎沫，脾液也，清阳不升故头痛。治以吴茱萸汤者，吴茱萸引水下行，使水入于肾。生姜散之通之，使水无阻滞，辅以参草以和脾阳，是治标而兼顾其本也。

半夏泻心汤

立方之旨当参《伤寒方论》。

呕者，胃不和也。呕而肠鸣，胃不和而肠又虚也，肠虚则鸣。心下痞者，亦其中气虚而上下之升降不利也。半夏泻心，半夏和胃气，参枣草以补中气，干姜辛以通之，合芩连之苦，则地气升而天气降矣。

补论：呕而肠鸣心下痞者，胃之内外俱被水气阻滞使然。水气阻于胃则呕，膵管不能尽其吸水之力，则水气下溜而肠鸣，此胃以内之水气也。若胃以外之水气由膵管吸出积于心下，于是阴霾凝滞，无以振作其脾阳，即无以输送之，使入于肾门，故心下痞，治以半夏泻心汤者。半夏降胃逆，干姜运脾阳，引以黄芩从胃以内以入肠，黄连从胃以外以至心下，参草辅助之以安胃，以健脾。此亦治标而兼顾其本也。

黄芩加半夏生姜汤

立方之旨详《伤寒方论》。

小半夏汤

尤在泾云：呕吐，谷不得下者，胃中有饮，随气上逆，而阻其谷入之路也。立方之旨详上。

猪苓汤

呕吐，饮病也。饮在膈上必不喜饮，而复思水者，饮已解也。饮已解而思水可偶与之水，以济其吐后津液之亡。而吐后脾阳未复，脾土未运，其旧水虽云已去，而新水易于复留，与以猪苓汤。二苓气平入肺，味甘入脾，并运气化而利水道，水道利则饮去，复加白术者，运脾土也。杵散饮服，助胃气兼有散之之义焉。

四逆汤

脉弱小便利，见厥，此中下虚寒候也。得此候而呕，呕亦阴气之上逆，即身有微热，亦热非实热，是阳气之外越耳。四逆汤立方之旨已详于《伤寒方论》。

小柴胡汤

立方之旨详《伤寒方论》。

呕者，不外上焦不通，津液不下，胃气不和之所致。上焦不通则卫气不调，胃气不和则荣气不调，故小柴胡证，能为往来寒热，亦能发热。

大半夏汤

胃反呕吐，非仅胃之不和也。其胃气必因吐而虚，其胃液必因吐而燥，治以大半夏汤。半夏辛以开结，平以降逆，为治胃反呕吐之要药。分两较小半夏为加倍，故曰大。辅以人参，保胃气也，调以白蜜，保胃液也。劳水煮服，则又健运其气化，使无少滞耳。

大黄甘草汤

食已即吐，其中有阻滞，固已，而中气未始不虚，治以大黄甘草汤。大黄破积聚，有安和五脏之能力，不仅荡涤肠胃而已。辅以甘草，亦不仅甘以缓之，有倍气力之妙用。气力倍则气化有权，消化亦易。合而为汤以为治，自无食已即吐之患矣。

茯苓泽泻汤

胃反吐而渴欲饮水者，水气结也。水气结则气化不健运，气化不健运则水气结者，燥结亦成。义详伤寒五苓散方论。治以茯苓泽泻汤者，茯苓利小便以下行，使水有由去。白术补脾土以运之，则水去而气化健。生姜和胃以破结，使结破而燥亦解。桂枝为诸药先聘通使，而行气化之力益健。甘草甘以缓之，助生姜和胃，以生胃液。泽泻后诸药再煮者，泽泻消水，使气化已运，燥结已解以后，而水不至于再聚也。

文蛤汤

胃反吐，而渴欲饮水者，脾不运，气化不行，水滞而燥结也。故茯苓泽泻汤以运脾土，调气化而解燥结。吐后渴欲得水而贪饮者，肺不宣，气化不行，水滞而燥结也。治以文蛤汤者，文蛤汤之麻黄、杏仁、甘草、石膏，即麻黄杏仁甘草石膏汤法也。麻黄杏仁甘草石膏汤立方之旨已详于《伤寒方论》。兹君以文蛤，取其味咸，禀寒水之精以下行，气平，感燥金之气以降逆。辅以麻黄、杏仁、甘草、石膏以化燥，生姜以破饮，大枣以安中，则肺气宣，气化健。凡水滞而燥结者，无有不除矣。微风脉紧头痛，亦肺气不宣使然，故兼主之。汗出则肺气宣，故愈。

半夏干姜散

干呕吐逆，胃不和也。吐涎沫，犹大病差后，喜唾久久不了了者，胃上有寒之谓也。此与干呕、吐涎沫、头痛者不同，彼为胃阳衰败，阴寒上逆，此不过胃不和，而胃上有寒耳。治以半夏干姜散者，半夏辛能开结，平能降逆，主宣达阳明之气以和胃。干姜辛温以驱胃上之寒。散者散也，病不属下而属上也。

生姜半夏汤

病人胸中似喘不喘，似呕不呕，似哕非哕，彻心中愦愦无奈者，饮扰之也，治以生姜半夏汤。此汤本即半夏干姜汤，特姜用生耳。本即小半夏汤，特姜用汁耳。生姜汁通而降，取以为君。半夏佐之，辛以开结，平以逆结，则辛通之力益效。此其所以异于半夏干姜汤与小半夏之用法也。

橘皮汤

呕而脉弱，小便复利，身有微热，见厥者，难治，四逆汤主之。兹干呕哕，手足厥，似亦难治之病，而不得指为难治者。无脉弱无小便利之候，是实而似虚者，当知其为脾胃不和，而气不行于四末也，治以橘皮汤者。橘皮苦能降逆，辛能散结，温能祛寒，香能下气而通神。生姜和胃以佐之。胃气宣，逆气平，结气解，寒气散，气通神和，则干呕与哕自除，而手足厥亦无有不愈者矣。

橘皮竹茹汤

干呕哕，若手足厥者，橘皮汤主之。此不过调其气，降其逆，驱其寒，自能止其呕而回其厥。若哕逆者，则又胃虚而冲逆，逆则不仅呕哕之为病矣。而又不如呕而胸满与干呕、吐涎沫、头痛者，为胃阳衰败，阴寒上逆，必以吴茱萸汤主之之甚，治以橘皮竹茹汤者。橘皮苦能降逆，辛能散结，温能祛寒，香能下气而通神。竹茹佐之，以竹之脉络引入人身之脉络，人身之脉络通，斯冲逆之气平，而复以参枣草补胃之虚，生姜从而宣达之，则橘皮、竹茹之性益和，而取效益足矣。

四逆汤、桂枝汤、大承气汤、小承气汤、桃花汤、白头翁汤、栀子豉汤、通脉四逆汤

以上八方，并详《伤寒方论》。

紫参汤

下利气者，当利其小便。兹云下利肺痈，乃肺失其气化之权者也。肺失其气化之权，则三焦无吸水之力，肾脏无输水之能，水谷用是不分，治以紫参汤。紫参气味苦寒，主治心腹积聚寒热邪气，通九窍大小便，治心腹积聚寒热邪气，则肺之气化可调通九窍大小便，则膀管可因之而开，输尿管可因之而通，斯下利肺痈之病除矣。辅以甘草，甘草倍气力，以助气化，正不仅甘以缓之已也。

诃黎勒散

下利肺痈，紫参汤主之者。下其气也，气下则小便利，而大便自止。此云气利则气下，而大便随之而下，故必以固气为要务，主之以诃黎勒散。诃黎勒生用敛肺降火而行气，兹煨用之，则实肠温胃而固气，实肠温胃而固气，则气不下陷于大肠，而旁通于膀胱。气旁通于膀胱，则小便利而大便自止。杵散粥饮和服是散以散之，愈使其气不下陷于大肠，粥饮和之。是从肠胃补助其气，使其从肠胃之膵管输液于肾门，输尿于膀胱，此又治下利气者，当利其小便之一法也。

疮痈肠痈浸淫病篇方

薏苡附子败酱散

肠痈病，身甲错者，气不调血不荣也，腹皮急，按之濡如肿状者，肠内肿而形应于外也。腹无积聚，身无热者，病不在肠外，而在肠内，故从腹皮上按之不得其积聚，且不觉其有热。脉数者，其内热也。师恐人不识其病，故特笔以指之曰，此为肠内有痈脓，治以薏苡附子败酱散者。薏苡味甘淡，性微寒而降，专于下泄，清热除湿，利肠胃而健运其脾土，脾土运则气化调，肠胃利则秽垢清，自无痈脓之积滞矣，故为君。臣以败酱，败酱苦寒散毒，亦专于下泄，为消痈脓之要药。附子气温，非脉数者所宜，温而大毒，非痈脓所宜，而必取以为佐者，大辛以通积聚，使气化之运益健，苦寒之药亦灵，开膵管而排水道，则肠内自无停滞之机。《经》云水谷者，常并居于胃中，成糟粕而俱下于大肠，而成下焦，渗而俱下，济泌别汁，循下焦而渗入膀胱，即此义也。故方后复表而明之曰：小便当下。

大黄牡丹汤

为肿痈，而言少腹肿痞，是借少腹而指定其肿痈之所在也。为肿痈之所在，而云按之即痛如淋，是指定少腹部位，为膀胱之所在也。膀胱被肿痈所逼，故按之痛，而痛在膀胱以外，故痛如淋而非淋。师恐人不解其非淋之所以然，故复申言之曰，小便自调，此即薏苡附子败酱散证，必表而明之曰，肠内有痈脓。盖肠内有痈脓，须从济泌别汁清之，此肿痈不涉肠内，故云小便自调，而与济泌别汁之义无涉矣。时时发热，自汗出，复恶寒者，荣不调卫不和也，其脉迟紧，血为毒气所结使然。洪数者，则血为毒气所腐败矣。但下血证，先便后血，或先血后便，其血皆从肛门之宗眼出，并不从肠中出，血从肠中出者甚少。师恐人不解其旨，故特以小便自调者，表明其为肠以外病，而非肠以内病，治以大黄牡丹汤者。大黄主血闭，以为君。牡丹、桃仁并治瘀血以为臣。冬瓜仁解热毒消痈肿以为佐。芒硝咸软坚以为使。皆因肿痛由血积而成，故专以去血积为务。即云血积肠内，亦当以此治之。而卒不得拘于肠内也，唯规定为血而已，故方后复表而明之曰，有脓当下，如无脓当下血。

王不留行散

尤在泾云：金疮，金刃所伤而成疮者，经脉斩绝，荣卫沮弛，治之者必使经脉复行，荣卫相贯，而后已。王不留行散，则行气血、和阴阳之良剂也。

陈灵石云：金刃伤处，封固不密，中于风，则仓促无汁，中于水，则出青黄汁。风则发痉，水则湿烂成疮。王不留行，疾行脉络之血，灌溉周身，不使其湍激于伤处。桑根皮，泄肌肉之风水。蒴藋叶，释名接骨草，渗筋骨之风水。三者皆烧灰，欲其入血去邪止血也。川椒祛疮口之风，厚朴燥刀痕之湿，黄连退肌热，芍药散恶血，干姜和肠，甘草和阴，用以为君者，欲其入血退肿生肌也。风湿去，阴阳和，疮口收，肌肉生，此治金疮之大要。

排脓散

陈修园云：枳实得阳明金气以制风，禀少阴水气以清热，又合芍药以通血，合桔梗以利气，而尤赖鸡子黄之养心和脾，取有情之物，助火土之脏阴，以为排脓化毒之本也。

补论：唐容川云：血从气化而为水即成脓矣。气即是水，气行则水行，水行则脓行，故桔梗、枳壳开利其气，即是排脓。脓由血化，故兼利血而用芍药，其用鸡子黄，则以血既腐而去者必多，排去其脓，是去其气分之窒，即当补其血分之虚，故用鸡子黄。

排脓汤

方取桔梗、生姜之辛，又取枣草之甘，辛甘发散为阳，令从阳化而出，排之之妙也。

黄连粉

浸淫疮义详脏腑经络篇中。黄连粉，当取黄连一味为粉，粉之苦以燥湿，寒以除热也。

跌蹶手指臂肿转筋狐疝蛔虫病篇方

藜芦甘草汤

李氏云：湿痰凝滞关节则肿，风邪袭伤经络则动，手指臂肿动，身体眴眴者，风痰在膈，攻走肢体。陈无择所谓痰涎留在胸膈上下，变生诸病，手足项背牵引痛，走易不定者是也。藜芦吐上膈风痰，甘草亦能取吐，方虽未见，然大略是涌剂耳。

鸡屎白散

尤在泾云：肝主筋，上应风气，肝病生风，则为转筋。其人臂脚直，脉上下行，微弦。《经》云：诸暴强直，皆属于风也。转筋入腹者，脾土虚而肝木秉之也。鸡为木畜，其屎反利脾气，故取治是病，且以类相求，则尤易入也。

蜘蛛散

尤在泾云：阴狐疝气者，寒湿袭阴而睾丸受病，或上或下，出没无时，或左或右，大小不同，故名狐疝。蜘蛛有毒，服之能令人利。合桂枝辛温入阴，而逐其寒湿之气也。余按尤氏此注，不过时常敷衍，无深义也。仲师北方是依形以立法，盖睾丸乃精系下垂而结成，与蜘丝最相似，故取之为君。辅以桂枝，则先聘通使之义也。

甘草粉蜜汤

尤在泾云：吐涎吐出清水也，心痛，痛如咬齿，时时上下是也。发作有时者，蚘饱而静，则痛立止。蚘饥求食，则痛复发也。毒药，即锡粉雷丸等杀虫之药。毒药者，折之以其所恶也。甘草粉蜜汤者，诱之以其所喜也。白粉即铅，白粉能杀三虫而杂于甘草白蜜之中，诱使虫食，甘味既尽，毒性旋发，而虫患乃除，此医药之巧也。

乌梅丸

立方之旨已详《伤寒方论》。

徐忠可云：黄连之苦，可以安蚘，则前甘草与蜜，何以亦能安蚘也？不知上条之蚘，因燥而上逆，致使心痛，故以白粉杀蚘为主，而加甘蜜以润其燥。若蚘厥未尝攻心，且蚘因脏寒而上，故以乌梅酸收，黄连苦降，以收伏降蚘为主。而加辛热以追脏寒，所以一心痛而不吐蚘，一吐蚘而不心痛，此是二条大分别也。

妇人妊娠病篇方

桂枝汤

妇人不月，尺大而旺，孕也。妇人阴搏阳别，谓之有子。今得平脉，而阴脉小弱，其与尺大阴搏迥异者，荣不足也。其人渴不能食，又其荣不足，无以生津，无以调其胃气，无寒热者，无他病也，治以桂枝汤。桂枝汤通荣以养荣，其立方之旨已详于《伤寒方论》。于法六十日当有此证者，六十日前，月事以时下，仅六十日，荣血未足，胎元已结，胎能吸血，而血未足以养胎，因有此证。自经三四月后，其血以不时下而渐充，其胎以得所养而安，其阴脉亦得以渐旺。设医者不知此法而误治之，是逆也。逆治以后于六十日再加一月，不免有吐下之候，当俟其荣血自调，胎气自和。勿药有喜之为愈。故谆谆以勉之曰，则绝之。绝之云者，勿药之之义也。

桂枝茯苓丸

妇人宿有癥病，而声明其经断未及三月，而得漏下不止，胎动在脐上者，言三月以前，虽有癥病，而其经仍调，但经停将近三月，忽然漏下不止，而其胎动仍在脐上耳。盖动在脐下，则胎有欲落之势，今动在脐上，则非胎之欲落，不过因漏下不止，胎缺乏其所养之血，胎用是不安而动耳。表而明之曰，此为癥痼害。可见因癥痼扰其新血，使其受孕以后所不时下之新血，胎元不得顺受以养，转成为漏下不止之秽血，欲不指其为害而不得。因复辨而别之曰，妊娠六月动者，前三月经水利时，胎也。言六月以前，经水顺利，虽宿有癥病，不为害也。下血者，后断三月，衃也。言三月妊娠以后，其所下血，非胎血，乃衃血也，癥痼为害耳。故复申而明之曰，所以血不止者，其癥不去故也，而癥不去，终成为害。故复为之勉曰，当下其癥。桂枝茯苓丸以桂枝通荣，为君，以茯苓运气化通膵管为臣。盖气化运，膵管通，则荣之来路益无所阻碍矣。牡丹、桃仁、芍药，除癥坚瘀血，以为佐。蜜丸如兔屎大，每日食前服一丸，不知，亦只加至三丸。此乃甘以缓之，少与以和之，足矣。胎前施治，不宜于过峻也。

附子汤

妇人怀妊六七月，脉宜大，宜滑，宜动，宜强大有力，乃见弦脉。弦主寒主痛，寒而发热，其发热非真热，乃阳格于外而不入。阳格于外而不入，故其胎愈胀，腹痛恶寒，少腹如扇，究其所以然，为子脏开而外寒入之之故，治以附子汤者。方虽不见，其为《伤寒论》附子汤，有必然者，《伤寒论》附子汤详《伤寒方论》。此证用之，以附子为君，主治风寒邪气，治本病也。茯苓感苍松之气而生，苗不出土，独得土气之全而暗长。白术为补土之正药，土为万物之母，而载万物。芍药活血养血，能调血中之气以止痛。人参具三才之位育而多液，尤能涵养以成功，合而用之，以辅附子则胎安，而附子亦不至于伤胎矣。

胶艾汤

妇人有漏下者，赤带之类是也。有半产后因续下血都不绝者，产后下血不止之类是也。有妊娠下血者，胎漏之类是也。妊娠腹中痛为胞阻者，妊娠无胎漏见证，而胞中气血不调，有所阻滞而痛也，统治以胶艾汤者。血不止，以阿胶润而止之，止血而不行血，又非所以治血，故以艾叶温而行之。一止一行，为妇人血病之要药，故以名汤。辅以干地黄滋阴以凉血，芎䓖解郁以和血。芍药泄热以养血。当归滋中焦之汁以生血。甘草又从而缓之，清酒又从而运之，则阿胶益得其助，而艾叶之辛温亦不为暴矣。

当归芍药散

陈灵石云：怀妊腹痛，多属血虚。而血生于中气，中者土也，土过燥不生物，故以归芎芍药滋之。土过湿亦不生物，故以苓术泽泻渗之。燥湿得宜则中气治，而血自生，其痛自止。

干姜人参半夏丸

妊娠呕吐不止者，胃中有寒，而脾虚不运也，治以干姜人参半夏丸者。干姜温脾以运之，半夏和胃以宣之，人参兼补脾胃以安之养之，姜汁通而调之，为丸饮服以缓之。不治妊娠，而妊娠自安矣。

当归贝母苦参丸

妊娠，小便难，饮食如故者，病不由脾胃之不运，而由于膀胱之有郁热。治以当归贝母苦参丸者，当归滋中焦之汁，补血以养胎，故以为君。贝母清肺，司治节而主气化，气化调则肾脏之吸水与输尿有力，膀胱自有所领受而源长，故以为臣。苦参清心腑小肠之火，心腑小肠之火清，则膵管无壅滞之患，水之通入于肾者顺，故以为佐。蜜丸如小豆大，饮服三丸，亦缓以治之之法也。

葵子茯苓散

妊娠小便难，饮食如故，当归贝母苦参丸主之，病不过小便难耳。而此则不仅小便难，且未必饮食如故，故表而明之曰有水气。因水气而累及周身之气机，则身重。滞其气化则小便不利，阻其卫气则洒淅恶寒。遏其清阳之气，使不得上升，则起即头眩，治以葵子茯苓散者。葵子甘寒而滑，主利小便，其于治水自有专责。茯苓感苍松之气以生，苗不出土，得土气之全而暗长，安胎是有专长，且亦利小便，合为散以治水气。散者散也，复饮服以助其水气之行，水气行则小便利，小便利则诸病愈，而胎亦无损。故方后复表而明之曰，小便利则愈。

补论：唐容川云：胎外有水衣裹之，故将产，先破水衣，护胎亦全赖水衣。盖水衣包血衣者，气统血故也。凡人之水化而下行，则为溺，水中之阳，化而上升，则为气。气为水所化，故仍复化而为津。津者非水而实水也，故气出口鼻，着物复化为水，气聚于胎，亦结而为水衣，实积气以举胎也。若有形之水质不下行，则逼其胎之下坠，气陷而不上升，则胎不举，此胎之所以致伤也。推原水之不化，由于肺不通调，而肺不通调，又由于心火克金，世传胎前不宜热者，其说实出于此，然其奥义则知者少矣。

当归散

尤在泾云：妊娠之后，最虑湿热伤动胎气，故于芎、归、芍药养血之中，用白术除湿，黄芩除热。丹溪称黄芩、白术为安胎圣药。夫芩、术非能安胎者，去其湿热，而胎自安耳。

白术散

尤在泾云：妊娠伤胎，有因湿热者，亦有因湿寒者。随人脏气之阴阳而各异也，当归散正治湿热之剂。白术散，白术、牡蛎燥湿，川芎温血，蜀椒去寒，则正治湿寒之剂也。仲景并列于此，其所以诏示后人者深矣。

杵散酒服者，散者散也，而酒复宣通之。苦痛加芍药者，疏通其经脉也。心下毒痛，倍加芎䓖者，辛散温行也。心烦吐痛，不能食饮，加细辛、半夏兼服醋浆水者，细辛辛通，半夏开结降逆，醋浆水酸以敛之。呕服浆水不解，复服小麦汁者，除客热、养肝气而下降也。渴服大麦粥者，咸寒以解燥也。病虽愈服之勿置者，表明其有益于胎也。

妇人产后病篇方

小柴胡汤

小柴胡汤立方之旨，不外上焦得通、津液得下、胃气因和三语，详《伤寒方论》，用者须善为领会。此证用之，着眼在其脉微弱。盖仲师立方，多抱伤寒宗旨。若处温病盛行时代，用者又当宗其意，识其方之所以然而通变之，切不可胶柱而鼓瑟也。

大承气汤

立方之旨详《伤寒方论》。此证用之，当承上小柴胡汤证大便坚而言。若病解而大便不坚，虽能食，虽七八日更发热，亦断不可用大承气汤，治产后者须善会之。

当归生姜羊肉汤

产后属虚，其腹中疠痛，缓缓痛也，无枳实芍药散证之烦满不得卧候，又无大承气汤证之不大便烦躁、发热及谵语候，治以当归生姜羊肉汤者，驱寒活血，宣胃缓中，方详上。羊肉止痛利产妇，孙真人亦云。

枳实芍药散

陈古愚云：枳实通气滞，芍药通血滞，通则不痛，人所共知。妙在枳实炒黑，得火化而善攻停积，下以大麦粥和肝气而兼养心脾，是行滞中而寓补养之意，故痈脓亦主之。

唐容川云：烦满腹痛，虽是气滞，然见于产后则其滞不在气分而在血分之中，故用芍药以利血，用枳实而必炒黑，使入血分，以行血中之气，并主痈脓者，脓乃血所化，此能行血中之滞故也。

下瘀血汤

陈灵石云：服枳实芍药而不愈者，非停积不通，是瘀结不散，用此方攻之。方中大黄、桃仁能推陈下瘀，蟅虫之善攻干血，人尽知之。妙在桃仁一味，平平中大有攻力，郁血已败而成瘀，非得生气，不能流通，桃得三月春和之气，而花最鲜明似血，而其生气皆在于仁，其味苦，又能开泄，故直入血中，而和之散之，逐其旧而不伤其新也。

尤在泾云：用蜜丸者，缓其性不使骤发，恐伤上二焦也。酒煎顿服者，补下治下制以急，且去疾唯恐不尽也。

大承气汤

尤在泾云：无太阳证者，无头痛恶寒之表证也。产后七八日，少腹坚痛，恶露不尽，但宜行血祛瘀而已。然不大便、烦躁、发热、脉实，则胃之实也。日晡为阳明旺时，而烦躁甚于他时，又胃热之验也。食气入胃，长气于阳，食入而助胃之热，则谵语。至夜，阳明气衰，而谵语愈，又胃热之验也。故曰，热在里，结在膀胱。里即阳明膀胱，即少腹，盖谓不独血结于下，而亦热聚于中也。若但治其血而遗其胃，则血虽去而热不除，即血亦未必能去。而大承气汤中，大黄、枳实均为血药，仲景取之者，盖将一举而两得之欤。

阳旦汤

陈灵石云：头痛、发热、恶寒、汗出，太阳表证也。心下闷者，太阳水邪弥浸心下而作闷也。阳旦汤，即桂枝汤倍桂枝加附子，虽产后数十日不解，其邪仍在于太阳之经故，仍用桂枝汤解太阳之表邪。加桂以化膀胱之水气，加附子以温固水脏，使经脏气化，则内外之邪出矣。《伤寒论》桂枝加附子治漏汗，加桂治气从少腹上冲心，去芍治胸满，俱有明文可据。孙真人以桂枝汤加黄芩为阳旦汤，其意以心下闷为热气，误矣。夫有热气，则当心烦，今曰心下闷则非热可知矣。况头微疼，恶寒，时时有热，干呕，汗出，为太阳桂枝之的证。盖太阳底面便是少阴，持续至数十日不解，类似少阴之君火微而水寒之气盛，寒气上凌阳位，是以为心下闷之苦，故取桂枝汤增桂以扶君主之阳，加附子以镇水阴之逆，使心阳振、水脏温，则上逆之阴邪不攻而自散矣。

竹叶汤

新产血虚、多汗出、喜中风，故令病痉。推其致痉之由，则荣气不足，卫气不固甚矣。兹产后中风发热面正赤，喘而头痛，正其荣气不足，卫气不固而受风邪之外袭也。盖中风发热面正赤，则将成为痉。喘而头痛，则将成为痉之胸满头摇矣。治以竹叶汤者，竹叶凌冬不凋，四季常青，禀厥阴风木之精，能滋肝脏之虚急，为痉病对症之要药，且主治咳逆上气，于喘为尤宜，故为君。葛根宣通经脉正气，以散邪气；防风主大风，遍行周身经脉关节，故二者为臣。桔梗利气，桂枝通荣，生姜宣卫，参草枣安中，以为佐。附子以大气大力之品，助表发疏散之药以祛邪，助调和安养之药以补虚，表里兼济，虚实并治，产后未痉而将为痉者，正宜此方以作未雨绸缪之计也。

张石顽云：附子恐是方后所加，治头项强者，以邪在太阳，禁固其筋脉，不得屈伸，故用附子温经散寒，扬去沫者，不使辛热上浮之气助其虚阳上逆也，此说亦通。

竹皮大丸

妇人乳者，妇人之乳子者也。乳自胃生，自膜管出，膜管与胆管开窍于胃之下口、小肠之上口，其管窍外分而内合。乳汁郁结则中虚，中者，乳汁所聚，胃气所通之处也。虚则胃气滞，胃气滞则胃燥，胃燥则无以滑利其膜管，即无以滋养其胆管。胆管失其所滋养则肝燥烦乱，膜管失其所滑利则胃壅而呕逆，故治之不宜大补剂，以滞其膜管，碍其胆管。竹皮大丸，即可以擅其安中益气之能力矣。竹皮大丸，以竹皮为君，竹皮以竹之络脉引入人身之络脉，膜管胆管，人身之络脉也，且主呕哕温气，治烦乱呕逆为最宜。甘草甘以缓之，且倍气力，故为臣。石膏入胃以清燥，桂枝通荣即通窍，白薇清虚火以扶虚；故为佐。枣丸饮服，养脾益胃以补乳。有热倍白薇，不外清虚火以扶虚，烦喘加柏实，清虚火而复安五脏。此竹皮大丸之所以为安中益气者，用至宏而理至微矣。

白头翁加甘草阿胶汤

热利下重者，白头翁汤主之。下利欲饮水者，以有热故也，白头翁汤主之。方法详《伤寒方论》。兹云产后下利虚极，何以必定其为热利，为有热，而即用白头翁汤，是必于脉于候消息而得之。于仲师言外领会之，加阿胶者，养液以救阴，甘草补中以生阳，且缓白头翁之苦温、连柏秦皮之苦寒，于产后为适宜也。

妇人杂病篇方

小柴胡汤

唐容川云：人之卫气，昼行于阳二十五度，夜行于阴二十五度，疟邪伏于膜原之中，卫气会之阻不得行，则相争为寒热。今妇人热入血室，其血必聚结不得散，阻其卫气，遇卫气行道其间，阻而不达，遂亦相争，发为寒热，有如疟状，发作有时，视卫气所遇之时而发也，故用小柴胡汤透达卫气为主，使邪热随卫气透达于外，则血分自清矣。

半夏厚朴汤

病者苦水，面目身体四肢皆肿，小便不利，脉之，不言水反言胸中痛，气上冲咽，状如炙肉者，冲气动也。兹云咽中如有炙脔，即气上冲咽状如炙肉之谓。显系冲气动候，而又不免于水病也。冲气即冲脉之气，冲脉与妇人有特切之关系，故借妇人以明之。治以半夏厚朴汤者，半夏主宣达阳明胃气，胃为水谷之海，其输在于气冲，气冲者，冲脉与胃脉相干者也，半夏入胃，气平降逆，故即能降冲气之逆。厚朴醒脾以和胃，运土以去水，故二者特重以名其汤。茯苓利水，主治逆气，生姜散水，宣达胃气，苏叶下气，气和则气不上冲，气不上冲而复得辛散之味以破水，则如炙脔者，自无有不散，无有不消矣。仗此以治妇人，而男人亦可以类而推也。

甘麦大枣汤

妇人脏躁者，言不止一脏之躁，故必浑而言之曰脏躁。脏以心为主，心脏躁则心气虚而悲。肝之液为泪，其欲哭者，肝亦伤也。而神魂即因之不安。心藏神，肝藏魂，神魂不安，故象如神灵所作。数欠伸者，肾不能上交于心，心不能下交于肾，肾为欠也。而必属之妇人者，妇人去血已多，去血多则脏易为躁，故特表之以详其病。治以甘麦大枣汤者，甘草味甘，调和脏腑，通贯阴阳，且甘以缓之。而麦入心以养心，入肝以养肝，大枣大补津液，安中是其专长。合以为汤，实不仅滋一脏之躁已也，故方后复表而明之曰亦补脾气。

小青龙汤

详《伤寒方论》。

泻心汤

立方之旨详上。

吐涎沫，寒饮之为病也。心下痞，心气不足之所致也。二证男女本共有之，而必属之妇人者，以妇人安分，本宜静处。静则多郁，其脾多滞，故多寒饮之为病，郁则多火，火被寒饮所包围，则内伏。自服小青龙汤后，则饮去而火发，火发而心气足，自无心下痞之为病。今妇人去血已多，其主血之心最易为之不足，故即有心下痞病，治痞泻心汤主之，与小青龙分先后者，亦如《伤寒论》表解乃可攻里之义也。

温经汤

妇人年五十所，病下利者，前阴血下利也。何以不言经水下利，因其年已五十，经水已断，不必复以经水为言。又何以不言血下利，因下有瘀血在少腹不去七字，故不复言血下利，上下交立文字也。数十日不止，暮即发热，少腹里急，腹满，手掌烦热，唇口干燥，病属带下，曾经半产，瘀血在少腹不去之故。盖暮热，掌心热俱属阴。任主胞胎，冲为血海，二脉皆起于胞宫，而出于会阴，正当少腹部位。冲脉挟脐上行，冲任脉虚则少腹里急。妇人任冲血伤，脉已不荣其唇口，今伤而又伤，唇口故因之而干燥，治以温经汤者，经血喜温而恶寒，寒则凝涩不流，温则消而去之，君以吴茱萸禀春温之气以入肝，肝主冲任之血，吴茱萸入肝以温之，且主下气。当归入肝以生血，川芎入肝以行血，芍药入肝以调血，阿胶入肝以补血，以为臣。牡丹平肝以除瘀血，桂枝通荣，生姜宣胃气，半夏平胃逆，麦冬通胃络，并开血之来路，人参、甘草补气以助血，并为佐，则吴茱萸大辛大温之威烈得化而为冲和之气矣。此温经汤之妙，所以并主妇人少腹寒，久不受胎，兼治崩中去血，或月水来过多及至期不来。

土瓜根散

带下者，言其病属带脉之下也。既云经水不利，少腹满痛，何以又言经一月再见？盖其一月再见者，其经非滑利而行者也，故少腹仍然满痛。治以土瓜根散者，土瓜根苦寒滑窍，《本经》愈聋，《伤寒论》为导，亦可概见，主治瘀血月闭。辅以䗪虫破坚下血闭，芍药除血痹，破坚积，兼调血中之气。桂枝通荣，且为诸药先聘通使，治其不利而使之利，则少腹之满痛自除，而经之一月再见者自调矣。杵散酒服，亦借酒之力而使之散行经脉，不陷至苦寒凝血也。

旋覆花汤

寸口脉弦而大，弦则为减，大则为芤，减则为寒，芤则为虚，寒虚相搏，此名为革。妇人则半产漏下，旋覆花汤主之。文气一直写下，并无曲折不明之处，旋覆花汤宜半产漏下后用之，无疑义矣。旋覆花正对其寸口脉之大而虚者，降之使实；葱正对其寸口脉之弦而寒者，通之使温；新绛之用正所以对半产漏下后虚者之体，而调和其血脉也。立方之旨已详上。

胶姜汤

陈修园云：胶姜汤大约阿胶、生姜二味也。盖阿胶养血平肝，祛瘀生新；生姜散寒升气，亦陷者举之，郁者散之，伤者补之、育之之义也。

大黄甘遂汤

妇人腹满如敦状，敦音对盛食之器言，其少腹有高起之形，此血结于下而不行，小便微难，此又水结于下。不仅血结于下矣，不渴者水结于下，而溢于上也。生后者，生产之后其胞宫子处尚虚，瘀血与水乘其虚而结其处，故特表而明之曰，此为水与血俱结在血室也。血室部位，正胞宫子处之所在，主之以大黄甘遂汤。大黄下血，甘遂逐水，加阿胶以去瘀浊而兼安养，正为生后防其虚也。

抵当汤

立方之旨详《伤寒方论》。

矾石丸

妇人经水闭不利，脏坚癖不止，中有干血，是其血已不能荣养身体，而为害人之血。下白物者，乃血之腐烂所成，虫之属也。治以矾石丸纳脏中者，矾石为涩，涩即酸之变味，为酸味之极，独成一味，而以味胜，《本经》主治阴蚀恶疮者，杀虫之力也。杏仁冷利，冷而利则可以去着，干血着之甚者也，且有小毒，毒则可以杀虫。蜜丸纳脏中，是又以蜜之甘诱之聚之而杀之也。

红蓝花酒

男女气血相同，何以六十二种风？腹中血气刺痛，单属之妇人，盖举其重而言也。妇人有余于气，不足于血。不足于血故风易乘虚而入，风秉虚而入，故腹中血气刺痛之病作焉。治以红蓝花酒者，红蓝花，色红多汁，与血相类而入血。其性温，血得温则行；其味辛甘，辛甘则发散为阳。故风乘虚而入，因病腹中气血刺痛者，得红蓝花之甘温辛散为最宜。酒亦甘温辛散，通行一身之表，宣通血脉，血行风自灭，故取为煎以为助。

当归芍药散

陈灵石云：妇人腹中诸疾痛者，不外气郁血凝带下等证，用当归芍药散者，以肝为血海，遂其性而畅达之也。方中归劳入肝解郁以伸木，芍药、泽泻散瘀而行水，白术培土养木。妙在作散以散之，酒服以调之，协诸药通气血，调荣卫，以顺曲直之性，使气血和，郁滞散，何患乎腹中诸疾痛不除。（肝为血海四字宜酌）

小建中汤

妇人腹中诸疾痛，当归芍药散主之者，血虚脾不运而水湿凑之为病也。兹云妇人腹中痛，小建中汤主之者，单系血虚，经失所养之为病也。小建中汤立方之旨详《伤寒方论》。

肾气丸

饮食如故者，病不关脾胃之不运也。烦热不得卧而反倚息者，气不下降而上逆也。表其病名曰转胞，又表其候曰不得溺，表其病因曰胞系了戾，表其治法曰但当利小便，主以肾气丸者，调和三焦以通肾气，肾气通则输尿管有权，不致被压而不利。治法斡旋之、升降之，使输尿管得调和而无所阻而已。肾气丸立方之旨详上。

蛇床子散

寒则生湿，湿则生虫，此理势所必然者。今妇人阴寒，温阴中，坐药，蛇床子散主之。虽未言及虫证，而蛇床子《本经》主治男阴湿痒及恶疮，其辛能散湿，兼能杀虫，无疑义矣。白粉，决是胡粉，胡粉杀虫，但有毒，故少用之。

狼牙汤

《经》云：脾脉微滑，为虫毒。蛕蝎腹热，兹云少阴脉滑而数者，阴中即生疮，阴中蚀疮烂者，狼牙汤洗之。虽非言及脾脉，而既言脉滑，复言阴中生疮，阴中蚀疮烂，其疮因虫毒显然，狼牙能治皮肤之疥癣恶疮，能除在下之疮痔，能去在内之白虫，故煮汤以洗，可治阴中之虫。

猪膏发煎

谷气实者，大便结而不通，是以阳明下行之气，不得从其故道而乃别走旁窍也。猪膏发煎立方之旨详上。而猪膏主通小便，亦可以润大肠之燥结而利大便，大便通则气自归其气道，而不从前阴出矣。

小儿疳虫蚀齿方难强解，待识者。

三焦释迷

乞法老人编

男郑崧叔岳、重养峰参订

孙康业志强校字

原　始

人之有三焦也，为最有用之脏腑。一切气血之运行生长，水液之升降出入，无不借此，以神其用，其为形也，与心肝肺肾脾胃，胆肠膀胱包络为并重，而不得以无形而没。自秦越人著《难经》，创为有名无形之说，而孙思邈《千金》因之，而吴鞠通著《温病条辨》，益张其说以混淆之，致令后之学者，以人身三焦等，诸上中下三部而已，而三焦之作用几淹没而莫之讲，斯亦可慨之甚也已。余不敢轻视《难经》，鄙薄《千金》，而当言则言，古人当亦不余诮也。

正　名

三焦，有形者也，其形状如焦叶，其部位横于胃下，头居右而尾居左，头管在幽门下，与胆管外分为二，而内合为一。其内合为一者，其管即开口于小肠之里，其尾又与脾连。脾胃肠三者，必得焦燥之化，始无泄泻之患，与胃肠有密切之关联，故得以三焦名。

解　剖

德人海都满所著解剖图，日人译之，以膵与心、肝、肺、肾、脾、胃、胆、大肠、小肠、膀胱、心包络，并予以脏名，而此外无别脏，可见膵为要脏有显然者，而我国经典，膵字无考，日人读若萃，我推以旁音，膵，音猝，猝萃并近焦音，膵为焦无疑。膵之部位，以上下言正在胃下，以前后言正在肾前。考其作用，膵管与胆管并列，从幽门下、十二指肠间，自内而走外，外分而内实合，胆管吸取精汁以养肝脏，致诸筋得和柔而不燥。膵管除运行气血精液外，最能吸取诸水，因借气化之力，分布上下，并使水从水脏而蒸入于肾，水既蒸入于肾，即从肾而输入于输尿管，遂从输尿管输入于膀胱而达于尿道，其图形详《脏腑解剖图说》，兹特引经文为证。

经　证

《素问·六节藏象论》曰：脾、胃、大肠、小肠、三焦、膀胱者，仓廪之本，营之居也，名曰器，能化糟粕，而转味入出者也。此经表明脾运水谷，肠胃盛水谷，三焦、膀胱分水谷。水谷所出入，故谓之为仓廪之本。人之气血，由水谷而生，故谓之为营之居。营，荣气也，概名曰器，其非无形显然。

《素问·五脏别论》曰：夫胃、大肠、小肠、三焦、膀胱，此五者，天气之所生也，其气象天，故泻而不藏。此受五脏浊气，名曰传化之腑，此不能久留，输泻者也，读此知与前条较之，少一脾脏。是五者皆泻而不藏，而为人身上输泻之要具。

《素问·灵兰秘典论》曰：三焦者，决渎之官，水道出焉。此经难未明言膂管，而其所以成决渎者，则三焦本上有膂管，下有输尿管，以通膀胱而达尿道，有显然者。

《灵枢·本输》篇曰：少阳属肾，肾上连肺，故将两脏。三焦者，中渎之腑也。水道出焉，属膀胱，是孤之腑也。此经文较《素问》诸条，加详矣。盖三焦，即膂，手少阳也。膂管从小肠吸取诸水而入于肾，故曰少阳属肾，而其所以能吸取诸水而入于肾者，需仗气化之力。司气化者肺，故曰肾上连肺，肺一脏也，肾又一脏，三焦仗肺肾两脏之力以运水，两者不可缺。肾上连肺，故将两脏。此三句，论三焦之原委也。下乃形容其运化之力是三焦，而肾与膀胱吸之以膂管，纳入以肾门，通之以输尿管。输尿管插入膀胱，而水道自无阻滞，故曰三焦者，中渎之腑也，水道出焉，属膀胱，而膀胱与肾合，肺与大肠合，三焦不见其与心包络合。三焦，腑也，既无所合，则三焦之腑自孤矣，故曰是孤之腑也。

《灵枢·经脉》篇言：心主手厥阴心包络之脉，历络三焦。夫既谓之络，必有所与络者在，其非无形，明甚。

《灵枢·经脉》篇言：三焦手少阳脉，下膈，循属三焦。夫曰下膈，曰循属，则三焦确在膈下，确有其物，无疑义矣。

《灵枢·经别》篇言：手少阳之正，下走三焦，散于胸中。手心主之正，别属三焦，出循喉咙。夫曰走、曰散、曰属、曰出，则其所走、所属者，必有专走之地、专属之物。其所散、所出者，必有所由散、所由出之处，谓之无形可乎。

《灵枢·经别》篇言：手少阳之正，指天，别于颠，入缺盆，下走三焦，散于胸中。手心主之正，别下渊腋三寸，入胸中，别属三焦，出循喉咙。观此二经脉经过之部位，则三焦确自成为一脏，其部位仅在胸间有显然者。

《灵枢·营气》篇言：营气之行，至膻中，散于三焦，从三焦注胆。观此可见三焦所在，正在膻中之下，胆之旁，为海都满所称膵脏，确不可易矣。又言出胁，则三焦部位在膻中下，横在胁间无疑。

《灵枢·师传》篇曰：六腑者，胃为之海，广骸，大颈，张胸，五谷乃容；鼻隧以长，以候大肠；唇厚、人中长，以候小肠；目下果大，其胆乃横；鼻孔在外，膀胱漏泄；鼻柱中央起，三焦乃约。此所以候六腑者也。《灵枢·本脏》篇曰：肾合三焦膀胱。三焦膀胱者，腠理毫毛其应。又曰：肾应骨，密理厚皮者，三焦膀胱厚；粗理薄皮者，三焦膀胱薄；疏腠理者，三焦膀胱缓；皮急而无毫毛者，三焦膀胱急；毫毛美而粗者，三焦膀胱直；稀毫毛者，三焦膀胱结也。《灵枢·论勇》篇曰：勇士者，目深以固，长冲直扬，三焦理横。又曰：怯士者，目大而不减，阴阳相失，其焦理纵。夫谓之约，谓之厚，谓之薄，谓之缓，谓之急，谓之直，谓之结，谓之横，谓之纵，则谓无形不得矣。

《伤寒论》曰：妇人伤寒，发热，经水适来，昼日明了，暮则谵语，如见鬼状，此为热入血室，无犯胃气，及上二焦，必自愈。读此可见胃自胃、焦自焦，指中焦为胃，仲景无是说也。

作　用

人受水谷之益，其精专者，即时取汁而赤，出于中焦，奉心神化，始于手太阴肺脉，以通经隧。故《灵枢·经脉》篇曰：起于中焦。《灵枢·营卫生会》篇曰：荣出中焦。《灵枢·决气》篇曰：中焦受气取汁，变化而赤，是谓血。

人食水谷之味，其味酸者，先入肝；苦者，先入心；甘者，先入脾；辛者，先入肺；咸者，先入肾。各从其脏腑之膏肓，外注于溪谷，而渗于孙络。孙络间之津液，与血和合，则受血化，并变为赤而为血。此血当未成以前，原系水谷之津，气如雾然，自上焦出。故《灵枢·决气》篇曰：上焦开发，宣五谷味，熏肤充身泽毛，若雾露之溉，是谓气。《灵枢·五癃津液别》篇曰：水谷皆入于口，其味有五，各注其海，津液各走其道。故三焦出气，以温肌肉，充皮肤，为其津。其流而不行者，为液。

注：谷化则为液，奉心而生血，属阴；水化则为津，达肺而为气，属阳。液，即西医所谓养汁。养汁如牛乳。津，西医所谓明汁，明汁如水。养汁、明汁，系肠胃及

各吸管中所有。

　　饮食入口，水谷并居于胃，济泌别汁，自三焦而下输于膀胱，故《灵枢·营卫生会》篇曰：下焦者，别回肠，注于膀胱，而渗入焉。故水谷者，常并居于胃中，成糟粕，而俱下于大肠，而成下焦，济泌别汁，循下焦而渗入膀胱焉。

　　人有精气津液血脉，无一不由水谷而生。水谷入胃，借气化而出，从三焦而分，故《灵枢·决气》篇曰：人有精气津液血脉，余意以为一气耳。

　　精从气化而出于三焦，故"决气"篇曰：两神相搏，合而成形，常先身生，是谓精。

　　气由三焦运化而出，故"决气"篇曰：上焦开发，宣五谷味，熏肤充身泽毛，若雾露之溉，是谓气。"五味"篇曰：谷始入于胃，其精微者，先出于胃之两焦，以溉五脏，别出两行营卫之道，其大气之搏而不行者，积于胸中，命曰气海，出于肺，循喉咽，故呼则出，吸则入。

　　血脉由三焦气化而出，故"决气"篇曰：中焦受气取汁，变化而赤，是谓血。壅遏营气，令无所避，是谓脉。

　　津液由三焦气化而出，故"五癃津液别"篇曰：水谷皆入于口，其味有五，各注其海，津液各走其道。故三焦出气以温肌肉、充皮肤，为其津；其流而不行者，为液。天暑衣厚则腠理开，故汗出；天寒腠理闭，气湿不行，水下流于膀胱，则为溺。

　　是故三焦所以分上中下者，分卫气、营气、水气耳。同此一管，同此一膜。平人，气则蒸腾于上，血则流注于中，水则渗泄于下。故《灵枢·营卫生会》篇曰：上焦如雾，中焦如沤，下焦如渎。雾则轻而上行；沤之为言，犹渍也，渐也，血行取其渐渍，故不上不下焉。渎则水道通而下行也。此乃三焦气化之妙，自然而分上中下之用也。

定　断

　　《灵枢·营卫生会》篇曰：上焦出于胃上口。又曰：中焦亦并胃中，出上焦之后。又曰：下焦者别回肠，注于膀胱而渗入焉。读此，不能不有疑于三焦之分上中下。然上焦出于胃上口者，其下文则曰并咽以上，贯膈，而布胸中，走腋，循太阴之分而行，还至阳明，上至舌，下足阳明，常与荣俱行于阳二十五度，行于阴亦二十五度，一周也。此明明说卫气出于三焦，自上而行如是也。中焦亦并胃中出上焦之后者，其下文曰，此所受气者，泌糟粕蒸精液，化其精微，上注于肺脉，乃化而为血，以奉生身，莫贵于此，故独得行于经隧，命曰荣气。此明明说荣气之出于三焦，自中而行如是也。

下焦别回肠注于膀胱而渗入焉者。其下文曰，故水谷者，常并居于胃中，成糟粕，而俱下于大肠，而成下焦，渗而俱下，济泌别汁，循下焦而渗入膀胱焉。此明明说水气出于三焦，自下而行入是也。何尝言焦之为物，有位于上者为上焦，位于中者为中焦，位于下者为下焦也。

提　要

是故自气言之，则曰上；自血言之，则曰中；自水言之，则曰下；统而言之，则曰三焦。故"五味"篇言多食之致病者，以酸之收敛气血也，则曰上之两焦，弗能出入也；咸走血，则曰其气上走中焦；辛走气，则曰其气走于上焦；苦伤气化，则曰三焦之道，皆开而不通；甘壅气，则曰其气弱小，不能上至于上焦。总之，水谷入口，贮于胃，运以脾，糟粕下于肠，而精液出于焦，为荣、为卫、为精、为液，属上、属中、属下，唯一气以运之而已矣。故曰，三焦出气。

解　惑

《黄庭经》以五脏之上系管为三焦，云笈以肝心肺头为三焦，然三焦属腑，《内经》自有明文，海都满解剖图膵脏，脏即腑之通称也，其所著功用，与经旨合，决不得舍此而以五脏之上系管，或肝心肺头名之也。

《难经·三十一难》曰：上焦者，在心下，下膈，在胃上口，主纳而不出。夫曰纳而不出，则无以解上焦开发，及上焦如雾，及卫气出于上焦之义矣。曰中焦者，在胃中脘，不上不下，主腐熟水谷。夫仅曰腐熟水谷，则失荣出中焦，及中焦受气取汁之义矣。曰下焦者，当膀胱上口，主分别清浊，主出而不纳。夫仅曰主出不曰纳，则失渗入膀胱之义矣。究之其所以称上焦在胃上口者，误会上焦出于胃上口之说也；称中焦在胃中脘者，误会中焦亦并胃中之说也；称下焦当膀胱上口者，误会下焦别回肠注于膀胱之说也。经文是言其自上而行，出于胃上口，自中而行，并于胃中，自下而行，注于膀胱，并非言其在也，而越人乃言其在，谬矣。

《千金要方》论曰：夫三焦者，一名三关也。上焦名三管反射，中焦名霍乱，下焦名走哺，合而为一，有名无形，主五脏六腑，往还神道，周身贯体，可闻不可见，和利精气，决通水道，息气肠胃之间，不可不知也。三焦名中精之府，别号玉海，水道出，属膀胱。合者，虽合而不同，上中下三焦，同号为孤腑，而荣出中焦，卫出上焦。荣者，络脉之气道也；卫者，经脉之气道也。其三焦形相厚薄大小，并同膀胱之形云，禀孙氏三焦别名，《内经》不见，不必究其有无。至于有名无形之说，则袭《难经》而然，而仍称三焦形相厚薄大小，并同膀胱之形，是又与《难经》不合，且既说无形，又说有形，立论自相矛盾。况自有解剖以来，人身脏腑，并未见形相厚薄大小，于膀胱以外，另有像膀胱者，噫！是亦言之无征已甚矣。

俞千容云：蔡西山《脉经》有论三焦一篇，后引《礼运》曰，上焦若雾，中焦若编，下焦若渎，然未发明其义。新安孙景思因推其义而解之，曰上焦若雾，雾者，雾漏之义，可以通达之物，必是胃之上脘。《经》曰，上焦在胃之上口，主纳而不出，是也。中焦若编，编络之义，如有物编包之象，胃之外，有脂如网，包罗在胃之上，以其能磨化饮食，故《脉诀》云：膏凝散半斤者，此也。是必脾之大络，此为中焦，《经》曰主腐熟水谷，是也。下焦若渎，渎者，沟渎之义，可以决渎，可以传导，乃是小肠之下，曰阑门，泌别水谷，自此而分清浊之所，此为下焦。《经》曰，在膀胱上口，主泻而不藏；又曰，主出而不纳；又曰，下焦为传化之腑；又曰，三焦为水谷之道路，气之所终始也。盖水谷之所入，自上而中，自中而下，至于糟粕转输，传道而下，一无底滞如此，尤可表其为有形，明矣。所谓形者，非谓脏腑外别生一物，不过指其所而为形耳。按蔡西山据《礼运》而言，《白虎通·性情》篇沤亦作编。二说安得俱误，恐沤于编殆相似而讹之耳。余按孙景思所引乃《难经》，非《内经》，余辨之甚详，其引《礼运》，又不知《内经》如雾如沤如渎之义，乃神圣所定，确乎不可以移，决非《礼运》及《白虎通》可得而并。其所云所谓形者，是以脾胃肠三脏为形，仍系无形之三焦，决非《内经》之旨，误甚。《能改齐漫录》云：苏黄门子由龙门各志曰，古说左肾，其腑膀胱，右肾命门，其腑三焦，丈夫以藏精，女子以系胞。以理推之，三焦当如膀胱，有形质可见，而王叔和言三焦有名无形，不亦大谬乎。盖三焦有形如膀胱，故可以藏，有所系，若其无形，尚何以藏系哉？且其所以谓之三焦者，何也？三焦分布人体中，有上中下之异。方人心湛寂，欲念不起，则精气散在三焦。荣华百骸，及其欲念一起，心火炽然，翕聚三焦精气，入命门之腑，输泻而去，故号此腑为三焦耳。世承王叔和之谬而不悟，可为长太息也。子由自言得其说于名医单骧，然予按汉班固所纂《白虎通》，其论"性情"篇云：六腑者，何谓也？谓大肠、小肠、胃、膀胱、三焦、胆也。腑者，为五脏宫府也。故《礼运》曰：六情所以扶成五性也。胃者，脾之腑也。脾主禀气。胃者，谷之委也，故脾禀气也。膀胱者，肾之腑也。肾者主泻，膀胱常能有热，故先决难也。三焦者，包络腑也，水谷之道路，气之所终始也，故上焦若雾，中焦若编，下焦若渎。胆者，肝之腑也。肝者，木之精也，主仁，仁者不忍，故以胆断也。据此，则三焦者，有形状久矣。叔和既不能察，而予由亦偶忘之耶。按此，皆臆度之说，未经解剖见之，形如膀胱，可以藏，有所系，此岂三焦本来如是哉。《内经》所说脏腑，所说经络，皆自解剖而得，故《内经》早揭解剖二字，而三焦自与海都满图成者，义理自成一辙。至于精聚三焦入命门之说，余编释精，已辨其非，又按命门之说，始于越人。赵养葵非之，而复谓命门在两肾间，其右旁有一小窍，即三焦，更谓三焦为命门臣使之官，其说与《内经》上焦如雾、中焦如沤、下焦如渎，及三焦者决渎之官、膻中者臣使之官，诸经文，全然不合。徐灵胎斥为杜撰不伦，又斥其颠倒经文，诚是，此又不待辨而可明其为非者也。

沈再平著《沈氏尊生书》曰：《经》曰上焦出胃口，并咽以上贯膈，而布胃中；中焦亦并在胃中，出上焦之后；下焦别回肠，注于膀胱，而于阳明胃之脉，则曰，循喉咙，入缺盆，下膈，属胃，其直者，从缺盆下乳内廉，其支者，起胃口，下循腹里，下至气街，此与三焦同行在前。故知三焦者，实胃部上下之匡廓。三焦之地，皆胃之地。三焦之所主，即胃之所施。其气为腐熟水谷之用，与胃与太阴脾之前，为相火所居所游之地，故焦也者，因以熟物为义也。然则三焦难有上中下之分，而所由以分者，不俱从胃言之欤，何则人之心下为膈膜，膈下为胃，其上口曰贲门，在脐上五寸，上脘穴，是为上焦。脐上四寸，为中脘穴，即中焦。肺脉起中焦，在此脐上二寸，为下脘穴，即胃下口传入小肠处，曰幽门者，是为下焦。论三焦地分，虽不过四寸之间。而论三焦所主部位，则上焦之胃上口，承接心肺，其主部位，自在膈以上一段。下焦之胃下口，下输水谷于小肠，而小肠之水液，渗入膀胱，以注前阴，小肠之滓秽，转输大肠，以注后阴，则下焦所主部位，自在脐腹以下一段。若膈之下，脐腹以上中间一段，胃实居之，则胃之正中，正中焦所主之部分也。古人云，上焦如雾者，状阳明化物之升气也。云中焦如沤，又云如沥者，状化时沃溢之气也。云下焦如渎者，状济泌流水之象也。古人诚见乎三焦之气化，一皆胃之气化，一皆相火之所成功耳，乃后世以三焦为无状，空有名，皆不知其为匡廓于阳明也。沈氏此说，诚有独到之识，但因上焦出胃口，布胃中，中焦并胃中，遂谓三焦为胃之匡廓，仍不免为拘执。何哉？卫出于上，荣出于中，水渗于下，人身之脑髓筋骨脏腑肌肉，无不借此以为用，此岂仅于胃有关系哉。且三焦位在胃之下，膵管通于小肠之内，其与胃有关系者，与肠未始无关系焉。且以上脘、中脘、下脘分属三焦，沈氏所见，即《难经》上焦在胃上口，中焦在胃中脘，下焦当膀胱上口之义也。《内经》明明谓上焦出胃上口，而《难经》易之以在胃上口，其于出字之义，已不相对。《内经》谓中焦亦并胃中，《难经》易之以在胃中脘，沈氏亦承《难经》，而改《内经》，作并在胃中，皆失经旨甚矣。夫三焦不外一气，气分、卫气、荣气、水气，而一以膵管出之，故《内经》于上焦不曰在而曰出，于中焦仅曰并，立言之旨，确不可易。至于解雾为升气，而不知《经》云开发，主全身而言，解如沤为沃溢，又非行于经隧之义，又失之矣。

沈李龙著《食物本草》云：胰生两肾间，似脂非脂，似肉非肉，为三焦发源之处。此说近似，而不知胰即膵，即三焦，居腹部胃下，肾居其里面腰部，有膵管以通小肠，有输尿管以通膀胱，仗气化之力以通肾。而沈氏仅指为三焦发源处者，仍囿于无形之说也。

唐容川云：焦即人身之膜膈，俗所谓网油，并周身之膜，皆是。网油连着膀胱，水因得从网油中渗入膀胱，即古所名三焦者，决渎之官，水道出焉，是矣。三焦之根，出于肾中。两肾之间，有油膜一条，贯于脊骨，是为焦原。从此发生板油，连胸前之膈，以上循胸中，入心包络，连肺系，上咽，其外出于手背胸前之腠理，是为上焦。从板油连及鸡冠油，着于小肠，其外出为腰腹之腠理，是为中焦。从板油连及网油，后连大肠，前连膀胱，中连胞室，其外出为臀胫少腹之腠理，是为下焦。按唐氏此说，是袭《千金》周身贯体之义，而误会《灵枢·营卫生会》篇上焦出胃上口、中焦并胃中、下焦别回肠注膀胱之说。而于三焦所行，即名为三焦所在，而复误会张仲景《金匮要略》所云，膜者是三焦通会元真之处之说，而不知《金匮要略》谓膜为三焦气化之所通，并不谓膜即三焦也。三焦仗气化之力，从膵管吸取肠胃之水，而送入于肾门，遂从肾而输入于输尿管，以通于膀胱，其从肾而输入于输尿管以通于膀胱者，方是决渎之义。而唐氏乃谓水从网油中渗入膀胱，殊不思网油纷散无纪，岂可浑而言之，谓从其中渗入膀胱乎。且其所云焦原，即海都满之所谓膵，位在两肾之前，腹壁之后，胃底之下，而唐氏乃谓其在两肾之间，贯于脊骨，斯亦剖验不确，未从实地以求之也。

又唐容川云：胃，上曰贲门，下曰幽门，后面与肝膜相连，前面与膈膜相连，下与脾相曲抱。脾生一物，曰甜肉，《医林改错》名为总提，即胰子也。胰子能去油。唐氏此说，是以脾与胰合为一物，殊不知胰如蕉叶，即焦脏，海都满解剖图指为膵脏，与脾脏分为两脏，其部位横在胃下，其尾在左与脾连，其头管在幽门下，与胆管外分内合，实开口于小肠之里面，能通出肠里水谷化成之精气水液，关系全身作用，为甚大，为甚该。其左与脾连者，当有一番伸缩之势，以助脾之鼓动。若因其筋膜与脾相连，遂即指为一脏，决非确论。

又唐容川云：肾，靠脊而生，有膏油遮掩，附肾有薄膜包裹，西医名为肾衣。此衣发于肾系，乃三焦之原也。肾系是白膜，层叠结束而成，一条贯脊，系中内窍通脊髓，最深之窍也。其次为气管，外通于鼻，以吸天阳，下入丹田，为生气之根。又其次为溺窍，水入胃，散膜膈中，以入肾系，合为溺窍，透入下焦，乃及膀胱。按唐氏此说，其于卫出上焦、荣出中焦、水渗下焦之义，说得似是而非。盖其所谓系中内窍通脊髓者，近乎荣出中焦之义；所谓其次为气管者，近乎卫出上焦之义；又其次为溺窍者，近乎水渗下焦之义。然何以说得似是而非，盖于气化上未尽清楚耳。盖人有三焦，能得气化之作用，自然生精生血，行气行水，前已于作用各条内详之。夫水谷之化，仗乎脾胃，水谷经脾胃化后，其精气血液，从内走外，则仗膵管，经过膵管，分走各处，则专仗气化。唐氏著《中西汇通医经精义》一书，既知有气化二字，而仍专以西医之形迹泥之此，其所以似是而非，而有混淆不清之弊。且其书中，又谓《内经》未言溺过肾中，又注少阳属肾一条，牵引命门，指命门即肾系，杂乱更不堪言。命门之不足信，余所著《乞法医书十四种》内之释精种，已详辨之。少阳属肾节，前经证条内，已详注之。况少阳在手，明明是三焦经，《内经》既言三焦属肾，即不得谓《内经》未言溺过肾中矣。

又唐容川云：脾居中脘，围曲向胃。西医云，傍胃处，又有甜肉一条，生出甜汁，从连网入小肠上口，以化胃中之物，脾内有血管，下通于肝，余按脾居油膜之上，与各脏相通，其血气往来之道路，全在油膜中也。《内经》无甜肉之说，但甘味属脾，乃一定之理，西医另言甜肉，不知甜肉即脾之物。容川此说，勉强之至，何以言之。他说甘味属脾，脾生甜肉，试问辛味属肺，肺有辛辣味之肉汁否。苦味属心，心有苦味之肉汁否。且肝胆相连，以五味言之，肝主酸，而胆汁苦，胆汁道流转于肝，肝叶味亦带有微苦。可见解释脏腑，决不可如唐氏之拘执也。至于西医谓甜肉汁从连网入小肠上口，以化胃中之物，其说与《内经》上焦如雾、中焦如沤、下焦如渎，皆言自内而外出之义者不合，姑置之弗辨。今且就西言西，如海都满所分列膵脏之膵管，及肾脏之肾门，及从肾脏通入膀胱脏之输尿管，彼将何以处之，而于作用上无所疑义哉。

又唐容川云：今医皆谓水至小肠下口，乃渗入膀胱，非也。《医林改错》，西医均笑斥之。盖自唐以后，皆不知三焦为何物。西医云，饮水入胃，胃之四面，皆有微丝血管，吸出所饮之水，散走膈膜，达于连网油膜之中，而下入膀胱。容川此说，其谓今医之非，固然，但今医所谓小肠下口，其部位在盲肠以上，回肠之间，与幽门下膵管，毫无相干，决不得因今医之错误，遂谓海都满解剖图为不足凭，且膵管部位在外，肾门部位正相对在里，一经气化，输化其膵管所吸出之水，自然从肾门而入，此虑想上，形质上毫无疑义。在容川当日，于海都满解剖图，似未有见过。统按容川所说，其于膵脏，冥尔指为焦原，冥尔指为脾所生物，冥尔牵引肾衣，冥尔添出甜肉，杂乱已甚，殊不足凭。

魏柏乡云：上焦心肺二脏，配以心包络一腑，即身里上段之大膜，而就其包裹心者主之。包心络者，不止包心，通于全裹，遂更通于表矣。中焦肝脾二脏，配以胃胆二腑，两胁之间，胃肠之际，又有脂膜以连之，胃之下口，通于中焦之小肠、大肠，下焦膀胱二腑（膀胱当是一腑，而云二腑不解），独肾一脏，又云上焦，肺稍后，心稍前，而肺下心上，是为胸膈，其中为膻中，宗气居焉。中焦，肝胆在左，脾在右。（据海都满解剖图，脾在左，胆在右，肝叶分左右，而所在稍偏于右）胃居中，胃之下，小肠之后，大肠之上，是为人之中。脐上三寸三分，是其处，居于身左右前后之中，乃受天地父母之元气而生身者，故与脐对，有窍而不开，虽其气无不通，而无可通之窍，所以深藏永固也。下焦则肾居后，膀胱居前。肾脏两丸，附于脊骨，而中虚者，为命门。膀胱之上，脐之下，亦有空处，是为关元。命门，水中存火，以温三焦。三焦无形，以躯壳为形，以脂膜为界，其实一物，故亦附名为腑。经为手少阳，正配肾足少阴，以命门之火，同为相火，共奉心之君火。关元之中，有气专司分清浊二路，故曰关，而名其气为胞中，按魏氏谓三焦无形，以躯壳为形，以脂膜为界，此与唐容川之说大同小异，而较之唐容川，其划界稍清，而证以《内经》所论三焦形状，亦仍难取信，至其所称膻中之宗气，似乎上焦所出之气，即此气，不知上焦开发，其气如雾，熏肤充身泽毛，无所不周，是为卫气。其搏而不行者，积于胸中，为气海。气海之气，即宗气。宗气乃上焦所出中之一种耳，魏氏乃不称卫气，专称宗气，其与《内经》卫出上焦之义不合。其谓人之中，脐上三寸三分，居于身左右前后之中，受天地父母之元气以生身，有窍而不开，此与荣出中焦，受气取汁，变化而赤者，分为两种，而魏氏乃不称荣气，冥称此窍，其于《内经》荣出中焦之义不相对，其谓关元之中，有气专司分清浊二路，故曰关。而名其气为胞中，是不知清浊之分，在于膵管，其部位在胃幽门下，正小肠之上截间，与胆管外分为二，而内合为一，故去膈下之胆尚近，而离脐下之关元则远矣。其气为胞中者，正输尿管插入膀胱之处，谓之输尿则可，谓分清浊则非其地，是故水谷并居于胃，其下于大肠而成下焦者，为糟粕言，自送入于肠者言之，济泌别汁，循下焦而渗入膀胱者，为输尿言，即为吸出于焦者言。下焦之说，魏氏又非经旨矣。

日本栎窗多纪著《素问识》，引五行大义，谓三焦膀胱，俱是水腑，不妨两号。因指三焦膀胱为一腑云，"灵兰秘典"云：三焦者，决渎之官，水道出焉。膀胱者，州都之官，津液藏焉。盖以通行水道之用，谓之三焦，其实专指下焦而言。以收藏津液之体，谓之膀胱，经名之曰器，则正有名有状之三焦。与《灵枢》如沤、如渎、如雾之三焦，手少阳三焦经脉所行之三焦，各各不同。凡经论中有三，三焦详见于张氏《质疑录》，又王三阳亦有三焦论，其旨各与张同。然予谓人身各脏各腑，何者无形状，何者无作用，何者无经脉。三焦有三焦之形状，当然有三焦之作用，有三焦之经脉，何独疑之而分为三，且所谓决渎之官，水道出焉者，此即如渎之义。若谓其与膀胱为一腑，而膵管实出于十二指肠间，其所吸之水，必先经过于肾，然后输入于膀胱。膀胱可同为一腑，是小肠与肾，亦可合三焦而为一矣，天下有是理乎。况渗入膀胱，《内经》已有明文，若合为一，则不必分而言之为渗入也。

《难经·三十八难》：脏唯有五，腑独有六者，何也？然所谓腑有六者，谓三焦也，有原气之别焉（即"六十六难"所谓原气之别使也）。主持诸气，有名无形，其经属手少阳，此外腑也，故言有六焉。徐洄溪曰：按《灵》《素》之言三焦者不一，皆历历言其文理厚薄，与其出入贯布，况既谓之腑，则明是藏蓄泌泻之具，何得谓之无形。但其周布上下，包藏脏腑，非若五腑之形，各自成体，故不得定其象。然谓之无形，则不可也。徐说近似，而仍以《难经》无形之旨，横于胸中，故立说难少变之，而终不能无弊，何哉？人身脏腑，何者不互相为用，胆胃大小肠膀胱，岂真块然物哉。即如三焦，无胆胃大小肠膀胱，将何从以取水谷之精，而运之于上下，以神其灌溉乎。若为其有互相为用之妙，即谓不得定其象，亦迂甚矣。

民国三年中学校教科书《生理学》篇内，论胆汁及膵液之作用，谓糜粥在十二指肠中，有自肝脏注入之胆汁，及自膵脏注入之膵液，与之混合，起化学作用。胆汁之化学作用，能使食物中之脂肪，变为细小之球状粒，而成乳剂，是为脂肪之乳化。其余作用，能润泽肠壁，使脂肪易于吸收，又能防止肠内食物之腐败。膵液之化学作用，一变淀粉为糖质，较唾液之糖化作用为强；二变蛋白质为百布顿，与胃液之变质作用同，但胃液之酸酵质，能作用于酸性液中，膵液之发酵质，能作用于碱性液中；三能变食物中之脂肪为乳剂，且能分解脂肪之一部，化为脂肪酸及甘油，使易于吸收。盖膵液、胆汁二者，实化学作用中之至要者也。据此说，是膵管、胆管，俱自肠外通入肠内之作用，非自肠内吸出肠外之作用。试问其作用之资料，在肠外自何而来，在肠内自何而分消，其与《内经》胆者中精之府、三焦者决渎之府之义，全然不合，而与海都满解剖图所列之胆管胆汁道，及一切肾门输尿管之作用，更毫无着落，此可不辨而断其为非者也。

病　证

《素问·调经论》曰：阳受气于上焦，以温皮肤分肉之间。今寒气在外则上焦不通，上焦不通则寒气独留于外，故寒栗。此言卫出上焦，而寒阻之者也。

"调经论"曰：上焦不通利，则皮肤致密，腠理闭塞，玄府不通，卫气不得泄越，故外热。此言卫出上焦，而失开发之利者也。

"调经论"曰：帝曰，阴虚生内热奈何？岐伯曰：有所劳倦，形气衰少，谷气不盛，上焦不行，下焦不通，胃气热，热气熏胸中，故内热。此言中焦取汁变化而不盛，即上焦受中焦气，而亦失其开发之力。下焦济泌别汁，而亦少其源流之来。虚则真虚，热则假热，其所谓胃气热，热气熏胸中者，皆由水谷所生之津液竭耳。

"调经论"曰：阴盛生内寒，奈何？岐伯曰：厥气上逆，寒气积于胸中而不泄，不泄则温气去，寒独留，则血凝泣，泣凝则脉不通，其脉盛大以涩，故中寒。此虽不言及三焦，而荣出中焦，则中焦之所以受气取汁者，被寒气阻之，而滞其变化之机矣。

《素问·咳论》曰：久咳不已，则三焦受之。三焦咳状，咳而腹满，不欲食饮，此皆聚于胃，关于肺，使人多涕唾而面浮肿气逆也。此言三焦仗气化之力，以运水液。

今久咳之人，肺之气化有伤，斯水液之行，不循其道，故聚于胃，关于肺，多涕唾而面浮肿气逆也。

《素问·举痛》篇曰：悲则心系急，肺布叶举，而上焦不通，荣卫不散，热气在中，故气消矣。此言肺气不降，则三焦无所借赖，以成其转运之力，故肺布叶举者，斯上焦不通，荣卫不散，热气在中而气消。

"举痛"篇曰：恐则精却，却则上焦闭，闭则气还，还则下焦胀，故气不行矣。此言三焦失气化之权，则上无开发之能，即中无受气取汁之力，而下之济泌别汁者，亦无所受气而滞，故曰气不行也。

《素问·宣明五气》篇云：下焦溢为水。《灵枢·九针》篇云：下焦溢为水。《灵枢·邪气脏腑病形》篇云：三焦病者，腹气满，小腹尤坚，不得小便，窘急，溢为水，留即为胀，此皆言三焦失气化之权，水不能从输尿管输入于膀胱，而达于尿道。

《灵枢·胀论》曰：三焦胀者，气满于皮肤中，轻轻然而不坚，此言三焦失气化之权。斯在上者，卫气不从其道。在中者，不能受气而取汁。在下者，不能济泌别汁，则胀成矣。

《灵枢·大惑论》曰：黄帝曰：其非常经也，猝然多卧者，何气使然？岐伯曰：邪气留于上焦，上焦闭而不通，已食若饮汤，卫气久留于阴而不行，故猝然多卧焉。此言上焦卫气失开发之权，斯中焦之受气取汁者，以不得其气而贫乏，下焦之济泌别汁者，以不得其气而阻滞，饮食难入，而无所取益，故病成焉。

《灵枢·四时气》篇曰：小腹痛肿，不得小便，邪在三焦约。此言三焦失气化之权，斯上下转运之机滞，而出纳之道阻矣。

《灵枢·本输》篇言：三焦实则闭癃，虚则遗溺者。言三焦仗气化，运水液，实则闭，虚则泄也。

《灵枢·经脉》篇言：三焦手少阳病者，动则耳聋，浑浑焞焞，嗌肿喉痹，其所生则汗出，目锐眦痛，颊肿，耳前肩臑肘臂外皆痛，小指次指不用，此皆少阳火气为病，与其经脉所过之为病也。

《金匮要略》云：师曰，夫脉当取太过不及，阳微阴弦，即胸痹而痛，所以然者，责其极虚也。今阳虚，知在上焦，所以胸痹心痛者，以其阴弦故也。此言卫出上焦，被寒邪阻其开发，而胸痹也，而阴脉弦者，则又中焦之荣气不足焉。

《金匮要略》云：脉浮而洪，浮则为风，洪则为气，风气相搏，风强则为瘾疹，身体为痒，痒者为泄风，久为痂癞，气强则为水，难以俯仰，风气相击，身体洪肿，汗出乃愈，恶风则虚，此为风水。不恶风者，小便通利，上焦有寒，其口多涎，此为黄汗。此言卫出上焦，被寒气阻其开发，而病黄汗也。黄汗之成，即中焦之荣气，不得上焦卫气之和，而失其所为荣。荣与卫，本是一气相与有成者。

《金匮要略》云：营气不通，卫不独行，营卫俱微，三焦无所御。读此，知三焦不外一物，上中下本诸一气，其谓营气不通，卫不独行者，可见上焦本从中焦而来，其谓营卫俱微，三焦无所御者，可见下焦之气，生于上中两焦之气也，明其。

《金匮要略》云：热在上焦者，因咳为肺痿；热在中焦者，则为坚；热在下焦者，则尿血，亦令淋闭不通。读此，知卫出上焦，不可失开发之力；荣出中焦，不可失取汁变化之利；下焦通入膀胱，不可失济泌别汁之权。

治　法

吴鞠通云：温病由口鼻而入，鼻气通于肺，口气通于胃，肺病逆传，则为心包。上焦病不治，则为中焦，胃与脾也。中焦病不治，即传下焦，肝与肾也。于是划清肺与心包为上焦，脾胃为中焦，肝肾为下焦。治上焦，即治肺与心包也。治中焦，即治脾胃。治下焦，即治肝肾。此说一起，前倡后和，则三焦之本相，遂不可以复存，则三焦之治法，遂淆杂而不清。嗟彼吴氏，虽温病之功臣，而三焦之罪人也。群言淆乱衷诸圣，予奉张仲景治法以正之，可也。

《金匮要略》曰：师曰，吸而微数，其病在中焦实也，当下之则愈，虚者不治；在上焦者其吸促，在下焦者其吸远，此皆难治。读此，知中焦受气取汁，人身之虚实系焉。实者，未必如吴鞠通之所谓中焦实也，能受气取汁，变化而赤，即实矣。下之，未必如吴鞠通之所谓下也，下其气而已。故曰其病在中焦实也，当下之则愈，虚者不治。至于在上焦者，其吸促，是上焦不得受中焦气，气无根也。在下焦者，其吸远，是下焦之气，愈趋愈下，不得上交于中上也，故皆难治。

《金匮要略》曰：三焦竭部，上焦竭，善噫，何谓也。师曰，上焦受中焦气，未和，不能消谷，故能噫耳。下焦竭，即遗溺失便，其气不和，不能自禁止，不须治，久则愈。读此，知上焦如雾之气，即中焦如沤之气，蒸腾而上焉者也，其未和也，则在胃以内，先未和矣，故噫。至于遗溺失便，由气不和，不能自禁止，是上焦失开发之力，不能为之蒸腾，中焦失变化之机，不能为之通调，济泌别汁，唯下行如渎而已。自有以和其中上，斯如雾者，有以开发之，蒸腾之。如沤者，有以通调之，变化之。水有所承制，自不至于妄行，故曰不须治，久则愈。此以治中为治上之本，而治上又为治下之本者也。

《金匮要略》曰：肾着之病，其人身体重，腰中冷，如坐水中，形如水状，反不渴，小便自利，饮食如故，病属下焦。身劳汗出，衣里冷湿，久久得之，腰以下冷痛，腹重如带五千钱，甘姜苓术汤主之。此言下焦之水，不得气化而运，若非小便自利，则胀矣，治以甘姜苓术汤者，病属下焦，而仍以中焦之法治之。甘姜术，理中法也。于理中法中，去人参，加茯苓，是培中焦之荣，以伸上焦之卫，使下焦之水，自得中上之气化而运，而中上之气化，自得茯苓而下行不滞，此仲景之治三焦，确为三焦立法，非为三焦分上中下之界也。

《伤寒论》曰：太阳病，六七日，表证仍在，脉微而沉，反不结胸，其人发狂者，以热在下焦，小腹当硬满，小便自利者，下血乃愈。所以然者，以太阳随经，瘀热在里故也，抵当汤主之。读此，知瘀热在里者，虽热在下焦，仍不离荣出中焦之治法也。

《伤寒论》曰：伤寒，服汤药，下利不止，心下痞硬，服泻心汤已，复以他药下之，利不止，医以理中与之，利益甚。理中者，理中焦，此利在下焦，赤石脂禹余粮汤主之。复利不止者，当利其小便。读此，知三焦者，以焦燥脾胃肠为义。脾胃肠三者，不得焦燥之化，则下利之病作焉。此证之利，不在脾胃失焦燥之化，而在肠失焦燥之化，故燥脾胃之姜术无效，必改用燥肠之石脂禹粮，为对证之药。曰中焦曰下焦者，脾胃仗中焦之荣气以温之，肠则为下焦济泌别汁之来路，故复利不止而必利其小便者，正济泌别汁之义，专从事于输尿管，使水有出路，而不仅从事其来路而已。

《伤寒论》曰：阳明病，胁下硬满，不大便而呕，舌上白苔者，可与小柴胡汤。上焦得通，津液得下，胃气因和，身濈然而汗出解也。读此，知上焦通，则中焦之取汁变化，下焦之济泌别汁者，无有不通者矣。

《伤寒论》曰：食谷欲呕者，属阳明也，吴茱萸汤主之。得汤反剧者，属上焦也，此上焦失开发之机者也。

《伤寒论》曰：少阴病，欲吐不吐，心烦，但欲寐，五六日，自利而渴者，属少阴也，虚故引水自救。若小便色白者，少阴病形悉具。小便白者，以下焦虚，有寒，不能制水，故令色白。读此，知下焦之不能制水者，由于上焦之卫气不强，故先有欲吐不吐之候，由于中焦之荣气不生，故先有但欲寐及引水自救之候，今欲祛其下焦之寒，而不伸其上焦之卫，而不通其中焦之荣，即非治三焦之善法矣。

由是以观，仲景论三焦之病证与三焦之治法，彼吴鞠通之以肺与心包为上焦，脾胃为中焦，肝肾为下焦者，是直上中下三部而已，于三焦何有哉！

以今考之，西人所谓虎列拉病，即我国所谓时疫霍乱病也，此病与三焦有切要之关系。盖人当疫气盛行之时，不自慎重，使疫毒从口鼻入，而塞其膜管，于是卫气不伸，荣气不行，手足面色变矣，而水气亦无从而通，则小便闭矣。而济泌别汁无权，其留于胃者，水泛于上为呕吐，溜于肠者，水逼于下为泄泻，即其外分内合之胆管亦闭，则肝无所养，筋无以和，而转筋之候起，治法非大开其管窍不可。西法每用甘汞、鸦片、樟脑、薄荷油、酒精之属，其注意管窍，有显然者，即仲景白通加人尿猪胆汁汤，以葱白通荣卫，辅以人尿，直通尿道而通膜管，胆汁通胆，兼通胆管，其方法未始非为三焦闭塞立也。

参考： 近日西医诊治霍乱证，每打以盐水针，口渴饮以盐水。余未遇精通西医者与之谈论其理，但以己意测之：盐水渗漏，正所以通管；盐洗垢，正所以涤管中之秽积，使管之不通者通。针则从孙络通入大络，从大络通入膵管，是从外而入内，饮则从十二指肠之膵胆合管开口处，外通胸膈，布肝肺，输肾门，达膀胱尿道，是从内而至外，与仲景白通加人尿猪胆汁汤方法最合。

更总言之，人身脏腑无一不要，而与各脏腑及一切内伤外感病最有密切关系者，莫如三焦，何以故？内伤之病，多由于气血贫乏，荣卫不旺，若能三焦健运，膵管通调，则荣之所以出、卫之所以出者，不致有所窒碍，荣卫自然充足。荣卫充足，气血自无贫乏，斯虚者受益，即滞者得以流动，病则无有不除。外感风寒暑湿燥火证，或当发汗，则必仗膵管以伸卫气；或利小便，则必仗膵管以通水气；或倍水以制火，则必仗膵管以布荣气。暑月霍乱，由于膵管闭塞，前已言之，不再赘。其余痧证发见，顷刻血脉凝紫，或神气停顿，亦多由膵管闭塞而来。疟疾寒热，由于膵管不调，卫气时有伸缩。痢证积滞，由于膵管不清，水谷不分，此更彰明较著者也。至于饮食内伤，若伤在腹部以下，病势往往缓而可救，若伤在胃脘则阻塞其膵管，病必仓猝发厥，势极凶恶。更如虫证，即虫生于内脏，必其膵管不灵，荣卫先馁；生于皮肤，必其膵管所出之卫气不旺，荣气不调。若能荣卫之气充足，虫亦不能容存，自然而消灭。至于虫生肠胃间，本寻常事耳，而可怕者，肠胃之虫，阻塞其膵管，斯为害为最烈。由此类推，三焦治法，当从有形之膵管上着手，有不待言者矣。

附：

名人手迹选

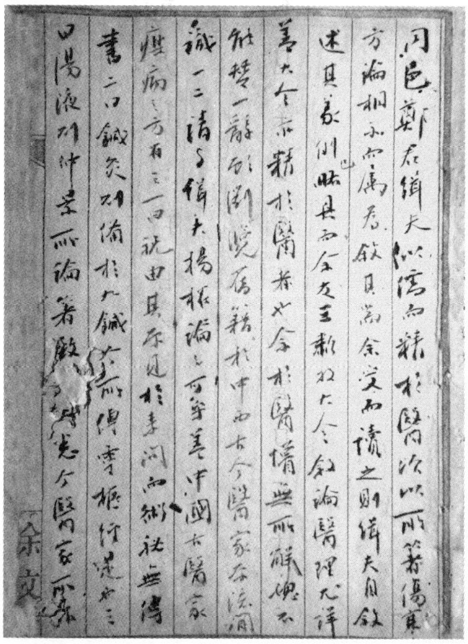

（1）

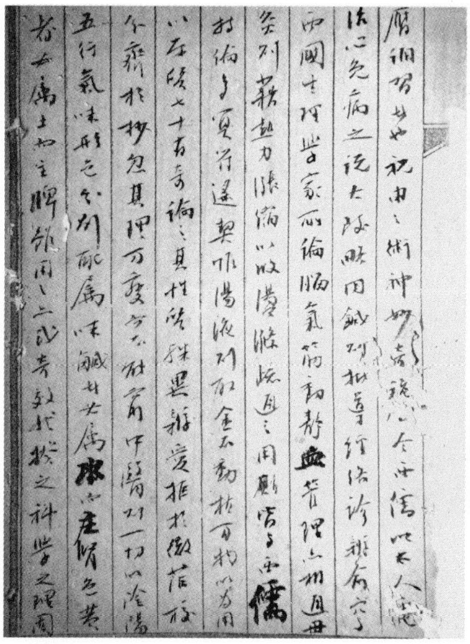

（2）

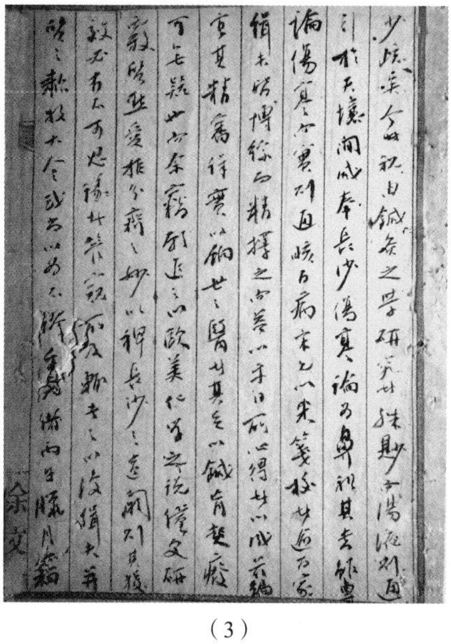

（3）

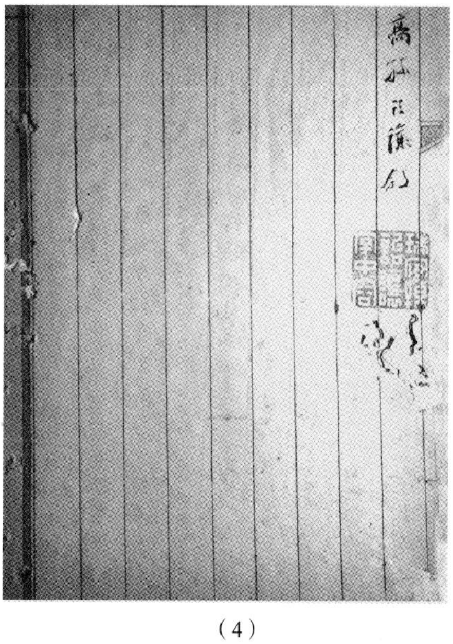

（4）

孙诒让先生作序手迹

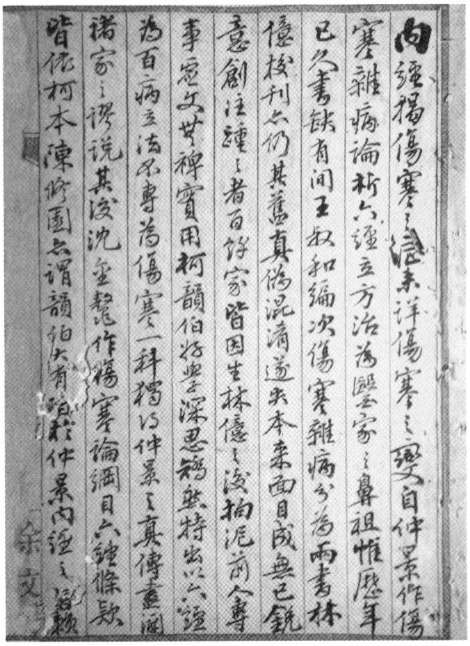

（1）

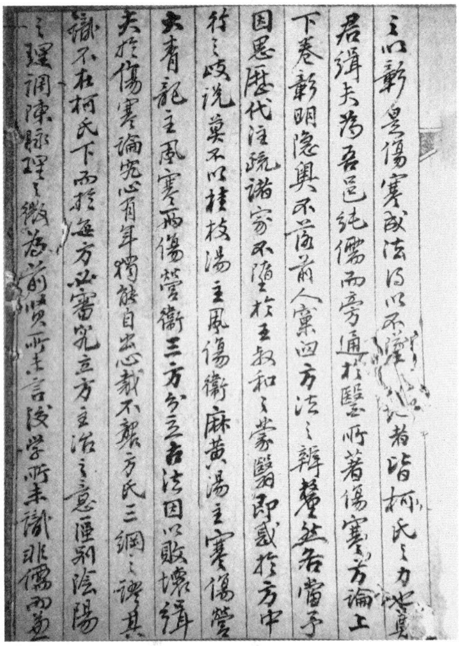

（2）

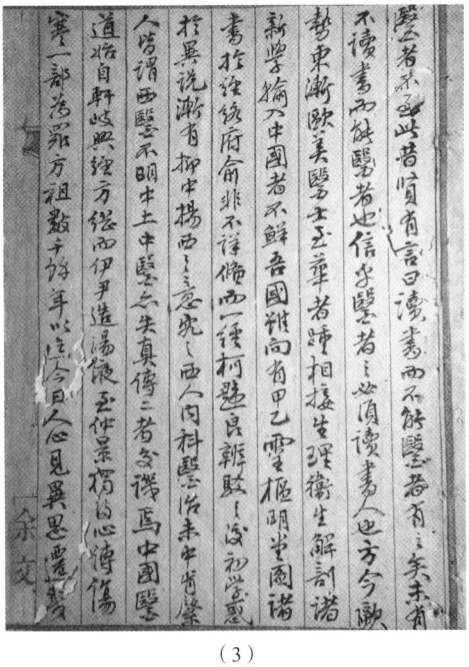

（3）

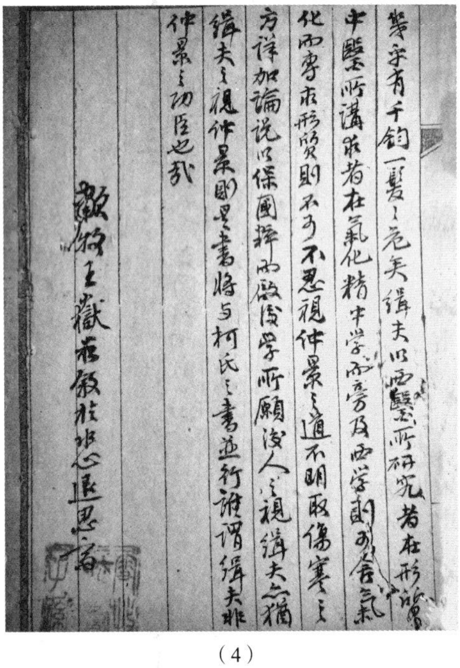

（4）

王啸牧先生作序手迹

（1）　　　　　　　　（2）

（3）

（4）

池志澂先生作序手迹

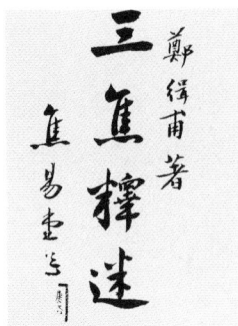

焦易堂先生题笺手迹

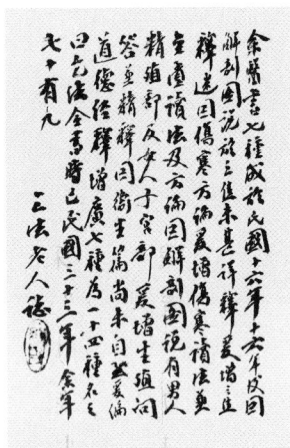

郑缉甫先生手迹

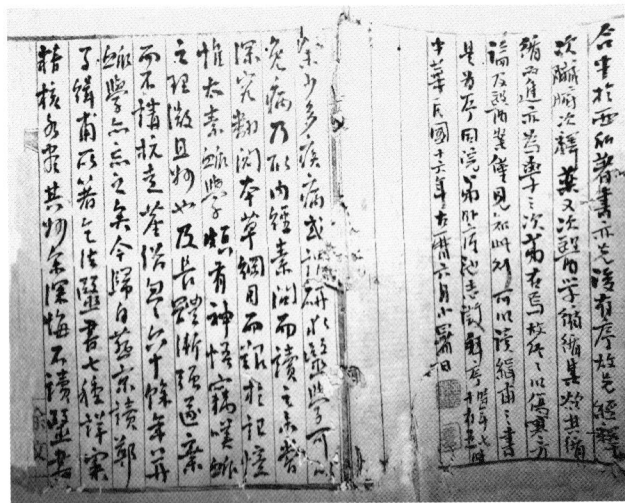

（1）

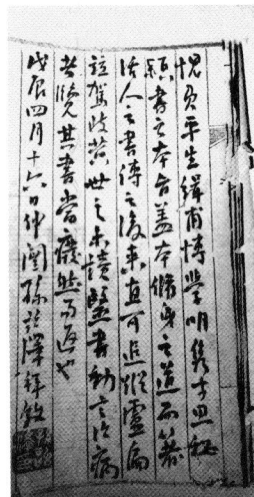

（2）

孙贻泽先生作序手迹

后 记

  利济医学堂是我国最早采用西方办学制度和教学方法的新式中医学校，以"道济群生、泽衍万世、造就人才"为宗旨，附设医院，辟有临床实习基地。除学习中医外，还兼课"西医学术"，从而开启了我国校医一体、中西医相结合的先河。

  利济医学堂创办于清光绪十一年（1885），比1915年上海丁甘仁所创的"中医专门学校"早30年。其主要创始人陈虬先生是当时中国改良派重要代表人物，热衷于办学、办医院、办报刊。利济医学堂是他力图采用西方的办学制度与方法，来改革我国封建教育与方法的一个尝试，立有一套新式的管理制度，如规定学生须习业五年经过考试及格者方可毕业行医、实行全部寄宿制等。利济医学堂现辟为利济医学堂博物馆。2006年列为第六批全国重点文物保护单位。旧址在瑞安市玉海街道的公园路10号。

  郑缉甫为我曾祖父，当年，利济医学堂和医院内人才济济，陈虬先生周围聚集着数十位博学善医之士，曾祖父就是其中的一位佼佼者。郑缉甫又名郑骏，晚号"乞法老人"，清同治六年（1867）生于瑞安城关，曾任利济医院医师兼《利济学堂报》校对，系陈虬先生门人。他平生勤奋好学，博览群书，潜心经世，精通医道，并写一手好字，手抄的一部《史记》曾在温州江心屿展览而轰动一时。早在民国初期，他就有记载病历的习惯，并能根据气候变化与人体疾病之间的关系，有针对性地提出一套预防与治疗的措施，这一经验之论，至今仍受到卫生防疫部门的重视。他牢记"利济"宗旨，讲究医德，一心赴救，从不计较诊金多寡，遇到贫病者，经常慷慨解囊相助。在悬壶济世的同时，他还多方收集资料，著书立说，垂教后人。所著《乞法全书》共14种，前7种分为《经释》《脏腑求真》《伤寒方论》《医学循循集》《脏腑解剖图说》《释药分类》《医案仅见》于1927年完稿，后又增编《三焦释迷》《伤寒论读法》《金匮读法》《金匮方论》《生殖释疑》《释精》《道德经释》等7种。全书至1944年才告完成，其时他已78岁高龄，在该书后记中特意强调："余编此书煞费苦心，原为开启后学起见，但可为知心者道。凡有不知我心者，虽通人才子切勿开此卷也！"

  该书为手抄本，系毛笔书写，又是繁体的文言文，当时由于条件限制或其他缘由，后人又嫌工作繁杂而不敢动手，故一直未能付梓出版。该书虽经"文革"浩劫，仍幸存于今，全凭父亲郑中坚的细心呵护照料。虽经岁月沧桑，风吹虫驻，整套书除少数虫蚀外目前尚能辨认。虽历祖孙五代，但内容独见，实为经验之谈，并不淘汰。为此，温州市中医药学会组织成立了整理出版《乞法全书》工作组，集中力量对《乞法全书》进行电脑打印整理，历时两年之久，终于完成整理工作。

本书在启动整理前，得到了浙江省中医药学会中医文化研究分会名誉顾问李珍先生、原《瑞安日报》总编办主任马邦城先生的鼎力推荐。在整理过程中，得到了温州市卫生局程锦国局长、张怡怀处长、陈克平主任，瑞安市卫生局张小中副局长和瑞安市中医院黄玉昆院长等领导的高度重视与关怀，同时得到了本书学术顾问等专家学者的指导和帮助，颜颖、郑娜、丁淑婷、姚舒婷等医师也为之付出了辛勤的劳动，在此表示衷心的感谢。本次整理几经校对，然限于水平，疏漏之处实属难免，敬请方家提出宝贵意见。

希望本书的出版能为传承中医药珍贵遗产、弘扬中华传统文化、挖掘中医药史料中的医药资源、研究中医前辈的学术思想等做出微薄的贡献，同时希望有助于广大中医药研究人员对中医古籍有更多的探讨，特别是对温州中医文化、瑞安利济医学堂有进一步的了解；也希望有助于基层的中医工作者扩大理论知识，继承临床经验，提高医术水平，最终达到减轻患者痛苦、治愈疾病之目的。

郑逢民

2014 年 1 月 1 日于瑞安